国家卫生健康委员会“十三五”规划教材
全国高等职业教育教材

供康复治疗技术专业用

康复辅助器具技术

第2版

主　编　肖晓鸿　李古强

副主编　千怀兴　赵　彬

编　委（以姓氏笔画为序）

千怀兴（郑州澍青医学高等专科学校）
孙　航（廊坊卫生职业学院）
李古强（滨州医学院）
肖晓鸿（武汉民政职业学院）
南小峰（南小峰脊柱矫形工作室）
赵　彬（黑龙江中医药大学附属第二医院）
徐　燕（南小峰脊柱矫形工作室）

人民卫生出版社

图书在版编目（CIP）数据

康复辅助器具技术 / 肖晓鸿，李古强主编 . —2 版 . —北京：人民卫生出版社，2019

ISBN 978–7–117–28409–7

Ⅰ. ①康… Ⅱ. ①肖… ②李… Ⅲ. ①康复训练 – 医疗器械 – 医学院校 – 教材 Ⅳ. ①R496

中国版本图书馆 CIP 数据核字（2019）第 100054 号

康复辅助器具技术

第 2 版

主　　编：肖晓鸿　李古强
出版发行：人民卫生出版社（中继线 010-59780011）
地　　址：北京市朝阳区潘家园南里 19 号
邮　　编：100021
E - mail：pmph @ pmph.com
购书热线：010-59787592　010-59787584　010-65264830
印　　刷：人卫印务（北京）有限公司
经　　销：新华书店
开　　本：850 × 1168　1/16　　**印张：**26　　**插页：**8
字　　数：823 千字
版　　次：2014 年 8 月第 1 版　　2019 年 7 月第 2 版
2024 年 10 月第 2 版第 12 次印刷（总第 21 次印刷）
标准书号：ISBN 978-7-117-28409-7
定　　价：72.00 元
打击盗版举报电话：010-59787491　E-mail：WQ @ pmph.com
（凡属印装质量问题请与本社市场营销中心联系退换）

修订说明

《"健康中国2030"规划纲要》指出:"加强康复、老年病、长期护理、慢性病管理、安宁疗护等接续性医疗机构建设","加大养老护理员、康复治疗师、心理咨询师等健康人才培养培训力度"。近年康复治疗技术专业和康复治疗师职业显示了强劲的发展势头和成长的活力,反映了医疗和康复领域对专业人才培养及人力资源的迫切需要。为了认真贯彻落实党的二十大精神,更好地服务康复专业教育的发展,提升康复人才培养水平,人民卫生出版社在教育部、国家卫生健康委员会的领导下,在全国卫生职业教育教学指导委员会的支持下,成立了第二届全国高等职业教育康复治疗技术专业教育教材建设评审委员会,并启动了第三轮全国高等职业教育康复治疗技术专业规划教材的修订工作。

全国高等职业教育康复治疗技术专业规划教材第一轮8种于2010年出版,第二轮主教材17种于2014年出版。教材自出版以来,在全国各院校的支持与呵护下,得到了广泛的认可与使用。本轮教材修订经过认真的调研与论证,在坚持传承与创新的基础上,积极开展教材的立体化建设,力争突出实用性,体现高职康复教育特色:

1. 注重培育康复理念 现代康复的核心思想是全面康复、整体康复。整套教材在编写中以建立康复服务核心职业能力为中心,注重学生康复专业技能与综合素质均衡发展,使其掌握康复治疗技术的特点,增强实践操作能力和思维能力,能够适应康复治疗专业的工作需要。

2. 不断提升教材品质 编写遵循"三基"、"五性"、"三特定"的原则,坚持高质量医药卫生教材的一贯品质。旨在体现专业价值的同时,内容和工作岗位需求紧密衔接,并在教材中加强对学生人文素质的培养。本轮教材修订精益求精,适应需求,突出专业特色,注重整体优化,力争打造我国康复治疗技术专业的精品教材。

3. 紧密围绕教学标准 紧紧围绕高等职业教育康复治疗技术专业的教学标准,结合临床需求,以岗位为导向,以就业为目标,以技能为核心,以服务为宗旨,力图充分体现职业教育特色。坚持理论与实践相结合,实践内容并入主教材中,注重提高学生的职业素养和实践技能,更好地为教学服务。

4. 积极推进融合创新 通过二维码实现教材内容与线上数字内容融合对接,让学习方式多样化、学习内容形象化、学习过程人性化、学习体验真实化。为学习理解、巩固知识提供了全新的途径与独特的体验,体现了以学生为中心的教材开发和建设理念。

本轮教材共17种,均为国家卫生健康委员会"十三五"规划教材。

教材目录

序号	教材名称	版次	主编
1	人体解剖学	第 1 版	陈　尚　胡小和
2	基础医学概要	第 2 版	杨朝晔　倪月秋
3	临床医学概要	第 2 版	胡忠亚
4	运动学基础	第 3 版	蓝　巍　马　萍
5	人体发育学	第 1 版	江钟立　王　红
6	康复医学导论	第 1 版	王俊华　杨　毅
7	康复评定技术	第 3 版	王玉龙　周菊芝
8	运动治疗技术	第 3 版	章　稼　王于领
9	物理因子治疗技术	第 3 版	张维杰　吴　军
10	作业治疗技术	第 3 版	闵水平　孙晓莉
11	言语治疗技术	第 3 版	王左生　马　金
12	中国传统康复技术	第 3 版	陈健尔　李艳生
13	常见疾病康复	第 3 版	张绍岚　王红星
14	康复辅助器具技术	第 2 版	肖晓鸿　李古强
15	社区康复	第 3 版	章　荣　张　慧
16	康复心理学	第 3 版	周郁秋
17	儿童康复	第 1 版	李　渤　程金叶

第二届全国高等职业教育康复治疗技术专业教育教材建设评审委员会名单

数字内容编者名单

主　编　肖晓鸿

副主编　南小峰　孙　航

编　委（以姓氏笔画为序）

孙　航（廊坊卫生职业学院）
肖晓鸿（武汉民政职业学院）
南小峰（南小峰脊柱矫形工作室）
赵　彬（黑龙江中医药大学附属第二医院）
徐　燕（南小峰脊柱矫形工作室）

主编简介与寄语

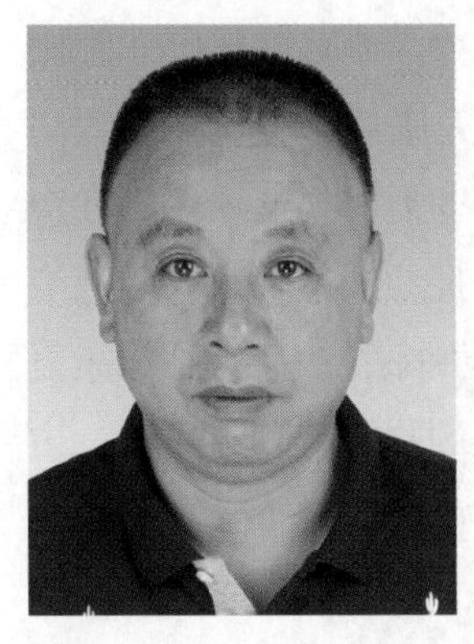

肖晓鸿，硕士，康复医学教授。早年留学德国图宾根大学进修康复工程技术，获中国首批“国际高级假肢矫形技师”认证，担任国家首批“假肢师与矫形器师职业技能鉴定考试”考评师。中国康复治疗技术专业建设与评审委员会委员、中国康复辅助器具教育委员会委员、中国康复工程学会委员，并受聘为多家企业的高级技术顾问和多所高等院校的客座教授，被评选为2017年湖北省“十大师德标兵”。主编康复医学专业国家级规划教材8部，其中《康复工程技术》《假肢与矫形器技术》和《康复辅助器具技术》为国内康复医学专业康复工程技术领域的首部教材，发表学术论文40多篇。

寄语：

康复医学在“健康中国”的大背景下正大放异彩，奋进崛起的中国为我们每位莘莘学子搭好了宽阔绚丽的人生舞台。大学是我们梦开始的地方，虽然大学生活只是人生长河中短暂一瞬间，但它却是人生中最宝贵和最激昂澎湃的瞬间，请珍惜它吧，同学们！“宝剑锋自磨砺出，梅花香自苦寒来。”知识就像是一匹无私的骏马，谁能驾驭它，它就属于谁；知识就像是飞天的羽翼，让我们飞得更高，飞得更远。天道酬勤，愿同学们在学业上争分夺秒，勤于敬业，孜孜不倦，早日成才。一定不能把命运的纤绳拴在青春的幻想上。“长风破浪会有时，直挂云帆济沧海”，美好的人生正在前方微笑，让我们勇敢坚定地前行，拥抱绚丽的人生。

主编简介与寄语

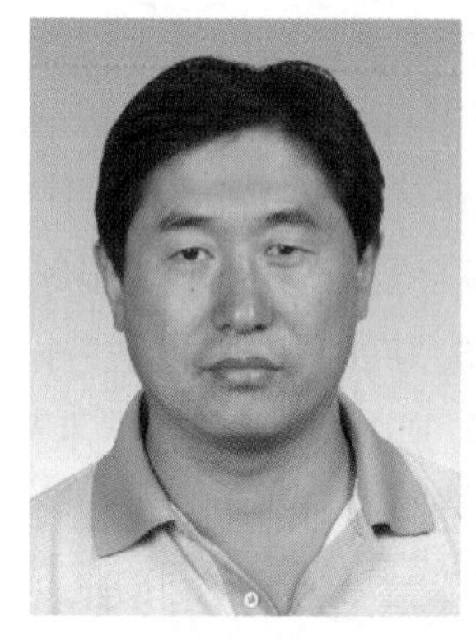

李古强，副教授，硕士研究生导师，WCPT 认证物理治疗师，滨州医学院康复治疗学专业及假肢矫形工程专业带头人。中国残疾人康复协会康复工程与辅助技术专业委员会委员、中国康复医学会康复教育专业委员会假肢矫形教育学组副组长、山东省康复医学会康复教育专业委员会委员。从事临床和教育工作近 30 年，先后承担人体运动学、假肢与矫形器学、运动疗法技术学、临床康复学等课程的教学任务。研究方向为 3D 打印踝足矫形器的临床应用与研究。主持及参与国家级课题 1 项、省部级课题 3 项、市厅级课题 6 项，发表论文近 20 篇，发明专利 1 项。主编以及参编国家级规划教材 5 部。

寄语：

辅助技术是用于增加或改善功能障碍者能力的一种工具，能够助其完成每天的任务，经常在出生后不久就开始使用，贯穿功能障碍者的一生。因此，如何根据患者需求，推荐、选择、配制合适的辅助技术是您们今后从事康复工作最为重要的一项任务。

前 言

随着社会的发展，人们的生活环境、生活方式发生巨大变化，慢性病、老年病、肥胖症以及亚健康等趋于增多。传统的医疗模式逐渐向“防、治、养”模式转变，人类开始更多地追求个体生理、身体健康，也追求心理、精神等各方面健康，康复医学已成为医疗卫生工作的重要内容，许多疾病要实现康复，尤其是人体肢体活动运动障碍的康复，都离不开康复辅助器具。康复辅助器具是改善、补偿、替代人体功能和实施辅助性治疗以及预防残疾的产品。康复辅助器具技术是指进行康复辅助器具产品制造、配置服务、研发设计等业态门类的新兴技术。康复辅助器具技术是康复工程的重要组成部分，康复工程是医工结合，以解决康复医学中所遇到的工程和技术问题为核心任务，它是康复治疗技术的核心技术，它代表一个国家康复医学发展水平的重要标志，若康复医学没有康复工程的介入，将很难有所作为，很难健康发展，很难形成独特的学科体系。

为了认真落实党的二十大精神，我们联合全国高等院校的专业教师和专家学者共同编写了这部《康复辅助器具技术》教材，其目的是努力促进康复辅助器具技术知识和教学资源共享平台的形成，使康复辅助器具技术的相关理论知识，技术技能、以及康复辅助器具治疗技术新理念尽快在我国得到普及。

本教材系统地讲解了康复辅助器具技术人才所必需的基本知识、基本理论和基本技能，全书共分为五大部分：第一章绪论，第二章假肢技术，第三章矫形器技术，第四章其他康复辅助器具技术，第五章康复辅助器具新技术。全体编写人员在时间紧、任务重的情况下，坚持精益求精、严谨治学的科学态度，倾力打造精品教材，使本教材充分体现出“五性”：思想性、科学性、先进性、启发性和适用性；满足了人才培养“三特定”：特定学制、特定专业方向和特定对象。在这里，我衷心感谢为这部教材付出辛勤劳动和心血汗水的同行们和朋友们，同时也感谢武汉民政职业学院的领导为这本书的编写提供力所能及的支持。本书的知识覆盖面广、通俗易懂、图文并茂，是学习康复辅助器具技术的良师益友，也是目前国内难得一见的系统化康复辅助器具技术方面的学习和培训教材、工具书和参考书。

由于康复辅助器具技术是康复医学领域最年轻而发展最迅速的领域之一，许多理念、概念、模式和方法也处在不断实践、不断更新过程中，因此，要想囊括当今康复辅助器具技术的所有科研成果是很困难的。同时，由于时间仓促，加之编者水平有限，本教材的内容和形式都难免有许多不妥和尚待商榷之处，欢迎广大读者朋友们给予批评指正，我们以求相互学习、共同进步，并加以修正和补充。

教学大纲
（参考）

肖晓鸿

2023 年 10 月

目　录

第一章　绪　　论

学习目标

1. 掌握:康复工程技术及康复辅助器具的概念;康复治疗技术的四大核心技术及康复工程技术的地位;康复辅助器具的ISO分类。

2. 熟悉:康复治疗技术的分类及相互关系;我国对康复辅助器具的分类;康复辅助器具产品的适配与评估。

3. 了解:康复工程技术的主要工作内容;康复工程的发展状况;我国康复辅助器具产业的现状及发展前景。

4. 能够理解康复辅助器具产品服务的内涵,树立正确的服务观——提供的不仅是产品,而是蕴涵在产品之中的康复服务。

第一节　康复工程基本概念

一、康复工程技术定义

康复工程(rehabilitation engineering,RE)全称为生物医学康复工程,是生物医学工程领域中一个重要的分支。康复工程技术是指工程技术人员在康复医学临床中运用工程技术的原理和各种工艺技术手段,对人体的功能障碍进行全面地评定后,通过代偿、替代或辅助重建的方法来矫治畸形、弥补功能缺陷、预防和改善功能障碍,使功能障碍患者最大限度地实现生活自理和改善生活质量,重返社会。康复工程技术主要针对人体的功能障碍有:①肢体运动障碍;②脑功能障碍;③视听觉障碍;④语言交流障碍等。

康复工程技术是运用医学技术和工程技术密切结合,并以工程技术的方法实现人体功能障碍的康复,是康复医学的重要组成部分。康复治疗技术若没有康复工程技术的介入,许多功能的恢复、改善、代偿和替代等都是无法实现的。随着康复工程技术的不断发展,其在康复医学中的应用范围也不断扩大,甚至有时康复工程技术是唯一的有效的康复治疗方法,如对于截肢患者而言,其肢体功能的恢复和代偿只能依靠康复工程技术的方法来实现。

康复治疗技术包涵许多治疗技术,负责进行康复治疗的专业技术人员统称为康复治疗师,具体如下:

1. 物理治疗(physical therapy,PT)　是指电、光、声、磁、水、蜡、压力等物理因子的治疗,对炎症、疼痛、瘫痪、痉挛和局部血液循环有较好的效果。从事物理治疗的康复治疗技术人员称作物理治疗师或理疗师(physical therapist,PT)。理疗师要针对不同的患者,运用各种物理治疗的操作技能,并能了解

医学基础知识，熟练掌握物理治疗的基本理论和技术。

2. 运动治疗（exercise therapy，ET） 是指运用手法或借助器材让患者进行各种运动以改善功能的方法。可达到强化肌力、增强必要的运动及反射，抑制异常的反射之目的；同时防止肌肉萎缩、关节僵直、畸形发生等。有时把运动治疗划归为物理治疗的范畴。从事运动治疗的康复治疗技术人员称作运动治疗师或体疗师（exercise therapist，ET）。体疗师要掌握对患者的肌力、关节活动度、步态以及一般活动能力等方面的检查技术，能独立制定运动治疗计划，并能具体指导运动治疗工作。

3. 作业治疗（occupational therapy，OT） 是指着重上肢及手部运动能力、协调性及灵活性的训练。从日常生活活动、手工操作及文体活动中进行训练，并配备自助具、上肢夹板、操作假肢、特殊座椅等。从事作业治疗的康复治疗技术人员称作作业治疗师或作疗师（occupational therapist，OT）。作疗师需要掌握作业疗法的基本理论和技能，对患者进行日常生活活动能力等作业能力的检查和评定，能独立制订各种作业训练计划，包括日常生活活动训练、职业劳动能力训练（vocational training）、感官和知觉能力训练、智能训练、家庭生活适应能力训练（homemaking retraining）等，并能指导选择和使用轮椅和矫形器等各类自助装置，为提高患者的生活自理能力和重新就业能力创造条件。

4. 言语治疗（speech therapy，ST） 又称言语矫治（speech correction），是指针对患者语言发育、口语障碍、社会认知障碍训练，言语器官的各种感知动作障碍（如流口水、吞咽困难）训练等。如选用发音器官、构音结构练习、物品命名、读字绘画练习恢复患者的交流能力，并提供语言替代及补充服务。从事言语治疗的康复治疗技术人员称作言语治疗师（speech therapist，ST）或语听治疗师（speech and hearing therapist）。言语治疗师要掌握言语交流障碍的检查评定知识，并能熟练掌握各种言语治疗方法，尤其对聋哑儿童和脑血管意外引起失语症者的言语障碍和听力障碍提供预防、检查、诊断和矫治。

5. 康复工程（rehabilitation engineering，RE） 是指应用现代工程学的原理和方法，恢复、代偿或重建患者的功能。常设计制造假肢、矫形器、轮椅、助行器、自助器等以适应康复的需要。从事康复工程的康复治疗技术人员称作康复工程师（rehabilitative engineer，RE），其中专门从事假肢与矫形器制作的康复治疗技术人员称作假肢师与矫形器师（prosthetist & orthotist，PO）。在欧美一些国家通常把假肢师与矫形器师合称为矫形技师（orthopedic technologist），但在我国矫形技师对于大众比较陌生，所以为了更加通俗易懂，把他们分别称作为假肢师与矫形器师。康复工程技术人员需要掌握生物医学工程的基本原理与技术，与其他康复医务人员紧密配合，研究、设计、安装和维修各种康复功能检查的仪器、辅助装置、环境控制系统和其他康复工程设备。其中，假肢师与矫形器师要根据患者功能丧失部位和程度，设计、制作和装配各类假肢、矫形器及各种康复器具，并能指导患者正确使用。

6. 心理治疗（psychological therapy，PsT） 是指通过观察、谈话及各种心理评估和智力评估测验，采取精神支持疗法、暗示疗法、行为疗法及心理咨询等对患者进行治疗。从事心理治疗的康复治疗技术人员称作心理治疗师（psychological therapist，PsT）。心理治疗师需要熟悉掌握心理学的基础理论、康复心理测验（rehabilitative psychological examination）和心理治疗的基本技能，帮助患者克服心理上、精神上和情绪上存在的各种障碍，使其改善心理状态。

7. 中国传统康复治疗（Chinese craditional medical therapy，CTMT） 祖国医学的推拿、按摩、针灸、刮痧、足疗、药膳、药酒、太极等在康复治疗中最常用。中国传统的康复治疗方法已经有数千年的历史，是中国医药宝库的重要组成部分，有独特的疗效，也是我国康复医学赶超国际先进水平的重要切入点。从事中医的康复治疗技术人员称作中医康复技师或医师（Chinese traditional medical therapist，CTMT）。中医康复技师或医师需要熟知中国传统医学的按摩、推拿、针灸、足疗、药膳、药酒、刮痧、太极等技法，并把相关的技法用于患者功能障碍的康复治疗中，并能指导患者及家人运用其中的一些基本的、简单易行的、实用有效的技法和康复保健知识。

8. 康复护理（rehabilitative nursing，RN） 是指参与康复评估、日常生活训练，卫生宣教及患者护理。从事康复护理的康复治疗技术人员称作康复护士或护师（rehabilitative nurse，RN）。康复护士应掌握除同临床护理人员一样的基本护理理论和技能外，还需要了解康复医学的基本知识，熟练掌握康复护理的特殊技能，并协助、指导患者日常生活活动（ADL）及各种康复训练，执行康复医嘱，密切配合康复治疗师的工作，帮助督促患者完成康复治疗计划。

9. 文体治疗（recreational therapy，RT） 是指选择患者力所能及的一些文娱、体育活动，对患者进

行功能恢复训练。一方面，使患者功能得以恢复；另一方面，使患者身心愉悦、主动参与，并且提高训练效果。从事文体治疗的康复治疗技术人员称作文体治疗师（recreational therapist，RT）。文体治疗师除熟练掌握各种文体活动的技能之外，还需掌握康复心理学、康复医学、社区康复等方面的知识和相关技能，并根据患者的功能障碍情况，帮助患者进行有利于康复的文体娱乐活动或向患者提供各种娱乐选择。

10. 职业咨询（vocational counseling，VC）　是指向患者提供职业评估、职业咨询、就业前和就业培训、就业指导、就业信息，帮助患者能够找到最适合他们现状的职业，从而达到患者的职业康复和最终回归社会的目标。从事职业咨询的康复服务人员称职业咨询顾问（vocational counselor，VC），从事职业能力评定的康复服务人员称职业评定师（vocational evaluator，VE）。职业康复工作者需要了解康复的基本原理，熟悉有关职业劳动的政策法规，掌握就业能力的检查和鉴定以及就业前再训练、就业咨询等基本技能和方法，使患者能尽早地参加力所能及的工作。

11. 社会工作（social work，SW）　是指患者住院时帮助患者尽快熟悉和适应环境，帮助患者正确对待现实与将来，与家人一起向社会福利、服务、保险各救济部门求得帮助，协调关系，以便解决出院后的困难。从事社会工作的康复服务人员称作社会工作者（social worker，SW）。社会工作者需要掌握社会学、社区康复学、康复医学的基本理论和方法，独立进行社会调查和分析，为帮助老弱病伤残者重新回到家庭和社会与其家属、工作单位、社区街道、民政福利部门等进行联系，在精神、经济、职业和医疗上给予支持和照顾，努力改善他们的生活条件、医疗条件与经济状况，并促进患者与各类专业人员之间的沟通，发挥桥梁作用。

其中，物理治疗技术（PT）、作业治疗技术（OT）、言语治疗技术（ST）、康复工程技术（RE）是现代康复治疗的四大技术，尤其是康复工程技术在康复医学中占有极其重要的地位，起着不可替代的作用，是康复治疗的核心技术，是代表一个国家康复治疗技术水平高低的一个主要标志。康复工程技术领域的核心内容有假肢、矫形器和康复器具，目前使用较为广泛的是假肢、矫形器、轮椅、自助具、助行器及其他康复器具。

康复治疗师属于医学相关领域专业技术人才，但又不属于医生范畴。康复治疗师的主要任务是根据康复医生的处方，针对患者的具体情况进行功能检查和评定，制订和实施康复医疗计划，并配合其他康复工作者，以促进患者的全面康复。康复治疗师拥有独立自主权，该如何进行康复治疗与康复训练，康复治疗师应比医生更具权威性。康复治疗师与医生是平等的地位，医生对康复治疗师的工作可以提出建议和意见，康复治疗师也可以根据患者的情况与医生沟通，及时更改康复治疗处方。在处理患者的功能障碍方面，医生决不可以领导或取代康复治疗师。总之，康复治疗师就是康复医学科的灵魂及原动力。

康复治疗的工作方式是需要多种专业服务，所以常采用多专业协作的方式，即组成康复治疗团队（work team）或康复治疗小组（work group）共同完成康复治疗任务。单枪匹马的工作方式是完成不了、也完成不好康复治疗任务的。康复治疗团队的领导为康复医师，成员包括物理治疗师（PT）、作业治疗师（OT）、言语治疗师（ST）、心理治疗师（PsT）、康复工程师（RE）含有假肢师与矫形器师（P&O）、文体治疗师（RT）、中医康复技师或医师（CTMT）、职业顾问（VC）和社会工作者（SW）等。在康复治疗中，他们须精诚团结、默契配合，提出各自对策（包括近期、中期、远期），然后由康复医师归纳总结为一个完整的、分阶段性的治疗计划，由各专业分头付诸实施（图 1-1-1）。

目前，我国缺乏大量具有康复治疗技术专业知识的专门人才，尤其是缺乏从事康复工程技术领域的研究、知识传授、产品研发和康复辅具产品个体性适配服务工作的康复工程技术人员（我国现有各类康复治疗技术人员不足 2 万人，其中假肢师不足 600 人，矫形器师不足 300 人）。近

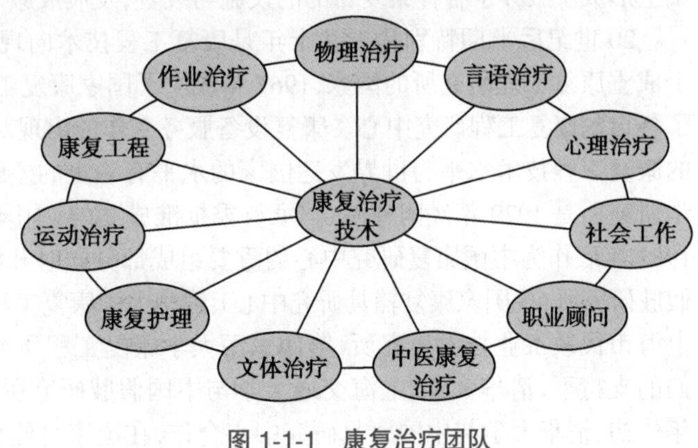

图 1-1-1　康复治疗团队

年来我国康复事业发展飞快，开办康复治疗技术专业和康复工程技术专业的院校不断增加，但康复治疗技术人才培养条件仍然存在很大缺口，尤其是对康复辅具产品和产品的适配服务存在巨大市场需求。我国存在 8 296 万残疾人(2006 年残疾人普查)，七大类残疾人占总人口的 6.3%，截止 2016 年 12 月底，我国 60 岁以上的老年人为 2.3 亿，占总人口的 16.7%，每年康复工程产品(假肢、矫形器和其他康复器具)的销售额以 40% 以上速度增长。据统计，未来 10 年我国至少需要 5 万以上的康复治疗师(除康复工程技术人员以外)和 10 万以上的康复工程技术人员(包括假肢师、矫形器师和其他康复工程技术辅助及服务人员)，但目前极其缺乏具有多学科交叉知识结构的康复工程技术的师资和人才队伍。

二、康复工程技术的主要工作内容

(一) 运动病理学工作

这方面工作包括正常步态分析、病理学步态分析等，目标是找出残疾人运动病理学规律，指导康复工作并作为指标。这是康复工程学中的应用性基础科研工作，也是重要的临床评价手段。

(二) 电刺激器的研究工作

功能性电刺激应用于残疾人始于 20 世纪 60 年代前南斯拉夫的芦比尔亚那(Lubiljana)，近年来发展很快，尽管还有许多问题，但也确实见到实效，如用于矫正偏瘫的垂足。目前许多康复机构在致力于使用微信号处理器控制的多道刺激器，经过皮肤电极或埋藏电极刺激肌肉，辅助截瘫患者站立、步行。这种步行实际意义尚不能代替轮椅，但对患者克服长期卧床和坐轮椅、改善全身情况、减少泌尿系感染意义很大。

(三) 康复工程技术的服务工作

康复工程技术的服务工作近年发展很快，主要内容包括：①康复工程技术的信息收集、交流与咨询；②康复工程产品的供应；③康复工程产品的生产；④康复工程产品的技术开发和研究；⑤康复工程产品的标准化和检测等。

三、康复工程技术的发展

康复工程技术是一门新型的学科，但工程师参与康复治疗工作由来已久。众所周知，在医学的各个领域如临床诊断、治疗仪器、外科器械等，都由工程师根据医生的要求设计、制造。但早期的医生与工程师之间的合作常忽略患者的作用，工程师也很少能深入到临床实际工作中去。一般来讲，懂工程技术的不太懂医学，懂医学的又不太熟悉工程技术。

在第二次世界大战结束后，由于战争中留下了相当多的残疾人，从而促进一些工程师参加了残疾人康复事业。他们在战后首先是推动了康复工程技术的发展，使工程师能与医生、假肢师与矫形器师、理疗师、作疗师共同工作。在内容上，不仅包括假肢与矫形器，还包括感应装置、环境控制、康复护理、神经康复、功能评价等许多方面，康复工程设施的科技水平也从 20 世纪 60 年代以后日趋科学化、现代化。总的来说，社会的需求与科技的进步带来了康复工程技术的发展。由此可知，康复工程技术是现代科学技术与人体康复要求相结合的产物。它的理论基础是人 - 机 - 环境系统和工程仿生，在此基础上形成了服务于各种康复目的的设施与装置，发展成康复工程技术产业。

20 世纪后半期特别是近几十年是康复工程技术向现代化发展迅速的时期。美国是世界上第一个成立康复工程研究所的国家，1967 年成立了国家康复工程研究所；随后法国、英国和日本相继建立了各自的康复工程研究中心。康复设备服务工作的出现对残疾人康复工作起了很大推动作用。我国的康复工程技术水平与世界发达国家的水平有一定的差距，但我们在不断努力奋进。民政部假肢科学研究所是 1979 年经国务院、国家科委批准成立的，中国康复研究中心所下属的康复工程研究所是 1983 年底作为中国康复研究中心的重要组成部分同时开始筹建的，随后我国相继成立了北京民政部假肢研究所(现国家康复辅具研究中心)、清华大学康复工程研究中心、上海交通大学康复工程研究所、上海市民政工业技术研究所、第四军医大学康复工程研究室、中山医科大学康复工程研究室。在它们的支持下，清华大学、上海交通大学与中国假肢研究所合作研制了我国第一代肌电假手产品。90 年代初，清华大学与中国康复研究中心合作，在国家自然科学基金和中残联的支持下，研制了我国第

一支用复合材料制成的下肢运动假肢，我国伤残人运动员曾用它打破了跳远世界纪录。针对盲人的需要，全国残疾人用品开发供应总站开发了盲文打字机、盲文油印机及盲人扑克等。北京航空航天大学帅梅教授带领着科研团队历时6年的艰苦拼搏，在2017年1月将“大艾机器人”推向市场，让重症肢体残疾人从轮椅上站起来。目前，大艾机器人在北京市科学技术委员会的支持下已经完成科研成果转化，进入企业化运营阶段。经过改革开放近四十年的发展，我国在假肢、矫形器和其他康复辅具等领域已形成产业，制定和发布了不少相关国家标准和行业标准，科研院所研究的相关课题包括假肢接受腔技术、假肢零部件技术、矫形器技术和其他康复辅具等方面，均能达到同期国际先进水平。

（肖晓鸿）

思考题

1. 康复工程技术的定义是什么？
2. 康复治疗技术包涵哪些治疗技术？
3. 什么是现代康复治疗技术的四大技术？
4. 康复治疗小组的成员由哪些人员组成？他们各自的分工是什么？
5. 康复工程技术的主要工作内容包含哪些？

第二节 康复辅助器具基本概念

一、康复辅助器具定义

康复辅助器具（rehabilitation assistive product）是指为帮助功能障碍患者改善功能、最大限度提高生活自理能力，改善生活质量，回归社会参与社会而开发、设计、制造的特殊产品或现成产品，简称康复辅具。其主要作用有：①替代失去的功能，如假肢能使截肢患者重新站立、行走、骑车和负重劳动；②补偿减弱的功能，如助听器能使具有残余听力的失聪患者重新听到外界声音；③恢复和改善缺失和减弱的功能，如偏瘫患者可以借助康复训练器具的不断训练，重新站立行走。

“康复辅具”是2006年原民政部副部长姜力为“民政部北京假肢科学研究所”更名为现“国家康复辅具研究中心”时提出和确定的，考虑用“残疾人辅助器具”会使服务对象的群体缩小，使用“辅助器具”又概念外延大、太宽泛、不明确，容易引起歧义，反复推敲，认为用“康复辅具”较为准确，指向明确，从此之后“康复辅具”就在我国各类政府文件中得到广泛使用和认可。但学术界把康复医学中的工程技术称作“康复工程”，如“中国康复工程学会”和“中国康复工程研究所”，行业现在则称为“康复辅助器具”或“康复辅具”，如原“民政部北京假肢科学研究所”更名为“国家康复辅具研究中心”，全国各地的假肢矫形技术中心也随之纷纷更名为“康复辅具中心”、“康复辅具质量监督检验中心”、“康复辅具有限公司”，行业联盟称为“康复辅具产业技术创新战略联盟”，行业会议称为“全国康复辅具工作会议”，行业博览会称为“国际康复辅具展览会”。总而言之，根据学科分类，康复辅助器具技术是康复医学领域中的分支学科，又称为康复工程技术，它是利用辅助技术（assistive technology）将辅助器具（assistive product）因人而异地配置于功能障碍者，用于其居家生活、社会交往、教育就业和休闲娱乐等生存发展，以帮助其改善功能状况、提高社会适应能力、实现自我价值为目的。

二、康复辅助器具产品分类

国际标准化组织（ISO）在1992年首次颁布了国际标准ISO-9999《残疾人康复辅助器具分类》，2011年又修订和颁布了新的国际标准ISO-9999《残疾人康复辅助器具分类与术语》（表1-2-1），将康复辅具分为12个主类、130个次类、781个支类，上万个品种（根据民政部2016年公开数据，国际市场上康复辅助器具产品超过4万款，我国市场上仅有1万款）。具体见表1-2-1：

表 1-2-1 康复辅具的 ISO 分类

序号	主类	"次类、支类"数目
1	用于个人医疗的康复辅具	18 个次类,64 个支类
2	技能康复训练器具	10 个次类,49 个支类
3	矫形器和假肢	9 个次类,102 个支类
4	个人生活自理和防护康复辅具	18 个次类,128 个支类
5	个人移动康复辅具	16 个次类,103 个支类
6	家务康复辅具	5 个次类,46 个支类
7	家庭和其他场所使用的家具及其适配件	12 个次类,72 个支类
8	沟通和信息康复辅具	13 个次类,90 个支类
9	产品和物品管理康复辅具	8 个次类,38 个支类
10	用于环境改善、工具和机器的康复辅具与设备	2 个次类,17 个支类
11	就业和职业训练辅助器具	9 个次类,44 个支类
12	休闲娱乐康复辅具	10 个次类,28 个支类

2014 年 6 月 4 日民政部正式发布了《中国康复辅助器具目录》(以下简称《目录》)。这是我国首次发布国家层面的康复辅具目录,填补了康复辅具业空白,对康复辅具业发展具有重要意义。我国根据自己的国情和现状并与国际接轨的原则,将康复辅具大致分为 12 个主类、93 个次类,产品涉及功能障碍人士的工作、学习、生活和社会交往等各个方面,并将国内市场已普遍使用、并能保证供应和配置的产品定义为"普适型产品",充分考虑了功能障碍人士的实际需求。12 个主类依次是假肢和矫形器、个人移动辅助器具、个人生活自理与防护辅助器具、家庭和其他场所使用的家具及其适配件、沟通和信息辅助器具、个人医疗辅助器具、技能训练辅助器具、操作物体和器具的辅助器具、用于环境改善和评估的辅助器具、家务辅助器具、就业和职业训练辅助器具、休闲娱乐辅助器具。

《中国康复辅助器具目录》

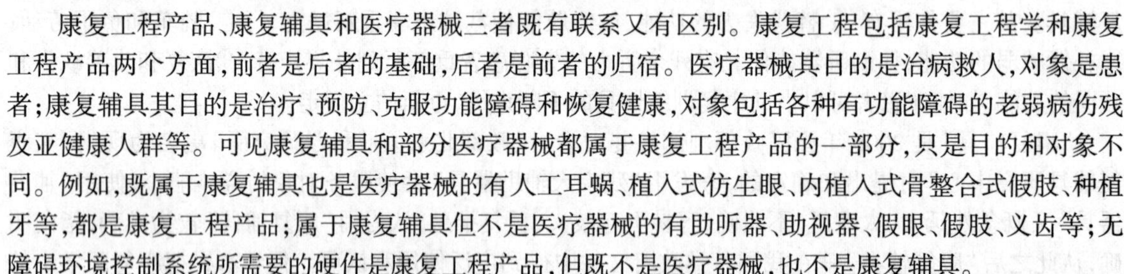

康复工程产品、康复辅具和医疗器械三者既有联系又有区别。康复工程包括康复工程学和康复工程产品两个方面,前者是后者的基础,后者是前者的归宿。医疗器械其目的是治病救人,对象是患者;康复辅具其目的是治疗、预防、克服功能障碍和恢复健康,对象包括各种有功能障碍的老弱病伤残及亚健康人群等。可见康复辅具和部分医疗器械都属于康复工程产品的一部分,只是目的和对象不同。例如,既属于康复辅具也是医疗器械的有人工耳蜗、植入式仿生眼、内植入式骨整合式假肢、种植牙等,都是康复工程产品;属于康复辅具但不是医疗器械的有助听器、助视器、假眼、假肢、义齿等;无障碍环境控制系统所需要的硬件是康复工程产品,但既不是医疗器械,也不是康复辅具。

在行业上,康复辅具既同医疗器械相互交叉,又是一个由一些相对独立的生产厂家及销售渠道构成的新兴行业。随着现代科学技术的发展及各学科领域的相互渗透,这一行业也得到了相当快的发展。许多发达国家将康复辅具纳入医疗器械的范畴,并将其纳入医保范围。我国根据国情和康复辅具的市场需求,已将部分康复辅具纳入医疗器械的范畴,并作为 20 个分领域中的第 16 大类。这既满足了人民群众的迫切需要,又极大地推动了康复辅具行业的健康发展。它们之间的区别见表 1-2-2。

目前,康复辅具产业包括其辅助技术服务业正在全世界范围悄然兴起。个性化的康复辅具的研制开发、公共环境无障碍设施的建设以及辅助技术服务三者的结合,形成了康复工程技术工业的发展模式。这些特殊界面 / 接口装置再加上无障碍设施,已构成了身体功能障碍者回归社会的全方位、多层次的康复辅具框架体系。目前已经建立了覆盖全国的省地(市)县(区)级康复辅具服务体系,全国有 31 个省级康复辅具服务中心、200 个地(市)级服务中心及全国县级残联的综合服务机构,面向社会的残疾人、老年人和慢性病患者等开展康复辅具知识普及、信息咨询、产品供应、适配指导等多项服务,并为贫困残疾人减免费用配置康复辅具,但目前实际配置率却很低,在城市配置率为 8.06%~12.37%,在农村仅为 1.51%~7.3%。随着我国经济的快速发展和对康复辅具及其技术的深入研究,将会出现大量高新技术产品来满足功能障碍患者日益增长的需求。

表 1-2-2 康复辅具与医疗器械的区别

区别	康复辅具	医疗器械
服务对象	老弱病伤残等功能障碍患者	疾病患者
服务目的	改善功能、生活自理、提高生存质量、回归社会	治病救人
服务性质	福利服务	医疗服务
使用方式	多为个人专用	多为公用
使用时间	长期个人使用	短期轮流使用
设计特点	人性化	通用化
安装特点	多为体外装置	体内、体外均有
选配方式	多为个人选配	多为机构选配
价格特点	经济适用	价格较为昂贵

三、康复辅助器具产品的适配与评估

(一) 康复辅具产品的适配

1. 康复辅具产品选配的原则　具体如下：

(1) 最适合就是最好：对每个康复辅具需求者来说，选配康复辅具不是技术越先进、功能越全、价格越贵越好，重要的是适合自身需求，有利于发挥残存的功能和更好地改善功能。如脊髓损伤患者能够使用手动轮椅，这样有助于锻炼和增强上肢功能，不适合选择电动轮椅，因为这样会减少上肢功能的锻炼；年龄大的截肢患者需要稳定性较好的假肢，适合他们的假肢配置是机械膝关节和普通假脚，而不是运动的气压关节和储能脚；居住在山区、年龄较大的大腿截肢患者，拐杖比假肢更适合；上臂截肢或肩离断的患者，装饰性假肢(美容手)比肌电手更实用。

(2) 适时适用：康复辅具的选配不仅要适用，而且应适时。矫形器配置一般越早越好，如先天性马蹄内翻足要早发现、早治疗；失禁和防压疮的康复辅具也要及早配置，延误就会带来更多伤痛和溃疡。假肢的装配原则上应当在截肢 3 个月后待残肢消肿定型之后进行，在此之前一般为患者装配临时假肢。适时还指不同时期采用不同的康复辅具，如骨折的患者，第一时间需要复位和固定，矫形器是最好的选择，下肢骨折的患者还可以借助轮椅和拐杖及早下地活动，以促进骨折愈合；截肢患者可以根据截肢部位的不同选择不同的假肢，但是对双侧大腿及以上部位截肢、年龄偏大、全身状况差的患者，最能够解决问题的选择应当是轮椅和拐杖。

(3) 因人适配：康复辅具的选配不是单纯买卖，而是因人适配。每个功能障碍患者的功能缺失情况各不相同，对康复辅具产品的要求也各不相同。康复辅具产品的选配就如同配义齿和眼镜一样，应由专业的康复工程技术服务人员对患者进行功能评估，选配最合适的康复辅具产品。

2. 选配康复辅具产品的程序　选择适合的康复辅具产品最重要的是因人而异，具体程序如下：

(1) 观察：观察患者的残障程度。

(2) 询问：询问患者的病史、生活环境和经济情况等。

(3) 了解：了解患者的需求和期望值。

(4) 评估：评估患者的障碍程度、潜在功能等。康复辅具的评估适配是在康复辅具服务专业机构中由医工结合的专业人员组成的团队对患者进行评估适配。评估内容如下：

1) 患者的功能状况：选配康复辅具时，首先要考虑患者的身体功能状况和潜在的功能。如在选择轮椅时，截肢患者应使用重心靠后的轮椅，而偏瘫患者应使用单臂驱动的轮椅或椅座距地面较低能用足驱动的轮椅。

2) 患者的身体数据：选择某些康复辅具时，要考虑患者的身高、体重、体宽等尺寸。如长时间使用不适宜的轮椅，会造成身体变形及压疮的产生。

3) 患者的使用环境：选择某些康复辅具时，有必要考虑患者的使用环境。如在室内外使用的康复辅具，功能和材质都有所不同。

4）患者的个人需求：如针对烹调饭菜和操作计算机的不同需求，选配不同的康复辅具。

5）患者的经济条件：根据患者的经济承受能力选择力所能及的最必需的康复辅具。

(5) 处方：确定适合患者的康复辅具的处方。

(6) 适配：为患者配置最适合的康复辅具。

(7) 训练：让患者进行试用，并教会患者正确的使用方法。

(8) 评价：对为患者配置的康复辅具进行最后的效果评价。

(9) 跟踪：对患者的使用效果和新的需求进行跟踪服务。

3. 选配康复辅具产品的注意事项　具体如下：

(1) 相信专业机构：尽量到专业服务机构选配康复辅具产品，拒绝三无产品（无中文标明的产品名称、无厂名和厂址、无产品合格证）。还可以通过相关网站了解国家市场监督管理总局组织的对产品质量国家监督抽查的结果，查询要选择的产品是否合格。

(2) 检查外观质量：连接螺钉不能凸出过长并有螺钉帽防护，各连接件和配合件紧密不松动，各调节装置可在不使用任何工具的条件下进行操作，电池工作正常，表面加工不应有毛刺、锐边等突起，橡胶件、塑料件和涂层处理表面应光滑平整、色泽均匀。

(3) 试用产品：在正常使用情况下，产品不应产生异响，如轮椅要保持直线行驶，制动装置安全可靠，带电机的产品噪声不应过大，操作显示功能处于正常状态等。

(4) 清点配件和相关资料：附带的各种配件、说明书和保修卡要齐全。

(5) 确认产品有保修保换服务：注意该产品是否在本地区拥有售后服务点，以及对选配者的服务承诺，要索要发票或收据并妥善保管。若遇到康复辅具产品有质量问题时，则应该如下：

1）交涉维权：应先向经销者或生产者反映问题。发生权益争议的，可以通过下列途径解决：①与经营者协商和解；②请求消费者协会调解；③向有关行政部门申诉；④根据与经营者达成的协议提请仲裁机构仲裁；⑤向人民法院提起诉讼；⑥通过新闻媒体维护自身权益等。

2）动作迅速：如经过交涉得不到合理解决，应立即通过有效途径维权，切不可拖延。

3）实事求是：存在产品质量和不良服务问题，一定要根据实际情况维权，切不可夸大事实，也不该隐瞒自己使用不当的行为。

4）合理合法：无论是要求修、退、换或要求赔偿，都应合理合法。

5）证据确凿：证明材料要完备，如商品存在质量问题时，应提供购货发票或购货凭证等，若有双方交涉的文字材料或权威部门的质量鉴定则更好。

6）地址详细：通过其他机构维权时要写清商家和投诉人的联系方式，以保证问题顺利解决。

（二）康复辅具产品的评估

康复辅具产品有三个层次评估：

1. 工程学评估　原国家技术监督局会同民政部和残联组成中国康复辅具产品国家级的标准化检测委员会，在中国康复研究中心的中国康复工程研究所和国家康复辅具研究中心（原民政部假肢科学研究所）内建立了2个标测室。假肢研究所负责假肢、矫形器、轮椅的标测工作。康工所负责全国康复治疗、训练、检测设备和除假肢、矫形器、轮椅以外的残疾人用品用具的标测工作。这是保证产品质量，维护残疾人利益的重要措施。

2. 生物力学评估　目前我国较少开展，康复辅具所生物力学室也刚起步，刚开始进行正常人、偏瘫和穿假肢者步态的生物力学分析。这方面工作是应用科学中的基础性科研工作，对新产品设计、鉴定和假肢、矫形器装配、临床康复评估是很有意义的。

3. 临床评估工作　这方面我国差距很大，由于医工结合上的问题，产品很少进行临床评估和认真的随防工作。目前英国、美国、法国的假肢安装都是由专门的门诊对假肢、矫肢器装配进行临床评估。中国康复研究中心正在积极开展此项工作。

四、我国康复辅助器具产业的现状

（一）我国康复辅具产业存在的问题

根据最新ISO-9999标准，残疾人康复辅具分为12大类，我国的假肢、矫形器和轮椅等产业有所发

展并已初具规模，但与国家标准的康复辅具所涵盖的12大类产品相比，仍存在很大的空白。我国的康复辅具产品无论是从品种和数量上，还是从科技含量上，与发达国家仍然有一定差距，总体水平约落后二三十年。除经济和社会发展原因外，管理体制、法律法规、运行机制、科研成果转化和产业化研究开发中存在的诸多问题，是制约我国康复辅助器具产业发展的重要原因。

1. 康复辅具产品供给　我国目前康复辅具产品种类少，空白点很多，档次低，性能单一，缺乏创新，产品老化等；生产厂家和社会对康复辅具产品的认知程度不高，设计开发思路狭窄等，无法与国际产品同领域竞争；国内的高档康复辅具产品市场几乎全被国外公司垄断，我国具有自主知识产权的产品较少，自主研发的产品主要停留在技术含量较低的中低档产品，有些甚至只是简单的仿造，产品种类少，技术含量低，无法形成康复辅具产品的规模化、标准化生产。

2. 缺乏持续的经费支持渠道　康复辅助器具技术领域的科研项目立项难，其根本原因在于国家科技支持的行业分类上，康复辅助器具技术尚未开辟出一条常规的科研立项途径，导致科研项目申报困难。

3. 产学研"脱节"，科研成果难以产业化　我国许多重点工科院校和科研机构具有丰富的人力资源和技术储备，完全有能力完成康复辅助器具技术领域高水平产品的研发任务，但是将科研成果转化为产品并实现产业化需要经过十分重要的中间试验环节，而用于这样的投入费用一般是研发费用的8~10倍，高校和一般科研单位不具备这样的能力和条件，中小企业多重视短期效应，也没有能力进行风险投资，承担这样的工作。因此，许多科研成果滞留在研发单位，从而制约了成果向产品的转化。

4. 加工技术水平整体落后于工业发达国家　由于我国康复辅助器具技术装备的独立制造能力不足，中档及以上产品市场基本上被国外品牌垄断，制造技术与发达国家相比仍然存在阶段性差距，加工技术水平整体落后于工业发达国家。我国康复辅助器具技术生产装配的专用设备目前大部分依靠进口，自主研发的设备虽已投入生产，但是产量低，质量不稳定，尚未形成系列化。

5. 康复辅具高新技术产业体系尚未形成　由于历史的原因，我国生产康复辅具产品的企业分属不同部门多头分散管理，更多的小型企业没有明确的归口管理单位。根据中国康复辅助器具协会的统计，截止到2016年我国生产康复辅具产品的企业有1千多家，从业人员约2万多人，专业技术人员不足2 000人，除少数外商独资、中外合资和国营假肢与矫形器生产企业外，多数是集体和个体经营的小型企业。由于尚未建立康复辅具产品市场的准入制度，没有国家的支持，高技术含量的新产品研发成果很难进行转化，导致了中国康复辅具产品市场比较混乱、产品质量参差不齐、商业价值不高等。

6. 康复辅助器具技术创新型人才匮乏　康复辅助器具技术研究是一个涉及面广、与人体特点息息相关、技术要求高的新兴交叉学科。自1994年来，我国只有民政系统下属的中国假肢矫形技术学校每年培养大约几十名假肢与矫形器专业（中职）的毕业生，高水平创新型人才极度匮乏。近年来虽然相继有十几所高等职业院校开办了康复工程技术或康复辅助器具技术专业（专科），也有大学开办了康复工程专业（本科），但由于专业设立时间晚，受师资力量、实践场地等所限，培养出的高水平专业技术人才非常少。

（二）我国康复辅具产业的发展机遇

随着我国经济发展、社会进步，康复工程技术的发展出现了契机，特别是近年来国家采取了一系列重大措施来发展残疾人事业。2007年3月30日我国政府签署了《残疾人权利公约》；根据国家发展规划纲要的精神，到2015年我国康复事业的基本目标是实现残疾人"人人享有康复服务"；国务院第375号令《工伤保险条例》已于2004年1月1日施行，该条例是我国现行因工伤害社会保险制度的完善和加强，这意味着人们因工伤害将获得保障行为的医疗救治（包括康复辅具的配置和经济补偿）；2008年3月28日中共中央政治局专门召开会议对促进残疾人事业发展作出部署；2004年原卫生部（现国家卫生健康委员会）要求"二甲"以上的康复医院/康复中心必须设置"矫形器室"，这一举措极大地推动了矫形技术的临床应用和发展。我国从2012年开始实施"健康中国2020"战略，为了实现"人人健康"的"健康中国梦"，对康复辅具产业主要提供有三方面政策支持：一是工伤人员的康复辅具已经纳入工伤保险范围，出台的工伤保险辅助器具配置管理办法对支付的范围、标准做了明确规定；二是部分经济发达地区（如北京、上海、深圳、宁波等）已建立贫困残疾人康复辅具补贴制度；三是一些地区已将部分康复辅具纳入医保和新农合报销范围，最重要的是轮椅、假肢与矫形器等常规康复辅具产

《残疾预防和残疾人康复条例》

《关于加快发展康复辅助器具产业的若干意见》

品有望纳入我国医保范围，从而会出现许多物美价廉的康复辅具产品，解决“供不应求”的供需矛盾。2016 年 10 月国家颁布了《国务院关于加快发展康复辅具产业的若干意见》，这是新中国成立以来首次以国务院名义对康复辅具产业进行顶层设计和谋篇布局，意味着在国家层面首次将康复辅具产业作为一个独立的业态，这有利于产业的持续、健康发展，也有利于积极应对人口老龄化，满足老年人、残疾人、伤患者康复服务需求，助推健康中国建设和增进人民福祉。根据该文件，到 2020 年我国康复辅具产业规模突破 7 000 亿元，基本形成布局合理、门类齐备、产品丰富的产业格局；2017 年 1 月为贯彻落实《国务院关于加快发展康复辅助器具产业的若干意见》，进一步加强组织领导，强化统筹协调和协作配合，推动康复辅具产业加快发展，经国务院同意，建立了加快发展康复辅助器具产业部际联席会议制度。2017 年 7 月 1 日我国《残疾预防和残疾人康复条例》正式施行，《条例》首次从立法层面对残疾预防和残疾人康复工作作出了系统性规范，特别突出了对重度残疾人、贫困残疾人和残疾儿童的保障，扩大康复辅具应用，协调推进康复辅具研发和生产，完善配置服务网络，推动民政直属康复辅具机构建设和发展，普及残疾人急需的康复辅具，协调落实康复辅具支付保障制度，开展康复辅具租赁和回收再利用服务。总之，这些相关的政策法规的出台，极大地扩大了对康复辅具产品的需求，为康复工程技术的发展提供了释放巨大潜能的舞台。

（三）我国康复辅具的未来发展趋势

通过对 2017 年中国康复辅具行业发展现状的分析，中国康复辅具未来发展主要有以下八大趋势：

1. 康复辅具的市场将持续扩大　随着我国经济社会的快速发展，到 2020 年我国康复辅具的年销售总额预计将超过 7 000 亿元人民币，未来 10 年我国康复辅具行业发展速度将继续保持在年均两位数以上的增幅。

2. 我国中低端康复辅具市场将快速扩张　目前我国基层医疗机构康复辅具配备水平较低、缺口大，；亟需“更新换代”和“填补缺口”。“十三五”医改规划将把康复辅具纳入医保范围，发展基层康复机构康复辅具的配备成为 2017 年的重要工作内容，中低端的康复辅具将会出现快速增长。

3. 国产自主创新康复辅具将不断涌现　随着科学技术的进步特别是国家鼓励创新康复辅具研发生产政策的实施，以及健康需求的拉动，我国自主创新的康复辅具将会加速涌现。国产高端康复辅具在市场的占有比例将会逐步提高，跨国公司产品在国内高端康复辅具市场的主导地位将被逐步打破。国内康复辅具产品将从中低端市场向高端市场突破。同时，技术升级也将引领医疗机构的高值耗材消费升级。

4. 康复辅具的进出口将继续增加　从我国康复辅具进出口的趋势判断，进出口总额将进一步增加。其中，进口康复辅具将继续稳定增加，并将继续以高端影像类产品为主；出口额将继续增加，且高端康复辅具的占比将继续增加，出口康复辅具的品种结构将逐步改善。

5. 康复辅具行业的兼并、重组将加速　我国康复辅具行业间的横向和纵向一体化的兼并、联合、重组都将出现，生产将加快向大型康复辅具企业集中，中小企业将集中精力专注某种辅具或者某种辅具零部件的研发工作或者被大型康复辅具生产企业兼并、重组。

6. 家用康复辅具将蓬勃发展　在康复辅具“小型化、智能化”的发展趋势下，人们将康复中心里面“大的设备做小，傻的设备做聪明”，然后带回家使用的。因此，中国康复辅具领域迎来了一个新风口——智能家用辅具设备。

7. 基于康复辅具的第三方服务将加速兴起　在很多国家一般采取社会服务的集中养老模式，而在我国现阶段由于各种原因所限，社会集中养老服务又很难被大众所接受。因此，发展康复辅具技术，利用科技的力量来减轻家庭护理的负担，将是我国很长一段时间内家庭护理的发展趋势。另外，随着康复辅助器具产业的发展，也会推动人类生活方式的改变。越来越多适用于社会集中养老康复辅助器具产品的出现也将改善社会养老的条件，减轻护理人员的负担，使集中养老成为一种家庭和护理人员双方都可接受的方式，必将会推动我国集中养老事业的发展。因此，可以说发展康复辅具产业是残疾人、老年人社会供养的技术基础，是推动社会集中养老理念发展的技术保证，是我国未来第三产业（服务业）发展的新支点。

8. 康复辅具的核心领域发展潜力巨大，未来或有重大突破　康复辅具的核心领域是康复机器人、家用康复辅具产品和设备、3D 打印技术和人工智能技术。

我国康复辅具产业总体水平落后于发达国家二三十年，市场上能见到的高端康复辅具产品多为国外公司所垄断，还有很多国外的高端产品根本就不销往中国，只有大力发展我们自己的康复辅具的民族产业，提升原始创新能力，使我国的康复辅具的科技水平实现一个跨越式的突破和发展，才能改变这种状况。另外，缺少自主知识产权的产品是康复辅具产品价格居高不下的重要原因，提升我国康复辅具产业的技术创新能力，大力发展康复辅具的民族产业，也是惠及我国广大残障者实际利益的需要。

总之，我国有人口众多的残障者，康复辅具产业必将面临着巨大的刚性需求，作为民族工业的一份子，发展我国的康复辅具的民族产业不仅是基本民生科技的一个重要组成部分，同时也是发展民族工业的必然需要。

本章小结

本章节主要讲授了康复工程技术及康复辅助器具的相关概念、康复辅助器具的国际标准分类、康复工程技术与其他康复治疗技术的关系、康复辅助器具与医疗器械的区别、康复辅助器具产品的选配原则和评估、我国康复辅助器具技术的现状及发展前景等。

（肖晓鸿）

思考题

1. 简述康复辅具的 ISO 分类和我国对康复辅具的分类。
2. 简述康复工程产品、康复辅具与医疗器械的区别。
3. 简述康复辅具产品的适配与评估内容。
4. 简述我国康复辅具的未来发展趋势。

扫一扫，测一测

思路解析

第二章 假肢技术

学习目标

1. 掌握：残肢的日常护理和训练技术；截肢术后的康复评定；截肢者的康复步骤及内容；上 / 下肢假肢的种类和特点；上 / 下肢假肢的使用和训练方法。

2. 熟悉：截肢的原因；常见的截肢平面；截肢后的主要功能障碍；上 / 下肢假肢的基本要求；上 / 下肢假肢的分类；假手 / 假脚和关节的种类和特点；上 / 下肢假肢的功能评定；上 / 下肢假肢处方内容。

3. 了解：截肢的定义；截肢术的要点；良好的残肢条件；上 / 下肢假肢的零部件的结构和组成；上 / 下肢假肢的制作步骤和方法。

4. 能够为截肢者提供较完善的康复训练方法，为截肢者装配假肢作好准备；学会为截肢者选择合适的上 / 下肢假肢，即"开具上 / 下肢假肢处方"，并能够指导患者进行使用上 / 下肢假肢的基本训练，还能够对照上 / 下肢假肢的基本要求对截肢者穿戴上 / 下肢假肢进行初步检验和评估。具有为截肢者进行正确的功能康复训练和使用假肢训练的能力；具有为截肢者开具假肢处方的能力；具有对假肢进行初步检验和评估的能力。

第一节 截肢者的康复

一、截肢的概述

（一）截肢的定义

截肢（amputation）是指用手术切除患者身体上没有生机和功能、危及生命和健康的肢体，以挽救患者生命的方法。它包括截骨术和关节离断两种，其中在关节部分的切除称为关节离断（disarticulation）。截肢的目的除挽救患者的生命以外，还尽可能保留残肢和残肢功能，并通过安装假肢和残肢训练，代替和重建已切除肢体的功能。据统计，上肢截肢男女之比为 3.5∶1；下肢截肢男女之比为 4.9∶1；截肢高峰期的年龄段为 18~24 岁。

（二）截肢的原因

一般而言，截肢最常见的原因是周围血液循环障碍，其次是外伤性截肢、恶性肿瘤、感染和先天性肢体残缺等其他因素。常见的截肢原因具体如下：

1. 血液循环障碍　周围血管疾病导致的肢体缺血坏死，如动脉硬化性闭塞症、血栓闭塞性脉管炎、动脉瘤、动静脉瘘和糖尿病等导致的肢体坏死。糖尿病性的周围神经病变使足的神经营养和感觉障碍，最后导致足溃疡、感染、坏死。在欧美国家因糖尿病而截肢的约占下肢截肢的 50% 以上（图 2-1-1）。

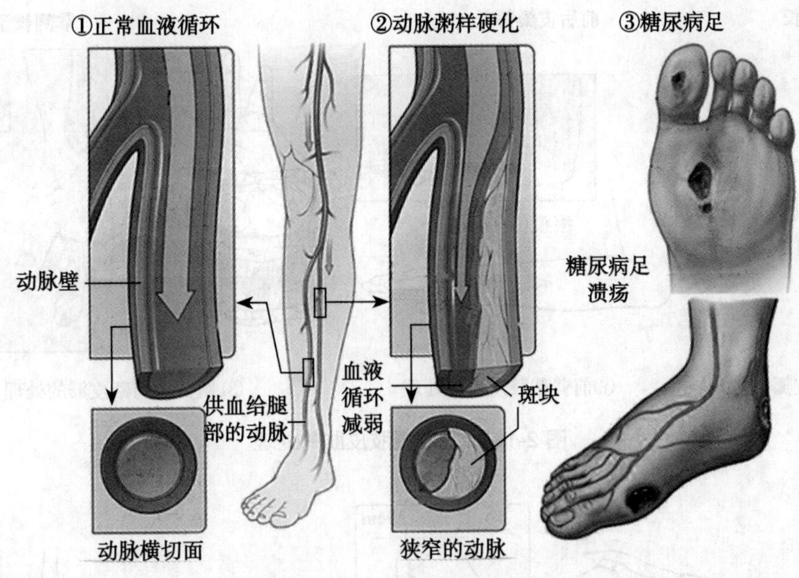

图 2-1-1　周围血液循环障碍

2. 外伤及其后遗症　血管损伤造成肢体血液循环或组织受到不可修复的破坏，包括各种治疗无望的骨与关节创伤；因血管创伤而导致的肢体坏死；因烫伤、烧伤、冻伤、腐蚀性化工品、动物毒素而导致的肢体坏死；交通事故等。

3. 肿瘤　多为恶性肿瘤，少数为良性肿瘤。其中良性肿瘤破坏范围很大时也要考虑截肢。恶性肿瘤如细胞瘤、纤维瘤、尤因瘤、骨转移癌等。恶性骨肿瘤危及人的生命，截肢手术是一种行之有效的治疗方法，很多接受截肢手术的骨肿瘤患者保存了生命，安装假肢后获得了良好的代偿功能。

4. 严重感染　包括药物、切开引流不能控制甚至危及生命的感染，及某些长期反复发作无法根治，已引起肢体严重畸形、功能丧失甚至可能诱发恶性肿瘤的慢性感染。如骨髓炎、气性坏疽、破伤风、肺结核、骨结核等。

5. 神经疾病　神经损伤引起的肢体运动或感觉功能障碍，合并久治不愈的神经营养性皮肤溃疡，肢体功能丧失，并成为累赘或经常感染危及患者的健康，如脊椎裂、脊髓损伤、麻风病引起的四肢严重畸形、溃疡。

6. 肢体畸形　肢体发生明显畸形，功能很差，只有在截除无用的异常肢体、安装假肢后可以改善功能时才考虑截肢手术。

（三）截肢术的要点

近十多年来随着假肢新型接受腔的应用，传统的截肢方法所造成的圆锥状残肢显然已不适合现代假肢接受腔的装配，它要求残肢要有合理的长度、圆柱状的外形、良好的肌力和功能。不良的残肢将严重地影响日后假肢的装配，主要表现是残肢形状不适合装配假肢、残肢承重或悬吊部位软组织少或硬度不够、残肢表面大面积瘢痕或溃疡、残肢内有神经瘤或血管瘤、骨端处理不好等。截肢是破坏性手术，但又是重建和修复手术，为配戴理想的假肢创造良好条件，外科医生在手术中需要采取以下的措施：

1. 皮肤的处理　主要是为了使残端有良好的软组织覆盖，残肢皮肤适当的活动性、良好的伸缩性和正常的感觉。

(1) 上肢截肢皮肤的处理：原则上残肢的前后侧皮瓣一般等长。①上臂和前臂截肢：前后皮瓣一般等长；但是有时对于前臂长残肢，为了使瘢痕移向背侧，屈侧的皮瓣要长于背侧；②腕关节离断：由于掌侧的皮肤厚实与耐磨，所以掌侧的皮瓣要长于背侧的皮瓣（图 2-1-2）。

(2) 下肢截肢皮肤的处理：由于下肢主要用于承重，残肢末端要求有良好的软组织覆盖，同时人体的屈肌一般较伸肌强大，屈肌侧的皮瓣一般长于伸肌侧的皮瓣。①小腿截肢：后侧的屈肌皮瓣长于前侧的伸肌皮瓣；②大腿截肢：前侧的屈髋肌群的皮瓣长于后侧的伸髋肌群的皮瓣；③膝关节离断：股四头肌肌腱强大，要长于腘窝肌的皮瓣；④踝关节离断：跟部的皮肤是人体最厚实的皮肤，要长于足背的

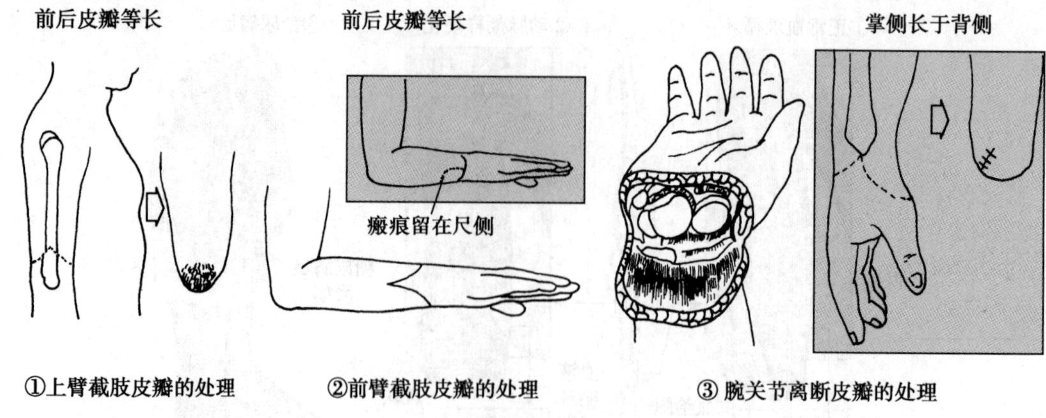

图 2-1-2 上肢截肢皮肤的处理

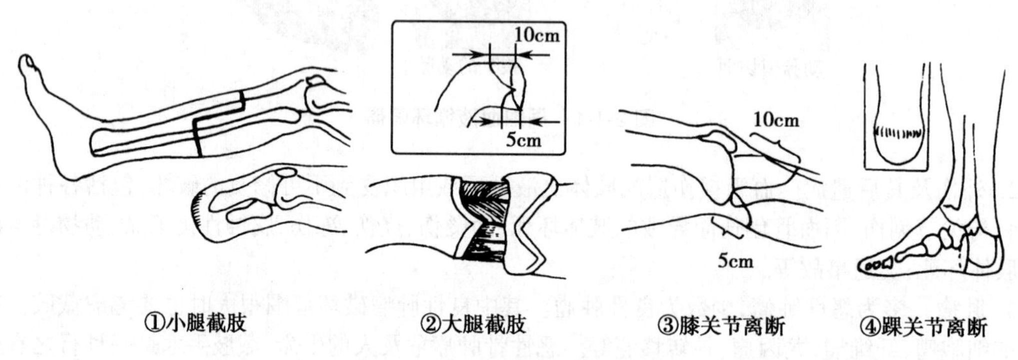

图 2-1-3 下肢截肢皮瓣的处理

皮瓣。这样不仅使残肢的皮瓣血液循环好，而且可以为残端负重部位提供了良好耐用的软组织垫(图 2-1-3)。

2. 神经的处理　主要是预防神经瘤的形成和伴行血管出血。①要轻拉神经，在距离骨端断面 3~4cm 处用锋利的手术刀一刀切断；②对于粗大的神经，如坐骨神经、胫骨神经等要进行结扎。

3. 血管的处理　主要是为了防止血肿、感染和异位骨化。①进行截肢手术时，即便是细小的血管也应完全止血，以免形成血肿，并防止感染；②粗大的血管必须双重结扎；③动脉和静脉要分开结扎；④结扎完成后，要彻底的清洗伤口；⑤术后还必须引流。

4. 骨的处理　主要为了防止骨刺。①一般骨与骨膜在同一水平切断，将截骨端锐利的骨缘锉钝；②通常是在预计切断骨骼的部位剥离骨膜，进而施以骨成形术，这是利用骨膜以提高残肢功能的方法；③在骨切断处的更远部位剥离骨膜，用以封闭骨切断后开放的骨髓腔；④为达到残端承重的目的，可采用骨膜和骨皮质在两骨之间架桥的方法，促使骨融合称为骨成形术(osteoplasty)。注意：①胫腓骨融合术法不适合未成年人；②禁止骨膜剥离过多，导致骨端环形坏死。

5. 肌肉的处理　主要是为了防止肌肉萎缩、减少局部循环减退甚至退化变性，使残肢形成圆锥状，以便于假肢的穿戴。具体方法如下：

(1) 肌膜缝合术：是指相对骨轴成直角方向切断肌肉，皮肤与肌膜之间不剥离而缝合肌膜的方法。这种用残肢肌膜包住骨断端的方法，因肌肉本身固定性差，肌肉的收缩会导致肌肉向残肢近端聚集，而骨端部则凸出于皮下，影响假肢适配。因此，此种方法只能在紧急情况和手术条件差的情况下采用，一般应尽量避免实施此种手术方法。

(2) 肌肉缝合术(myoplastic)：也称为肌肉成形术，是指将肌肉按截肢前相同的拉紧状态分别把原动肌与相应的拮抗肌缝合，然后再进行肌膜和皮肤的缝合，这样术后就可以减轻肌肉萎缩，其残肢的血液循环状况也较好。这种手术适用于因血液循环障碍而截肢的患者。

(3) 肌肉固定术(myodesis)：是指肌肉固定缝合于骨端部的方法。将肌肉在截骨端远侧方至少 3cm 处切断，形成肌肉瓣，在保持肌肉原有张力情况下，经由骨端部钻孔，将肌肉瓣与骨相邻侧通过骨孔缝

合固定，使肌肉获得新的附着点，防止肌肉在骨端滑动和继续回缩。采用这种方法，肌肉的拉紧状态与截肢前相近，残肢可以得到良好的功能。但对于因血液循环障碍而截肢的患者，容易引起残肢末端的坏死，故不宜行此种手术(图 2-1-4)。

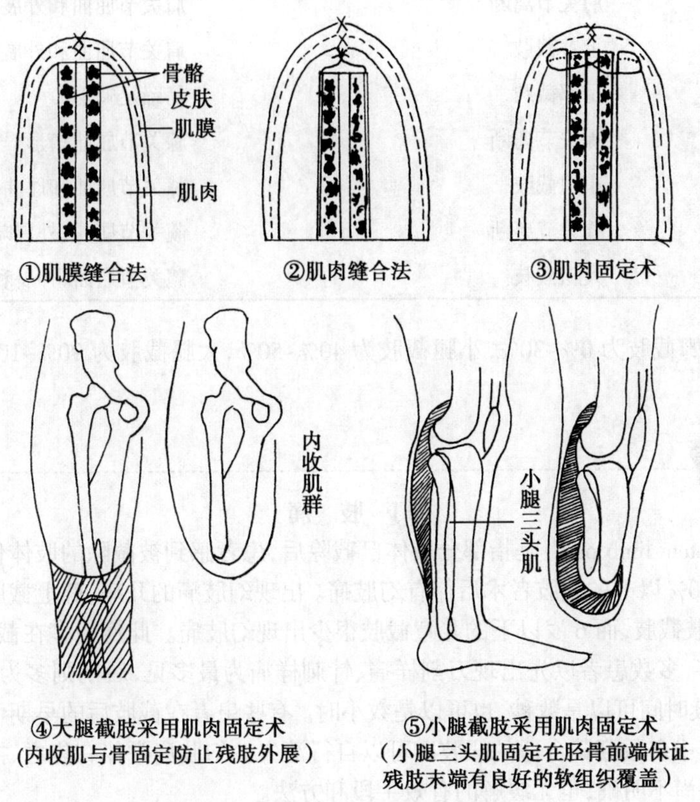

图 2-1-4 截肢时肌肉的处理方法

肌肉固定术和肌肉成形术将会使残肢肌肉功能和循环得到改善，对防止幻肢痛是有益的。为了获得良好的圆锥状外形和不太臃肿的残肢，必要时可将残肢端的肌肉进行修整，如肌肉的残端可能要斜形切除一部分。

6. 关节离断的处理 其主要目的是为了便于假肢的穿戴与悬吊。①关节离断(踝关节除外)：必须保留关节离断端的膨大部分，这样有利于假肢悬吊和防止假肢的旋转；②踝关节离断：要去掉内外踝膨大的部分，是为了便于假肢的穿戴；③膝关节离断：可选择剔除髌骨，有利于假肢的穿戴和良好的外观；但也可以保留髌骨，最好是将髌骨固定在股骨的髁间窝处；④肩关节和髋关节离断：最好要保留其头部，一方面是为了使残肢有良好的外形，更重要的是为了假肢更好地便于悬吊。

（四）截肢后的功能障碍

主要表现在身体方面和心理方面，具体如下：

1. 身体方面 截肢者身体带来的影响可分局部性的和全身性的。

(1) 局部性影响：残肢由于截断了皮肤、血管、肌肉、神经、骨骼而可能常出现问题。①残肢肿胀：由于截肢后血液、淋巴液回流障碍引起；②残肢的疼痛：如骨刺、神经瘤和幻肢痛等；③残肢关节畸形：一般来讲，人体的屈肌肌力大于伸肌，下肢的外展肌肌力大于内收肌，大腿内旋肌肌力大于外旋肌；上肢的外展肌肌力大于内收肌，前臂的旋前肌几乎与旋后肌肌力相等，上臂的内旋肌与外旋肌肌力相同；肌力较大的肌肉的止点较近，肌力较小的肌肉止点较远，所以它们能够保持相对的平衡，从而使人体处于一种相对平衡的状态；但一旦截肢，它们是肌肉止点就几乎处于同一位置，这种平衡被打破，从而出现关节畸形，下肢比上肢肌力更为强大，所以表现出来的畸形更明显，具体见表 2-1-1。

(2) 全身性影响：①截肢后患者运动量突然减少，常引起体重快速增加，特别是女性患者的残肢皮下脂肪过多、体重过大会严重地影响使用假肢；②全身性的肌力下降、体力减弱，如足部截肢能耗

表 2-1-1 残肢关节畸形

截肢部位		残肢关节畸形
上肢截肢	腕关节离断、前臂截肢	肘关节屈曲畸形
	肘关节离断	肩关节屈曲和外展畸形
	上臂截肢	肩关节屈曲和外展畸形
下肢截肢	足部截肢	马蹄足畸形
	踝关节离断	膝关节屈曲畸形
	小腿截肢	膝关节屈曲和屈曲位外展畸形
	膝关节离断	髋关节屈曲、外展畸形
	大腿截肢	髋关节屈曲、外展和内旋畸形

增加 10%~20%，赛姆截肢为 0%~30%，小腿截肢为 40%~50%，大腿截肢为 90%~100%，双小腿截肢为 60%~100%。

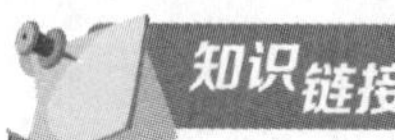

幻 肢 痛

幻肢痛(phantom limb pain)是指部分肢体已截除后，患者感到被截除的肢体仍在，且在该处发生疼痛的现象。50% 以上的截肢者术后伴有幻肢痛。出现幻肢痛的几率，膝上截肢高于膝下截肢，上肢截肢高于下肢截肢，而 6 岁以下的儿童截肢很少出现幻肢痛。此疼痛多在截除的肢体远端出现，疼痛类型繁多，多数患者以先出现刀割样痛、针刺样痛为最多见，后期则多为烧灼样痛或挤压样痛。疼痛的持续时间可以是数秒，也可以是数小时。有些患者在截肢后的早期可能出现轻度的、短暂的幻肢痛，其中多数穿戴合适的假肢后可以自行消失。幻肢痛常伴有焦虑、抑郁、食欲下降和失眠等，至今原因尚不明确，也无缓解的有效手段和方法。

2. 心理方面　截肢者是从一个正常人走向残疾人的行列，跟先天残疾者不同，是后天形成的，所以与先天性残疾的患者相比承受能力较弱，容易产生冷漠、孤僻、懦弱、自卑，从此怨天忧人，在自哀自怜中度过。心理方面的主要表现为五个阶段。①否认：截肢后患者一时难以在心理上接受截肢的现实，觉得自己将来一无是处；②愤怒：认为上帝对自己不公平；③讨价还价：希望时间倒流，能够回到以前的生活状态；④抑郁：轻度的抑郁表现为沉默寡言、不愉快、气馁，对周围环境没有兴趣；严重的抑郁表现为闷闷不乐的紧张、忧虑、沮丧、失望，注意力不能集中，记忆力减退，有的会产生自卑、自罪、自责甚至产生轻生的念头；⑤接受现实：直面现状，对未来重新规划。

(五) 常见的截肢平面及截肢率

截肢平面的选择取决于以下几个方面的因素。①病因方面：将全部病变、异常和无生机组织切除，在软组织条件良好、皮肤能达到满意愈合的部位，即在尽可能远的部位进行截肢；②功能方面：能安装假肢；能进行佩戴假肢后的康复训练；能最大限度地恢复到独立活动和生活自理。作为外科医生应尽可能保留残肢长度，使假肢装配、代偿功能得到最大限度发挥。截肢按截肢的部位可分为：上肢截肢和下肢截肢。其中下肢截肢占 84%，上肢截肢占 16%。截肢率前四位由高到低的分别为小腿截肢(53.8%)、大腿截肢(32.6%)、前臂截肢(4.4%)、赛姆(Syme)截肢和足部截肢(2.6%)(表 2-1-2 和图 2-1-5)。

1. 上肢截肢　包括肩胛带截肢、肩关节离断、上臂截肢、肘关节离断、前臂截肢、腕关节离断、手部截肢(腕掌关节离断、掌骨截肢、指骨截肢)(图 2-1-6)。

(1) 肩胛带截肢：其截肢的范围包括肩胛骨和锁骨组成的上肢带及上肢所有组成部分。因此，截肢部位的皮下即是胸廓，它形成了一个陡峭的面，不存在运动部分。

(2) 肩关节离断：在肩关节部位截肢。

1) 肩关节离断的基本要求：肩关节离断时要尽可能地保留肱骨头，它不仅对假肢穿戴是有益的，而且从美观上可以保持肩关节的正常外形。

表 2-1-2　常见的截肢平面及截肢率

截肢平面	英文	简写	截肢率
下肢截肢（lower limb amputation）			
半骨盆截肢	hemipelvectomy	HP	2.0%
髋关节离断	hip disarticulation	HD	
大腿截肢（股骨截肢）	trans-femoral	TF	32.6%
膝关节离断	knee disarticulation	KD	0.7%
小腿截肢（胫骨截肢）	trans-tibial	TT	53.8%
踝关节离断（赛姆截肢 -Syme 截肢）	ankle disarticulation	AD	2.6%
足部截肢	partial foot	PF	
上肢截肢（upper limb amputation）			
肩胛带截肢	forequarter amputation	FQ	1.0%
肩关节离断	shoulder disarticulation	SD	
上臂截肢（肱骨截肢）	trans-humeral	TH	2.0%
肘关节离断	elbow disarticulation	ED	0.2%
前臂截肢（桡骨截肢）	trans-radial	TR	4.4%
腕关节离断	wrist disarticulation	WD	0.7%
手部截肢	partial hand	PH	

2）肩关节离断的特点：圆润的肩关节外形有利于假肢接受腔的适配、悬吊和稳定，有助于假肢的配戴。

（3）上臂截肢：经过肱骨的截肢。

1）上臂截肢的基本要求：上臂截肢要尽可能保留肱骨的长度，因上臂假肢的功能取决于残肢的杠杆力臂长度、肌力和肩关节活动范围，同时长残肢还有利于对假肢的悬吊和控制。

2）上臂截肢的特点：①上臂截肢后，由于损失了肘关节，上肢的功能损失较多；②上臂残肢长度用残肢的长度与上臂长度的百分比表示，上臂长度是指从肩峰到尺骨鹰嘴之间的距离。上臂残肢长度可分为上臂短残肢（<30%）、上臂中残肢（30%~85%）和上臂长残肢（>85%）。

（4）肘关节离断：在肘关节部位离断。

1）肘关节离断基本要求：①尽可能保留肱骨远端，这样上臂和肩部动作基本保持正常；②一般保留肱骨内外上髁隆起部位，有利于假肢的悬吊及旋转控制。

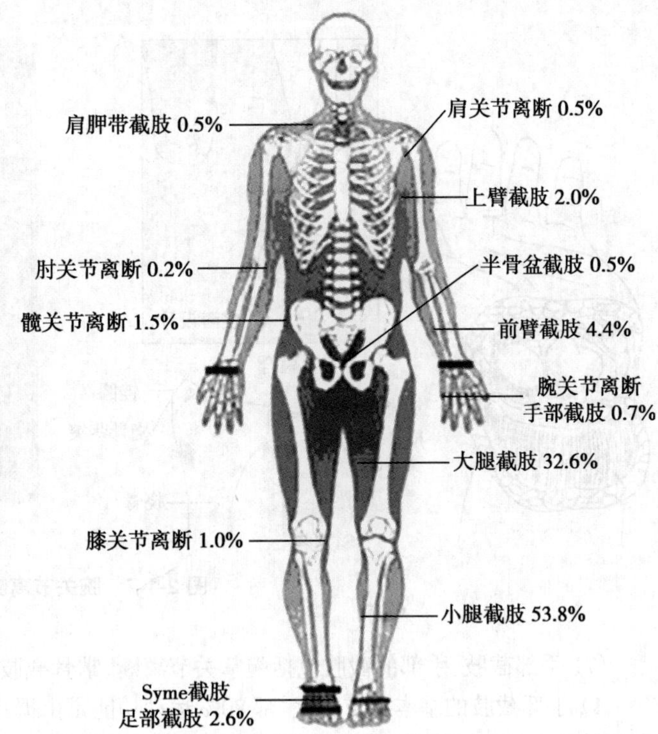

图 2-1-5　常见的截肢平面及截肢率

2）肘关节离断的特点：①肘关节部位的离断，使上臂和肩部动作基本保持正常，由于肱骨末端之肱骨髁隆起，有利于接受腔的悬吊；②肘关节以上部位的截肢，肱骨的旋转不能直接传递到假肢，它是通过假肢肘关节旋转盘来完成的，则肘关节离断是良好的截肢部位，比上臂截肢更可取。

(5) 前臂截肢:经过桡骨和尺骨的截肢。

1) 前臂截肢的基本要求:①尽可能保留了残肢肌肉,可获得良好的肌电信号,对于装配肌电假手是非常有益的;②前臂中下 1/3 处截肢时,前臂的旋转活动、肘关节的屈伸活动和力量都能基本保留;③残肢越长,旋转功能保留越多;④前臂远端呈椭圆形,假手的旋转功能就可以发挥。

2) 前臂截肢的特点:前臂残肢长度用残肢的长度与前臂长度的百分比表示,前臂长度是指尺骨鹰嘴至尺骨茎突之间的距离。前臂残肢长度可分为前臂短残肢(<35%)、前臂中等残肢(35%~80%)、前臂长残肢(>80% 以上)。

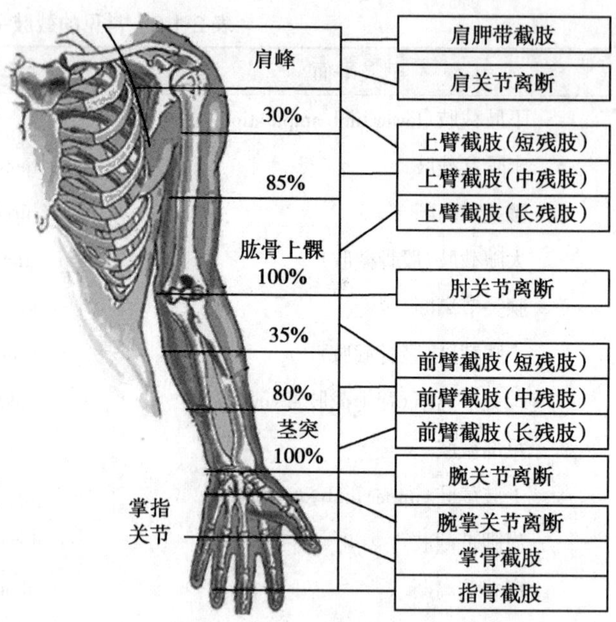

图 2-1-6 上肢截肢平面

(6) 腕关节离断:过去禁忌选择腕关节离断,因为腕关节离断的残肢缺少安装腕关节的空间。从解剖学角度来看,残肢和接受腔不能得到良好的适配状态,但是腕关节离断几乎保存了完整的前臂回旋功能。这一功能可以通过残肢和接受腔的合适适配得到充分利用。现在腕关节离断被认为是较适当的截肢部位。有时为了更好地与前臂接受腔适配,而进行必要的切除桡骨和尺骨隆起的处理(图 2-1-7)。

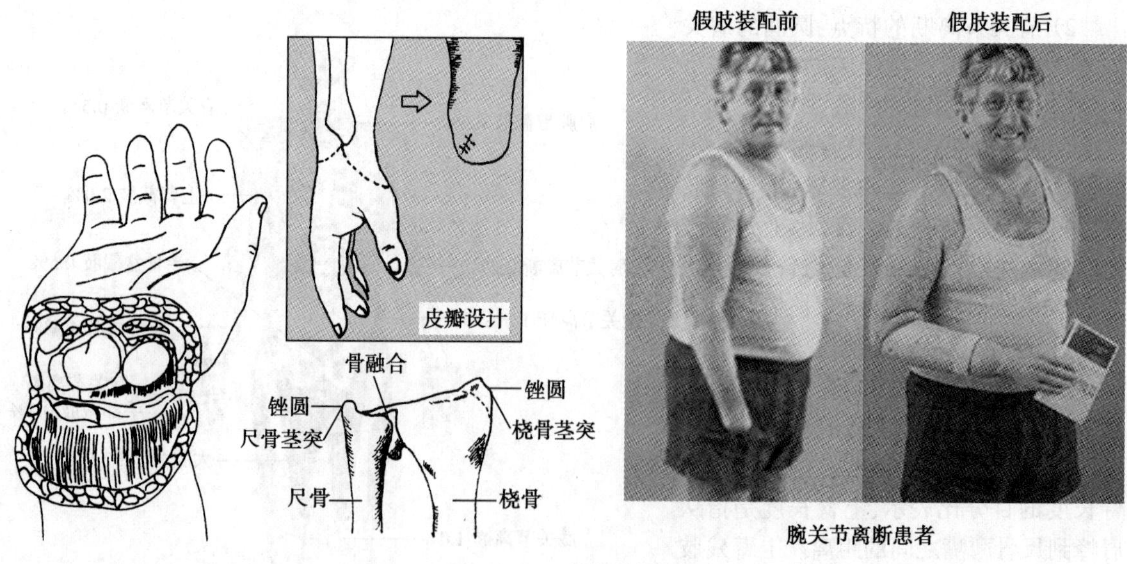

图 2-1-7 腕关节离断

(7) 手部截肢:手部的截肢包括腕掌关节离断、掌骨截肢和指骨截肢。

1) 手部截肢的基本要求:①手部 80% 运动功能是由拇指(50%)、示指(20%)和中指(10%)共同完成,所以缺失小指和无名指(常戴指环的手指)后一般只影响某些抓握动作,对全手功能的影响不大。截肢后要极力保住或通过拇、示、中指的活动锻炼,恢复功能,然后装配装饰性假手指;②如失去拇指或四个手指,则应装配四指对掌物或拇指对掌物,辅助恢复对掌取物功能,也可装配带有一些对掌功能的装饰性假手指;③如果缺掉的是示指、中指则先应锻炼拇指与环指、小指相对夹取物体的功能,后装配装饰性假手指;④若是拇、示、中指前一节或二节手指被截,应训练使用残手,促进尽早恢复感觉功能和运动功能,由于此类残肢感觉多能恢复正常,戴用假手指后反而会妨碍使用,所以建议不必勉强

安装。

2) 手部截肢的种类和特点:①腕掌关节离断:桡腕关节的屈伸运动被保留,从而保留了部分腕关节动作功能,这些腕关节的运动可以被假肢应用,腕掌关节离断是可以选择的截肢部位;②掌骨截肢:可以利用保留部分腕关节动作功能;③指骨截肢:以尽量保留长度为原则,尤其是拇指更应想方设法保留长度(图 2-1-8)。

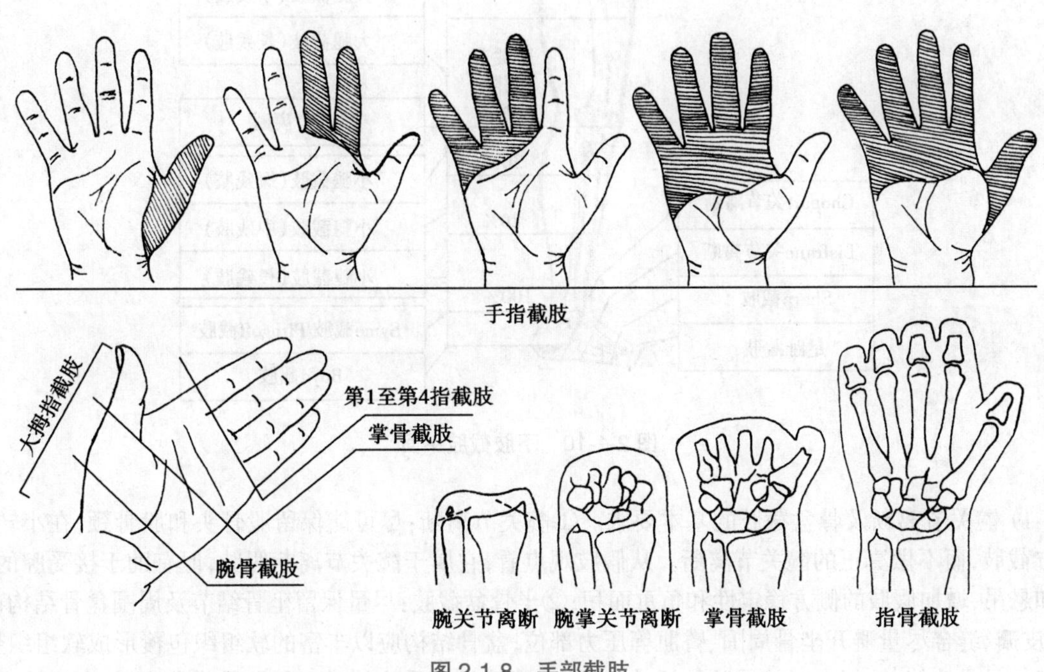

图 2-1-8 手部截肢

(8) Krukenberg 成形术:1917 年由奥地利外科医生赫尔曼(Herrmann)在首次用外科手术将前臂截肢的残端做成钳形。此成形术是把尺骨和桡骨进行分离,并将残端做成钳状,把持力量来自旋前圆肌。他将此种手术以他的家乡 Krukenberg 命名。该手术的前提条件是残端到尺骨鹰嘴的长度大于 10cm,无肘关节挛缩,并且有良好的心理承受能力,用于双前臂截肢或双目失明的前臂截肢者,一般不需要再佩戴假肢就可以具有很好的功能(图 2-1-9)。

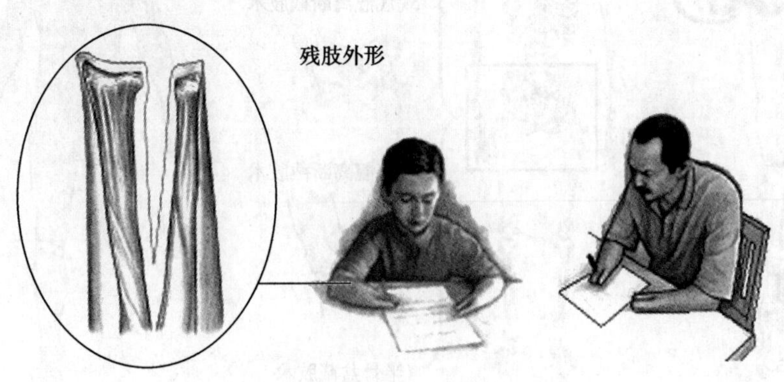

图 2-1-9 Krukenberg 成形术术后的患者

2. 下肢截肢 包括(半)骨盆截肢、髋关节离断、大腿截肢、膝关节离断、小腿截肢、赛姆(Syme)截肢、足部截肢(图 2-1-10)。

(1) 髋关节离断及骨盆截肢:髋关节离断与骨盆截肢包括股骨小转子下 5cm 之内的股骨截肢术、髋关节离断术和髂腹间截肢术。由于这个区域血液循环较丰富,伤口愈合较快,故可较早安装永久性假肢。

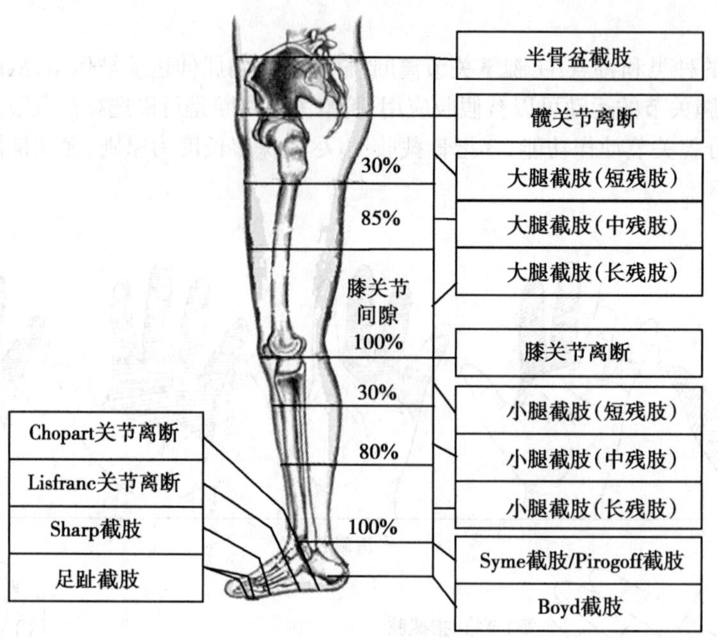

图 2-1-10 下肢截肢平面

1) 髋关节离断及骨盆截肢的基本要求。①髋关节离断:尽可能保留股骨头和股骨颈,在小转子下方截肢,而不做真正的髋关节离断。从假肢观点看,它属于髋关节离断假肢,但有助于接受腔的适配和悬吊,增加假肢的侧方稳定性和负重面积;②半骨盆截肢:尽量保留坐骨结节及周围盆骨结构;瘢痕、皮瓣、缝合尽量避开坐骨周围、臀肌等压力部位;盆骨结构应以丰富的软组织包覆形成软组织垫;假肢的悬吊功能差,行走时接受腔的活动比较大,髂嵴对接受腔的适配及悬吊非常重要,由于缺少坐骨结节,对负重非常不利,故应根据条件尽可能保留髂嵴和坐骨结节(图 2-1-11)。

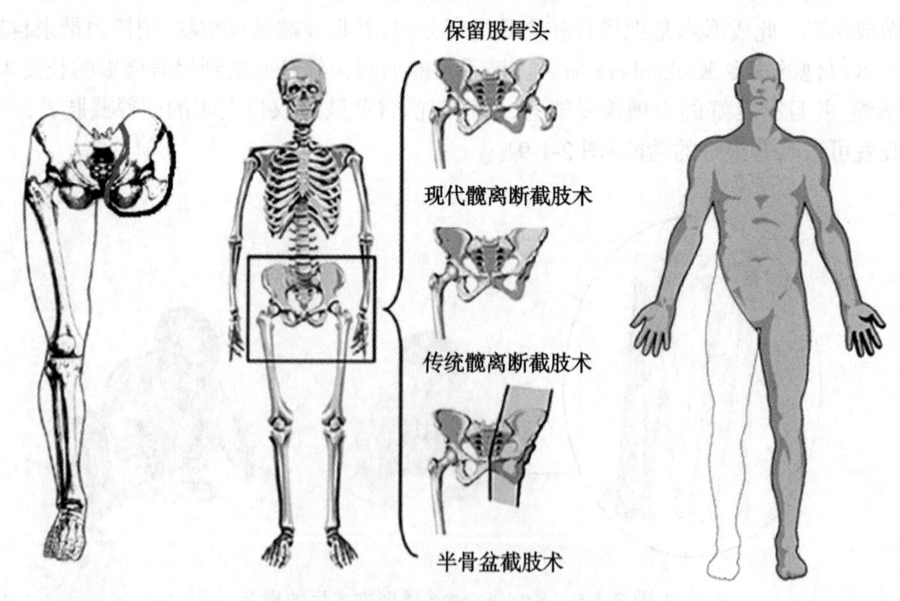

图 2-1-11 髋关节离断及骨盆截肢

2) 髋关节离断及骨盆截肢的特点:①丧失单侧下肢的髋、膝、踝三关节的功能;②不具备控制与操控假肢运动及稳定的杠杆臂。

(2) 大腿截肢:是经股骨的截肢手术。

1) 大腿截肢的基本要求:①瘢痕、皮瓣、缝合尽量避开坐骨周围、臀肌、大腿内侧等压力部位;②股

骨截断端需平滑处理并包覆丰富的软组织，在末端形成肉垫；③皮肤向后缝合；④拮抗肌对应缝合。

2) 大腿截肢的特点：①大腿残肢长度用残肢的长度与大腿长度的百分比表示，大腿长度是坐骨结节至膝关节间隙之间的距离，大腿残肢长度可以分为大腿短残肢（<30%）、大腿中等残肢（30%~85%）、大腿长残肢（>85%以上）；②大腿截肢由于丧失了膝关节，大腿部分肌肉截除造成力量降低，所以应尽可能保留足够的残肢长度，对控制假肢是非常重要的，较为理想的截肢范围为：坐骨下5cm到膝关节间隙上10cm；③大腿截肢还会引起髋关节的屈曲及外展痉挛；④由于现代四连杆结构或多轴结构的膝关节在假肢的应用，可以无困难地用于任何大腿长残肢，并取得良好的功能和步态。

(3) 膝关节离断：是经膝关节的截肢手术（图2-1-12）。

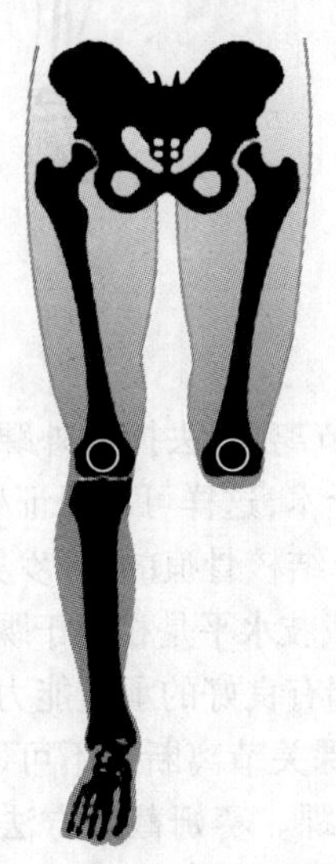

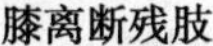

膝离断残肢

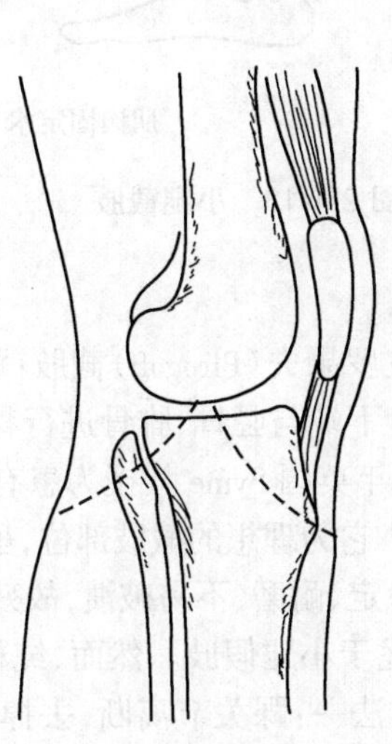

膝离断截肢的皮瓣的设计

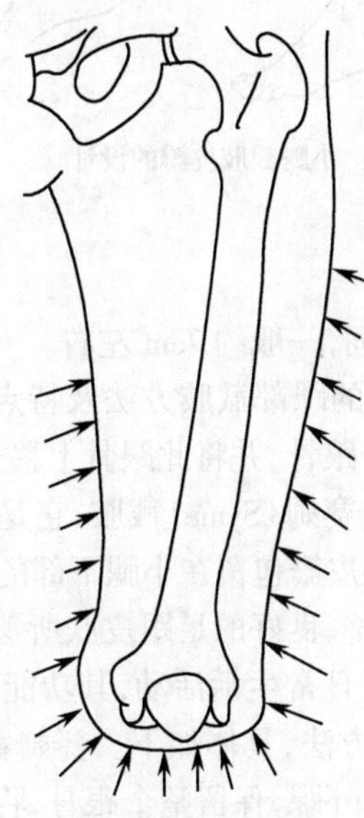

残肢末端完全承重

图2-1-12 膝关节离断

1) 膝关节离断的基本要求：①瘢痕、皮瓣、缝合、骨突点均应以不妨害末端承重为目标；②髌骨必须切除或做骨融合术，避免髌骨游离造成残肢痛；③股骨下面受力部位需有丰富的软组织包覆。

2) 膝关节离断的特点：膝关节离断是理想的截肢部位，对于实在不能做膝下截肢术的患者，可作膝关节离断术。其优点是：①截肢手术可以最大限度地控制出血量，适合危险性较大的老年人；②儿童的骨骺线也被保留了，不影响儿童的骨骼生长；③膝离断提供了极好的残肢端负重，它使股骨髁的残肢端承重，而非坐骨结节承重，残端可全部或大部受力；④股骨髁的膨隆有助于假肢悬吊；⑤大腿肌力强，残肢长能较好地控制下肢的行走平衡。缺点是：皮瓣较长，伤口治愈时间较长或者很难治愈。

(4) 小腿截肢：是经胫腓骨的截肢手术（图2-1-13）。

1) 小腿截肢的基本要求：①尽可能保留膝关节的全部功能；②尽可能保留足够残肢长度和残肢肌力，保证对假肢控制和稳定的杠杆力；③残肢主要受力部位髌韧带、胫骨骨面、后侧腘窝等尽量避免缝合、瘢痕、皮瓣等不利因素；④拮抗肌对应缝合；⑤截骨圆滑处理，软组织包覆丰富；⑥皮肤向前缝合保留适当紧张度；⑦小腿远端因软组织少、血运不良，故不适合在此处进行截肢；⑧胫骨结节以上截肢会使髌韧带的完整性受到破坏，小腿截肢应避免上述部位作为截骨平面。

2) 小腿截肢的特点：①小腿残肢长度用残肢的长度与小腿长度的百分比表示，小腿长度是膝关节外侧间隙至外踝尖之间的距离，小腿残肢长度可以分为小腿短残肢（<30%）、小腿中等残肢（30%~80%）、小腿长残肢（>80%以上）；②小腿截肢是以中下1/3截肢为佳，最理想截肢范围为：髌韧带下10cm到踝关节上10cm。

(5) 踝部截肢：是指经踝关节处的截肢。

1) 踝部截肢的基本要求：①残肢末端能够甚至完全承重；②截骨应该圆滑，皮肤包覆松弛度适合，避免残肢的运动性损伤；③残肢末端呈锤状；④而且还要求在残肢末端与地面之间留有足够的装配踝

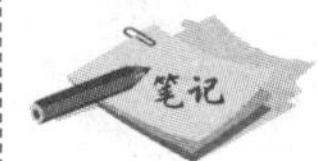

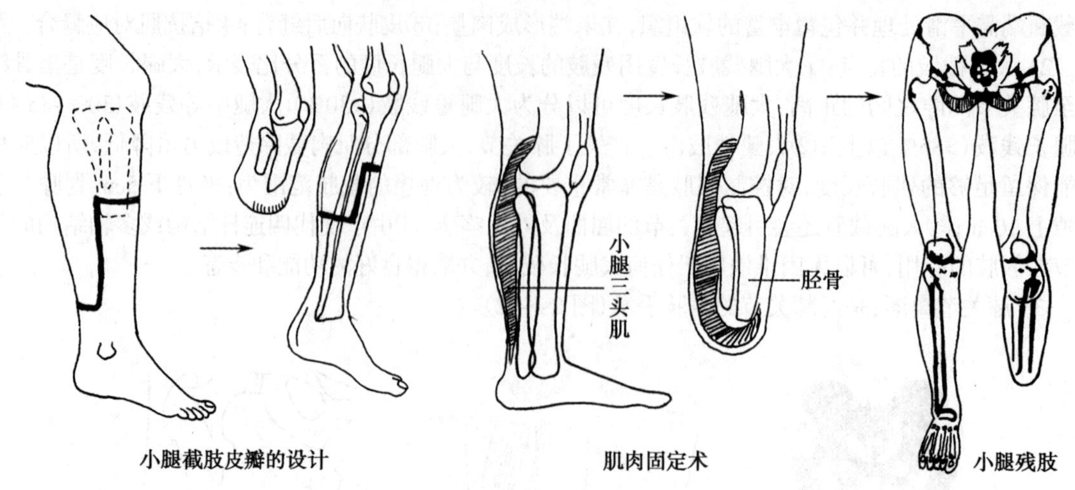

图 2-1-13 小腿截肢

足假肢的空间,一般约 7cm 左右。

2）常见的踝部截肢方法及特点:①皮罗果夫(Pirogoff)截肢:踝关节离断,去掉内外踝,将距骨切除,保留部分跟骨,并将此跟骨上移至胫骨下端与胫骨、腓骨进行骨融合术,这样可以保证残肢末端的完全承重;②赛姆(Syme)截肢:它是 1842 年英国 Syme 教授为患有跟骨结核骨疽的 16 岁男孩切除足跟后,将足跟皮瓣包覆在小腿下部的手术。它为理想的截肢部位,虽然截肢水平是相当于踝关节离断,但残端被完整、良好的足跟皮肤所覆盖,稳定、耐磨、不易破溃,故残肢端有良好的承重能力,行走能力良好,有利于日常生活活动,其功能明显优于小腿假肢。然而,纯粹的踝关节离断是不可取的。赛姆截肢有两种方法,具体如下。赛姆截肢方法一:踝关节离断,去掉内外踝。赛姆截肢方法二:踝关节离断,去掉内外踝,保留整个跟骨,将跟骨立起来与腓骨、胫骨进行骨融合。这样既可以保证健侧与患侧的肢体等长,又可以保证残肢末端的完全承重,甚至有时侯还可以不用穿假肢就能够保持平衡和行走。经 Syme 截肢后的残肢比 Pirogoff 截肢稍微短些,具有良好的承重能力(图 2-1-14)。

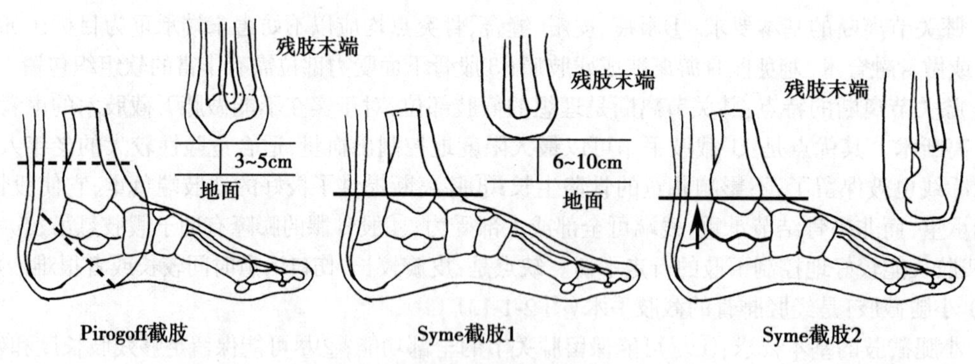

图 2-1-14 Syme 截肢与 Pirogoff 截肢

(6) 足部截肢:是沿足部截面将足部组织部分截除的手术,一般可分为趾部截肢、跖部截肢、跗部截肢。

1）足部截肢的基本要求:①足底部瘢痕、皮瓣、骨突点均应以不妨害足掌支撑承重为目标;②截骨应该圆滑,皮肤包覆松弛度适合,避免残肢的运动性损伤;③足部截肢同样要尽量保留足的长度,也就是尽量保留前足杠杆力臂的长度,当前足杠杆力臂的长度缩短时,将对快步行走、跑和跳跃造成极大的障碍。

2）常见的足部截肢方法及特点:①Chopart 关节离断:即中跗骨关节离断,只保留跟骨和距骨;这种截肢会造成承重时疼痛,因为关节可以自由活动。为防止这种情况,可通过手术移位胫前肌。这种截肢术还会使残端关节总体运动功能丧失并处于不正确的跖屈和反掌位,故关节融合术是可能

的。② Boyd 截肢：即中跗骨截肢，只保留跟骨、距骨和部分舟骨；此种截肢术会出现马蹄内翻足畸形。③ Lisfranc 关节离断：即跖跗关节离断；此种截肢术会使残肢足呈现马蹄内翻足畸形，故应慎用，如果需要进行此截肢手术，同时还要进行肌腱移位术以平衡肌力和跟腱延长术，以防止出现马蹄内翻足畸形。④ Sharp 截肢：跖骨远端截肢。此种截肢术会使残肢足呈现马蹄内翻足畸形。⑤足趾截肢或跖趾关节离断：单个足趾的截除对站立姿势和行走步态没有大的影响，如果足趾必须截肢的话，中部骨骼或骨骼的根部没有必要留下，因为它们将会偏离到错误位置；要尽量保留蹋趾，第二足趾截肢易出现蹋趾外翻，其他足趾截肢一般不需要安装假肢，所有 5 个足趾截除会出现快速行走不便和下蹲不便。总之，足部截肢容易出现残肢足的畸形，给安装假肢带来困难（图 2-1-15）。

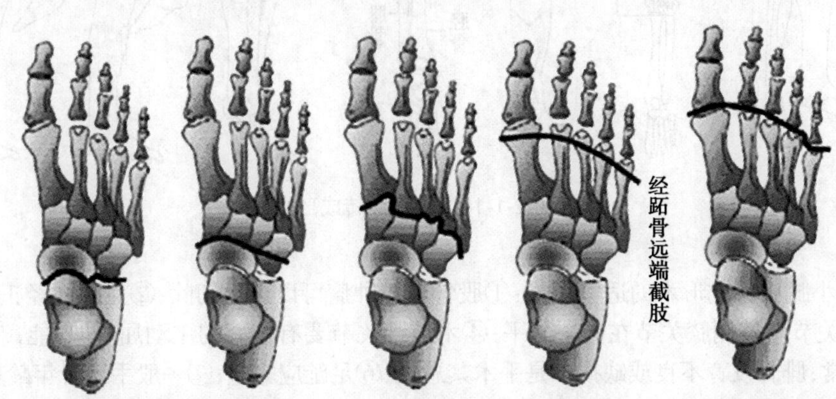

图 2-1-15　足部截肢

残肢长度

由于对于残肢的测量点不同，残肢长度的表达方法有许多。残肢长度越长对假肢的控制能力就越好，同时残肢的宽度对假肢的控制能力有很大的影响。因此，国际标准化组织（International Standard Organizations，ISO）对残肢的长度发表了试行草案。草案规定，残肢的长度为残肢的长与残肢的宽之比，把残肢长度分别分为长残肢、中残肢和短残肢，比值大于 2 的为长残肢，比值 1~2 的为中残肢，比值小于 1 的短残肢。这样，残肢长度就能够更加表达残肢对假肢的控制能力（表 2-1-3）。

表 2-1-3　ISO 关于残肢长度规定的草案

残肢长度		测量方法		残肢长度的分类
		残肢长	残肢宽	
下肢	小腿残肢长度	髌韧带中点 - 小腿残肢末端	髌韧带处宽度	长残肢：比值 >2 中残肢：比值 1~2 短残肢：比值 <1
	大腿残肢长度	坐骨结节 - 大腿残肢末端	坐骨结节处宽度	
上肢	上臂残肢长度	肩峰 - 上肢残肢末端	肩峰处宽度	
	前臂残肢长度	肱骨外上髁 - 前臂残肢末端	肱骨外上髁处宽度	
残肢长度公式		残肢长度 $=\frac{残肢长}{残肢宽}$		

（7）小腿旋转成形术：又称为范氏旋转骨成形术（Van Ness rotationplasty）。在某些股骨或大腿软组织肿瘤病例，髋关节、转子区正常，小腿正常，而股骨转子下部的广泛股骨需要切除时，可以在广泛股骨和软组织肿瘤切除的同时行小腿向上翻转成形术，从而避免了髋关节离断。手术的原则是保护好全部大血管和神经，并保存髋部的肌肉，尤其是髋部屈、伸和外展的肌肉。小腿翻转可能是矢状面，也

可能是冠状面，小腿翻转方向的选择取决于皮肤和肌肉切除的部位，假如进行完全翻转成形，必须选择冠状面翻转（图 2-1-16）。

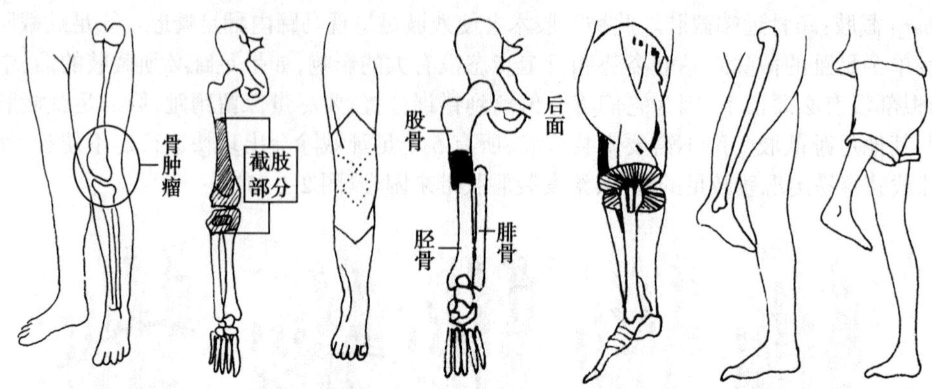

图 2-1-16　小腿旋转成形术

1）进行小腿旋转成形术的适宜条件：①股骨远端肿瘤可以全部切除；②血管神经正常；③小腿旋转截骨后踝关节与健侧膝关节在同一水平；④术前踝关节要有良好的主动屈、伸功能；⑤踝关节的肌力应接近正常；腓骨发育不良或缺损不是手术禁忌证；⑥足趾应完整；⑦一般手术者年龄在 12 岁以上。

2）小腿旋转成形术后可能出现的并发症：①小腿旋转后缺血；②截骨部位不愈合；③下肢的再旋转，造成新的膝关节对线不良。

（六）良好的残肢条件

良好的残肢是现代假肢对截肢平面的要求，具体如下（图 2-1-17）：

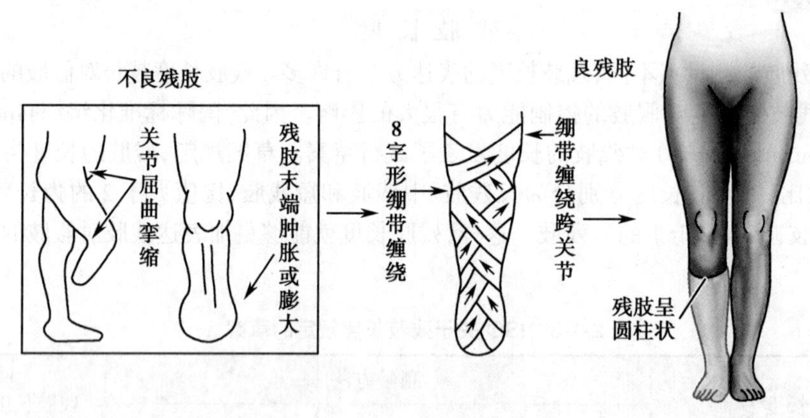

图 2-1-17　良好的残肢条件

1. 长度适宜　残肢越长其悬吊能力越强，因为任何假肢都得依附在残肢上才能发挥作用。如果残肢过短，假肢的杠杆力就会减弱，假肢就难以发挥作用。又由于假肢关节部分需要一定空间，残肢太长也不适当。当然不能片面强调长度要求，但要尽可能保留。

2. 残肢“五无”　即：①残肢无感染；②无肿胀；③无关节挛缩；④无瘢痕和粘连；⑤无痛（无骨刺、无神经瘤和幻肢痛等）等功能障碍。

3. 残肢“五好”　即：①残肢肌力好（在 3 级以上）；②软组织和残肢表面皮肤好（残肢末端有良好的软组织覆盖，表面皮肤健康平整）；③截肢手术处理得好（残肢的骨组织、神经组织、肌组织处理得好，残端不应有压痛、骨刺、神经瘤等）；④残肢承重能力好；⑤全身状况良好。

二、截肢者的康复

现代康复理论认为，截肢者的康复是一个复杂的系统工程。截肢者的康复内容有截肢术后的康

复评定和康复治疗，具体是指从患者截肢手术到术后处理、康复功能训练、临时与正式假肢的安装和使用，直到重返家庭与社会的全过程。理想的康复模式是成立以截肢者为中心的康复小组（团队）对截肢者进行全面的康复（图 2-1-18）。

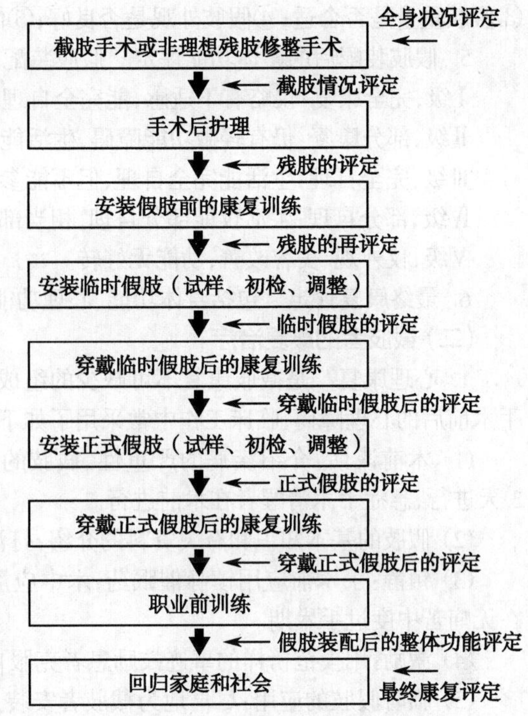

图 2-1-18 截肢者的康复过程

（一）截肢术后的康复评定

1. 全身状况评定 ①一般情况：年龄、性别、截肢日期及原因；②截肢情况：截肢部位、截肢水平、术后伤口处理；③患者身体和心理情况：患者身体状况、心理素质及精神状态；④患者经济情况：家庭和工作情况、经济状况、住院及假肢费用的来源等。

2. 残肢的评定 ①残肢外形：形状以圆柱形为佳，而不是圆锥形；②关节活动度：关节活动受限直接影响假肢的代偿功能；③残肢畸形：截肢大腿易出现髋关节的屈曲外展畸形，小腿截肢易出现膝关节屈曲和外展畸形；④皮肤情况：皮肤瘢痕、溃疡、窦道、游离植皮、皮肤松弛、臃肿、皱褶；⑤残肢长度：假肢种类以及残肢对假肢的控制能力、假肢的悬吊能力、稳定性、步态和代偿功能。理想的小腿截肢长度为膝下 15cm 左右，理想的大腿残肢长度为 25cm 左右；⑥肌力：前臂截肢——残存肌肉的多少和产生的肌电信号，是判断能否配戴肌电假手的重要依据；大腿截肢——下肢肌力不良，配戴假肢后会出现异常步态。⑦残肢血运：超声多普勒或红外热像仪等检查；⑧皮肤感觉：感觉减退或丧失易造成皮肤破溃、溃疡；⑨残肢痛与幻肢痛：残肢痛——疼痛程度、疼痛发生的时间；造成或加重疼痛的诱因（骨突出、皮肤紧张、血液循环不良、神经瘤等）；幻肢痛——发生率约 5%~10%，为钳夹样、刺样、灼烧样或切割样疼痛。幻肢痛的原因尚不清楚，一般认为与运动知觉、视觉和触觉等的生理异常有关。

3. 其他肢体的评定 其他肢体的状况直接影响截肢后的康复过程：①另一侧上肢麻痹，影响对侧上肢假肢的配戴，影响下肢假肢的功能训练；②另一侧下肢功能障碍时会严重影响对侧下肢假肢的安装。

4. 假肢的评定 具体如下：

（1）穿戴临时假肢后的评定：一般情况下，截肢手术后切口拆线，愈合良好时，术后 2 周后即可安装配戴临时假肢。评定内容：①临时假肢接受腔适合情况；②假肢悬吊能力；③假肢对线；④穿戴假肢后残肢情况、承重能力；⑤步态；⑥上肢假肢背带与控制索系统；⑦假手功能。

（2）穿戴正式假肢后的评定：残肢基本稳定和定型良好，经过穿戴临时假肢的功能训练良好，即可改换正式假肢。

1）上肢假肢的评定：①假肢长度、接受腔适合；②肘关节屈伸、前臂旋转活动范围；③肘关节完全屈曲所需要的力及肩关节屈曲角度；④假手在身体各部位的动作；⑤对旋转力和拉伸力的稳定性；⑥上肢假肢日常生活活动能力的评定。

2）下肢假肢的评定：①站立位的评定：残肢是否完全纳入接受腔内、足底的内外侧是否完全与地面接触、膝关节前后及内外侧方向的稳定性；②坐位的评定：接受腔是否有脱出现象；膝关节 90° 屈曲时，假肢侧膝部比健侧高出的最小量，小腿部分是否垂直。

3）下肢假肢代偿功能评定：①平衡功能评定：站立位动态平衡功能；步行前的跨步能力及平衡障碍的程度；②步态评定：假肢膝关节不稳定、假脚拍地、跟扭转、腰椎过度前凸、外展步态、躯干侧倾、外甩、内甩、提跟异常、画弧步态、踮脚步态、步幅不均、膝撞击、摆臂异常；③行走能力评定：行走的距离、上下阶梯、过障碍物。

（3）假肢部件及质量的评定：①假肢关节功能基本是否达到正常关节功能；②有没有异常步态；

③假肢重量是否合适；④假肢外观是否良好；⑤假肢是否结实耐用。

5. 假肢装配后的整体功能评定　假肢装配后的整体功能分为：

Ⅰ级，完全康复：仅略有不适感，能完全自理生活，恢复原工作，照常参加社会活动；

Ⅱ级，部分康复：仍有轻微功能障碍，生活能自理，但不能恢复原工作，需改换工种；

Ⅲ级，完全自理：生活能完全自理，但不能参加正常工作；

Ⅳ级，部分自理：生活仅能部分自理，相当部分需依赖他人；

Ⅴ级，仅外观、美容改善，功能无好转。

6. 最终康复评定　包括身体功能、心理功能和社会功能的总体评定。

（二）截肢者的康复治疗

1. 心理康复　是截肢康复不可缺少的组成部分，贯穿在截肢康复的各个阶段。为了减轻患者在手术前后的心理障碍，临床工作中常采用了如下措施：

(1) 术前谈话：介绍疾病的严重性、截肢的必要性，使患者早有心理准备，择期手术者应在术前3天进行，急症手术清醒者在术前进行。

(2) 假肢的基本知识和有关资料的介绍：打消患者“截肢即残废”的顾虑。

(3) 镇静：手术前应用镇静催眠药，术中应用安全有效的麻醉，术后2~3天应用止痛疗法，使患者在无痛苦中度过手术期。

(4) 激励：用模范榜样的事迹鼓励患者克服自卑感，树立重新生活的信心。

(5) 临时假肢的应用：尽早地为截肢者安装上临时性假肢。早期下地不仅能防止长期坐卧引发的许多并发症，而且促进残肢定型，有利于正式假肢装配，更重要的是对截肢者心理康复十分有利。

(6) 关怀：让患者家属、同事和社会多给予关怀、支持、同情、鼓励等。重点采用支持疗法，供给适当的“支持”，调整对“挫折”的看法。目前我国的各地区残疾人联合会的“残疾人之家”、各地社区康复机构都经常组织一些残疾人活动。全社会应该尊重、理解、支持和关心残疾人，每个残疾人也应该发扬自强、自立、自信、自尊的精神。

(7) 善用各种资源：排除外在困难，鼓励“功能性的”适应，鼓励截肢者积极参加物理治疗、作业治疗、文体活动，能分散对某些困难问题的过分注意，能改善截肢者抑郁和焦虑的情绪。

每位截肢者因年龄、性别、性格、职业、家庭、文化程度及社会交往等方面的不同，其心理表现也不同，心理康复要因人而异有针对性的进行。总之，截肢者的心理治疗绝不只是心理学工作者的事，也是康复小组全体成员及患者，亲友和社会的共同责任。

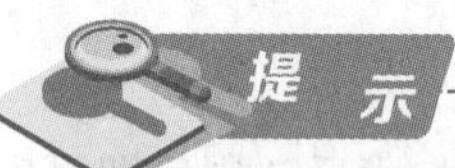

美国心理学家Shiplep归纳出针对截肢者的心理康复的八种基本方法，分别为：①提供有关信息；②示范；③暴露脱敏法；④行为应付法；⑤家庭支持；⑥认识矫正；⑦分心法；⑧催眠法。

2. 正确的姿势和良好体位　截肢后由于原动肌与拮抗肌的不平衡，致使残肢容易关节畸形，对安装假肢造成不良影响，为日后假肢安装和正常的活动带来了一定的麻烦。因此，维持良好的姿势、防止残肢关节挛缩和畸形是非常重要的。手术后24小时内为了避免残肢出现水肿现象，可在残肢下方垫枕头抬高肢体，以促进血液回流。24小时后则应撤掉枕头，以免造成关节挛缩变形。同时教育患者保持良好残肢体位及姿势，具体如下：

(1) 截肢者不正确的姿势及体位：下肢截肢易出现残肢关节屈曲挛缩、外展和内旋畸形，所以下肢截肢者应该尽量避免残肢长期出现关节屈曲、外展和内旋的姿势及体位。上肢截肢易出现残肢关节屈曲挛缩、外展畸形，所以上肢截肢者应该尽量避免残肢长期出现关节屈曲、外展的姿势及体位（图2-1-19）。

(2) 截肢者正确的体位和姿势：为了预防关节屈曲挛缩、变形而延迟假肢装配时间，应在假肢装配前维持正确体位和姿势（图2-1-20和表2-1-4）。

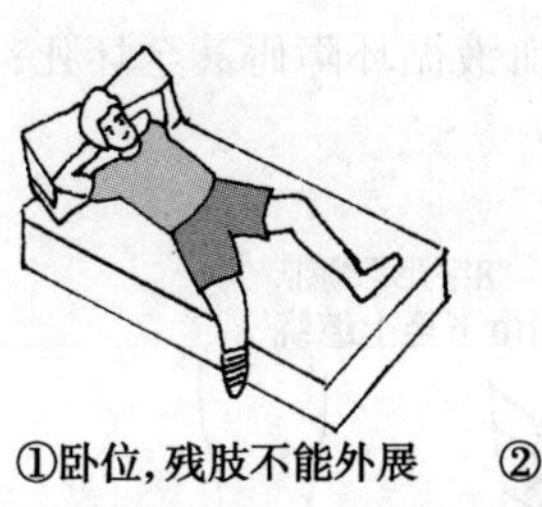

①卧位，残肢不能外展

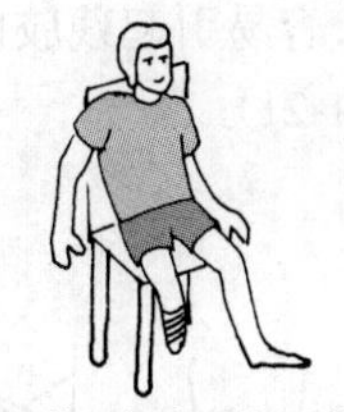

②坐位，残肢不能屈曲外展

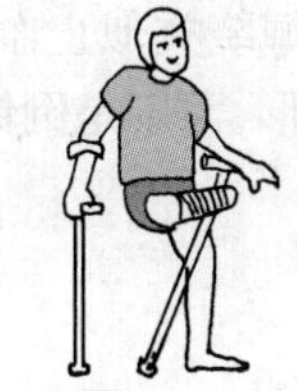

③站位，残肢不能屈曲放置在拐杖的扶手上

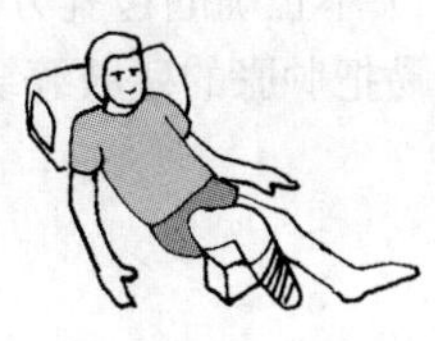

④卧位，残肢关节下不能放置枕头

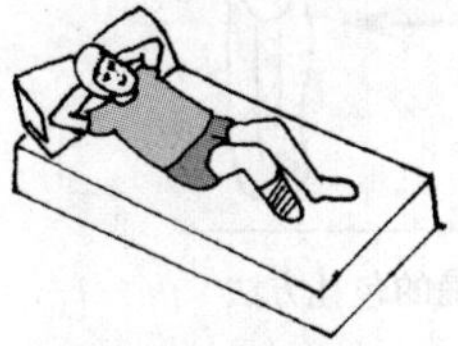

⑤卧位，残肢关节不能屈曲

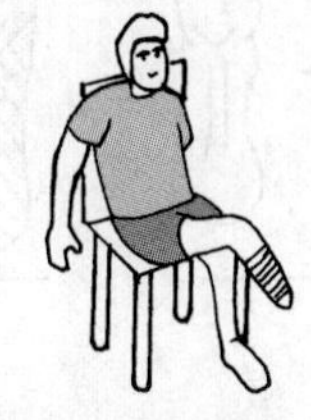

⑥坐位，残肢不能跷二郎腿

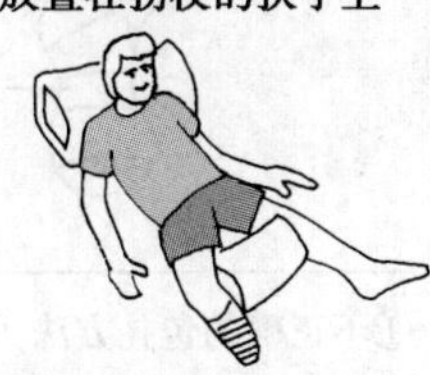

⑦卧位，腿间不能夹枕头

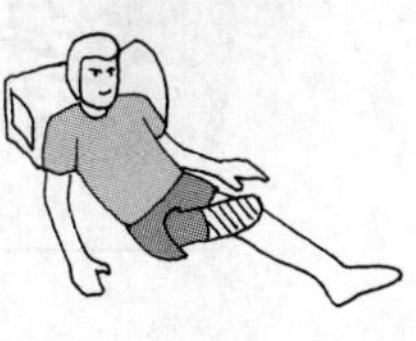

⑧卧位，残肢不能跷二郎腿

图 2-1-19 截肢者不正确的姿势及体位（以下肢截肢者为例）

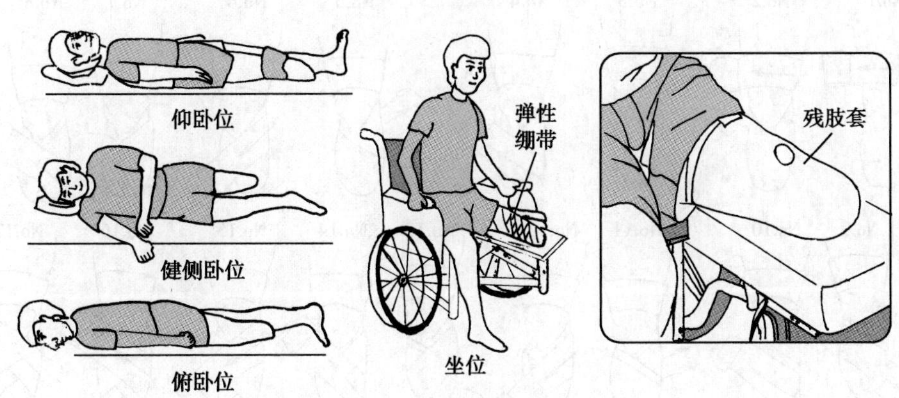

图 2-1-20 截肢者正确的体位及姿势

表 2-1-4 截肢者正确的体位及姿势

体位	具体姿势	体位要求	评价
仰卧位	躺在硬板床上，两条腿捆绑在一起	骨盆应保持水平位置	一般
健侧卧位	患肢在上，健肢在下	患肢应尽量保持向内收及自然伸直姿势	较好
俯卧位	使用硬板床，保持髋部平放于床上，两腿并拢	尽可能多采取此种伸位姿势，大腿截肢者若伤口情况允许，每天最好俯卧睡 1~2 小时	最好
坐位	坐在硬椅子上，身子挺直，重心落在两髋之间。①大腿截肢：两腿并拢；②小腿截肢：将残肢平放于另一把硬椅子上。保持膝关节伸直，避免跷二郎腿	坐姿或坐轮椅每次不得连续超过 1 小时	一般

3. 促进残肢定型 具体如下：

(1) 弹性绷带包扎：是促进残肢定型的最普通、最重要的方法。伤口拆线后在不穿假肢的前提下，立即进行弹性绷带包扎，目的是预防或减少残肢肿胀及过多的脂肪组织，尽量使残肢状态稳定，加速残肢定型，为装配假肢创造有利的残肢条件。用 15~20cm 宽的弹性绷带包扎残肢，包扎时先顺沿残肢长轴包绕 2~3 次，再从远端开始，斜行向近端包扎，缠绕时应以斜 8 字形方式缠绕。当然还有专用的弹力袜套，具有极强的收缩能力，效果较好，但价格较贵。

1）不正确的包扎方法：环状缠绕类似止血带的作用，容易引起残肢血液循环障碍甚至坏死；同时还容易把肿胀的残肢缠绕成葫芦形，而不是倒锥形（图 2-1-21）。

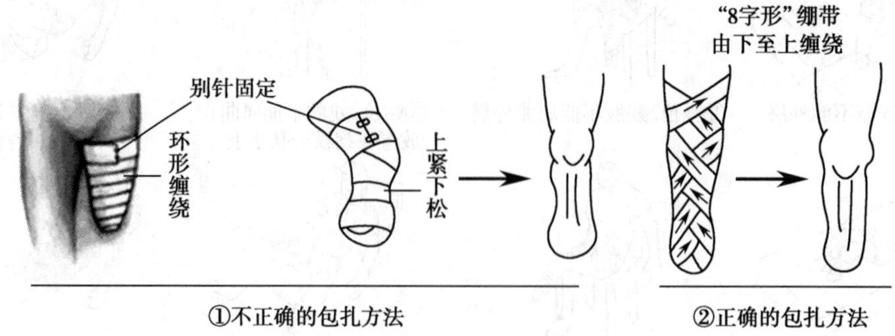

图 2-1-21 不正确与正确的包扎方法对比

2）小腿残肢弹性绷带的包扎方法（图 2-1-22）：

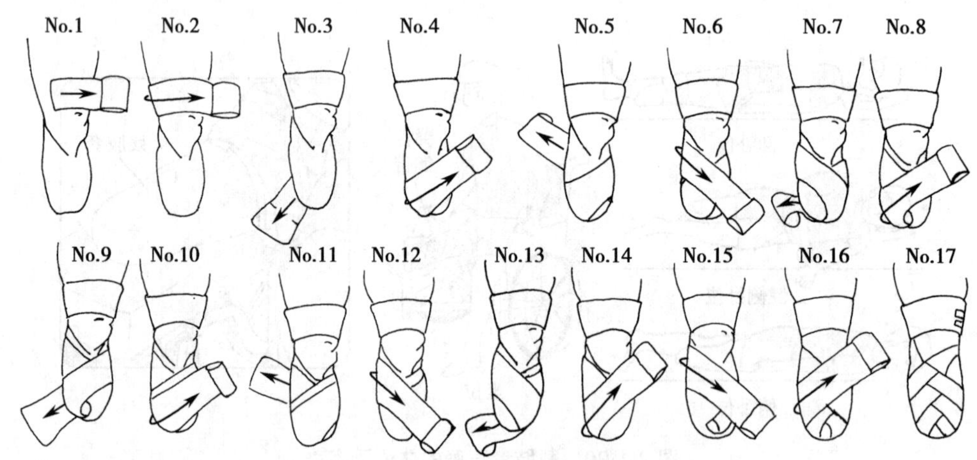

图 2-1-22 小腿残肢弹性绷带的正确包扎方法

3）大腿残肢弹性绷带包扎方法（图 2-1-23）：

4）上肢残肢弹性绷带包扎方法：上臂残肢弹性绷带的包扎方法基本与大腿残肢弹性绷带的包扎方法要领相同。为了防止绷带的脱落，应该将弹性绷带缠绕在对侧的腋下。前臂残肢弹性绷带的包扎方法基本与小腿残肢弹性绷带的包扎方法要领相同，为了肘关节的活动不受限制，应该将肘关节暴露在外面（图 2-1-24）。

注意事项：①弹性绷带的尺寸：小腿和上肢残肢采用 15cm 宽、大腿残肢采用 20cm 宽的弹性绷带，长度为 3~5m. ②缠绕顺序：先由上至下，再由下至上，沿残肢长轴方向包绕 2~3 次，使绷带呈"8 字形"来回缠绕，直至残肢皮肤完全覆盖。绷带在稳固加压的情况下完全覆盖住残肢至少需 2 层。避免顺一个方向环绕残肢末端，这样易至瘢痕处产生皱褶。③缠绕力度：先紧后松，越往残肢末端部缠得越紧，以不难受为基本。不可环行缠绕绷带，容易引起阻碍血液循环障碍。④缠绕部位：为了防止绷带脱落，缠绕残肢要跨关节，如对于大腿截肢的残肢，应缠绕至骨盆部；小腿截肢的中、短、长度残肢，需缠绕至膝上部。⑤缠绕时间和频率：全日包扎（除洗澡时、按摩残肢时或锻炼时），甚至夜间不可除去，但每天应换缠 4~5 次。缠绕绷带处不应产生疼痛，如感觉疼痛，应移动绷带或重新缠绕。当绷带滑脱、打褶时，需重新缠绕。弹性绷带使用应持续半年，或直到残肢成形适合装置假肢的形状。⑥末端固定：绷带末端成斜形，用尼龙搭扣固定于残端，不要使用别针，防止扎伤患者，同时也不牢固。⑦弹性绷带的保养：当弹性绷带使用超过 48 小时即应进行清洗。手洗弹性绷带，使用中性肥皂及温水，并用清水彻底清洗，不要用力拧绷带，而是用手挤干摊平于阴凉处晾干，避免直接的热辐射及阳光曝晒，不要放置于干燥器中，不要悬挂晾干，以免损坏其弹性。

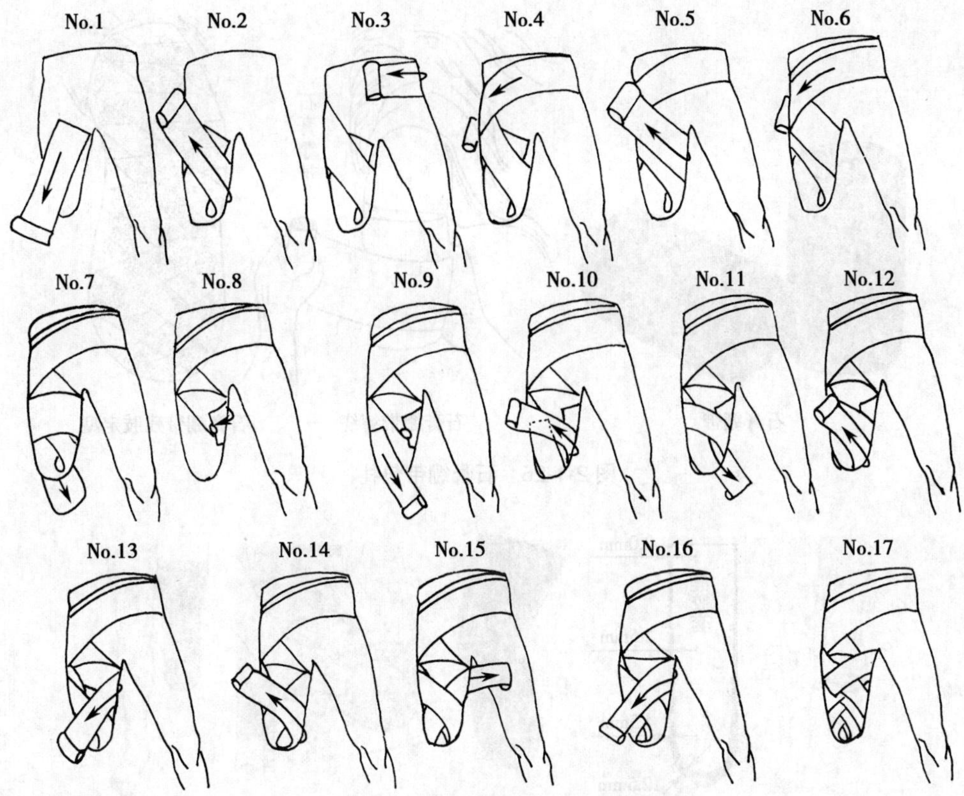

图 2-1-23　大腿残肢弹性绷带包扎方法

(2) 石膏绷带包扎：手术后截肢者如果没有条件及时装配临时假肢，残肢要用石膏绷带包扎。石膏绷带包扎是用石膏绷带作为主要材料，缠绕在已用敷料包扎好的残肢上。一般方法是用“U”形石膏固定，可以有效预防血肿和减少肿胀，促进静脉回流，固定肢体，确保肢体的正确体位，对施以肌肉固定术和肌肉成形术者有利于肌肉组织愈合，使残肢尽早定型，为尽早安装正式假肢创造条件。小腿截肢的“U”形石膏应该在残肢的前后方，石膏夹板超过膝关节，将膝关节固定在伸直位；大腿截肢的“U”形石膏应该是在残肢的内外侧，外侧石膏夹板应该加厚并且超过髋关节，保持髋关节伸直、股骨置于 15° 的内收位，避免髋关节发生屈曲外展挛缩畸形。石膏绷带包扎的时间与截肢手术的方法有关，没有应用残端肌肉固定和肌肉成形的残肢一般应用 2 周到伤口拆线为止，应用残端肌肉固定和肌肉成形的残肢一般应用石膏绷带包扎 3 周，为了使肌肉达到愈合；小腿截肢进行胫腓骨远端骨成形的残肢，一般应用石膏绷带包扎 5~6 周，以确保骨愈合。经验证明这种方法提高了截肢者的康复效果，比较简单，是目前被普遍推广、应用的方法（图 2-1-25）。

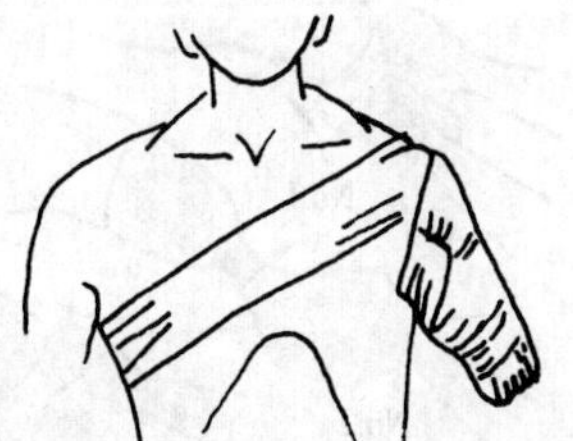
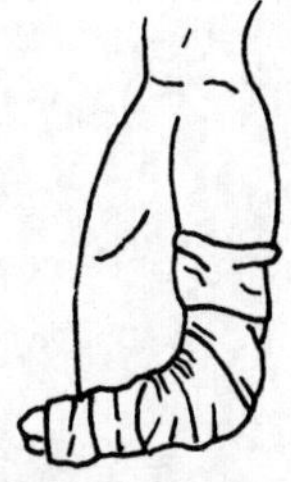

① 上臂残肢弹性绷带的包扎　② 前臂残肢弹性绷带的包扎

图 2-1-24　上肢残肢弹性绷带包扎方法

(3) 硅胶套或弹性袜套（残肢套）定型：对没有感染、运动协调性较好的患者截肢手术后，开始的 5~7 天中先使用弹性绷带，然后穿戴硅胶或弹性袜套，对残肢进行压缩。这种方法可以减轻残肢疼痛和浮肿程度，促使残肢体积稳定，还可以缩短住院时间。残肢穿戴上硅胶或弹性袜套后，有一定弹力的袜套被拉伸产生回弹力，可以起到保护缝合伤口部位的作用。硅胶或弹性残肢套的厚度越到近端部位就越薄，压力也是越到近端部位就越小。所产生的远端压力可以预防残肢浮肿。通过穿戴硅胶或弹性残肢套所得到的对残肢表面的压力，不会因不同的操作者或反复穿戴造成较大的差别。穿戴硅胶残肢套时，应注意从残肢远端滚动式向上穿戴到残肢近端，穿戴弹性残肢套时要在残肢末端拧上几圈后再上拉（图 2-1-26）。

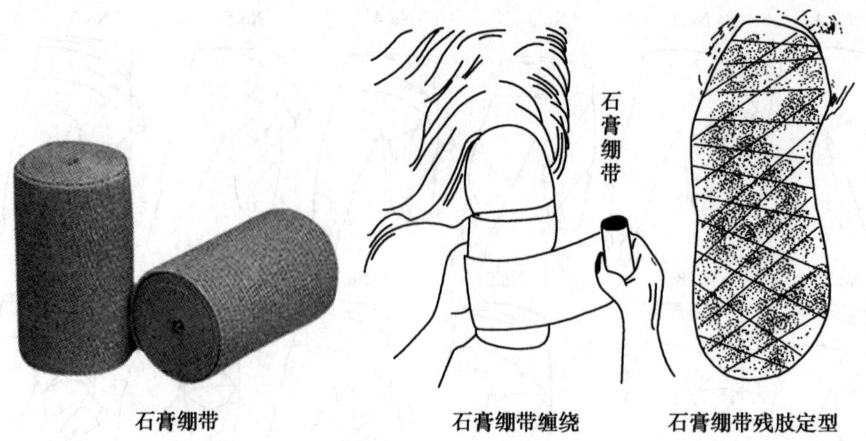

图 2-1-25 石膏绷带包扎

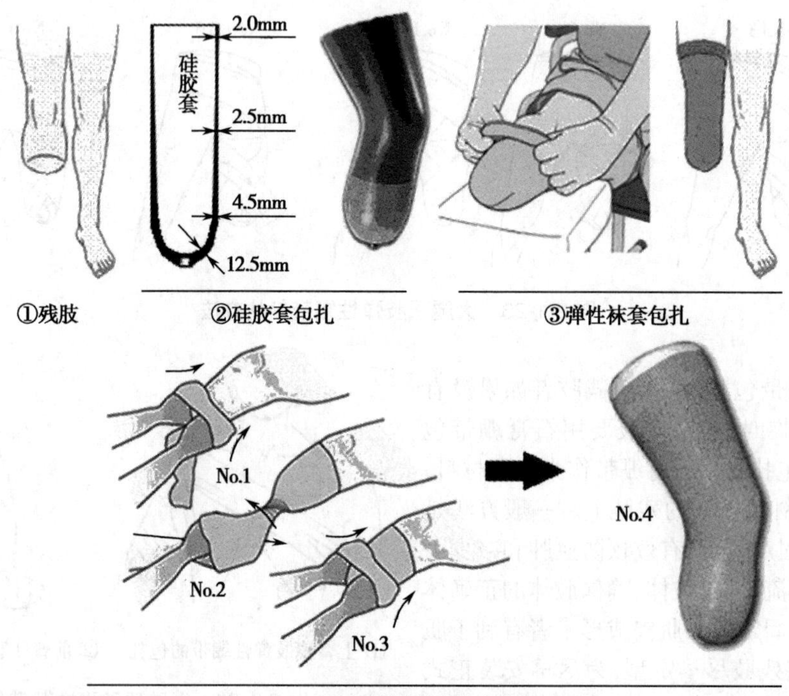

图 2-1-26 穿戴硅胶或弹性袜套

穿戴硅胶或弹性残肢套的时间呈阶段性延长，即：第一次使用时，上午穿戴 1 小时，下午穿戴 1 小时；第二天时，上午穿戴 2 小时，下午穿戴 2 小时。这样根据使用天数，顺延增加使用时间，最长使用时间为上午 4 小时，下午 4 小时，合计不得超过 8 小时。不套硅胶或弹性残肢套时可以使用弹性绷带。

(4) 其他方法：伤口愈合后，残肢表面要保持清洁。同时为了使残肢血液循环正常，可每天进行 20~30 分钟的温水浴疗法。对于截肢者而言，游泳疗法不仅对残肢而且对调整全身状态都有明显效果。在残肢皮肤与皮下组织或者骨粘连时，应当对残肢进行按摩，其他情况下原则上不需要按摩，当残肢有疼痛或者感染时禁忌按摩。对残肢皮肤的粘连，也可以使用超声波疗法，对幻肢痛和残肢痛可以使用低频电疗法。

4. 功能训练 在不影响残肢伤口愈合的情况下，应该尽早地进行残肢训练。功能训练内容主要包括残肢关节活动度、残肢肌力和耐力的训练、健肢功能训练、躯干功能训练、身体平衡协调能力训练、临时假肢的使用及轮椅的转移训练等。

(1) 下肢截肢者的功能训练的目的：①增强残肢血液循环，促进残肢康复和定型；②降低残端敏感度，增强残肢力量和承重能力；③防止关节挛缩畸形，纠正已经产生的挛缩，保持和增加关节活动度；

④增强肢体和躯干的肌力和协调性，为以后使用假肢做准备；⑤防止卧床造成的并发症，改善心肺功能，增强体质，促进早日全面康复。

注意事项：①小腿截肢者在做膝关节等张运动时，在关节的最大伸展位保留 5~10 秒的停留，以提高伸膝肌的肌张力，减轻膝关节屈曲挛缩；小腿截肢者在做膝关节等长运动时，应做保持在伸展位，以提高伸膝肌的肌张力，减轻膝关节屈曲挛缩。②大腿截肢者在做髋关节等张运动时，在关节的最大伸展 / 内收 / 外旋位保留 5~10 秒的停留，以提高髋关节的伸肌 / 内收肌 / 外旋肌的肌张力，减轻髋关节屈曲 / 外展 / 内旋畸形；大腿截肢者在做髋关节等长运动时，应保持在伸展位 / 内收位 / 外旋位，以提高髋关节的相应肌张力，减轻髋关节屈曲 / 外展 / 内旋畸形（图 2-1-27、图 2-1-28）。

(2) 上肢截肢者的功能训练的目的：①使残肢肌肉发达，增加肌力以获得足够的力量来操纵、控制假肢。肌肉发达后还可增加残肢在接受腔内的压力，增加假肢的稳定。②扩大上肢关节的活动范围，以取得操纵索控式假肢所需要的牵引位移。③防止和矫正截肢后肢体不平衡和肌力分布不均所引起的不良姿态，如脊柱侧弯等。④增大肌电信号源强度，促进截肢者的残肢肌电传送。⑤对上肢截肢者而言，残肢主要有屈曲趋势，应该训练残肢伸肌的肌张力，同时还要对健肢进行力量训练。对于使用和装配索控式上肢假肢的患者，要重点训练背阔肌和胸大肌。

此外，所有的上肢截肢都需要进行专业治疗，包括训练健侧以代偿截肢侧，以及戴假肢的日常生

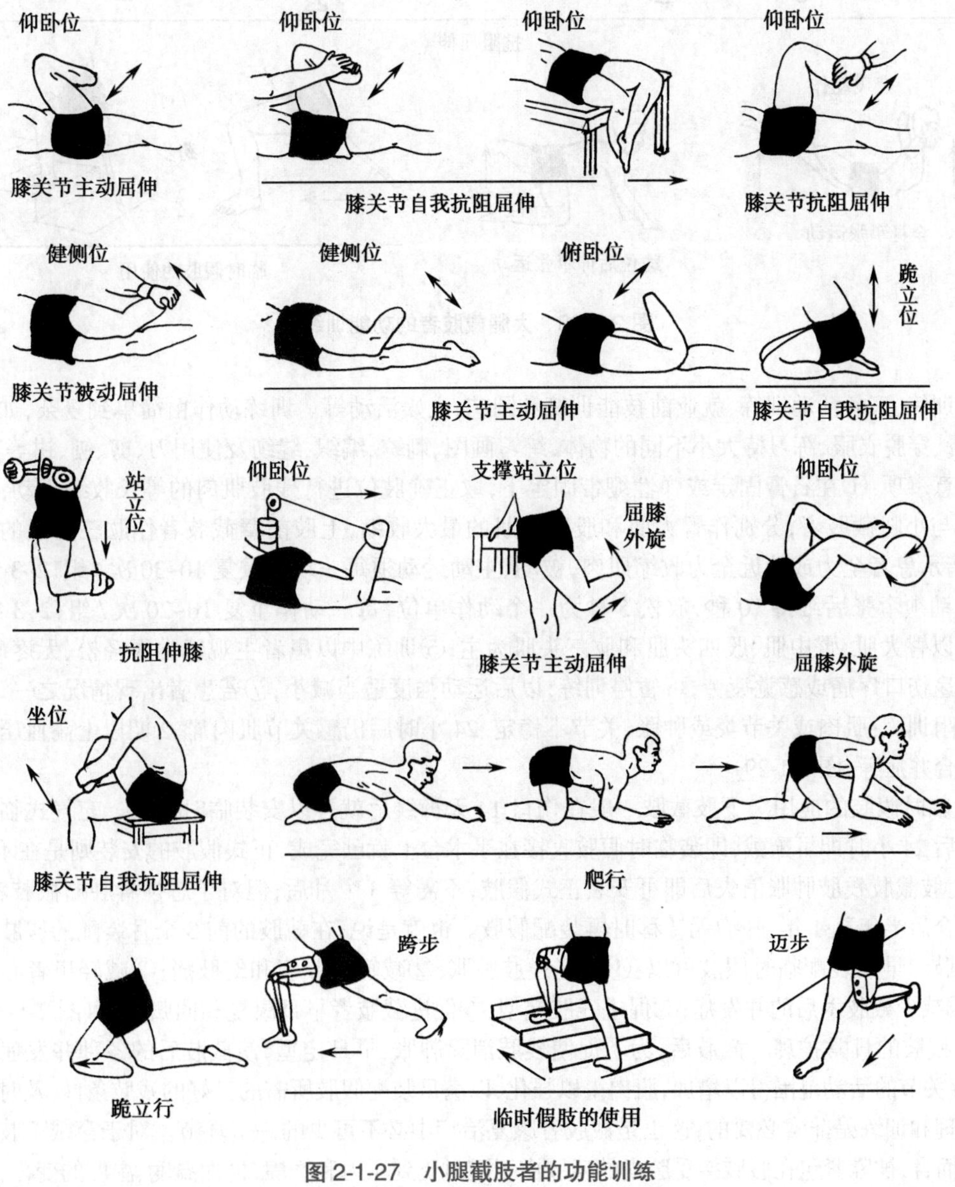

图 2-1-27 小腿截肢者的功能训练

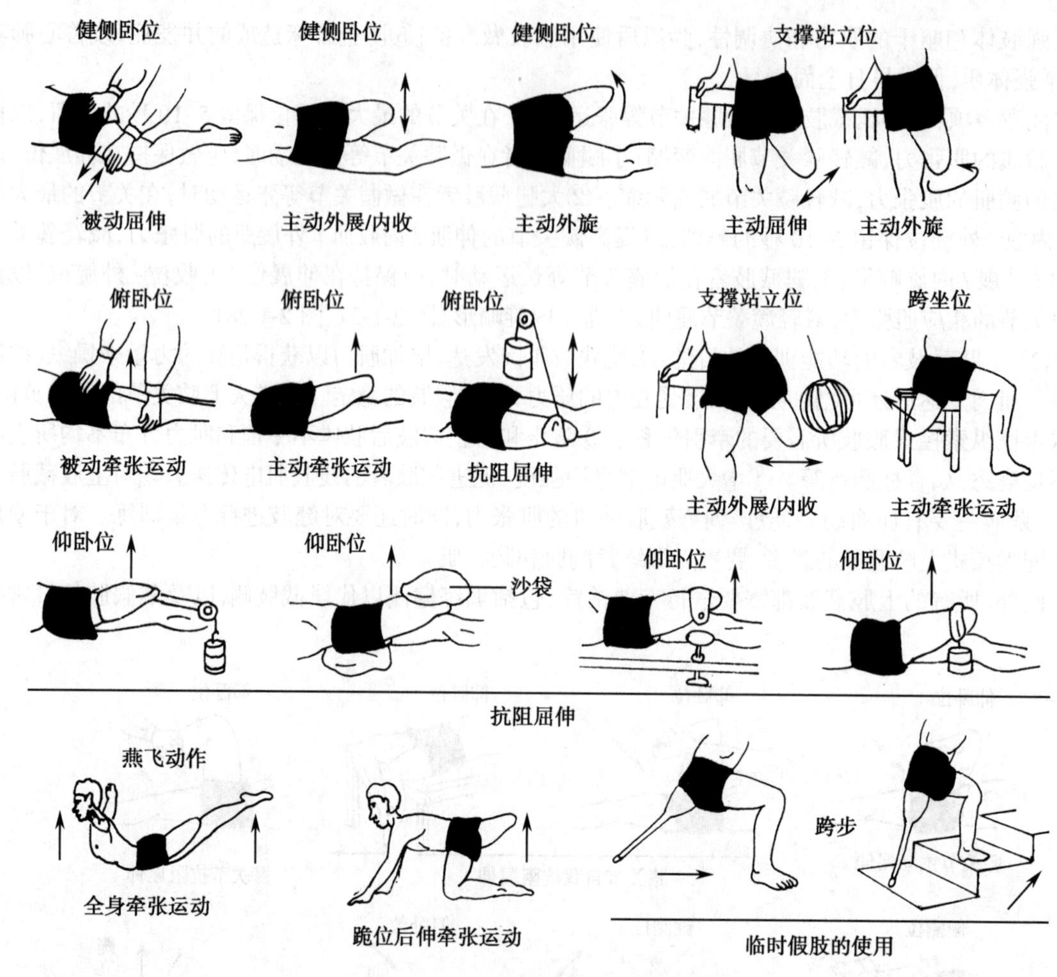

图 2-1-28 大腿截肢者的功能训练

活活动训练、家务活动训练、就业前技能训练和园艺、文娱活动等。训练动作由简单到复杂，如练习盥洗、进餐、穿脱衣服，练习持大小不同的物体，练习画图、刺绣、编织、缝纫及使用刀、剪、刨、钳等工具。

注意事项：①在石膏固定或弹性绷带固定下，取正确肢位进行残肢肌肉的等长收缩运动；②大腿截肢者与小腿截肢者，分别作臀大肌和股四头肌的最大收缩，上肢前臂截肢者作肱三头肌的最大收缩；③指示患者全力或接近全力收缩肌肉，被动、主动运动须每一动作重复 10~30 次 / 组，2~3 组 / 天，牵张运动须牵张后维持 10 秒，放松 5 秒为一个动作单位，每一动作重复 10~20 次 / 组，2~3 组 / 天；④训练以臀大肌、臀中肌、股四头肌和肱三头肌为主；⑤训练中以患者主观感觉很轻松、无疼痛为宜；⑥若中途伤口疼痛或感觉疲劳，可暂停训练，以后运动强度适当减小；⑦若患者出现情况之一，则不可进行抗阻训练：肌肉或关节炎或肿胀、关节不稳定、24 小时后仍感关节肌肉痛、2 期以上高血压或其他心血管合并症等(图 2-1-29)。

5. 临时假肢的应用　下肢截肢一般在伤口 14 天拆线后就可以安装临时假肢。充气式临时假肢在手术后 24 小时即可配戴，即装临时假肢直接在手术台上就已完成，正式假肢的安装则是在术后 3~6 个月；上肢截肢残肢肿胀消失后即可安装正式假肢，不需等 3 个月后；但对于恶性骨肿瘤截肢者，应在刀口愈合后半年至 1 年、肿瘤无转移时再装配假肢。也就是说，在截肢的前 3 个月装配的假肢一般为临时假肢。早期装配临时假肢可以：①减轻残肢肿胀；②减轻残肢痛和幻肢痛；③减轻患者心理上的压力；④减少截肢术后的并发症；⑤促进残肢定型；⑥促进截肢者早日康复和回归社会(图 2-1-30)。

6. 残肢的日常护理　截肢后，为了促使残肢消除肿胀、早日定型，使截肢后的各种并发症得以治疗，残存关节的活动范围得以增加，肌肉得以强化，以满足装配假肢所需的良好的残肢条件，及时对残肢进行护理和训练是非常必要的，这也是截肢者康复治疗中必不可少的一个环节。对于穿戴下肢假肢的截肢者而言，被紧紧包在假肢接受腔内的残肢由于随时受到压力和磨擦，再加温度、湿度的变化，尤其是

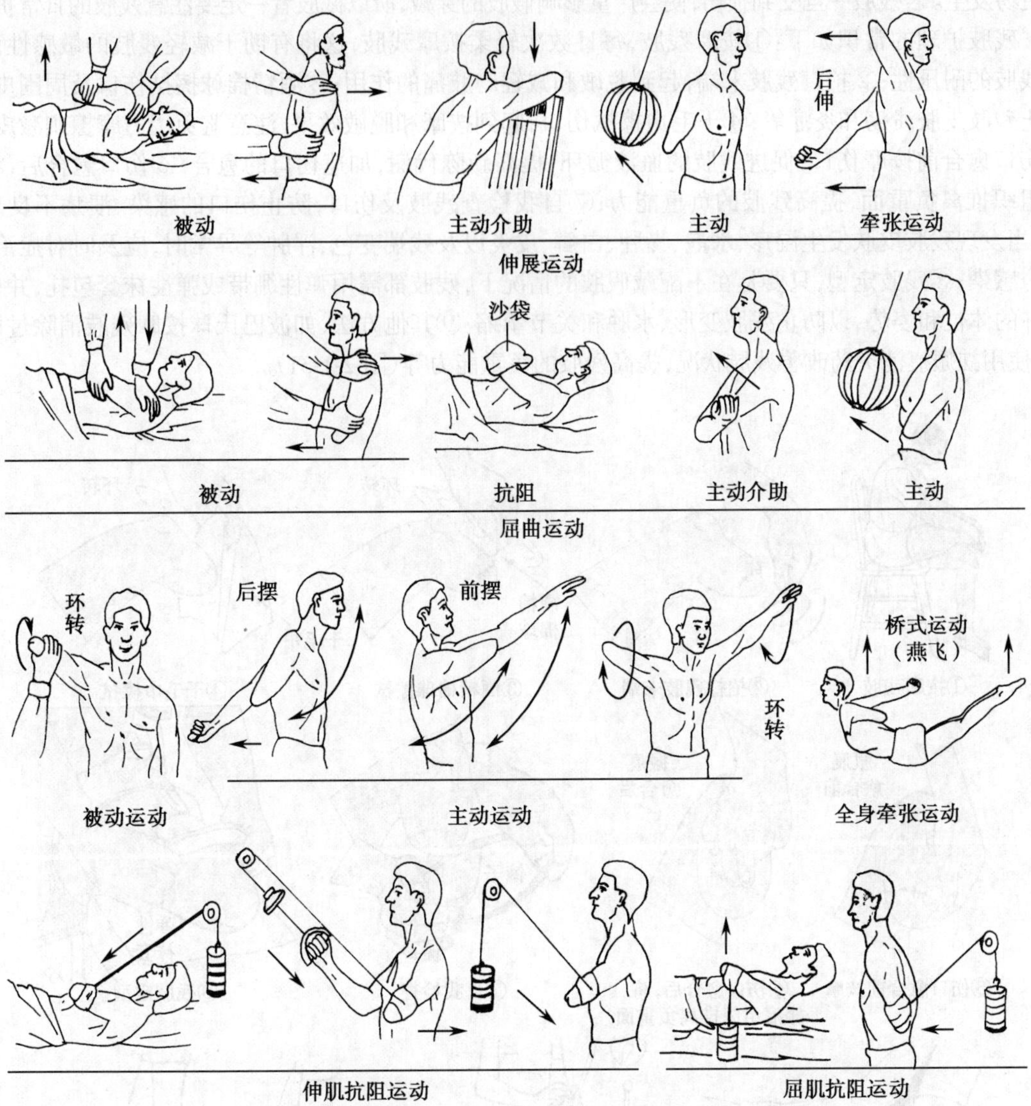

被动 主动介助 主动 后伸 牵张运动

伸展运动

沙袋

被动 抗阻 主动介助 主动

屈曲运动

环转 后摆 前摆 环转 桥式运动（燕飞）

被动运动 主动运动 全身牵张运动

伸肌抗阻运动 屈肌抗阻运动

图 2-1-29 上肢截肢者的功能训练

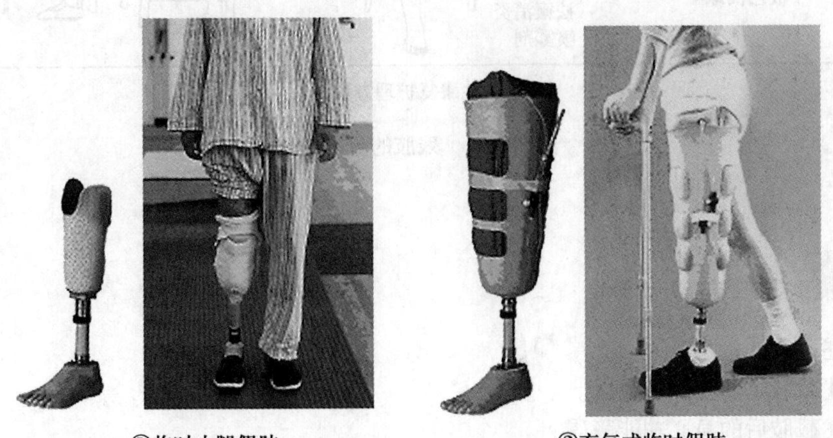

①临时小腿假肢 ②充气式临时假肢

图 2-1-30 临时下肢假肢

承重部位如坐骨结节、髌韧带以及内收肌肌腱部等处的皮肤等特别容易发生异常，且当接受腔的适配不良时更易发生。若残肢一旦受到损伤，便会严重影响假肢的穿戴，所以截肢者一定要注意残肢的日常护理。

残肢护理的常识如下：①按摩残肢，每日数次轻柔按摩残肢，这将有助于减轻残肢的敏感性而增加残肢的耐压性；②拍打残肢末端，起到脱敏和减轻幻肢痛的作用；③酒精棉球擦拭伤口及周围皮肤，防止残肢皮肤溃疡和炎症等；④干毛巾擦拭伤口，起到按摩和脱敏效果，注意避免用力摩擦刺激皮肤；⑤伤口愈合前按摩伤口，促进残肢的血液循环，提高新陈代谢，加速伤口的愈合；⑥伤口愈合后，将瘢痕组织推离负重面，提高残肢的负重能力；⑦自我检查残肢及伤口，防止伤口的感染、溃疡不良现象等，当发现残肢皮肤发生湿疹、水泡、囊肿、白癣、皮炎以及残端变色、浮肿等异常时，应及时对症治疗，以防感染；⑧残肢定型，只要是在不配戴假肢的情况下，残肢都需用弹性绷带或弹性袜套包扎，并保持良好的体位和姿势，以防止残肢变形、水肿和关节挛缩；⑨其他方法，如波巴氏球按摩残肢消除过敏反应，使用祛瘢痕消炎药改善残肢状况，提高残肢的负重能力等(图 2-1-31)。

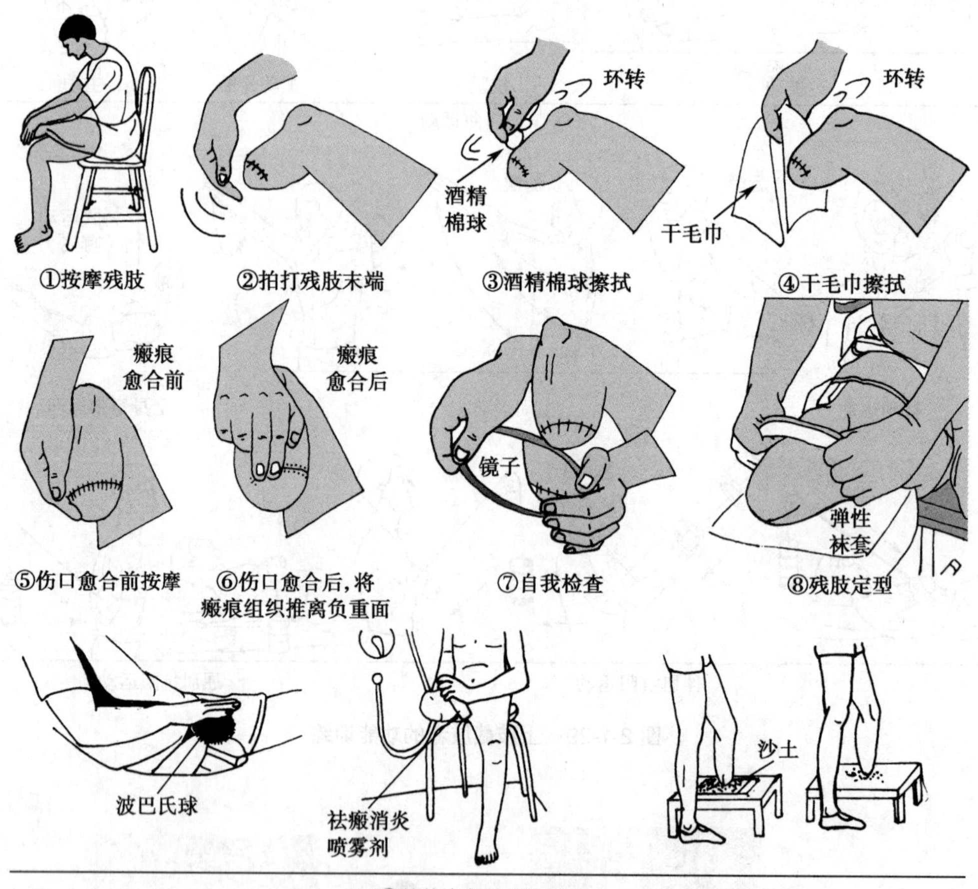

图 2-1-31 残肢的日常护理

思考题

1. 简述截肢的定义和原因。
2. 简述截肢术的要点及目的。
3. 简述截肢后的身心功能障碍。
4. 简述常见的截肢平面。
5. 简述良好的残肢条件。
6. 简述截肢者的康复步骤和内容。

第二节　下肢假肢

一、下肢假肢概述

（一）假肢概述

假肢（prosthesis）是指用于整体或部分替代缺失或缺陷肢体的体外使用装置。

假肢业有着悠久的历史，从人类有伤残以来，人们就一直在寻找残肢的替代品和补偿品。英国科学家在一具3 000年前的古埃及19岁女性木乃伊身上找到一个假脚趾，是迄今为止所发现的最古老的假肢。这个假脚趾由木头和皮革制成，用皮绳捆在埃及这位女性木乃伊的脚上。有人认为它是作为葬礼的一部分，在人死后安上去的，因为这样可以帮助死者的灵魂行走，但事实上它十分灵活，完全可以帮助死者在生前的时候行走，从而克服无脚趾的缺陷。另外据观察，它还有磨损迹象，并且这个假脚趾还有连接的关节。在此以前，一些科学家认为约公元前300年罗马人用青铜打造的一条假腿，即"罗马卡普阿腿"是人类历史上最早的假肢之一。当初它被保存在伦敦皇家外科学院内，却在第二次世界大战中毁于轰炸。还有公元200多年前，一位古罗马将军的手断了，他让锻工做了一个铁手，手指的每个关节能活动，这只假手完好地保存在德国的博物馆中。

但是一直到中世纪，在假肢的医学研究方面并没有太大进展。到了15世纪，随着锻造业的问世，开始出现用在假肢上的金属支条。1502年德国一名叫果茨（Götz）骑士的手断了，他让锻工用铁打造了一副精美的铁手，手指关节能活动。还有一位因战伤致残的公爵也在作坊里做了件锻造的假腿。以后慢慢地出现了专门制作假肢的行业。1656年在柏林成立了世界上第一个假肢行会，在当时以手工业为主的行业中，假肢手工业占有相当重要的地位。15~17世纪开始用木制假腿接受腔，膝关节用金属，假肢业完成了一次大飞跃。第一次世界大战后，德国战伤者中约有6.9万截肢者，这些人的社会回归问题刺激了德国假肢业的发展。第二次世界大战后，美国、苏联、日本的假肢业得到了很大的发展，采用合金、塑料等新型材料成功研制了各式现代假腿。20世纪60年代以德国OTTO-BOCK为代表，推出具有革命性的组件式下肢假肢；70年代发达国家相继推出了各自的组件式假肢，把电子、气压、液压等技术引入假肢领域；80年代假肢开始钛合金化、碳纤维化和计算机智能化；90年代假肢接受腔技术更加完善，各种产品更加丰富；进入21世纪后，假肢技术的发展更迅速，3D接受腔打印技术与残肢介面产品的研究和开发使残肢使用更舒适，对假肢的控制更好，残肢的受力分布更均匀，以及假肢的计算机智能化控制更精密、更科学合理、更趋于人性化（图2-2-1）。

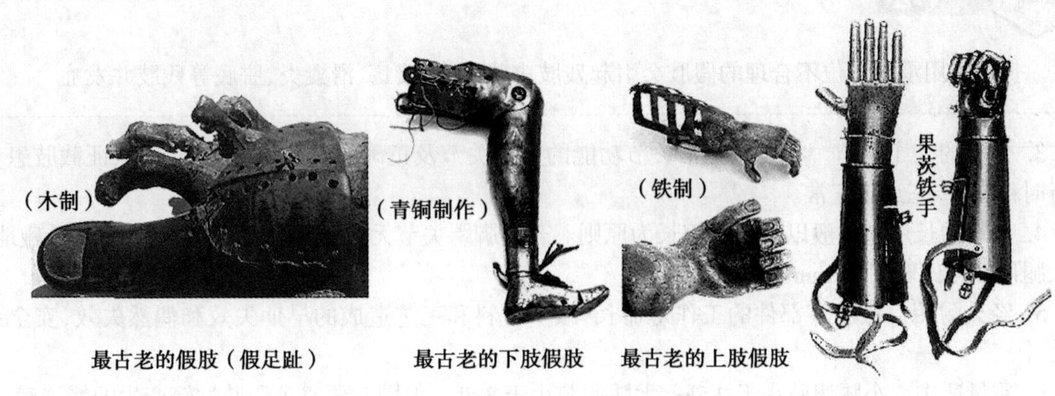

图2-2-1　古老假肢

按照《国标GB/T16432-2004》规定，假肢是由"截肢平面或身体范围的名称+假肢"来命名的，如大腿（膝上）假肢=膝上截肢平面+假肢。"AKP"是大腿（膝上）假肢的英文简称（表2-2-1）。

表 2-2-1 假肢的国际标准命名与英文缩写

中文名称	英文名称	英文缩写
手部假肢	partial hand prostheses	PHP
腕离断假肢	wrist disarticulation prostheses	WDP
前臂(肘下)假肢	transradial(below-elbow)prostheses	BEP
肘离断假肢	elbow disarticulation prostheses	EDP
上臂(肘上)假肢	trans-humeral(above-elbow)prostheses	AEP
肩离断假肢	shoulder disarticulation prostheses	SDP
足部假肢	partial foot prostheses	PFP
踝离断假肢	ankle disarticulation prostheses	ADP
小腿(膝下)假肢	transradial(below-knee)prostheses	BKP
膝离断假肢	knee disarticulation prostheses	KDP
大腿(膝上)假肢	transradial(above-knee)prostheses	AKP
髋离断假肢	hip disarticulation prostheses	HDP

(二)下肢假肢定义

下肢假肢(lower limb prosthesis)是指为了弥补截肢患者下肢的缺损、代偿其失去的下肢的部分功能而设计制作和装配的人体假体。

下肢假肢能代偿人体下肢的主要功能,特别是小腿假肢,经过一定的康复训练,可达到以假乱真的效果,通常可以与常人步态基本无异。因此,对于下肢截肢患者来而言,装配下肢假肢是必不可少的。

(三)下肢假肢基本要求

对下肢假肢的基本要求是安全、稳定、省力、步行节律正常,达到在穿戴假肢行走时支撑阶段稳定、摆动阶段自然。具体如下:

1. 较好的功能　能支撑人体部稳、步行、坐、转身、上下楼梯等。

2. 舒适方便　有良好的承担体重的功能,穿戴时不应产生不适感,残肢应无压痛,穿脱假肢方便、卫生,易于清洗。

长期使用承重部位不合理的假肢会引起残肢皮肤擦伤、溃疡、滑囊炎、胼底等残肢并发症。

3. 仿真的人工关节　有类似正常关节功能的人工关节及正确的假肢承重力线,以保证截肢患者步行时稳定,步态近于正常。

4. 合适的长度　一般以与健肢等长为原则。若假脚踝关节无主动背屈动作,提腿时足尖易碰地,故大腿假肢可比健侧短 1cm 左右。

5. 经久耐用　假肢零部件的工作寿命长,减少材料和工艺造成的早期失效和偶然失效,安全系数大。

6. 重量适中　小腿假肢小于 2.5kg,大腿假肢小于 3.5kg,但同时要避免假肢过轻产生的飘浮感。

(四)下肢假肢分类

1. 按结构分类(图 2-2-2)

(1) 壳式假肢:亦称外骨骼假肢(exoskeletal prosthesis),是用外壳来承重和传导力量。外壳的形状是根据人体的形状制作的,使用的材料一般为木材、铝合金、塑料板材或合成树脂等。传统假肢一般采用的是壳式假肢结构,但现代假肢也有时采用壳式假肢结构。

(2) 骨骼式假肢：亦称内骨骼假肢(endoskeletal prosthesis)，里面是由连接管、连接件、关节等作为假肢的中心轴来承重和传导力量，外面是装饰性的泡沫组成的。这种结构与人体的骨骼结构类似，所以称为骨骼式假肢。骨骼式假肢可以容易地实现组件式、系列化、批量化的生产与加工，也便于组装与维修，是现代假肢的主流结构。其优点：①可任意选择符合患者要求的各种假肢零部件，从而达到最佳的使用效果；②可以在假肢安装好之后或根据患者的实际情况进行对线与调整；③可以实现假肢的标准化与批量化；④可以大大延长假肢的使用寿命，便于维修与制作；⑤可以使假肢更加更加人性化、科学化。其缺点：①零部件价格偏高，容易造成以次充好；②外面的装饰性的泡沫容易破损。

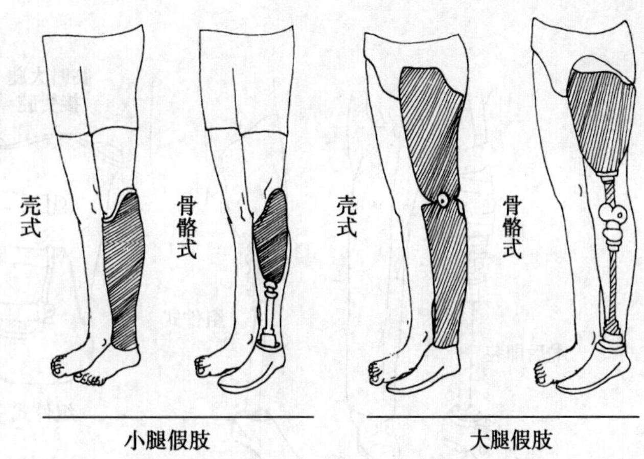

图 2-2-2　壳式与骨骼式下肢假肢

2. 按功能分类(图 2-2-3)

(1) 装饰性下肢假肢：如为足趾截肢患者制作假足趾，尽管它是属于装饰性下肢假肢，但还是有一定的功能。

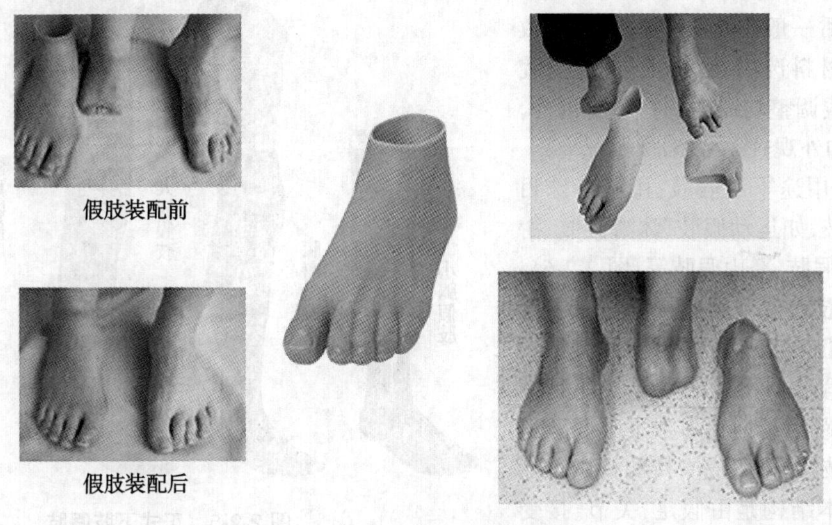

图 2-2-3　装饰性下肢假肢

(2) 临时下肢假肢：是指术后早期安装的下肢假肢，是用临时接受腔和其他基本假肢部件组装的简易式假肢。临时假肢主要用于截肢术后早期安装，其接受腔是临时的，假肢零部件还可以作为后来的正式假肢的零部件使用。一般用于残肢功能训练、促使残肢尽早定型或检查假肢的对线情况及功能。在残肢逐步达到定型的过程中，有时需更换一个或一个以上的接受腔。临时下肢假肢有：①术后即装临时假肢：截肢者在截肢手术结束后马上安装的假肢即为术后即装临时假肢。②充气式临时假肢：它是由一个固定的框架和一个可以充气的袋子组成，下面连接假肢零部件，将充气袋子套住残肢，放在框架内，然后开始充气，这样残肢就可以固定在这个临时假肢上，一般充气式临时假肢是在截肢24小时后可以开始使用。③组件式临时假肢：它一般由塑料板材或树脂做成的接受腔与假肢零部件组装而成，塑料板材可以是低温塑料板材，也可以是高温塑料板材。其装配一般是在截肢14天后，即患者的残肢伤口拆线后进行(图 2-2-4)。

(3) 正式假肢：是指为长期正常使用而制作的定型假肢，也称为永久性假肢。安装永久性假肢的条件是经过包括安装临时假肢在内的各种截肢术后处理，残肢已基本定型后安装的假肢。一般截肢

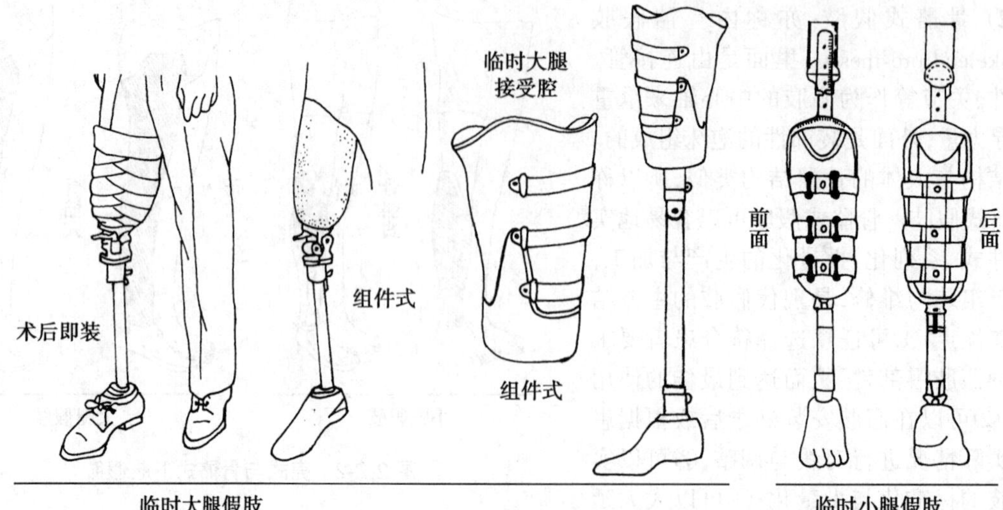

图 2-2-4　临时下肢假肢

患者的残肢要在 3 个月以后才基本定型，这时需要制作一个能够主要从事日常生活、工作和其他需要的正式假肢。这种假肢安装完毕后一般不再需要过多的修改和调整。除材料选用、制作工艺、接受腔适合以及对线调整均需达到一定要求外，还具有较好的外观(图 2-2-5)。

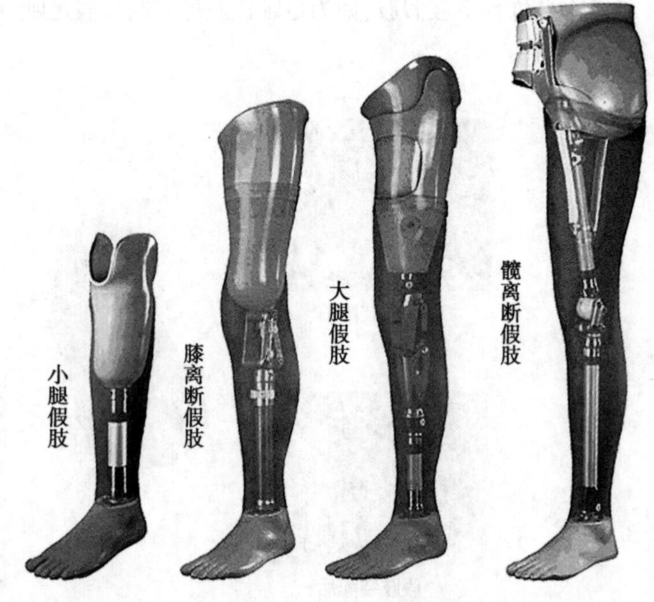

图 2-2-5　正式下肢假肢

(4) 特殊用途下肢假肢：用于特殊目的的下肢假肢，如运动假肢、沐浴假肢、游泳假肢、滑雪假肢、登山假肢等(图 2-2-6)。

3. 按截肢部位分类　从骨盆以下趾关节以上的任何部位截肢所装配的假肢，都称为下肢假肢。下肢的主要功能是站立、步行、跑、跳。目前大多数下肢假肢还仅能弥补下肢缺陷，完成支持和行走。下肢假肢的基本结构是由假足、关节、接受腔和悬吊装置等组成(图 2-2-7)。

(1) 髋离断假肢：包括三个方面的截肢。①半骨盆截肢；②髋关节离断；③大腿截肢：大腿短残肢，残肢长度小于 30%。

(2) 大腿假肢：大腿截肢，大腿中残肢，残肢长度为 30%~85%。

(3) 膝离断假肢：包括三个方面的截肢。①大腿截肢：大腿长残肢，残肢长度大于 85%；②膝关节离断；③小腿截肢：小腿短残肢，残肢长度小于 30%。

(4) 小腿假肢：小腿截肢，小腿中残肢，残肢长度为 30%~80%。

(5) 赛姆(Syme)假肢：包括四个方面的截肢。① Syme 截肢；② Pirogoff 截肢；③踝关节离断；④小腿截肢：小腿长残肢，残肢长度大于 80%。

(6) 足部假肢：包括两个方面的假肢。①假半脚：Lisfranc 关节离断、Boyd 截肢、Chopart 关节离断等；②假足趾：足趾的截肢。

4. 按材料分类：

(1) 按接受腔材料分类：理想的接受腔材料应该是比重小、坚固耐用、容易加工成形、不易变形、散热好、透气性好、对皮肤没有刺激性、物美价廉，但目前还没有这样十全十美的材料可供选择，只能根

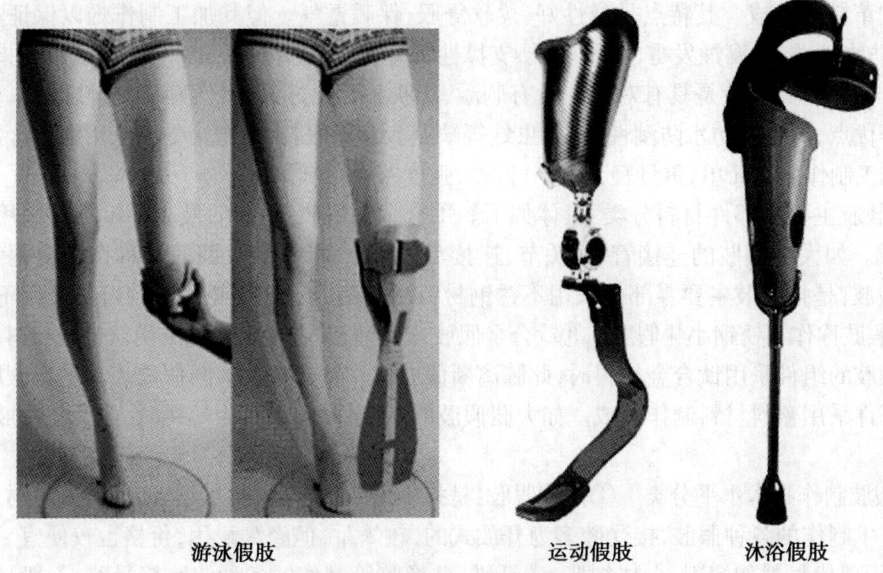

图 2-2-6 特殊用途下肢假肢

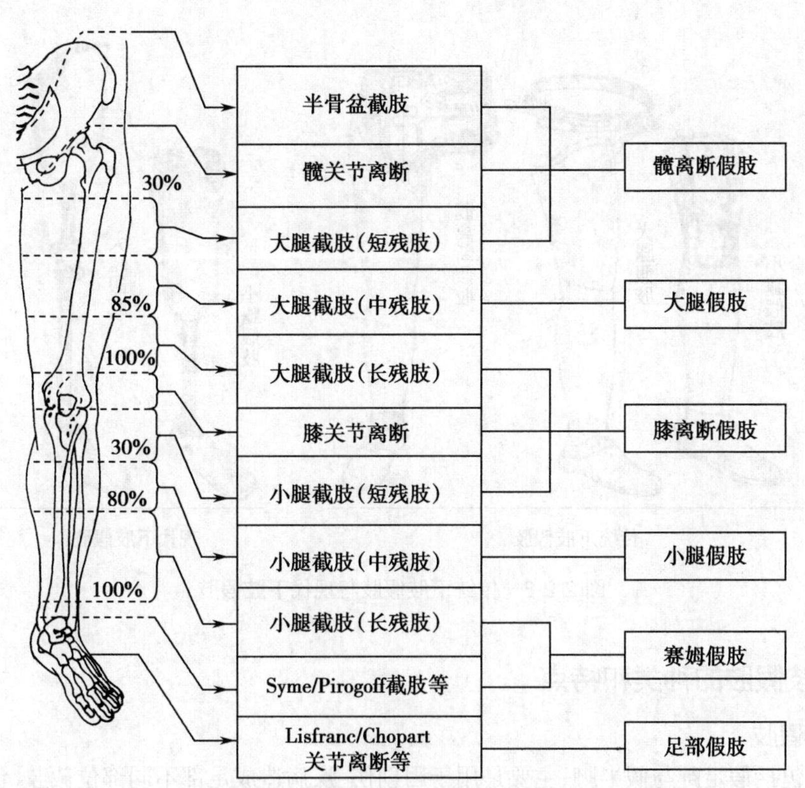

图 2-2-7 下肢假肢按截肢部位分类

据具体情况有所取舍。按接受腔材料进行假肢分类如下。①合成树脂假肢:是指其接受腔材料一般采用的是丙烯酸树脂、不饱和聚酯树脂等。合成树脂接受腔一般采用抽真空成形制作工艺,其特点为能够制作出符合人体生物力学的全接触式接受腔,接受腔经久耐用、不易变形、支撑效果好,但透气性较差,制作工艺较复杂,加工制作有一定的毒性,需要有一定的劳动保护。它可以采用玻璃纤维、碳纤维作为增强材料。②塑料板材假肢:是指利用聚乙烯(PE)和聚丙烯(PP)板材,采用抽真空成形制作工艺制作的接受腔假肢。其特点是比重小,强度好、易加工成形,易保养维修,加工制作对人体没有危害,对皮肤没有刺激。但在抽真空成形时易出现板材回弹情况,对模型的干燥程度要求较高,可能出现接受腔与原模型之间有所偏差,还存在散热和透气性较差、易老化变质等问题。③皮假肢:是指接

受腔采用皮革制作而成。其特点是弹性好、柔软舒服、保暖透气。但其加工制作难以保证其精度,易吸汗变形,防水性差,易腐蚀发霉,重量较重,支撑性较差,制作成本较高等。④木假肢:是指接受腔采用木材制作而成。其特点是具有对皮肤没有刺激、皮肤感觉良好、透气性好、吸汗性能好、重量较轻、易于雕刻等优点,但也有防水防潮性差、怕虫蛀等缺点。⑤铝假肢:是指接受腔采用铝合金制作而成。其特点是加工制作工艺简单、重量轻,但透气性差、强度差、易变形等。

(2) 按假肢主要零部件材料分类:具体如下。①合金钢假肢:是指假肢主要零部件采用合金钢材料制作而成。如大腿假肢的连接管、膝关节、连接盘为合金钢时,此大腿假肢称作合金钢大腿假肢。②不锈钢假肢:是指假肢主要零部件采用不锈钢材料制作而成。如小腿假肢的组件采用不锈钢材料时,此小腿假肢称作不锈钢小腿假肢。③钛合金假肢:是指假肢主要零部件采用钛合金材料制作而成。如膝离断假肢的组件采用钛合金材料时,此膝离断假肢称作钛合金膝离断假肢。④塑料假肢:是指假肢主要零部件采用塑料材料制作而成。如大腿假肢的连接件、膝关节为塑料时,此大腿假肢称作塑料大腿假肢。

5. 按假肢制作技术水平分类 ①传统假肢:是指采用一般金属材料(钢 / 铝合金)、木材、皮革等传统材料与技术制作的各种假肢,接受腔多为开放式的,较笨重,但经久耐用,价格也较便宜。②现代假肢:是指采用现代材料如塑料、合成树脂、碳纤维、硅橡胶等制作的各种假肢接受腔,一般具有接受腔密封、全面接触、全面承重、功能好、外观漂亮、重量轻等特点,但价格较昂贵(图 2-2-8)。

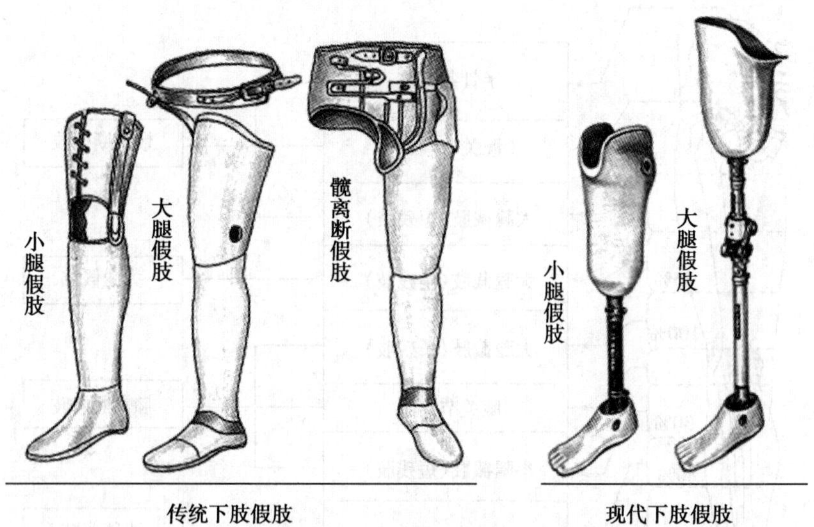

图 2-2-8 传统下肢假肢与现代下肢假肢

二、下肢假肢的种类和特点

(一) 足部假肢

足部假肢包括假足趾与假半脚,主要是用于因创伤、疾病造成足部不同部位截肢,包括踇趾、部分或全部足趾截肢、跖部截肢(Sharp 截肢)、跖跗关节离断(Lisfranc 关节离断)、中跗关节离断(Chopartr 关节离断)和中跗骨截肢(Boyd 截肢)等截肢患者的假肢。

1. 假足趾 是一种装饰性足趾套,适用于部分或全部足趾截肢患者,尤其是踇趾截肢患者。假足趾一般可以采用硅橡胶或聚氯乙烯树脂模塑成形,还可以用皮革缝制而成制作假足趾套,套在残足上进行装饰性补缺。失去足趾的截肢患者如果足底不疼痛,一般戴上假足趾都能穿用普通鞋步行(图 2-2-9)。

2. 假半脚 是指用于跖部截肢、跖跗关节离断(Lisfranc 关节离断)、中跗关节离断(Chopartr 关节离断)和中跗骨截肢(Boyd 截肢)等截肢患者的假肢。其形式多种多样,一般有以下的形式(图 2-2-10):

(1) 足套式假半脚:适用于跖部截肢或跗跖关节离断的患者,其作用主要是补缺。传统假半脚是按照石膏型用皮革制作残足接受腔,再与带底革垫的橡胶足端部和海绵(代偿跗跖关节)等材料粘合

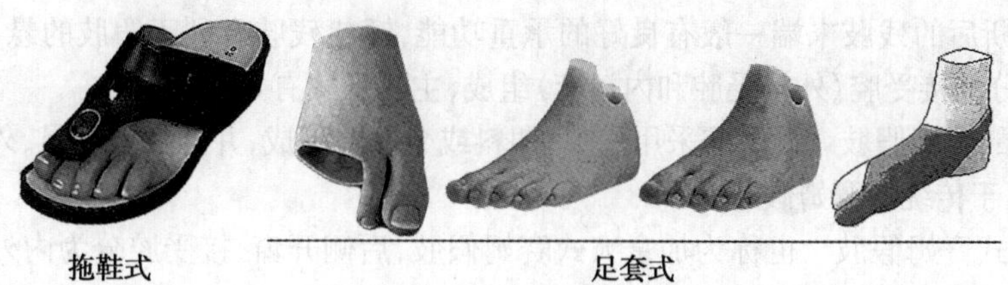

图 2-2-9 假足趾

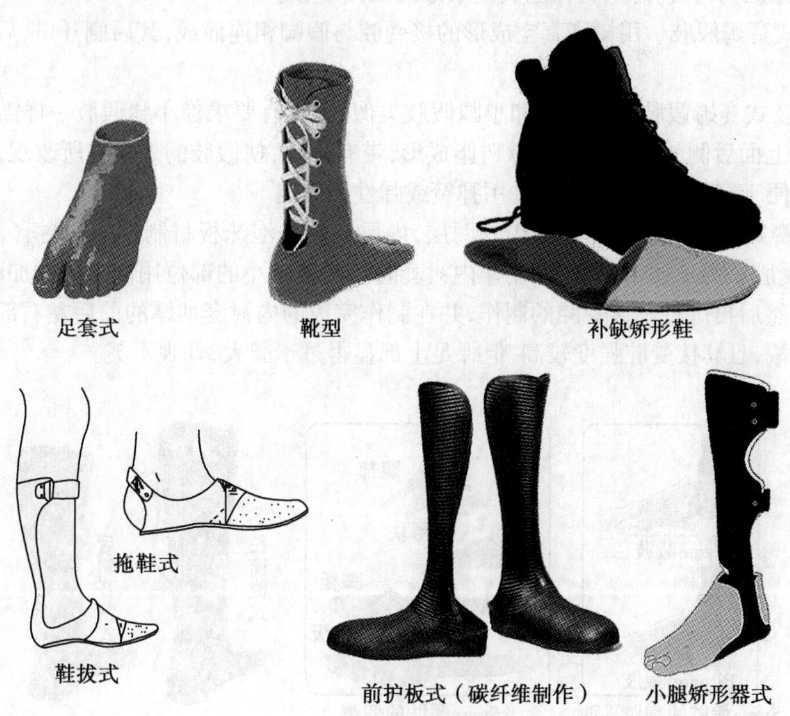

图 2-2-10 各种形式的假半脚

而成，在后面或侧面开口，用尼龙搭扣或带子固定。现代假半脚多采用聚氨酯树脂或聚氯乙烯树脂模塑制作，不仅重量轻、易清洁，而且外形好，更便于配穿各种鞋。

(2) 靴型假半脚：一般采用后开口，它与普通补缺矫形鞋的不同之处在于，这种靴要有跗跖关节的代偿功能，而且当穿用这种靴步行中难于后蹬时，可在靴底加装船型底（摇掌）或跖骨条。

(3) 鞋式假半脚：又称补缺矫形鞋，是与矫形鞋配合使用的部分足假肢。多用于跖部截肢、跗跖关节离断伴有足底疼痛或足部畸形的患者，也可根据患者（特别是穿惯皮靴的患者）的要求专门订做。

(4) 鞋拔式假半脚：外形像鞋拔，前足部采用聚氨酯或橡胶制的假半脚，整体多采用热塑板材制作而成。它的特点是重量较轻，易于清洗，而且防止跖跗关节截肢或离断所造成的尖足趋势。

(5) 拖鞋式假半脚：适用于跖部截肢、跗跖关节离断，外形似拖鞋，踝关节动作自由，穿戴方面，但强度不够，只适合较小范围的行走。

(6) 前护板式假半脚：其外形像足球运动员的小腿前护板，一般采用热塑板材成形或树脂成形。它的特点是坚固耐用，不仅可以防止足部截肢造成的足下垂，而且还可以利用地面反作用力为患者跟着地时提供伸膝的稳定性和趾离地时提供加速度。

(7) 小腿矫形器式假半脚：是与小腿矫形器或假肢结合起来的产品，多用于足部截肢后残肢末端承重功能差和伴有足部畸形的截肢患者，如跖跗关节离断、中跗关节离断的截肢，这种截肢易产生马蹄足畸形，残肢的承重功能不好（残肢踩地疼、皮肤易破）。

（二）赛姆(Syme)假肢

赛姆(Syme)假肢适用于 Syme 截肢、Pirogoff 截肢、小腿的长残肢（残肢长度大于 80%）和踝关节离

断等。踝关节离断后的残肢末端一般有良好的承重功能，锤状残肢有利于假肢的悬吊。赛姆假肢是由假脚和小腿部分的接受腔（外接受腔和内衬套）组成，主要形式有（图 2-2-11）：

1. 长筒靴式的赛姆假肢　接受腔采用皮革、塑料或金属板制成，并连接橡胶足，外壳用皮革装饰，用鞋带固定，它属于传统的赛姆假肢。

2. 后侧开窗式赛姆假肢　也称为加拿大式赛姆假肢，后侧开窗，接受腔分为内外两层，内层一般是 PE 泡沫板材制作的内衬套，外层为树脂真空成形的硬接受腔。

3. 内侧开窗式赛姆假肢　也称为美国式赛姆假肢，内侧开窗，接受腔分为内外两层，内层一般是 PE 泡沫板材制作的内衬套，外层为树脂真空成形的硬接受腔。

4. 后开口式赛姆假肢　用树脂真空成形的接受腔与假脚相连而成，其后侧开口，后侧上端用尼龙搭扣固定。

5. 小腿假肢式赛姆假肢　其外形和小腿假肢类似，但没有要求像小腿假肢一样需要股骨内外髁悬吊，在踝关节上面后侧的接受腔壁用软树脂成形，带有弹性，使假肢的外型有所改观，保持接受腔为整体，并且为了便于穿戴，在后侧开口，并用弹簧或弹性带固定。

6. 插入式赛姆假肢　接受腔分为内外两层，内层一般是泡沫板材制作的内衬套，外层为树脂真空成形的硬接受腔。为了便于穿戴，在制作内衬套时在残肢细小的部位用泡沫板材加厚，将内衬套打磨制成圆锥状，然后再进行硬接受腔的制作，并在制作完成的内衬套加厚的前后左右部分划开四道口子，这样便于穿戴，且其接受腔强度较高，但踝足上部显得过于肥大，外观不美。

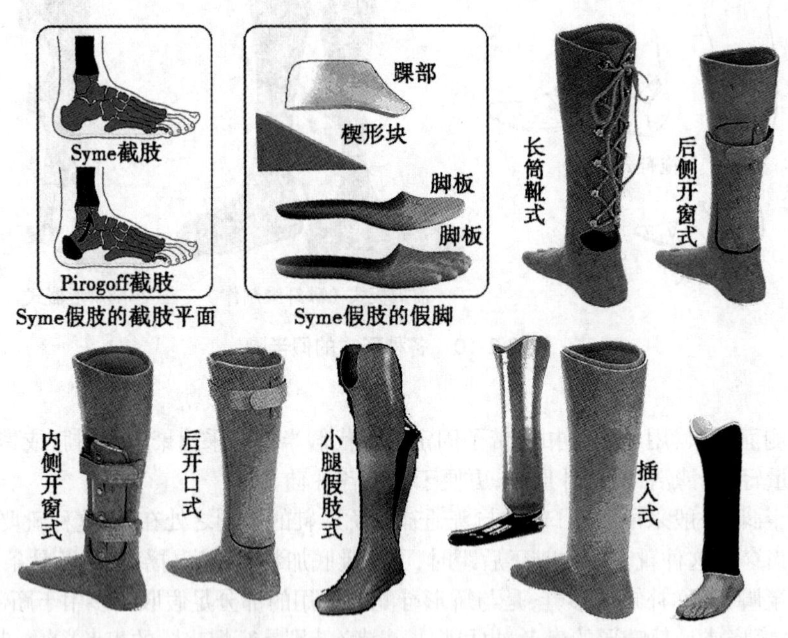

图 2-2-11　各种形式的赛姆（Syme）假肢

（三）小腿假肢

小腿假肢适用于胫骨和腓骨截肢的假肢，适用于从膝关节间隙下 8cm 至踝关节上 5cm 范围内（或 30%≤小腿残肢长度≤80%）的截肢患者。理想小腿假肢的小腿残肢长为 12~15cm。小腿假肢通常由假脚、踝关节、小腿部分、接受腔及悬吊装置组成。按照假肢接受腔的形式和结构特点，小腿假肢可以分传统小腿假肢和现代小腿假肢两大类型（图 2-2-12）。

1. 传统小腿假肢　传统小腿假肢采用插入式接受腔，假肢为壳式结构，带有金属膝关节铰链和皮革制作的大腿皮上勒。股骨髁周围和大腿皮上勒是其主要承重部位，两侧的金属铰链膝关节及支条增强了患者膝关节侧向稳定性。根据接受腔材料不同，传统小腿假肢可分为铝小腿假肢、皮小腿假肢、木小腿假肢等。其优点为：①大腿皮上勒悬吊与负重，对残肢要求不高，假肢的适用范围较广，如残肢瘢痕多、软组织过分萎缩、残端粗大等患者都适宜；②接受腔采用皮革和木材，保温性较好，适于气温

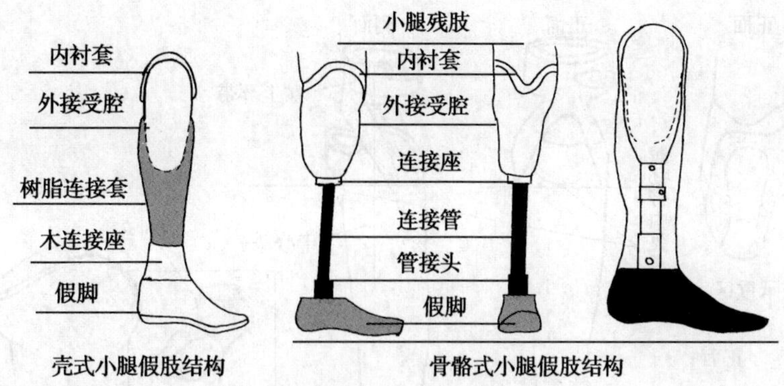

图 2-2-12 小腿假肢结构

较寒冷地区的患者使用,木小腿假肢透气性好,不易变形,便于清洗;③金属膝关节铰链和大腿上勒具有悬吊假肢、稳定关节、承担部分体重的作用;④经久耐用,易于维修,价格便宜。其缺点为:①笨重,穿戴不方便,且膝关节铰链易磨损衣裤;②用皮革制作的接受腔,易变形,不易清洁,不易让残肢均匀承重;③大腿皮上勒影响残肢的血液循环,使大腿肌肉萎缩(图 2-2-13)。

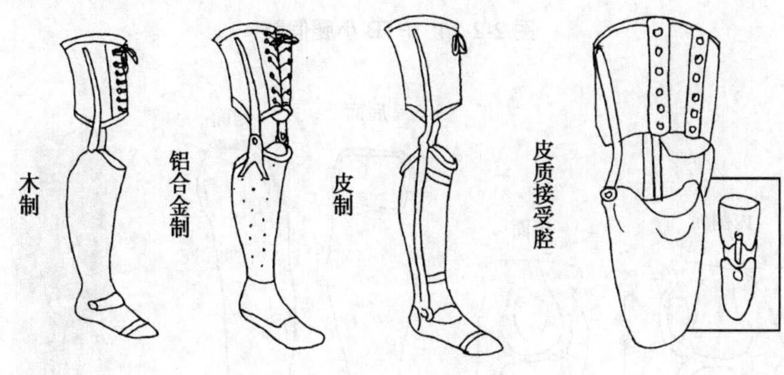

图 2-2-13 传统小腿假肢

2. 现代小腿假肢 按照其发展顺序和小腿假肢接受腔的结构分类如下:

(1) PTB(patellar tendon bearing)小腿假肢:即髌韧带重承重式小腿假肢,也称为髌上环带式小腿假肢。其接受腔是封闭式的,悬吊装置为髌上环带,残肢承重主要依靠髌韧带、胫骨嵴两侧、腘窝和小腿后方的软组织。PTB 假肢接受腔有两层,外层是用热固性树脂与增强纤维织套,通过石膏阳型真空成形而成,内层由聚乙烯泡沫板材制作而成内衬套,与残肢形状十分吻合。由于接触面积大,改善了承重功能,增加了患者支配假肢的能力和稳定性。这种假肢的出现和发展是近代假肢制作的重要成就,是现代小腿假肢的启蒙。它与传统小腿假肢的区别是取消了膝关节铰链和大腿皮上勒,完全由残肢自身承重,靠髌上环带悬吊。比较适用于小腿中残肢的患者。其优点为:①PTB 小腿假肢相对传统小腿假肢而言,重量减轻,穿戴方便;②减轻了大腿血液循环障碍而造成大腿肌肉萎缩。其缺点为:①髌上环带加重了膝过伸,不适用于膝关节过伸的患者:②髌上环带对膝关节的稳定性差,不适用于膝关节有异常活动的患者(图 2-2-14)。

(2) PTES(prosthese tibiale emboitage supracondylie)小腿假肢:也称为包髌式小腿假肢或 PTS 小腿假肢。其接受腔是封闭式的,前壁延伸到髌骨上缘,包裹住髌骨,接受腔两侧亦延伸到股骨内外髁上缘,包容了髌骨和股骨内外髁,于膝关节屈曲位穿假肢,主要依靠髌骨上缘悬吊假肢。因此,它是完全的自身悬吊,残肢的承重和 PTB 小腿假肢一样。其优点为:①悬吊性能好,不仅适合于中残肢患者,还可用于小腿残肢过短的患者;②包膝式结构有利于保护膝关节,加强膝关节的稳定性和可防止膝过伸;③穿戴较 PTB 小腿假肢方便。其缺点为:①屈膝 90°时,接受腔前缘支起裤子,影响外观;②从屈膝到伸膝或从坐到站立,易夹裤子,引起尴尬(图 2-2-15)。

(3) KBM(Kondylen-Bettung Münster)小腿假肢:也称为楔子式小腿假肢,1966 年应用于德国明斯

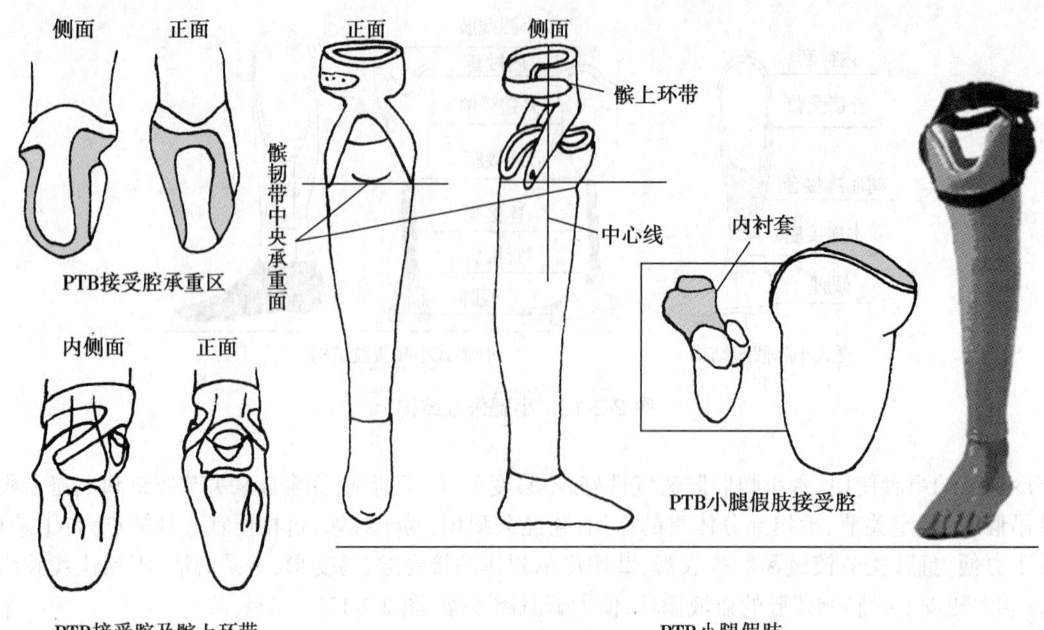

图 2-2-14 PTB 小腿假肢

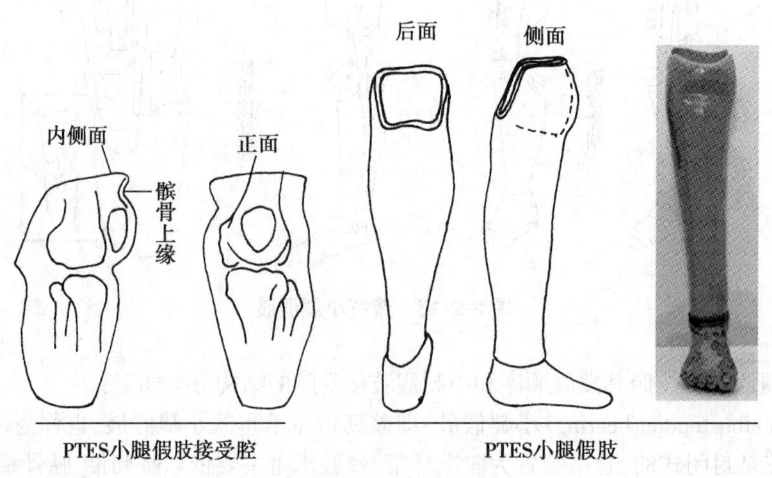

图 2-2-15 PTES 小腿假肢

特外科医院。其特点是接受腔内外侧缘高至股骨内，外髁上方内上壁有一可拆卸的楔形块，扣住内髁，悬吊假肢。这种小腿假肢只是采用了与 PTES 不同的悬吊方式，主要依赖于股骨内外髁的楔子进行悬吊。其优点为：穿着外观好于 PTES 小腿假肢。其缺点为：①由于 KBM 小腿假肢的包容面较 PTES 小腿假肢少，只适用于小腿中残肢或残肢长于膝关节间隙下 11cm 的截肢患者；②楔子携带和保管不方便，易遗失（图 2-2-16）。

(4) TSB（total surface bearing）小腿假肢：也称为全面承重式小腿假肢。TSB 全接触式小腿假肢的主要特点是在专门的承重取型架上残肢承重状态下取型，封闭式残肢接受腔与残肢全面接触、全面承重。全面承重型小腿假肢还采用硅橡胶作为内衬套，增加了内外接受腔之间附着力，从而悬吊效果更好。这样不但扩大了承重面积而且可以预防由于残肢末端不接触、不承重、负压而造成的残肢末端的红肿及炎症。另外，全面承重型小腿假肢也增加了悬吊假肢的力量。TSB 全接触式小腿假肢接受腔的两侧面适当向上延伸，依靠股骨内外髁进行悬吊，能适用于各部位小腿截肢的患者。其优点为：①由于残肢的承重面积增大，压强减小，穿着舒适；②残肢有触地的感觉，消除了残肢末端由于负压而造成的红肿与炎症。其缺点为：要求高，即对残肢要求高、对制作工艺要求高、对制作水平要求高、对材料性能要求高（图 2-2-17）。

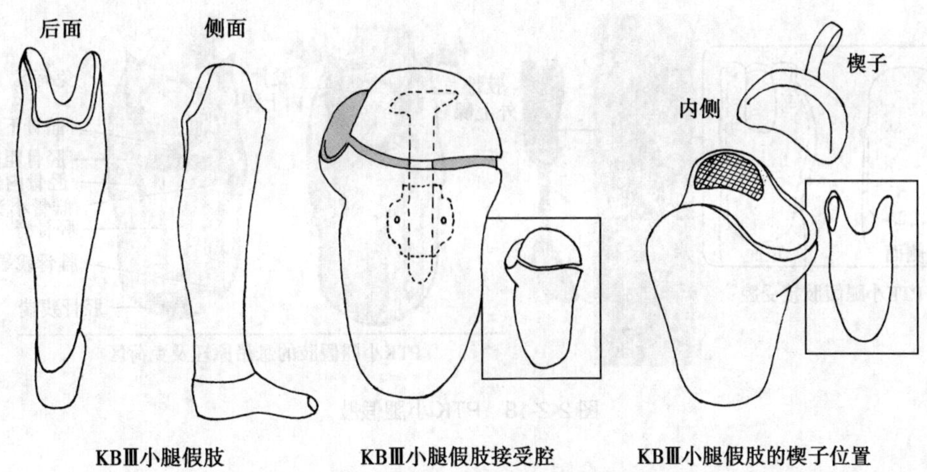

图 2-2-16 KBM 小腿假肢

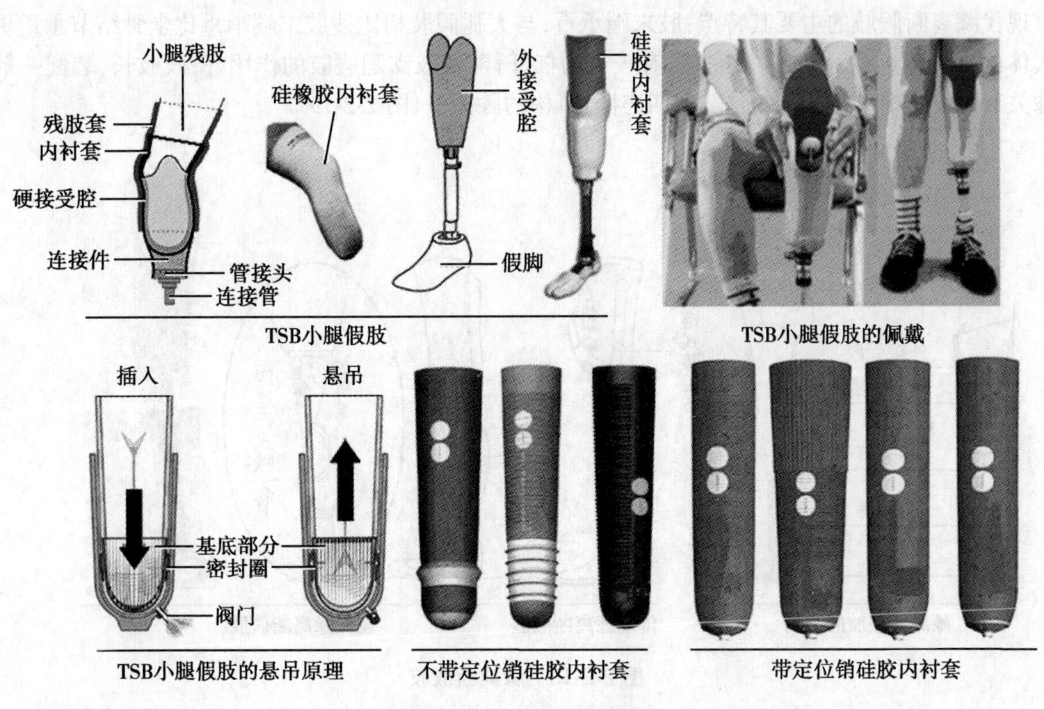

图 2-2-17 TSB 小腿假肢

(5) PTK(prosthese fibiale kegel)小腿假肢：又称髁上悬吊式小腿假肢。它是在 TSB 小腿假肢的基础上发展起来的，综合了 PTES 小腿假肢和 KBM 小腿假肢的特点并进行改良而成，依靠股骨内外髁进行悬吊，并在接受腔取石膏模型时需要紧紧地压住股骨内 / 外髁上缘。PTK 外接受腔的形式类似于 KBM 小腿假肢，前壁向上延伸到髌骨上缘，但在髌骨处开槽；两侧壁向上延伸到股骨内 / 外髁且具有一定弹性，在股骨内上髁上缘有一向内凸起楔状突起，起悬吊作用；接受腔的内衬套似 PTES 小腿假肢，做成整体包膝式。其优点为：这种小腿假肢承重合理，悬吊力强，活塞作用小，穿脱方便，能适用于各部位小腿截肢(包括残肢过短)的患者。其缺点为：要求较高，即对残肢要求较高、对制作工艺要求较高、对制作水平要求较高、对材料性能要求较高(图 2-2-18)。

(四) 膝离断假肢

膝离断假肢适用于膝关节离断的截肢患者，也适用于大腿残肢过长(距膝间隙上 8cm 以内或大腿残肢长度大于 85%)和小腿残肢过短(距膝间隙下 58cm 以内和小腿残肢长度小于 30%)的截肢患者。该假肢是由假脚、踝关节、小腿部分、膝铰链或膝关节、接受腔组成。传统膝离断假肢接受腔由皮革制作，前面开口系带子，膝关节为侧方膝关节铰链，悬吊性能良好，但外观不美，笨重。现代膝离断假肢

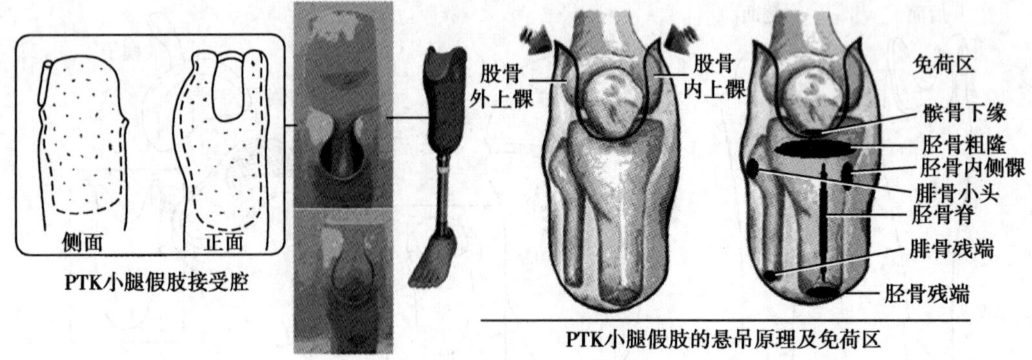

图 2-2-18　PTK 小腿假肢

按结构分为壳式和骨骼式膝离断假肢两种。壳式一般采用木材制作接受腔,膝关节采用带横轴式膝关节铰链。骨骼式一般采用两层接受腔、全接触式结构,膝关节采用四连杆机构,并具有自身悬吊功能。现代膝离断假肢的主要其特点:肢末端承重,与大腿假肢相比残肢末端承重比坐骨结节承重更符合人体的生理特点;髋部肌肉较完整,有较长的杠杆臂,残肢支配假肢的作用好;残肢长,装配一般假肢膝关节比较困难,需采用多连杆(如四连杆)机构的膝关节(图 2-2-19)。

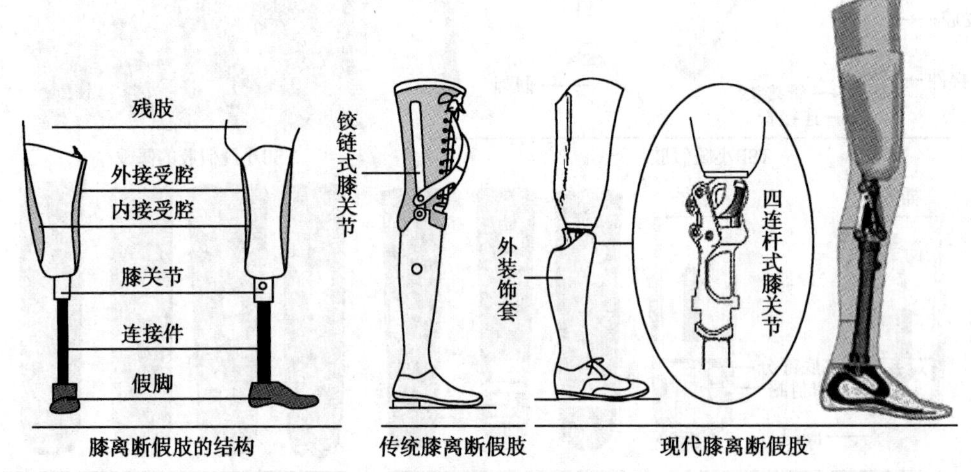

图 2-2-19　膝离断假肢

(五) 大腿假肢

大腿假肢适用于大腿截肢,从坐骨结节下 10cm 至膝关节间隙上 8cm 范围内(或 30%≤大腿残肢长度≤85%)的截肢患者。大腿假肢由假脚、踝关节、小腿部分、膝关节、接受腔、悬吊装置等组成。由于大腿假肢的结构比较复杂,可采用不同的接受腔和膝、踝等关节零部件,故假肢的品种较多。由于丧失了正常膝关节,大腿截肢后功能丧失较多,但装配上合适的假肢后经过系统的使用训练,完全能以较好的步态行走。如果装配高性能的假肢,不但能骑自行车,而且能跑步和参加适当的体育运动。大腿假肢按接受腔的形式和技术水平可分为传统大腿假肢和现代大腿假肢。

1. 传统大腿假肢　采用外壳式结构,其接受腔是开放插入式的,并配有肩吊带和腰带通过髋铰链进行假肢悬吊。根据接受腔的材料,传统式大腿假肢主要有铝大腿假肢、皮大腿假肢和木大腿假肢,目前国内多用铝大腿假肢。铝大腿假肢的残肢接受腔用皮革制作,接受腔是开放的和插入式的结构,假肢的大腿部分、小腿部分都是用薄铝板制成;膝、踝关节为单轴关节,膝关节分带锁、不带锁两种;假脚多用橡胶制成,依靠腰带、肩吊带或髋部金属铰链进行假肢悬吊。这种假肢悬吊性能好,对残肢要求不高,适合残肢过短、软组织过少、不能使用全接触吸附式的大腿假肢的患者使用,价格便宜。缺点是重量较重,难以做到良好的坐骨承重,而且易造成腹股沟、会阴处的磨损(图 2-2-20)。

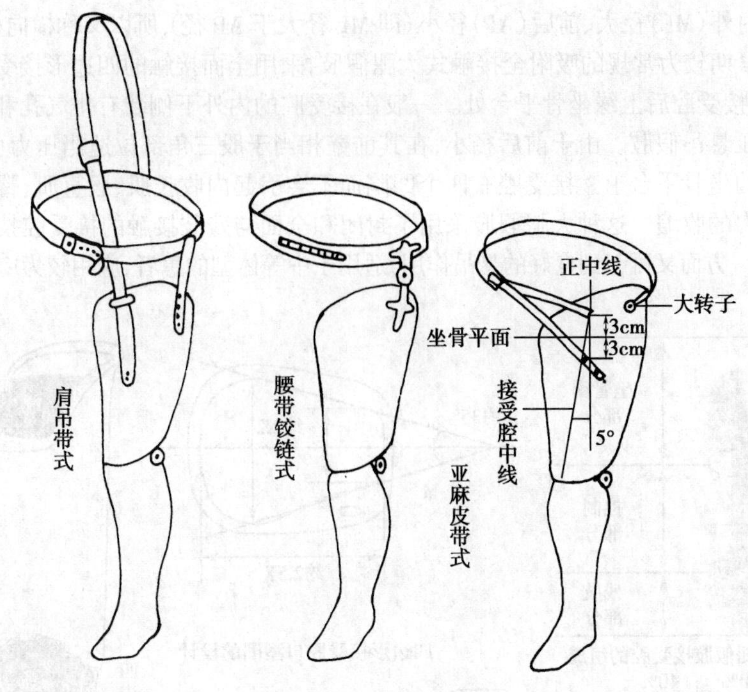

图 2-2-20 传统大腿假肢

2. 现代大腿假肢 既可以是壳式大腿假肢，也可以是骨骼式大腿假肢，它们接受腔一般为封闭全接触式结构。①骨骼式大腿假肢：组件式假肢普遍采用骨骼式结构，即标准组件化的关节、连接件、连接管呈内骨骼状，外加装饰泡沫海绵和针织袜套，外形更加逼真。随着膝关节等组件不断向多功能、高强度和轻量化改进，假肢的性能也大有提高。②壳式大腿假肢：壳式组件化大腿假肢在是 20 世纪 80 年代以后发展起来的，初期多为壳式大腿假肢，膝关节采用块状结构。这种假肢采用树脂复合材料抽真空形成接受腔，全面接触，重点部位承重；膝、踝、足及其连接件采用标准件，便于组装、调整和维修。接受腔的口型按生理解剖要求制作，承重合理；接受腔下端装有排气阀，利用接受腔与残肢间的负压悬吊假肢（又称为吸着式大腿假肢），不用腰带等悬吊装置，穿脱方便。对于残肢状况太差或患者穿不惯吸着式接受腔的情况，也可做成不完全接触（尤其是残肢末端）的接受腔，再加以肩吊带和腰带进行悬吊（图 2-2-21）。

(1) 四边形全接触式接受腔（total contact quadrilateral socket）大腿假肢：又称坐骨承重式大腿假肢。

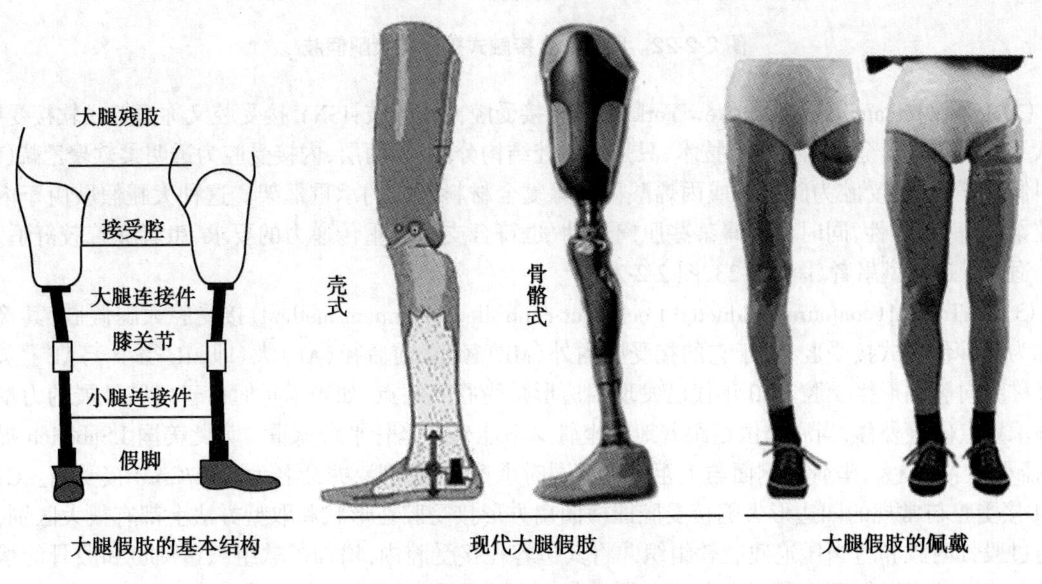

图 2-2-21 大腿假肢

由于它的接受腔内外(ML)径大、前后(AP)径小(即ML径大于AP径),所以又称横向椭圆形接受腔大腿假肢。它一种早期较为常规的吸附全接触式大腿假肢,采用全面接触的四边形接受腔,坐骨结节承重,坐骨承重点在接受腔后上缘坐骨平台处。一般在接受腔的内外下侧装有排气孔和气阀,利用接受腔与残肢间的负压悬吊假肢。由于前后径小,在其前壁相当于股三角部位适当压力可以保证坐骨结节落在后壁上缘的坐骨平台上。接受腔有四个凹陷而不会引起内收长肌、股直肌、臀大肌、腘绳肌过分压迫和限制肌肉的收缩。这种大腿假肢采用了封闭和全面与残肢接触的接受腔技术,一方面可以保证坐骨承重,另一方面又可起到良好的悬吊作用,适用于中等体型的患者,应用较为广泛(图2-2-22)。

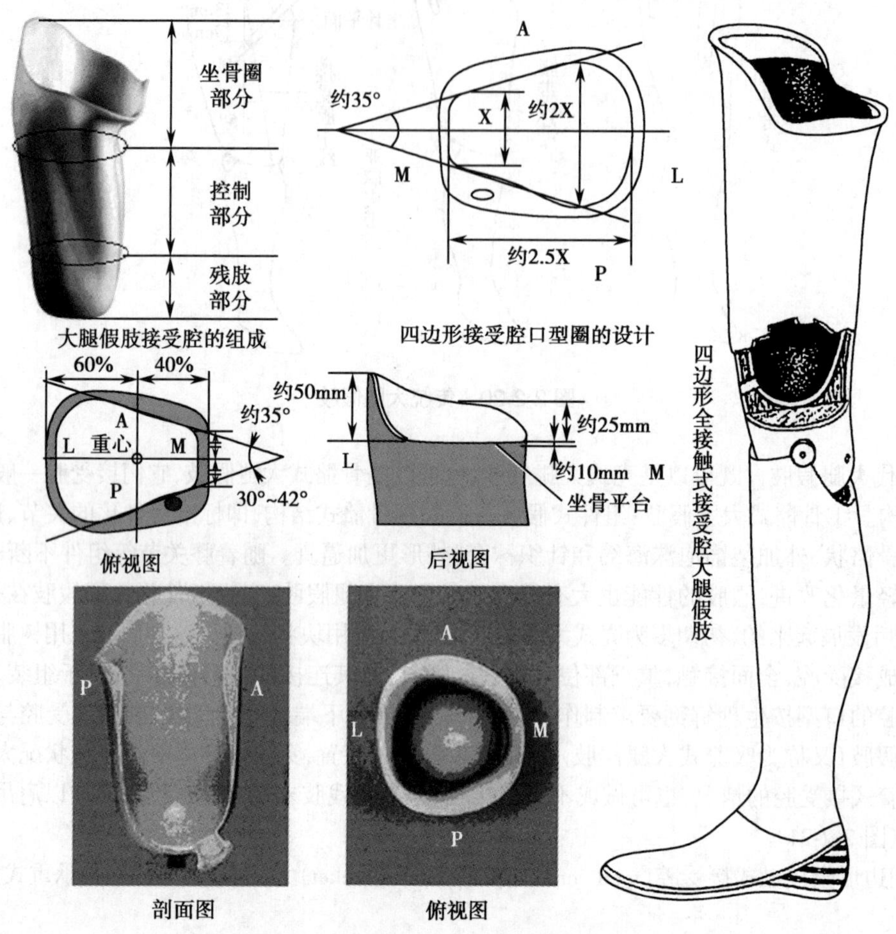

图2-2-22 四边形全接触式接受腔大腿假肢

(2) ISNY(Icelandic Swedish-New York Socket)接受腔大腿假肢:ISNY接受腔又称框架式软接受腔,形状上采用四边形全接触接受腔技术,只是接受腔结构分内、外两层,内接受腔为透明柔软聚乙烯(PE)塑料制成,外层接受腔为碳纤维或丙烯酸树脂等复合材料制成的承重框架。这种大腿假肢由于内接受腔柔软、富有弹性,同时不妨碍某些肌肉运动,也符合支撑体重传递力的要求,患者穿着较舒适、轻便。适用于运动型患者(图2-2-23、图2-2-24)。

(3) CAT/CAM(contoured adducted trochanter-controlled alignment method)接受腔大腿假肢:其接受腔称为坐骨包容式接受腔,由于它的接受腔内外(ML)径小、前后径(AP)大(即ML径小于AP径),所以又称纵向椭圆形接受腔。70年代已发现四边形接受腔的缺点,如当承重时由于残肢外展的力量使坐骨承重点位置外移,当屈髋位足跟着地时坐骨又不能坐在坐骨平台承重。为此美国J.Sabolich提出ML径小而AP径大、坐骨内侧面与大粗隆下部同时承重的接受腔,并命名为CAT/CAM接受腔。CAT/CAM接受腔与常规的四边形大腿接受腔即横向扁方形接受腔在形状和取型方法上都有很大区别,它是通过股骨内收和适当压迫残肢软组织并将其包容在接受腔内,增加了软组织(臀肌)和股骨的承重分量。这样既可以保证瘦弱型患者的坐骨充分坐在接受腔内而不至于难受,又可以保证软组织较多

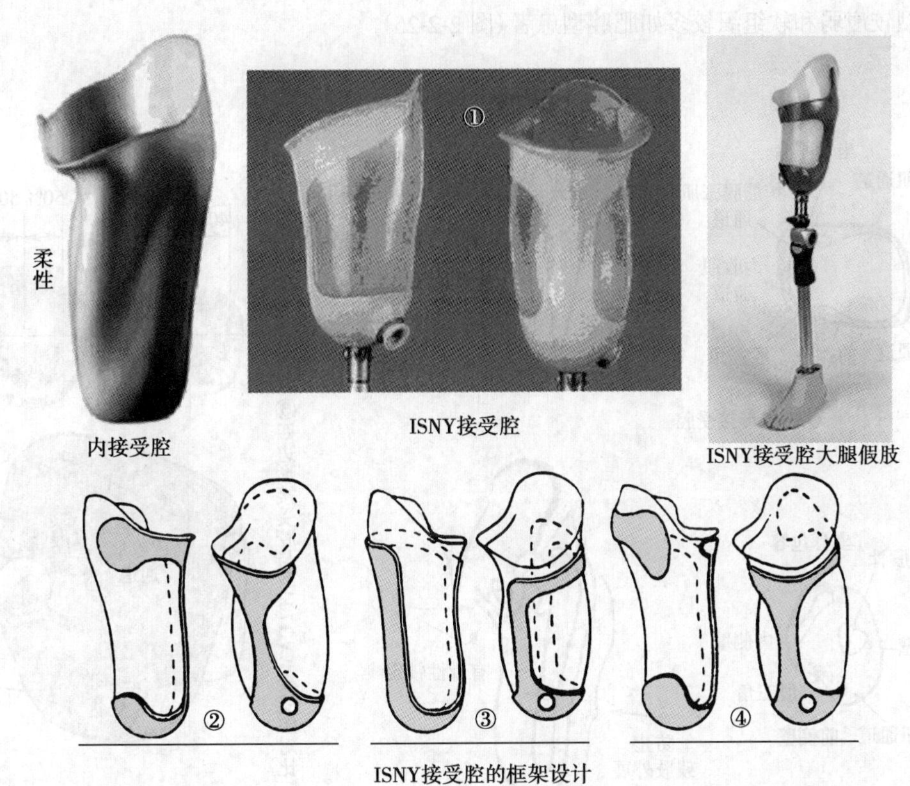

图 2-2-23 ISNY 接受腔

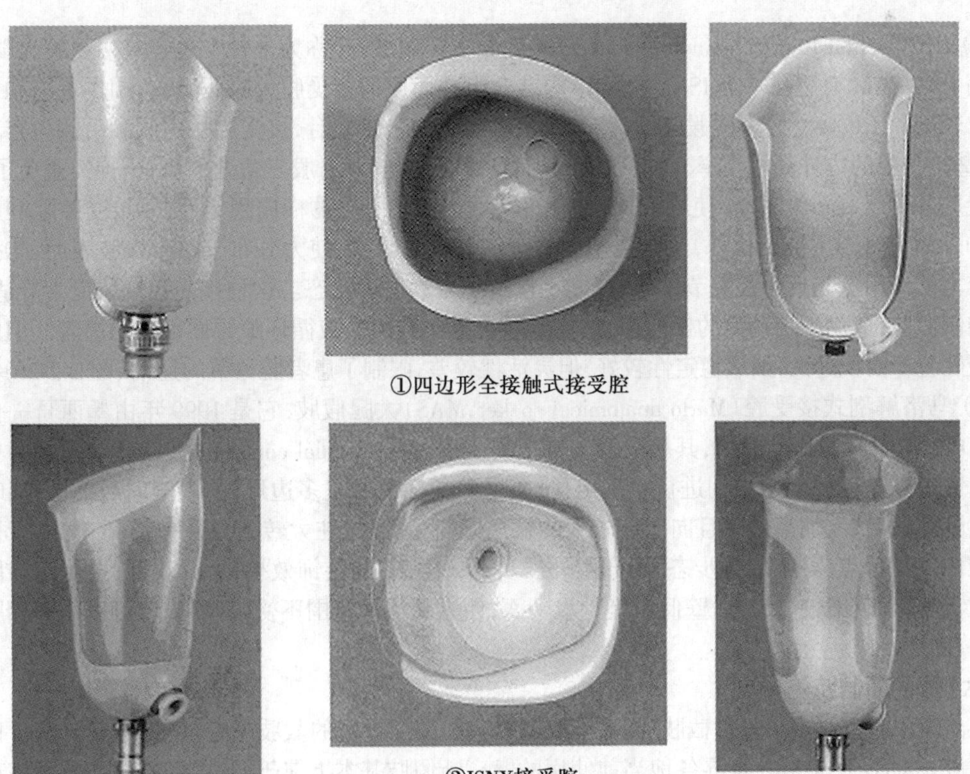

图 2-2-24 四边形全接触式接受腔和 ISNY 接受腔

的患者的软组织能够充分地包容在接受腔内而不至于被挤在外面。因此,CAT/CAM 接受腔大腿假肢适用于体型较瘦弱和软组织较多如肥胖型患者(图 2-2-25)。

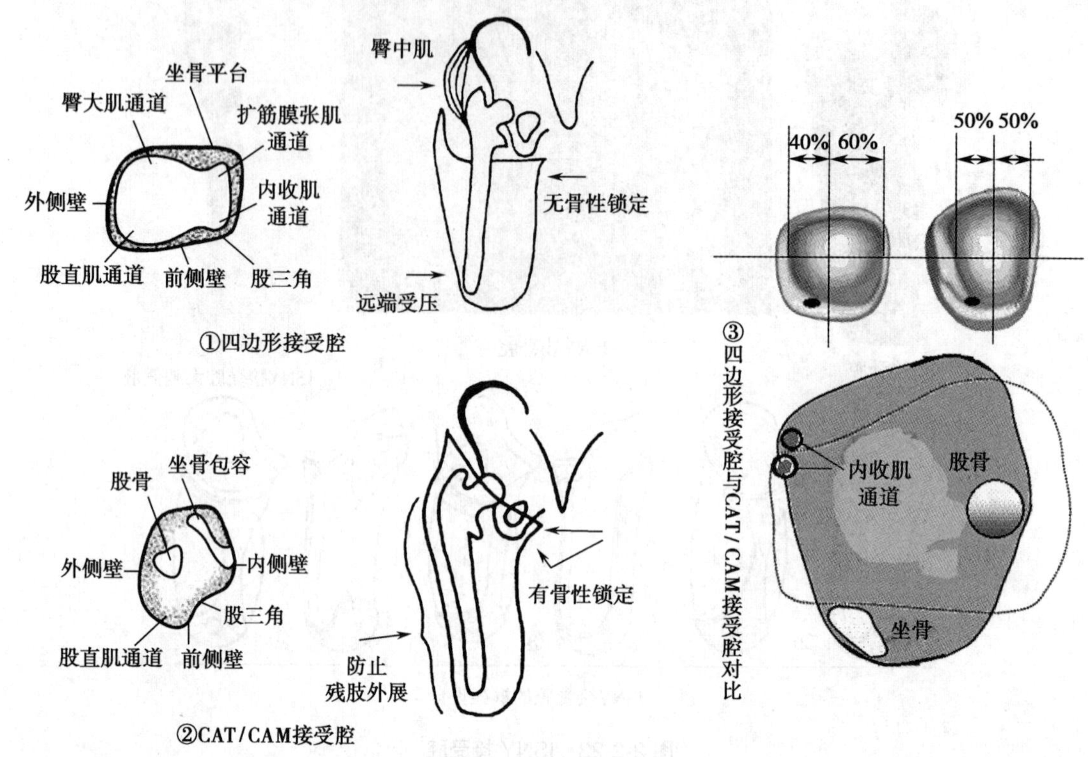

图 2-2-25　四边形接受腔与 CAT/CAM 接受腔

(4) IRC(Ischial Ram containment socket)接受腔大腿假肢:又称为坐骨支包容式接受腔大腿假肢,是采用 CAT/CAM 口型技术与 ISNY 框架结构结合组合而成的接受腔大腿假肢,对制作工艺和制作水平要求较高。IRC 接受腔大腿假肢的特点:①没有明显的坐骨平台,接受腔从内侧和后侧包容和支撑坐骨;②接受腔的内外径相当窄,而前后径相当宽,成纵向椭圆形,股三角处的血管、神经避免了受压;③接受腔外侧缘高过大转子,使股骨保持内收位,增加了接受腔的横向稳定性;④接受腔除利用坐骨包容和外侧大转子下部支撑外,还主要利用软组织和股骨承重,使力分布于整个残肢表面;⑤接受腔受到合力的作用点趋近于髋关节中心,使之更接近于自然生理状态。这种接受腔穿戴更为舒适,比较容易控制假肢,适用于运动型的任何患者,尤其适合老年和因血液循环障碍而截肢的患者。但由于此种接受腔包容面积过大,虽然稳定性较好,但灵活性较差,限制了患者髋关节的运动(图 2-2-26)。

(5) 马洛解剖式接受腔(Marlo anatomical socket,MAS)大腿假肢:它是 1999 年由墨西哥一位名叫 Marlo Ortiz 的假肢制作师发明,其接受腔实际上是坐骨包容(Ischial containment,IC)接受腔的一种改进型。它根据人体解剖学结构进行精确定位,接受腔的横截面呈多边形,前内侧向后推压,同时适度放松接受腔的后壁,加高外壁且向内作较大的挤压倾斜,紧紧抱住大转子,从而使整个残肢“固定”在接受腔内。其特点为:①改善步态,不产生外展步态;②完美的装饰效果,后壁较低,接受腔与肢体间无缝隙;③活动范围较大,其后壁低于坐骨水平面,使大腿活动范围不受限制,患者可以作高抬腿和盘腿动作(图 2-2-27)。

(六) 髋离断假肢

髋离断假肢适用于半骨盆截肢、髋关节离断和大腿残肢过短的截肢患者(坐骨结节下 5cm 以内或大腿残肢长度小于 30%)。世界各地当前使用的髋离断假肢基本上属于同一类型,即加拿大髋离断假肢。按结构不同分类,髋离断假肢主要有壳式和骨骼式的两种。其主要由骨盆接受腔、髋关节、膝关节、踝和假脚构成。接受腔用皮革或增强塑料制成,包容着全部截肢端。半骨盆切除者的接受腔上缘向上延至胸廓之下部,辅助承重。髋关节有带锁、不带锁之分,前一种多用于年老体弱者,支撑稳定而步

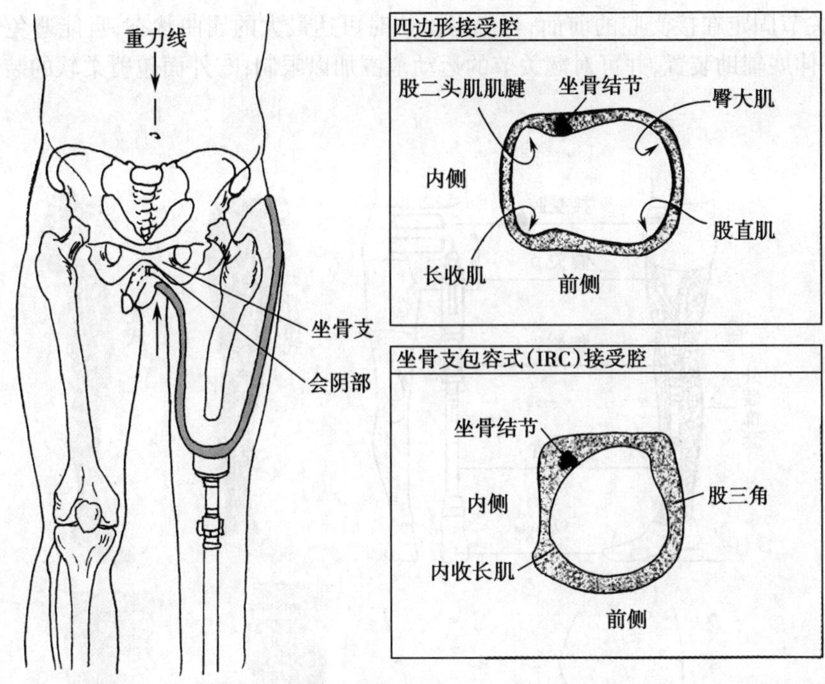

图 2-2-26 四边形接受腔和 IRC 接受腔

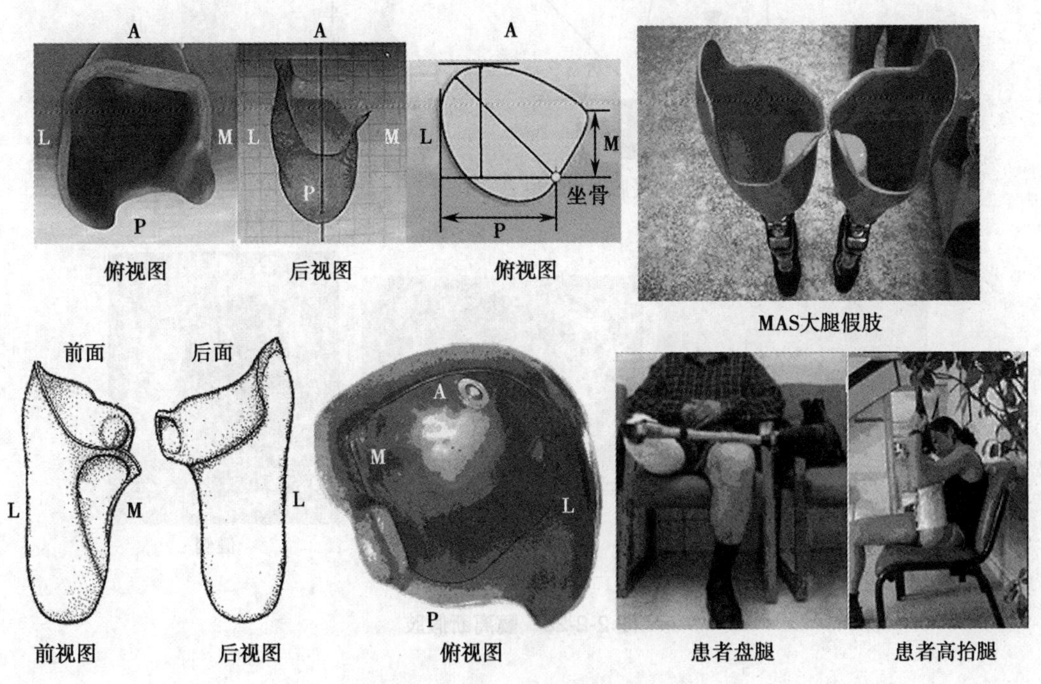

图 2-2-27 MAS 接受腔大腿假肢

态较差。

1. 壳式髋离断假肢 是一种典型的外壳结构髋部假肢,采用合成树脂抽真空工艺制作接受腔。特点:①接受腔的前下方装有髋关节铰链;②在接受腔底部装有髋伸展辅助弹性带,一直延伸到膝部,并有限制屈髋的作用;③膝关节采用壳式结构组合件。

2. 骨骼式髋离断假肢 假肢整体为内骨骼式结构,接受腔采用硬、软树脂复合材料制作;髋关节采用带伸展辅助装置的组件式髋关节,膝关节也为高稳定性的组件式膝关节。特点:①接受腔的形式为加拿大式,但改用硬、软两种树脂复合材料制作(承重部分由硬树脂制作,腰带部分由软树脂制作),既有承重作用好,又容易穿脱;②髋关节、膝关节采用标准组件式结构,便于对线调整,且具有良好的

稳定性；③髋关节固定在接受腔的前面，当患者坐位时可达最大的屈曲状态，且能避免骨盆的倾斜；④髋关节带有伸展辅助装置，并可对髋关节的运动范围加以限制；⑤外面包覆柔软的装饰套，外形美观（图 2-2-28）。

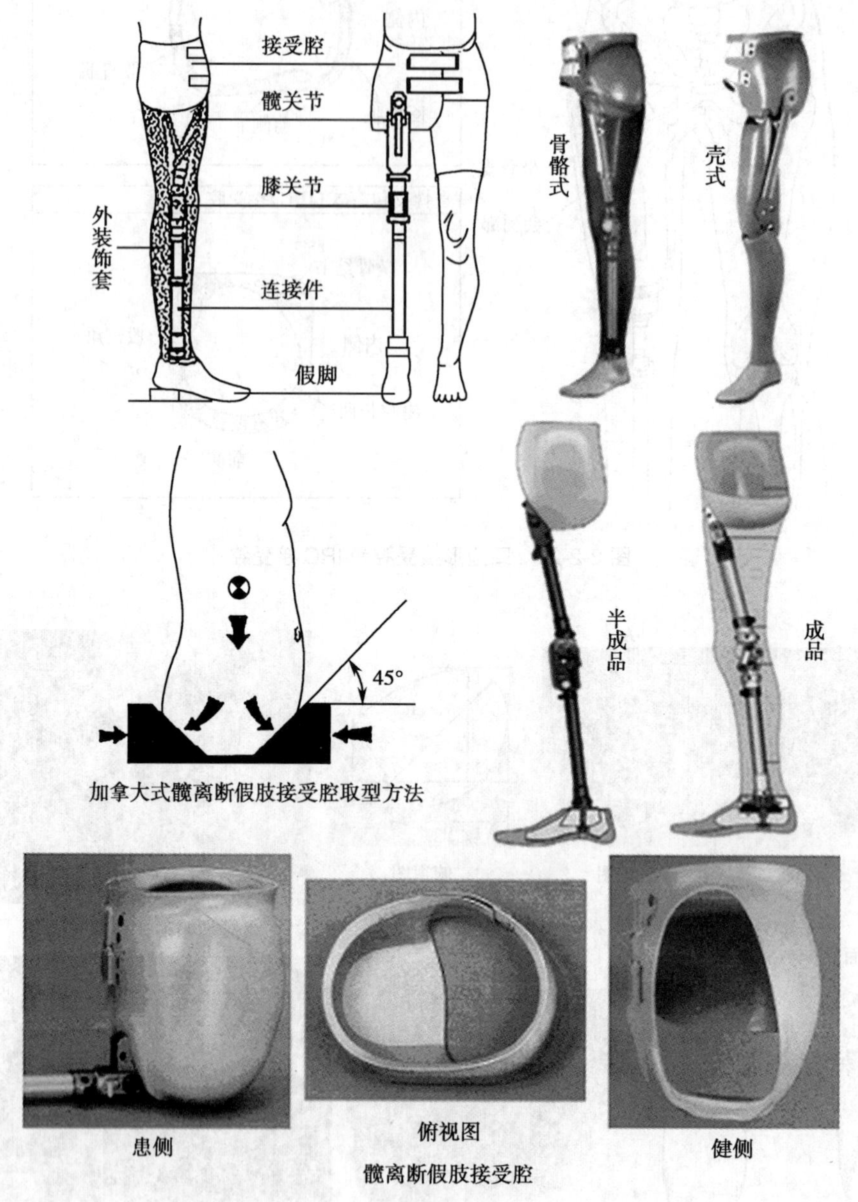

图 2-2-28 髋离断假肢

3. 特殊下肢假肢

(1) 小腿旋转成形术假肢：主要是指专门为小腿旋转成形术所制作的特殊假肢。由于该手术将小腿部分代替大腿部分，踝关节代替了膝关节，尽管是大腿截肢，但它的残肢结构非常特殊：第一，看似是膝关节离断，但它有自身的关节，只不过这种关节不是膝关节，而是旋转了 180°的踝关节；第二，说它是小腿假肢，但它又不是小腿假肢的制作与取型方法（图 2-2-29）。

(2) 短下肢假肢：是指专门为双大腿截肢患者设计和制作的特殊假肢。由于双大腿截肢对患者而言，制作普通的假肢早期很难进行行走与康复训练，为了使此类患者尽早行走并进行康复训练，必须降低身体的重心，增加患者站立与行走的稳定性，并使患者平稳、安全和自由行走，为此需制作一种特殊的下肢假肢。这种双下肢以髋关节为圆心、到地面的距离为半径，制作一个类似反向摇掌底的靴形接受腔。此种假肢结构简单，但非常实用，可以作为家用假肢与早期训练用假肢（图 2-2-30）。

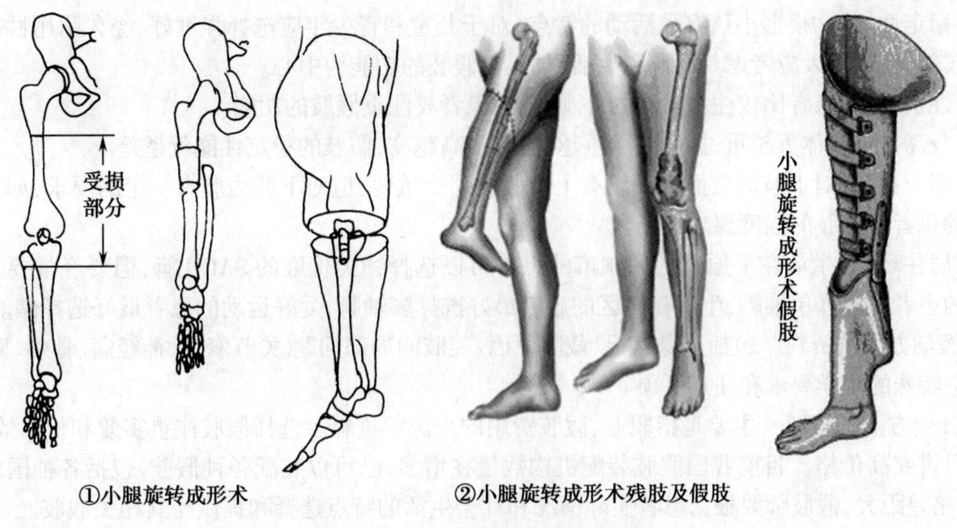

图 2-2-29 小腿旋转成形术假肢

三、下肢假肢处方

假肢处方是指参与假肢制作的人员在对患者进行残肢诊断后，对患者所需假肢的品种及结构等作出的书面处理意见。假肢处方的目的在于让患者得到满意的、适合自己需要的假肢。假肢处方涉及很多方面，其重点是确定假肢产品，包括假肢的类型、结构、材料、控制、主要功能、使用训练等方面内容。

制定假肢处方需要对患者进行全面科学的康复评定。制定正确合理的假肢处方，是截肢者安装假肢实现全面康复的第一步。要在了解截肢者需求的基础上，根据截肢者的条件选择适合截肢者的假肢产品。它需要康复小组成员的共同参与来完成。

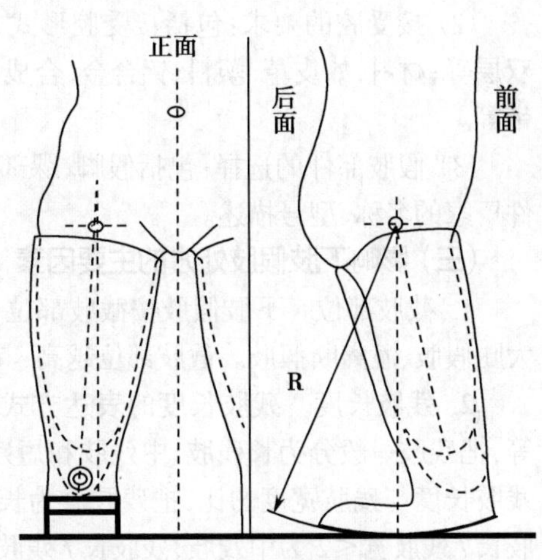

图 2-2-30 双大腿截肢的短假肢

（一）选用假肢的原则

1. 检查为先的原则　假肢的种类和型号等都很多，首先检查患者的残肢条件，如残长、关节活动幅度、残肢的肌力、软组织的多少及瘢痕的位置等，来初步选择假肢的种类和型号等。

2. 具体问题具体分析的原则　要考虑患者的身体情况、年龄、生活环境（城市或农村、山区等）、工作要求、心理期望值、经济承受能力或者责任方的上述能力等，来选择假肢的种类、档次和型号。

3. 以功能为主的原则　每个截肢患者所面临最大的挑战就是独立生活、学习和工作，这都要求恢复截去肢体的基本功能。根据截肢患者多数情况的需要，应该装配假肢。但有些情况，如部分手截肢装配了装饰性假手反而失去残手感觉，妨碍残手残余功能的发挥，则不一定要勉强装配。

4. 注重性价比的原则　即注重实效和价格效益比，不盲目追求高价格。我国当前假肢装配机构多已可以装配各种假肢，包括各种进口的假肢，价格差距很大，小腿假肢价格低的数百元一支，高的可达数万元。截肢患者选择时要了解和比较相关假肢的性能、特点和价格。有的高价假肢是为某些特殊人群设计的，如智能大腿假肢，价格高达十几万元，适合经常需要快速行走者使用，老年人就不适合选用。

5. 便于维修的原则　假肢的一般使用寿命在5年左右，要考虑是否便于维修、便于更换易换部件等。

（二）下肢假肢处方

1. 一般性资料

(1) 年龄：作为评价活动量的因素有重要意义。①一般对于老年截肢患者应着重考虑穿脱方便、

重量轻、稳定性好；②根据小孩有爱活动的特点，对于儿童和青少年应选择强度好、经久耐用性的结构和材料；③对于成年人应考虑其职业和生活习惯，以假肢的功能为中心。

(2) 性别：女性患者比较注重假肢的外观，男性患者较注重假肢的功能。

(3) 身高、体重：体重越重，接受腔承重越困难；身高越高，假肢的稳定性能就越差。

(4) 职业：职业对下肢假肢而言虽没有上肢假肢那么重要，但对下肢假肢有一定的要求，如从事体力劳动的患者对假肢的强度要求较高。

(5) 居住环境：生活在平原地区和城市的患者可以选择物美价廉的 SACH 脚，但要经常要上下坡或楼梯的患者应选择单轴脚，生活在山区的患者最好选择多轴脚，爱好运动的患者最好选择储能脚。

2. 医学方面的资料　包括全身状况、截肢原因、残肢的局部问题(关节挛缩、神经瘤、骨刺、瘢痕等)和装配中特殊的医学要求和注意事项。

3. 社会方面的资料　主要是指职业、假肢费用的来源等资料。选择假肢注重实效和价格效益比，而非盲目讲究高价格。目前我国假肢装配机构数量在增多，已可以装配各种假肢，包括各种国外进口的，但价格差距大，假肢师要根据患者实际情况和社会生活的特点选择和提供与其相关假肢。

4. 假肢方面的资料

(1) 假肢的名称：按截肢部位来命名。

(2) 接受腔的要求：包括接受腔形式，如插入式、全面接触式、全面承重式、密封式、开放式、单层、双层等；材料，如皮革、塑料、铝合金、合成树脂等；悬吊方式，如 PTB、PTES、KBM、PTK、TSB、腰带、肩腰带等。

(3) 假肢部件的选择：包括假脚、踝部、连接件、膝关节、髋关节及某些特殊功能的部件。要求用部件厂家的名称、型号描述。

(三) 影响下肢假肢处方的主要因素

1. 截肢部位　下肢假肢按截肢部位一般分为假足趾、假半脚、赛姆假肢、小腿假肢、膝离断假肢、大腿假肢、髋离断假肢。截肢部位越高，其可能恢复的功能就越差。

2. 残肢长度　残肢长度的表达方式有许多种，如按实际长度、按残肢长度与健肢长度的百分比等，把残肢一般分为长残肢、中残肢和短残肢。国际标准化组织（ISO）推荐的表示残肢长度的方法：按残肢长度与残肢宽度的比，把残肢分为长残肢、中残肢和短残肢，残肢长 / 残肢宽≤1 为短残肢，1< 残肢长 / 残肢宽≤2 为中残肢，残肢长 / 残肢宽 >2 为长残肢。一般而言，上肢残肢越长越好，而小腿截肢患者残肢过长会造成残肢血液循环不良，冬天会感觉很冷。

3. 残肢承重能力　残肢良好的承重能力取决于以下几个方面。①残肢外形：呈圆柱状，残肢末端有良好的软组织覆盖；②残肢表面皮肤：没有大的瘢痕，没有粘连、滑囊炎和皮肤病等；③残肢骨端：膨大、平整圆滑，没有骨刺；④残肢各个部位：没有压痛、神经瘤和幻肢痛等。

4. 残肢侧的关节功能　残肢侧的关节功能是否良好，与关节有无畸形、强直、关节挛缩、异常活动、关节运动的肌肉力量、关节活动范围是否正常等有关。截肢一般可能会造成关节挛缩，过分的关节挛缩将严重影响假肢的装配与使用。

5. 年龄　①年老、体弱、活动量小的截肢患者应选择重量轻、稳定性好、穿戴方便的假肢；②年轻、体壮、活动量大的截肢患者应选择坚固耐用、强度大的假肢；③爱好运动的有条件的下肢截肢患者可以选择万向储能脚和各种功能性好的膝关节；④儿童患者应选择便于更换接受腔和可以调节长度的假肢。

6. 体重和活动水平　截肢患者的体重和活动水平差别很大，为了适应患者的不同体重、不同的活动水平的需要，应当了解各种假肢零部件的结构性能，更好地满足患者的需要。

7. 生活的区域和环境　生活在山区的小腿截肢患者应该选择万向脚或单轴脚，大腿截肢患者应该选择稳定性好的膝关节，以防下坡打软腿；生活在城市或平原地区的小腿截肢患者可以选择物美价廉的 SACH 脚；但大腿截肢患者最好还是选择有动踝脚，以提高假肢的稳定性。

8. 职业因素　①从事体力劳动的截肢患者应选择有皮带固定的假肢；②从事农田或水产业的截肢患者最好选择壳式的、防水性好的假肢。

9. 穿鞋习惯　不同的跟高对下肢假肢对线的影响较大，如果跟高过低，会造成假肢过于稳定，有

上坡的感觉，反之则容易打软腿；假脚过长也会造成行走吃力，假脚过小不利于稳定。

10. 经济能力和实际情况 假肢是替代人体肢体的实用性很强的产品，其品种和规格多种多样，接受腔技术是它的软件条件，零部件是它的硬件条件。也就是说，再先进的零部件，如果没有良好的接受腔与之适配，还是枉费。因此，假肢的选择应以功能为主，切莫盲目地追求高价格、高档次的假肢，要结合自身的实际情况包括维修条件在内等诸多因素综合考虑，从长计议。

(四) 下肢假肢的主要零部件

下肢假肢主要零部件分为连接件、对线调节部件和功能部件。连接件、对线调节部件包括连接盘、连接座、连接管、管接头、双向管接头等。功能部件主要指假脚、踝关节、膝关节、髋关节等。其中功能部件的选择尤为重要，它与患者的运动功能等级是紧密联系的。总之，假肢零部件的选择不仅会影响患者将来的步行能力，还会直接影响患者日常生活及职业能力。特别是假肢零部件开发成果日新月异，如何为患者选择假肢部件，对康复医生、假肢师来说责任重大。

1. 假脚 是假肢的重要零部件，常用的有四种类型。

(1) 木质静踝脚：主要用木头制作，没有踝关节，假肢的小腿部分和假脚直接相连，在前脚和后跟装有弹性橡胶，有的没有脚的形状，只是高跷的形式。这种假脚简单实用，由于假脚整体有一定的弹性，可以作轻微的跖曲背伸和内外翻。优点：①物美价廉，结构简单，基本上不需要维修；②重量轻，降低了运动时的能量消耗；③特别适用于农村和捕鱼区的截肢患者和作为游泳专用假肢的假脚。缺点：①不可以调节和维修，假脚的橡胶一旦老化，其功能就基本丧失；②不适合不平的路面行走，只适合于较为平坦的路面(图 2-2-31)。

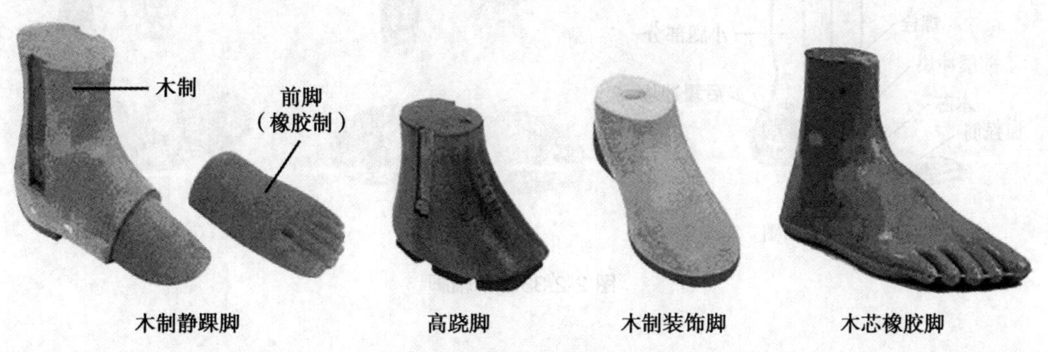

图 2-2-31 木质静踝脚

(2) SACH(solid ankle cushion heel)脚：全称为静踝软后跟脚。SACH 脚没有活动的踝关节，是静踝脚中的常见假脚，假肢的小腿部分和假脚是用螺栓固定在一起的。假脚内有一块木头芯，外体用聚氨酯(PU)橡胶制成，后跟有一个楔形的、弹性极好的软垫，在行走时这一软垫起到跖屈和背伸的作用，而且由于假脚的整体具有一定的弹性，SACH 脚也能作轻微的内翻、外翻和水平转动。优点：①SACH 脚由于结构简单，基本上不需要维修，重量轻、能耗少、外观美，甚至可以做得像真实的脚一样，在脚和小腿之间没有动踝脚那样的缝隙；②由于采用了工业化的大批量生产，降低了成本，SACH 脚的价格也很便宜。缺点：①不能像单轴脚一样调整跖屈和背屈，如果截肢患者换一双跟高不同的鞋，假肢需重新对线调整，否则穿上假肢后就无法正常行走；②聚氨酯(PU)橡胶尽管耐磨、耐腐蚀，但易老化，在跖趾关节处易断裂；③不适用于不平坦路面环境上的行走；④SACH 脚装在小腿假肢上很好，但装在大腿假肢上不利于膝关节的稳定性(图 2-2-32)。

(3) 单轴脚(single foot)：单轴脚是一种动踝脚，主要机械部件是一根垂直于矢状面的旋转轴。假肢的小腿部分和脚之间可以围绕这根旋转轴做相对转动，从而实现假脚的跖屈和背屈。在旋转轴的前后各有一块用硬橡胶制作的前后缓冲块，以适应假脚踝关节所受的跖屈力和背屈力。按照孔的不同分为单孔单轴脚和双孔单轴脚，双孔单轴脚相对单孔单轴脚侧向更加稳定，但相对较重。优点：①可以作较大的跖屈和背屈运动；②其动踝后方的跖屈缓冲块刚度较低，使得脚跟落地时的冲击力大部分被吸收，有助于提高膝关节的稳定性；③通过调节前后缓冲块的弹性，可以使假脚适应不同截肢患者的需要；④脚趾部分的橡胶在受力时弯曲变形，使得行走较为自然、舒适。缺点：①各部分的橡胶

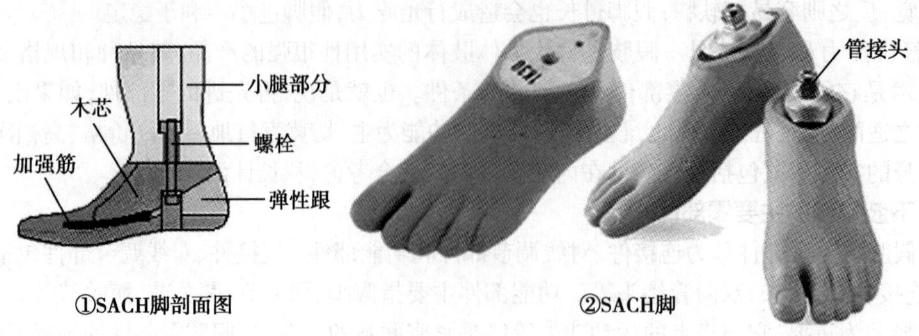

图 2-2-32 SACH 脚

件很容易损坏或摩损，这样就会影响截肢患者的步态，需要较多的调整和维修；②另外，单轴脚只能有跖屈、背屈运动，很难实现内外翻及水平转动，不适用于斜坡路面环境上行走时；③与静踝脚相比，单轴脚较重，其外观也不如静踝脚(图 2-2-33)。

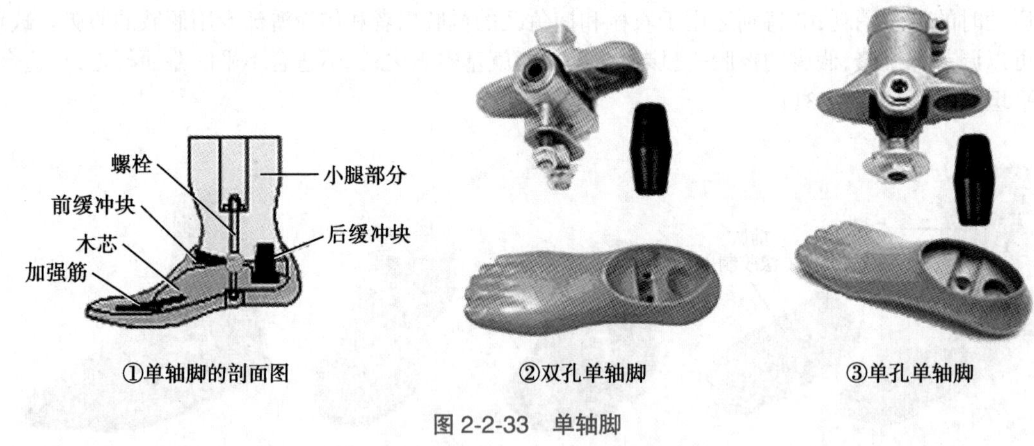

图 2-2-33 单轴脚

(4) 多轴脚(multi-axis foot)：也称万向脚，通常是用一块可以允许任何方向运动的弹性块作为假肢小腿部分和脚之间的连接件。最早的多轴脚是德国的 Greissinger 脚。优点：能够减少假肢其他部件在侧向和水平面上的受力，实现假脚的内外翻、跖曲背伸和水平转动，适合于截肢患者在任何路面环境上的行走。缺点：结构复杂、重量大、维修率高、价格较贵(图 2-2-34)。

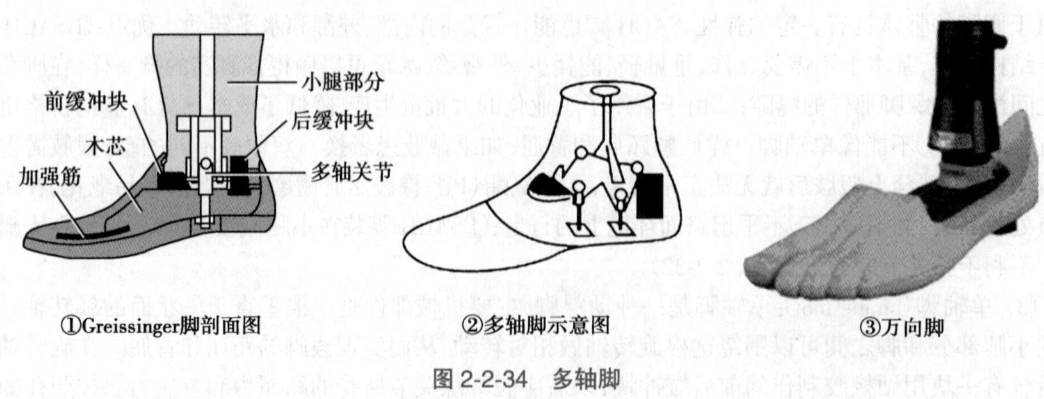

图 2-2-34 多轴脚

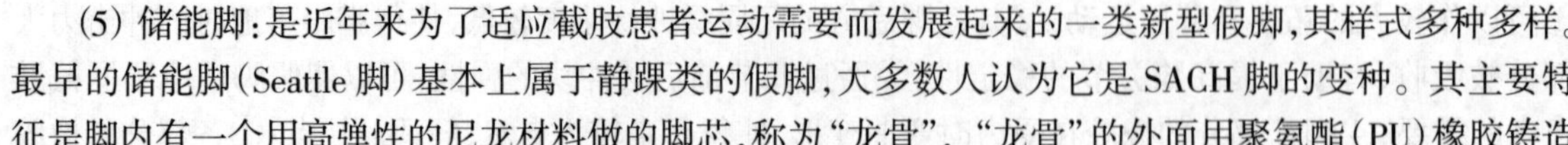

(5) 储能脚：是近年来为了适应截肢患者运动需要而发展起来的一类新型假脚，其样式多种多样。最早的储能脚(Seattle 脚)基本上属于静踝类的假脚，大多数人认为它是 SACH 脚的变种。其主要特征是脚内有一个用高弹性的尼龙材料做的脚芯，称为“龙骨”，“龙骨”的外面用聚氨酯(PU)橡胶铸造成形。使用弹性“龙骨”是为了让假脚具有良好的弹性或储能性，就像一个弹簧一样在跟着地时储存能量，起到缓冲作用，在趾离地时释放能量，起到助推作用，部分地代偿截肢患者所失去的腿部肌肉的功能。当然，新型的储能脚的“龙骨”由弹性更好、强度更大的碳纤维材料所代替，其形式也各种各样，尤其能满足爱好运动的截肢患者的需要，其中最具有代表性的运动储能脚是 Flex Foot，俗称飞毛腿假脚。随着社会的进步和科技的发展，各种各样高性能的储能脚不断涌现，它们既有储能脚的特性，又有万向脚的特性，即储能万向脚(图 2-2-35)。

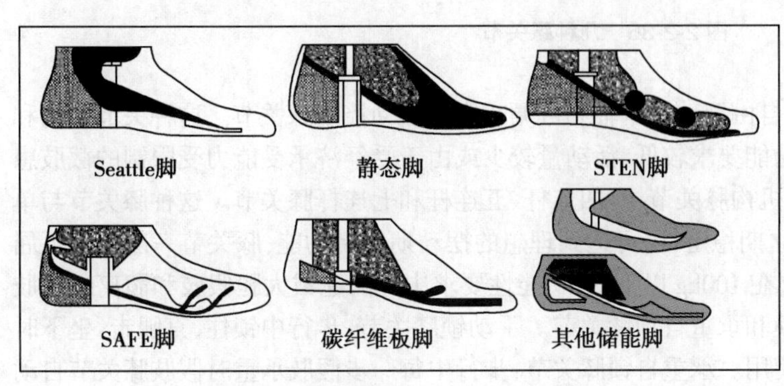

静踝储能脚

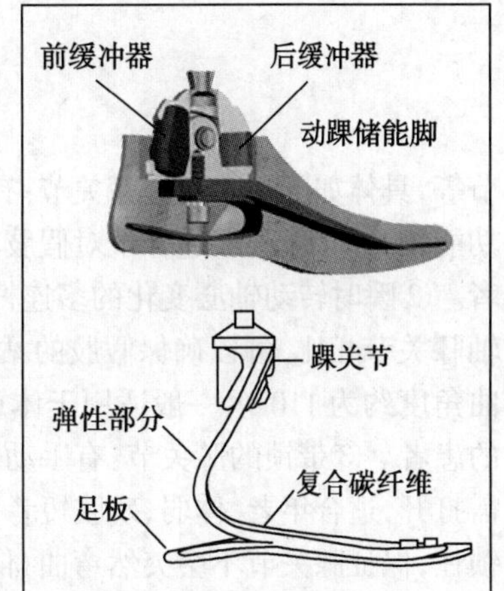

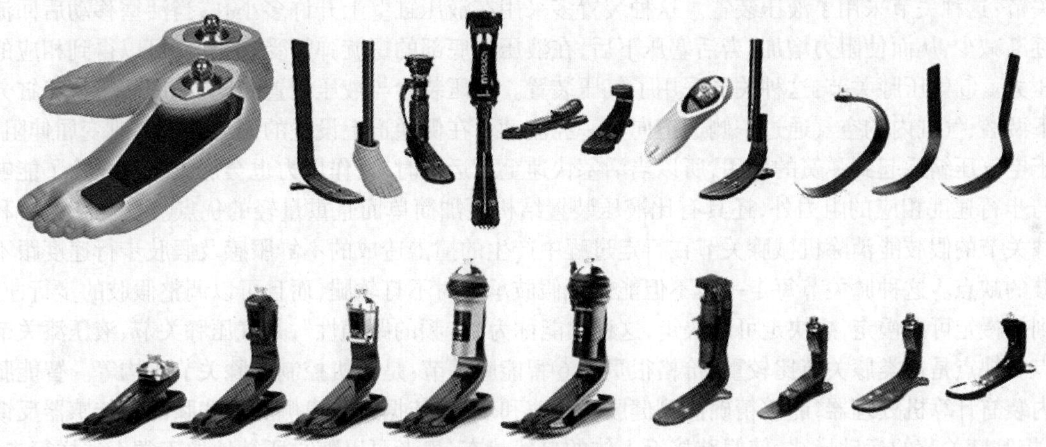
其他各种形式的储能脚

图 2-2-35 储能脚

2. 关节　下肢假肢关节有踝关节、膝关节和髋关节。

(1) 踝关节：踝关节有静踝关节和动踝关节，动踝关节有单杆式和双杆式，以及可调式式和固定式等(图 2-2-36)。

(2) 膝关节：下肢假肢膝关节机构是到目前研究最多的，也是品种类型最多的假肢关节机构。这是因为人在行走及其他活动中对膝关节运动性能的要求是多方面的，比对脚的性能要求要复杂得多。

1) 膝关节要求：对膝关节除了要求能屈曲 135°、伸展 0°，活动范围达到与正常膝关节基本一致外，还有以下要求。①稳定性要求：膝关节在站立期要稳定、安全，不能打弯造成截肢者跌倒；②助伸要求：迈步时要能够带动小腿向前摆动，不能使小腿落后于大腿；③控制要求：在摆动中期要能使小腿加速，摆动结束时要能使小腿减速，不让腿伸直时有过大的冲击引起膝关节的碰撞声；④其他要求：另外还有坐立时位置的要求，对膝关节还有体积小、重量轻、强度大、寿命长要求等。

2) 膝关节种类：为了满足上述要求，人们设计出了各式各样的膝关节机构。按膝关节结构类型分为单轴、四轴、七轴膝关节；按膝关节的控制方式分为带锁、机械式摩擦控制、气压控制、液压控制和计算机芯片控制膝关节；按关节的主要材料不同分为木制、塑料、铝合金、不锈钢、钛合金和碳纤维膝关

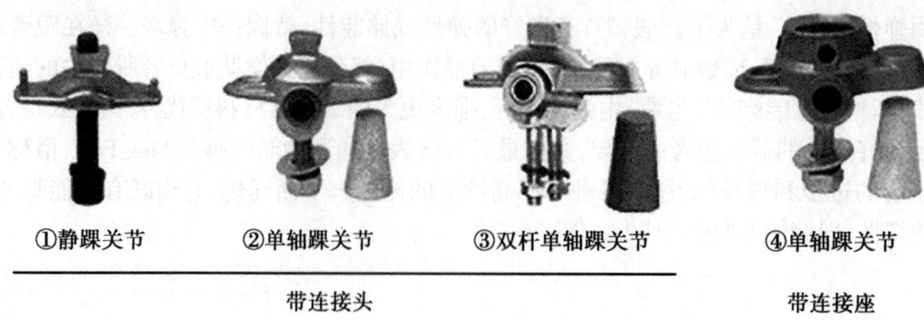

图 2-2-36　几种踝关节

节等，具体如下。①机械膝关节：有自由摆动的单轴和可调式摩擦摆动控制膝关节。这种关节结构和功能较为简单，一般适合于对假肢功能要求较低、活动量较少或由于受经济承受能力受限制的截肢患者。②瞬时转动轴心变化的多连杆机构膝关节：有四连杆、五连杆和七连杆膝关节。这种膝关节与单轴膝关节相比，可以确保假肢的站立期稳定性，可达到理想的摆动期控制功能，膝关节一般最大可屈曲角度约为 110°。一般适用于体重在 100kg 以下、对功能性要求中等的配戴大腿假肢和髋离断假肢的患者。③带锁的膝关节：有手动锁和承重自锁膝关节。手动锁膝关节：步行中锁住，直腿走，坐下时需打开，适合年老、体弱、残肢短者使用。承重自锁膝关节：步行中每一步假肢承重时假肢膝关节自动锁住，保证膝关节不会突然弯曲（俗称打软腿），迈步时会自动打开锁，可以屈膝，行走较自然。④液压膝关节：这种关节采用了液压装置。这种装置多采用在液压缸壁上开许多小孔，当活塞移动后回流油路逐渐减少，从而使阻力增加；当活塞压下后，在液压缸底部的螺旋弹簧受到压缩，可以得到相应的伸展压力。⑤气压膝关节：这种关节采用了气压装置。气压装置与液压装置相同，采用活塞将气缸分为上下两腔，气缸内的空气通过一侧通道向另一腔流动。在侧通道上设置的调节阀可以改变屈伸阻力。由于空气压缩后起到弹簧的作用，所以当活塞快速上下运动时，反作用力也会加大。这样除了能够获得与步行速度相应的阻力外，还具有比液压装置结构更加简单而且重量轻的优点。气压膝关节和液压膝关节的假肢能消除机械膝关节在行走过程中产生的撞击造成的不舒服感及假肢步行速度跟不上健肢的缺点。这种膝关节每走一步不但能保证假肢承重时不打软腿，而且可以调整假肢的步行速度，做到想慢走可以慢走，想快走可以快走，这种性能称为“步频的跟随性”，是气压膝关节、液压漆关节的特点。缺点是这类膝关节比较重，价格很贵。⑥智能膝关节：是微机控制的膝关节机构等。智能膝关节内装有计算机处理器，能够精确监测健肢的步速和步态，依据来自患侧脚部和膝部的传感器反馈信息，控制膝关节的运动形式，使假肢接近人体的自然状态，患者可以随心所欲地像正常人那样行走、站立、坐下，并且能够有效地减少体力消耗，从而使患者真正体会到高科技假肢更精密、更科学、更舒适和更人性化（图 2-2-37）。

3）膝关节的控制方式：一般分为站立期控制和摆动期控制。①站立期控制：是指在站立期膝关节处于伸直状态保持稳定。②摆动期控制：是指在摆动期膝关节具有活动的灵活性，容易屈曲，保证膝关节能够打弯跟随患者步行。站立期控制和摆动期控制可以通过不同的机械结构来实现。例如，使用锁定装置、摩擦装置、气压装置、液压装置、连杆机构实现站立期稳定和摆动期的灵活。膝关节的选择与患者身体素质、活动度的大小、残肢的长短、控制假肢的能力相关。残肢越长，控制假肢能力能力越强，患者稳定性较高，可以采用摆动期控制的膝关节。假肢对线也可以影响膝关节的稳定性和灵活性（图 2-2-38）。

4）选择膝关节的原则：①对不经常活动的高龄大腿截肢者，可选择不用担心打软腿的锁定式膝关节（主要考虑摔倒的危险）；②对长残肢等可随意控制膝关节的截肢者，可以摆动期控制为重点选择膝关节（主要考虑摆动期的控制功能）；③对短残肢的大腿截肢者，可选择连杆膝关节或稳定的承重制动膝关节；④对从事重体力工作的大腿截肢者和居住在路面条件差的地区的截肢者，可选择摆动固定切换膝关节；⑤年轻的截肢者使用步频跟随性好的带液压装置的连杆膝关节；⑥加拿大髋离断假肢的膝关节不宜采用承重制动等站立期控制机构，摆动期控制机构也是以单纯的机械式为好。

(3) 髋关节：有两种类型。①摆动式：在步行中可以屈伸的自由摆动式髋关节。②手动固定式：在

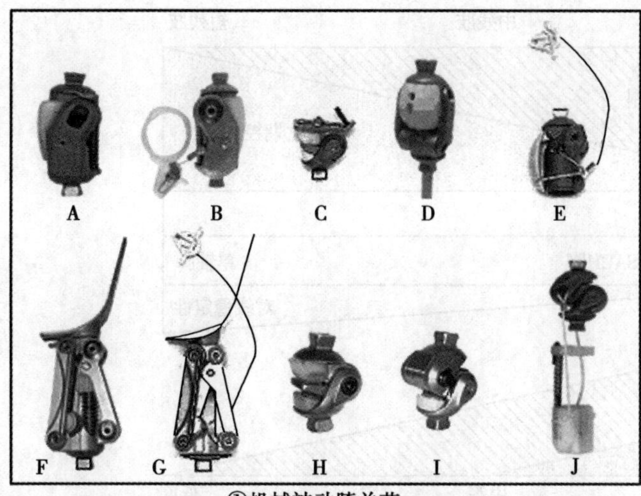

①机械被动膝关节

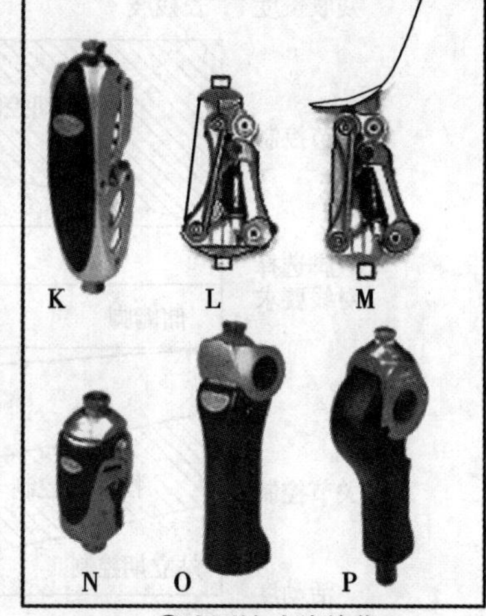

②液压被动膝关节

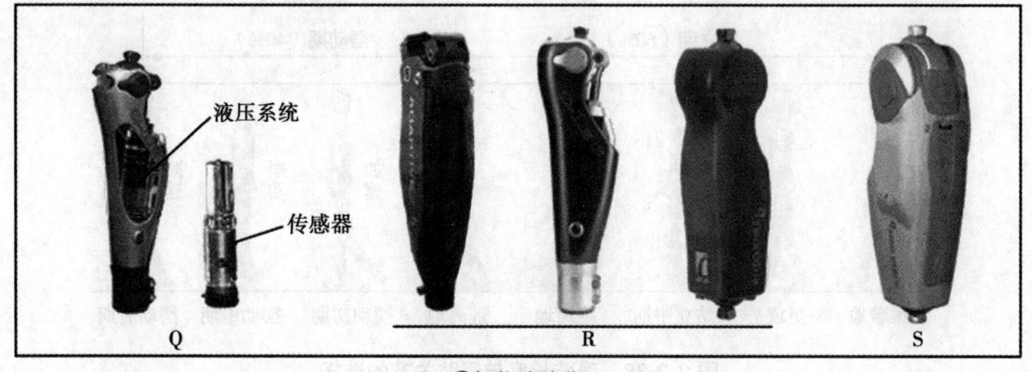

③智能膝关节

图 2-2-37　各种常见的膝关节

A. 带有内伸装置的单轴膝关节　B. 带有内伸装置的手动锁单轴膝关节　C. 单轴轻型膝关节　D. 四连杆膝关节　E. 带有内伸装置的手动锁单轴膝关节　F. 膝离断四连杆膝关节　G. 膝离断手动锁四连杆膝关节　H. 单轴可调式膝关节，单轴轻型关节膝离断　I. 单轴可调式摩擦膝关节　J. 单轴承重自锁膝关节单轴轻型关节　K. 五连杆液压膝关节　L. 四连杆液压膝关节　M. 膝离断四连杆液压膝关节　N. 单轴液压膝关节　O. 单轴液压膝关节　P. 单轴液压膝关节　Q. 智能膝关节结构　R. 被动智能膝关节　S. 主动智能膝关节

坐下时才解除固定的手动固定式髋关节（图 2-2-39）。

对髋关节的要求：①具有对线调整机构，可以调整髋关节内收、外展和内旋、外旋的角度，此外还能够调整大腿连接部分在矢状面的倾斜度；②能够平稳坐下，如果髋关节在接受腔下部凸出过高，当坐在椅子上时，假肢一侧就会被垫高，上身肢体就会倾斜；③具有稳定步幅限制机构，髋关节还应该具有相当于大腿后侧肌群的橡胶圈和弹簧装置，最好具有调节步幅的装置。髋离断假肢对膝关节的稳定有较高的要求，在假肢对线时应使膝关节轴线距重力线有较大的偏移量，同时应选用后跟较低的假脚。

3. 连接管和管接头　连接管是将假肢的零部件相连接的管状物，相当于人体的骨骼部分；其上下有接头，称为管接头。一般直径为 30mm，根据其制作材料的不同，可以分为不锈钢、铝合金、钛合金、碳纤维连接管和管接头（图 2-2-40）。

4. 旋转器和扭转器　①盘腿器：一般安装在大腿假肢接受腔与关节之间，可以完成坐位下的盘腿动作；②扭转器：一般安装在小腿假肢的接受腔与连接管之间，可以抵消在行走过程中的残肢与接受腔之间的扭转，从而使步态更加自然流畅（图 2-2-41）。

5. 连接座、连接头和管接头　①连接座：是将假肢接受腔、零部件等相连的底座；②连接头：是将假肢接受腔、零部件等相连的接头；③管接头：是将假肢接受腔、零部件等相连的管状接头（图 2-2-42）。

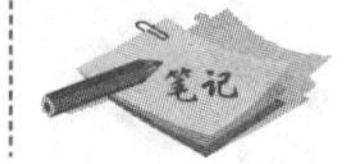

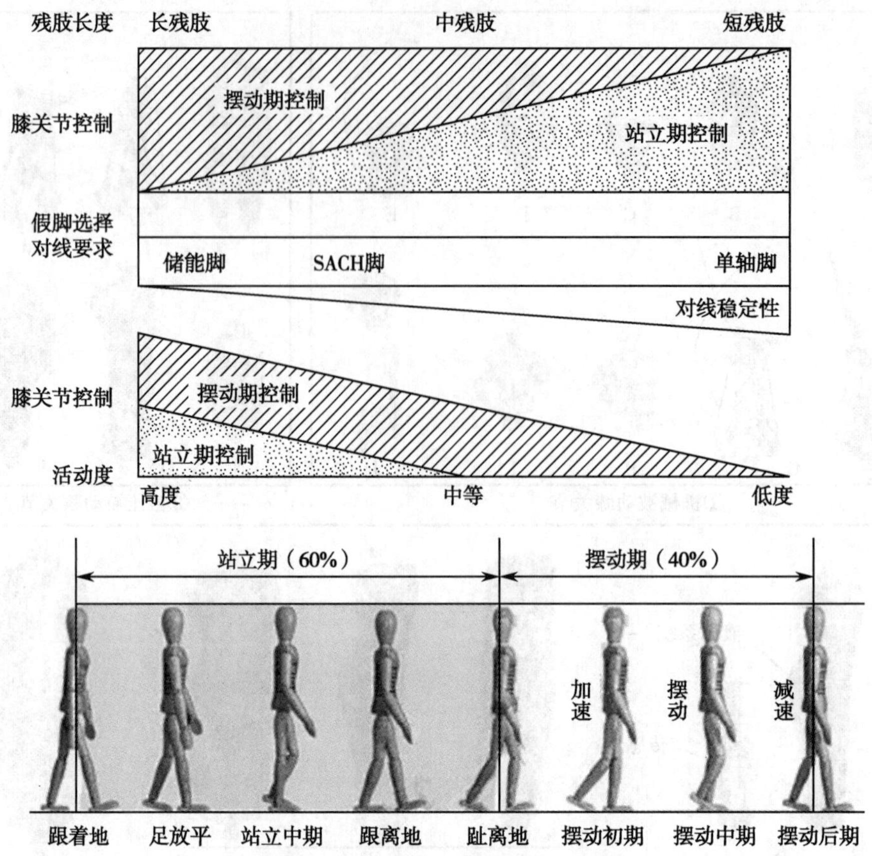

图 2-2-38 残肢长度与假肢关节的选择

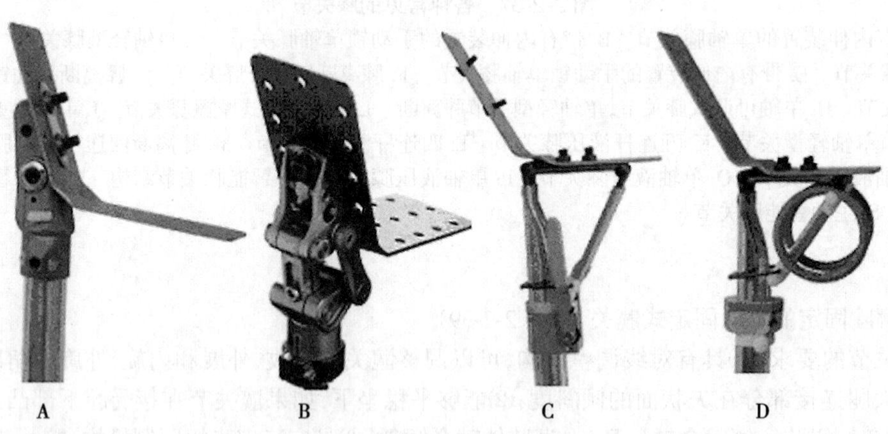

图 2-2-39 髋关节

A. 单轴自由摆动式髋关节 B. 四连杆自由摆动式髋关节 C. 带手动锁单轴髋关节 D. 带助伸装置的单轴髋关节

6. 其他 如装饰套和排气装置。①装饰套：用于假肢的外形装饰，主要采用泡沫海绵、外套袜套，用以充当人体的软组织或肌肉。②排气装置：有排气管和排气阀，由于现代大腿假肢一般都采用全接触式的接受腔结构和真空负压悬吊装置，接受腔内的空气只允许排出，不允许进入，所以现代大腿假肢都安装有排气装置。排气管的安装一般在接受腔的外侧下方与接受腔的中线呈 45°斜向上钻孔，并且尽可能使其开口在接受腔的正下方(图 2-2-43)。

(五) 下肢假肢的处方的内容

下肢假肢的处方的内容见表 2-2-2。

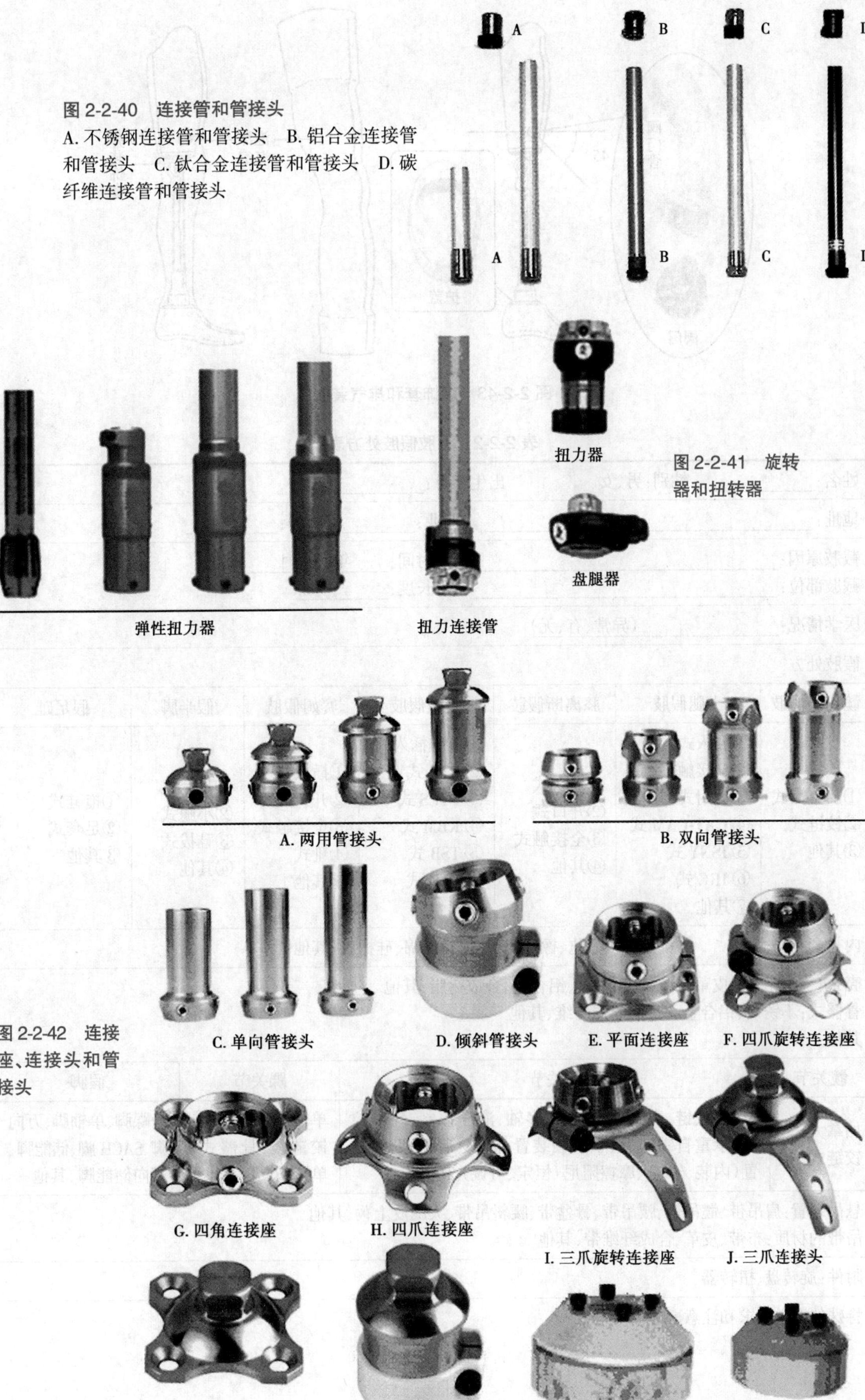

图 2-2-40 连接管和管接头
A. 不锈钢连接管和管接头 B. 铝合金连接管和管接头 C. 钛合金连接管和管接头 D. 碳纤维连接管和管接头

图 2-2-41 旋转器和扭转器

图 2-2-42 连接座、连接头和管接头

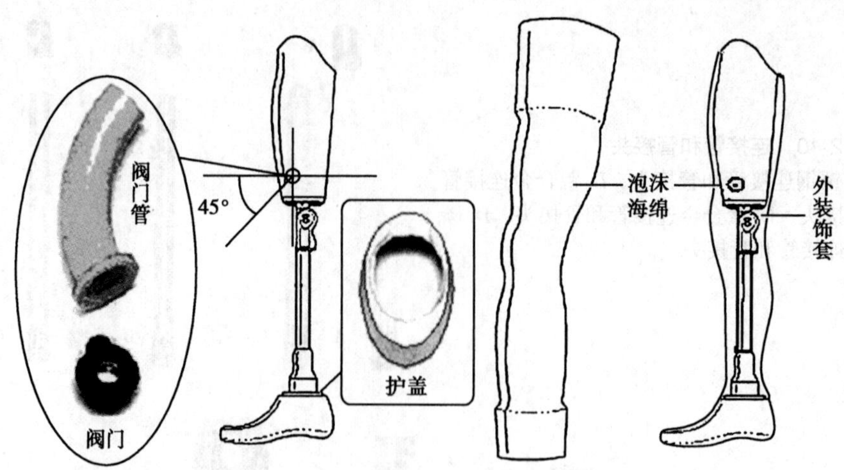

图 2-2-43 装饰套和排气装置

表 2-2-2 下肢假肢处方表

<table>
<tr><td colspan="7">姓名:______ 性别:男、女 出生年月:______</td></tr>
<tr><td colspan="7">地址:______ 电话:______ 职业:______ 邮编:______</td></tr>
<tr><td colspan="7">截肢原因:______ 截肢时间:年 月 日
截肢部位:______ 残肢长度:______cm</td></tr>
<tr><td colspan="7">医学情况:______ (异常、有、无)</td></tr>
<tr><td colspan="7">假肢处方</td></tr>
<tr><td>髋离断假肢</td><td>大腿假肢</td><td>膝离断假肢</td><td>小腿假肢</td><td>赛姆假肢</td><td>假半脚</td><td>假足趾</td></tr>
<tr><td>①加拿大式
②铰链式
③其他</td><td>①插入式
②全接触式
③吸附式
④ CAT-CAM 式
⑤ ISNY 式
⑥ IRC 式
⑦其他</td><td>①插入式
②开口式
③全接触式
④其他</td><td>①传统插入式
② PTB 式
③ PTES 式
④ KBM 式
⑤ TSB 式
⑥ PTK 式
⑦其他</td><td>①插入式
②开口式
③全接触式
④靴式
⑤其他</td><td>①足套式
②小腿式
③鞋拔式
④其他</td><td>①拖鞋式
②足套式
③其他</td></tr>
<tr><td colspan="7">内衬套:有 / 无 材料:皮革、毛毡、橡胶海绵、塑料海绵、硅橡胶、其他</td></tr>
<tr><td colspan="7">壳式(支撑结构):皮革与金属条、木材、铝合金、合成树脂、其他
骨骼式:不锈钢、铝合金、钛合金、碳纤维、其他
其他:</td></tr>
</table>

<table>
<tr><td>髋关节</td><td>膝关节</td><td>踝关节</td><td>假脚</td></tr>
<tr><td>加拿大式
铰链式</td><td>单轴(铰链、壳式、骨骼式)、多轴、液压控制、气压控制、承重自锁装置、手动锁装置、前锁、后锁、助伸装置(内装、外装)、摩擦阻尼(恒定、可调)、其他</td><td>单轴、多轴、静踝、铰链式、骨骼式、单孔、双孔其他</td><td>静踝脚、单轴脚、万向脚、SACH 脚、储能脚、万向储能脚、其他</td></tr>
<tr><td colspan="4">悬吊装置:肩吊带、髋吊带、腰吊带、骨盆带、腰斜吊带、大腿皮上勒、其他
吊带的材质:布带、皮革、合成纤维带、其他</td></tr>
<tr><td colspan="4">附件:旋转盘、扭转器</td></tr>
<tr><td colspan="4">特殊的医学要求和注意事项:

签字 年 月 日</td></tr>
</table>

四、下肢假肢的制作

（一）下肢假肢的制作流程

下肢假肢的制作按接受腔的制作方法不同一般分为两种制作方法，即塑料板材真空成形和合成树脂真空成形。以小腿假肢和大腿假肢为例，下肢假肢的制作主要步骤如图 2-2-44~ 图 2-2-46。

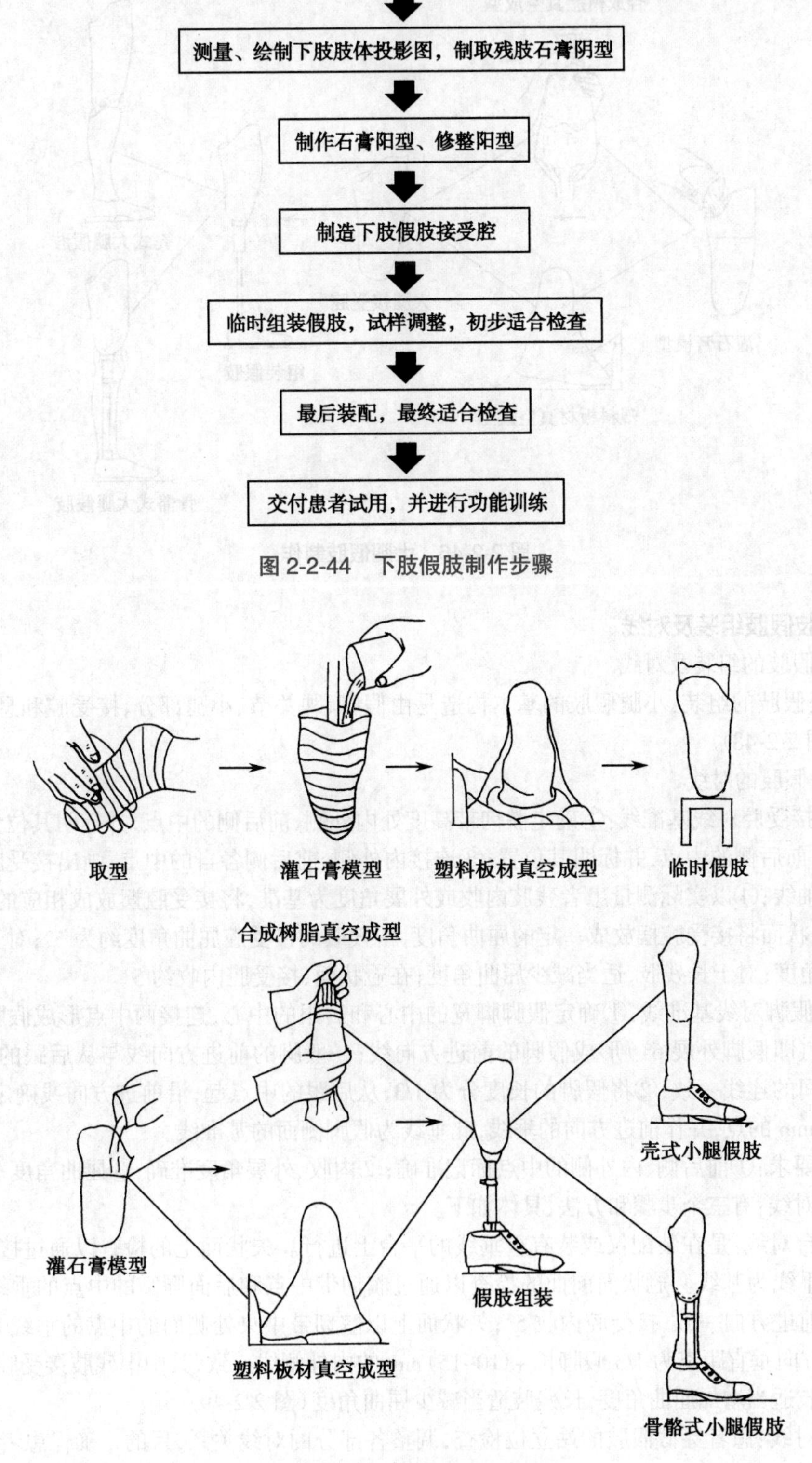

图 2-2-44　下肢假肢制作步骤

图 2-2-45　小腿假肢制作方法

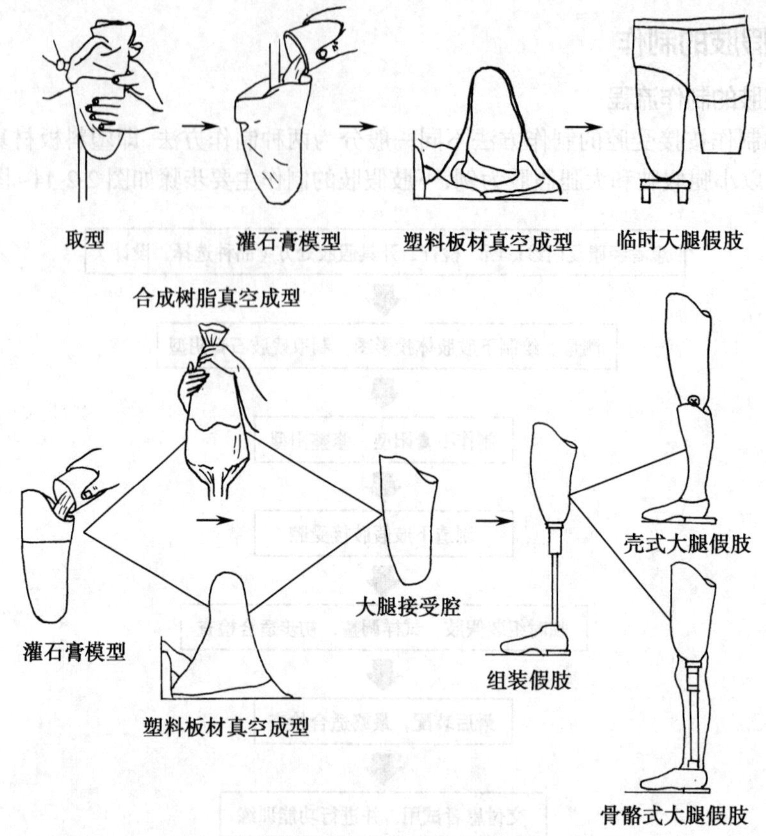

图 2-2-46 大腿假肢制作

（二）下肢假肢组装及对线

1. 小腿假肢的组装及对线

（1）小腿假肢的组装：小腿假肢的基本构造是由假脚、踝关节、小腿部分、接受腔和悬吊装置组成（图 2-2-47、图 2-2-48）。

（2）小腿假肢的对线

1）画出接受腔对线基准线：①确定髌韧带高度处内外侧、前后侧的中点，并标明其位置；②确定接受腔内外侧、前后侧的中点，并标明其位置；③连接内外侧、前后侧各自的中点，画出接受腔内外侧、前后侧的纵向轴线；④以实际测量患者残肢内收或外展角度为基准，将接受腔摆放成相应的内收或外展角度；⑤在矢状面将接受腔摆放成一定的屈曲角度，中残肢的接受腔屈曲角度约为 5°；对于短残肢，适当增加屈曲角度；对于长残肢，适当减少屈曲角度；在冠状面，接受腔内收约 5°。

2）画出假脚对线基准线：①确定假脚脚宽的中心和后跟的中心，连接两中点形成假脚的中线；将中线内收 6°（即假脚外展 6°）形成假脚的前进方向线；一般脚的前进方向线与从后跟的中点至踇趾与第二趾之间的连线一致；②将假脚的长度分为 1/3，从后跟的中点起，沿前进方向线确定假脚 1/3 长度 +（10~15）mm 的点，并作前进方向的垂线，此垂线为假脚侧面的基准线。

3）技术要求：①前后侧、内外侧的中点标记准确；②内收、外展角度准确；③屈曲角度准确。

4）假肢对线：有三个步骤和方法，具体如下。

a. 工作台对线：是在装配仪或装有重垂线的平台上进行。矢状面上的检查以通过接受腔上口前后径的中点垂线为基线。冠状面前面的检查以通过髌韧带中点和后面腘窝的中点的垂线为基准线，并与假脚的前进方向一致，接受腔内收 5°；矢状面上以髌韧带中央处侧面的中点的垂线为基准线，并与假脚前进方向垂直距离为 1/3 假脚长 +（10~15）mm 的内外侧线一致，其中中残肢接受腔前倾 5°（屈曲 5°），短残肢适当增加屈曲角度，长残肢适当减少屈曲角度（图 2-2-49）。

b. 静态对线：患者穿戴假肢的站立位检查，调整各部分的对线关系，目的是确保患者站立时的稳定性。步骤：让患者正确地穿上假肢站立，两脚平均分担体重，两脚跟中心间距约为 10cm，骨盆保持水

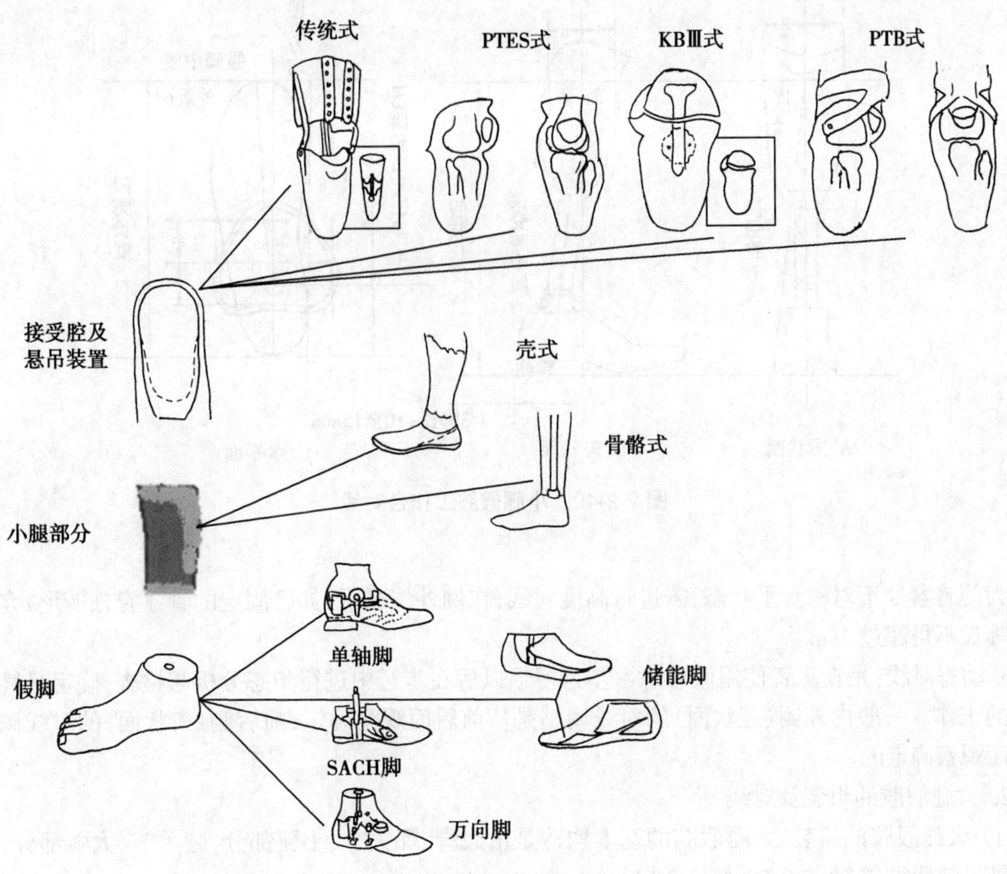

图 2-2-47　小腿假肢结构

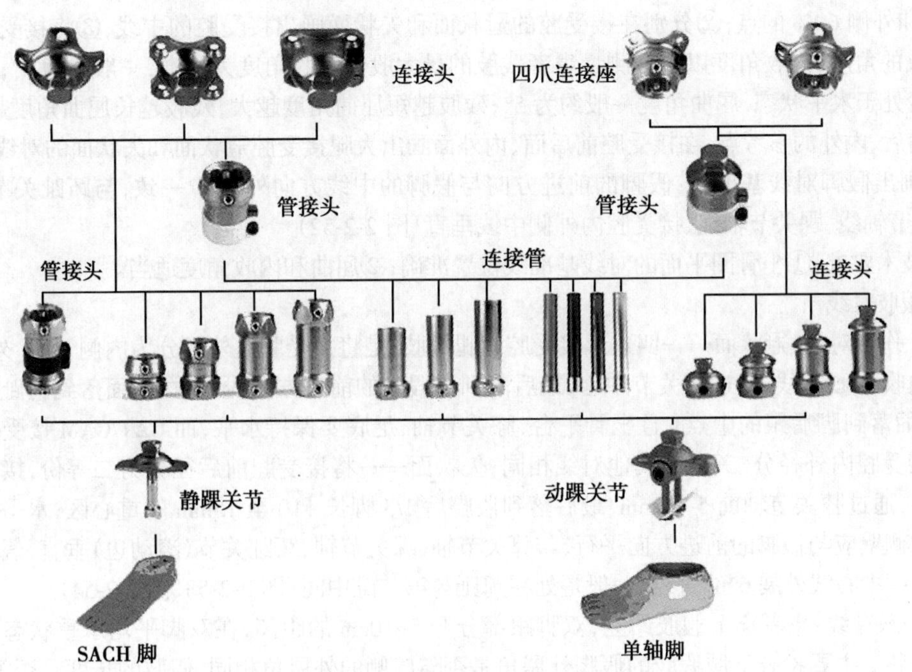

图 2-2-48　骨骼式小腿假肢组装

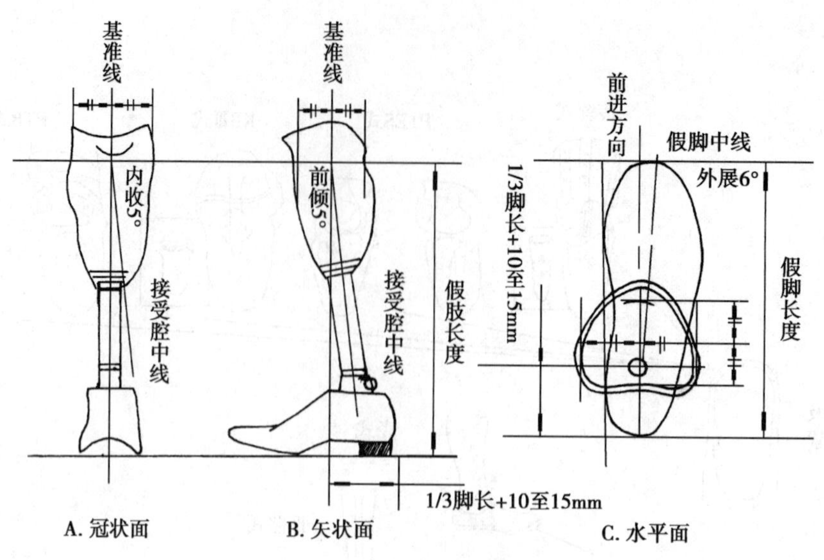

图 2-2-49 小腿假肢工作台对线

平。为使骨盆处于对称水平状态，需进行高度对线，在例外情况下（如已固定的骨盆脊柱畸形）允许双腿不等长不得超过 1cm。

c. 动态对线：是在患者使用假肢练习步行习惯以后在步行中进行步态分析与检查，确定最终对线位置的工作。一般内外侧（冠状面）的对线调整是从前后面观察确定，前后侧（矢状面）的对线调整是从侧面观察确定的。

2. 大腿假肢的组装及对线

(1) 大腿假肢的组装：大腿假肢的基本构造是由假脚、踝关节、小腿部分、膝关节、大腿部分、接受腔和悬吊装置组成（图 2-2-50、图 2-2-51）。

(2) 大腿假肢的对线

1) 画出接受腔对线基准线：①用游标卡尺在坐骨平台高度处测量接受腔内外侧的中点、接受腔内侧 40% 和外侧 60% 的点；②分别在接受腔的冠状面和矢状面画出接受腔的中线；③将接受腔放置成屈曲内收的角度，内收角度以实际测量患者残肢的最大股骨内收角度为基准，一般约为 5°；接受腔的坐骨平台处于水平状态，屈曲角度一般约为 5°；残肢越短屈曲角度越大，残肢越长屈曲角度越小；④分别通过前后、内外的参考点，在接受腔前后面、内外面画出大腿接受腔冠状面和矢状面的对线基准线。

2) 画出假脚对线基准线：假脚的前进方向与假脚的中线方向外旋 6° 一致，与跖趾关节线（滚动边）、膝关节轴线、踝关节轴线、接受腔内外侧中线垂直（图 2-2-52）。

3) 技术要求：①坐骨圈平面的对线基准线位置准确；②屈曲和内收角度适当。

4) 假肢对线

a. 工作台对线：冠状面——四边形接受腔大腿假肢，是将接受腔内外径分为内侧 40%、外侧 60%，接受腔内收 5° 画垂线，通过膝关节中心，最后落到与假脚的前进方向线一致（前面落到踇趾与第二趾中间，后面落到脚后跟的中点），且坐骨平台、膝关节轴、足底要保持水平；而 CAT/CAM 接受腔大腿假肢是将接受腔内外径分二等份，其他对线相同；矢状面——将接受腔前后径分为二等份，接受腔前屈 5° 画垂线，通过膝关节轴前 5~20mm，最后落到假脚后 1/3 脚长 +10 至 15mm 的重心区；水平面——接受腔的内侧壁应与假脚的前进方向平行，与膝关节轴、踝关节轴、跖趾关节（滚动边）垂直，假脚的前进方向是假脚中心线外展 6° 的直线，一般是处在踇趾与第二趾中间（图 2-2-53、图 2-2-54）。

b. 静态对线：患者穿上假肢站立，双脚跟部分开 5~10cm 的距离，在双脚平均承重状态下进行静态对线调整。主要检查下肢假肢的假脚外展角是否与健侧的外展角相同，假肢的长度是否等长，接受腔是否适配等情况。

c. 动态对线：让患者穿上假肢，静态对线调整完成之后，在确保没有安全问题的前提下开始动态对线调整。观察患者的步态，并进行步态分析，前后两个步行周期可以忽略。以下为动态对线中大腿

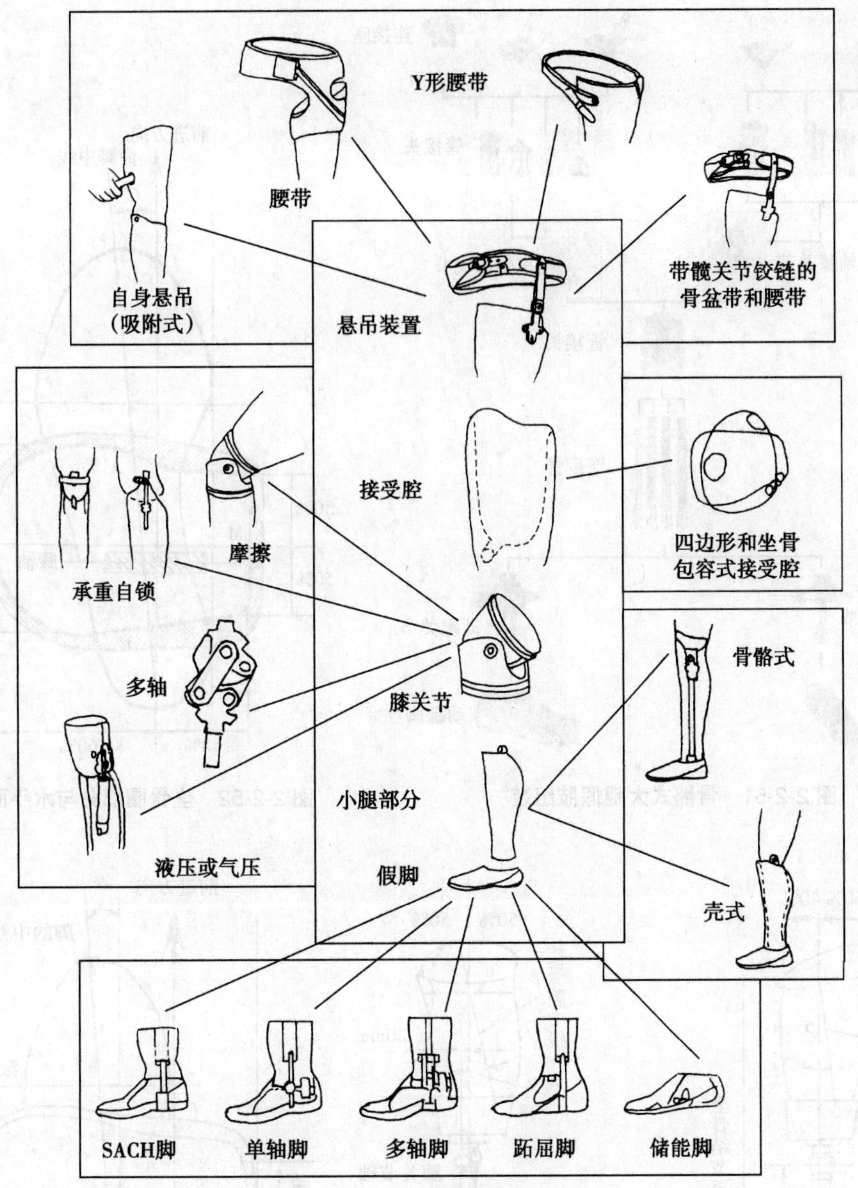

图 2-2-50　大腿假肢结构简图

假肢异常步态：根据患者的步态行走中的表现对照表所示项目，判断大腿假肢静态对线检查项目以及产生原因，并根据原因作出正确的调整。

五、下肢假肢适配性检查

假肢在交付给截肢者之前需要进行功能检查。功能检查是假肢装配必不可少的重要环节，也是保证假肢高装配质量的关键性工作。按假肢装配的工作程序分为试样检验（初检）和终检两个工序。假肢在初步组装完成后需要让截肢者试穿，对假肢进行试样检验，主要工作包含检查、调整和功能训练。试样检验合适的假肢将被加工成成品，接受终检。终检是假肢装配质量的最终评定，只有通过了终检的假肢才准予交付截肢者正式使用。

假肢功能检查的重点是在截肢者穿着假肢时对假肢接受腔、假肢对线和穿着假肢的行走功能或使用功能进行检查。接受腔是残肢与假肢的结合界面，对接受腔进行适合性检查的目的是为了确保截肢者穿着假肢的舒适性。检查时，在截肢者穿着假肢后主要从残肢的受力、运动、血液循环等方面检查接受腔的形状、承重、悬吊、全接触等情况。对线检查包括静态对线检查和动态对线检查，对线检查的目的是确保假肢良好的生物力学特性。功能检查是针对假肢的功能代偿情况进行的检查。对于

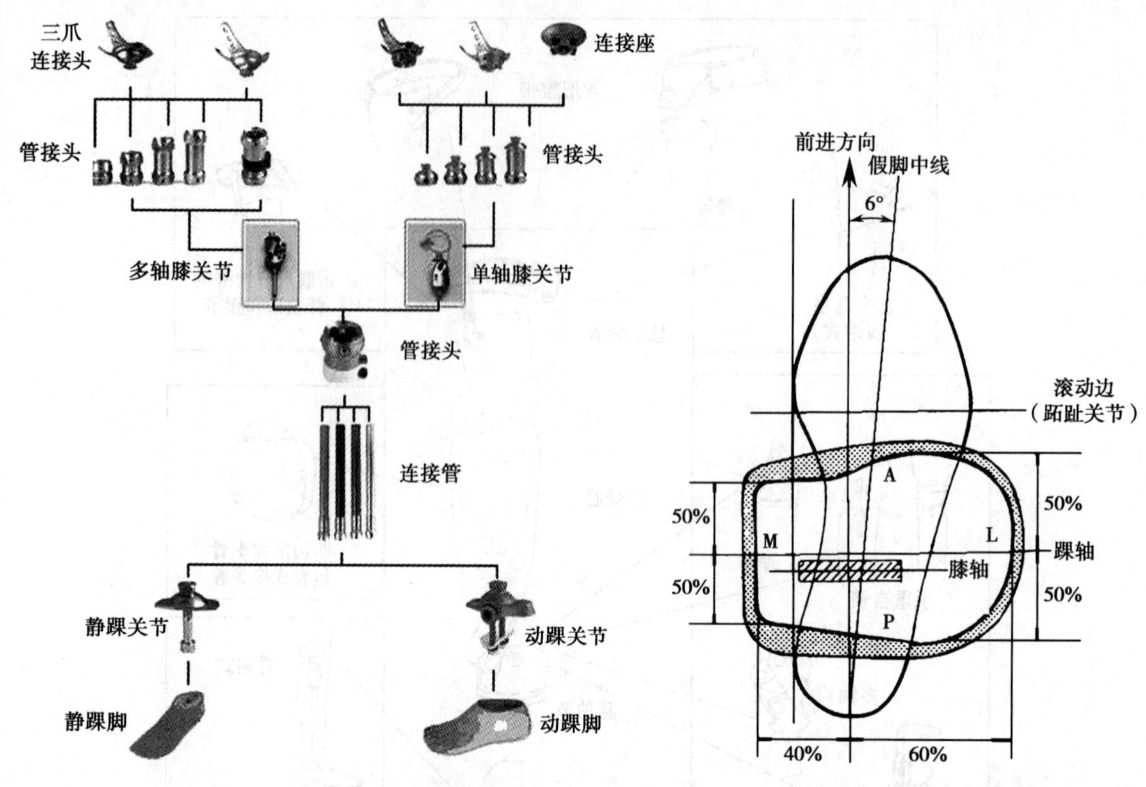

图 2-2-51　骨骼式大腿假肢组装　　图 2-2-52　坐骨圈部分与水平面的基准线

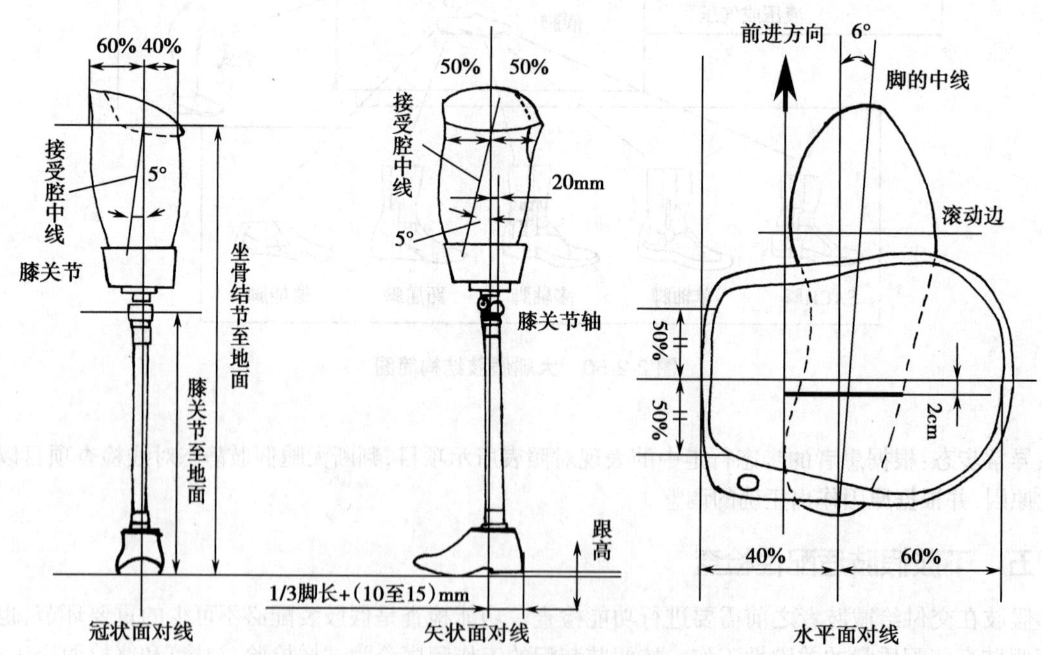

图 2-2-53　四边形全接触式接受腔大腿假肢工作台对线

下肢假肢，主要通过步态分析检查截肢者穿着下肢假肢的步行功能。对于上肢假肢，主要检查截肢者穿着上肢假肢所能代偿的基本功能。

假肢的质量主要包括使用功能、外观和耐用性能，这些都取决于所用材料、部件、质量和装配的适配情况。

我国政府为保证广大残疾人合法权益，由国家技术监督局负责在北京建立了国家假肢质量监督检验中心，负责假肢质量检验工作。截肢患者在选择假肢部件时应注意选取已通过质检中心鉴定的

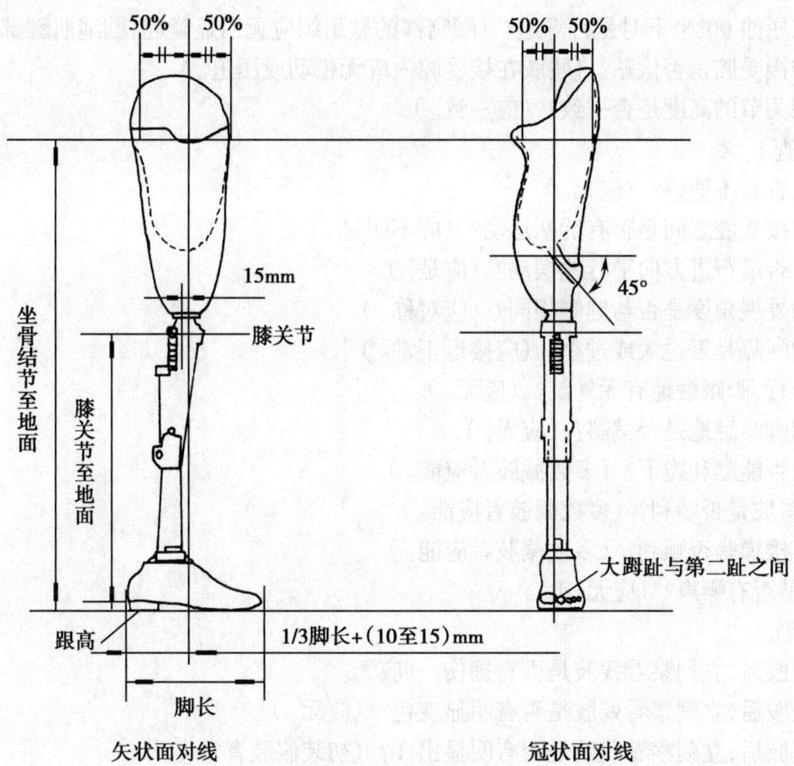

图 2-2-54 CAT-CAM 接受腔大腿假肢工作台对线

产品。根据国家消费者权益法,截肢患者当遇到假肢质量问题时有权向国家有关机构投诉。

假肢使用功能的评价是个较复杂的问题,有时是由于假肢装配质量问题,有时可能与截肢患者本人关节功能、残肢条件、步行习惯有关。当截肢患者装配好假肢后,最好能经过一次截肢患者康复小组(包括医生、假肢师、物理治疗师、作业治疗师等有关康复专业人员)假肢适合性检验。令人遗憾的是,目前我国这种康复小组的检验、鉴定尚不普及,所以建议广大的截肢患者及其家属、残疾人工作者都学习一些假肢装配适合性检验的知识,以便及时发现问题、改正缺陷,确保假肢质量。以下以小腿假肢和大腿假肢为例,介绍下肢假肢的检验知识。

(一) 小腿假肢适配性检查

1. 与处方对照进行检查 假肢是否按处方制作;如果有修改,应检查是否符合修改的要求。

2. 站立位检查 截肢者两脚分开 5~10cm 自然站立,双侧均匀承重。检查:

(1) 站立有无疼痛、不适感?(如有疼痛、不适感,应查明部位和程度。)

(2) 矢状面对线是否正确?(残肢膝关节应无不稳定感,无过伸或过于屈曲现象;假脚前后应均匀着地。)

(3) 额状面对线是否正确?(脚掌内外侧应平坦着地;接受腔的上缘及末端应无压迫感。)

(4) 假肢高度是否合适?(双侧下肢应等高。)

(5) 假肢悬吊是否牢固?(假腿抬离地面时应无明显的活塞运动。)

(6) 接受腔的前、后、内、外侧壁的高度是否适当?(后侧壁高度应不妨碍屈曲。)

(7) 带大腿皮上勒的小腿假肢的其他检查:①支条的形状是否合适?(支条形状应符合大腿和股骨髁部的形状。)②膝关节铰链的安装是否合适?(应同轴等高;膝屈曲时两侧支条应保持平行。)③膝关节铰链与肢体间的间隙是否合适?(间隙为 35mm 较为适宜。)④皮上勒的适合情况是否良好?(应能在较大的范围内调节松紧。)⑤在皮上勒的上、下部位残肢皮肤有无过度松弛现象?(应无。)⑥皮上勒的长度和结构是否达到要求?(应满足承重、悬吊、稳定关节的功能;皮上勒的外侧应比在内侧高 23cm。)

3. 坐位检查

(1) 能否屈膝?(脚平放地面时膝关节应能屈曲至少 90°。)

(2) 膝关节屈曲 90°坐下时是否舒适?(腘窝部的软组织应无明显隆起;腘绳肌腱部位应无疼痛。)

(3) 残肢与接受腔是否伏贴?(残肢在接受腔内应无松动或压迫。)

(4) 两侧膝关节的高度是否一致?(应一致。)

4. 步行检查

(1) 步行是否有不适感?(应无。)

(2) 残肢与接受腔之间是否有活塞运动?(应不明显。)

(3) 假肢是否沿行进方向平行地摆动?(应是。)

(4) 假脚的外展角度是否与健侧相同?(应对称。)

(5) 两脚的间隔是否过大或过小?(应接近正常。)

(6) 穿鞋步行,脚跟触地有无外旋?(应无。)

(7) 支撑期脚掌触地是否偏斜?(应无。)

(8) 患者是否能顺利跪下?(多数截肢者应能。)

(9) 上、下斜坡是否顺利?(多数截肢者应能。)

(10) 上、下楼梯是否顺利?(多数截肢者应能。)

(11) 假肢是否有噪声?(应无。)

5. 检查残肢

(1) 脱下假肢后,立刻察看残肢是否有擦伤?(应无。)

(2) 脱下假肢后,立刻察看残肢是否有明显变色?(应无。)

(3) 脱下假肢后,立刻察看残肢是否有明显出汗?(初装假肢者常有。)

(4) 承重部位是否合适?(应无不合理的承重。)

6. 其他检查

(1) 软衬套是否高出接受腔上缘?(应均匀高出 5mm。)

(2) 环带是否有调整必要?

(3) 是否符合假肢的制作技术要求?

(4) 患者对假肢的外观、功能、穿着感是否满意?

(二) 大腿假肢适配性检查

1. 与处方对照进行检查　假肢是否按处方制作;如果有修改,应检查是否符合修改的要求。

2. 站立位检查　截肢者两脚分开 5~10cm 自然站立,双侧均匀承重。检查:

(1) 站立有无疼痛、不适感?(如有疼痛、不适感,应查明部位和程度。)

(2) 长收肌肌腱是否充分容纳在接受腔的沟槽内?是否受到接受腔的过度压迫?(肌腱应容纳在接受腔内,无压迫疼痛。)

(3) 坐骨结节的位置是否正确?(对于四边形接受腔,坐骨结节应位于坐骨支撑面上;对于坐骨包容接受腔,坐骨结节应被包容其内。)

(4) 假肢高度是否合适?(双侧下肢应等高。)

(5) 承重时,膝关节是否稳定?这时患者残肢不应特意用力向后推压假肢。

(6) 矢状面对线是否正确?(残肢膝关节应无不稳定感;假脚前后应均匀着地。)

(7) 额状面对线是否正确?(脚掌内外侧应平坦着地;接受腔的上缘及末端应无压迫感。)

(8) 假肢膝关节是否与地面平行?(应是。)

(9) 假肢膝关节是否有旋转?(应无,或外旋不超过 5°。)

(10) 双脚是否对称?(应是。)

(11) 在垂直方向上会阴部有无压迫感?(应无。可使患肢交叉在健肢前,试以承受体重。)

(12) 取下阀门,检查残肢末端是否与接受腔全接触?(通常应是。)

(13) 取下阀门,检查残肢组织在阀门处有无隆起?(约有少许。)

(14) 会阴部软组织是否完全容纳在接受腔内?(应无软组织隆出腔外。)

(15) 没有悬吊带的假肢是否能牢固悬吊在残肢上?(应能。)

(16) 若装有腰带,腰带的前面与侧面的固定是否处于正确的位置上?(前面约在接受腔中线上与

坐骨支撑面等高;侧面约在大转子的上方 6mm、后方 6mm 处。)

(17) 若装有骨盆带及机械髋关节,髋关节的中心是否在大转子隆起稍前上方?(应是,与生理髋横轴中心一致。)

(18) 阀门的位置是否合适?(阀门的位置应便于截肢者穿假肢时用袜套引拉残肢。其位置通常在残肢远端、前内侧。)

(19) 残肢是否与接受腔全接触?(应是。)

3. 坐位检查

(1) 接受腔与残肢是否紧密伏贴?(应是。)

(2) 穿着假肢的屈髋活动范围是否足够?(患者坐位时一般应能弯腰用手摸鞋。)

(3) 小腿部的对线是否好?(小腿部与地面垂直、脚底放平。)

(4) 假肢小腿高度是否合理?(假肢小腿长度应与健侧小腿长度相等。)

(5) 膝关节辅助伸展装置是否妨碍膝关节的屈曲?(应不。)

(6) 患者腘绳肌部位是否有烧灼样疼痛?坐下时烧灼样疼痛是否仍然持续?(应无。后壁过厚、坐骨承受面过宽易导致此现象。)

(7) 由坐转为站立时,是否出现不愉快的空气音?(应无。若有,应要特别注意检查前壁、侧壁是否松弛。)

(8) 由坐转为站立时,髋、膝、踝等机械关节是否转动自如?(应是。)

4. 步行检查

(1) 在平地上行走的步态是否满意?如有下述明显的步态异常,可按重度(E)、中度(M)、轻度(S)、无(0)四个等级进行记录(表 2-2-3)。

表 2-2-3 步行检查量表

( )外展步态——行走时,两脚的间隔比正常(5~10cm)宽
( )躯干侧屈——在支撑的初期,可看到身体的重心向假肢侧偏移
( )环行步态——在摆动阶段,假脚沿着向外弯曲的弧线摆动
( )脚跟向内侧扭动——脚尖一离地,假脚的脚跟向内侧扭转抖动
( )脚跟向外侧扭动——脚尖一离地,假肢的脚跟向外侧扭转抖动
( )脚跟触地足部回旋
( )腰椎前凸——腰椎过度前凸,臀部翘起
( )脚掌拍打地面——跟着地后脚掌着地过快,有拍打地面声
( )脚跟抬得高低不等——摆动初期双侧脚跟抬起不一致
( )踮脚步态——健肢支撑时,脚尖踮起
( )假肢膝撞击——摆动末期,假肢膝关节有不正常的撞击声
( )步幅不等——双侧步幅不均匀
( )其他

(2) 假肢关节是否夹衣服?(应否。)

(3) 假肢关节是否转动自如、无杂音?(应转动自如、无杂音。)

(4) 行走时有无不愉快的空气声?(应无。)

(5) 有无活塞运动?(应无。)

(6) 摆动期膝关节是否屈曲?(应是。)

(7) 能否上、下斜坡?(应能。)

(8) 能否上、下楼梯?(应能。)

5. 检查残肢

(1) 脱下假肢后,立刻察看残肢是否有擦伤?(应无。)

(2) 脱下假肢后,立刻察看残肢是否有明显变色?(应无。特别注意残肢末端颜色变化。)

(3) 脱下假肢后,立刻察看残肢是否有明显出汗?(初装假肢者常有。)

(4) 承重部位是否合适?(应无不合理的承重。)

6. 其他检查

(1) 若有软衬套,其是否高出接受腔上缘?(应均匀高出 5mm。)

(2) 悬吊带是否有调整必要?

(3) 是否符合假肢的制作技术要求?内壁是否光滑、清洁?

(4) 患者对假肢的外观、功能、穿着感是否满意?

六、下肢假肢的训练

下肢假肢的训练包括穿戴训练、基本步态训练(站立平衡训练、迈步训练、步行训练)、日常生活功能训练(上下台阶 / 楼梯训练、上下坡训练、跨越障碍物训练、拾物训练、体育娱乐训练、生活环境模拟训练等)。

(一) 穿戴下肢假肢训练

1. 穿脱小腿假肢训练

(1) 穿小腿假肢训练

1) 穿普通小腿假肢训练:截肢者取坐位。①先在残肢上套一层薄的尼龙袜保护残肢,然后套两层棉线袜,再套上软的内接受腔,在软接受腔的外面再套一层尼龙袜;②残肢膝关节屈曲位,将假肢接受腔套在残肢上;③截肢者站立后检查假肢对线是否合适。

2) 穿 TSB 小腿假肢训练:截肢者取坐位。①先在残肢上喷洒润滑油或涂抹一层滑石粉;②再将硅胶内衬套翻过来;③将内衬套的底部对好残肢的末端部;④然后,将内衬套完全套在残肢上;⑤再将外接受腔穿在外面;⑥最后,检查假肢对线是否合适(图 2-2-55)。

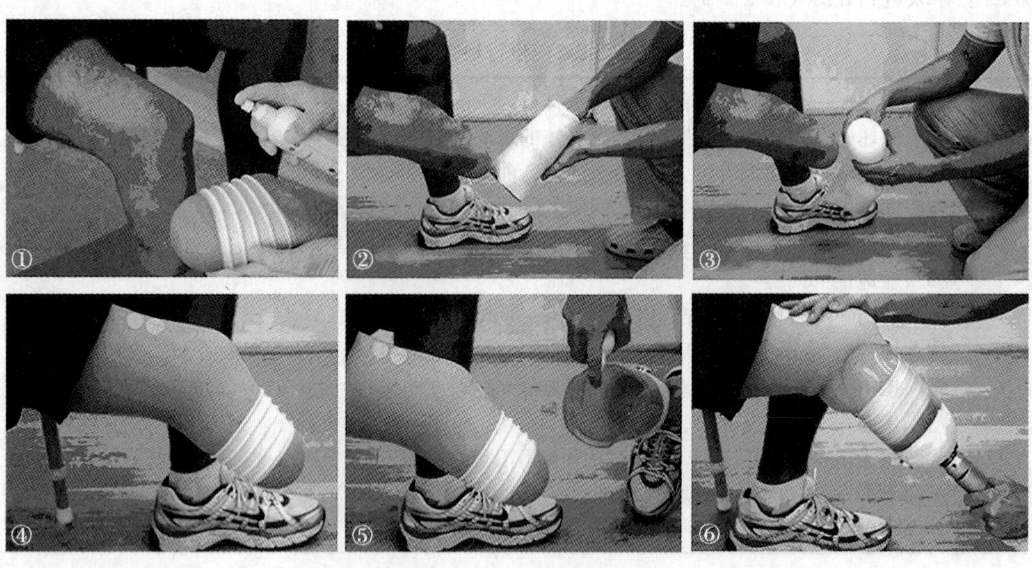

图 2-2-55 穿 TSB 小腿假肢训练

(2) 脱小腿假肢训练:截肢者取坐位,双手握住假肢,将假肢向下拽,将残肢拉出即可。

2. 穿脱大腿假肢训练

(1) 穿大腿假肢训练:①截肢者坐在椅子上(或站着),往残肢上涂些滑石粉或爽身粉;②用光滑的薄的丝绸将残肢包住或易拉宝(假肢专用袜套)套在残肢上。注意所包的布、袜套要平整,没有皱褶,其下缘应包住大腿根部,其后面应包上坐骨结节;③拿掉接受腔排气孔上的阀门;④将包布或袜套的远端放入接受腔;⑤将包布或袜套的远端从阀门孔的孔内穿出;⑥将残肢插入接受腔内;⑦站起来,将假肢伸直,一手压住假肢以免关节弯曲,另一手往外、往下拉出包布。在往外拉包布时应注意皮肤感觉,要感觉出残肢周围哪一侧的包布拉的不够,可用力多拉出一些。另外,如果在拉包布时健腿膝关节能做些屈伸,让残肢在接受腔内有上下的活塞运动(即残肢能上下窜动),则更容易将残肢完全拉入接受腔内;⑧将包布全部拉出后,可适当调节一下残肢皮肤在接受腔上缘周围的紧张度,然后装上排

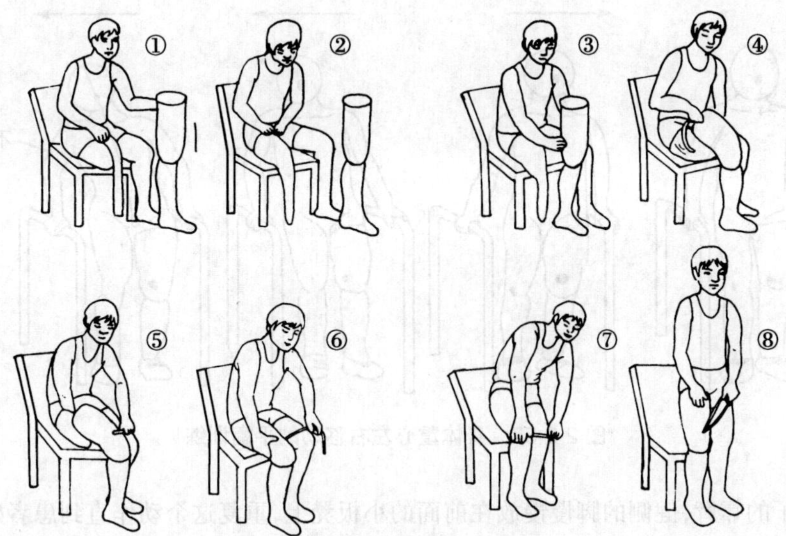

图 2-2-56　大腿假肢的穿戴方法

气孔上的阀门(图 2-2-56)。

(2) 检查残肢穿入接受腔的位置是否正确:①当身体重量转移到假肢侧时,坐骨结节处能感到有良好的承重;耻骨下、内收肌部位无压痛;残肢的末端皮肤感觉已接触到接受腔的底部但无疼痛;假脚的外旋角度与健足相近;②如果穿戴后坐骨结节没有承重,残肢末端皮肤也不能接触到接受腔底部;而残肢大腿内侧部位(即接受腔内上缘处)出现大的皮肤褶皱。这些情况的出现可能说明残肢的软组织没有全部被拉进接受腔,没有完全穿进去,需要脱下假肢,再穿;③如果穿上假肢,站立、步行中发现残肢内侧部位不舒服,步行中假脚尖向外旋或向内旋过大,说明假肢穿戴不正,穿歪了,需脱下重穿。重穿时应注意使接受腔的内壁方向与截肢者步行方向一致。

(3) 脱大腿假肢训练:截肢者取坐位,将接受腔的阀门打开,取下假肢;检查残肢皮肤有无红肿、擦伤。如果有以上情况,请及时处理。

3. 穿脱髋离断假肢训练

(1) 穿髋离断假肢训练:截肢者靠墙站立或一手扶物品,另一手抓住假肢接受腔;骨盆伸到接受腔内;骨盆与接受腔紧紧接触在一起;将肩吊带与假肢扣带固定好。

(2) 脱髋离断假肢训练:截肢者靠墙站立或扶物品站立;将假肢吊带与肩吊带松解开;一手扶住假肢接受腔,将身体向健侧倾斜,脱下假肢;检查残肢皮肤有无红肿、擦伤,如有应及时处理,检查中可用镜子观察残肢的下面。

(二) 基本步态训练

1. 站立平衡功能训练　站立平衡功能(即站稳)是步行的基础。初装假肢的患者穿上假肢马上就想练习行走是不对的,应当从培养残肢对假肢的感觉开始,然后经过一步步地训练,才能养成良好的步行习惯,得到良好的步行功能。有些截肢患者由于没有重视开始的训练,盲目开始行走,可能养成一些不良的步行习惯,以后改正就相当困难。

(1) 双杠内站立平衡训练:开始可手扶双杠(或双拐)练习正确的站立姿势,要求身体站直,双眼平视,双下肢能均匀承重站稳,双脚间宽约 10cm,练习逐渐减少双手扶杠的力量至不扶杠也能稳定站立。站立中应注意收缩臀部肌肉,后伸髋关节保持假肢膝关节不会突然弯曲。当双手不扶杠能站稳后,可练习身体前倾、后仰、侧屈、转身运动中也能保持稳定,身体不倒,膝部不弯(图 2-2-57)。

(2) 平衡训练:①身体重心左右移动平衡训练:双脚可分开 20cm 站立。双手扶椅背(双杠),然后向左、右水平移动骨盆,使假肢和健肢侧交替承担体重。注意运动中双眼平视,双肩要平,上身要直。训练中逐渐减少手扶力量,直到不扶;②身体重心前后移动平衡训练:双脚站立,假脚位置稍后退一些,通过交替踮后跟和踮脚尖完成人体重心前后移动,运动时注意上肢协调摆动,移向假肢时应注意用力后伸髋关节,防止膝部弯曲;③单腿站立平衡训练:先在健侧放一把椅子,前面放一个小板凳,健

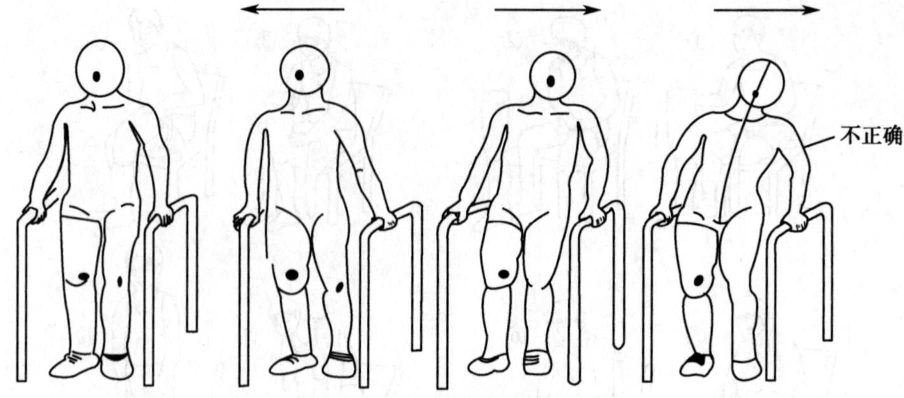

图 2-2-57 身体重心左右移动的平衡训练

侧的手扶住椅子的靠背，健侧的脚慢慢放在前面的小板凳上，重复这个动作直到患者感到舒适为止；然后去掉旁边的椅子，再重复以上动作，并试着尽量用假肢单腿支撑，每次站立维持时间越长越好，最好达到每次能站立 5 秒以上。站立时应注意上身不要向假肢侧有大的倾斜（图 2-2-58）。

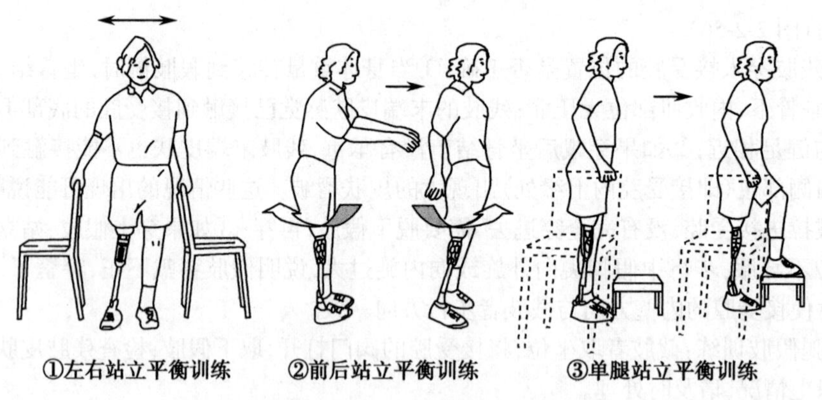

图 2-2-58 站立平衡训练

（3）滚球训练：将一个网球放在健肢侧的脚底下，患侧的手扶住旁边的桌子，脚掌平放在球面上，向前、向后、向左、向右推动或转动网球，其目的是健肢侧在滚球活动时假肢侧控制髋关节的肌肉也在活动，从而起到训练假肢侧在运动过程中髋关节的控制能力。假肢侧的手不扶旁边的桌子，再进行同样的训练（图 2-2-59）。

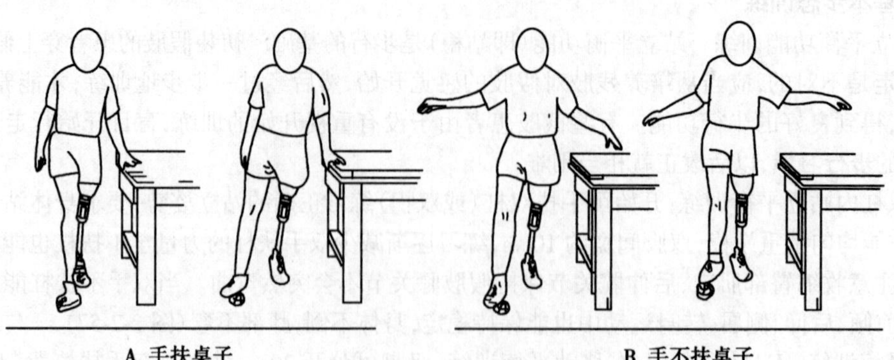

图 2-2-59 滚球训练

（4）站立抗阻训练（踢腿训练）：准备一张桌子、一张座椅、一个弹性带（或废旧的自行车内胎），将弹性带一端固定在桌子腿的下端，另一端固定在健侧的踝关节上缘，手扶持桌子或座椅的靠背，进行踢

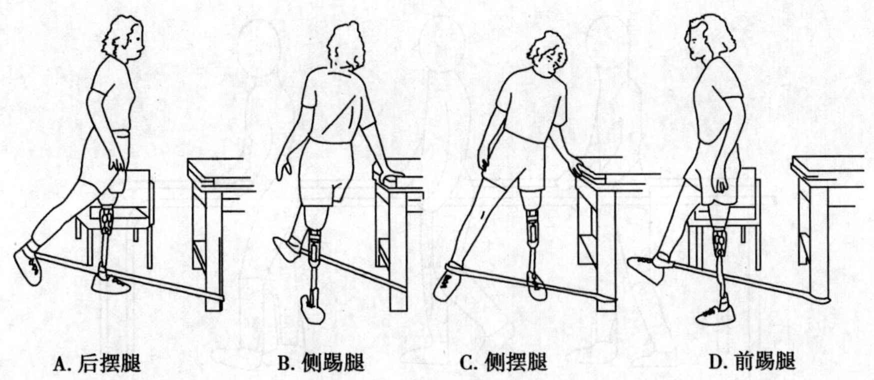

图 2-2-60 站立抗阻训练

腿训练。其目的是通过健侧的抗阻力的踢腿运动来训练假肢侧在运动中的控制能力(图 2-2-60)。

2. 迈步训练 是介于站立平衡和步行训练之间的一种训练。①侧向迈步训练:双脚并拢,自然站立,然后将患侧的腿侧向迈步站开,接下来患侧向健侧侧向迈步并拢,如此反复进行;②侧向交叉迈步训练:双脚并拢,自然站立,将患肢侧向交叉放在健肢的侧前方,然后健肢侧移,自然站立,健肢再交叉放在患肢的侧前方,如此反复进行(图 2-2-61)。

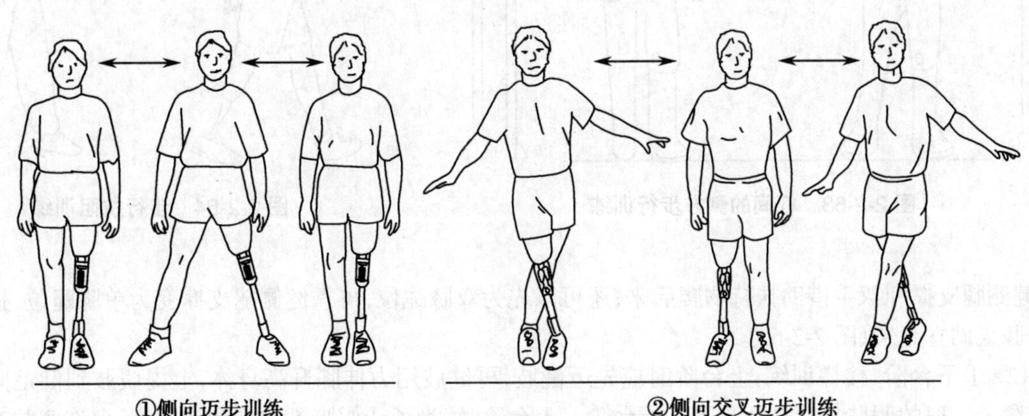

图 2-2-61 迈步训练

3. 步行训练

(1) 平行杠内的步行训练:双手轻扶杠,主要起自行保护作用,面对着镜子,双眼平视,首先将体重移到假肢上,健肢向前迈出一步,再将体重逐渐移到健肢上,然后屈曲假肢膝关节,上提假肢,使大腿迈向前方,随着假肢小腿摆动,膝关节逐渐伸直,当足跟着地时,必须用力后伸髋关节,残肢压向接受腔后壁,以保证膝关节稳定,然后再将体重移到假肢上,再将健肢迈向前方,如此反复。步行中应抬起头,双眼平视对面的镜子;转移体重时应当左右移动骨盆,而不是左右摆动上身;健肢迈出的步长要尽量接近假肢迈出的步长,不应太小;双足的步宽越小越好,不应大于 10cm。双下肢迈步速度应相近,不应该一快一慢,步行中健足不要一踮一踮地走(每走一步都高提一次足跟),假腿向前迈步时不应向外画个弧圈(图 2-2-62)。

(2) 杠间的侧方步行训练:当患者能熟练地在平行杠内向前行走后,可以练习杠间的侧方行走,可先用假肢承担体重,将健肢向侧方迈出,然后将体重移到健肢侧,再将假肢移近健肢。按同样方法练习向假肢侧移动(图 2-2-63)。

(3) 步行抗阻训练:把一条橡胶弹性带(或自行车内胎)的一端系在患者腰间的后面,另一端由一名帮手在后面用力拉扯,患者沿平坦的地面行走,这样可以训练患者的抗阻行走能力(图 2-2-64)。

(三) 日常生活功能训练

(1) 跌倒爬起训练:跌倒后,可以翻身为健侧卧位,利用健侧腿和双手支撑爬起来;也可以先为跪

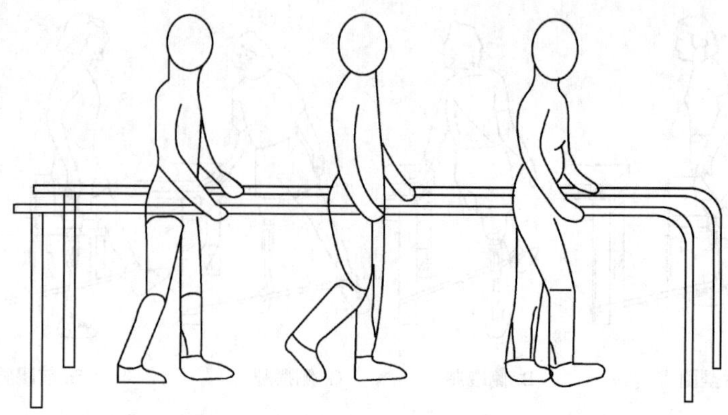

图 2-2-62 平行杠内的步行训练

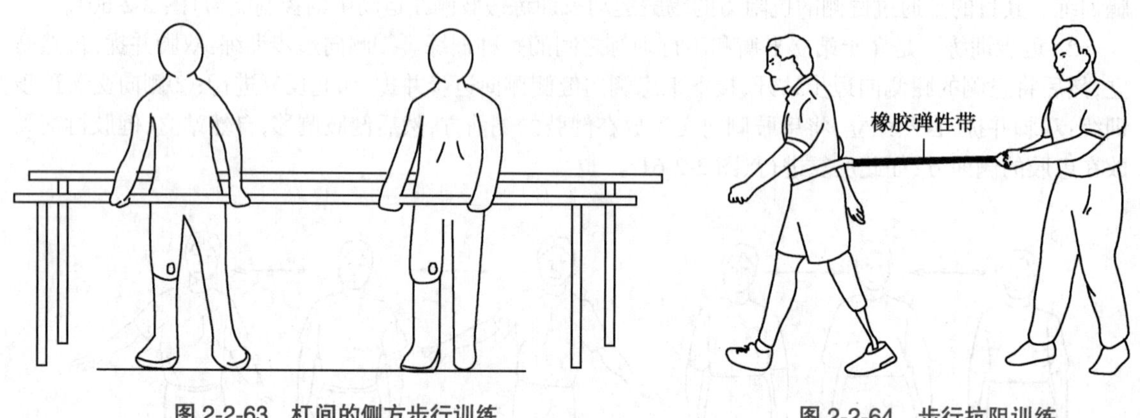

图 2-2-63 杠间的侧方步行训练

图 2-2-64 步行抗阻训练

位，健侧腿支撑和双手借助扶持物爬起来；还可以先为双膝跪位，再靠健侧腿支撑变为单膝跪位，扶着健腿膝盖站立起来(图 2-2-65)。

(2) 上下台阶、楼梯训练：上台阶时应先迈健肢，再健肢用力伸膝升高身体，上提假肢到健足同一层台阶。一般的假肢只能是两步上一层台阶。上台阶时，为了让假脚不碰到台阶边缘，允许假肢有轻度外展。下台阶时，应假肢先下，站稳后再下健肢。下落假肢时应注意，假脚一定要落在台阶的后方，脚尖不宜超过台阶的前缘，否则假肢容易打软腿(图 2-2-66)。

(3) 上下坡训练：分为正面上下坡和侧方上下坡两种训练方法。

1) 正面上下坡训练：上坡时，先迈健肢，要迈步大些，然后再向上迈假肢，假肢迈步要小，足跟落地时要用力后伸残肢，大腿截肢患者穿用假肢上下坡动作应防止膝关节打软腿。正面下坡对大腿截肢患者相当难．先迈假肢，假腿迈步要小，残肢要尽量向后压残肢接受腔以保证膝部稳定(图 2-2-67)。

2) 侧向上下坡训练：初学步行截肢患者、年老、体弱、残肢短者正面上下坡容易跌跤，宜采用侧向上下坡。侧向上坡应侧向、向上先迈出健肢，再使假肢向健肢靠近。下坡时应先侧向下移假肢，再下健肢(图 2-2-68)。

(4) 跨越障碍物训练

1) 横跨训练：①健肢靠近障碍物侧立于障碍物旁；②假肢侧负重，健肢跨过障碍物；③接着健肢负重，抬高假肢并跨过障碍物；④多数患者在假肢向前提起的同时，以健肢为轴旋转跨越障碍物。

2) 前跨训练：①面对障碍物站立，假肢侧负重，健肢跨越障碍物；②接着健肢负重，身体向前弯曲，伸直假肢侧的髋部，然后前伸假肢跨越障碍物(图 2-2-69)。

(5) 侧向跳跃训练：将四个小纸盒排放成一个正方形，间隔 50cm，或用粉笔在地上画出一个边长为 50cm 正方形。双脚站立在正方形的边线旁，从正方形一边跳到正方形的另一边，然后再从正方形另一边跳回正方形这一边。如此反复练习，可以训练单侧腿支撑和侧向运动时对假肢的控制能力(图 2-2-70)。

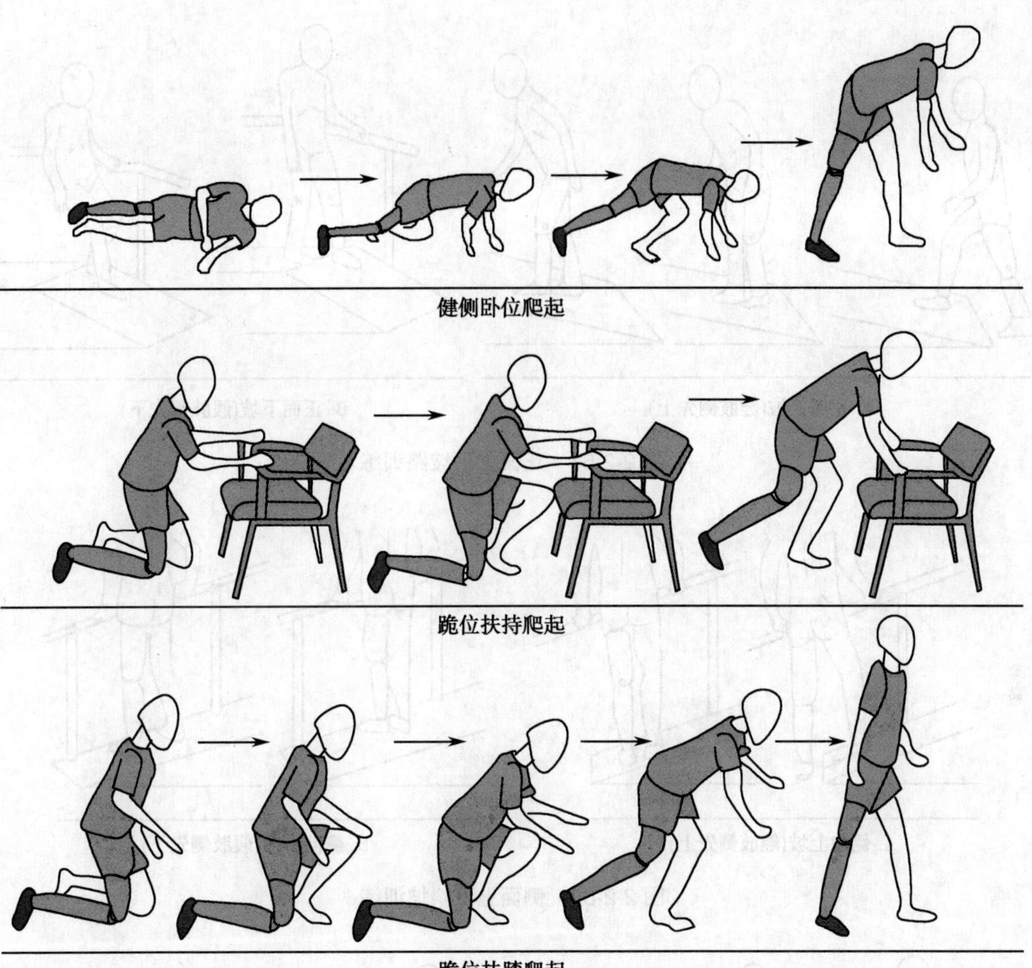

图 2-2-65 跌倒爬起训练

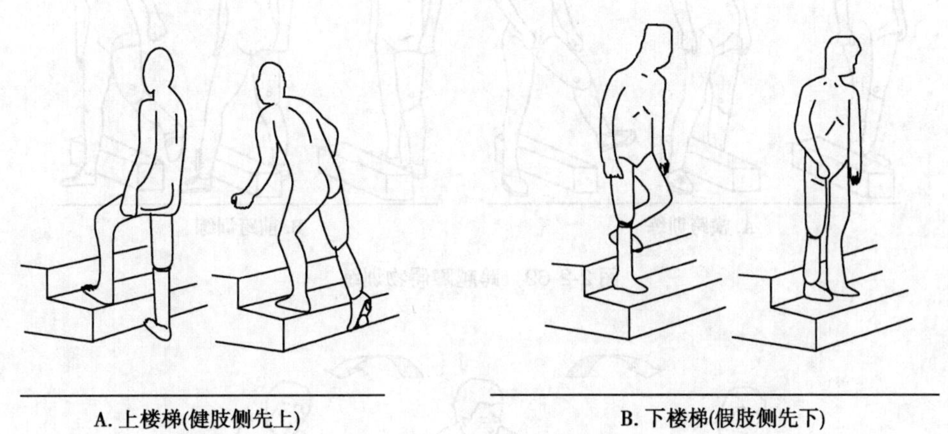

图 2-2-66 上下台阶、楼梯训练

(6) 敏捷性和准确性训练:①敏捷性训练:将 4 到 6 个纸杯或废旧饮料瓶间隔 150cm 分两排排列,患者快速从一个纸杯到另一个纸杯曲线移动,并身体下蹲碰触纸杯,可以训练患者使用假肢的敏捷性,并完成从站立到下蹲、从下蹲到站立的过程。②准确性训练:将 4 到 6 个纸杯或废旧饮料瓶间隔 30cm 一字排列,患者沿着纸杯的边缘行走或在两个纸杯之间行走,可以训练患者准确控制假肢的能力(图 2-2-71)。

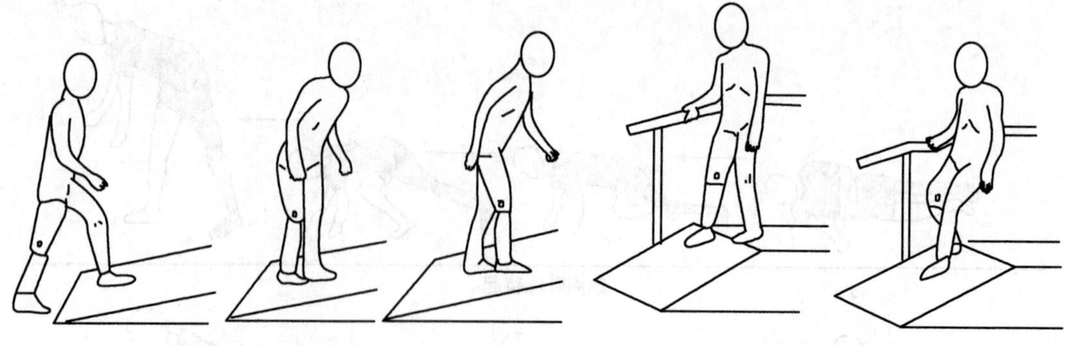

图 2-2-67 正面上下坡路训练

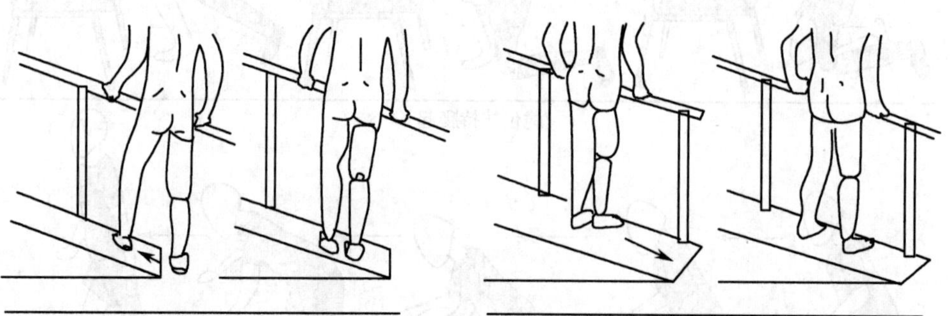

图 2-2-68 侧面上下斜坡训练

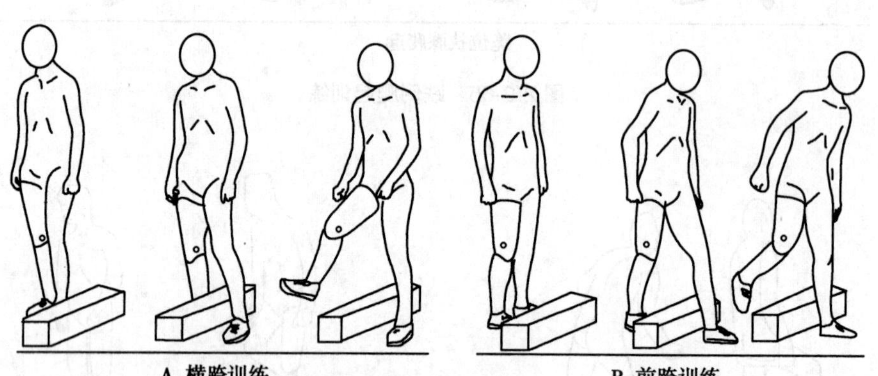

图 2-2-69 跨越障碍物训练

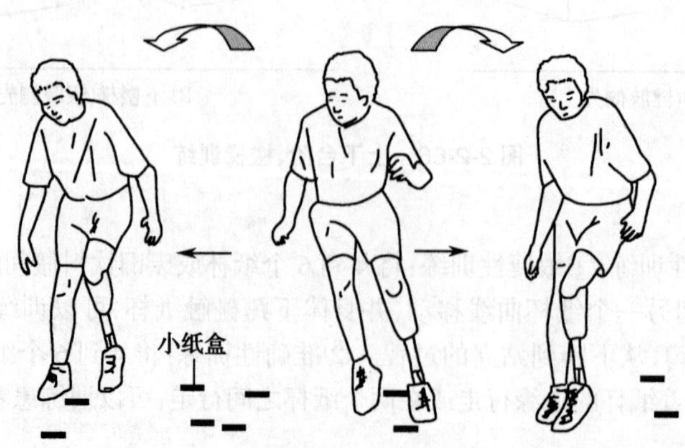

图 2-2-70 侧向跳跃训练

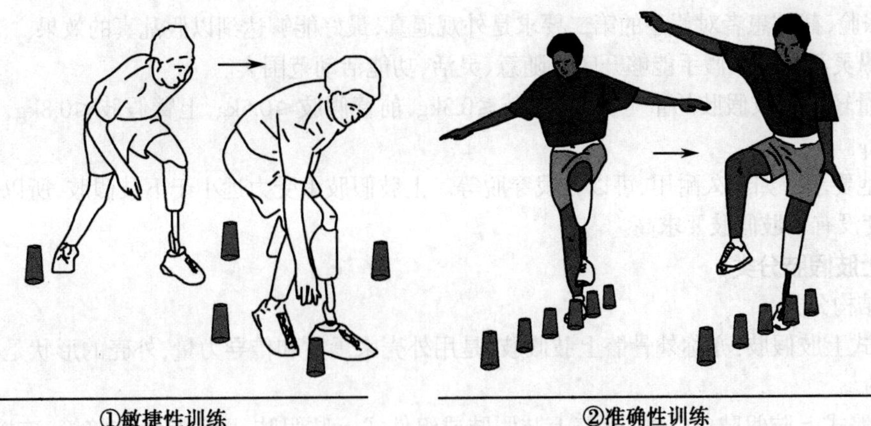

图 2-2-71 敏捷性和准确性训练

（肖晓鸿）

思考题

1. 简述下肢假肢基本要求。
2. 简述下肢假肢的分类。
3. 简述小腿假肢的种类和特点。
4. 简述大腿假肢的种类和特点。
5. 简述假脚的种类和特点。
6. 简述下肢截肢者的功能检查内容。
7. 简述下肢假肢处方内容。
8. 简述下肢假肢的制作流程。
9. 简述小腿假肢的使用和训练方法。
10. 简述大腿假肢的使用和训练方法。

第三节 上肢假肢

一、上肢假肢概述

(一) 上肢假肢定义

上肢假肢(upper limb prosthesis)是指整体或部分替代人体上肢功能的人工假体。上肢包括手和臂，是生活和劳动的重要器官。人类的手是万物之灵，其动作灵巧、感觉敏锐、功能复杂，任何部位的丧失都会给患者造成生活、工作困难和精神负担，特别是双侧上肢都丧失，困难更为严重，迫切要求有好的假肢代偿失去的功能。在上肢假肢的发展过程中，人们始终致力于设计功能完善、运动仿生、控制仿生和动作可靠的假肢。但由于人手有二十多个自由度，其运动形式远比下肢复杂得多，而且受到体积的限制，任何精巧、灵活的机械结构也不能与正常人的手相比。目前只能做到局部仿生，即外观、局部自由度和控制仿生。总之，上肢假肢的功能还比较简单，功能尚不能满足上肢截肢患者的需求，但患者配戴上肢假肢后，经过一定的康复训练和适应，还是能够满足患者的一些日常生活和职业劳动等方面的需要的。

(二) 上肢假肢基本要求

1. 功能好 人类的手动作灵巧，所以第一要求是功能好，能够满足上肢截肢患者的最基本的需求。

2. 外观逼真 上肢假肢不但重视对上肢缺失运动功能的代偿，而且重视装饰美观的功能。手号

称是第二张脸，截肢患者对假手的第二要求是外观逼真，最好能够达到以假乱真的效果。

3. 操纵灵活　要求假手能够开闭手随意、灵活，功能活动范围大。

4. 重量轻　上肢假肢的重量，腕手假肢≤0.3kg，前臂假肢≤0.5kg，上臂假肢≤0.8kg，肩关节离断假肢≤1.4kg。

5. 其他要求　如经久耐用、可以自我穿脱等。上肢假肢承受力远小于下肢假肢，所以上肢假肢对部件的强度没有下肢假肢要求高。

（三）上肢假肢分类

1. 按结构分类

(1) 壳式上肢假肢：亦称外骨骼上肢假肢，是用外壳来承重和传导力量，外壳的形状是根据人体的形状制作的。

(2) 骨骼式上肢假肢：亦称内骨骼上肢假肢或组件式上肢假肢，里面是由连接管、连接件、关节等作为假肢的中心轴来承重和传导力量，外面由装饰性的泡沫组成。这种结构与人体的骨骼结构类似(图 2-3-1)。

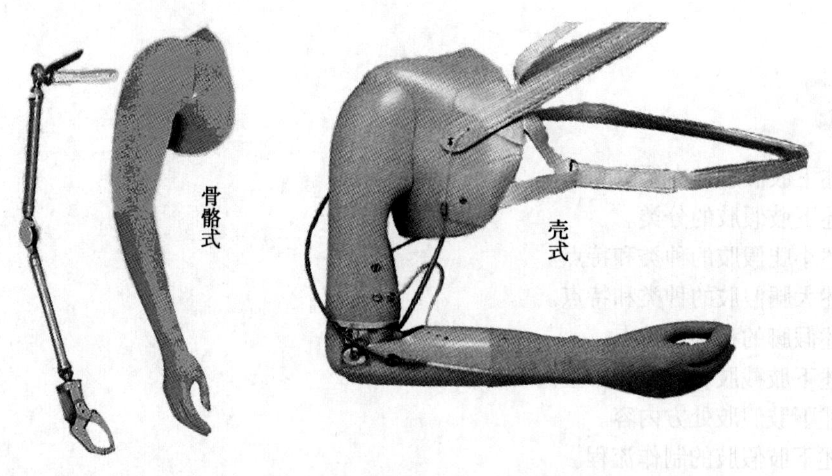

图 2-3-1　壳式和骨骼式肩离断假肢

2. 按截肢部位分类　可以分为手部假肢(假手指和假手掌)、腕离断假肢、前臂假肢、肘离断假肢、上臂假肢、肩离断假肢(图 2-3-2)。

(1) 手部假肢：包括两个方面的截肢。①假手指：手指截肢；②假手掌：掌骨截肢。

(2) 腕离断假肢：包括两个方面的截肢。①前臂截肢：前臂极长残肢，残肢长度大于 80%；②腕关节离断。

(3) 前臂假肢：前臂截肢，前臂中、短残肢，残肢长度为 35%~80%。

(4) 肘离断假肢：包括三个方面的截肢。①上臂截肢：上臂极长残肢，残肢长度大于 85%；②肘关节离断；③前臂截肢：前臂极短残肢，残肢长度小于 35%。

(5) 上臂假肢：上臂截肢，上臂中、短残肢，残肢长度为 30%~85%。

(6) 肩离断假肢：包括三个方面的截肢。①肩胛带截肢；②肩关节离断；③上臂截肢：上臂极短残肢，残肢长度小于 30%。

3. 按功能分类　可分为三大类。①装饰性上肢假肢：又称美容手，是指以恢复肢体外观为主、恢复肢体功能为辅的轻量化、手感好的假肢。其特点是外观逼真、结构简单、重量轻、各指间关节可以被动屈伸。②工具性上肢假肢：又称工具手或劳动手，是指为了从事专业性劳动或日常生活而设计制作的假肢。其特点是以结实、耐用为主，外观为辅，结构是由残肢接受腔、悬吊装置、工具连接器和专用工具构成，没有手外形，但由于功能好、结构简单、坚固实用，患者可以根据需要换用各种专用工具。③功能性上肢假肢：又称功能手，是指一方面有手的外表，另一方面又有手的一些基本功能的上肢假肢，这种假肢是上肢假肢的主流。

4. 按性能、结构特点和动力分类　可以分为被动型和主动型上肢假肢。①被动型上肢假肢：是

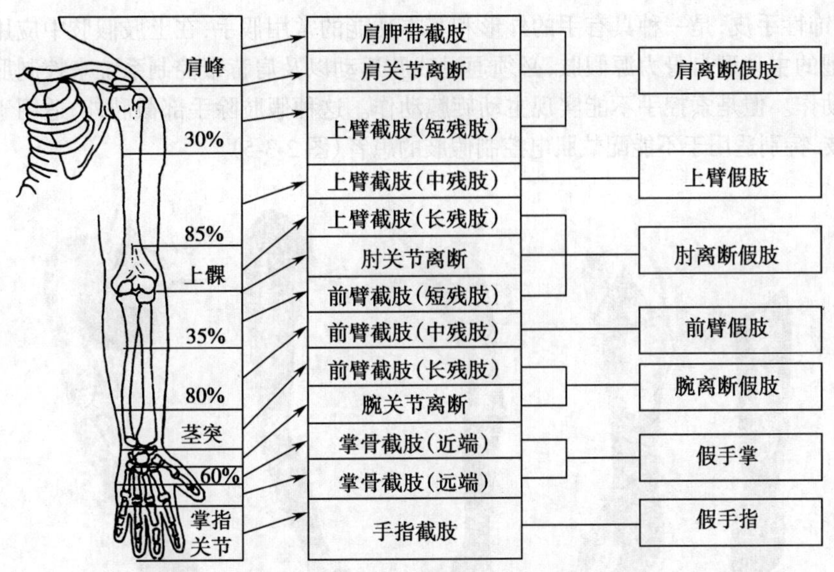

图 2-3-2 上肢假肢按截肢部位分类

指假肢的关节如手部装置和腕、肘关节只能被动地运动,而不能由患者自身或体外力源控制,又可分为装饰性上肢假肢和工具型上肢假肢两类。②主动型上肢假肢:是指假肢的关节能够主动运动,又可分为自身力源上肢假肢、体外力源上肢假肢和混合力源上肢假肢(图 2-3-3)。

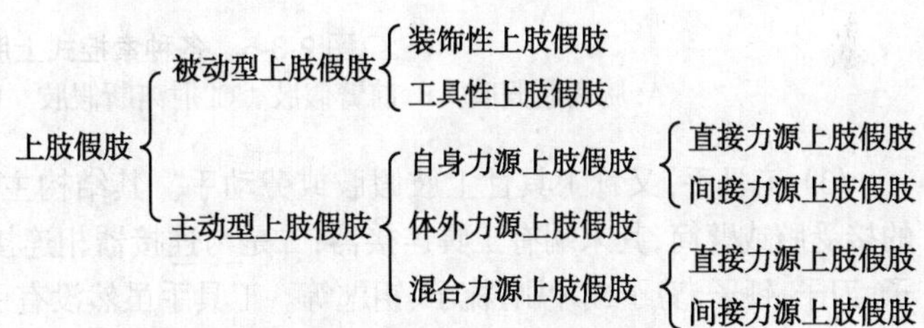

图 2-3-3 上肢假肢按性能、结构特点和动力的分类

(1) 美容手:又称装饰性上肢假肢,属于被动型假手,是一种为了弥补上肢外观缺失、平衡身体、恢复人手外观形状的一种假肢。它不仅起到装饰美观作用,而且能帮助截肢者消除自卑心理,恢复自信心。随着现代仿真技术的发展,参照截肢者健手形状、皮肤颜色制作出的硅胶手皮,如果植入汗毛的话,几可乱真。美容手有很好的外观和肉感触觉,但是没有手的抓握功能。所有的上肢假肢都可以制作成美容手(图 2-3-4)。

(2) 索控手:又称索控式上肢假肢或机械手,属于自身力源上肢假肢。人手的主要功能是抓握,也称对掌功能。为实现这一功能,人们设计出拇指相对于其他四指可以张开和闭合的手部机械骨架,截肢者可以通过自身上身体位的变化,由绳索传递控制手的张开和闭合。索控手有骨骼式和壳式两种

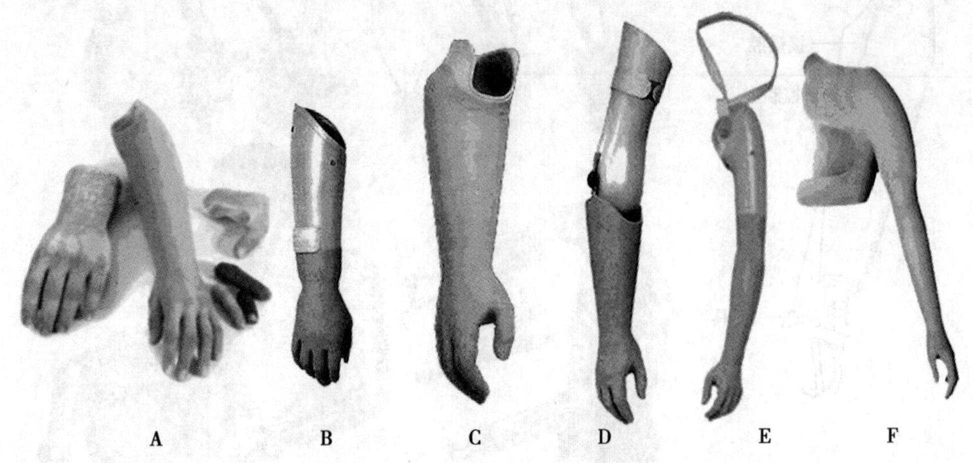

图 2-3-4 各种装饰性上肢假肢

A. 假手指和假手掌 B. 腕离断假肢 C. 前臂假肢 D. 肘离断假肢 E. 上臂假肢 F. 肩离断假肢

结构，外套装饰性手皮，是一种具有手的外形和基本功能的常用假手，在上肢假肢中应用最多。索控手是一种典型的主动型自身力源假肢，必须通过残肢运动以及肩背带控制系统来控制肘部的屈伸与手部的开闭动作。但是索控手不能实现主动旋腕动作。这种假肢除手部截肢外，适用于不同截肢平面的上肢截肢，特别适用于不能配戴肌电控制假肢的患者(图 2-3-5)。

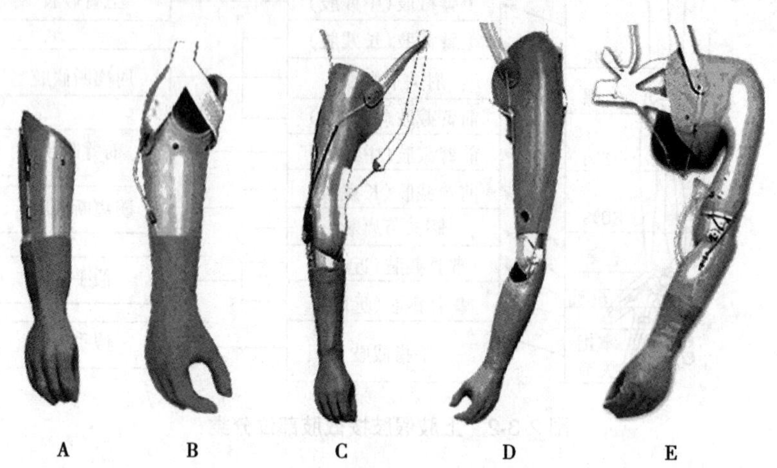

图 2-3-5 各种索控式上肢假肢

A. 腕离断假肢 B. 前臂假肢 C. 肘离断假肢 D. 上臂假肢 E. 肩离断假肢

(3) 工具手：又称工具性上肢假肢或劳动手。其结构主要分为两部分，一是固定和悬吊在残肢上的接受腔或臂筒，其末端有工具连接器；二是与连接器相连接的各种各样的工具或日常生活用具，如钳子、刀子、锤子、剪子或牙刷、梳子、钥匙等。工具手虽然没有手的外观，但患者能够独立完成各种各样的工作或日常琐事。其中钩状手结构简单，动作灵巧，比较实用，所以钩状手被看作是一种"万能"工具手。由于钩状手利用自身动力或外部动力操纵手的张开及闭合，被看成是一种具有特殊功能的假手。除手部假肢和肩离断假肢不制作成工具性上肢假肢外，其他均可制作成工具性上肢假肢(图 2-3-6)。

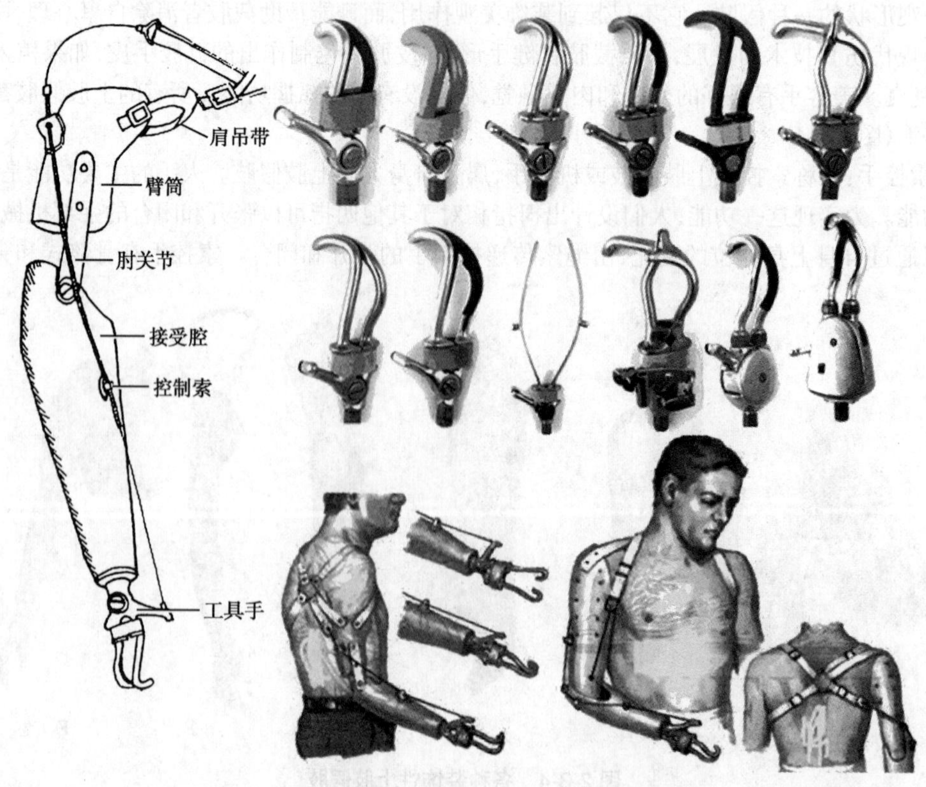

图 2-3-6 工具性上肢假肢及各种形式的钩状手

(4) 肌电手:又称肌电上肢假肢,属于体外力源假肢。当截肢者想张开手掌时,其残肢的肌肉收缩产生微电压(肌电信号),通过贴在皮肤相应位置的电极(微型传感器)接收这一肌电信号,再通过电子放大器处理,就可以通过微型电机控制手头张闭。肌电手可以根据截肢者的意志随意控制手头开闭、旋腕、屈伸肘等动作。但是肌电手对残肢有一定的要求,电击伤、残肢部位大部分植皮或皮肤瘢痕多的截肢者不适宜装配,因为电击伤可能导致神经损伤,而残肢部位大部分植皮或皮肤瘢痕多则不利于电极定位和肌电信号的采集(图 2-3-7)。

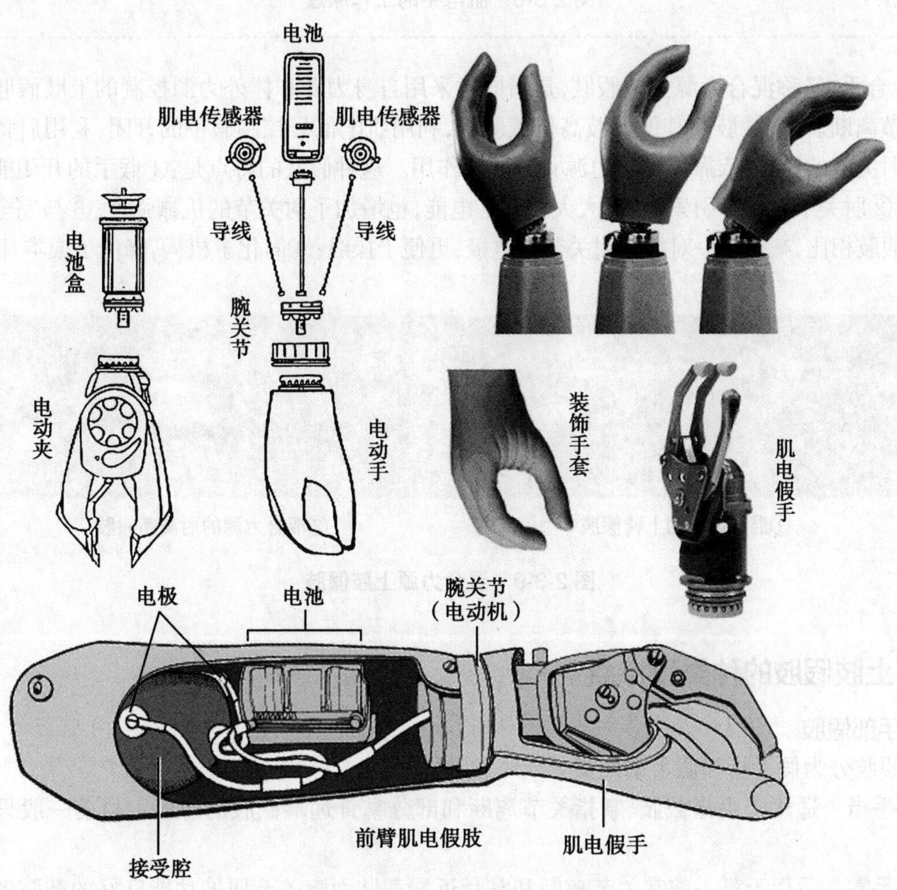

图 2-3-7 肌电手

知识链接

肌电手的工作原理

患者残肢肌肉收缩时,会发生复杂的生化反应,在皮肤表面产生可被测取的微小电位差,这种肌电电位差信号传递到微感器,经电极中的放大器放大,成为控制信号输入微电脑,再由微电脑发出活动指令,通过微型马达等驱动系统带动假肢指骨关节张合。装配电子手的关键在于,从残肢皮肤表面找出前臂截肢者在收缩伸肌和屈肌及上臂截肢者在收缩肱二头肌和肱三头肌时产生最强肌电电压信号的两个点,并测出这两点上的电压值,然后合理地调节电极放大器的信号放大倍数,同时根据患者的残肢情况,通过肌电训练仪训练残肢按活动意图有规律地收缩,从而以残肢肌肉的不同运动形式有效地控制和操纵假肢指骨关节的张合,并以动态调节器自动调节假手握力的大小及开闭的速度。由于肌电手具有极高的灵敏性,所以经过训练后能够使患者控制自如,辅助健侧手做一只手难以完成的事情,如洗脸、拧干毛巾、穿脱衣服、写字、系鞋带、拿汤匙喝汤等。肌电手的优点是控制开手、闭手的随意性好,没有索控手所需的复杂肩带,不妨碍上肢运动;但有假肢重量大、故障率高和价格高等缺点(图 2-3-8)。

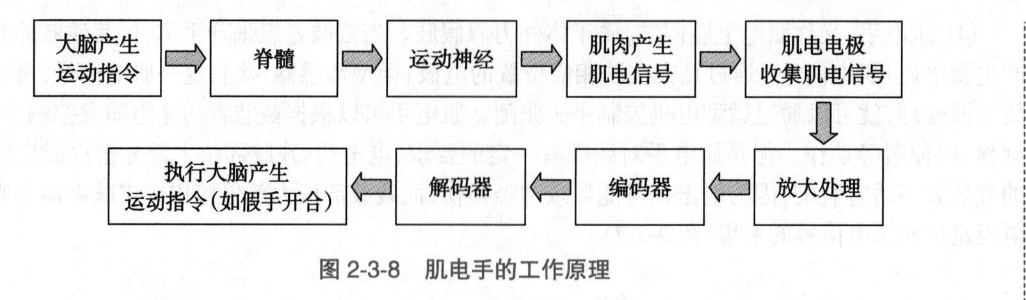

图 2-3-8 肌电手的工作原理

(5) 混合手:又称混合力源上肢假肢,是指同时采用自身力源和体外力源控制的上肢假肢。主要适用于肘关节离断、上臂截肢及其他上肢高位截肢者,利用肌电信号控制假手的开闭,利用肩背带拉动牵引索控制肘关节的屈伸,依靠体内外力源共同发挥作用。这种假肢的特点是:①假手的开闭能像肌电手一样自如;②肘关节采用牵引索控制,大大节省了电能,也增加了肘关节的机械强度;③与完全由肌电信号控制的假肢相比,减少了一对控制肘关节的电极,更便于操纵;④简化了机构,降低了成本(图 2-3-9)。

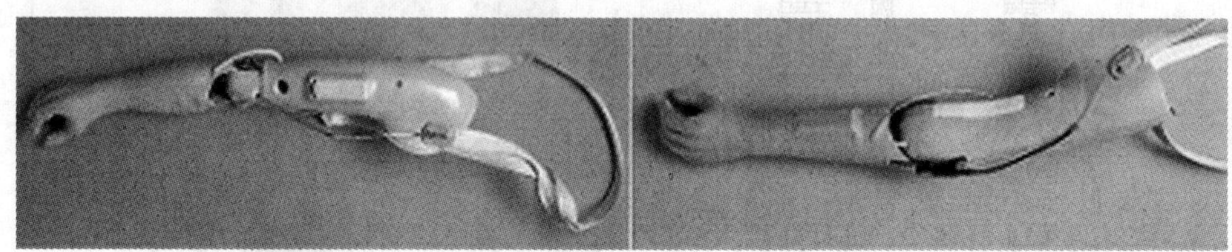

①混合力源的上臂假肢　②混合力源的肘离断假肢

图 2-3-9 混合力源上肢假肢

二、上肢假肢的种类和特点

(一) 手部假肢

手部假肢分为假手指和假手掌两类。

1. 假手指　适用于手指截肢、掌指关节离断和部分掌骨远端截肢的患者。目前一般只能安装美容手。

2. 假手掌　适用于第一腕掌关节离断和掌骨近端截肢而腕关节屈伸功能良好的截肢者。根据需要可以装配有一定功能的假肢,通过残肢腕关节的屈伸完成假手的开合。此类假肢的功能好,但外观差。如果患者不能接受,可以装配弥补手部外形的装饰手套(图 2-3-10)。

(二) 腕离断假肢

腕离断假肢适用于腕关节离断及残肢长度保留了前臂 80% 以上(通常距尺骨茎突 5cm 以内)的截肢者。腕关节离断后,残肢保留了前臂的旋前旋后动作,其范围可以达到前、后旋各 90°。由于残肢长,不能安装屈腕机构。这种假肢可安装除混合手之外的各种假手,如机械手、肌电手、电动手或美容手等(图 2-3-11)。

(三) 前臂假肢

前臂假肢是指用于前臂截肢的假肢,适用于残肢长度为前臂 25%~80% 的前臂截肢者。前臂假肢类型较多,可以装配除混合手之外的各种假手,如索控手、工具手、肌电手、电动手或美容手等。但对于前臂假肢而言,最适合安装肌电手。功能性和工具性前臂假肢都可以较好地代偿手的抓握功能和旋腕功能,便于患者生活自理,完成简单的工作。

1. 前臂机械假肢　即索控式前臂假肢,是由机械假手、腕关节机构、接受腔及固定牵引装置构成。这是一种沿用至今的普通上肢假肢,开手的牵引装置通常是采用 8 字形牵引带拉动牵引索,腕关节机构可以被动屈伸和旋转。现代装配技术使其接受腔的制作得到很大改进,由过去的皮革或塑料质地插入式接受腔,利用肘铰链和上臂环带进行悬吊,改为合成树脂抽真空成形制作的全接触接受腔,采用明斯特式接受腔口型,利用肱骨髁和尺骨鹰嘴悬吊,从而使接受腔与残肢适配合理,减去了肘铰链

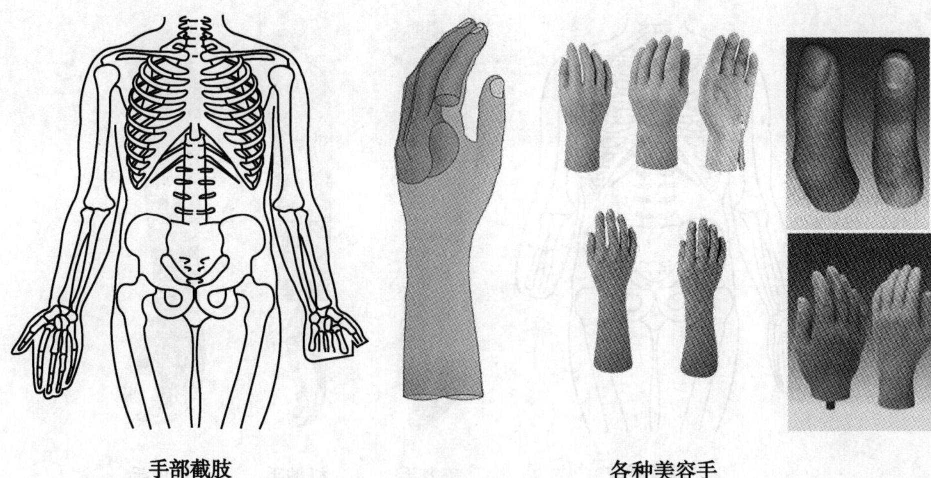

图 2-3-10　假手指和假手掌

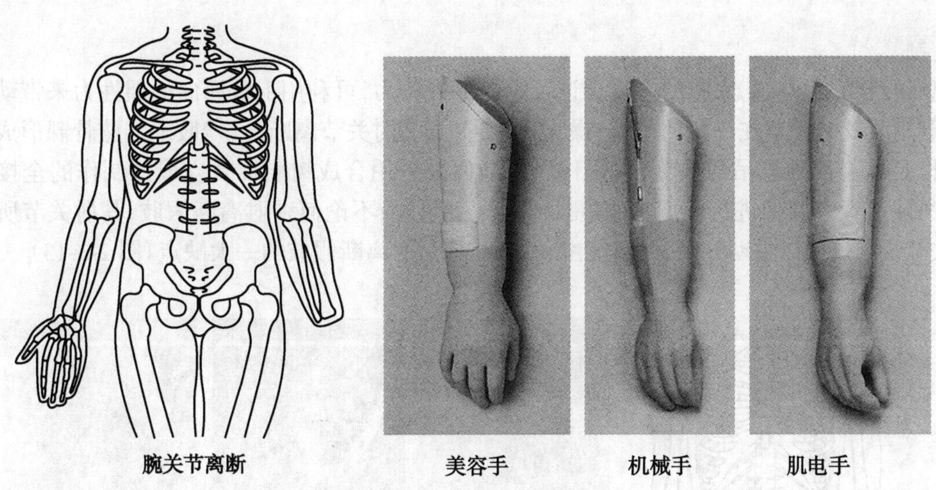

图 2-3-11　腕离断假肢

和上臂环带，避免了对上臂的束缚，配戴使用变得轻便。

2. 前臂电动假肢　是一种利用蓄电池和微型电机驱动的假肢，不仅操纵省力，而且由于去掉了机械牵引装置，开手动作不受体位的影响，使其操纵的灵活性和应用范围远胜过机械手。如果是采用肌电信号控制的肌电手，假手的运动直接接受大脑控制，更具有直感性强、控制灵活的优点。前臂残肢截肢时，前臂的旋转、肘关节的屈伸和力量都能基本保留。残肢越长，杠杆功能越大，旋转功能保留越多；如保留了残肢足够的肌肉，就有残肢良好的肌电信号，对于装配肌电手非常有帮助。因此，前臂肌电手是目前代偿功能最好的上肢假肢（图 2-3-12）。

（四）肘离断假肢

肘离断假肢适用于肘关节离断或上臂残肢长度在 85% 以上（通常为距肱骨外上髁 5cm 以内）和前臂残肢长度小于前臂 35% 截肢患者。此类假肢的手部和腕部与前臂假肢相同，前臂筒和上臂接受腔多为树脂或者塑料制成。与普通上臂假肢的接受腔相比有其特殊性，即前方开口或开窗，以便于膨大的肘离断残肢球根部的穿脱。由于肘关节离断后没有安装假肢肘关节的位置，通常采用侧面带锁的肘关节铰链，被动屈肘后可使肘关节在几种屈肘位固定；松锁时可利用牵引索主动松锁，或利用肘关节铰链的特性进行被动地过屈位松锁。肘离断假肢适合装配任何形式的假手。为了保证上肢足够的功能，肘离断假肢开始装配混合型上肢假肢。

索控式肘离断假肢分为一根牵引索控制的和双重牵引索控制的两种。一根牵引索控制的即只利用牵引索控制手的开闭，肘关节的屈伸是被动式的。双重牵引索控制的即一根牵引索控制手的开闭，另一根牵引索控制肘关节的开锁。混合型肘离断假肢假手的开闭采用肌电控制，肘关节的松锁采用

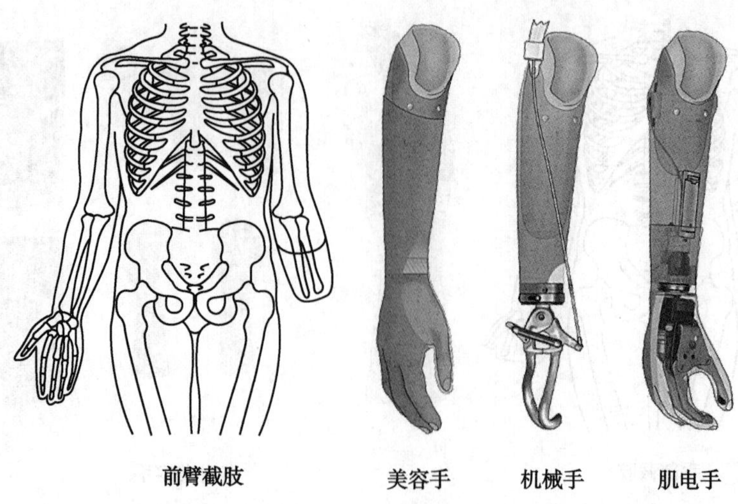

图 2-3-12 前臂假肢

牵引索控制。

肘离断假肢的优点：①完整的上臂保证了足够的杠杆力，可利用上臂屈曲的惯性力来带动前臂的屈曲，再利用肘铰链锁定在一定的位置，操纵比较省力；②肘关节离断后，残肢末端肱骨髁形成的膨大的球根部，足以稳固地悬吊假肢，所以现代肘离断假肢采用合成树脂抽真空成形制作的全接触接受腔，不必另加上臂束紧带进行固定，穿戴更为舒适。但目前不论何种肘离断假肢，其肘关节所采用的带锁肘关节铰链只可以主动开锁，而不能主动屈肘，这是肘离断假肢的一大缺点（图 2-3-13）。

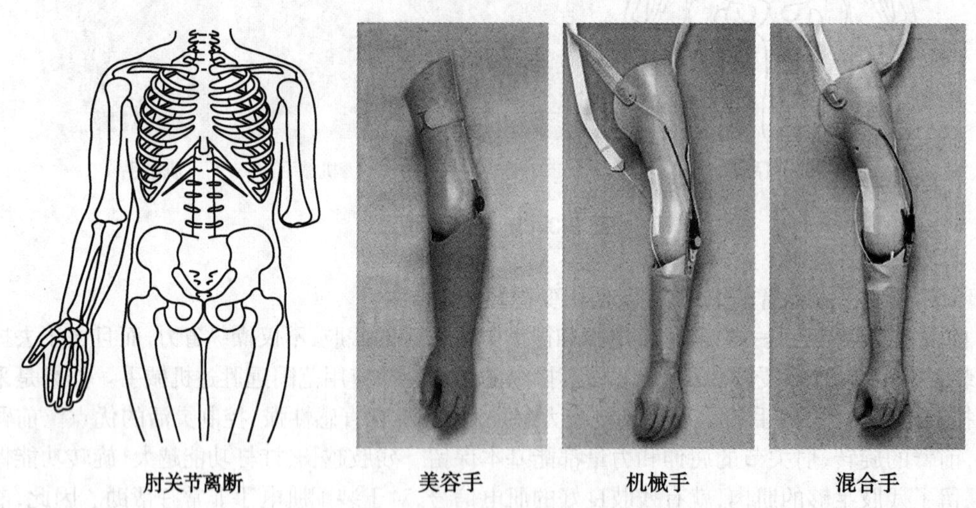

图 2-3-13 肘离断假肢

（五）上臂假肢

上臂假肢适用于上臂残肢长度保留 30%~85% 的截肢者。现代上臂假肢的接受腔采用合成树脂抽真空成形制作的全接触式接受腔，上臂短残肢假肢的接受腔更是需采用由全接触的内接受腔和外臂筒构成的双重结构接受腔，以保证假肢稳定地悬吊，更准确地控制假手。上臂假肢类型较多，适合装配任何形式的假手，但即便是混合手也不能完全代偿其丧失的功能。

1. 装饰性上臂假肢　主要用于弥补上肢外形的缺失，手指、腕关节、肘关节可以被动活动，摆放成不同的姿势。装饰性上臂假肢特别适合只注重轻便、美观而放弃穿戴功能性假肢的患者。

2. 索控式上臂假肢　手部、腕关节与前臂假肢相同，前臂筒多用塑料制成，增设了带锁的屈肘机构——机械肘关节，患者能够主动屈肘。其牵引装置比较复杂，一般为三重牵引索控制，即开手、屈肘、锁肘通过肩部的不同运动分别用三根牵引索控制。

3. 肌电控制上臂假肢　有二自由度和三自由度的之分，装配的前提条件是必须有不同的肌电信号用于控制手部装置和肘关节的活动。二自由度的为手的开闭、肘的屈伸主动控制。三自由度的为手的开闭、腕的屈伸（或旋转）、肘的屈伸主动控制。由于自由度越多，越难利用明显不同的肌电信号进行控制，越容易出现误动作，所以多数患者安装二自由度的肌电假肢。

4. 混合型上臂假肢　是将肌电控制手部动作与索控肘部动作相结合的假肢。由于屈肘时需要很大的杠杆力，若采用电动屈肘将消耗较大的电能，而利用肩背带拉动牵引索控制屈肘则可明显地延长电池的使用寿命（图 2-3-14）。

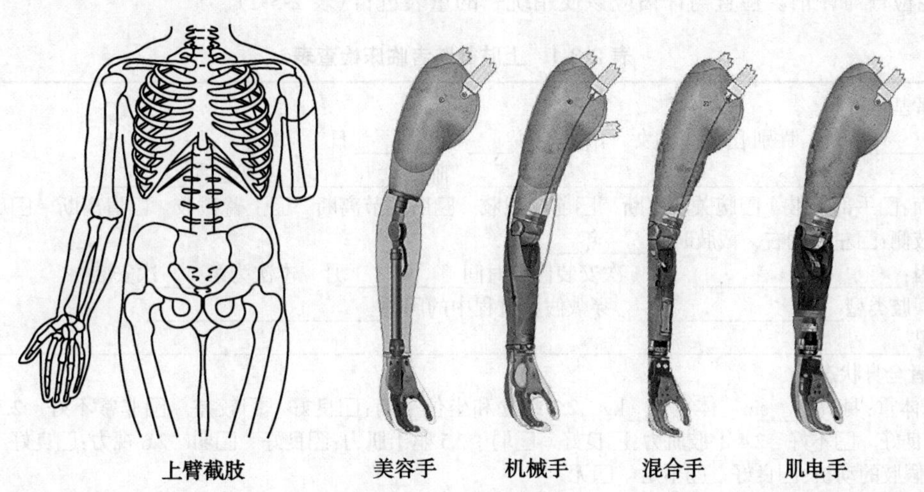

图 2-3-14　上臂假肢

（六）肩离断假肢

肩离断假肢适用于肩关节离断、肩胛带截肢（肩胛骨和锁骨截肢）及上臂高位截肢、残肢长度小于 30%（通常为肩峰下 8cm 以内）的截肢患者。肩离断假肢较上臂假肢增加了一个肩关节，主要代偿肩部的屈曲和外展功能。肩离断假肢的接受腔和上臂假肢接受腔类似。由于患者的整个上肢功能丧失，难以利用肩部的运动来拉动牵引索控制工具手，故不适合装配工具手，通常装配混合手、美容手、肌电手和索控手等（图 2-3-15）。

1. 装饰性肩离断假肢　普遍使用被动式的万向球式肩关节，可以调整运动自由度。

2. 索控式肩离断假肢　必须运用肩部控制索系统，通过控制肩关节的活动来带动肘关节、手头运动。装饰性肩离断假肢的肩关节也可用于索控式假肢中。

3. 混合性肩离断假肢　由于制作难度大、成本高、重量大、操作控制难度大，而且恢复的功能十分

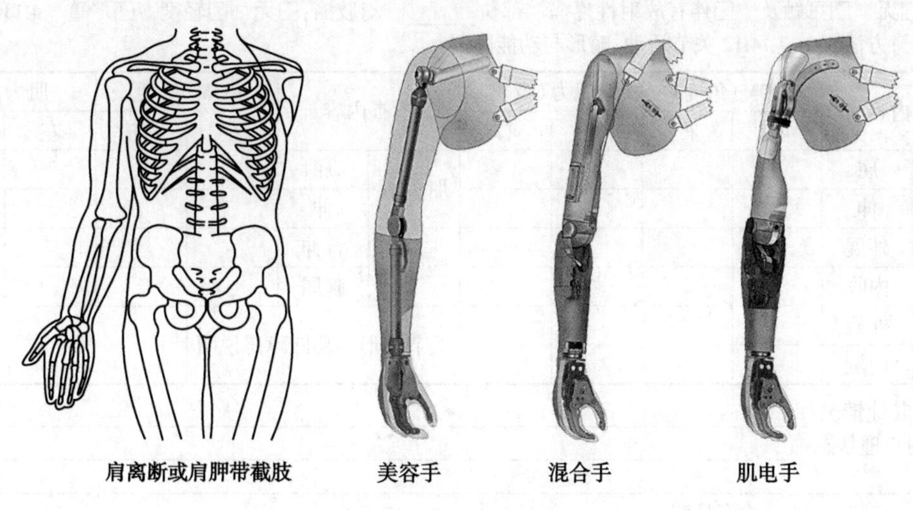

图 2-3-15　肩离断假肢

有限,所以绝大多数截肢者都选择装饰假手。

三、上肢假肢的处方

上肢假肢处方的流程基本与下肢假肢处方流程相同。但是人体上肢的功能是非常复杂的,单侧上肢就有多达二十多个自由度,而且上肢骨骼比较小,所以一般的机械体很难达到如此高的水平。

(一) 上肢截肢者的功能检查

在对上肢截肢者进行假肢处方时,首先应参照下肢截肢者功能检查的要求,对截肢者进行安装假肢的功能检查与评估。检查与评估应该使用统一的量表进行(表 2-3-1)。

表 2-3-1 上肢截肢者临床检查表

1. 截肢者基本资料
姓名__________ 性别 □男 □女 出生年月____年__月____日
地址______________________________ 邮编__________ 电话__________
截肢平面:□手部截肢 □腕关节离断 □前臂截肢 □肘关节离断 □上臂截肢 □肩离断 □肩胛带截肢 截肢侧:□左 □右 截肢时间____年____月
截肢原因:______________ 第 1 次安装假肢时间____年____月 本次为第____次安装
现穿戴假肢类型______________ 穿戴假肢过程中的问题______________
其他情况____
2. 截肢者全身状态
2.1 身高体重:身高____cm 体重____kg 2.2 站立和坐位平衡:□良好 □较差 □非常不好 2.3 运动协调性:□良好 □不好 2.4 上肢肌力:□良好 □弱 2.5 躯干肌力:□良好 □弱 2.6 视力:□良好 □低下
2.7 使用假肢的动机:□良好 □不足 □无
2.8 影响假肢装配、使用的合并疾病、损伤和非截肢侧上肢运动功能障碍:______________
3. 截肢者居住生活工作环境
3.1 职业:______________________ 业余爱好与活动:______________
3.2 工作及生活中假肢的主要用途:□装饰 □日常生活自理 □辅助工作 □其他__________
3.3 影响假肢装配使用的其他情况:______________________________
4. 残肢检查
4.1 残肢长度类型:□短 □中 □长 4.2 残肢形状:□圆柱形 □圆锥形 □球根形
4.3 骨突起和骨刺:□骨末端有骨刺 □无明显骨突起 □有明显骨突起,部位__________
4.4 皮肤状况:□瘢痕____(位置) □骨粘连____(位置) □色素沉着____(位置)
□皮肤疾病____(位置) □未愈合伤口____(位置)皮肤痛觉:□正常 □消失 □减退 其他__________
4.5 皮下组织:量:□普通 □少 □过多 硬度:□普通 □软 □硬
4.6 残端承重:□不可接触 □可接触、轻度承重 □中度承重 □良好承重
4.7 残肢浮肿:□无 □轻度 □明显
4.8 残端软组织下垂 / 赘肉:□无 □有,长度____cm
4.9 血运:□正常 □差 4.10 疼痛:□自发痛 □运动痛 压痛:□无 □轻度 □明显,部位__________
神经瘤:□无 □可触及 □伴有放射性疼痛 部位______ 幻肢痛:□无 □轻度 □严重 4.11 理疗:没有□,有□;方法:____ 4.12 关节活动、畸形与功能障碍:

检查内容		ROM(角度)		肌力(级)		检查内容		ROM(角度)		肌力(级)	
		左	右	左	右			左	右	左	右
肩关节	屈					肘关节	屈				
	伸						伸				
	外展					腕关节	背伸				
	内收						腕屈				
	外旋					关节畸形与功能障碍说明					
	内旋										

4.13 残肢其他情况:______________________________________
5. 患者的心理状态:______________________________________
6. 其他:____

检查人:______________ 检查日期:______________

（二）上肢假肢的处方内容

在开具上肢假肢处方时，一定要详细了解患者安装假肢目的，充分考虑患者残肢情况、上肢各个关节功能、患者年龄、从事何种职业、对假肢外观和功能有哪些要求。对于过高的期望，应该给患者进行适当的解释，降低其预期，以免假肢在装配后形成巨大反差，造成患者不必要的心理负担。一个理想的上肢假肢，除了轻便、耐久、外观近似健肢的要求外，还应当具有代偿正常上肢的基本功能的要求（表 2-3-2）。

表 2-3-2　上肢假肢制作处方表

姓名		性别：	男　女	档案编号	
年龄		截肢侧：	左　右	截肢平面：	
地址				电话：	
支付方式：	工伤　社保　战伤　商业保险　自费　其他（　　）				
患者残肢尺寸表： 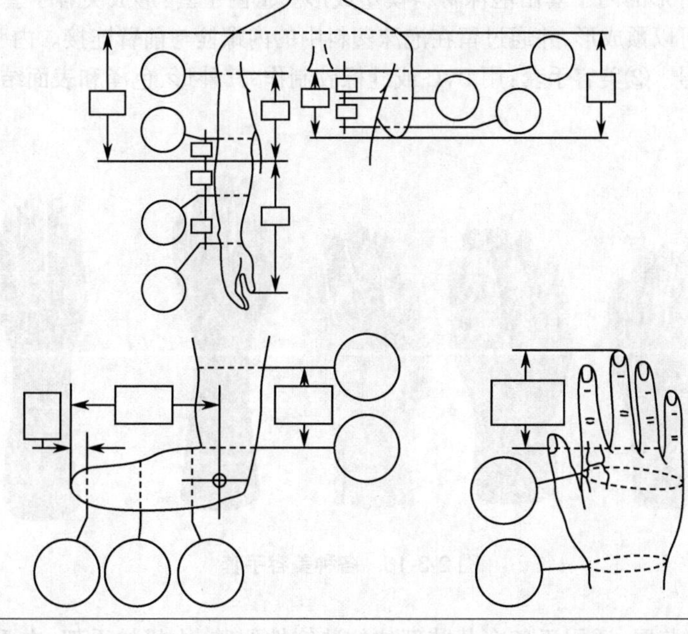					
假肢安装目的： 装饰性假肢□　一般日常生活辅助□　大量日常生活辅助□　满足工作需要□　特殊需要□					
接受腔描述：胸廓肩胛带离断接受腔：□　肩离断接受腔：双层□　单层□　上臂接受腔：双层□　单层□　肘离断接受腔：□　前臂接受腔：明斯特式□　诺斯韦斯顿式□　腕离断接受腔：双层□　单层□　部分手指套：其他：					
假肢控制方式：被动控制：肩关节□　肘关节□　手头□　自身力源控制：单重控制索□　双重控制索□　三重控制索□　上臂箍□　体外力源控制：肌电控制□　电动控制□　混合控制：肩关节□　控制索□　肌电□　肘关节□　控制索□　肌电□　手头□　控制索□　肌电□					
假肢悬吊方式： 骨性结构□　上臂箍□　8 字形背带□　9 字形背带□　控制索□　胸廓背带□					
假肢接受腔材料：树脂□　PP/PE □　皮革□　硅胶□　软内衬套□　碳纤□　其他：					
假肢结构设计：壳式□　骨骼式□					
假肢零部件 1. 假手：装饰假手□　索控手□　电动手□　肌电手□　工具手□ 2. 腕关节：摩擦式□　快换式□　可屈曲式□　万向式□ 3. 肘关节：柔性式□　铰链式□　索控式□　肌电控制式□　电动控制式□ 4. 肩关节：隔板式□　万向式□　双轴式□					

续表

附加假肢组件：			
医嘱：			
医师		假肢师	
日期		制作日期	

(三) 上肢假肢主要零部件

上肢假肢尽管其功能和外形又较大的区别，但都是由手部装置、关节（腕、肘、肩）铰链、连接件、接受腔、固定牵引装置和操作系统组成。

1. 手部装置　是代偿手部外观和功能的假肢部件，种类较多。假手主要有美容手、机械手、电动手、肌电手和工具手。

(1) 装饰性上肢假肢的手部装置：主要是替代失去手部外形的手部装置，给患者一些心理上的安慰。适用于部分手截肢假肢和装饰性假肢，它的特制内手套与残肢相连接，并通过美容手套定位于前臂上。这种形成手外形的内手套由泡沫材料模塑成形。①内手套：形成美容手套的支架手指用钢丝固定，作为保护层，可以预成形，并通过留在泡沫塑料中的内螺栓与前臂连接。内手套分为男式、女式和儿童式等不同型号。②美容手套：用 PVC 或硅橡胶制作，其外形、色泽和表面结构都近似正常人手(图 2-3-16)。

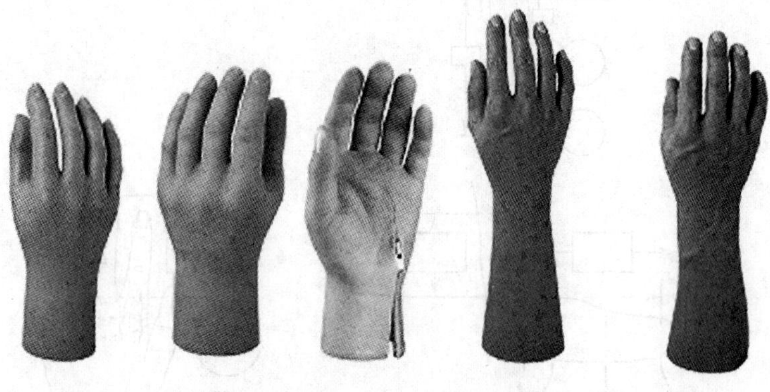

图 2-3-16　各种美容手套

(2) 被动型手部装置：适用于各个截肢部位的装饰性假肢，由机械手架、内手套和美容手组成。①机械手架：由拇指、示指和中指等三个手指构成，手可被动张开，能抓物，其弹簧张力使它能闭合，内装双头螺栓，使其与前臂连接。②内手套：带有第四指和第五指的内手套套在机械手架外，既形成手的外形，又构成美容手套的支架。③美容手套：与前述美容手套相同(图 2-3-17)。

(3) 索控式假肢的手部装置：与索控式上肢假肢相配的假手有不同的结构，如常闭式假手和常开式假手。其手指动作可以分为以下四种形式。①拇指动作型：是指拉动钢丝绳使拇指张开，用内装的弹簧装置使拇指关闭。②示指、中指两指（或拇指以外其余四指）动作型：是指通过拉伸钢丝可以使示指和拇指张开。随意拉闭式的假手还可以锁定拿着物品的手指。拇指开合角度可以分为两级调整。这样的假手有赛拉（Sierra）手和密勒柯（Miracle）手等。③拇指、示指、中指三指动作型：是指通过拉伸钢丝可以使示指、中指和拇指同时动作。这样的索控手的种类最多，有豪斯莫（Hosmer）手、奥托博克（OTTO BOCK）手等。它们用金属制作成拇指、示指和中指的骨架，在金属骨架的外面套上内手套，然后再套上装饰手套。④小指以外的四指动作型：是指通过拉伸钢丝可以使除小指以外的其余四指同时动作。其代表产品为贝克（Becker）手，手掌用木材制作，手指用弹簧制作(图 2-3-18)。

(4) 工具性假肢的手部装置：工具型假肢的手部装置种类繁多，通过一个连接件与工具型上肢假肢灵活、方便、快速的连接。主要类型有：

1) 标准钩状手：钩状手也称万能工具手。①标准钩状手有一个活动手指和一个固定手指，它们的

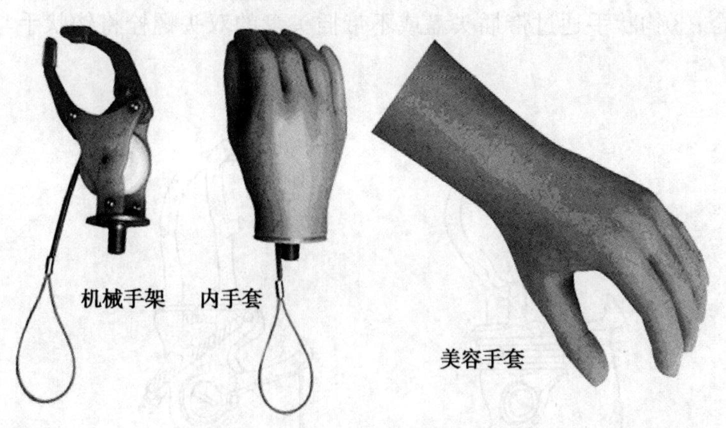

图 2-3-17　被动型手部装置

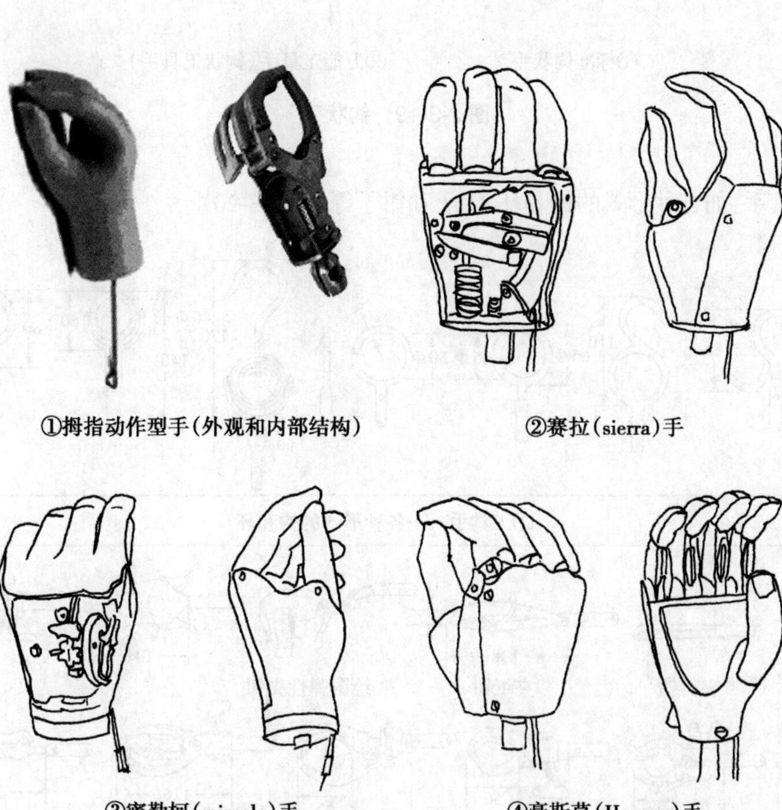

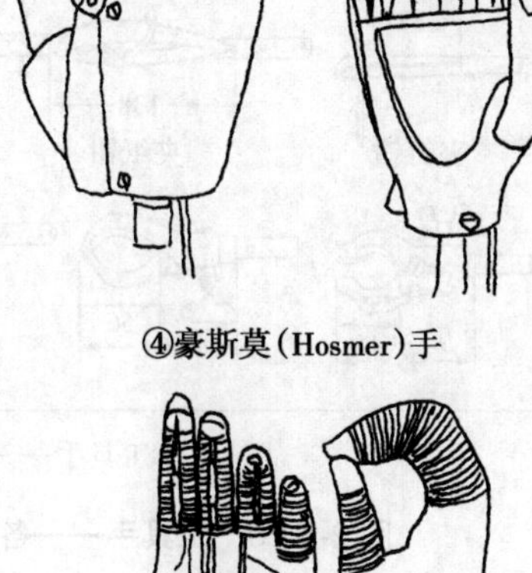

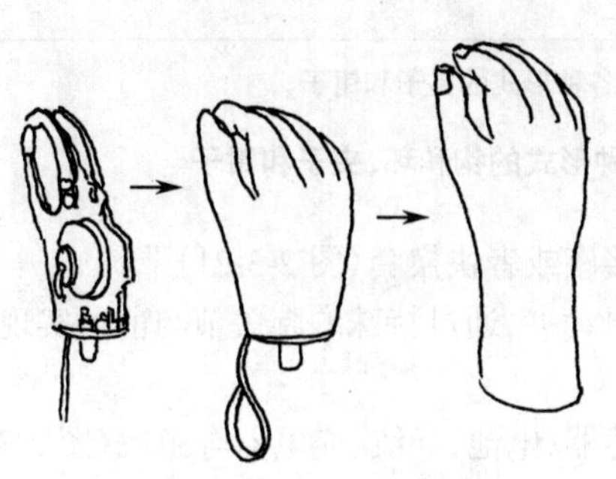

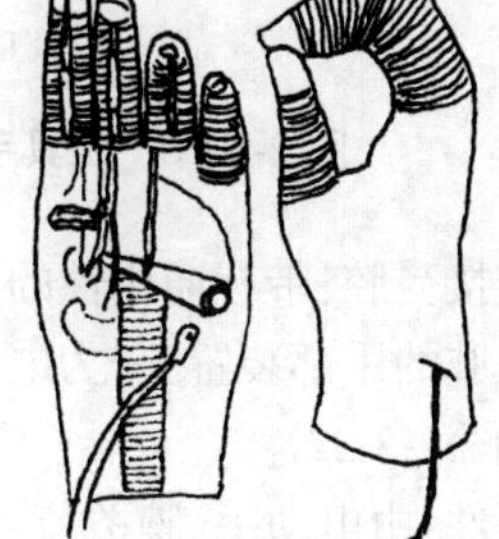

图 2-3-18　各种形式的索控假手

顶端与开手平面倾斜呈 45°角，通过底轴相连；②这种钩状手依靠控制索牵拉而主动张开，通过可调式弹簧张力而闭合；③钩状手通过带插头盘或不带插头盘的双头螺栓将钩状手与假肢的前臂连接（图 2-3-19）。

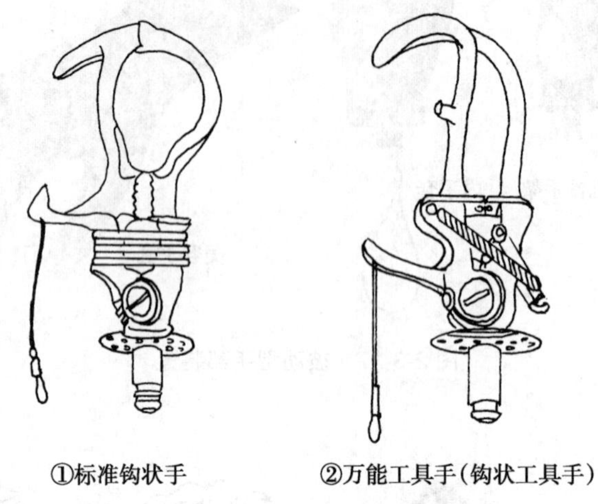

①标准钩状手　　②万能工具手（钩状工具手）

图 2-3-19　钩状手

2）其他工具手：如各种形式的钩和环、夹子和钳子等（图 2-3-20）。

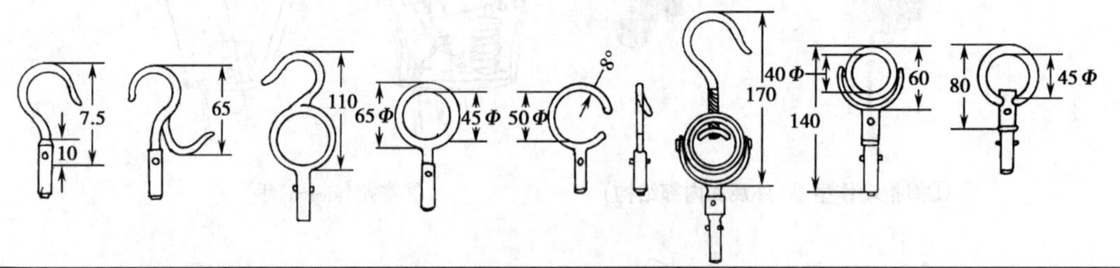

①工具手——各种形式的钩和环

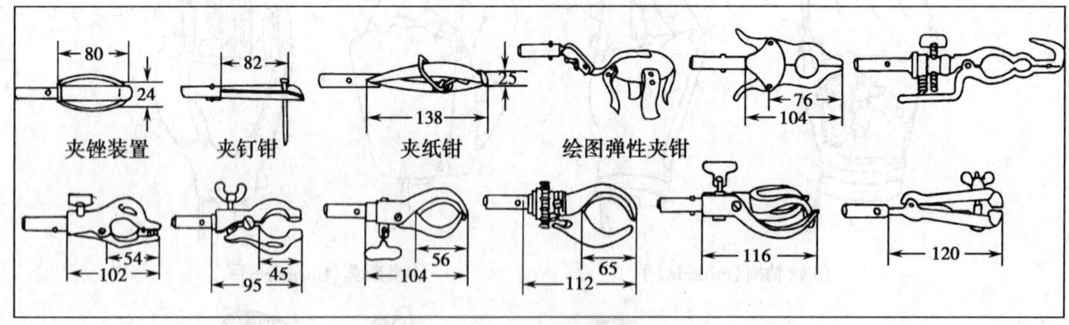

②工具手——各种形式的夹子和钳子

图 2-3-20　工具手——各种形式的钩和环、夹子和钳子

3）工具性假肢接受腔：带有通用性的工具连接座或者快换套（图 2-3-21）。

4）体外力源假肢的手部装置：分为电动手或电动夹，通过特殊的腕关节与前臂实现机械和电气连接，用于电动假肢（图 2-3-22）。

5）肌电手的组件：由电动手、腕关节、肌电传感器、电池、导线、充电器等组成（图 2-3-23）。

2. 腕关节　是手部部件与前臂部分连接的部件，有旋转和调节屈曲角度的功能。截肢患者可以根据需要选择使用（图 2-3-24）。

（1）装饰性假肢的腕关节：种类比较多。主要类型有：①带螺栓的连接器；②带内螺栓的连接器；③屈曲连接器；④滚花旋盘；⑤木制腕接头。

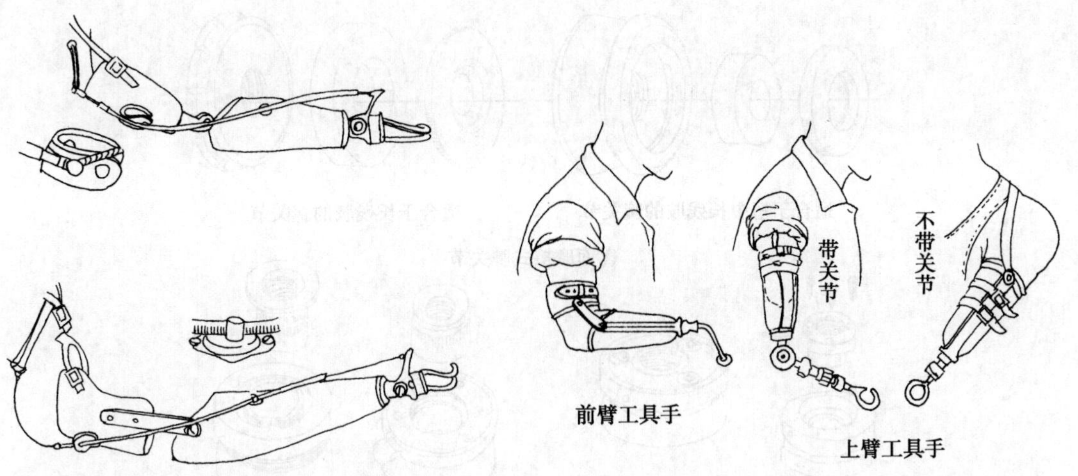

图 2-3-21 工具性假肢接受腔

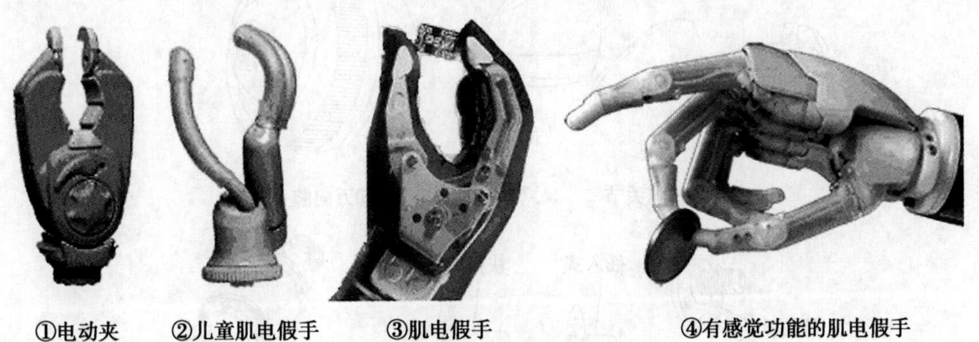

图 2-3-22 各种形式的电动手

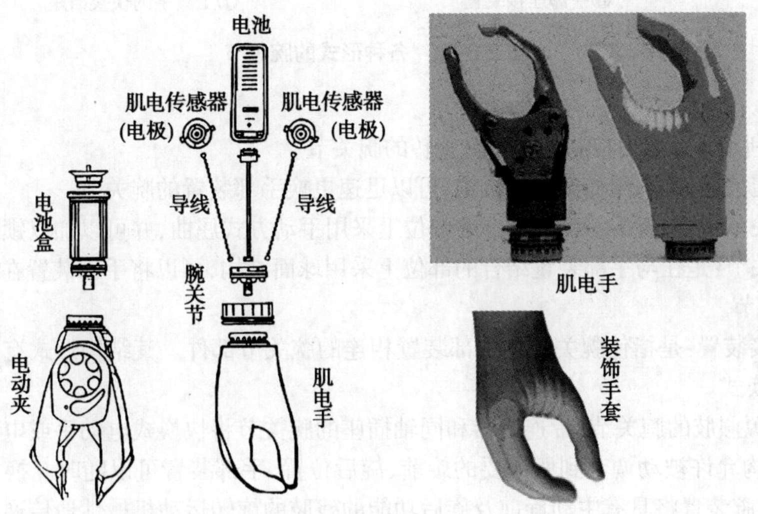

图 2-3-23 肌电手的组件

(2) 索控式假肢的腕关节:有各种类型,带双头螺栓的各种固定可将假手与不同的腕关节相连,而腕关节又与前臂筒或接受腔相连。主要类型有:

1) 摩擦式腕关节:是指通过旋紧手部装置螺栓,利用其产生的摩擦力防止手部装置旋转的腕关节。其类型有面摩擦和轴摩擦式两种。①面摩擦式腕关节:是通过螺栓压缩橡胶垫片,控制手部装置的旋转,使其能够在任意位置进行作业的腕关节。②轴摩擦式腕关节:采用尼龙、塑料等制作旋入手

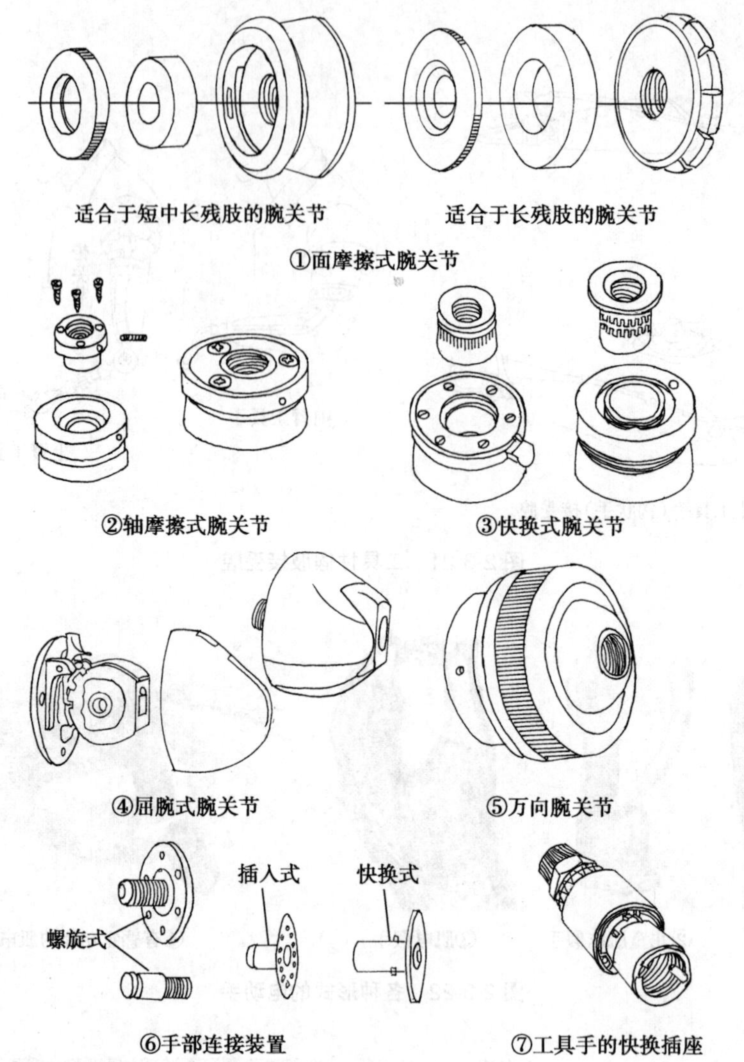

图 2-3-24 各种形式的腕关节

部装置的轴套，利用其摩擦力控制手部装置旋转的腕关节。

2）快换式腕关节：是采用弹簧卡槽机构，可以迅速更换手部装置的腕关节。

3）屈腕式关节：是在与手部装置结合的部位上采用手动方式屈曲，并可以加以锁定的腕关节。

4）万向腕关节：是在与手部装置结合的部位上采用球面结构，可以将手部装置在半球面的任意位置上固定的腕关节。

5）手部连接装置：是指使腕关节与手部装置相连的腕关节部件。其结构形式有三种：①螺旋式；②插入式；③快换式。

(3) 体外力源假肢的腕关节：带连接器和同轴插座的腕关节将快换式电动手或电动夹与前笔筒连接起来，这种结构允许被动调节到所需要的旋前、旋后位置，手部装置可以随时互换。适用于中等长度前臂残肢的旋腕装置将具有主动旋前及旋后功能的残肢的旋转运动机械性地传递到电动手或电动夹上。

电动旋腕装置借助电机使电动手或电动夹作旋前和旋后运动，有两种不同的部件可控制电动旋腕装置。旋腕控制装置可用于残肢的旋转运动，电动旋腕装置适用于除了前臂残肢外的所有长度的残肢。电动旋腕装置通过一个电机使电动手旋前及旋后。电动旋腕装置被装入前臂筒中，与手部装置快换接头之间建立起机械性与电性连接。装置的功能活动受旋转控制装置或四通道控制系统操纵。

3. 肘关节　对于除上臂长残肢或肘关节离断以外的肘上截肢患者，肘关节结构是重要的部件，分为装饰性肘关节、铰链式肘关节、索控式肘关节、电动肘关节。装饰性肘关节用于装饰性上臂假肢和

肩离断假肢。铰链式肘关节主要用于肘离断假肢，根据铰链的形状可分为单轴铰链、多轴铰链和倍增铰链。倍增铰链肘关节常用于前臂短残肢，可以将残肢屈曲角度放大一倍。索控式肘关节用于索控式上臂假肢、混合型上臂假肢和混合型肩离断假肢。电动肘关节用于电动上臂假肢、肌电上臂假肢。

(1) 组件式肘关节，主要类型有：①索控式肘关节；②电动式肘关节(图 2-3-25)。

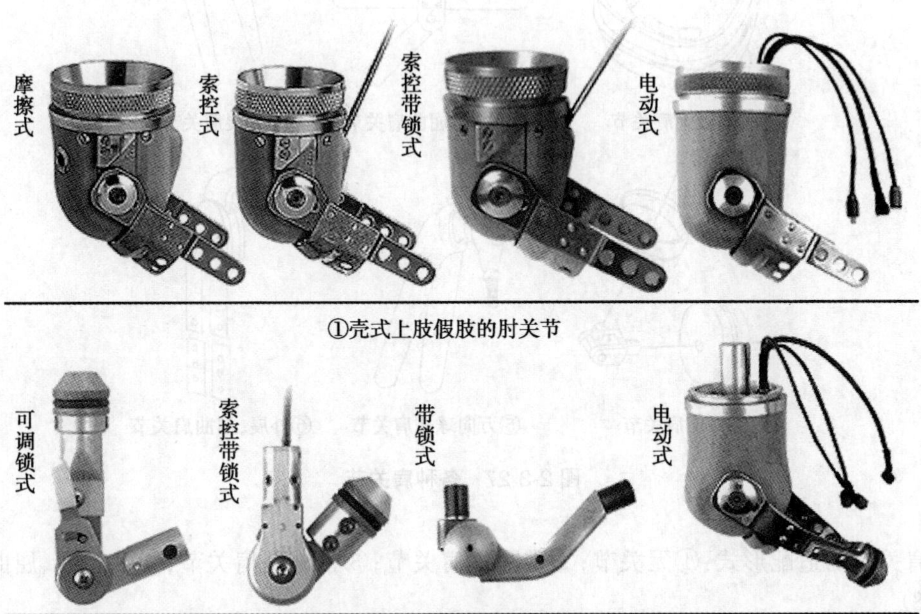

图 2-3-25　组件式肘关节

(2) 铰链式肘关节，具体如下：①单轴式铰链：自由摆动；②双轴式铰链：肘关节角度可实现最大屈曲；③培增式铰链：前臂残肢过短时使用；④带锁式铰链：能将肘关节固定在特定的位置上；⑤止动式铰链：用棘轮机构调节角度(图 2-3-26)。

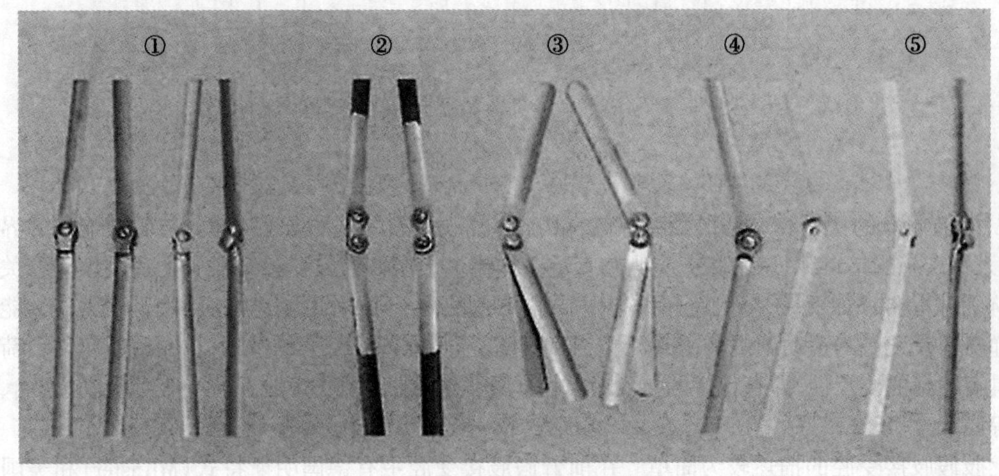

图 2-3-26　铰链式肘关节

4. 肩关节　上肢假肢的肩关节用于肩关节离断假肢和上肢带摘除假肢连接肘关节与肩部接受腔，主要代偿肩部的屈曲、外展功能(图 2-3-27)。

(1) 装饰性假肢的肩关节：主要类型有普通肩关节、万向肩关节和外展肩关节。

(2) 索控型假肢的肩关节：上述装饰性假肢的肩关节也可用于索控型假肢中，还用于上肢带摘除患者，主要类型有隔板式肩关节和万向球式肩关节。

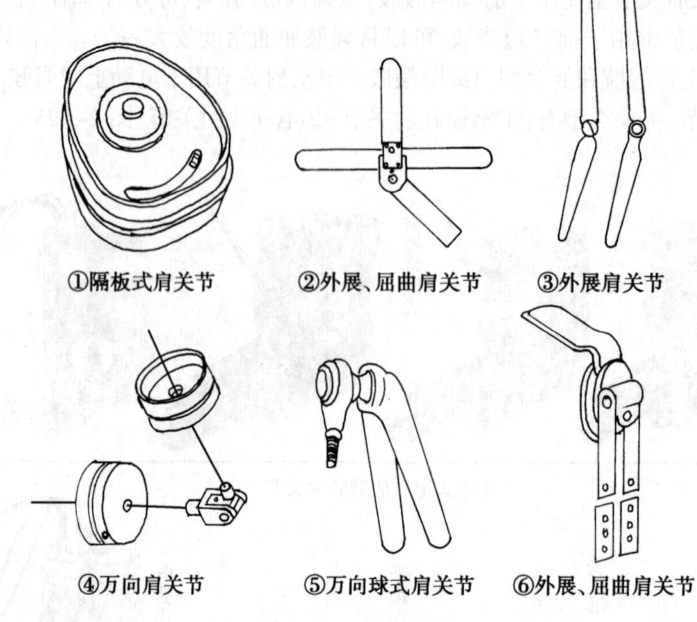

图 2-3-27 各种肩关节

(3) 肩关节的适配形式：①无关节；②带隔板肩关节；③带外展肩关节；④带外展、屈曲肩关节(图 2-3-28)。

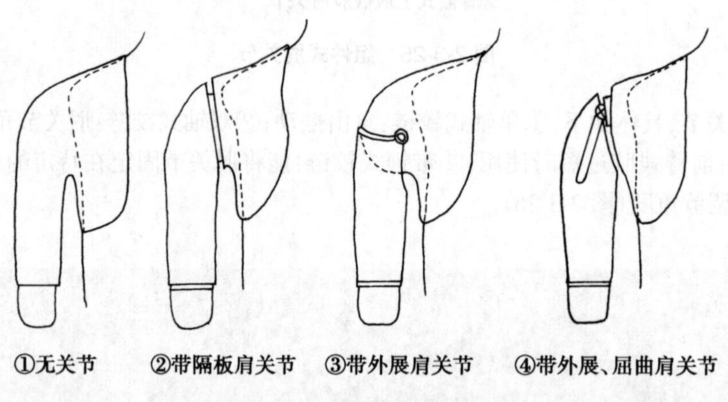

图 2-3-28 肩关节假肢的适配

5. 上肢假肢的接受腔 是指臂筒中包容残肢的部分，是人体上肢残肢部分与假肢连接的界面部件，是人机系统的接口，对悬吊和支配假肢有重要作用。上肢假肢接受腔对假肢的适用性能有关键性的影响。基本要求如下：①接受腔必须与残肢很好地服贴，穿戴时无压迫疼痛和不舒服等；②能有效地传递身体及残肢的运动到假肢；③接受腔要尽可能不妨碍残肢关节的运动；④在假肢允许负荷的范围内具有良好的支承性，即有良好的抗弯、抗旋、抗扭等性能，以防止残肢在接受腔内转动、屈曲、活塞运动等要求。

上肢假肢接受腔的描述较为简单。在前臂假肢接受腔中有德国明斯特式(Münster)和美国西北大学式(North-westen)接受腔，其差别主要在于接受腔对肘关节包容的程度。明斯特式接受腔适合于前臂短残肢，西北大学式接受腔适合前臂中等及长残肢。根据假肢的结构，如果采用壳式假肢的话，接受腔一般采用双层结构。内层接受腔与患者残肢形状符合，外层结构弥补肢体外形，连接假肢部件。骨骼式假肢一般采用单层接受腔，通过位于中心的支撑件与下端关节连接(图 2-3-29)。

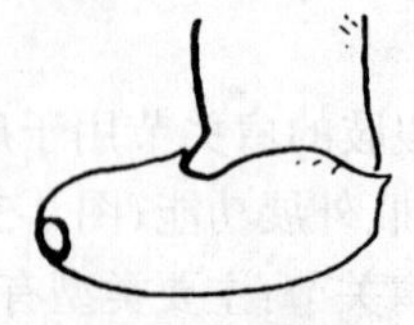

Münster 式接受腔

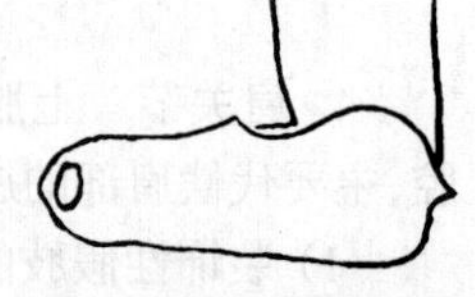

North-westen 式接受腔

图 2-3-29 前臂假肢接受腔

(1) 接受腔的材料:作为接受腔或臂筒材料,要求质轻而且刚柔适度,对人体无害和便于加工制作。常用制作上肢接受腔的材料有皮革、塑料、高分子材料和复合材料,其中丙烯酸合成软树脂接受腔是现代假肢重要标志性材料之一,近年来碳纤维复合材料使接受腔向轻型化发展。此外,聚丙烯板材也用于制作接受腔(表 2-3-3)。

表 2-3-3 上肢接受腔材料

<table>
<tr><th colspan="2" rowspan="2">上肢接受腔材料</th><th colspan="3">特点</th></tr>
<tr><th>优点</th><th colspan="2">缺点</th></tr>
<tr><td colspan="2">低压聚乙烯(PE)</td><td>密度较小、强度好、耐腐蚀,易热塑成形,易修理,可以回收再利用、成本低</td><td colspan="2">散热和透气性较差,易老化变质</td></tr>
<tr><td colspan="2">聚丙烯(PP)</td><td>无毒、无味,密度小,强度、刚度、硬度耐热性均优于低压聚乙烯</td><td colspan="2">低温时变脆,不耐磨,易老化</td></tr>
<tr><td colspan="2">皮革</td><td>弹性好、柔软服贴、保暖透气性好,适合于软组织少、瘢痕较多的截肢患者</td><td colspan="2">成形性差,易吸汗变性,较重,不易清洁,支承性差,制作成本较高</td></tr>
<tr><td colspan="2">增强赛璐珞</td><td>密度小、成形性好、易修理,坚固耐用,有一定的弹性</td><td colspan="2">易燃,遇热易变形(37℃以上),制作工艺复杂,成本较高,制作中产生对人体有害气体</td></tr>
<tr><td rowspan="3">合成树脂</td><td>聚丙烯酸树脂</td><td rowspan="3">可以制作符合运动生理解剖的全接触式接受腔,此接受腔耐用、不易变形、支承性好</td><td rowspan="3">不易散热,透气性差,增强材料玻璃纤维粉尘危害大,需劳动保护</td><td>易挥发、不易保管</td></tr>
<tr><td>不饱和树脂</td><td rowspan="2">制作过程中有毒、缺乏弹性、不易维修</td></tr>
<tr><td>环氧树脂</td></tr>
</table>

(2) 接受腔软衬套:用泡沫塑料、皮革、硅橡胶等制作的接受腔内衬套,放于残肢与接受腔之间,用于分散作用于残肢上的力量,穿着起来更舒适。

(3) 检验接受腔:国外在制作接受腔时还要检验接受腔,为检验假肢接受腔的适配情况,在假肢制作阶段采用透明的热塑料板材制作接受腔,以保证装配质量。

(4) 全接触式接受腔与插入式接受腔:制作假肢接受腔要充分考虑残肢的条件,特别注意残肢的活动自由度和肌肉状况、骨凸和敏感的瘢痕、皮肤缺陷以及神经瘤的情况。①全接触式接受腔:是根据解剖学和生物力学设计的,使残肢表面整体与接受腔内壁表面紧密接触配合。从结构上看,有吸附式和非吸附式之分。②插入式接受:因为在残肢与接受腔内壁面有适当间隙,所以这是一种利用残肢袜套来调整适配程度的接受腔。

(5) 吸附式接受腔和开口式接受腔:①吸附式接受腔:通过接受腔内壁表面对残肢软组织加以适当压迫,并将接受腔完全封闭以阻断外界空气进入,使接受腔于残肢之间产生吸附作用而自身具备悬吊性。这种接受腔不需要上部皮围和支条式铰链,不仅重量轻,而且外观好,同时促进了残肢血液循环。②开口式接受腔:接受腔的底部是开口的,用于传统的假肢上,如铝制接受腔、皮革接受腔,现在仍受到一些截肢患者的欢迎。

(6) 临时假肢接受腔:一般用石膏绷带或热塑板材等材料制作的用于临时假肢的接受腔。

(7) 上肢假肢接受腔的形式:具体如图 2-3-30。

6. 上肢假肢悬吊装置 又称固定装置,固定牵引带分背带悬吊带等各种带状装置。控制系统主要指在自身力源假肢中利用控制索系统,或者在体外力源假肢中利用残肢机电信号、微动开关或声音控制上肢假肢动作的系统。在索控式假肢中很难将悬吊装置和控制系统分开,如背带(harness)就是用于悬吊上肢假肢穿戴于肩部、胸廓等处并将上肢区域及躯干的动作转换为绳索牵引力,以控制假手动作的专用带状装置。从上述定义可以看出,背带既起到悬吊固定假肢的作用,又有牵引的功能。作为上肢假肢组成部分的背带及控制索系统,是将假肢与截肢者的身体相连接,并操纵假手及关节运动的结构,其功能有四个方面:①悬吊假肢;②操纵假手装置的开合;③肘关节的屈曲;④肘关节的锁定。

上肢假肢在截肢者穿戴时要受到假肢自重和所提携物品所产生的向下拉力,必须通过必要的接受腔结构或附加的固定装置来实现假肢的悬吊。同时还必须克服假肢即接受腔与残肢之间的相对旋

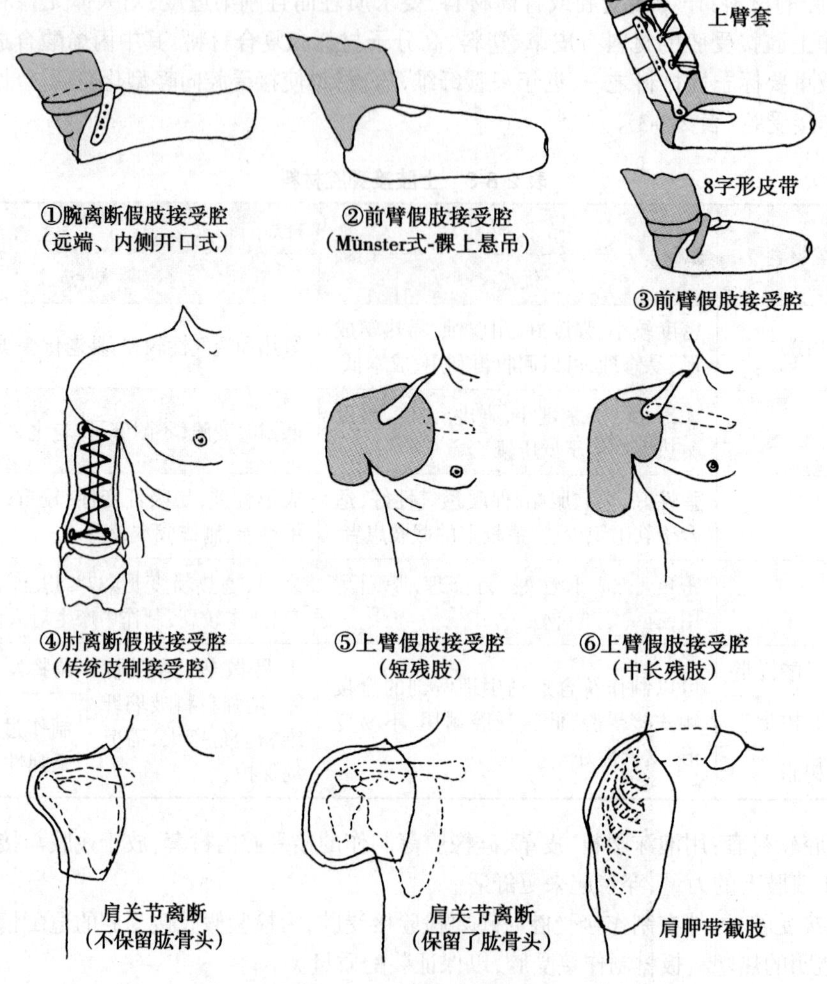

图 2-3-30 上肢假肢接受腔形式

转与侧向运动，使截肢者能够利用残肢良好地操纵假肢的各个动作。概括而言，上肢假肢的悬吊固定方法可以通过以下两方面的机制来实现。

(1) 悬吊带系统：包括背带、肩背带、上臂背带、围箍、围挡等皮革带，是传统上肢假肢的悬吊固定方法。迄今仍在相当一部分上肢假肢中应用，只是材料、结构和形式都在不断改进。

(2) 上肢假肢悬吊方式：肘关节离断假肢、腕关节离断假肢、前臂假肢可以使用适当的骨性结构进行悬吊，如肱骨髁、尺骨茎突、桡骨茎突等。其他假肢需要用背带系统来悬吊。背带是使患者不会感到束缚和不适感的状态下起悬吊假肢作用的，安装在肩和胸廓部位上，同时也可以将上肢和躯干的动作通过背带系统转换成牵引假肢的力量系统。前臂假肢的上臂箍可以支撑和悬吊假肢。8 字形背带由通过健侧腋窝的环带和支撑上肢假肢的背带构成。它们在背部中间部位交叉，呈“8”字形态。8 字形背带因而得名。9 字形背带通过健侧腋窝环带和控制索牵引传导控制力量。胸廓背带是一种环绕健肢侧胸廓的背带，比较结实，可以承受一定的重量和外力，用于需要悬吊支撑的上肢假肢(图 2-3-31)。

7. 控制索系统 一般是指患者如何将自主运动通过一定的方式控制假肢的运动，对于功能性假肢有意义。根据假肢性能、结构特点和动力来源，将上肢假肢分为被动型上肢假肢和主动型上肢假肢。被动上肢假肢的关节只能被动运动，不用有患者自身或体外力源控制。主动控制假肢又可分为自身力源控制、体外力源控制和混合控制。自身力源指的是由截肢者本人操作控制假肢所需的活动，通常为拉索控制。上臂假肢有双重控制索、三重控制索两种拉索控制系统，都能够控制肘关节锁定、肘关节运动、手部装置的开闭。体外力源假肢是指采用电动、气体等体外动力驱动上肢假肢。混合型上肢假肢是指同时采用自身力源和体外力源控制的上肢假肢，用于高位上肢截肢者。例如，上臂假肢的假

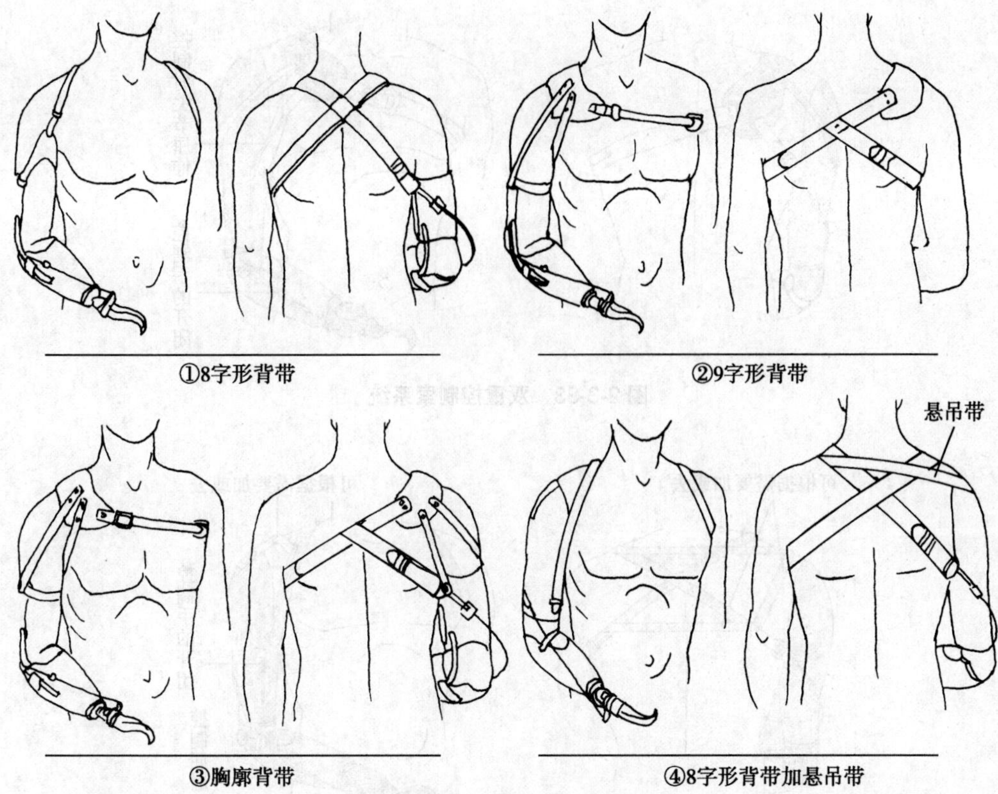

图 2-3-31　上肢假肢悬吊方式

手由肌电控制，肘关节由肩背带控制索控制，它们共同发挥作用。控制索功能执行情况取决于肩胛带的活动度、残肢的条件以及肌力的状况，接受腔要依靠背带悬吊于肩胛带上，可分为以下系统：

(1) 单式控制索系统：是用一根绳索进行单一控制的系统。代表性的是索控式前臂假肢的手部装置操纵系统。前臂假肢的牵引带没有弹性，通过控制索控制手部装置的开闭(图 2-3-32)。

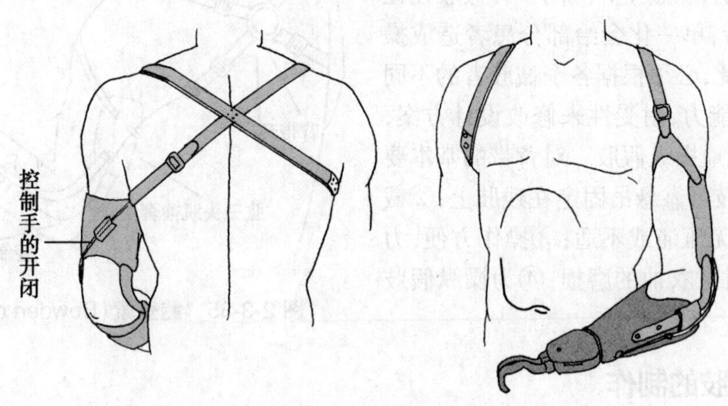

图 2-3-32　单式控制索系统

(2) 双重控制索系统：是指用一根绳索起到两个控制功能效果的控制系统。一般用在索控式肩部假肢和索控式上臂假肢上，用来操纵肘关节的屈曲和手部装置的开闭(图 2-3-33)。

(3) 三重控制索系统：是指采用三组单式控制上肢假肢的系统。例如，直接式肩离断假肢通过肩胛带的运动带动背带来控制，分别控制手部装置开闭、屈肘和锁肘(图 2-3-34)。

(4) 鲍登索(Bowden cable)控制系统：又称钢丝套索控制系统，是控制式假肢中用于传递动作的部件由易弯曲的钢丝缆索和包覆在外部的金属软套管构成，类似于自行车线闸的带弹簧套管的钢管丝套，其特点是牵引力的传递效率高(图 2-3-35)。

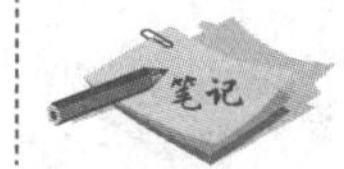

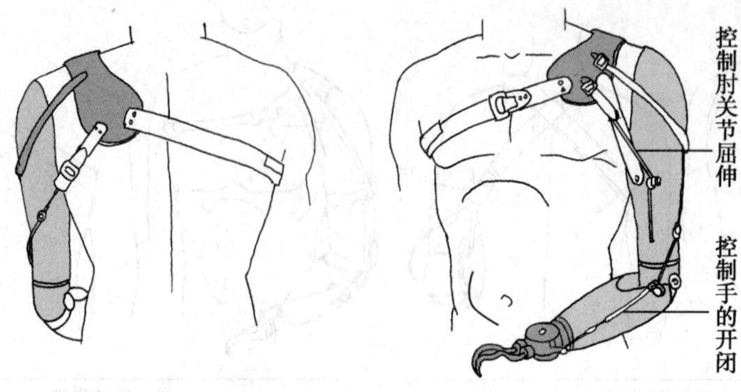

图 2-3-33 双重控制索系统

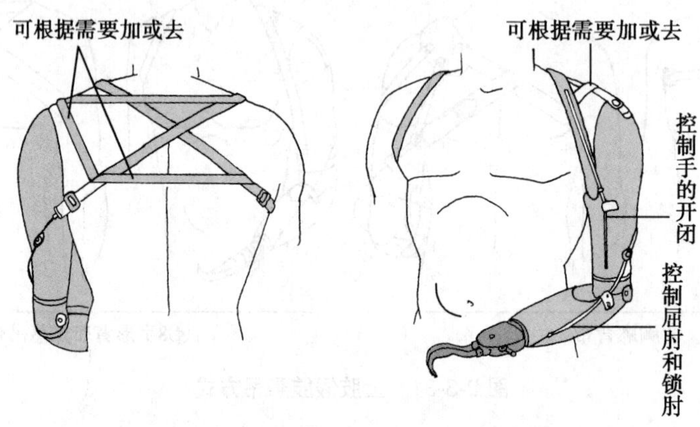

图 2-3-34 三重控制索系统

(5) 背带的选择与操作：要因人而异，除了能充分发挥残肢的残存功能外，还应综合考虑截肢者的既往习惯、性别、职业差异。同一种假肢往往有不同形式的背带，单一化会给部分患者造成操纵假肢的困难，因此，必须根据各个截肢者的不同情况如肌力、操纵能力、耐受性来修改设计方案，直至截肢者能满意地操纵假肢。对背带的基本要求如下：①能将假肢可靠悬吊固定在残肢上；②截肢者配戴后舒适，无压痛或不适；③操作方便，力求减少操作使用时对衣袖的磨损；④为操纵假肢提供力源。

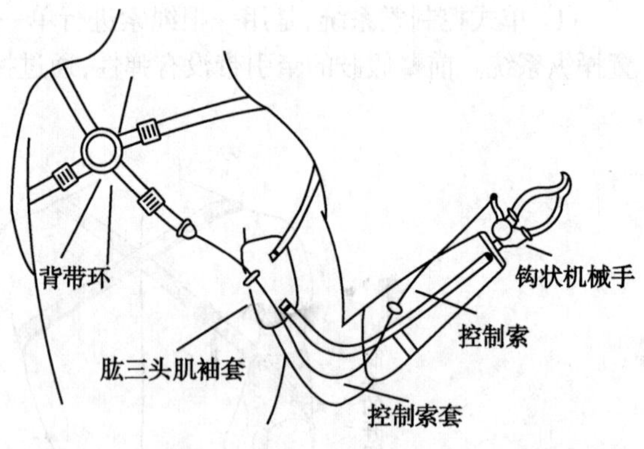

图 2-3-35 鲍登索(Bowden cable)控制系统

四、上肢假肢的制作

下面以前臂假肢和上臂假肢的制作为例，介绍上肢假肢的制作。

第一步：检查

检查截肢患者的残肢情况，根据截肢部位、关节活动度(ROM)、徒手肌力检查(MMT)等，选择适合于患者日常生活(ADL)及职业的上肢假肢类型。

第二步：测量尺寸

测量尺寸包括画出残肢与健肢的轮廓图、残肢尺寸的测量、健侧尺寸的测量以及肩背带的长度测量等。

第三步：取石膏阴型

取石膏阴型的主要步骤如图 2-3-36。

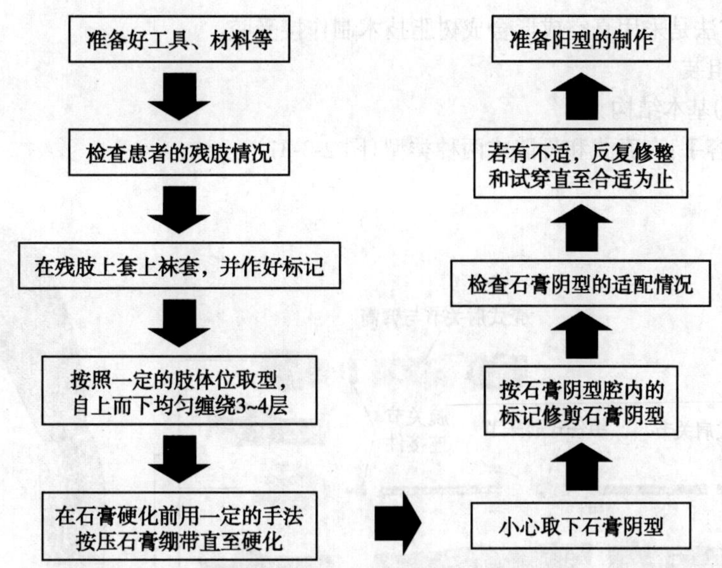

图 2-3-36　取残肢石膏阴型的主要步骤

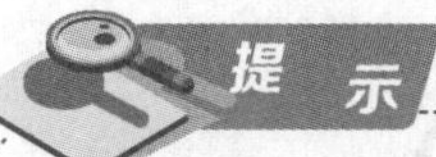

上肢残肢取型范围如表 2-3-4。

表 2-3-4　上肢残肢取型范围

上肢假肢的名称		残肢取型范围	残肢取型角度
手部假肢	假手指	残肢末端——前臂 20%	放正、放平
	假手掌	残肢末端——前臂 30%	掌骨与前臂平行
腕离断假肢		残肢末端——肘关节	屈肘 30°左右
前臂假肢	长残肢	残肢末端——肘关节	屈肘 90°
	中残肢	残肢末端——上臂 20%	屈肘 60°
	德国明斯特(Münster)式前臂假肢(短残肢)	残肢末端——上臂 30%	屈肘 90°
	美国西北大学(North-western)前臂假肢	残肢末端——上臂 20%	屈肘 45°
肘离断假肢		残肢——腋窝和肩峰	自然下垂
上臂假肢		残肢——腋窝和肩峰	残肢略屈曲
肩离断假肢		残肢——腋窝、锁骨、肩胛骨	端坐、两肩平

第四步:上肢假肢接受腔的适配

首先,为了检查残肢末端的位置及通过袜套牵引石膏接受腔穿戴在残肢上,要在石膏接受腔的末端开孔;然后,在残肢表面涂抹一些滑石粉,用袜套一头套在残肢上,另一头从接受腔的末端孔中拉出;接下来,检查残肢配戴接受腔后的情况,如屈曲、伸展、旋转和悬吊等问题;最后,检查残肢在接受腔内有无压痛、松动,以及石膏阳型修整、制作、高度等问题。

第五步:石膏阳型的制作

石膏阳型是制作接受腔真正的模型,其制作加工务必精益求精。当然,如果阴型(石膏接受腔)修整完善、完全适合的话,石膏阳型的加工就简单了。

第六步:假肢接受腔制作

上肢假肢接受腔的制作有两种方法:传统接受腔制作方法是采用皮革的增强赛璐珞制作接受腔;

现代接受腔制作方法是采用真空成形合成树脂技术制作接受腔。

第七步:假肢组装

1. 上肢假肢的基本结构

(1) 组件式美容手:有壳式和骨骼式两种类型(图 2-3-37)。

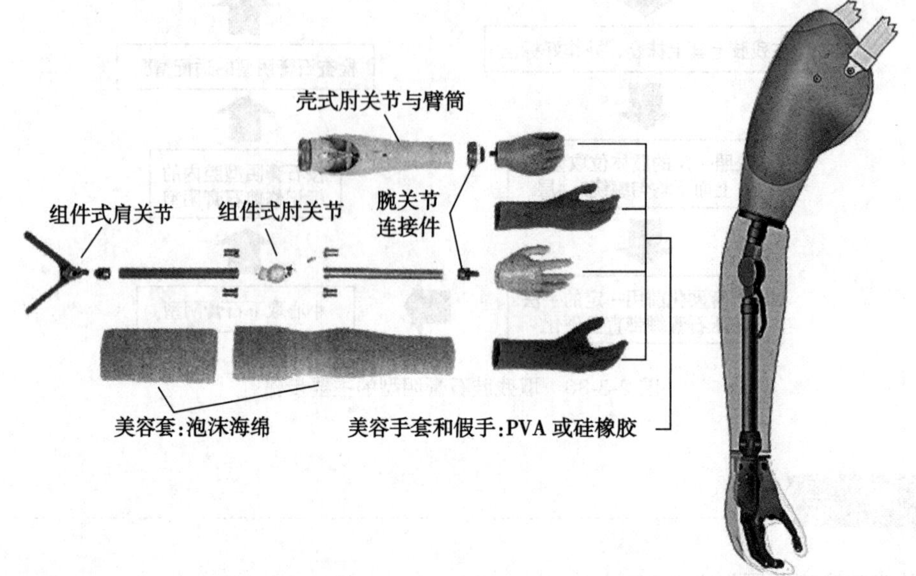

图 2-3-37 组件式美容手

(2) 组件式机械手(图 2-3-38)。

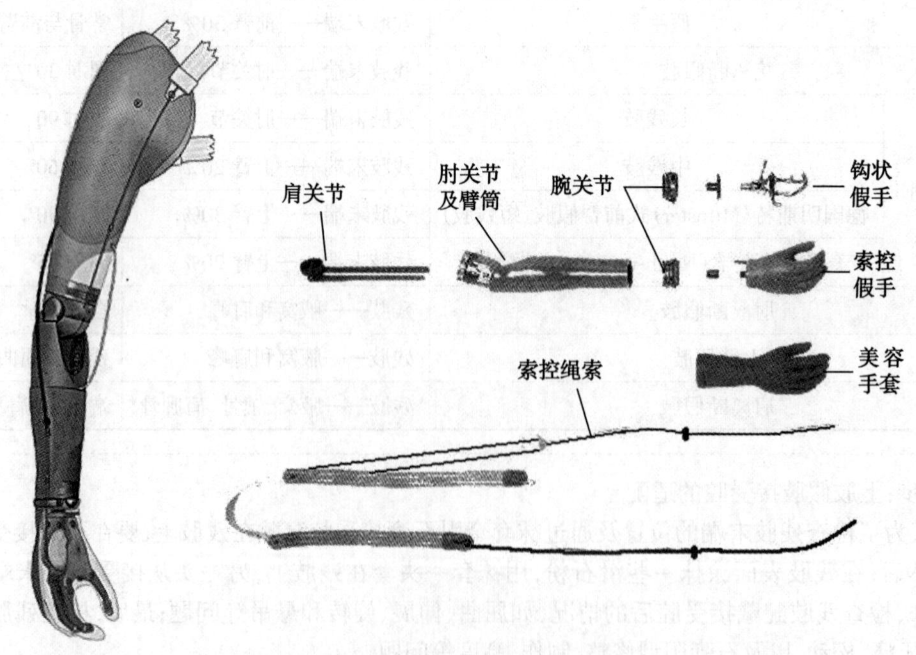

图 2-3-38 组件式机械手

(3) 组件式混合手(图 2-3-39)。

(4) 组件式肌电手(图 2-3-40)。

2. 上肢假肢的组装(图 2-3-41)

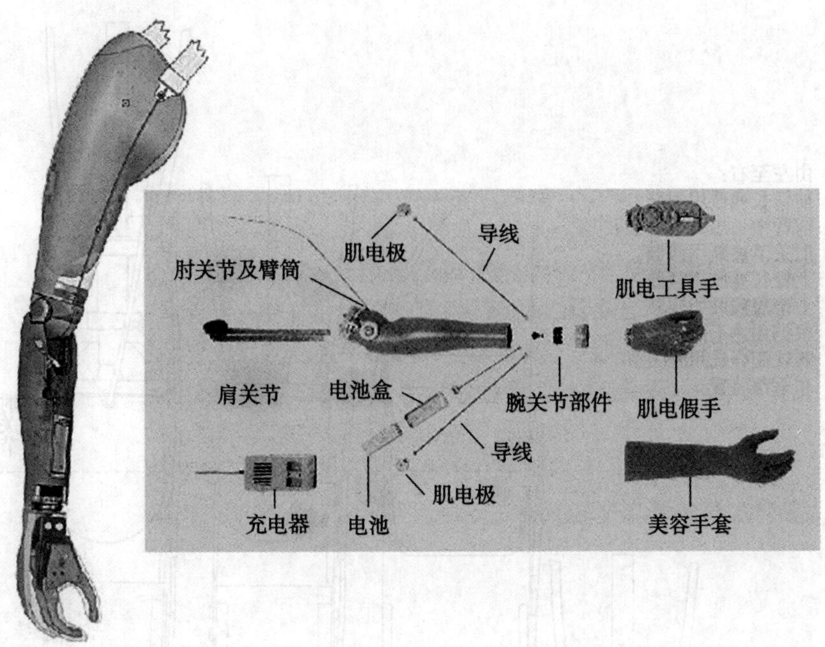

图 2-3-39　组件式混合手

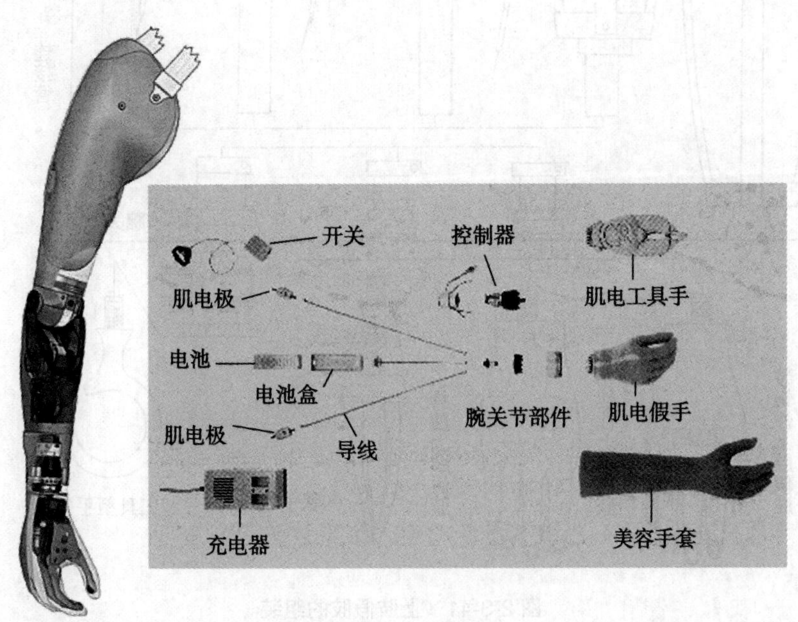

图 2-3-40　组件式肌电手

五、上肢假肢适配性检查

上肢假肢与下肢假肢一样，也要进行试样调整和适配检查。上肢假肢临床适配检查的初检包括以下几项：

1. 与处方对照　是否按处方要求制作，如果是复查应参照前一次的意见。

2. 尺寸检查与假肢的重量　对照处方检查相应尺寸，前臂假手肘关节轴到假手拇指的长度可比健侧短 1cm，上臂手肘关节轴与肱骨外上髁的位置一致，前臂残侧可比健侧短 1~2cm。假肢的重量，腕手假肢≤0.3kg，前臂假肢≤0.5kg，上臂假肢≤0.8kg，肩关节离断假肢≤1.4kg。

3. 接受腔适配性检查　①穿、脱是否困难，穿戴是否到位，定位情况；②残肢模拟提、拉、推、拿等动作时不应出现疼痛或不舒适感觉；③脱下假肢后，残肢皮肤应无变色现象。

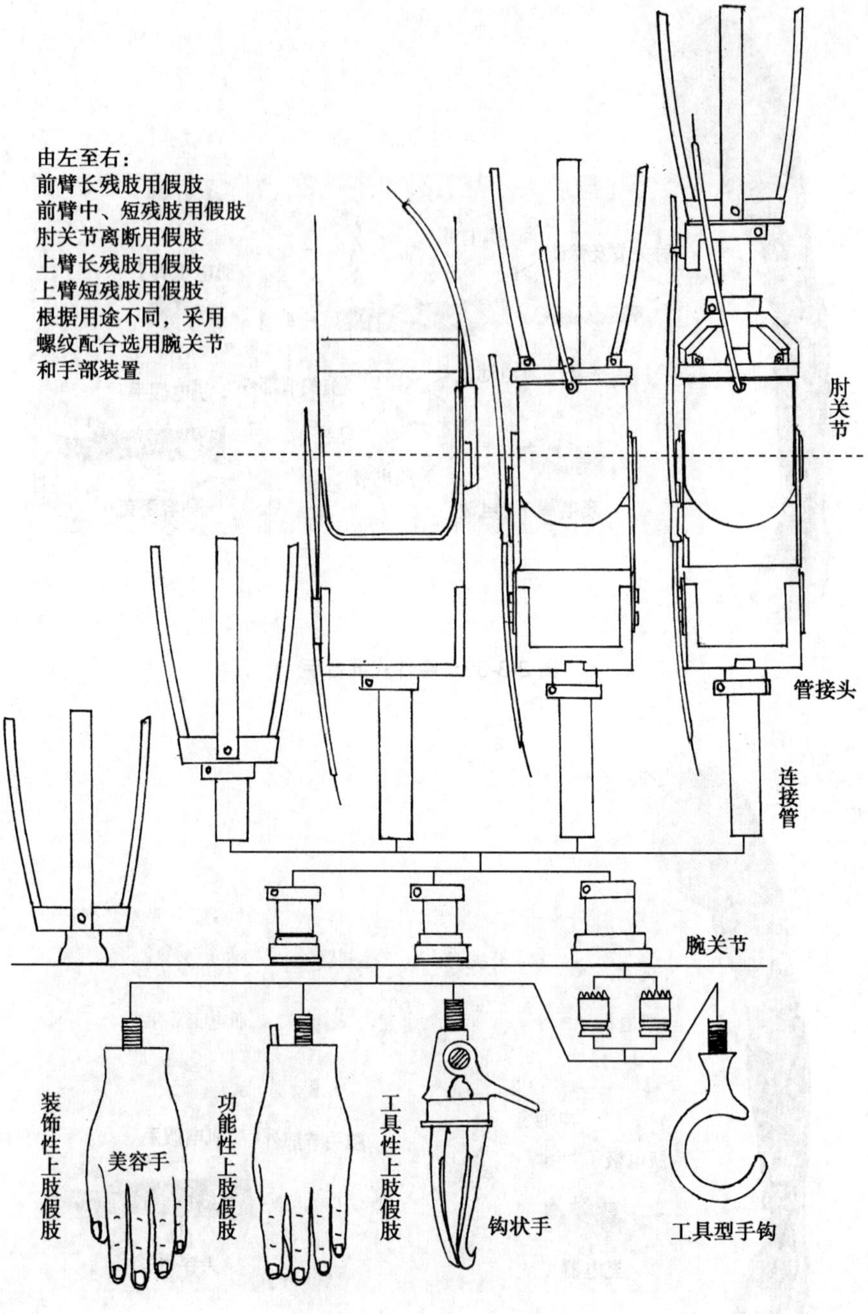

由左至右：
前臂长残肢用假肢
前臂中、短残肢用假肢
肘关节离断用假肢
上臂长残肢用假肢
上臂短残肢用假肢
根据用途不同，采用
螺纹配合选用腕关节
和手部装置

肘关节
管接头
连接管
腕关节
装饰性上肢假肢
美容手
功能性上肢假肢
工具性上肢假肢
钩状手
工具型手钩

图 2-3-41 上肢假肢的组装

(1) 前臂假肢的适配性检查：与处方对照进行检查，首先检查假肢是否符合处方要求。若符合，则继续下面的功能检查：

1) 接受腔边缘是否光滑？（应无毛刺等粗糙不平等情况。）

2) 接受腔口形边缘是否圆滑？（边缘曲线应过渡自然、圆滑，无尖角。）

3) 假肢外观是否干净？（应干净无污渍。）

4) 肘关节屈伸是否有妨碍？（对于中长残肢，肘关节活动应无妨碍。）

5) 悬吊是否牢固？（应是。）

6) 肱骨髁、鹰嘴等处是否受压？（应无压迫感。）

7) 自然站立时假肢与健肢是否对称？（应对称。）

8) 假肢长度是否合适？（假肢与健肢等长或约短 1cm 以内。）

9) 对线是否合适？（自然下垂伸直假肢时，假肢前臂微屈约 5°，腕部微屈约 5°。）

10）手头连接是否牢固？（应牢固。腕关节应无自旋现象。）

11）双层接受腔的连接是否牢固？（内、外接受腔应配合紧密，连接处用螺丝钉紧固。）

12）脱掉假肢后残肢皮肤颜色是否有变化？（应无明显变化。）

13）手皮是否合适？（应与假手服贴，且不妨碍手指的张开、闭合。）

14）对于机械（索控式）前臂假肢，还需检查截肢者操纵假肢能否满足如下要求：①肘关节伸直位时的最大开手力量不超过 5kg；②开手牵引索位移不大于 4cm；③肘关节屈肘位时的最大开手力量不超过 7kg；④能提起 5kg 重物，且提重 5kg 时假肢各部位无异常现象；⑤肘关节屈曲 90°或肘关节完全伸直时，机械手头能完全张开或闭合；⑥截肢者把假手放在嘴边或裤子前面纽扣处，能主动控制假手的开合。假手张开的最大角度与被动张开的最大角度应一致。

15）对于电动和肌电前臂假肢，还需检查：①电极或电动控制开关的位置是否准确？（应准确。）②肌电信号或电动控制开关控制手头开、合是否灵敏？（应灵敏，且不受干扰。）③在肘关节屈或伸的状态下，肌电信号或电动控制开关是否灵敏？（应灵敏，且不受干扰。）④能否控制假手抓握和放开物体？（能。）

(2) 上臂假肢的适配性检查：与处方对照进行检查，首先检查假肢是否符合处方要求。若符合，则继续下面的功能检查：

1）接受腔边缘是否光滑？（应无毛刺等粗糙不平等情况。）

2）接受腔口形边缘是否圆滑？（边缘曲线应过渡自然、圆滑，无尖角。）

3）假肢外观是否干净？（应干净无污渍。）

4）肩关节活动是否有妨碍？（肩关节屈伸角度在穿戴接受腔前后基本一致。活动范围为屈曲 90°、后伸 30°、外展 90°、旋转 45°。）

5）悬吊是否牢固？（应是。）

6）残肢是否舒适？（应无不适或压迫感。）

7）自然站立时假肢与健肢是否对称？（应对称。）

8）假肢长度是否合适？（假肢与健肢等长或约短 1cm 以内。）

9）对线是否合适？（假肢前臂部和假手不得碰触身体。自然下垂伸直假肢时，假肢上臂微屈约 5°~10°，前臂微屈约 5°~10°，腕部微屈约 5°~10°。）

10）手头连接是否牢固？（应牢固。腕关节应无自旋现象。）

11）双层接受腔的连接是否牢固？（内、外接受腔应配合紧密，连接处用螺丝钉紧固。）

12）脱掉假肢后残肢皮肤颜色是否有变化？（应无明显变化。）

13）肩背带位置是否正确？（“8 字”形肩背带的一端在臂筒口型部位前侧距锁骨外侧 2/3 处下缘 7~8cm 处，后侧在距肩胛冈外侧 2/3 下缘 7~8cm 处。）

14）手皮是否合适？（应与假手服贴，且不妨碍手指的张开、闭合。）

15）对于机械（索控式）上臂假肢，还需检查截肢者操纵假肢能否满足如下要求：①伸直位的最大开手力不超过 7kg；②屈肘位的最大开手力不超过 9kg；③假肢在提起 5kg 重物时，各部无异常现象；④开手牵引索位移不大于 4cm，屈肘牵引索位移不大于 5cm；⑤能否控制假手的开合？（应能够。肘关节屈时 90°时，末端手部装置应能完全张开、闭合。）⑥能否控制肘关节锁的打开或闭合？（应能够。）⑦截肢者把假手放在嘴边或裤子前面纽扣处，能主动控制假手的开合。假手张开的最大角度与被动张开的最大角度应一致。

16）对于电动和肌电上臂假肢，还需检查：①电极或电动控制开关的位置是否准确？（应准确。）②肌电信号或电动控制开关控制手头开合、腕关节旋转、肘关节屈伸是否灵敏？（应灵敏，且不受干扰。）③在肘关节屈或伸的状态下，肌电信号或电动控制开关是否灵敏？（应灵敏，且不受干扰。）④能否控制假手抓握和放开物体？（应能。）⑤ 控制假肢的动作配合、功能切换是否连贯？（应是。）⑥悬吊背带长度是否合适？（不应过松或者过紧。）

4. 上肢假肢对线检查　检查时，人体的基本肢位：两手放松，垂直于身体两侧，肘关节轻度屈曲，前臂无旋前、旋后，腕关节伸展，手掌平行于躯干，掌心向内，各关节轻度屈曲。

(1) 前臂假肢的对线检查：主要检查腕关节的安装位置和角度。①从侧面看：残肢的中心线是通

过腕关节连接盘的后缘，腕关节连接盘与水平面保持5°~10°的屈曲位；②从前面看：自肩峰引下的垂线通过腕关节连接盘的中心，腕关节连接盘应与水平面呈5°~10°的内收角。

(2) 上臂假肢的对线检查：主要检查肘关节的安装位置和角度。①肘关节位置的确定：从侧面看，残肢的中心线是通过腕关节连接盘后缘，连接盘与水平面呈5°~10°的前倾角；从前面看，自肩峰引下的垂线通过连接盘中心，连接盘面内收5°~10°；②上臂假肢的对线位置：上臂前屈5°~10°，前臂前屈5°~10°，手部内收5°~10°，前臂部不得接触到骨盆两侧。

(3) 肩离断假肢的对线检查：主要确定肩关节的安装位置与角度，其余和上肢假肢相同。①从侧面看：肩关节的中轴线与自肩峰引下的垂线呈5°~10°的屈曲位；②从前面看：肩关节相对于自肩峰引下的垂线内收5°~10°。③从顶部看，肩关节相对于通过肩峰的人体中心线内旋5°~10°。

5. 其他检查　有假肢重量检查、肘关节屈曲度检查、操控效率检查；肌电手还有误动作检查、指尖压力、开手距离、噪声等检查。

六、上肢假肢的训练

(一) 上肢假肢的穿脱训练

上肢假肢的设计制作无论多么灵巧，如果没有截肢者的主观努力，或者缺乏必要的功能训练，也将会有很大部分人不会或者不习惯使用。因此，上肢截肢者的功能训练对发挥假肢的代偿功能有着重要意义。训练中必须坚持因人制宜、先易后难、发挥截肢者特长的原则。装饰假手和工具假肢的穿戴、使用比较简单。这里主要介绍针对索控假肢和肌电假肢的穿脱和功能训练方法。

1. 前臂索控式假肢的穿脱训练　假肢穿戴时，应先穿上残肢套，将残肢穿入接受腔后再将健肢穿上肩背带。相反，脱下假肢时，先将健侧脱下肩背带，然后再将残肢从接受腔中脱出。

(1) 单侧前臂截肢者穿脱假肢的训练：单侧前臂截肢者通常可自行穿脱假肢。穿戴假肢时，先用健手将肩背带按照试穿后的松紧度把肩背带的一端与肘部吊带连接在一起，另一端连接在牵引索上；然后再将残肢穿入接受腔中，而后健肢伸入肩背带的套环内；耸肩，使肩背带套在健肢侧的腋下，使交叉点重叠于背部正中；系好上臂围箍的皮带。脱下假肢时，先将肩背带脱下，然后将残肢从接受腔内抽出。

(2) 双侧前臂截肢者穿脱假肢的训练：如果是双侧前臂截肢者，训练时就应在康复训练指导人员的帮助下穿脱假肢。由训练人员把假肢的固定牵引装置按照试穿假肢后的松紧度连接好，放在一个便于截肢者穿戴的地方，让截肢者背向假肢站立；然后令截肢者双上臂向后伸，将两侧残肢分别伸入左、右两个接受腔内，像穿衣服一样，抬起双上臂；而后将两个假肢悬挂在双肩上，系好上臂围箍的皮带。

注意事项：如果遇到残肢的软组织较多或者残肢长度较短的情况，在穿脱假肢时也可不用解开上臂围箍的皮带，这样更方便截肢者穿脱假肢。经过正确的指导训练，可使双侧截肢的截肢者逐步做到自行穿脱假肢。

2. 上臂索控式假肢的穿脱训练

(1) 单侧上臂截肢者穿脱假肢的训练：单侧上臂截肢者借助于健侧手是可以自行穿脱假肢的。穿戴假肢时，要先用健侧手将假肢的固定牵引装置按照试样时已经试好的松紧度将其连接好；而后将残肢伸入上臂假肢接受腔中，将肩背带置于残肢侧的肩部，胸围带套在对侧腋下。脱下假肢时的程序与穿戴假肢相反。

(2) 双侧上臂截肢或一侧上臂一侧前臂截肢的截肢者穿脱假肢的训练：穿脱假肢的方法与双侧前臂截肢穿脱方法相同。训练初期需要由训练指导人员帮助，以后除了胸围和牵引控制索带的松紧在必要时还需他人帮助调节外，日常生活中假肢穿脱也可自行完成。

(二) 上肢假肢的功能训练

上肢假肢的训练人员除指导患者训练工作外，还应该做好患者的心理康复工作，充分调动患者的积极因素，提高患者使用上肢假肢的信心。在开始进行训练之前，必须有目的的告诉上肢假肢的功能是什么？能够做些什么？不能做什么？训练中必须因人而宜制定康复训练计划，先易后难，注意培养患者坚持训练的毅力，发挥患者的特长，使患者牢固地掌握操纵、使用上肢假肢的方法。

1. 索控式前臂假肢的功能训练

(1) 开闭手训练：前臂假肢的手部开闭分为两种，一种不屈肘开手，适合于远离躯干的工作，另一种是屈肘开手，适合于近体工作。①不屈肘开手：这种假手是利用健肢侧肩部静止不动，作为支点，残肢侧屈上臂、屈肩、沉肩，配合残肢前伸，肩背带拉动牵引索，打开假手。②屈肘开手：先屈肘，健侧肩部静止不动，作为支点，残肢侧做屈上臂、屈肩、沉肩，配合残肢前伸，使肩背带拉动牵引索，完成开手动作，屈肘开手的力源主要依靠屈肩和屈臂动作。

在训练手部开闭动作时，可先在职业训练台上进行，然后再逐渐增加水平移动练习，变换其他高难度的动作，直到截肢者熟练掌握为止。这种训练一般先从最易抓握的物体开始，再逐步训练抓握形体大、不易抓握的物体，如使用玻璃球、乒乓球、$1cm^3$、$3cm^3$、$5cm^3$ 的积木、大圆盘、小圆盘等物体来训练手部抓握功能的熟练程度。还可以采用插柱板进行训练，训练截肢者插各种不同大小、形状(方杆、圆杆)各异的插桩，以此提高其训练兴趣，在各种位置熟练手部动作。

(2) 腕关节的屈伸和旋转动作的训练：腕关节的屈伸和旋转均为被动动作，需借助于另一只手或他人的帮助。首先要向截肢者讲解腕关节机构的操作方法、注意事项，截肢者可很快掌握腕关节的屈伸和旋转的要领，进行熟练操作。

(3) 旋前旋后动作的训练：对于前臂残肢长度较长并具备一定旋转功能的截肢者，可通过增设旋转机构，利用残存的旋前、旋后功能来控制前臂的旋转，还可利用前臂的旋前、旋后动作作为开手的力源。

2. 索控式上臂假肢的功能训练　与索控式前臂假肢相比，索控式上臂假肢的结构较为复杂，在操纵、使用上臂假肢时也有一定的难度。因此，操纵假肢的屈肘、开手、闭手训练就显得尤为重要。截肢者只有在熟练掌握索控式上臂手假肢的操纵方法后，才能准确无干扰地完成各种独立的动作或某一联合动作。索控式上臂手假肢操纵训练内容除索控式前臂手假肢所进行的训练项目外，还需增加屈肘和松锁的训练内容。

(1) 双重控制索系统的功能训练

1) 操纵肘关节的训练：首先让上臂截肢者穿上假肢，在肘关节机构不锁住的状态下令截肢者将假肢前臂屈曲至最大限度；并让截肢者上臂移至保持前臂全屈所必需的位置上，然后让截肢者慢慢地向后伸上臂，以此来控制肘关节。前屈上臂残肢借以产生肘关节的屈曲。这样重复练习，直至截肢者学会控制假肢。注意，此时肩部的动作不宜过大。

2) 操纵假手的训练：除预先锁住肘关节外，与前臂屈曲操纵训练方法完全相同。训练初期，在康复训练指导人员的帮助下，截肢者将前臂屈曲到 90°位置锁住；然后再让截肢者上臂残肢前屈，来操纵手部动作。截肢者通过反复练习，使自己能够熟练掌握所需用力的大小和掌握牵拉距离的操作方法。

3) 假肢动作的协调训练：让截肢者上臂向后伸，使肘关节锁住。此时截肢者应站立位，两侧肩部保持水平位，同时将上臂后伸直到不能再伸为止。随着灵巧程度的提高，截肢者在后伸残肢的同时前屈肩部，以此来减少控制肘关节部位锁住机构所需上臂的后伸运动量。如果前臂一开始就在屈肘位置上，此时肩部只需向侧方做一个提起动作，以保持前臂曲肘位置而同时操纵肘关节部位锁住机构。通过反复练习，截肢者可很快学会使用双重控制索系统的操作方法，并使所需要的身体控制动作减少到最低限度。

(2) 三重控制索系统的功能训练：让截肢者处于站立位或坐位，训练截肢者下沉肩胛带，将肩肱关节向后伸，以此来控制肘关节锁；外展双侧肩胛带，控制开手；前屈肩肱关节，控制屈肘。训练时要逐个动作单独训练，然后再训练各动作的协调性。为了增加截肢者训练的兴趣，可采用前述抓握一些物体的方法。

3. 肌电上肢假肢的功能训练　肌电假手由残肢肌肉活动产生的生物电流作为信号，以控制假肢的动作。截肢者的残肢情况、关节活动度、肌力条件、肌电信号的状态直接影响肌电假肢功能的发挥，特别是肌电信号的状态更是至关紧要。因此，在装配肌电假手前，要对截肢者进行充分的残肢训练。主要有以下两方面内容：

(1) 增大残肢肌力和活动范围的训练：前臂截肢者的训练内容主要是增大肩、肘关节及前臂旋转活动范围的训练和强化肌力的训练。

(2) 肌电信号源的训练:训练以生物反馈法为依据进行。通过训练,反复启发、诱导和鼓励,不断增强截肢者的信心,使他们从仪表指针的摆动或指示灯的变化上感觉到肌电发放水平在随着意识控制幻肢动作而发生相应的变化,从中悟出要领,建立联系。训练方法如下:①自我意识训练,闭目进行自我训练,模拟开手或闭手时幻肢的动作,进行桡侧腕长伸肌或尺侧腕屈肌的收缩运动,反复进行,直到感觉疲劳为止;②为了有客观指标,可将皮肤表面电极与积淀放大器的指示灯相联,利用指示灯的亮灭来定性地鉴定肌电是否引出;③将皮肤表面电极与肌电测试仪相联,可以定量地测定肌电发放水平;④用皮肤表面电极直接控制假手手头,最能提高截肢者训练的兴趣。

知识链接

肌电信号检测定位

1. 肌电检测方法 具体如下:首先在初步确定的皮肤电极部位画上标记,然后将肌电假手的皮肤表面电极放到标记处,用橡皮带扎牢。让患者用另一手握住接地电极。如果是前臂截肢者,可以将接地电极用橡胶带捆绑在上臂。请截肢者放松残肢后进行测试(图 2-3-42)。

开始检测时,可能出现表上显示出的肌电信号低而干扰信号高的现象。引起这种现象的原因主要有三个方面。①电极接触皮肤不好:应重新捆绑电极,使电极与皮肤全面接触。②皮肤电阻抗过高:多见于冬季、皮肤干燥、油脂过多,可以用酒精擦拭皮肤去脂,或用水湿润皮肤后重新测试。③测试的环境存在强的干扰电信号来源:应注意避开干扰源或做好测试的屏蔽工作。

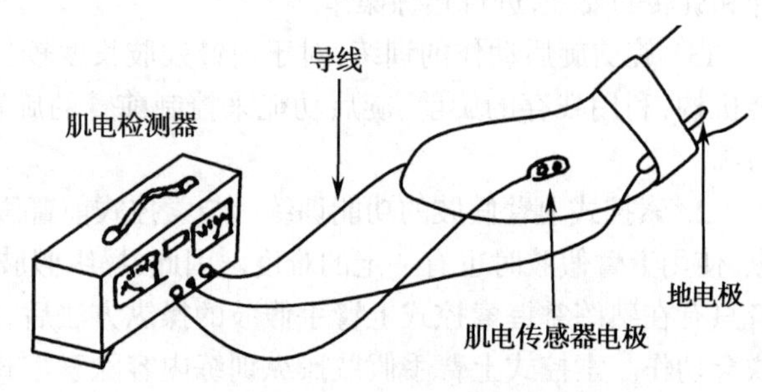

图 2-3-42 肌电信号检测定位

当截肢者初步掌握了幻肢运动后,开始正式检测。观察左右两侧电表上的指针,如果背伸肌侧的表针达到 60 微伏(μV),另一表未达到 20 微伏(μV),就算成功。在拮抗肌一侧的表不超过 20 微伏的前提下,两个表微伏数的差距越大越好。这表示,主动背伸动作的肌电发放水平高,而相对应的拮抗肌电发放水平低、干扰少。这样的控制信号状态对肌电假手的控制性能好。

2. 经常应用的信号部位和方法 常用的双通道的前臂肌电假肢肌电信号多来自前臂伸肌群和屈肌群,控制开手和闭手。带有肌电分平信号的前臂肌电假手通常用屈肌、伸肌的低电平信号控制开手、闭手,应用其高电平信号控制腕关节的旋前、旋后。上臂截肢后要求的动作多,而信号来源少,即电假手装配困难很多,不得不经常应用混合控制方法。常将双通道的上臂肌电假手的电极放在残余的肱二头肌、肱三头肌部位,应用幻肢的屈肘、伸肘动作信号控制假肢的闭手和开手动作。肘关节的屈肘和伸肘动作依靠索控机构完成。目前有的肌电假手利用两组肌肉同时收缩作为转换开关信号,通过控制转换开关分别控制假手和各个关节的运动。

(3) 肌电假肢的穿戴和功能训练

1) 肌电假肢的穿戴:现代的肌电假肢穿戴与普通假肢的穿戴方法没有区别,但是应当注意的是,必须保证假肢接受腔内的皮肤表面电极与皮肤具有良好的接触,否则可能由于信号不好而不能控制假肢。

2) 肌电假肢的功能训练:假手使用的一般性训练方法参阅有关索控假肢的训练方法。肌电假肢功能训练的不同在于:①肌电假肢由于去除了控制索,截肢者不再用自身关节运动牵拉牵引索开手,使得手的应用空间增大了很多。需要注意加强截肢者在尽可能大的空间范围应用假手的训练。②由于肌电假肢控制随意性好,应注意训练快速闭手、取物与开手、放物功能。某些带有手指感觉的肌电假手应当注意训练捏取软的物体。③减少使用中误动作的训练:某些假手的动作可能引起电极的接触不良,而不能引出正确的信号不能开手,或由于干扰信号过大引起错误动作。如果反复出现某种固定的错误的动作,则需要从接受腔的装配上检查原因或注意回避某种动作。

4. 截肢者穿戴上肢假肢的体育娱乐训练

(1) 利手交换训练：对健侧手臂进行利手交换的训练，如用健侧手臂进行排球、乒乓球、投掷、飞镖等运动，以提高健侧手臂的运动能力、灵活性和协调性，使健侧手臂起到代偿作用，尽快适应日常生活。

(2) 患侧臂的训练：如果前臂残端较长，可以将打乒乓球、羽毛球的拍子用弹力绷带与残端相固定进行练习。如果是上臂截肢，可以在残端上绑缚沙袋进行体操练习。这些训练的目的是为了提高患者残存的上肢肌肉力量，避免肌肉萎缩。

(3) 跑步训练：上肢截肢者由于一侧截肢，在跑步时会失去平衡，所以在跑步时要努力加大残端摆动的幅度，如果残端较短，还要用肩摆动和腰的扭动保持平衡。

5. 上肢假肢实际功能训练　首先是日常生活训练，包括穿脱衣服、个人卫生(洗漱、解大小便、洗澡)、饮食、开关门、开关电器、炊事、拿笔写字、打电话等，然后过渡到学习、工作性训练。上肢假肢功能训练对单侧截肢者不是太困难，对双臂截肢者较困难。由于目前上肢假肢功能还较简单，截肢者需要刻苦训练才能适应需要。这里不能一一列举各种动作的训练方法，仅介绍一些完成动作的要领：

(1) 在装配假手的同时要选用合适的自助具：如双上臂截肢者常用的生活套袖，套在残肢上，再卡上勺子或笔，可以进食或写字；用假手吃饭不能用筷子，只能用弯成合适角度的勺子或叉子；梳头时应用粗手把的梳子等。

(2) 注意双手配合：如用一手压牙膏，另一手拨转牙膏盖，打开牙膏；用假手从衣服兜里取东西，可先用一手抠起兜底，另一只手去取，最好是用左手取右侧兜的东西，用右手取左侧兜的东西。

(3) 适当地改变所用物品：如所用物品的拉链上加个大的拉圈，方便假手拉开；在衣服上缝上尼龙搭扣，免去系扣子的麻烦；使用松紧口的鞋，可以不用系鞋带，等等。

(4) 注意调整假手被动可调的关节位置：如写字时假手腕关节应适当地被动地旋前，用假手穿袜子或擦大便时应将腕关节调到屈腕位。

6. 上肢假肢功能训练的期限　一般而言，截肢后首次安装上肢假肢的单侧前臂截肢患者需要50~60 小时的训练时间，单侧上臂截肢患者需要 70~80 小时，双侧前臂截肢患者需要 70~80 小时，双侧上臂截肢患者需要 100~120 小时。训练应分阶段进行，每天训练 2 次，每次 2 小时，中间休息 10~15 分钟，以免造成过度疲劳。在操纵上已养成不正确习惯的截肢患者，花费的时间会更长。

7. 上肢假肢的保养与维护　上肢假肢没有自身修复功能，应在发生故障之前进行必要的保养与维护。

(1) 接受腔的保养与维护：接受腔是直接与皮肤接触的重要部分。在穿用上假肢时，接受腔内壁有汗液和污物，残肢在高温、潮湿的环境中会发生湿疹、溃疡，在接受腔内的皮肤由于压迫、摩擦、温度变化，可产生皮肤色素沉着、磨破、感染、小水泡、滑囊、过敏性皮炎等。要增强皮肤的抵抗力，预防皮肤疾病，每日就寝前用肥皂水清洗残肢，保持残肢的清洁和干燥。另外，很多截肢者由于接受腔弄脏而不再穿用假肢，为了避免此种情况，每天可用布蘸中性洗涤剂或水擦拭接受腔内部，使之洁净、干燥。使用接受腔内衬套时，应尽量使其保持干燥，也可用中性洗涤剂擦拭衬套，注意不要用力过度使衬套变形。

(2) 连接件的保养与维护：壳式上假肢的日常维护只需擦拭表面，避免弄脏衣服。如果出现裂缝，应找专业人员解决。

(3) 装饰性手部装置的保养与维护：装饰性手套一般采用聚氯乙烯，在使用中易出现变脏、变色、变质等问题。保养与维护具体如下：①手套污染后不易清洗，切忌用墨水、油性彩笔、油垢油漆等接触。附着脏物后立即清洗，可用肥皂和洗衣粉洗涤，禁止用汽油清洗。②不要用脏手或染色布触摸假手部件。③使用假手时谨防锐器划破手套，钩取不得超过 5kg，握取不得超过 1kg。④不使用假肢时，注意放在清洁、通气的地方保存，不要放在日光直射、高(低)温、湿度高的场所。⑤装饰手套内的钢丝折断或芯部填充材料露出时，应尽快找专业人员解决。

(4) 电动上肢假肢的保养与维护

1) 接受腔的维护：日常维护方法与一般上肢假肢接受腔相同，但应特别注意电极和线以及旋转机构及微型开关部位的维护。注意避免水、潮湿的空气进入，保持干燥，防止电线断线。电极与皮肤接

触面容易粘上污物和生锈，应特别注意保持电极表面的清洁，电极周围容易积存脏物，这也是造成事故及短路的原因。

2）假肢和机构部件的保养和维护：①假肢在使用中不能起超负荷工作，否则会损坏机件；②不能让不懂操作的人乱动；③不要随便拆卸机件；④发现机械部分有杂音或不正常的响声，应仔细检查，发现问题送专业人员拆卸修理；⑤使用一年后，在传动部分和转动轴处加润滑油。

3）假肢电器元件的保养与维护：①电池电压不应低于额定电压，如发现假肢动作变慢或启动不了，应充电后使用；②防止电器连接线交叉、扭结、绝缘损坏等，造成短路；③防止超负荷运转。

（5）肌电上肢假肢的保养与维护：肌电上肢假肢装配、取下和使用都较方便，由于它内部由精密的电子元件和机械组成，因而要正确使用和保养。主要注意以下几点：①要避免碰撞、跌落、挤压、高温、潮湿及与酸碱物质接触；②假肢不能过载，屈举持重以不超过 1kg 为度；③在做动作时，不能以外力强制阻止运动；④每晚给专用电池充电，不用假肢时应关闭电源；⑤假肢外部连接线如有脱落，可原位焊接，但切勿擅自拆修。

（肖晓鸿　徐　燕）

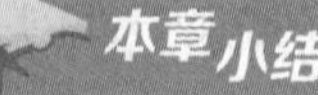

本章小结

本章节重点在于截肢者的康复，下 / 上肢假肢种类及特点、下 / 上肢假肢处方、下 / 上肢假肢适配性检查和功能训练。假肢技术是康复辅助器具技术的一个重要分支，是一项医工结合的技术，在我国相关的国家职业标准中，将假肢装配（含下肢假肢和上肢假肢）的职业活动分为患者的接待、测量、取型修型、加工接受腔、组装假肢、试样检验、制作成品八个过程。

思考题

1. 简述上肢假肢的基本要求。
2. 简述上肢假肢如何进行分类。
3. 简述上肢假肢的种类和特点。
4. 手部假肢、腕离断假肢、前臂假肢、肘离断假肢、上臂假肢、肩离断假肢分别适合安装什么功能性上肢假肢？
5. 简述上肢假肢的处方内容。
6. 上肢假肢接受腔基本要求有哪些？
7. 简述不同材料的上肢假肢接受腔的特点。
8. 简述前臂假肢和上臂假肢的制作过程及功能训练方法。

扫一扫，测一测

思路解析

第三章　矫形器技术

学习目标

1. 掌握：上 / 下肢 / 脊柱矫形器的国际标准分类；上 / 下肢 / 脊柱矫形器的生物力学原理；上 / 下肢 / 脊柱矫形器的种类和适应证及简单矫形器的制作方法。

2. 熟悉：上 / 下肢 / 脊柱矫形器的分类及基本功能；常用矫形器的制作方法；上 / 下肢 / 脊柱矫形器的处方。

3. 了解：上 / 下肢 / 脊柱矫形器的使用目的、检查要点。

4. 能够完成简单矫形器的制作；能正确指导患者使用各种上 / 下肢 / 脊柱矫形器并进行各种康复训练；具有根据患者的具体情况选配合适的矫形器的能力；具有根据患者的功能障碍开具相应的矫形器处方的能力；具有指导患者正确使用各种矫形器进行康复功能训练的能力。

第一节　下肢矫形器

一、矫形器概述

(一) 矫形器的定义

矫形器(orthosis)是指用于改变神经、肌肉、骨骼和关节等系统的功能特性或结构的体外装置。矫形器作为一个专业术语，于 1950 年在美国开始使用。但不同的地区和国家对矫形器的叫法各不相同，如夹板(splint)、矫形器(brace)、矫形器具(orthopedic appliance)、矫形装置(orthopedic device)、支撑物(supporter)、辅具(aided tool)、矫形架(orthopedic frame)等。矫形器一般分为上肢矫形器、下肢矫形器和脊柱(躯干)矫形器。有关矫形器制造、装配、临床应用的系统知识被称为矫形器学(orthotics)。从事矫形器制作装配工作的专业技术人员被称为矫形器师(orthotist)。

在人类文明史中，很早就出现了矫形的概念。随着人类社会文明的进步，对失去的部分进行补充，对弱的部分进行增强，矫形器作为患者和残疾人的辅助器具，是人们一直所苦心钻研的。矫形器的装配与研究的历史可追溯到古埃及第五王朝(公元前 2750—公元前 2625 年)，这个结论是根据发掘出最古老的原始支撑器的考古考证得出的。我国古代医学中的正骨学矫正骨折后的畸形，主要治疗方法是应用夹板等体外器械来辅助治疗，这可以说是矫形器技术的萌芽。最早的夹板用于固定、治疗肢体的骨折。公元前 380 多年之前，西方医学之父希波克拉底就提出了超关节固定骨折的原则。早年用于制造假肢的材料如木材、皮革、金属也用于制造矫形器，而早期制造夹板和矫形器的人也正是那些木匠、皮匠、铁匠和盔甲工。18 世纪以后薄铁制造工艺高度发展，欧洲已有大量精巧的夹板、矫形器生产。我国在明代已经应用了腰柱(一种木制围腰)。中医骨伤科应用小夹板治疗骨折不但历史久远，而

且应用至今，并有所发展。

1742 年法国医生 Andry 设计出矫形器技术的符号，即一棵倾斜的树用棍子支撑着。这说明矫形器的概念已经形成，从此该图案成为矫形器技术的标志(图 3-1-1)。

由于近代高分子材料学、生物力学、电子学等高科技的迅速发展，以及临床医学、康复医学发展的需要，矫形器的制造、装配、临床应用技术在国际上有了快速发展。特别是随着康复医学的快速发展，对神经、肌肉、骨骼和关节运动系统疾病治疗的重新认识，人们越来越发现矫形器技术在肢体患者的康复治疗以及回归社会等方面起到必不可少的作用，有时甚至是唯一行之有效的治疗方法。

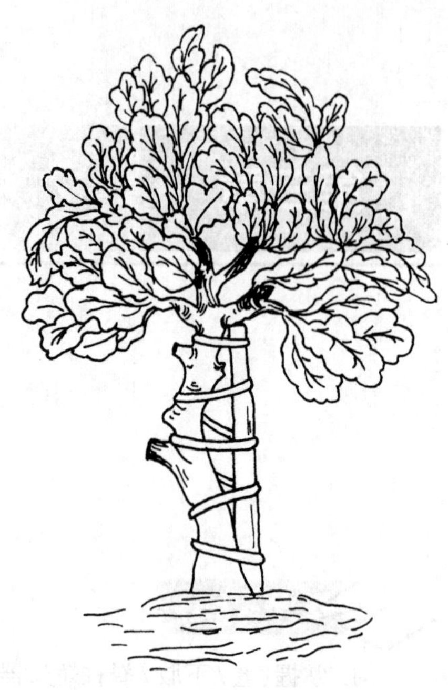

图 3-1-1　矫形器技术的标志

(二) 矫形器的统一命名

1992 年国际标准化组织(International Standard Organization，ISO)根据 1972 年美国国家科学院假肢与矫形器技术教育委员会提出的命名方案，公布了残疾人辅助器具分类(ISO9999 1992)矫形器统一命名方案。该方案规定，以矫形器所包含关节的第一个英文字母组成矫形器的名称(表 3-1-1)。

表 3-1-1　矫形器的 ISO 统一命名

中文名称		英文名称	英文缩写
上肢矫形器	手矫形器	hand orthosis	HO
	腕矫形器	wrist orthosis	WO
	腕手矫形器	wrist-hand orthosis	WHO
	肘矫形器	elbow orthosis	EO
	肘腕矫形器	elbow-wrist orthosis	EWO
	肩矫形器	shoulder orthosis	SO
	肩肘矫形器	shoulder-elbow orthosis	SEO
	肩肘腕矫形器	shoulder-elbow-wrist orthosis	SEWO
	肩肘腕手矫形器	shoulder-elbow-wrist-hand orthosis	SEWHO
下肢矫形器	足矫形器	foot orthosis	FO
	踝足矫形器	ankle-foot orthosis	AFO
	膝矫形器	knee orthosis	KO
	膝踝足矫形器	knee-ankle-foot orthosis	KAFO
	髋矫形器	hip orthosis	HO
	髋膝踝足矫形器	hip-knee-ankle-foot orthosis	HKAFO
脊柱矫形器	颈矫形器	cervical orthosis	CO
	颈胸矫形器	cervical-thoracic orthosis	CTO
	腰骶矫形器	lumbar-sacrum orthosis	LSO
	骶髂矫形器	sacrum-iliac orthosis	SIO
	胸腰骶矫形器	thoracic-lumbar-sacrum orthosis	TLSO
	颈胸腰骶矫形器	cervical-thoracic-lumbar-sacrum orthosis	CTLSO

(三) 矫形器的分类

1. 按矫形器的部位分类　一般分为上肢矫形器、下肢矫形器和脊柱矫形器三大类，其中每类又分为若干种。

2. 按矫形器的功能分类　一般分为:①医用临时矫形器:用快速成形材料制作的用于医疗的临时性矫形器。②固定性矫形器:又称静态矫形器或被动性矫形器,是指将肢体保持在固定位置上的矫形器,用于固定病变部位,促进消炎和骨折愈合。③矫正性矫形器:用于矫正肢体变形的矫形器,可以矫正畸形或防止畸形的进一步发展;④保护性矫形器:用于保护肢体免受损伤或防止病变的软式矫形器,可通过对病变的肢体的保护来促使病变愈合。多用于治疗肢体骨折或髋关节疾患,如股骨头无菌性坏死等。⑤功能性矫形器:是指具有辅助肢体运动功能的矫形器,可以稳定已松弛的关节,代偿麻痹肌肉的部分功能等。⑥免荷式矫形器:是指为减轻下肢承载的负荷而使用的矫形器。常用的免荷式矫形器有髌韧带承重(PTB)矫形器和坐骨承重矫形器。⑦夜用矫形器:是指为矫正或预防肢体变形而在夜间就寝时或休息时使用的矫形器。一般处于生长发育期的儿童青少年需要夜用矫形器。⑧牵引式矫形器:是指以牵引为目的而使用的矫形器。这种矫形器的治疗效果是通过牵引缓解神经压迫等症状,常用的有颈椎牵引带和腰椎牵引带等。

3. 按矫形器的动力力源分类　一般分为:①体外力源矫形器:是指采用电动、气动或液动等外部动力驱动的矫形器。②自身力源矫形器:是指以人体自身肌力为动力驱动的矫形器。

4. 按制作矫形器的主要材料分类　一般分为:①金属框架式矫形器:是指用于躯干的金属框架结构的矫形器。这类矫形器是传统型的,主要品种有固定式胸腰椎矫形器,用铝合金支条制作成框架式矫形器。②塑料矫形器:是指使用低温或高温热塑板材成形的矫形器。热塑板材轻便、美观、卫生、可塑性好、加工方便。低温热塑板材可以在患者身上直接成形,方便快捷;高温热塑板材既可采用真空成形法,也可根据修整后的石膏模型准确快速成形,使制成后的矫形器更加符合生物力学的要求,提高治疗效果。③充气式矫形器:采用高强度的透明塑料制作而成,套在患肢上,拉上拉链,再将矫形器充气加压,从而对上肢或下肢进行固定和矫正。其方法简单、安全、无副作用,值得推广和使用。上肢充气式矫形器使用时,患者一般处于卧位或坐位,身体放松,注意气压要适当,一般以不超过患者的舒张压为宜。下肢充气式矫形器使用时主要通过气袋对皮肤的按摩、刺激,从而使肌肉放松,达到抑制痉挛、减轻疼痛、活动关节、预防畸形的目的(图 3-1-2)。

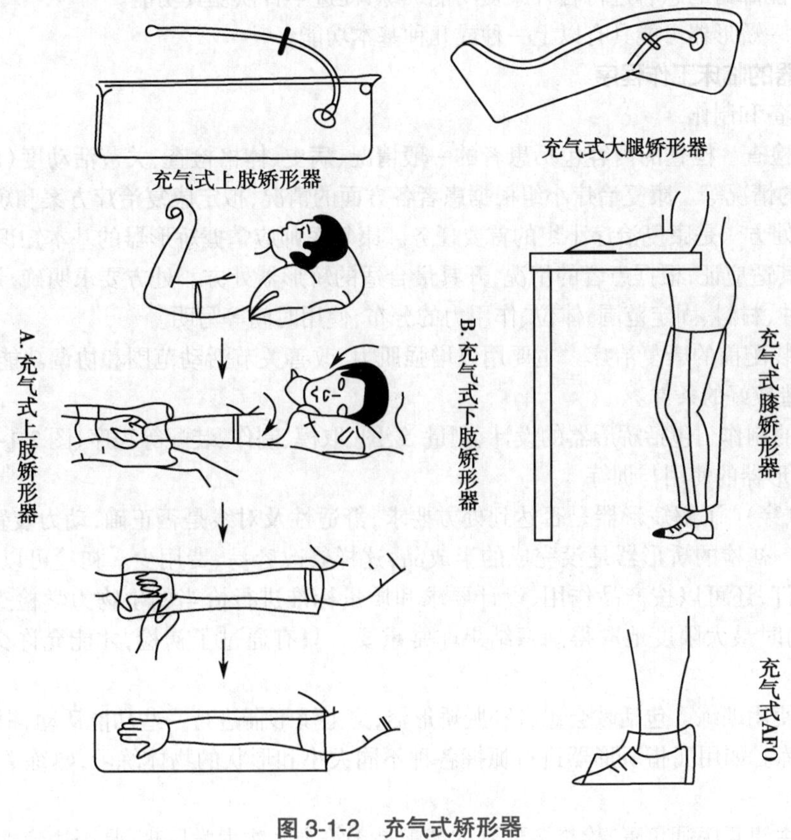

图 3-1-2　充气式矫形器

5. 按矫形器的组件化情况分类 一般分为:①组件式矫形器:是指由矫形器标准化组件组装的矫形器。目前国际上标准件正在向系列化方向发展,装配一具上肢矫形器,可根据患者的病肢尺寸,选购市场销售的专用零配件,经过组装、对线调整就能快速生产出品质优良的矫形器。②非组件式矫形器:与组件式矫形器相反,是由非标准化组件组装的矫形器。

6. 按矫形器所治疗的疾病分类 一般分为儿麻矫形器、马蹄内翻足矫形器、脊柱侧弯矫形器、先天性髋关节脱位矫形器、骨折矫形器、股骨头无菌坏死矫形器等。

(四) 矫形器的基本功能

1. 稳定和支持的功能 通过限制关节的异常活动,达到稳定关节,以改善或恢复肢体功能。

2. 固定和保护的功能 通过对病变肢体或关节的固定和保护,从而具有缓解肌肉痉挛、促使炎症消退或骨折愈合的作用。

3. 预防和矫正畸形的功能 通过力的作用矫正肢体畸形或防止畸形的加重。但矫形器矫正畸形的功能只适用于对外来的力能产生反应的畸形,也就是矫正性矫形器一般适用于儿童和青少年,如先天性髋关节脱位、先天性的畸形、特发性脊柱侧弯等,而对成年人的骨性强直畸形等则是无效的。以下几种情况应注意预防畸形。①肌力不平衡:由于上 / 下运动神经元损伤、疾病或肌肉病变引起的关节周围肌力不平衡。②肌无力:由于上 / 下运动神经元损伤、疾病或肌肉疾患引起的肌力减弱或消失。③瘢痕:各种损伤引起的反应性瘢痕。④炎症:各种关节炎如类风湿关节炎、强直性脊柱炎等。⑤血液循环障碍:肌肉或肢体供血不足。⑥疼痛:任何能妨碍肌肉收缩的骨、关节、肌肉疼痛等。上述情况一旦形成畸形,则矫正工作较复杂,所以矫形器装配应尽早进行,以预防为主。

4. 免荷的功能 应用免荷矫形器可减轻肢体或躯干的承重,促使病变愈合,起到治疗和免荷作用,还可以通过牵引缓解神经压迫等症状。

5. 抑制痉挛的功能 通过控制关节运动,减少肌肉的反射性痉挛,如硬踝足矫形器用于脑瘫,可以防止步行中出现痉挛性的马蹄内翻足,从而改善步态。

6. 促进康复的功能 由于应用矫形器可改进患者的步行、饮食及穿衣等各种日常生活、工作的能力,从而帮助功能障碍的患者进行各种康复功能训练,促进早日恢复其功能。

有时,在某一矫形器可能具有以上一种或几种基本功能。

(五) 矫形器的临床工作程序

第一步:准备和制作

1. 处方前检查 检查的内容包括患者的一般情况、病史、体格检查、关节活动度(ROM)、肌力、目前使用矫形器的情况等。康复治疗小组根据患者各方面的情况,拟定康复治疗方案和矫形器处方。

2. 矫形器处方 是康复治疗小组的首要任务。康复医师应掌握矫形器的基本知识和各种矫形器的结构原理及其适应证,根据患者的情况,开具最合适的矫形器处方。处方要求明确,切实可行,要将目的、要求、品种、材料、固定范围、体位、作用力的分布、使用时间等写明。

3. 矫形器装配前的康复治疗 主要用以增强肌力、改善关节活动范围和协调功能、消除水肿,为使用矫形器创造较好的条件。

4. 矫形器的制作 包括矫形器的设计、测量、绘图、取模、制作、装配等程序(图 3-1-3)。

第二步:矫形器的使用与训练

1. 初检(试穿) 了解矫形器是否达到处方要求,舒适性及对线是否正确,动力装置是否可靠,必要时进行调整。初检的矫形器是没完成的半成品,这样修改容易、费用少。初检可以对写出的处方进行及时的修订,还可以按产品作用、设计要求和质量标准进行恰当的生物力学检查,对保证穿戴训练、交付使用时最大限度地取得满意结果非常重要。只有通过了初检,才能允许交付患者训练、使用。

2. 矫形器使用训练 包括教会患者穿脱矫形器,穿上矫形器进行一些功能活动,根据不同的品种进行适当的训练。如用屈指矫形器进行抓握各种不同大小和形状的物体练习,熟练掌握外部动力夹板的操纵。

3. 终检 由康复医师负责,检查矫形器的装配是否符合生物力学原理,是否达到预期的目的和效果,了解患者使用矫形器后的感觉和反应。矫形器合格后方可交付患者使用。终检工作由医生、治疗

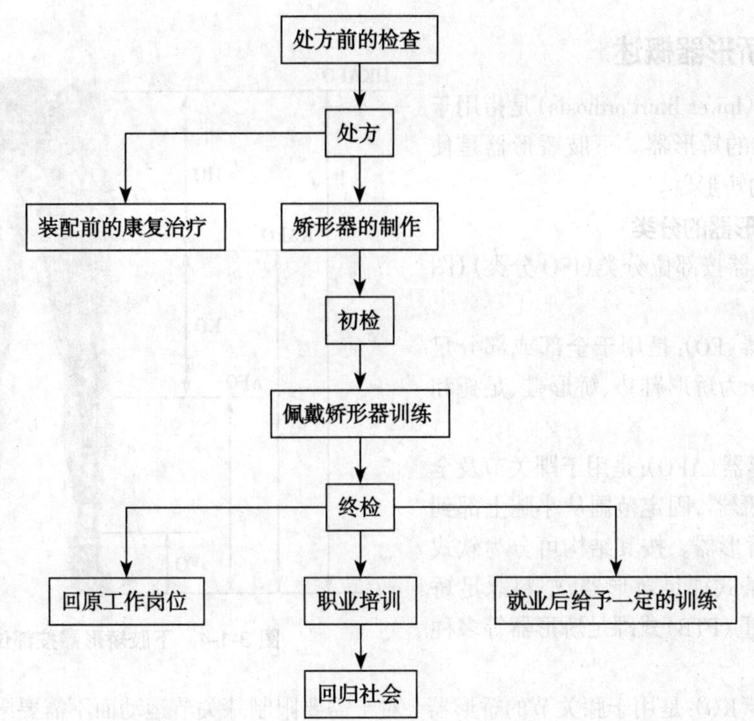

图 3-1-3　矫形器临床工作程序

师、矫形器师等康复专业人员共同协作完成。其主要内容包括矫形器生物力学性能的复查，矫形器实际使用效果的评价，残疾人身体、心理康复状况的评定。

第三步：随访

对需长期使用矫形器的患者，应 3 个月或半年随访一次，以了解矫形器使用效果及病情变化，需要时应对矫形器做修改调整。

上述矫形器临床工作程序中的处方、初检、终检是矫形器临床医疗工作中三项主要任务。初次装配矫形器者应严格地履行三项程序。当患者以旧换新时，初检与终检可以合二为一；当随访不满意时，则应坚持反复检查、修改，直至满意为止(图 3-1-3)。

(六) 康复小组的组成及主要任务

康复小组是由有关医生、矫形器师、物理治疗师、作业治疗师、护士、心理学工作者、社会工作者等康复专业人员与残疾人本人共同组成。康复小组应以残疾人为中心。

1. 康复小组在矫形器装配中的主要任务　具体如下：①根据疾病诊断、残疾状况及有关的其他方面情况制定全面康复计划；②根据全面康复计划的需要写出矫形器处方；③做好矫形器装配的初检(试样)和终检工作。

2. 医生在矫形器装配中的责任　具体如下：①通过临床了解和各种检查明确诊断和残疾状况，与康复协作组其他成员密切协作，制定残疾人的全面康复方案，写出矫形器处方；②让患者、残疾人知道使用矫形器的目的、必要性、使用方法、作用中的注意事项，以提高残疾人使用矫形器的积极性和确保正确使用矫形器；③完成必要的矫形器装配前的治疗工作；④负责矫形器装配质量的检查(初检和终检)；⑤负责残疾人使用矫形器效果的随访。

3. 矫形器师在矫形器装配中的责任　具体如下：①参加康复协作组的讨论会，针对疾病诊断、残疾状况、康复计划、矫形器装配目的，结合矫形器装配中的材料、部件、工艺条件提出处方意见；②认真了解矫形器处方；③按照处方要求向患者详细说明矫形器的材料、结构、外形、重量，穿用矫形器的作用，舒适耐用情况，使用中可能出现的问题，价格、订制手续、时间；④按照处方要求填写订制单；⑤测量、绘图、取型、修型、制造、装配，完成矫形器全面处理；⑥及时修改初检(试样)、终检中发现的问题；⑦矫形器装配通过终检后，交付患者使用时应向患者说明使用方法、使用中的注意事项。

二、下肢矫形器概述

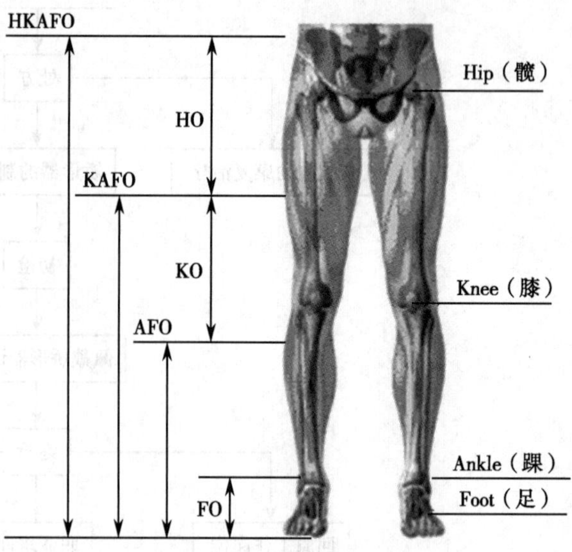

图 3-1-4　下肢矫形器按部位分类

下肢矫形器(lower limb orthosis)是指用于整体或部分下肢的矫形器。下肢矫形器是使用最早、最广泛的矫形器。

(一) 下肢矫形器的分类

1. 下肢矫形器按部位分类(ISO 分类)(图 3-1-4)

(1) 足矫形器(FO):是用于全部或部分足的矫形器,又可分为矫形鞋垫、矫形鞋、足托和矫形靴等。

(2) 踝足矫形器(AFO):是用于踝关节及全部或部分足的矫形器,固定范围从小腿上部到足底,俗称小腿矫形器。按其结构可分为软式踝足矫形器、支条式踝足矫形器、塑料踝足矫形器和髌韧带承重(PTB)式踝足矫形器等多种类型。

(3) 膝矫形器(KO):是用于膝关节的矫形器。对于需要限制膝关节运动而不需要限制踝足运动者,可使用膝关节矫形器。

(4) 膝踝足矫形器(KAFO):是用于膝关节、踝关节和足的矫形器,固定范围为自大腿上段到足底,俗称大腿矫形器。按结构分为支条式、坐骨承重式和塑料踝足矫形器。

(5) 髋矫形器(HO):是用于髋关节的矫形器固定范围包括整个骨盆和大腿部分。适用于髋关节发育不良而引起的髋关节脱位、半脱位和因脑性瘫痪引起内收肌痉挛而出现的髋关节内收。

(6) 髋膝踝足矫形器(HKAFO):是用于髋关节、膝关节、踝足关节及足的矫形器,俗称髋大腿矫形器。髋大腿矫形器适用于截瘫、偏瘫、脑瘫及下肢肌无力等站立行走及康复训练。

2. 下肢矫形器按功能分类　分为固定矫形器、矫正矫形器、免荷矫形器、补高矫形器等。

3. 按矫形器的主要材料分类

(1) 塑料矫形器:主要采用塑料制作而成(图 3-1-5)。

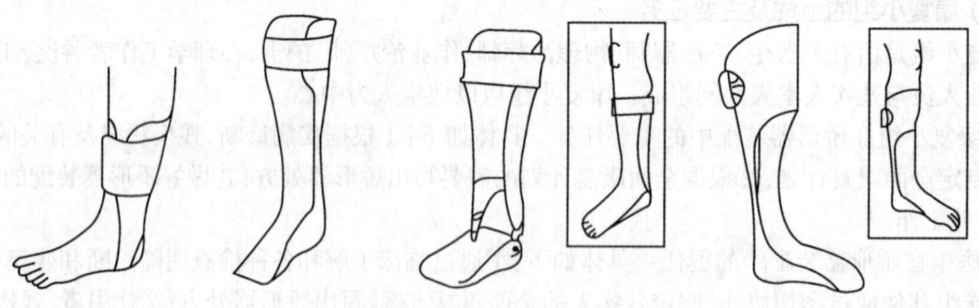

图 3-1-5　各种塑料 AFO

(2) 金属矫形器:主要采用金属材料制作而成,如铁皮、合金钢(包括不锈钢)、铝合金、钛合金等(图 3-1-6、图 3-1-7)。

(3) 碳纤矫形器:主要采用碳纤维作为增强材料制作而成(图 3-1-8)。

(4) 软式矫形器:主要采用布(皮革)等软性材料制作而成(图 3-1-9)。

(5) 框架式矫形器:主要采用的材料为金属 + 皮革 / 塑料 / 布匹等制作而成(图 3-1-10)。

4. 按矫形器所应用的疾病分类　分为:①儿麻矫形器;②骨折矫形器;③马蹄内翻足矫形器;④先天性髋脱位矫形器;⑤偏瘫踝足矫形器;⑥脑瘫矫形器;⑦截瘫矫形器;⑧髋关节免荷矫形器,等等。

(二) 下肢矫形器的基本功能

1. 稳定与支持　限制关节、肢体的异常活动,稳定关节,恢复肢体承重功能。如儿麻矫形器。

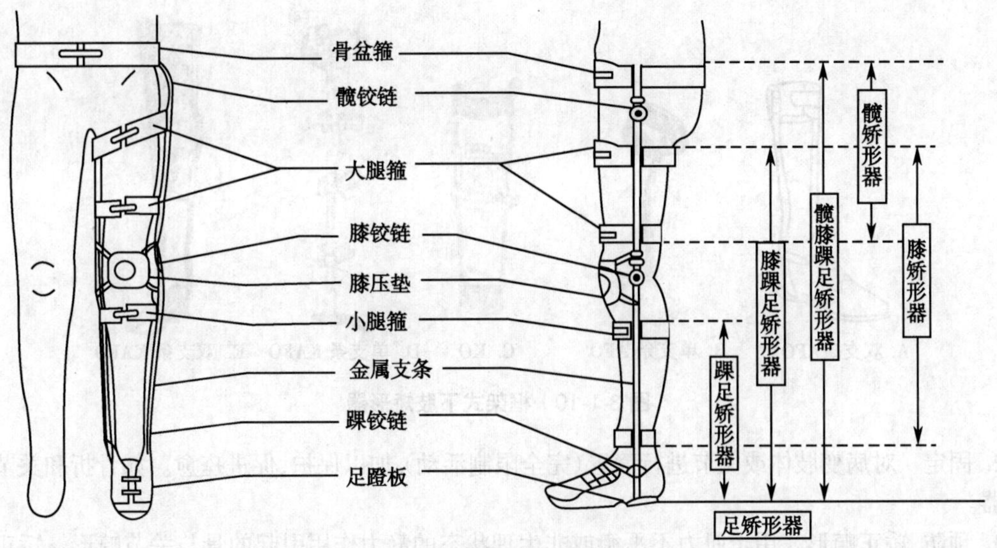

图 3-1-6 下肢金属矫形器的组成部分

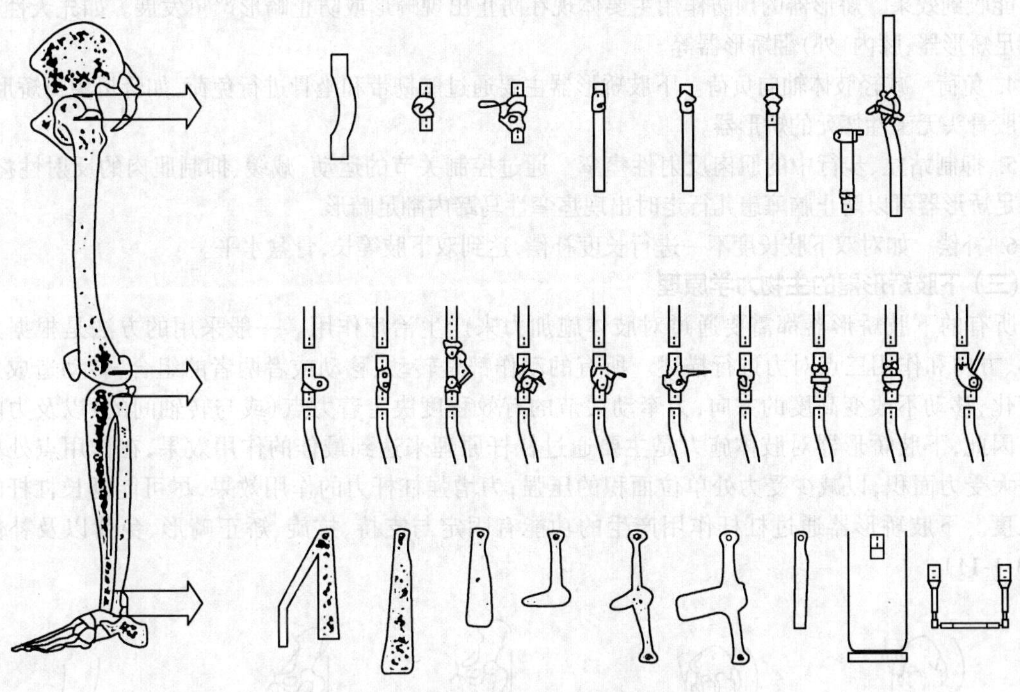

图 3-1-7 各种形式的金属关节铰链

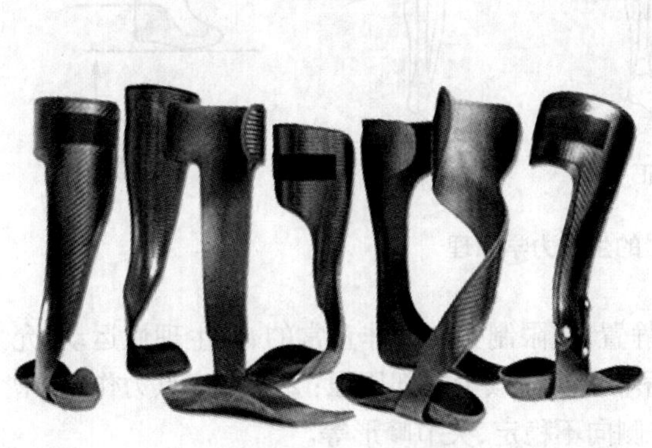

图 3-1-8 碳纤维 AFO

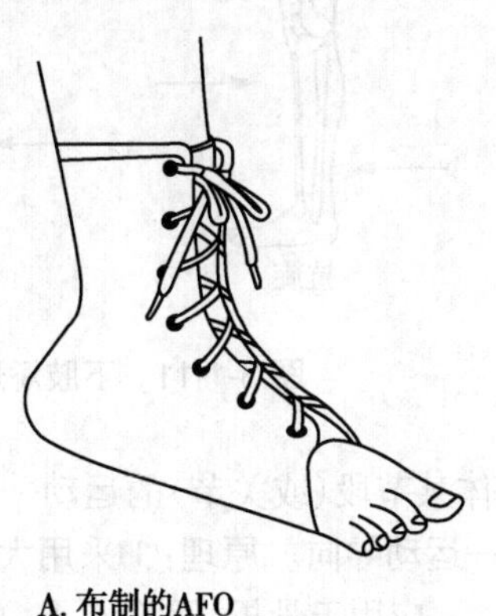

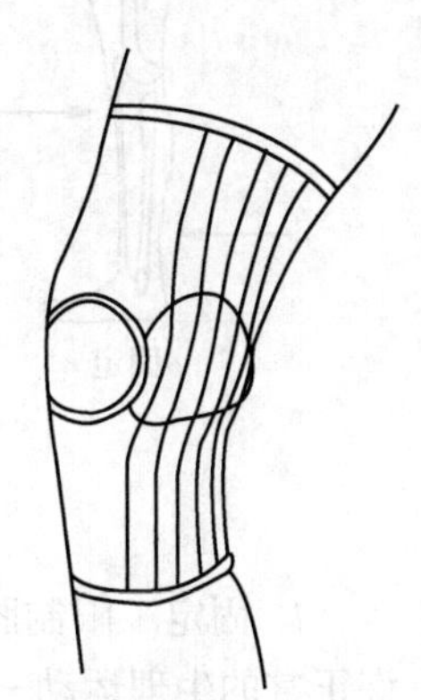

图 3-1-9 软式下肢矫形器

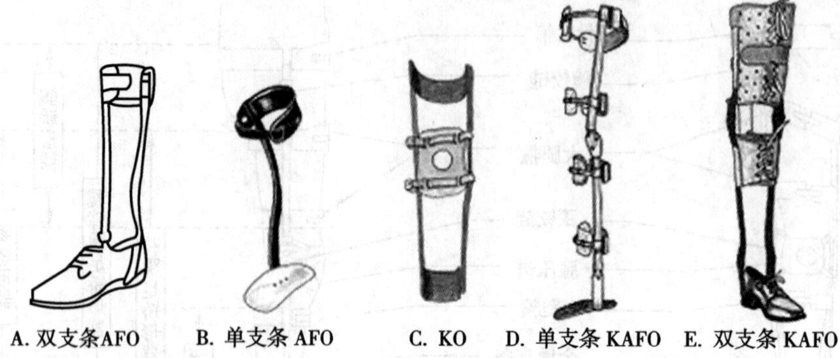

图 3-1-10　框架式下肢矫形器

2. 固定　对病变肢体或关节进行静置(完全限制活动),加以保护,促进痊愈。如骨折和关节脱位矫形器。

3. 预防、矫正畸形　用于肌力不平衡或非生理状态的静力作用引起的骨与关节畸形。矫正性矫形器多用于生长发育期的儿童青少年,因为他们尚处于生长发育阶段,骨关节生长具有生物可塑性,矫正能收到效果。矫形器的预防作用主要体现在防止出现畸形或防止畸形严重发展。如先天性马蹄内翻足矫形器、膝内(外)翻矫形器等。

4. 免荷　减轻肢体轴向负荷。下肢矫形器主要通过髌韧带和坐骨进行免荷,如骨折免荷矫形器、治疗股骨头无菌性坏死的矫形器。

5. 抑制站立、步行中的肌肉反射性痉挛　通过控制关节的运动,减缓、抑制肌肉的反射性痉挛。如踝足矫形器可以防止脑瘫患儿行走时出现痉挛性马蹄内翻足畸形。

6. 补偿　如对双下肢长度不一进行长度补偿,达到双下肢等长,骨盆水平。

(三) 下肢矫形器的生物力学原理

所有的下肢矫形器都需要通过对肢体施加力来产生治疗作用。一般采用的方法是根据力的大小、方向和作用三点对力进行描述。所有的动作都是转动、移动或者两者的组合,转动造成角度的变化,移动不改变高度的方向,力牵动关节的有效程度决定着力点(或与转轴间的)以及力的大小。因此,下肢矫形器对肢体施力是主要通过杠杆原理来达到最佳的作用效果,在作用点处尽可能增大受力面积,以减少受力处单位面积的压强;为增强杠杆力的作用效果,尽可能延长杠杆的力臂长度。下肢矫形器通过杠杆作用产生的功能有固定与支持、抗旋、矫正畸形、免荷以及补偿等(图 3-1-11)。

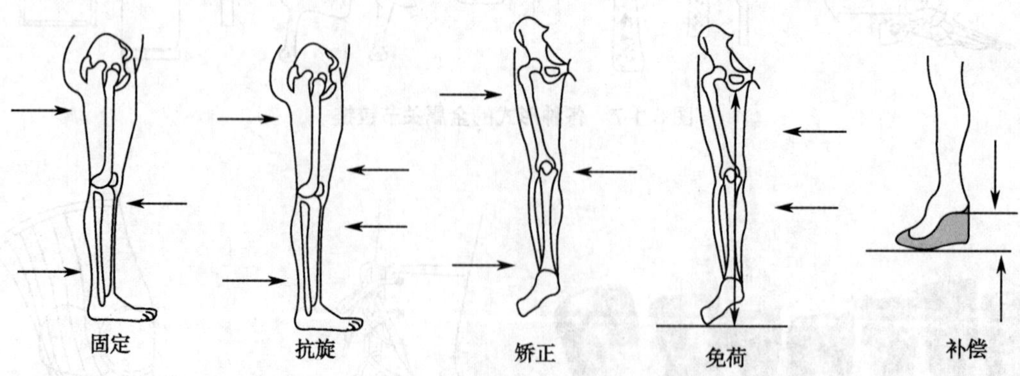

图 3-1-11　下肢矫形器的生物力学原理

1. 固定　限制肢体某节段(或关节)的运动——静置,或限制关节的非正常的、非生理性运动,允许正常的生理运动——运动导向。原理:①采用大面积的包容,减少局部压强;②采用三点力作用,增大作用力的杠杆臂长度。应用于骨折、假关节、膝关节侧向不稳定、关节畸形等。

2. 矫正　即矫正畸形,将非生理性的力学关系转变为或接近于生理性力学关系,将非生理性对线

转变或接近于生理性对线。原理:三点力矫正原理。影响矫正效果的因素:作用力的大小(矫形力须大于畸形力)、方向、作用点和作用力的杠杆臂的长度。应用:生长发育期的儿童和青少年的骨骼和关节的骨折畸形,如膝内翻(O 形腿)、膝外翻(X 形腿)、先天性马蹄内翻足等。注意:人体皮肤能够长期承受而不被破坏的压强为 2.5N/cm^2,所以要增大受力面积,减少单位面积上的压力。

3. 免荷 减少或消除肢体某节段骨骼(或关节)的轴向负荷。免荷有部分免荷和完全免荷。①部分免荷:减少肢体的轴向负荷,下肢一般足跟悬空,前足着地。②完全免荷:完全消除肢体轴向负荷,下肢一般要求全足悬空,整个步态周期过程都不接触地面。原理:采用人体能够支撑的部位进行承重,如髌韧带承重和坐骨结节承重等。应用:下肢的骨折、关节脱位、骨关节炎症、骨坏死等。

4. 补高 对下肢不等长的肢体进行补偿,以达到双下肢等长。原理:对较短的肢体进行高度补偿,使骨盆水平。应用:先天性腿长不一、麻痹性腿长不一、免荷性对侧补高等。

(四) 下肢矫形器的主要适应证

1. 固定式下肢矫形器的适应证 固定和限制肢体的异常活动。①关节内外侧不稳定:如软组织损伤、关节骨折或脱位等;②关节疾病:踝关节疾病、膝关节疾病、髋关节疾病等;③神经麻痹:上、下运动神经元的麻痹;④畸形:先天或后天的骨骼畸形等。

2. 矫正式下肢矫形器的适应证 矫正和改进肢体的异常结构。①足部畸形:外翻足、高弓足、尖足、钩状足、内翻足和扁平足等;②膝关节畸形:膝内翻、膝外翻、膝关节屈曲挛缩、膝过伸(膝反屈);③髋关节畸形:髋内翻、髋外翻等。

3. 免荷式下肢矫形器的适应证 主要使肢体免于轴向方向的负荷。①关节疾患:关节脱位、坏死、炎症、假关节等;②骨骼疾患:骨折、骨坏死、骨关节炎症等。

4. 补偿式下肢矫形器的适应证 对肢体三维长度及体积缺损部分进行补偿。①长度补偿:下肢不等长的补偿,如增高鞋;②体积补偿:如假臀;③缺损肢体补偿:如补缺鞋。

三、足矫形器

(一) 足部的重要性

在所有的动物中,只有人类具有与地面接触的足跟和足弓的构造。足和人的手一样,是独一无二的。足被称为人体的第二心脏,由足弓、骨骼、韧带、肌肉、肌腱构成。足部单侧由 28 块骨头组成(双脚 56 块骨头),约占全身 206 块骨头的 1/4 还多,同时含 33 个关节、42 条肌肉及 25 条肌腱,全部体积却占不到全身的 5%,显然脚是人体单位面积内含最多组织的器官。"阿喀琉斯之踵"(Achilles' Heel)是在广泛流行的国际性成语,意指致命的弱点和要害。足部有 72 个与脏腑器官相对应的反射区,中医有"上病取下,百病治足"之说。因此,人体健康与足有密切的关联(图 3-1-12)。

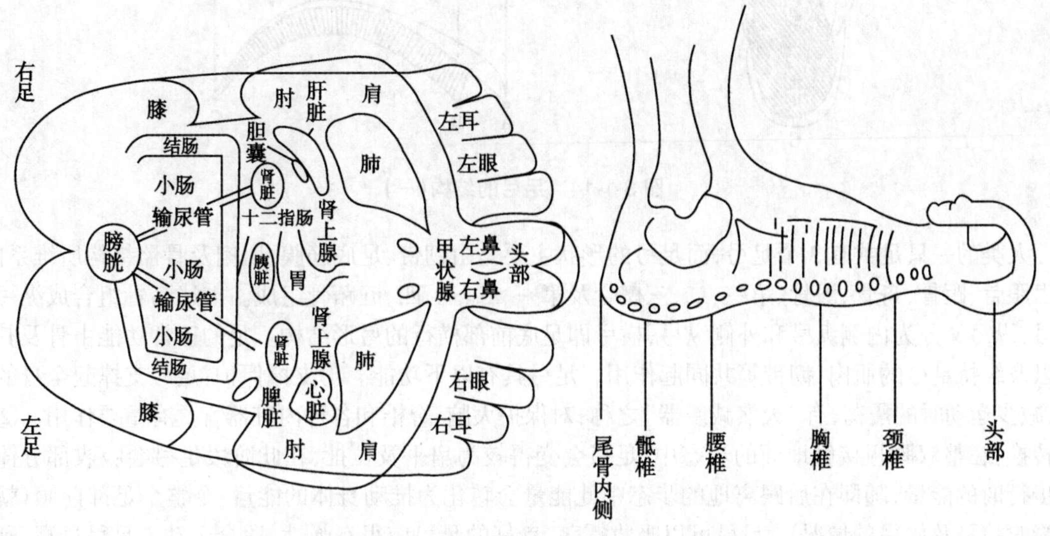

图 3-1-12 足部与人体脏腑器官相对应的反射区

“千里之行，始于足下”。人在行走时，足部要承受体重的 4~5 倍重量，而跑跳时的承重更是达到体重的 8~10 倍；在跑步时，双足与地面的撞击力相当于时速 30 千米的汽车发生碰撞；若人每一天走约 18 000 步，一生中双脚走的路大约可以环绕地球 5 圈。足下的每一步都要承载身体的总重量，如果双脚有任何的病变，足底承载的重力出现不平均，那全身骨架结构载重扭力改变，就会出现腰酸背痛，严重者产生肌肉神经的慢性症状。人体的许多慢性疼痛和慢性脏腑器官疾病多与足部有关(图 3-1-13、图 3-1-14)。

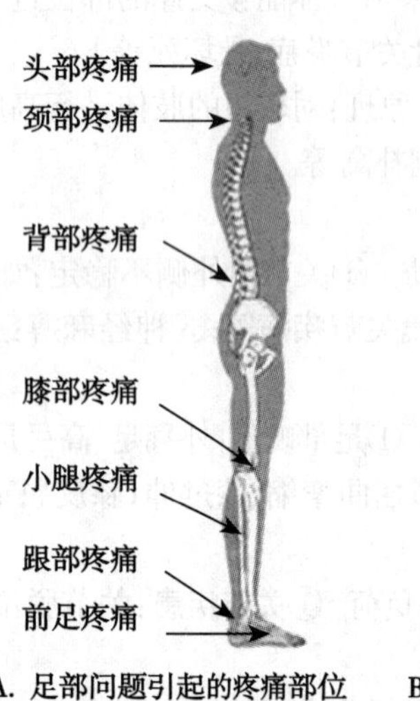

A. 足部问题引起的疼痛部位

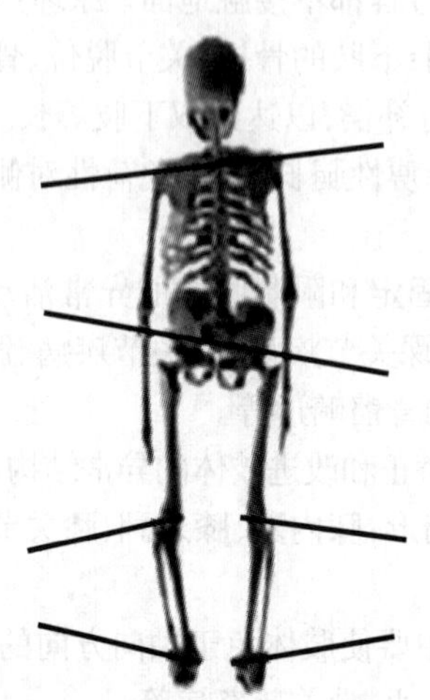

B. 足部问题造成的人体力线改变

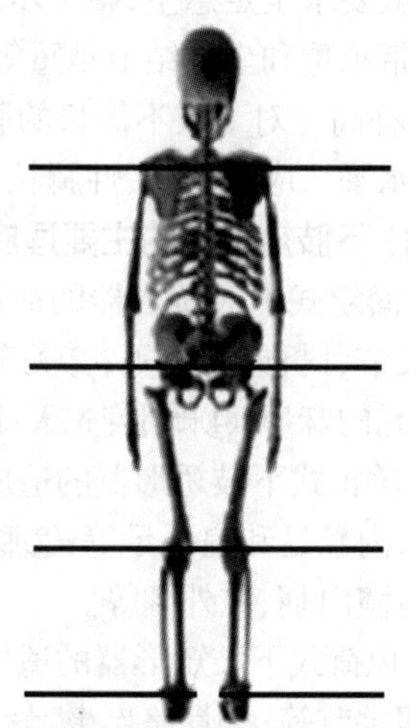

C. 足部问题解决后的人体力线

图 3-1-13　足部问题造成的影响

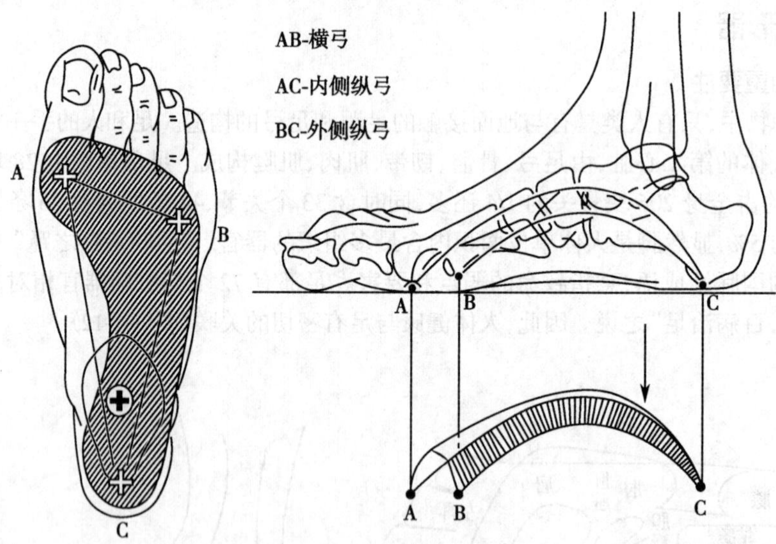

图 3-1-14　足弓的结构(一)

人类的一只足共有 3 个足弓，而足弓的形状主要是由韧带、足底筋膜、肌肉及骨骼结构所维系的。它由跟骨、距骨、舟骨、骰骨、第一、二、三楔骨及第一、二、三、四、五跖骨组成。上述诸骨组合成纵弓和横弓，纵弓又分为内侧纵弓和外侧纵弓，横弓即足底前部横行的弓形结构。足的正常功能由骨及其足弓以及维持足弓的肌肉、韧带等共同起作用。足弓具有以下功能。①支撑保护：足弓支撑起全身的重量，减少运动时的震荡，有“天然减震器”之称，对保护大脑、脊椎和各种内脏器官具有重要作用。②能量转换：在整双脚板接触地面的步态中，足弓会变得较为扁平及拉扯，在此阶段足弓会吸收部分体重及步行时的能量，随即在后跟离地的步态中此能量会转化为推动身体的能量，令整个足部前倾(就像射箭时拉弓及放弓的情况)。足弓可以吸收震荡，良好的足弓应很有弹性，适合运动。足弓过高，则韧带过紧；足弓过低，则韧带松弛、足肌之力，均会引起疼痛。

足弓犹如中国著名的赵州桥，它是由许多上宽下窄的特有形状的骨块构成的骨弓，若正常稳固，一经负重，便适当降低，使重力传导至韧带，待韧带达到适当紧张时，足的内、外在肌便开始收缩，来协助韧带维持足弓的结构。故骨骼构成足弓的第一道防线，韧带是第二道防线，肌肉是最重要的、最后的第三道防线。足部内、外在肌收缩时，可以支撑足弓，并使体重不能直接、全部地加在韧带上。更为重要的是，足肌可经锻炼而变得强健，可以主动维护足弓构造。韧带目前尚无主动锻炼使其更为坚韧的方法。故第三道防线的肌肉最为重要，亦是唯一可采取措施使其更坚强的强健。因此，多走路以锻炼足部肌肉是保护双足的最好方式（图 3-1-15）。

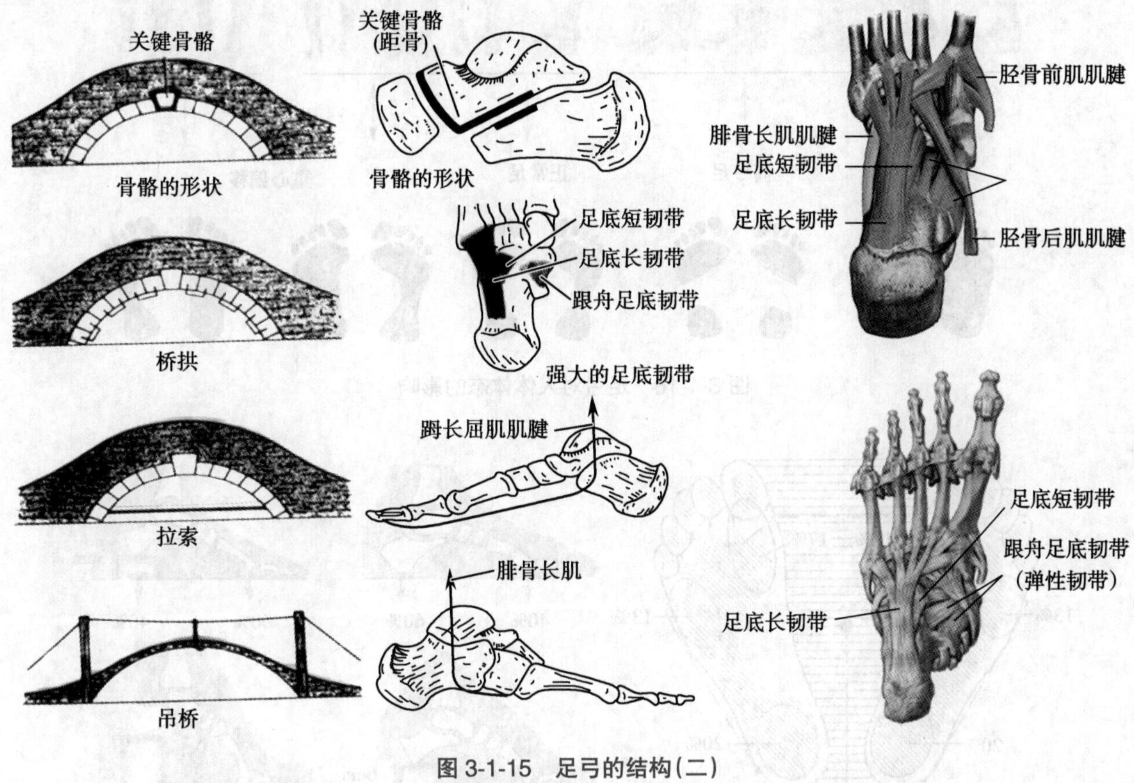

图 3-1-15　足弓的结构（二）

当足弓不正确时，承受的压力不平均，如扁平足，高弓足、足内 / 外翻、踇外翻等，除了易产生身体的疲倦外，还影响人的行走方式，继而影响到膝盖的受力（例如行走时，看见膝盖内八字或外八字的步态）、股骨大转子与髋部的角度（如臀部一大一小），使骨盆产生了立体变异（如臀部一边高一边低），再进而影响了脊椎的曲度，也使得脊椎各关节面受力不均，最后造成膝关节退化，脊椎侧弯 / 变形甚至骨刺等。这些都是因为足弓的受力不均，产生了关节的变形。99% 人群存在不同程度的脊柱问题，其中主要原因源于足部问题。如果双脚足弓有任何的病变，足底承载的重力出现不均，那全身骨架结构载重扭力改变，就会出现腰酸背痛，严重者产生肌肉神经的慢性症状（图 3-1-16）。

（二）常见的足部问题

常见足部的问题包括足部畸形和足部炎症。足部畸形或疼痛时，人们不得不通过改变行走的姿势或步调来减轻疼痛，但也就是因为行走姿势的变形，常引起背痛、头痛及中腿痉挛等症状。由于人们对足部知识的认识有限，往往造成积累性损伤，导致足部疾病以每年 20% 的速度递增，最终发展为严重的足部疾病和演变成其他慢性疾病（图 3-1-17、图 3-1-18）。

1. 成人常见的足部问题　主要是炎症和疼痛，如：①足底筋膜炎；②踇囊肿；③跖骨处痛；④足神经痛；⑤糖尿病足等（图 3-1-19）。

这些疾病多半都伴随有足部生物力学上的偏差，如果只靠打针、吃药、物理治疗，通常只能暂时舒缓症状，较难根治，而且疼痛会一直复发，最后变成慢性疼痛。除了依照医生的治疗处方，再配合足部力学评估分析原则制作合适的足弓垫，改善脚底的压力分配不均现象，才是彻底有效的方法。

2. 儿童常见的足部问题　儿童和青少年足部问题主要是畸形，如：①扁平足；②高弓足；③内翻

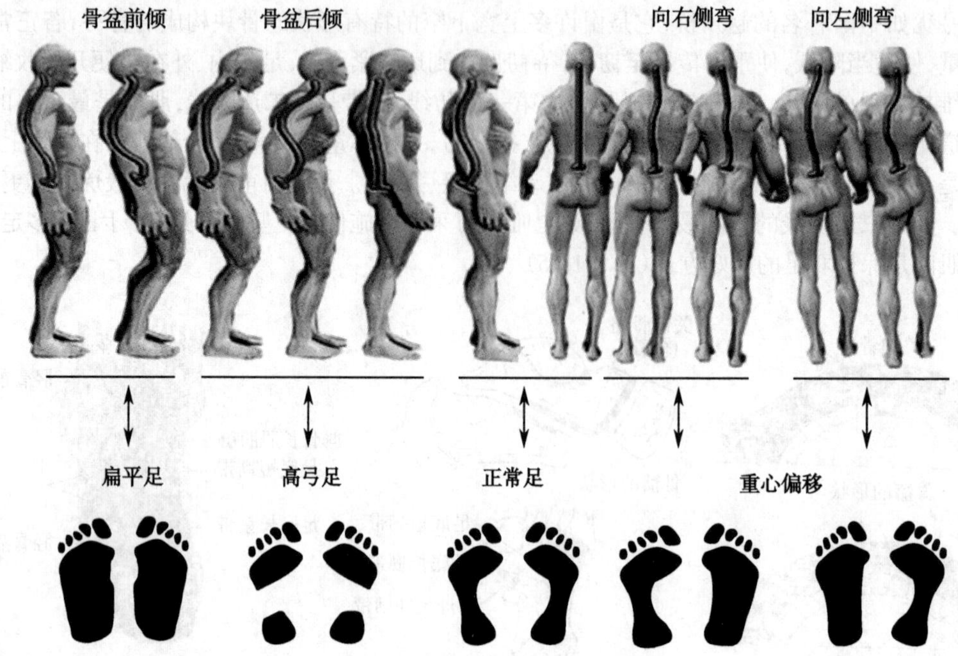

图 3-1-16　足弓对人体体态的影响

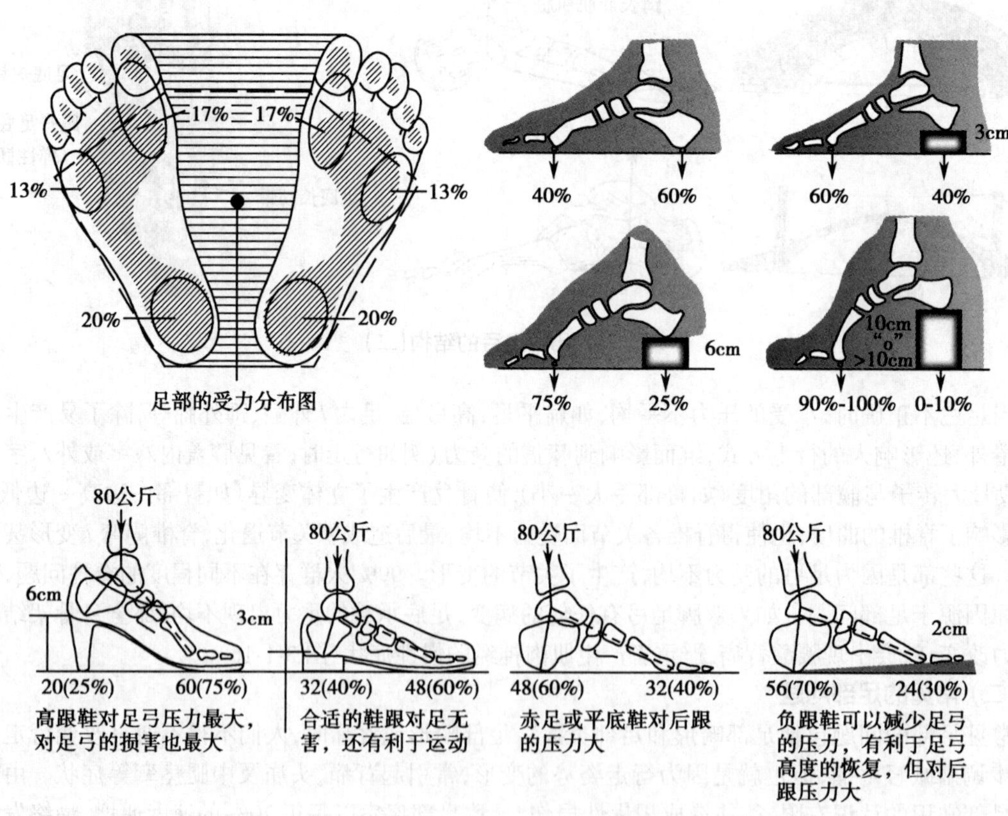

图 3-1-17　跟高与足部受力分布的关系

足；④外翻足；⑤马蹄内翻足；⑥马蹄外翻足；⑦钩状足等。儿童的骨骼、肌肉尚处于发育阶段，足部若发生异常，一定会影响骨骼关节的生长发育。尤其足部结构异常会造成骨盆不平衡，关节扭曲变形，严重者甚至造成腿长不一及脊椎曲线的变化(如脊椎侧弯)(图 3-1-20)。

足弓是慢慢形成的，3 岁开始发育，4~7 岁是足弓发育高峰期，到 14 岁才发育完成。因此，3~14 岁是足部成长阶段，也是矫正的黄金期。儿童足部异常的矫正，应以非手术治疗为优先考虑，搭配量身

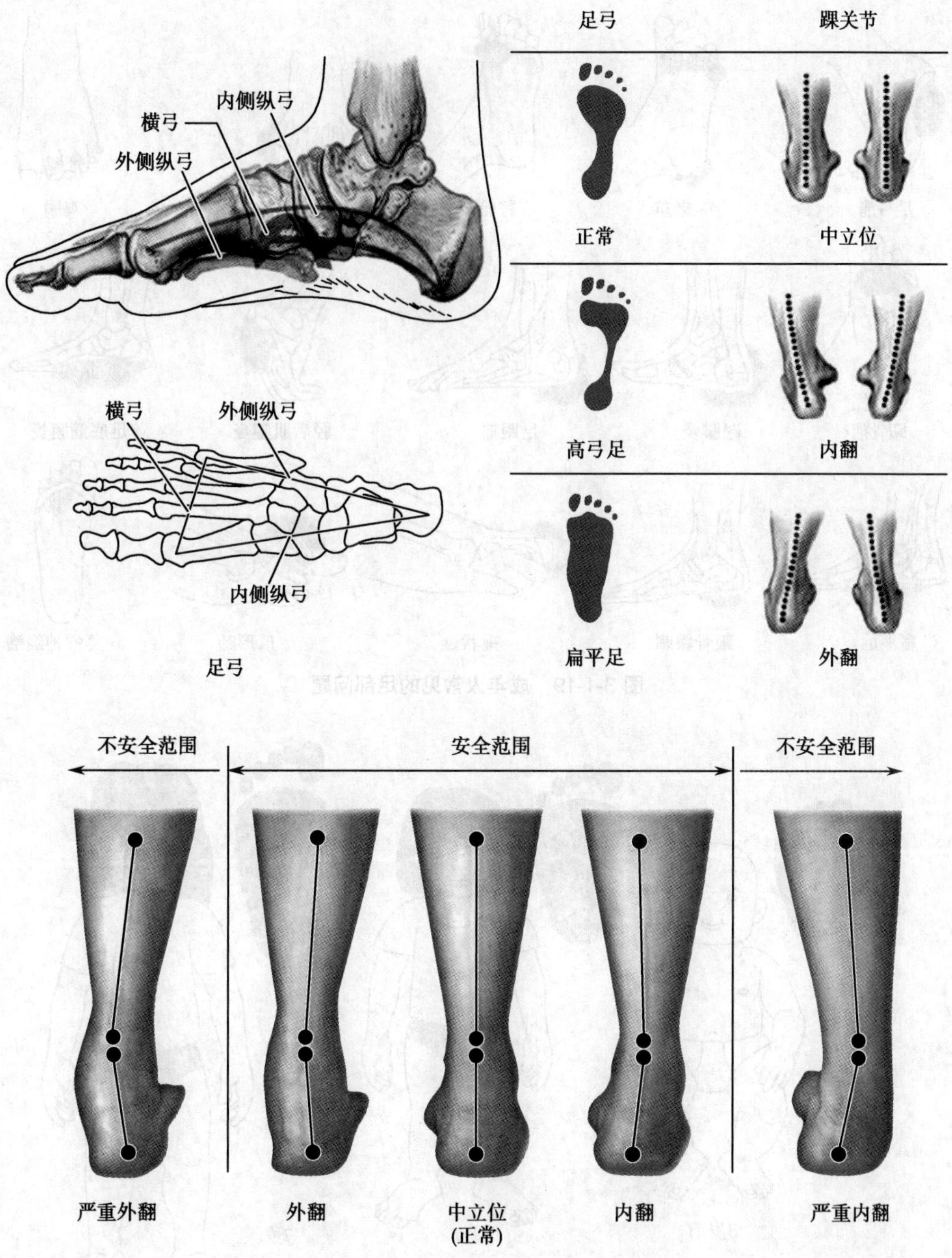

图 3-1-18　足部问题

制作的矫正足弓垫，只要是黄金期矫正，效果一定显著。

3. 足部问题造成的影响　足部歪斜时，影响行走时的生物力学，出现身体多个部位的疼痛或慢性疼痛症状。配制矫形鞋或矫形鞋垫后，后跟的正中线矫正至理想位置，行走时重心回复正常，疼痛症状将自行消失。研究发现，超过 70% 的膝痛及相当比例的腰痛都与宽扁脚相关，在穿着矫形鞋垫后超过 96% 的膝痛患者症状有所减轻或完全消失。

7~14 岁儿童的扁平足发病率高达 68%，一般并不伴随疼痛等症状，很容易被忽视。儿童扁平足会造成运动能力低下、经常摔倒、腿部容易疲倦和疼痛、膝内 / 外翻（俗称 O 形腿 /X 形腿），还有其他后遗症如踇外翻、足底腱膜炎、骨关节疾病、腰酸背痛、莫顿神经瘤、肠胃炎等。

成人扁平足可以是儿童平足的延续，也可能是其他原因继发引起的，比如关节退变、怀孕、创伤、糖尿病、类风湿关节炎、神经性病变、肿瘤、胫后肌腱撕裂等。扁平足最常见的症状是膝关节内侧 / 外侧疼痛、踇趾 / 足底不适甚至踇外翻；长时间行走、运动时易疲劳、扭伤；胫后肌腱炎、距下关节炎、足底

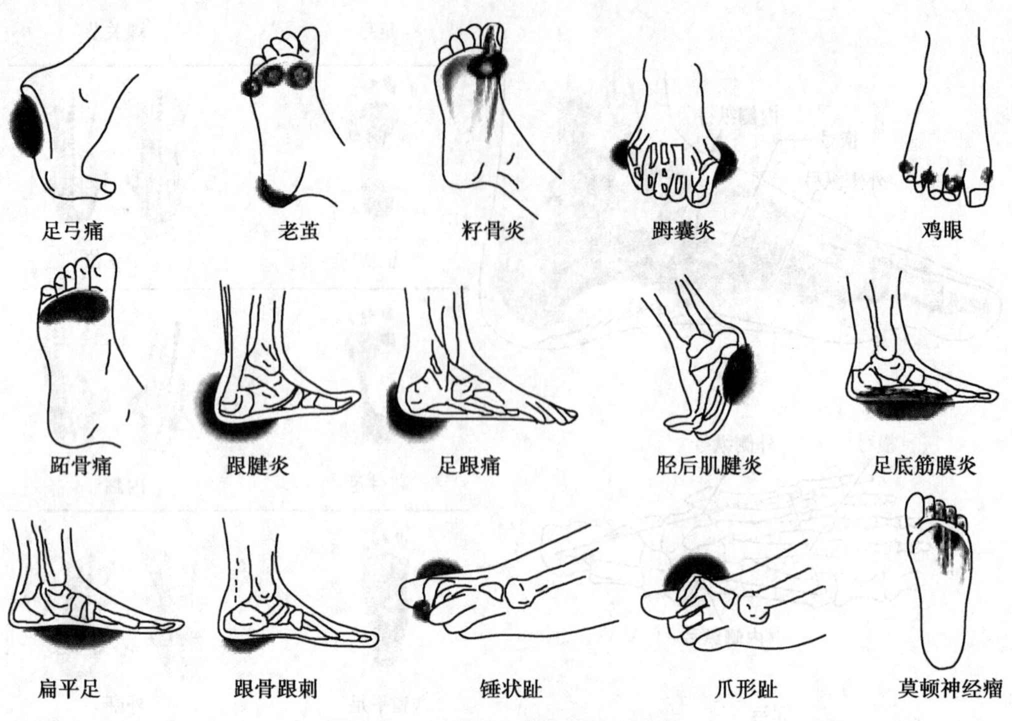

图 3-1-19 成年人常见的足部问题

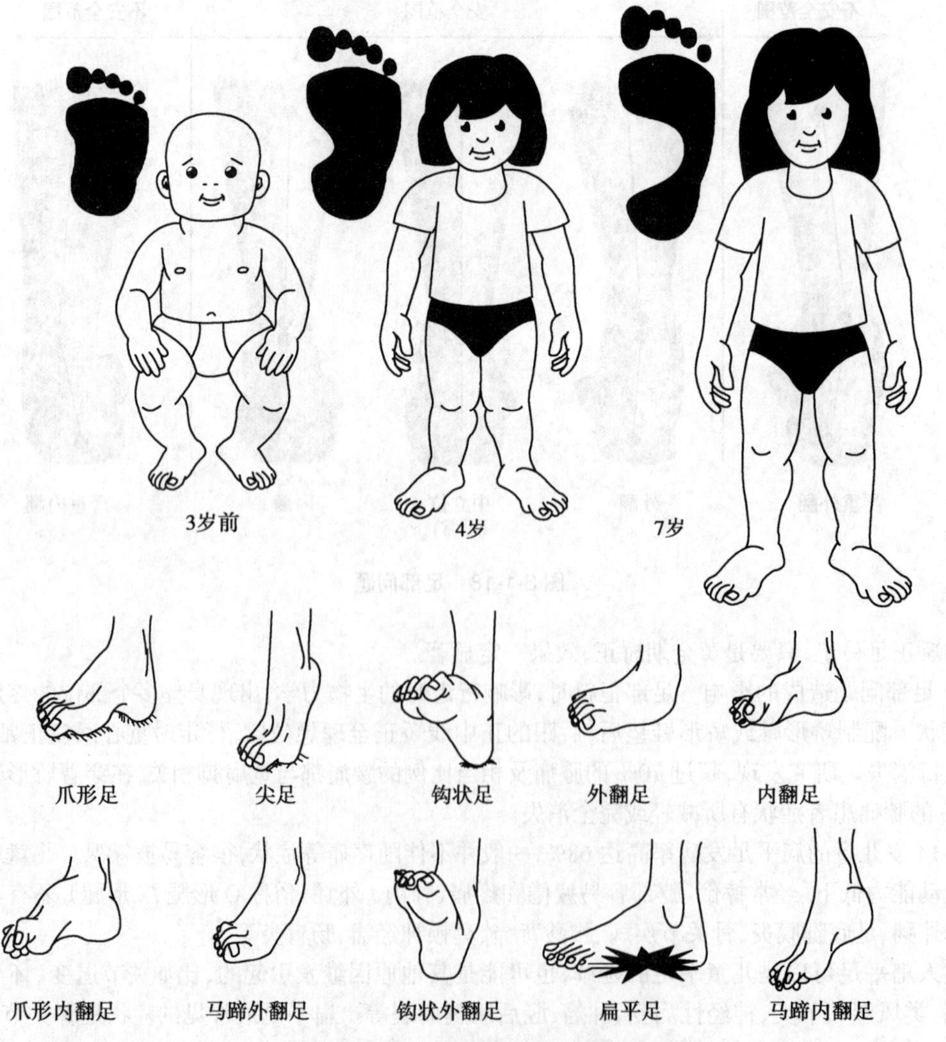

图 3-1-20 儿童常见的足部问题

筋膜炎；同时还伴有心肺功能疾病、糖尿病、泌尿系统疾病、消化系统疾病等。

儿童高弓足多为神经肌肉性疾病引起的前足固定性跖屈，从而使足纵弓增高，并发足内翻 / 外翻畸形和爪形趾、马蹄足，易造成儿童 O 形腿畸形，并发爪形趾。高弓足可分为：①单纯性高弓足；②内翻型高弓足；③跟行型高弓足；④跖屈型高弓足。高弓足容易产生颈肩酸痛、驼背、功能性长短脚、脊椎侧弯、足底筋膜炎、跖骨炎等多项并发病症。

成年人高弓足足底跖骨头部皮肤可有胼胝形成甚至发生坏死，足部无弹性，踝背伸受限，不能持久行走，足易疲劳；爪形趾导致颈椎病，感觉头痛头晕、后跟痛、背部酸痛；并发肩周炎、甲状腺增生、高血压、心肺功能疾病、生殖系统疾病和睡眠功能障碍等。

附：扁平足的辨别方法

方法一：足印辨别

扁平足最常见的辨别方式是看脚底，具体如下。①足印直接观察法：脚部蘸水或蘸油墨后看足印形状。②测量足印参数法：计算足弓指标（arch index，AI）。③足印三线法：足印内侧最突出的边沿连成“直线 1”，足跟与足中趾的中心点连成“直线 2”，“直线 1”与“直线 2”两线夹角的角平分线为“直线 3”。然后看足印缺口内沿位置：如果内沿在“直线 2”之外，为正常足；如果在 3 和 2 之间，为轻度扁平足；如果在 1 和 3 之间，为中度扁平足；如果足弓根本就不存在，为重度扁平足（图 3-1-21）。

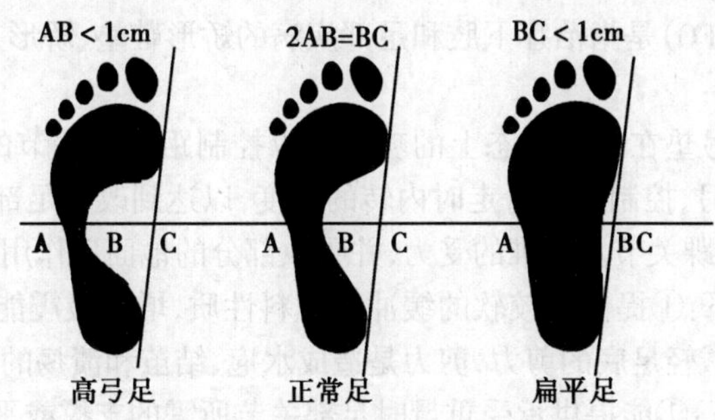

①足印直接观察法

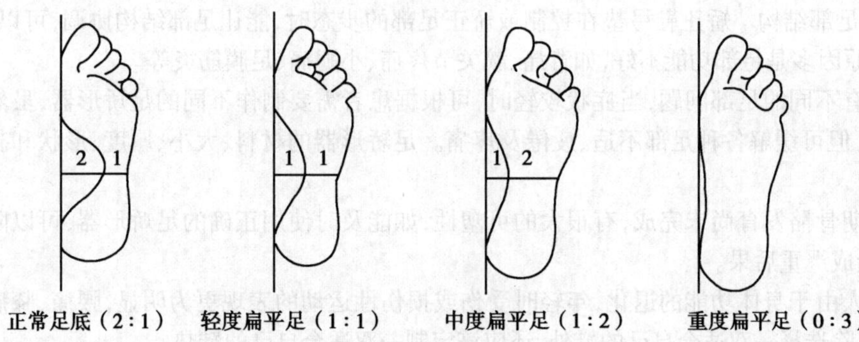

②测量足印参数法

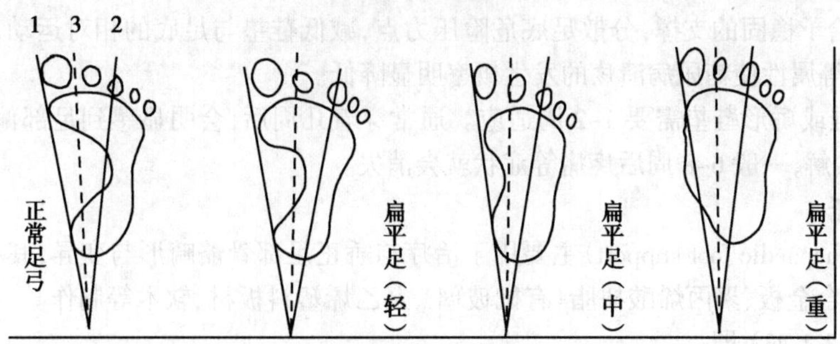

③足印三线法

图 3-1-21　扁平足足印辨别

方法二:X线观察法

足部侧面的X线片直接观察足弓的骨间夹角,以此判断是否扁平足。这种方法可靠程度最高(图3-1-22)。

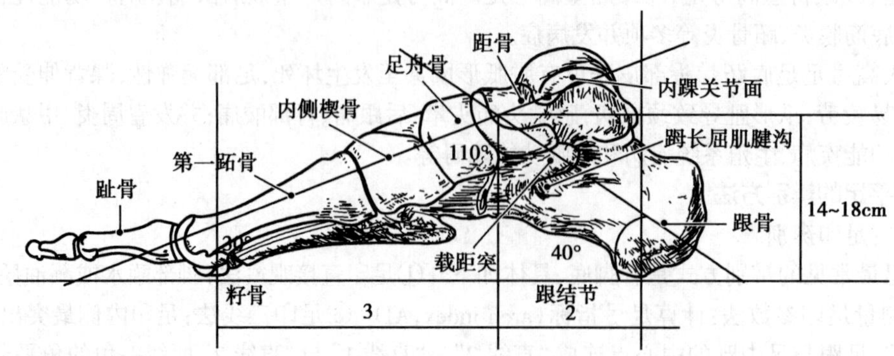

图3-1-22　扁平足X线观察法

(三)足矫形器的概述

足矫形器(foot orthosis,FO)是指治疗下肢和足部疾病的矫形鞋垫、矫形足托、矫形鞋、矫形靴的总称。足矫形器的基本功能有:

1. 控制步态　矫正足弓垫在矫正步态上的功能可以控制距骨下关节的内外翻与横关节的内外转,和支撑纵向与横向的足弓、控制足部行走时内转的角度,以达到改善足部运动的位置、辅助步行的效果。减少髋关节、膝关节、踝关节及脊椎的受力,并吸收部分的地面反作用力。

2. 改善足压　具体如下:①提供了较软的缓冲的材料性质,增加吸震能力;②能减轻足底骨头突出处的压力而降低疼痛;③减轻足底的剪力,剪力是造成水疱、结茧和溃疡的主要因素。

3. 矫正步态　具体如下:①能提供承受重量时足部关节所需的支撑或平衡;②鞋垫可以矫正不正常功能的足部骨骼排列。

4. 协调足部结构　矫正鞋弓垫在控制或矫正足部的步态时,能让足部结构协调,可以减轻不适。许多疾病的原因多是足部功能不好,如背痛、髋关节疼痛、小腿痛、足膜筋炎等。

不同人有不同的足部问题,当症状较轻时,可根据患者需要制作不同的足矫形器,虽然有的不能起矫正作用,但可缓解各种足部不适、疲倦及疼痛。足矫形器的材料、大小、厚度、形状和款式等多种多样。

儿童时期骨骼发育尚未完成,有很大的可塑性,如能及时使用正确的足矫形器,可以防止和矫正畸形,避免造成严重后果。

中老年人由于身体功能的退化,年轻时受伤或损伤性运动的表现更为明显,腰痛、膝痛和足部疼痛相当普遍,除选择一双适合自己的鞋外,还应该定制一双适合自己的鞋垫。

糖尿病患者使用鞋和鞋垫的目标是调节足底压力,降低外来力量的冲击,减少鞋与脚的摩擦,对于已经变形的脚给予稳固的支撑,分散足底危险压力点,减低鞋垫与足底的相对运动,并且材料本身的吸汗、低剪切力等属性使糖尿病溃疡的发生概率明显降低。

初次穿矫形鞋或矫形鞋垫需要1~2周适应。通常穿着几周后,会明显感到足部偏歪引起的疼痛症状得到明显地缓解,一般6~8周后疼痛等症状就会消失。

(四)矫形足托

矫形足托(orthopaedic foot support)主要用于治疗与矫正足部骨骼畸形与变异,其材质比较坚硬,主要采用钢板、铝合金板、聚丙烯酸树脂(有机玻璃)、聚乙烯塑料板材、软木等制作。一般矫形足托按功能分为三类(图3-1-23),即:

1. 练习足托　锻炼肌肉运动的练习垫。

2. 支撑足托　带跖支撑面的支撑垫,适用于体弱多病、长期卧床或体力下降者。

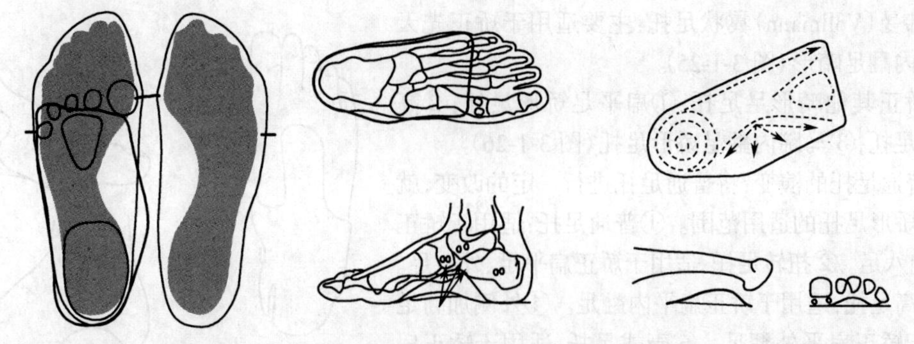

普通矫形足托

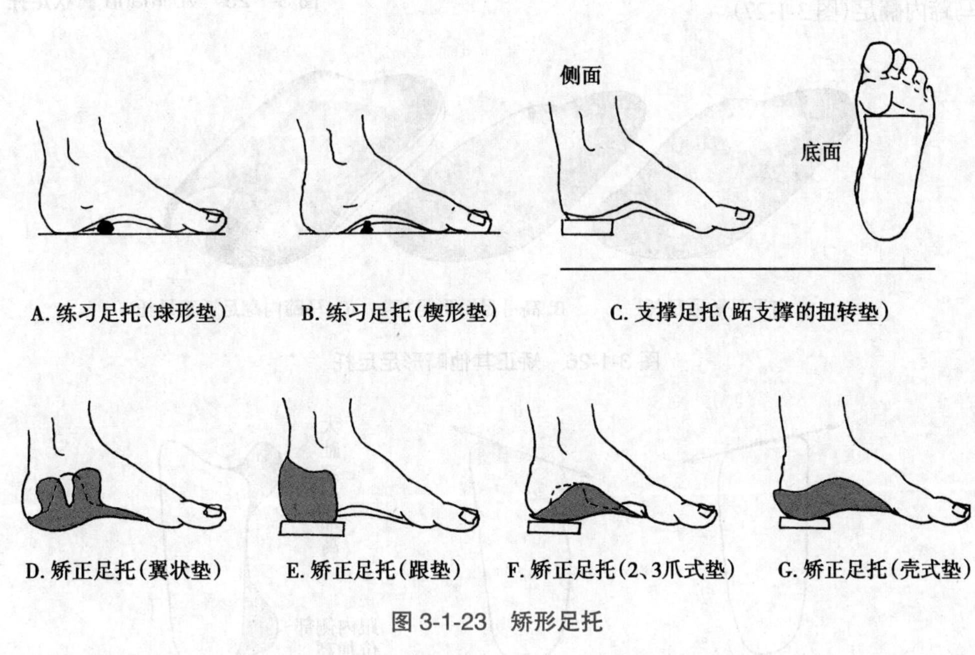

A. 练习足托（球形垫）　B. 练习足托（楔形垫）　C. 支撑足托（跖支撑的扭转垫）

D. 矫正足托（翼状垫）　E. 矫正足托（跟垫）　F. 矫正足托（2、3爪式垫）　G. 矫正足托（壳式垫）

图 3-1-23　矫形足托

3. 矫正足托　带跖、内外侧支撑面的矫正垫，适用于足部畸形或足弓不正常者（年龄越小效果越好）。

(1) 矫正扁平足足托：支撑足托与加楔形块（图 3-1-24）。

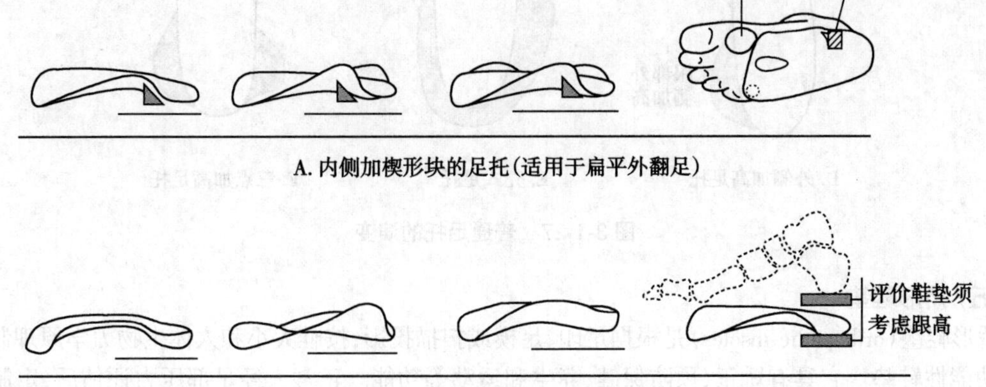

A. 内侧加楔形块的足托（适用于扁平外翻足）

B. 带足弓支撑的足托（适用于扁平足）

图 3-1-24　矫正扁平足足托

(2) 佛曼(Vollmann)翼状足托:主要适用于矫正先天性的马蹄内翻足畸形(图 3-1-25)。

(3) 矫正其他畸形足足托:①扁平足矫形足托;②高弓足矫形足托;③马蹄内翻足矫形足托(图 3-1-26)。

(4) 普通足托的演变:将普通足托进行一定的改变,就可以扩大矫形足托的适用范围。①普通足托:适用于矫正扁平足、内八足。②扭转足托:适用于矫正扁平足、外八足。③内侧加高足托:适用于矫正扁平内翻足。④外侧加高足托:适用于矫正扁平外翻足。⑤壳式足托:适用于矫正扁平内(外)翻足、马蹄内(外)翻足。⑥三点加高足托:适用于矫正马蹄内翻足(图 3-1-27)。

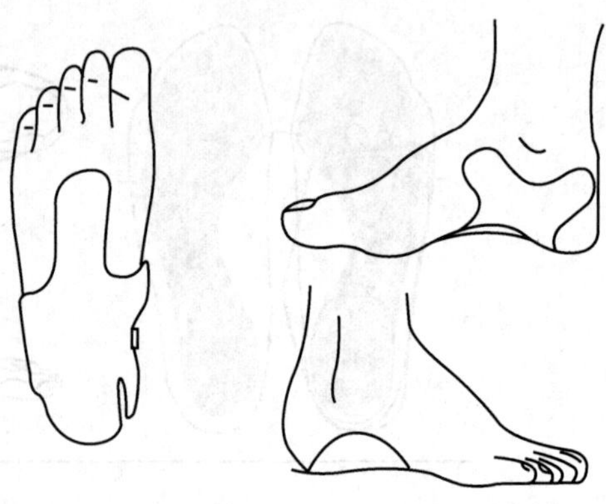

图 3-1-25　Vollmann 翼状足托

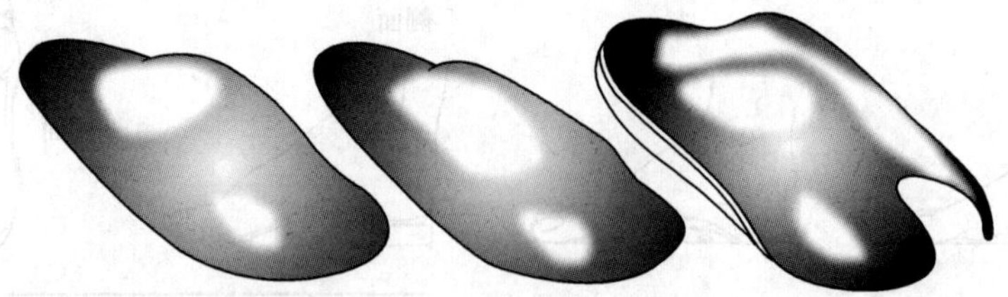

A. 扁平足矫形足托　　B. 高弓足矫形足托　　C. 马蹄内翻足矫正足托

图 3-1-26　矫正其他畸形足足托

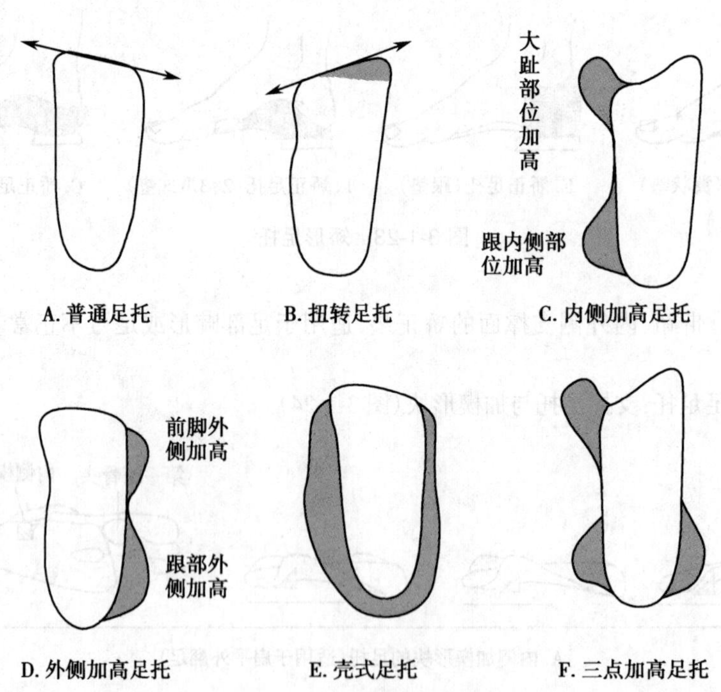

A. 普通足托　　B. 扭转足托　　C. 内侧加高足托

D. 外侧加高足托　　E. 壳式足托　　F. 三点加高足托

图 3-1-27　普通足托的演变

(五) 矫形鞋垫

矫形鞋垫(orthopedic insoles)是根据足印、足模或扫描投影,按鞋大小和人体生物力学原理制作而成的功能性鞋垫。它具有矫正、预防保健、养生和运动等功能。正常人经足部压力评估后,定制的鞋垫对足部有预防保健和养生的功效,对减缓运动疲劳、增加步行时间和运动量也有很好的效果。

矫形鞋垫主要功能在于矫正足部的偏移及改善足部的生物力学。矫形鞋垫按功能一般分为矫正鞋垫、增高鞋垫、保健鞋垫和运动鞋垫。按使用的材料又分为塑料式、金属式、皮革式、聚氨酯(PU)式、泡沫海绵式、硅胶式、充气式、充水式矫形鞋垫等。适用于扁平足、高弓足、内外翻足、糖尿病足、脚跟

疼痛、跟腱痛及前脚趾疼痛等症状的患者。

1. 矫正鞋垫　主要用以矫正足部畸形，改善足部的受力分布，从而减轻疼痛(图 3-1-28)。

(1) 扁平足鞋垫：是指带有横弓和纵弓的鞋垫。适用于先天外翻(扁平)或运动损伤引起的足弓塌陷，使用后能恢复和帮助足弓功能。

(2) 内翻鞋垫：是指外侧加宽、加厚和加长或内侧加楔形块。适用于足部先天马蹄内翻或创伤引起的内翻，使用后达到矫正与恢复步态的作用。

(3) 3/4 长度矫形鞋垫：是指鞋垫的长度为脚长长度的 3/4。适用于足弓发育不良、高弓足、扁平足、内纵弓、横弓部位需要支撑者，及韧带损伤、长时间运动所致的足跟部不适等。

(4) 横弓垫：适用于横弓受力过大引起的疼痛，可分散横弓应力，解决受力不均，从而改变横弓受力分布，解除疼痛。

(5) 纵弓鞋垫：适用于足部纵弓的损伤引起的足部不适或足纵弓塌陷。

(6) 跖骨垫：适用于缓解或减轻尖足、高弓足或穿高跟鞋引起的跖骨处疼痛。

(7) 扭转鞋垫：将鞋垫前掌下面内(外)侧加楔形垫，且鞋垫后跟外(内)侧加楔形掌，放入鞋内使用。主要适用于足"内八字"(或"外八字")、变形性膝关节病和 X 形腿(或 O 形腿)。

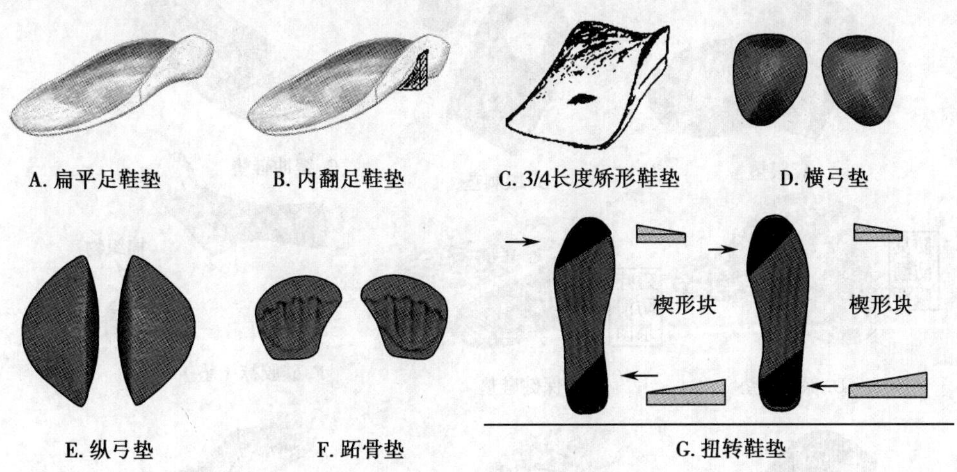

图 3-1-28　各种矫正鞋垫

2. 增高鞋垫　放入鞋内的垫子，为弥补左右腿长度差，在足跟部用硬质海绵增高。通过增高鞋垫来达到身体平衡，防止体形改变和骨盆倾斜。增高鞋垫一般增高至 1~3cm(图 3-1-29)。

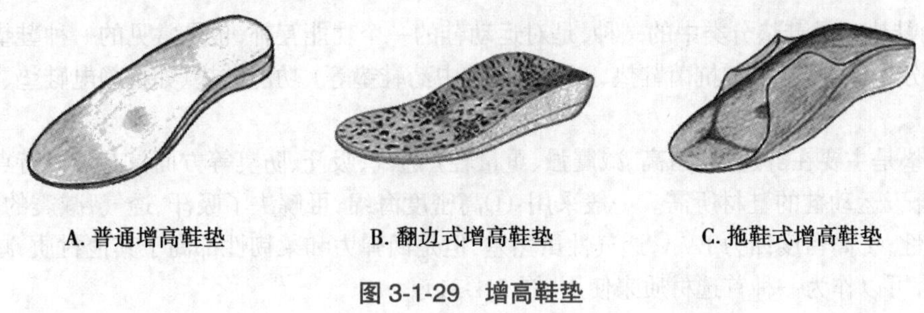

图 3-1-29　增高鞋垫

3. 保健鞋垫　对人起到保健和养生作用，一般采用中医理论对人体足部穴位磁疗和按摩，改善和促进人体功能。

(1) 跟(刺)垫：依据人体解剖学原理设计的跟(刺)垫，对足跟部的软组织有很好的防护作用，用以减轻足跟、跟刺疼痛和减少足跟受力状况，起到快速减轻足部疼痛和减震作用。对韧带损伤、疲劳性足跟病变也有一定疗效。

(2) 缓冲鞋垫：通过足部的压力分布均匀，从而减少各种原因引起的足部疼痛，进而缓解小腿膝关节、大腿、髋及背部的疼痛。按材质的不同分为充气、充水、硅胶、橡胶、海绵等缓冲鞋垫。

(3) 保健养生鞋垫:合理地调配足部的受力分布,消除疲劳,防止足部皮肤老化,预防各种足部疾病。还具有吸汗、透气、防臭、磁疗、按摩、保健和养生等功能,预防各类足部疾病和人体其他慢性疾病,增强人体健康。

(4) 硅胶袜(垫):在足掌部位采用双层棉纤维中间夹有 2~6mm 硅胶,有助于减少足底摩擦,减少足底压力,防止足部溃疡,为足部血管性、神经性疾病患者提供最适宜的保护。也适用于足趾鸡眼、杵状趾、爪形趾所致胼胝软化。

(5) 足弓强支撑垫:用于由于体形过肥胖而引起的足弓位下塌,加强支撑足弓功能位,减少足弓部位疼痛,防止足部病变。

(6) 足护理鞋垫:按不同的鞋号配置,可有效缓冲身体对足部的压力,用于足底的骨性病变、肌腱韧带及软组织损伤所致的疼痛及不适。

(7) 组合式鞋垫:是指按照足部的生物力学原理和受力分布特点,分别采用软硬质地不同的材料组合设计制作的矫形鞋垫,使足部受力更加均匀,具有舒适、减震的功能,能很好地保护足部,避免损伤,给足部一个舒适的康复环境(图 3-1-30)。

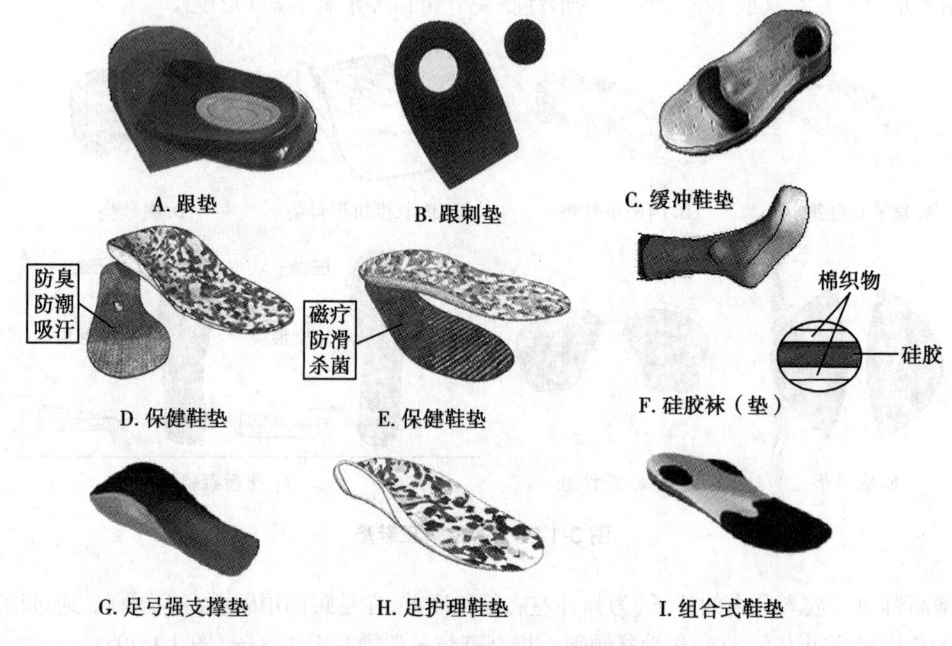

图 3-1-30 各种保健护理鞋垫

4. 运动鞋垫 是鞋垫分类中的一种,是对运动鞋的一个功能互补,也是常见的一种鞋垫。根据作用不同还可分为保健鞋垫(如抗菌鞋垫、防臭鞋垫和中药鞋垫等)、功能鞋垫(如抗静电鞋垫、增高鞋垫、防水鞋垫等)。

运动鞋垫是主要在舒适(弹力高、减震强、重量轻)、透气、吸汗、防臭等方面具有独特特点的鞋材产品,比较适合于运动鞋的鞋材所需。一般采用:①高密度海绵,可解决了吸汗、透气、减震的问题,而且还具有高弹性;②高密度回力 EVA,透气性虽然差,但是回弹力和柔韧性都高于其他材质,减震的性能也非常出色,可以作为一种首选材质来使用(图 3-1-31)。

5. 矫形鞋垫的制作工艺及要求

(1) 矫形鞋垫的制作工艺:目前有足印(足模)制作法、石膏模型制作法、2D/3D 打印(雕刻)法三种。

第一步:检查

检查足部及站立时下肢的等长情况。下肢等长检查要同时检查两侧的髂前上棘、髂后上棘、髂翼。若不等长,可在低的一侧垫上木板,直至两侧等高为止,测量垫上木板的高度。

第二步:足底测试

①足印制作法:双足垂直站在白纸(复印纸)上,测得足印的形状,从而根据足印判断分析足底

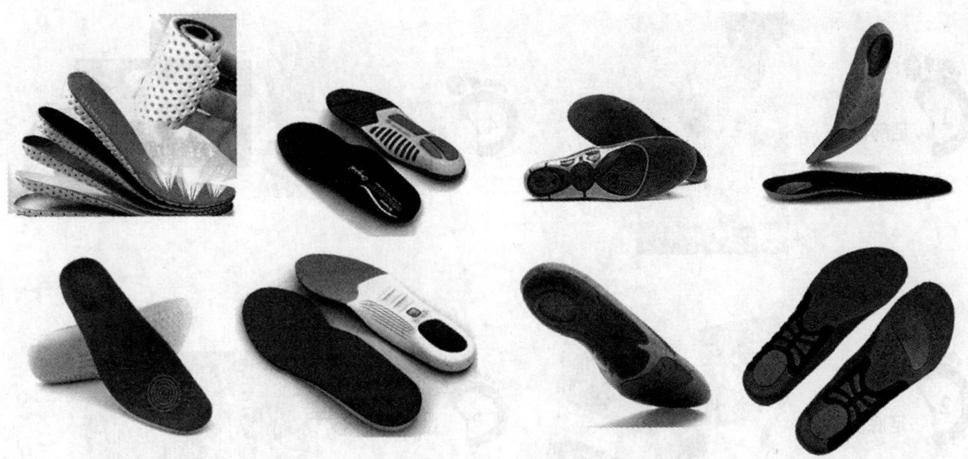

图 3-1-31　运动鞋垫

的力量分布及足部畸形。②石膏模型制作法：用石膏绷带，采用一定的取型方法取出足的石膏阴型。③2D/3D 打印（雕刻）法：双足（单足）自然站立在 2D/3D 足部扫描板上（或扫描踩在足印盒的足印），足部扫描板把足部的数据及信息传送给电脑。

第三步：足样取型 / 鞋垫设计

①足印制作法：画出足印轮廓图，剪好纸样，按照纸样下料。②石膏模型制作法：对于严重的足部畸形，要用石膏绷带对足部进行取型，灌阴型，修阳型。③2D/3D 打印（雕刻）法：电脑根据足部扫描板传过来的信息生成与足部相匹配的鞋垫，根据患者的具体情况和要求进行计算机辅助设计（CAD），将设计好的鞋垫保存，并把信息传给 2D/3D 打印机（雕刻机），进行计算机辅助装作（CAM）（图 3-1-32~ 图 3-1-34）。

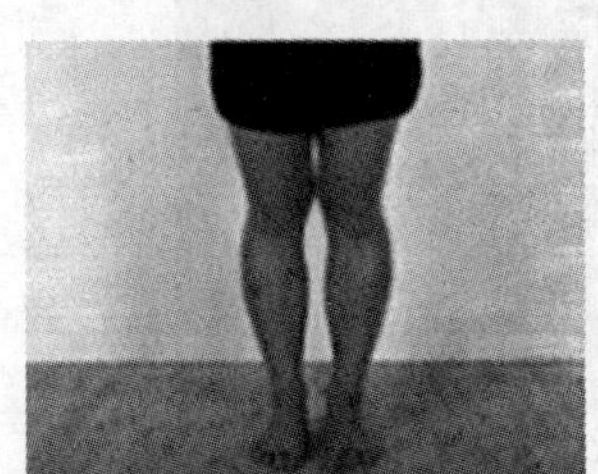

第一步：检查

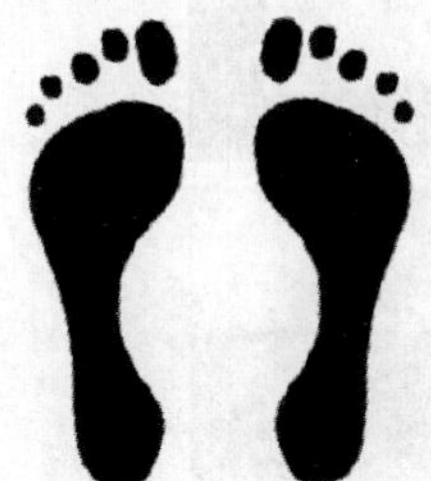

第二步：足底测试

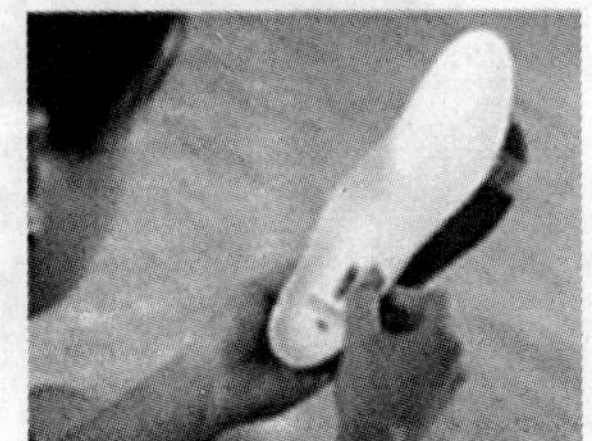

第三步：足样取型 / 鞋垫设计

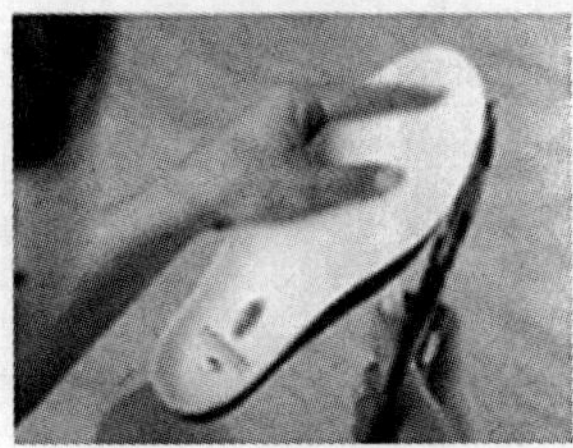

第四步：鞋垫制作

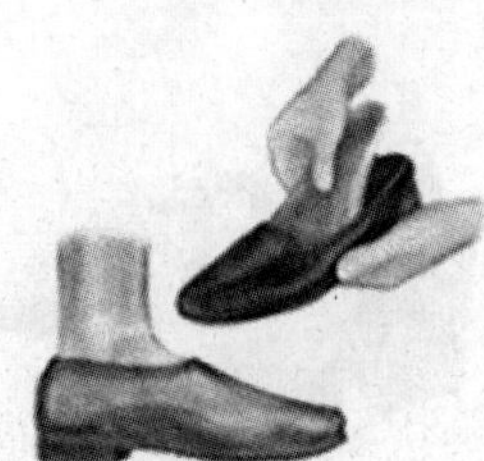

第五步：试样评估

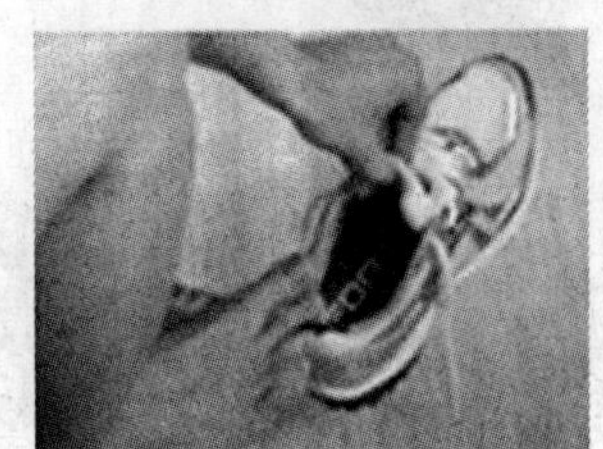

第六步：交付使用

图 3-1-32　矫形鞋垫足印制作法

第四步：鞋垫制作

将鞋垫黏合好后加工、修剪、打磨。

第五步：试样评估

将鞋垫放入鞋内试穿 30 分钟，然后检查足部，并询问患者的感受。

第六步：交付使用

最后经过精加工抛光后，交付患者使用。

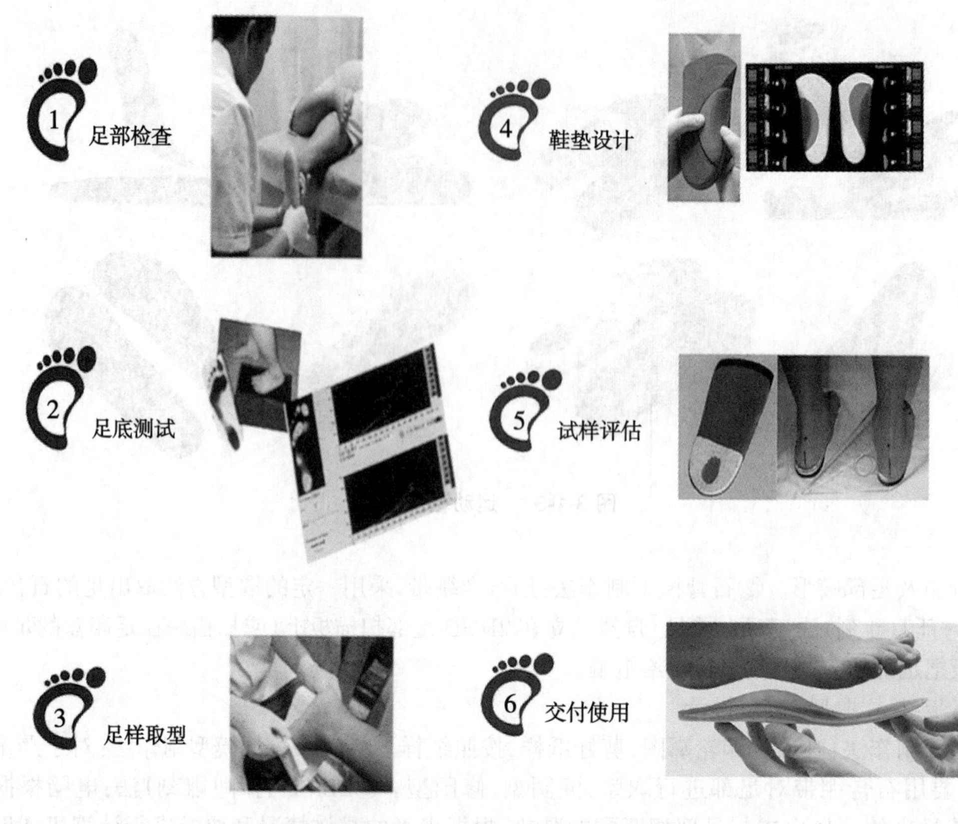

图 3-1-33 矫形鞋垫石膏模型制作法

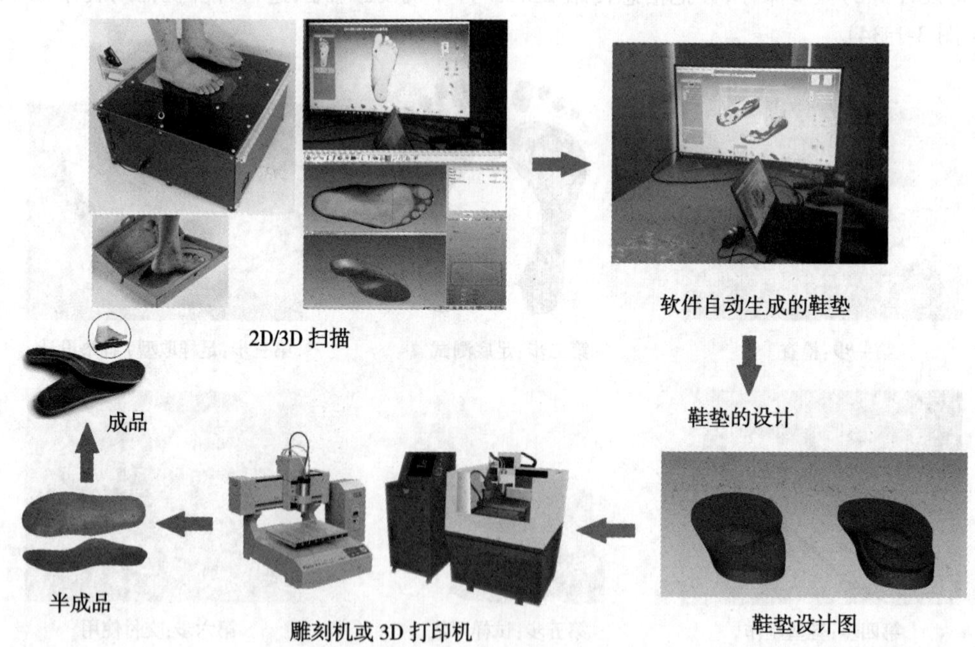

图 3-1-34 矫形鞋垫 2D/3D 打印(雕刻)法

(2) 矫形鞋垫的设计和制作要求:有四大要素,具体如下。

第一要素,整体要求:确定鞋垫的三维形状。

第二要素,具体要求:三个足弓高度形状。

第三要素,功能调整部件:局部改变。①后足:跟垫(SACH 跟、Thomas 跟、斜切跟、楔形跟等)。②中足:内外纵弓和横弓。③前足:跖骨垫、内翻垫、外翻垫。④刺激元素:按摩垫、磁疗垫。⑤其他元素:防臭、防滑、防菌和弹性垫。

第四要素，材料要求：①支撑材料，骨骼和关节。②缓冲材料，软组织包括肌肉、肌腱、韧带、皮肤和脂肪等。③特殊材料，摩擦、按摩(图 3-1-35)。

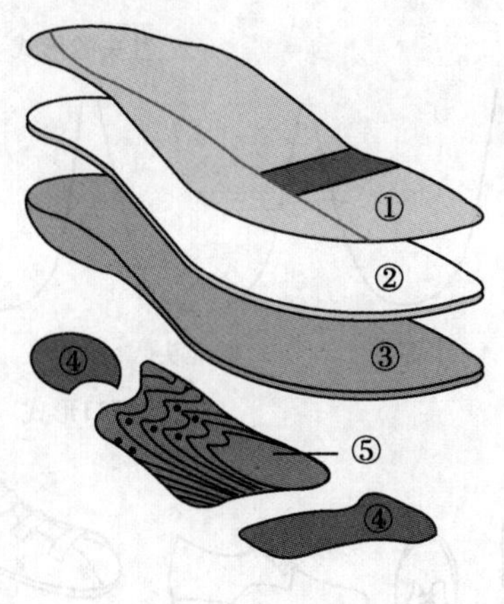

图 3-1-35 矫形鞋垫设计要素

矫形鞋垫一般需要吸震能力好、不变形、透气、耐磨和轻便的柔性材料。①硅胶：吸震可高达 80%，柔软，不易磨损，耐用，容易清洗。②防臭防菌橡胶：柔软舒适，透气，吸味，防菌。③水松垫：半硬及轻身，吸震，可变形。④聚氯乙烯(PVC)橡胶：类似人体脂肪，吸震力达 95%。⑤聚氨酯(PU)泡沫海绵：记忆泡沫塑料，压缩阻力极佳，不易压扁，吸震能力高达 95%。⑥聚乙烯(PE)聚醋酸乙烯(EVA)泡沫海绵：柔软减压，保护感觉迟钝或过敏性足部，适用于糖尿病及关节炎患者。⑦Ortholite 橡胶：具有透气、吸汗、防臭、防霉、抑菌、轻便、耐水洗、耐磨、缓冲性良好的特点。⑧保丽优(POLIYOU)：是一种功能性的鞋材，具有防臭、防霉、抑菌、透气、吸汗等一般功能，还有高吸水、抗静电、远红外线等特殊功能。⑨聚氨酯泡棉(PORON，波龙)：具有高能量吸收性、高缓冲性、耐磨擦、防震、无污染和优异的抗压缩形变的特点。⑩其他材料：皮革、碳纤维等。

(六) 矫形鞋

矫形鞋(orthopedic shoes)是具有特殊的结构设计，以生物力学手段将矫正力施加于足踝部位，治疗足部疾患，减轻足部疼痛，维持身体平衡以及在站立和行走时改善足部功能的特制的功能性鞋。

矫形鞋有订制的个性化矫形鞋和成品矫形鞋两种常用类型。订制的矫形鞋根据患者的具体症状、检测结果、足部数据进行个性化的设计和制作，对患者的针对性好，具有较好的功能。但订制的矫形鞋制作时间长，价格较高。成品矫形鞋由于批量制作，成本较低，因而具有价格低、速度快的优势，现场即可适配，针对轻度的足部疾病及足部健康的保健性治疗能够起到一定的效果。但对于明确疾病原因造成的足部畸形，如脑瘫、先天性马蹄内翻足、脊柱裂、双下肢不等长、脑卒中等，则必须要个性化矫形鞋定制。

根据足部力学设计，采用合乎人的鞋楦及舟形鞋底制作，能提供足部足够的空间与保护，内置的鞋垫可微调松紧度，外层采用尼龙搭扣式鞋带及环绕式鞋带设计。根据需要放置特殊定制鞋垫，穿戴效果更佳，对足部保健、增加步行时间和运动能量有很好的效果。适用于糖尿病患者、足部疾病变者、足部疼痛者、足部弹性丧失患者、足部溃疡及畸形患者等(图 3-1-36)。

1. 矫形鞋种类　矫形鞋过去俗称病理鞋、畸形鞋，一般可分补高矫形鞋、补缺矫形鞋、矫正矫形鞋三大类。

(1) 补高矫形鞋：用于补偿下肢不等长。根据下肢不等长需补高的程度，补高矫形鞋可分为内补高矫形鞋、内外补高矫形鞋、外补高矫形鞋、矫形假足补高矫形鞋。

下肢不等长常因一侧下肢发育迟缓或骨折缩短愈合所致(长度差异多为真性长度的差别)，部分是由于髋、膝、踝关节畸形形成(多为站立时相对功能长度的差别)。

临床上双下肢不等长的测量方法有两种：①患者取仰卧位，摆正骨盆后测量双侧下肢从髂前上棘或肚脐至内踝的距离差。这种测量订制的下肢不等长患者的补高矫形鞋不够精确。②精确测量方法：让患者处于站立位，用木板一块、一块地逐渐垫高短侧下肢，垫至两侧髂翼或髂前上棘(髂后上棘)处于水平位和两侧下肢能均匀承重时，所垫高度即为所需补高高度。当髋关节存在内收或外展畸形时，只要求补高至双下肢能均匀承重即可，不必要求两侧髂翼或髂前上棘(髂后上棘)处于水平位。

由于正常人腰椎对下肢不等长有一定的代偿功能，所以一侧下肢缩短 2cm 以下的可以不予补高。短缩 2cm 以上者需补高短侧肢体，因为长期站立、步行后可引起骨盆倾斜、脊柱侧突、跛行，易于引起腰疼和疲劳(图 3-1-37)。

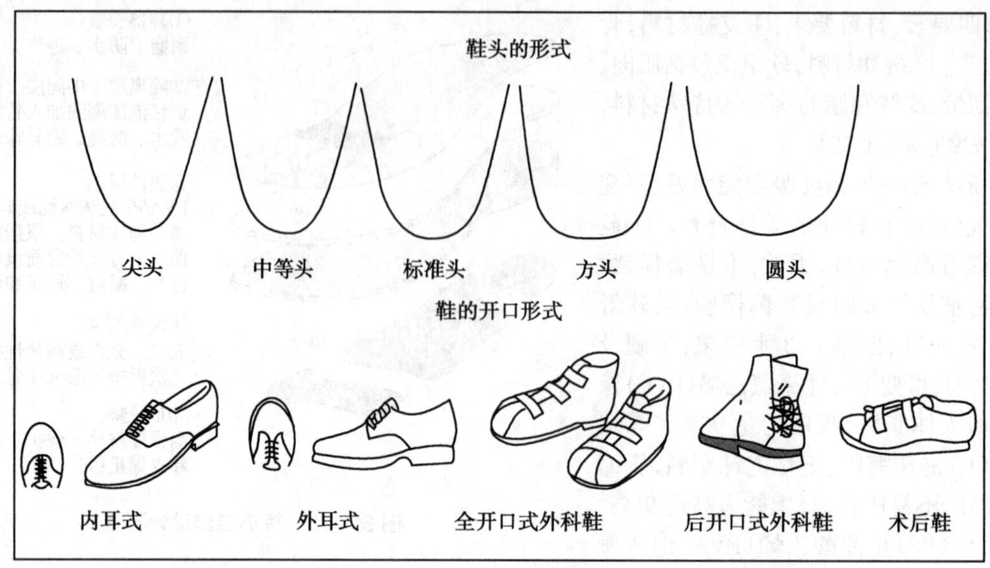

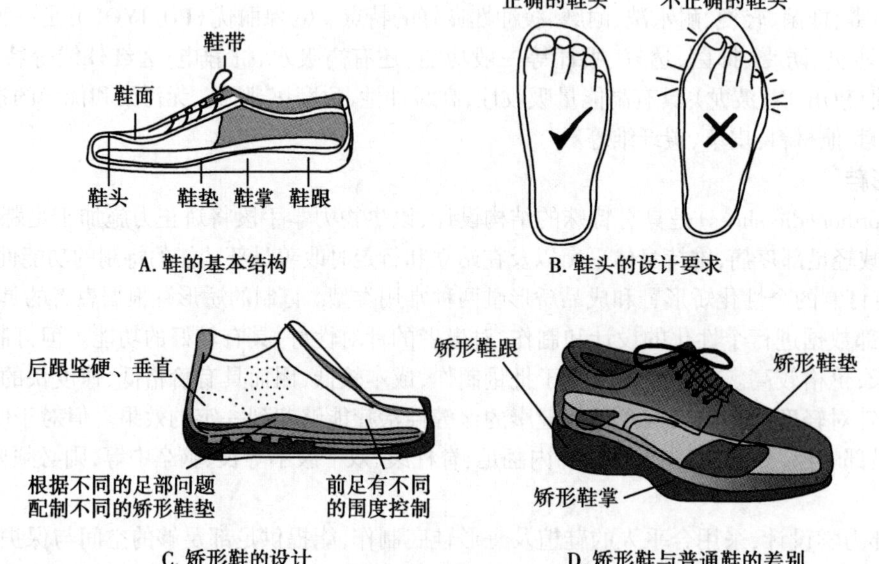

图 3-1-36 矫形鞋的构造

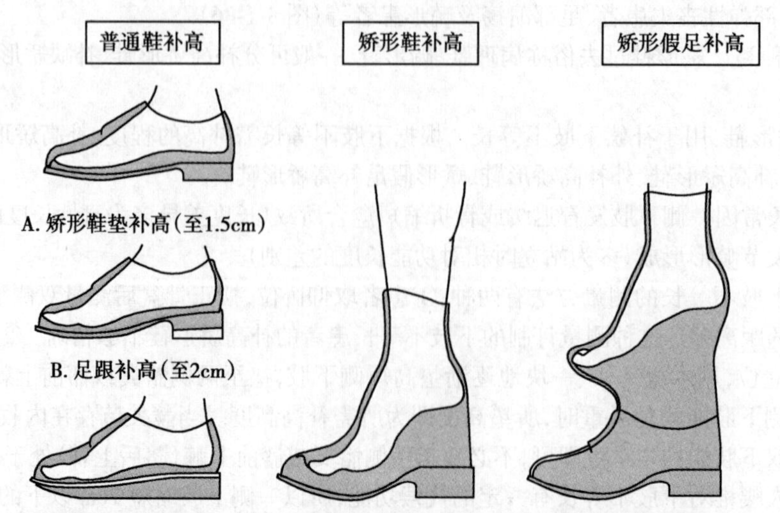

图 3-1-37 下肢不等长的补高

1）普通鞋补高：1~3.5cm 范围的补高，一般采用普通鞋就可以进行的补高。①补高 1.5cm 以下者：可用矫形鞋垫进行内补高，即将后跟厚、前掌薄的鞋垫放入普通鞋内使用。②补高 1~2cm 者：可用鞋后跟进行外补高，即在鞋后跟钉上(粘接)2cm 左右高的后跟掌。③补高 1~3.5cm 者：其一，订制补高鞋，这是一种鞋腔够深的低勒鞋，鞋内补高垫应用软木、毛毡、橡胶或塑料海绵制成，垫的后跟高 1~3cm，垫的前掌高 0.5cm，鞋的后跟应加高 0.5cm；其二，用普通旅游鞋或各种球鞋改制，在鞋底上粘合厚度合适的塑料或橡胶微孔海绵板，后跟可厚 1~3cm，前掌可厚 0.5~2cm（图 3-1-38）。

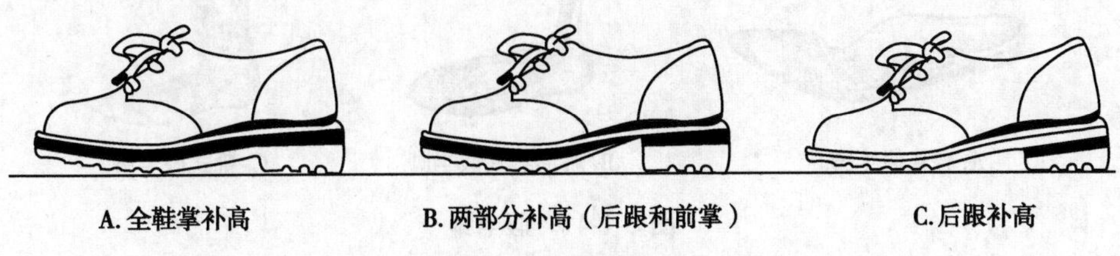

图 3-1-38 普通鞋补高

2）矫形鞋补高：须采用特制的矫形鞋进行的补高。①内补高矫形鞋：2~7cm 范围的补高，需订制内补高矫形鞋，这是一种足够深的半高勒鞋。内补高垫多用软木制成，上面覆盖一层橡胶或塑料海绵和一层皮革。补高垫一般全加在鞋腔内，通常采用高帮皮鞋。如下肢短缩 2~5cm 之间，它的最佳补高角为 18~20°。而后补高量为 4cm 左右。如下肢短缩在 5~7cm 之间，在补高夹角 18~20° 不变的情况，前后的补高比可取 1∶3，就是补跟高 3cm 时，其前掌则要补高 1cm。原则是不妨碍足的背屈功能，便于起步，并可防止足前部承重过大，引起跖痛。②内外补高矫形鞋：7~15cm 范围的补高，需要订制内外补高矫形鞋，这是一种在内补高鞋底加船形加高托的高勒鞋。船形补高托多为软木制成，外包鞋面皮，固定在内底和外底之间。为减轻船形补高托的重量，可将托制成拱桥形(图 3-1-39)。

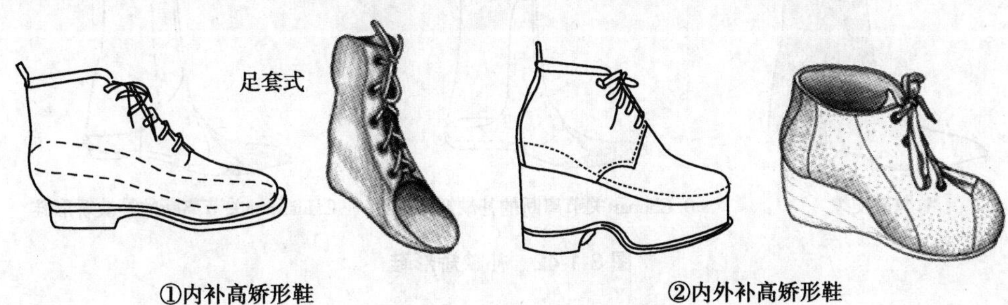

图 3-1-39 内外补高矫形鞋

3）矫形假足补高：10cm 以上范围的补高，一般建议订制矫形假足进行补高，这种矫形假足分上下两层，上层为足套，下层为假足，中间由木块、人工踝关节相连。步行中踝关节可以有良好的跖屈功能和地面作用力的缓冲功能。由于足套处于大的马蹄位，患者穿用较肥的裤子可以很好地遮盖，外观较好。假足适合穿各种普通鞋，更换方便。由于外观的原因，患者常希望鞋的前部少加高一些。但如果鞋后部比鞋前部加高过多，踝关节呈现大的跖屈位，将使前足承重过大，引发跖痛。另外，在决定鞋后部、前部加高高度，如遇有下肢不等长合并踝关节功能障碍或脊髓灰质炎后遗症股四头肌无力时，应注意患者穿补高鞋后仍保持下肢良好的承重力线，不应破坏原有的代偿功能(图 3-1-40)。

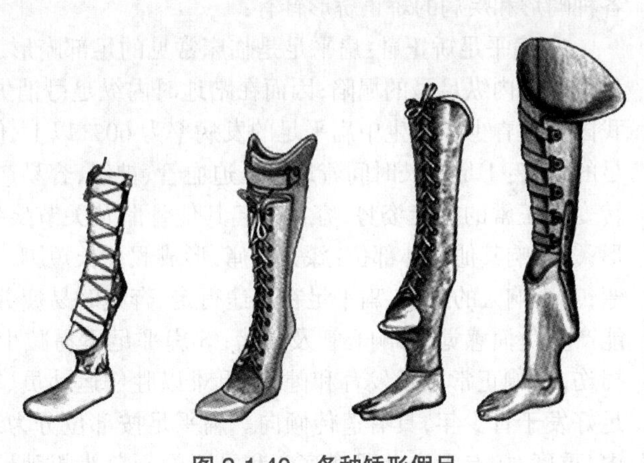

图 3-1-40 各种矫形假足

（2）补缺矫形鞋：是指用于补偿足部缺损，改善残足的负重功能而设计制作的矫形鞋。如：①足趾截肢，适合装配假足趾；②经

跖骨近侧 1/2 及其近端部位的足部截肢，适合装配假半脚；③从跖趾关节远侧 1/2 及其远端部位的足部截肢，适合装配补缺垫或补缺矫形鞋以弥补缺损，恢复功能（图 3-1-41）。

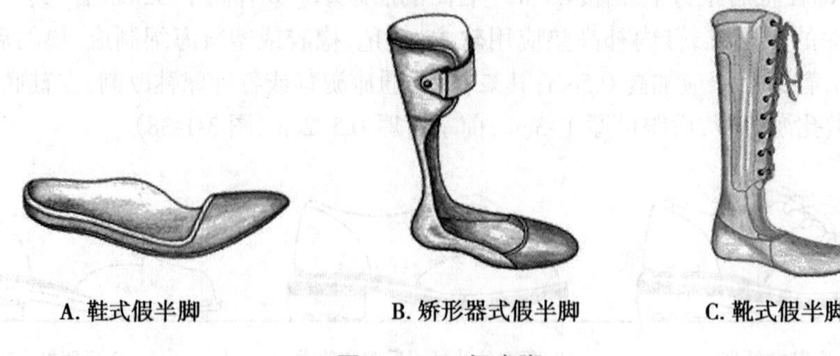

图 3-1-41　假半脚

1）补缺矫形垫：用皮革、塑料海绵、橡胶海绵制成。适用于跖趾关节离断患者，用来弥补缺损和防止鞋头变形。

2）补缺矫形鞋：鞋内放置海绵补缺矫形垫，弥补缺损并托起足弓。鞋的内底、大底间改用通长、加硬的钢板，或鞋后跟前缘向前延长至跖骨残端之后，这样既可以减少残足末端承重，改善足底承重功能，又能防止鞋的变形。

根据其足部残缺部位及程度，一般有以下几种：①跖骨截肢补缺矫形鞋；②跖跗关节离断（Lisfranc 关节离断）补缺矫形鞋；③中跗关节离断（Chopart 关节离断）补缺矫形鞋（图 3-1-42）。

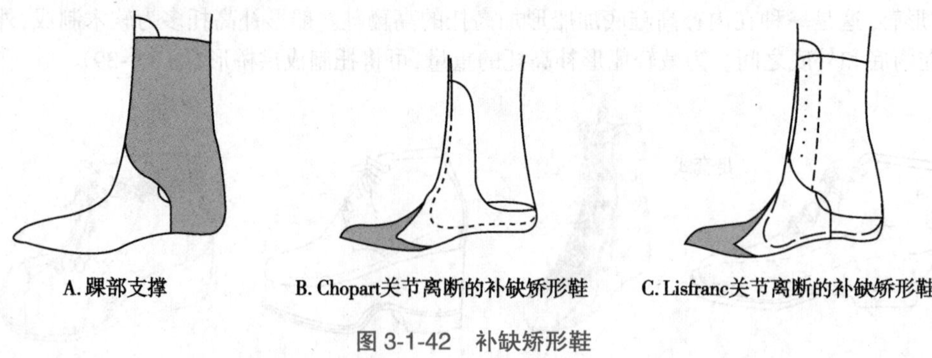

图 3-1-42　补缺矫形鞋

跖骨截肢后，跖骨头被切除，破坏了足弓的完整性，从而失去了前足部的良好负重功能。因此，这种补缺鞋主要为高帮矫形鞋，制作时在鞋底内部加用通长钩心，增加其弹性和减震作用。鞋腔内加软垫，垫上要有足弓托，托起足弓和足部残缺部分要用海绵补齐，改善负重功能。

(3) 矫正矫形鞋：是指用于矫正足部各种畸形和疾病的矫形鞋。矫正矫形鞋主要用于内翻足、外翻足、扁平足、高弓足、马蹄内翻足的矫正畸形和改善足底负重功能（图 3-1-43）。一般常用的矫正足部各种畸形和疾病的矫正矫形鞋有：

1）扁平足矫正鞋：扁平足是临床常见的足部畸形，主要表现为足纵弓降低或消失，即舟状骨向下移位造成内纵足弓的塌陷；因而在踏地时内纵足弓消失，同时后足部会呈现“外翻”的现象。据统计，我国儿童青少年学生中扁平足的发病率为 60% 以上，但许多时候扁平足并没得到足够的重视。扁平足的危害：①足跟长时间着地可压迫血管、神经，容易产生足麻、脚痛；②扁平足改变了正常步行力学，转变了正常的行走姿势，容易引起其他骨骼及关节疾病，如易造成足踇趾 / 足底不适，甚至足踇趾变形；③影响其他身体部位：膝关节痛，形成假性长短脚，令骨盆倾斜，影响脊椎，出现腰椎前突或脊椎侧弯；④影响人的运动，扁平足在长途行走、奔跑时易疲劳，其速度、耐力及爆发力都不及同龄人，因而可能产生负面感觉，影响心智及情绪；⑤扁平足不易减少外力对脊柱及大脑、内脏的冲击，可造成脏器损伤，影响正常生长发育和健康，更难以胜任运动员、军人、飞行员等职业。因韧带松弛所致的扁平足好发于青少年，具有遗传倾向。扁平足按部位分为纵弓下陷、横弓下陷；按足弓下陷程度分为轻、中、重度；按有无合并肌肉痉挛和是否僵硬分为松弛性、痉挛性、僵硬性。扁平足常用以下方法处理

笔记

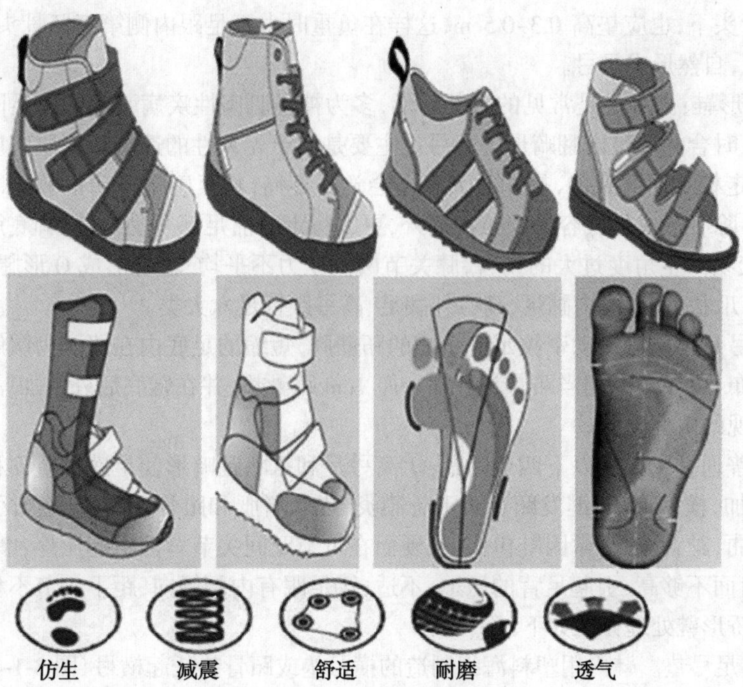

图 3-1-43 矫正矫形鞋的类型

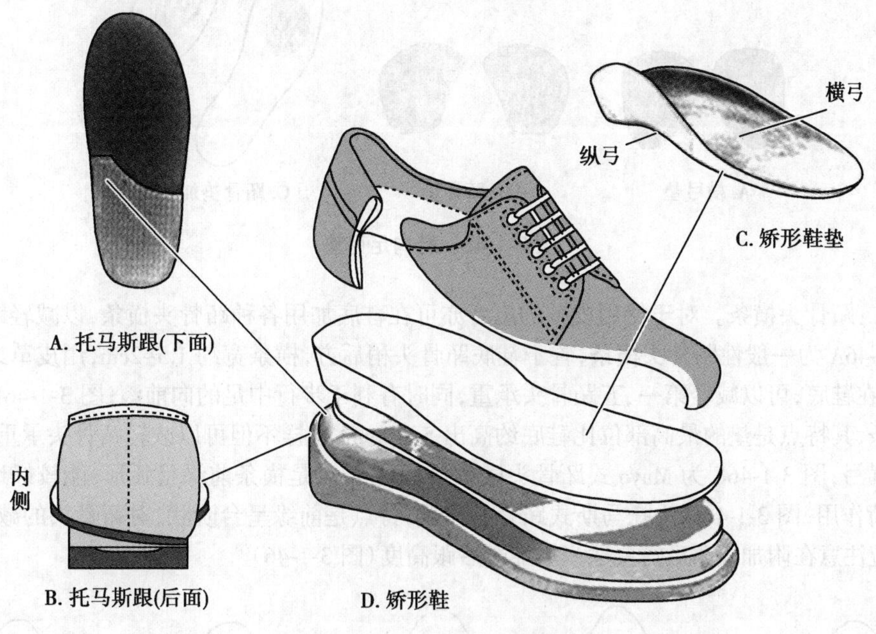

图 3-1-44 扁平足矫形鞋

(图 3-1-44):

方法一:扁平足矫正鞋垫。一般是指纵弓垫,用橡胶或塑料海绵、皮革或塑料板、金属板制成。海绵平足垫适合松弛性平足患者早期使用,易于适应。硬质塑料、金属足垫耐用、不易变形,适合成人长期使用。痉挛性平足应矫正畸形后使用平足垫。平足垫可用于普通鞋中,便于换鞋。

方法二:托马斯跟。托马斯跟是将鞋跟内侧向前延长,内侧高于外侧,用于扁平足、外翻扁平足。

方法三:普通鞋改造为扁平足矫形鞋。①扁平足矫形鞋垫加普通鞋;②托马斯跟加普通鞋;③扁平足矫形鞋垫加托马斯跟共同组合而成的矫形鞋。

方法四:订制扁平足矫形鞋。扁平足矫形鞋的特殊要求包括:①主跟部要瘦,能托住足跟;②鞋内足弓垫除要托起足弓外,其鞋跟内侧应较外侧垫高 0.3~0.5cm;③鞋跟内侧前缘向前延长到距舟关节

下；④在第五跖骨头下，也应垫高 0.3~0.5cm，这样在负重时由于足跟内侧第五跖骨头垫高使第一跖骨头下降，前足内旋，自然形成足弓。

2）高弓足矫形鞋：高弓足是常见的足部畸形，多为神经肌肉性疾病引起的前足固定性跖屈，从而使足纵弓增高，有时合并后足内翻畸形。高弓足主要是由于先天性的遗传或因肌肉虚弱、不平衡或挛缩及不正确的行走模式而导致的，初期时大多不会觉得疼痛，甚至感觉行动很敏捷，但高弓足因身体重量分布不平均，除了造成脚底容易长茧疼痛外，更因行走时前足部容易外旋，脚底筋膜紧绷，稳定度不佳，关节部位较易产生角度过大的伤害，膝关节两侧压力不平均，较易形成 O 形腿。常见的类型有高弓仰趾足、高弓爪状足、高弓内翻足、高弓外翻足、高弓跟行足六大类。

早期轻型高弓足可采取被动牵拉足底挛缩的跖筋膜，短缩的足底内在肌。为缓解跖骨头受压，使体重呈均匀性分布，可在鞋内相当跖骨头处加一厚 1cm 跖骨垫，并在鞋底后外侧加厚 0.3~0.5cm，以减轻行走时后足出现的内翻倾向。

高弓足使用普通鞋主要有以下四个问题：①高弓足和爪状趾畸形使足底承重面积减小，步行中所有跖骨头承重增加，横弓下陷，继发跖骨头下骨膜炎、皮肤胼胝和跟骨骨膜炎，经常引起疼痛；②爪状趾的趾间关节屈曲，趾背隆起，常因鞋包头低、硬而在近节趾间关节背面引起压疼、摩擦伤、胼胝；③足背高，普通鞋的跗面不够高，引起足背的压迫、不适；④足跟有内翻倾向，距下关节不稳，步行中常发生内翻歪脚。常用矫形鞋处理方法如下：

方法一：鞋内足弓垫。鞋内用塑料海绵制造的横弓垫或跖骨垫托起横弓（图 3-1-45）。

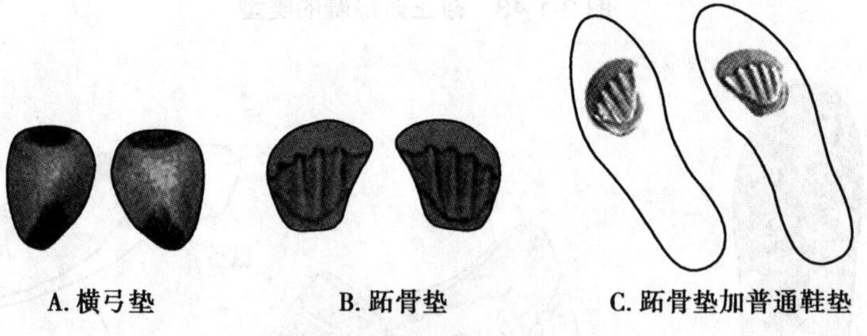

图 3-1-45　鞋内足弓垫

方法二：跖骨头横条。对于使用皮鞋的患者亦可在鞋底加用各种跖骨头横条，以减轻跖骨头的承重。图 3-1-46A 为一般性跖骨头横条，置于鞋底跖骨头稍后方，横条宽约 1.5~2cm，用皮革或橡胶板制成，粘或钉在鞋底，可以减轻第一、五跖骨头承重，同时有利于步行中足的向前滚；图 3-1-46B 为荷兰式跖骨头横条，其特点是垫的最高部位比鞋底约高出 5~10mm，这样不但可以减轻跖骨头承重，还可以较好地托起横弓；图 3-1-46C 为 Mayo 式跖骨头横条（弧形），特点是横条前缘呈弧形，能较好地达到全部跖骨头减荷作用；图 3-1-46D 为托马斯式跖骨头横条，特点是前缘呈台阶状，对跖骨头的减荷作用好。改制鞋中应注意在附加横条后需要适当增加鞋后跟高度（图 3-1-46）。

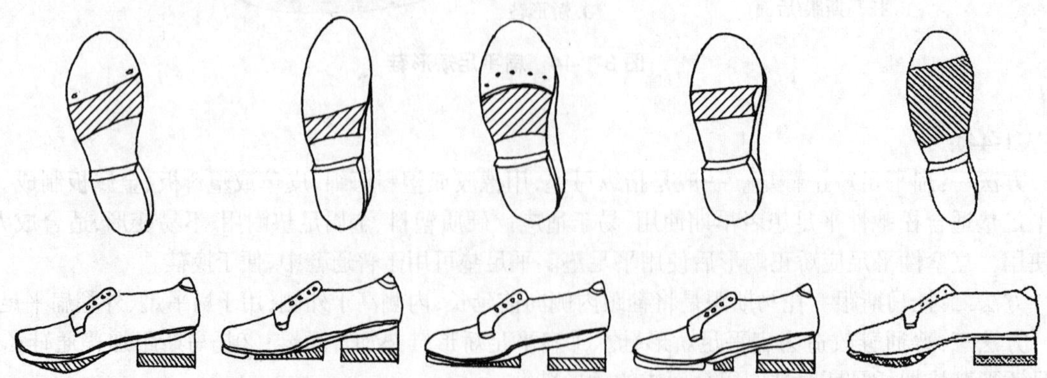

图 3-1-46　各种跖骨头横条

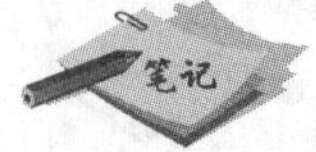

方法三:合并症的处理。合并有锤状趾、爪状趾畸形时,鞋包头应高、宽、软,内侧直,以防趾背磨伤。另外,锤状趾、爪状趾的远节末端常表现为近似垂直状而引起损伤和疼痛,可以在鞋内加软的塑料海绵垫缓解压痛,也可以在鞋的前掌加用滚横条,这样步行中后蹬时既减少趾关节背伸,减少趾末端压力,又便于完成步行的后蹬动作。

方法四:反托马斯跟。反托马斯跟是将鞋跟的底面外缘向外展宽 5~10mm,鞋跟外侧垫偏 3~6mm,鞋跟前缘外侧部分向前延长至骰骨下方,以矫正足跟内翻倾向,改善足外侧纵弓的承重功能。或者足跟外侧加宽 + 加长或加宽 + 加高 + 加长,以矫正足跟内翻,改善足外侧纵弓的承重功能(图 3-1-47)。

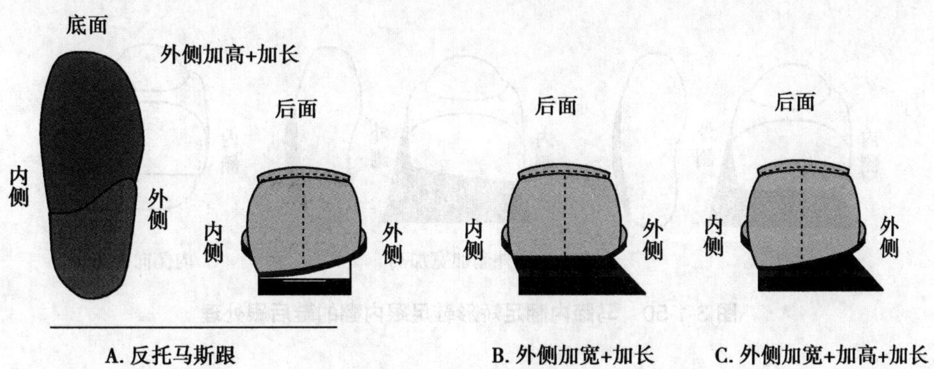

图 3-1-47 内翻足鞋后跟的处理

方法五:加高鞋的跗面。如果足背皮肤不好,可以在鞋舌部位加塑料海绵垫。

3) 马蹄内翻足矫形鞋:马蹄内翻足常见于先天性马蹄内翻足和小儿脑瘫后遗症。先天性马蹄内翻畸形的发病率为 1‰,占足部畸形 85%。男女之比为 2∶1。临床主要表现为四个方面的畸形:①前足内收内旋;②后足内翻;③踝关节下垂;④胫骨内旋。

治疗原则:①早发现,早治疗;即治疗愈早效果愈佳,在新生儿期即需开始治疗。②保守治疗;主要采用矫形鞋(垫)、石膏固定、丹尼斯 - 布朗(Dennis Brown)足板,并辅助物理治疗和运动治疗。

治疗步骤:先矫正内收,后内翻,最后矫正马蹄畸形。因为内收畸形未予矫正时,舟状骨位于距骨头的内侧,矫正后则位于距骨前方,此时其前后足的负重线在同一直线上,使畸形不易再发。马蹄内翻足矫形鞋常用的处理方法:

方法一:可塑性的马蹄内翻足处理方法。①鞋楦的选择:使用直足鞋楦或前足外展楦,或左鞋右穿,右鞋左穿;②鞋帮的选择:选用半高勒或高勒鞋;③鞋后跟的处理:加反托马斯跟,足后跟外侧加宽,外侧加宽加高,或足后跟向外滚动,以矫正足跟内翻;④矫形足托的应用(图 3-1-48~ 图 3-1-51)。

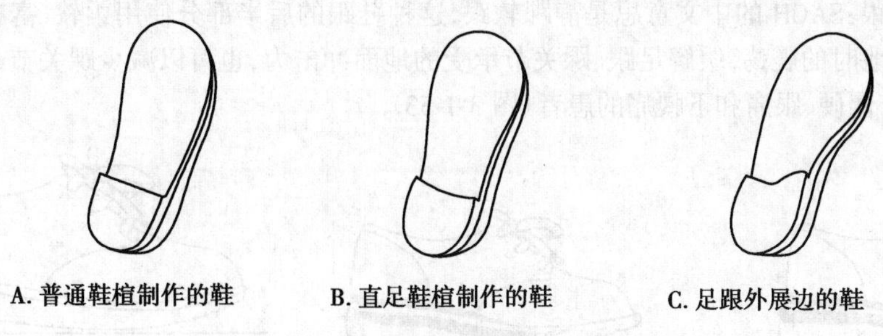

图 3-1-48 马蹄内翻足矫形鞋鞋楦的选择

方法二:僵硬性马蹄内翻足处理方法。对于无手术适应证的患者,可以应用矫形鞋改善足底的承重功能。①轻度:通过鞋内加软垫,托内侧足弓,外底和后跟间的内侧垫偏,垫高后跟,使足底在站立、步行时能全面承重并良好地对线。②重度:先用精确的患足取石膏阳模,制造出特殊的足部承重鞋垫,然后制造矫形鞋,以确保承重功能的改善。

4) 踝和距下关节炎症矫形鞋:踝和距下关节炎症使用矫形鞋的目的是适应畸形,限制关节活动,减少疼痛。①高勒鞋:鞋帮柔软,能调整以适应肿胀的踝部。在帮的两侧加弹性钢条或塑料条,以增

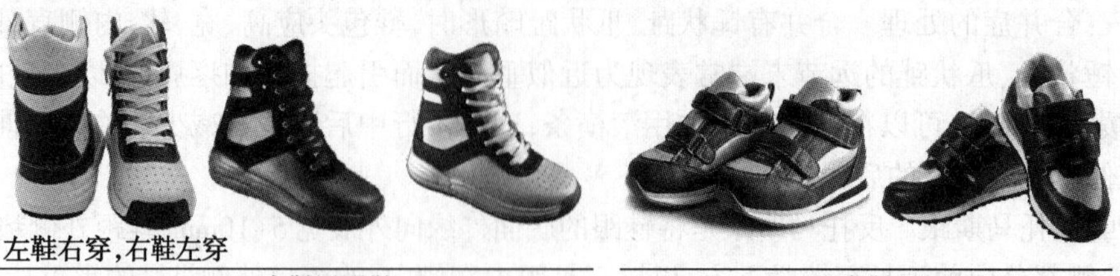

A. 高勒矫形鞋　　B. 半高勒矫形鞋

图 3-1-49 马蹄内翻足矫形鞋鞋帮的选择

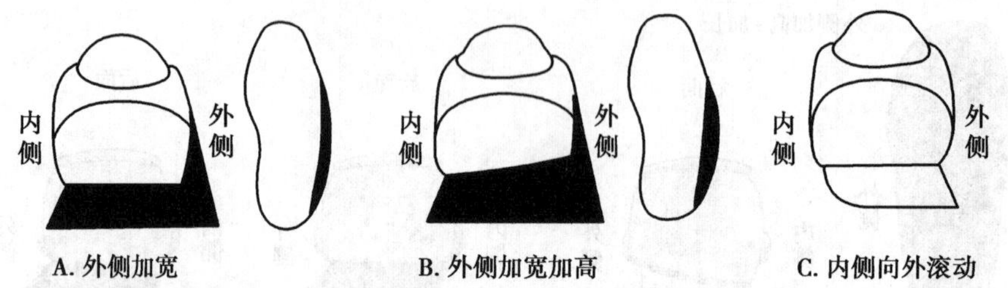

A. 外侧加宽　　B. 外侧加宽加高　　C. 内侧向外滚动

图 3-1-50 马蹄内翻足矫形鞋足跟内翻的鞋后跟处理

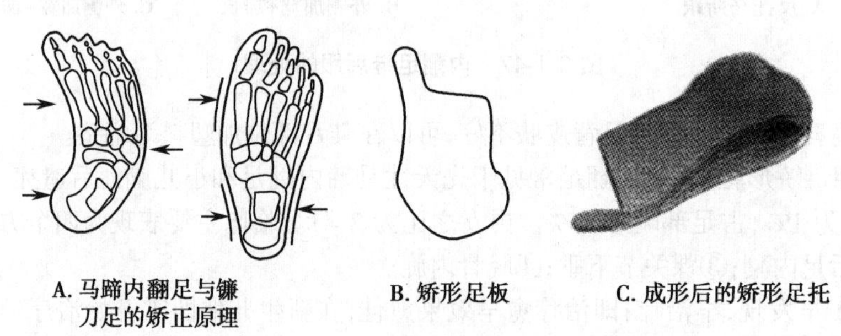

A. 马蹄内翻足与镰刀足的矫正原理　　B. 矫形足板　　C. 成形后的矫形足托

图 3-1-51 马蹄内翻足矫形足托的应用

加鞋帮控制踝关节活动的能力。②摇掌鞋底：如果踝关节强硬，行走困难，还可能导致附近肌腱痛，准确的摇掌鞋底可减轻步行的双支撑的时间，提高步行速度，减少步行中地面反作用力对骨关节的剪切、扭转载荷，减少踝足肌肉的等张收缩和关节运动，缓解踝足关节僵硬和疼痛。摇掌的高度分为：温柔型摇掌，6mm；标准型摇掌，9mm；剧烈型摇掌，12mm。但所有的摇掌延伸到足趾处的高度为0(图 3-1-52)。③加跖骨横条：若患者合并有跖痛也可使用跖骨横条代替滚横条。④SACH(solid ankle cushion heel)鞋跟：SACH 的中文意思是静踝软跟，这种鞋跟的后半部分使用柔软、富有弹性的材料制作，减轻足跟着地时的震荡，缓解足跟、踝关节承受的地面冲击力，也可以减少踝关节、距下关节活动，适用于踝足关节僵硬、跟痛和下腰痛的患者(图 3-1-53)。

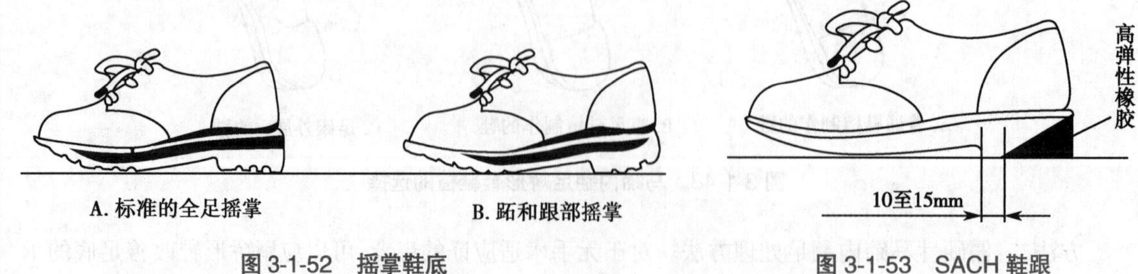

A. 标准的全足摇掌　　B. 跖和跟部摇掌

图 3-1-52 摇掌鞋底　　图 3-1-53 SACH 鞋跟

5）姆外翻和第一跖骨头内侧滑囊炎矫形鞋：姆外翻和第一跖骨头内侧滑囊炎最常见的病因是长期穿用鞋跟过高、鞋头过窄的鞋，也可由先天性原因、炎症(如类风湿关节炎)等所致。使用矫形鞋的目的是减少第一跖趾关节的侧方压力和摩擦，限制第一跖趾关节的跖屈、背屈活动，保护蹲趾部位处于正常的生长位置，松缓原来过于拉伸的侧韧带，避免严重情形继续发展。常用处理方法：①鞋和袜

子有足够的长度和宽度；②鞋腰窝部位应足够瘦，减少足在鞋内的窜动、减少摩擦；③降低鞋跗面的高度，减少足的前移；④合并使用纵弓托与跖骨头垫，托起纵弓，减轻第一跖骨的承重；⑤配戴踇趾外翻矫形器或分趾矫形器（图 3-1-54）。

6）其他形式的矫形鞋（图 3-1-55）：①斜切跟矫形鞋：在鞋的后跟切去一斜块，可以使地面的反作用力作用在膝关节的前面，从而达到稳定膝关节的作用，改善股四头肌无力和膝关节屈曲挛缩等症状。②扭转跟矫形鞋：把鞋底做成斜行的纹路，行走时利用地面的摩擦力，矫形鞋可以抵抗足的内或外旋，从而改善足的外或内旋。③楔形垫矫形鞋：适当地在鞋底足跟一侧和足趾的另一侧加上楔形垫，可以利用行走时地面的摩擦力改善足的内或外旋，从而改善足的内八足或外八足。④丹尼斯 - 布朗（Dennis Brown）足板：是将鞋或足套与两个可以调节角度的足板和一根可以调节长度的连接杆构成的足矫形器，主要用于矫正 3 岁以前儿童的马蹄足、内翻足、外翻足、高弓足、小腿内旋等畸形。一般要求左鞋右穿，右鞋左穿，增强矫正内翻畸形的效果（图 3-1-56）。⑤负跟鞋：作用是强制人体重心后移，矫正姿势。其科学依据在于人体结构：作为人体唯一支撑柱的脊柱在人体后背部位，重心线与支撑柱位置相近才符合最基本的力学原理。高跟鞋伤腰因为在于其强制重心向前，偏离脊柱，导致脊柱的弯曲而致病。人体的自身结构决定了重心在人体后部才是合理的，也就是负跟鞋的合理性和科学依据。负跟鞋适用于驼背矫正、产后腰痛、腰肌劳损、腰腿痛、椎间盘突出、颈椎病、矫正姿势康复锻炼。如塑身减肥是形体训练的一部分，也是负跟鞋最基本的功能。负跟鞋由于其鞋底是前高后低的，可强制人

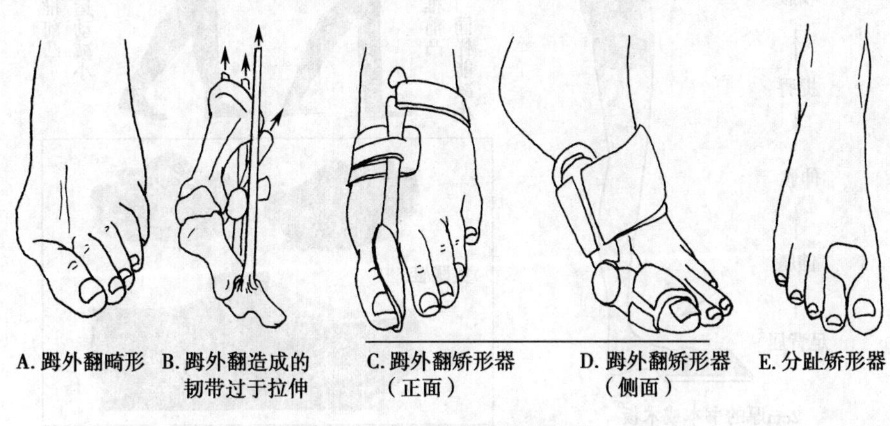

图 3-1-54 踇趾外翻矫形器

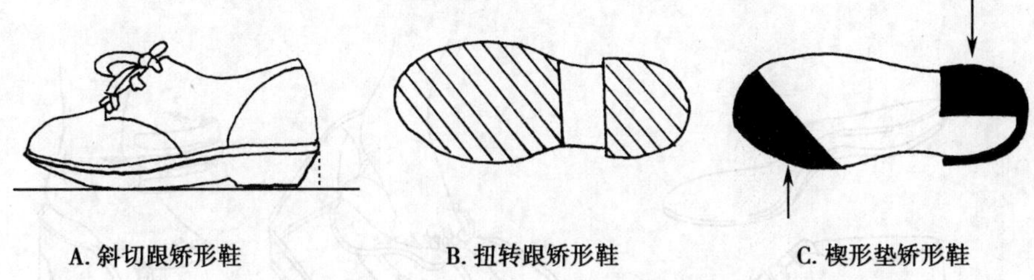

图 3-1-55 其他形式的矫形鞋

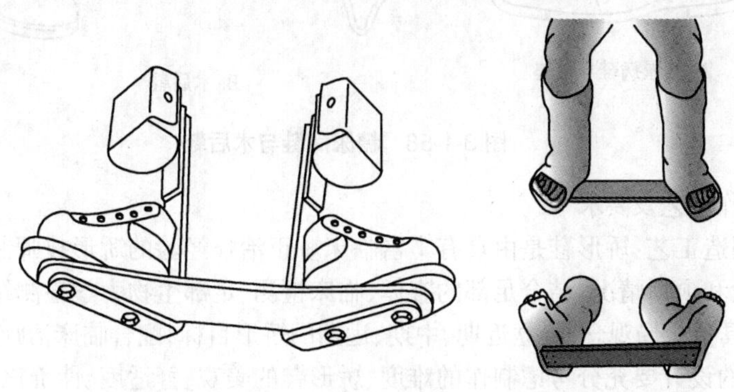

图 3-1-56 丹尼斯 - 布朗（Dennis Brown）足板的形式

体重心后移，有助于提臀收腹，以这样的方法站立和行走就可以抑制和消耗臀部和下腹部的脂肪，达到塑身的效果，尤其是矫正妇女孕后的身体变形效果较好（图 3-1-57）。⑥糖尿病鞋：针对糖尿病患者设计，防止糖尿病足的形成和恶化，适用于脚趾底、脚心、后跟和前足底的无感染、非缺血性溃疡。内置全接触式柔性鞋垫可以使足部受压更小、更均匀，这样既能改善足部血液循环，又能保护后跟，防止溃烂，穿脱方便（图 3-1-58A）。⑦术后鞋：适用于舟骨、距骨、跖骨骨折或其他足部的术后的固定。患者装脱方便，足部受力更加均匀，松紧可调，透气性好。由特殊材料制成，鞋底的摇掌设计或前脚掌的支撑设计可避免的足部跖屈，替代了术后石膏固定的作用（图 3-1-58B）。

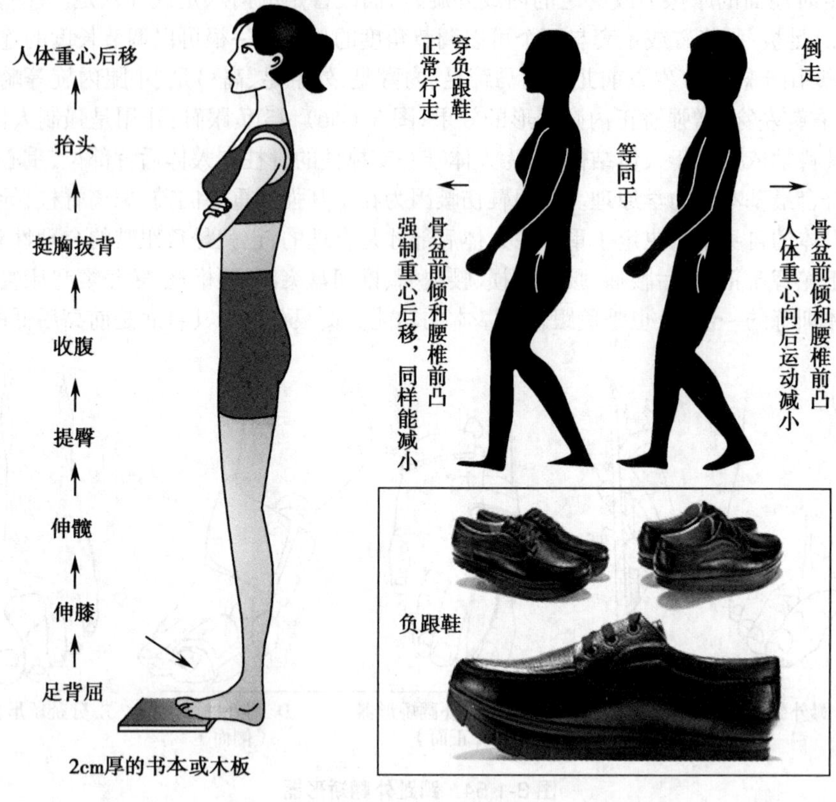

图 3-1-57　负跟鞋

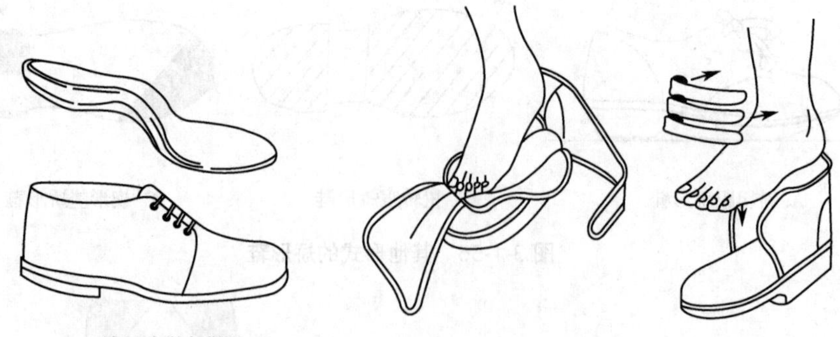

A. 糖尿病鞋与鞋垫

B. 术后鞋

图 3-1-58　糖尿病鞋与术后鞋

2. 矫形鞋的制作工艺及要求

（1）矫形鞋的制造工艺：矫形鞋是由具有丰富临床矫正治疗经验的矫形技师制定，要充分考虑患者的疾病种类、阶段和愈后情况，结合足部的查体、临床检测、足部生物力学检测结果，综合分析而后得出。矫形处方要具备全局观念，确立近期、中期、远期的矫形目标，配合临床治疗及康复治疗的不同需求。矫形鞋处方的设计要充分考虑制作的难度、矫形鞋的美观、舒适度、性价比、心理影响等因素，并建立良好的随访机制。具体如下：①测量尺寸并取型（矫形鞋的数据采集）；②矫形鞋鞋楦的制作：用

木材、塑料等材料制作矫形器的各种楦头；矫形鞋是按照测量尺寸或取型，用皮革和毡等材料在标准楦头上制作而成；特殊矫形鞋需要用石膏阳模作成特殊楦头；③加工楦头：普通矫形鞋制作标准楦头，特殊的矫形鞋需根据尺寸制作特殊楦头；④试样纸样；⑤制作附件；⑥矫形鞋上线或粘合：上鞋底 、上鞋帮、鞋头等；⑦矫形鞋试样；⑧矫形鞋修整；⑨成品整理及交货。

(2) 矫形鞋的设计和制作要求：矫形鞋的结构较为复杂，一般由鞋面、鞋底和鞋内置矫形器三部分组成。

1) 鞋面：由鞋前帮、鞋身中部及后跟帮组成，鞋面结构由面料、里料、固定带三部分组成。矫形鞋面料和里料多采用天然皮革制作，具有透气性好、美观、结实耐用等特点。近年来一些透气的化纤及布类面料由于具有轻便、美观、花色丰富等优点，在使用中逐渐增多。

矫形鞋的固定带分为鞋带和尼龙粘扣两种。传统的矫形鞋多采用鞋带方式固定，具有结构稳定、固定牢固的优势，但使用时穿脱繁琐。尼龙粘扣具有穿脱方便的优势，固定也较牢固，但使用一段时间后粘贴力下降，固定效果会降低。

2) 鞋底：由鞋外底、中底、鞋跟组成。鞋底根据鞋的款式、材料不同，大致分为以下几种。①牛皮外底：由天然牛皮制作而成，坚固、耐用、成本高。②橡胶外底：以天然橡胶为主料添加多种配料制作，耐磨、防滑，重量稍重。③EVA 外底：以乙烯 / 醋酸乙烯酯共聚物材料为主料添加多种配料制作，轻便、柔软，耐磨性稍差，遇水防滑性稍差。④PU 外底：以聚氨基甲酸酯（简称聚氨酯）为主料添加多种配料制作，轻便、弹性好、耐磨，但遇水防滑性能差。鞋中底使用牛皮、PHYLON、EVA、PU 等多种材料组成。

3) 矫形鞋内置矫形器：多由 PP、PU、碳纤维树脂、皮浆、化学港宝、热熔胶港宝等材料制作而成。成品矫形鞋的内置矫形器是模具化的，订制矫形鞋的内置矫形器需要根据矫形处方进行个性化制作（图 3-1-59）。

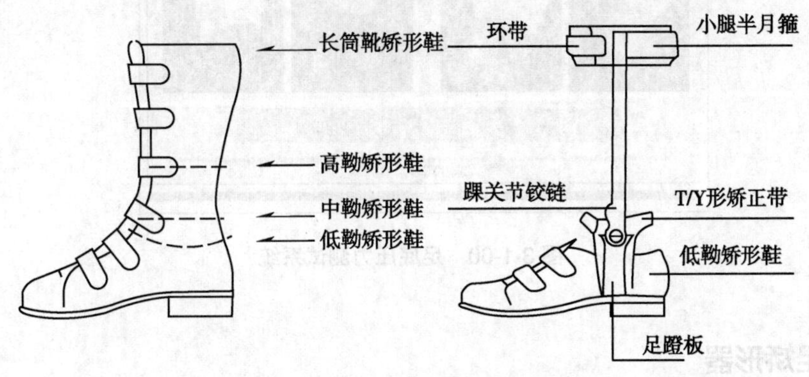

图 3-1-59　矫形鞋的组成部分

(3) 矫形鞋功能要求：①将体重从压力敏感区转移到耐压区；②减少压力敏感区的磨擦和应力；③改变体重的传递方式；④矫正足部功能性的畸形；⑤适应足部固定性的畸形；⑥限制不稳定的疼痛和存在炎症的关节运动；⑦补偿短缩的下肢，维持站立的平衡。

附：矫形鞋的数据采集方法

1. 足部测量　使用软尺在足部直接进行数据测量。缺点是误差较大，可重复性差。

2. 石膏取模　使用石膏绷带在足部制作阴模，然后翻制足部阳模。缺点是石膏阴模易变形，石膏凝固后有缩胀。

3. 足部取型盒　使用专用的足取模板进行取模，然后 2D/3D 扫描或翻制石膏阳模。缺点是只有足底数据，误差较大。

4. 2D/3D 足部扫描　使用专用的 2D/3D 扫描设备，精准建立足的数字化 2D/3D 模型，数据存储方便，误差极小。缺点是设备昂贵，不易搬运和转移。

5. 足底压力测试　采用足底压力测试系统，是矫形鞋的常用生物力学检测方法，主要对患者进行站位静态及动态步行中的足底压力情况进行测试，得出各个时期足底各部位的受力情况，并对其结果进行量化分析，为诊断提供可靠的依据。其中，足底压力测试可以由平板式足底压力测试系统得到压力值，也可以采用鞋垫式压力传感器得到压力值。经过系统科学的分析，得到足内外翻、内外旋、频域

和时域等特征。利用得到的这些参数，来进行矫形鞋设计，并在穿戴矫形鞋一段时间后再次进行足底压力测试，对比矫正效果（图 3-1-60）。

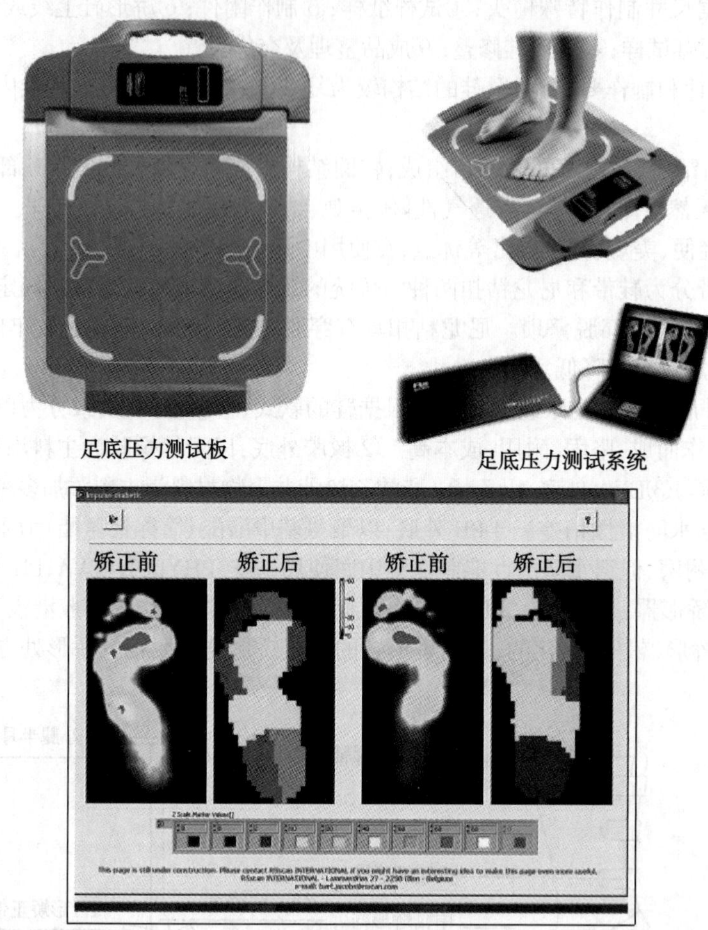

图 3-1-60 足底压力测试系统

四、踝足矫形器

支踝足矫形器（ankle foot orthosis，AFO）也称为小腿矫形器，是覆盖膝关节以下的小腿部分、踝关节部分和脚，并对其提供固定保护、运动限制、矫正畸形、功能改善和免荷等功能的下肢矫形器。根据其使用的材料，一般分为金属条踝足矫形器、塑料踝足矫形器、弹性踝足矫形器；按其踝关节活动形式，又分为静态踝足矫形器和动态踝足矫形器。

（一）塑料支踝足矫形器

塑料支踝足矫形器多以聚乙烯（PE）、聚丙烯（PP）板材为材料，以患侧小腿、足部石膏阳型为模具，应用真空模塑工艺制成，可有可无踝铰链。其优点是重量轻、易清洁，美观、塑形好、穿戴和使用方便，外观较好。但其耐用性能和强度较金属 AFO 差，适宜用于痉挛和畸形不很严重的马蹄内翻足。主要有以下几种：

1. 后侧弹性塑料 AFO　塑料壳的踝部相当窄，不大阻碍踝关节背屈，对踝部内外侧稳定作用很小，但能在步行摆动期矫正垂足（图 3-1-61A）。

2. 改进型后侧弹性塑料 AFO　较后侧弹性塑料 AFO 在足托、踝、踝上各部位都加宽，从而增加了矫正垂足的力量和控制内外侧运动的能力（图 3-1-61B）。

3. 带有隆起增强筋的后侧弹性 AFO　功能与上述 AFO 相近，只是控制运动力量上稍有加强（图 3-1-61C）。

4. 螺旋形 AFO　是螺旋形的，在矫正垂足的同时能使足部有外旋和外翻的动作（图 3-1-61D）。

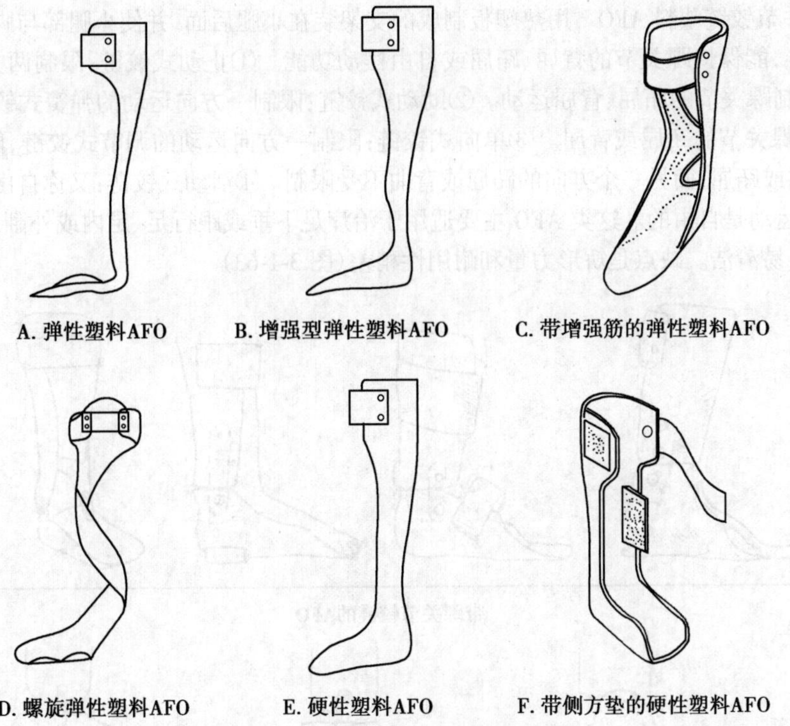

图 3-1-61　几种塑料踝足矫形器

5. 硬踝塑料 AFO　在足托、踝部、后侧壳板都加宽,可以将踝关节比较牢靠地固定在某种预定的位置(图 3-1-61E)。

6. 带侧方垫的硬踝塑料 AFO　外形同上,只是小腿壳板的中 1/3 处加用聚乙烯海绵垫,以增加侧方矫正力量。外翻足的应加在内侧,内翻足的应加在外侧(图 3-1-61F)。

7. 抗地面反作用力 AFO　是改进的模塑型硬踝塑料 AFO,胫骨前方上段有塑料壳体与后方壳体连成一体(图 3-1-62)。

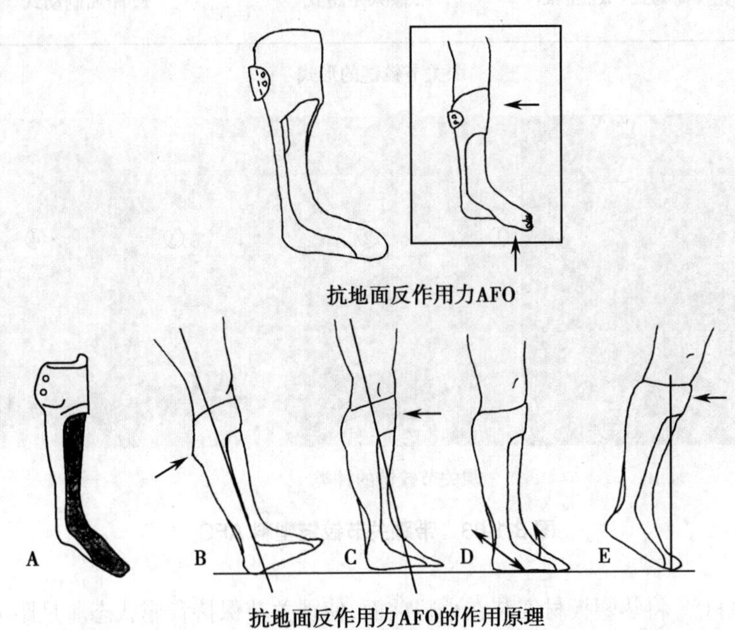

图 3-1-62　抗地面反作用力 AFO 及作用原理

A. 抗地面反作用力 AFO　B. 跟着地时,地面反作用力推小腿向前　C. 足放平时,推小腿向后,稳定膝关节　D. 足放平时,控制距下关节的内翻、外翻及前足的旋前、旋后　E. 趾离地时,推小腿向后,阻止屈膝

8. 带踝关节铰链塑料 AFO　用热塑板制成的支架装在小腿后面，并使小腿部与脚分开，中间用踝关节铰链连接，能保持踝关节的背屈、跖屈或自由摆动功能。①止动式铰链：限制两方向运动的调节式铰链，可限制踝关节的跖屈、背屈运动。②助动式铰链：限制一方向运动的弹簧式铰链，铰链内藏弹簧，用于辅助踝关节的跖屈或背屈。③单向式铰链：限制一方向运动的调节式铰链，能限制踝关节一个方向的背屈或跖屈，而另一个方向的跖屈或背曲不受限制。④活动式铰链：又称自由摆动式踝关节，其背屈、跖屈运动是自由的。这类 AFO 主要适用于治疗足下垂或跟行足、足内或外翻。其优点是重量轻，外观较好，易清洁。缺点是矫形力量和耐用性稍差(图 3-1-63)。

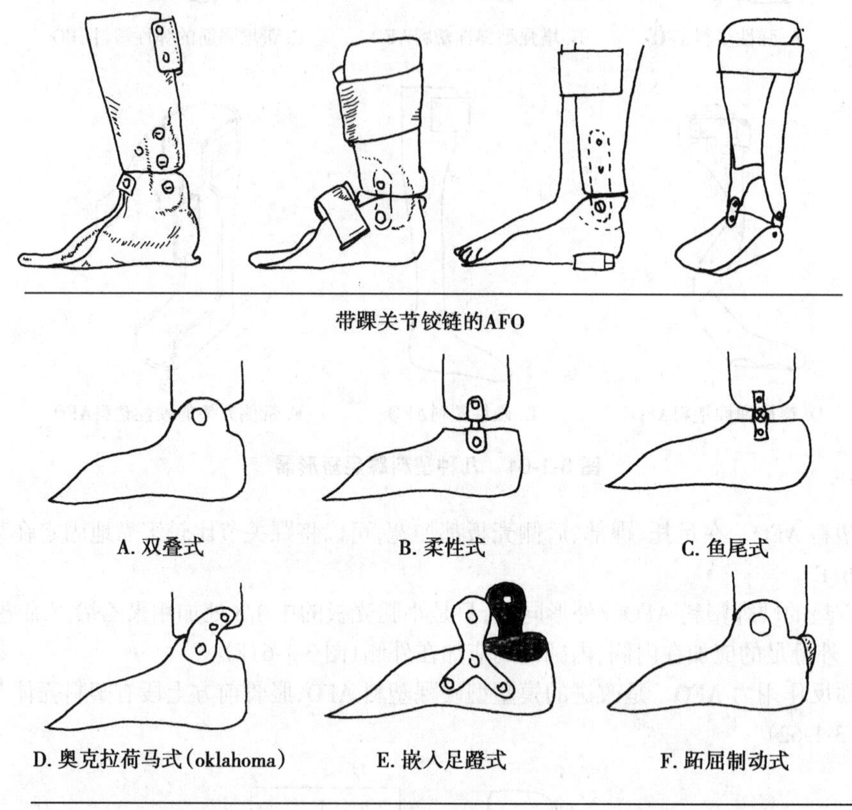

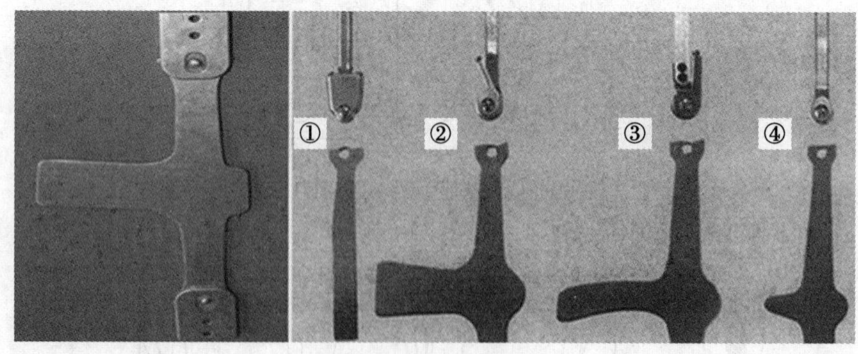

图 3-1-63　带踝关节铰链塑料 AFO

9. 前侧弹性 AFO　将热塑板材安装在小腿前面，使踝关节保持背屈状态。足跟全部外露，穿脱鞋方便，重量轻，用于脑卒中、偏瘫造成的挛缩并稍有马蹄足倾向的患者。碳纤维制作的前侧弹性 AFO 工艺性、弹性强、耐用性好(图 3-1-64)。

10. 动态 AFO(dynamic ankle foot orthosis，DAFO)　又称踝上踝足矫形器(supramalleolar ankle foot orthosis，SMAFO)，采用薄而软的塑料板材模塑而成。由于其上缘超过踝部，内外包容踝部并延伸到跖

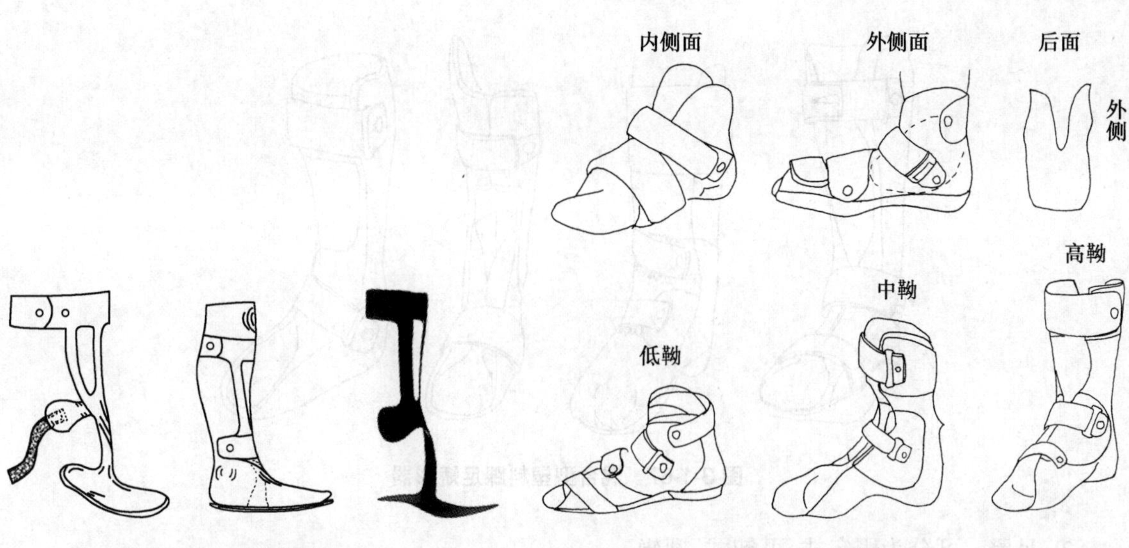

图 3-1-64　前侧弹性 AFO　　　　图 3-1-65　动态 AFO

骨的远端，控制距下关节，并与足部全面接触，有较好地矫正足踝部畸形的效果。这种矫形器在踝部的前后都有开口，允许踝关节有一定的跖屈和背屈运动。这样既可以在一定程度上抑制痉挛，矫正畸形，保持正常的人体力线，又可保留部分踝关节运动功能，促进下肢肌肉运动的协调发展，不断改进步态。适用于预防和治疗距下关节的不稳定、疼痛和韧带肌腱的损伤和轻度痉挛、足部畸形比较容易矫正的脑瘫患儿(图 3-1-65)。

11. 带踝关节地面反作用力 AFO　首先由日本矫形器师设计，两侧装有带摩擦性的踝关节，足踝部全面接触，后跟开孔，前脚掌支撑。这样就可以保证在站立期后跟尽可能靠后，使踝关节保持背屈，在摆动期踝关节跖屈，既可以矫正足踝部畸形，又可以促进足踝部肌肉、韧带和肌腱的功能改善。适用于脑瘫、偏瘫、儿麻后遗症及其他周围神经损伤和肌营养不良等因素引起的足踝部畸形和异常步态(图 3-1-66)。

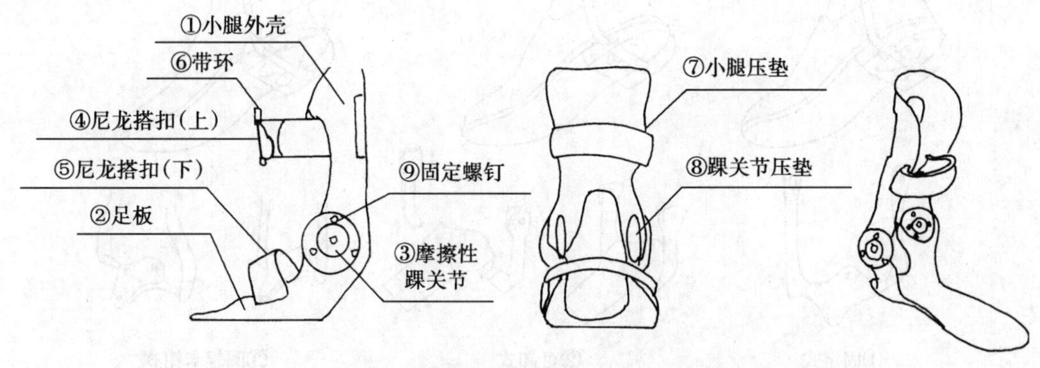

图 3-1-66　带踝关节地面反作用力 AFO

12. 混合型塑料踝足矫形器　外采用硬性的塑料板材成形，矫形器内采用软性的泡沫海绵成形，这样既保证矫形器的作用效果，又减缓了对皮肤表面的压力。这种矫形器既可日用，也可作为夜用型矫形器使用。其适应证与硬性塑料 AFO 基本相同，适用于马蹄足、马蹄内翻足、马蹄外翻足、跟形足、跟形内翻足、跟形外翻足等治疗(图 3-1-67)。

(二) 金属支条式支踝足矫形器

金属支条式支踝足矫形器由皮革后箍、支条、踝关节铰链和足套组成，最适合于偏瘫、脑瘫和脊髓损伤造成的痉挛性马蹄内翻足畸形和腓总神经麻痹造成的迟缓性马蹄内翻足畸形。分为有单侧支条及双侧支条(图 3-1-68)。

1. 鞋与足套的选用　鞋与足套是 AFO 的基础，选用普通鞋时应选用后跟可拆的，以便安装足蹬(stirrup)。带鞋的 AFO 外观较好。带足套的 AFO 换鞋方便，常配用轻便的旅游鞋。

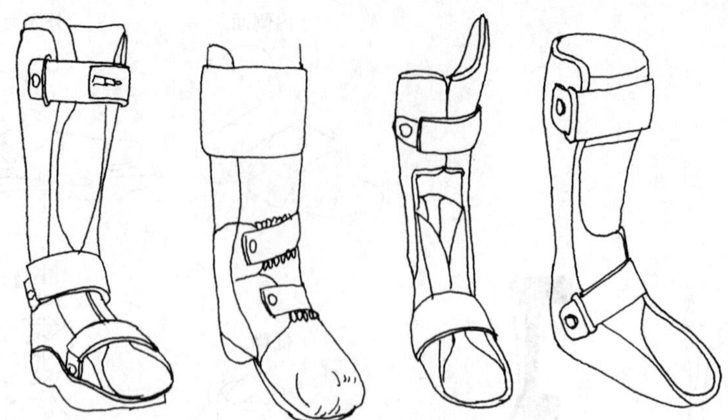

图 3-1-67 混合型塑料踝足矫形器

2. 足蹬 可分为固定式、可卸式、圆辊卡钳式(caliper)。后两种换鞋方便,但卡钳式的运动轴心与生理踝关节运动不同轴心(图 3-1-69)。

3. 踝关节铰链 由钢、不锈钢或钛合金制成(图 3-1-70)。

(1) 止动装置:制止踝关节背屈、跖屈的装置。

(2) 助动装置:多用弹簧制成。①背屈助动:步行摆动期辅助踝关节背屈,跟触地后辅

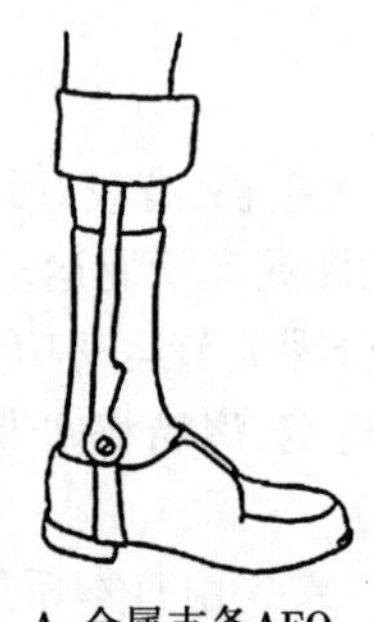

A. 金属支条AFO

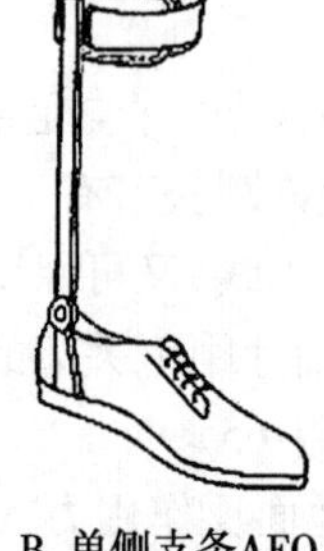

B. 单侧支条AFO

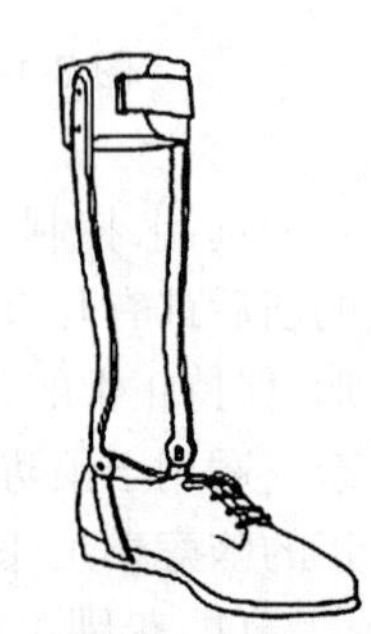

C. 双侧支条AFO

图 3-1-68 金属支条式支踝足矫形器

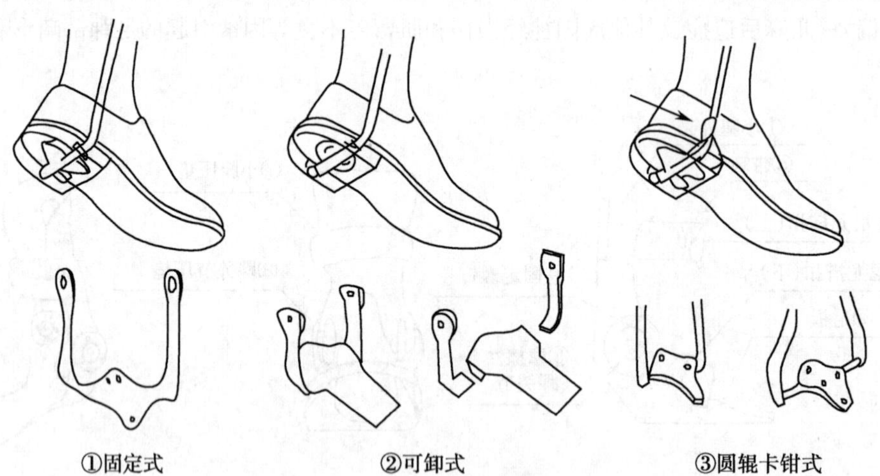

图 3-1-69 足蹬板的形式

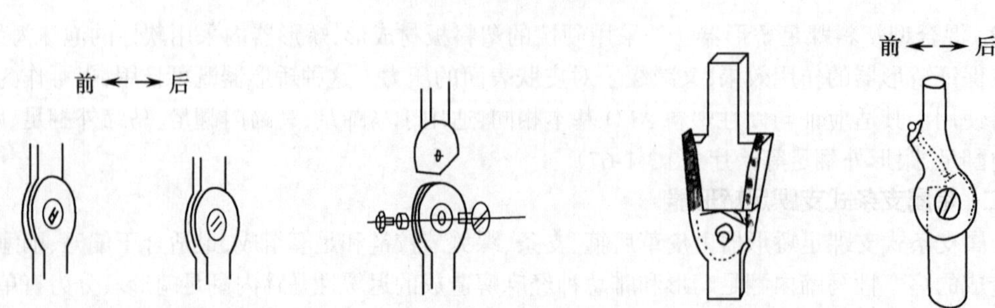

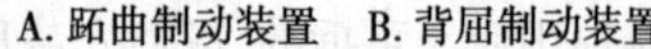

A. 跖曲制动装置 B. 背屈制动装置 C. 踝关节铰链分解图 D. 跖曲、背屈助动装置 E. 背屈助动装置

图 3-1-70 踝关节铰链

助控制踝关节跖屈动作。②跖屈助动：步行支撑后期辅助后蹬动作，辅助膝关节后伸以保持稳定。

4. T 形或 Y 形矫形带　用于矫正足内翻、足外翻。足内翻时，T 形带置于足外侧；足外翻时，T 字带置于足内侧。（图 3-1-71）

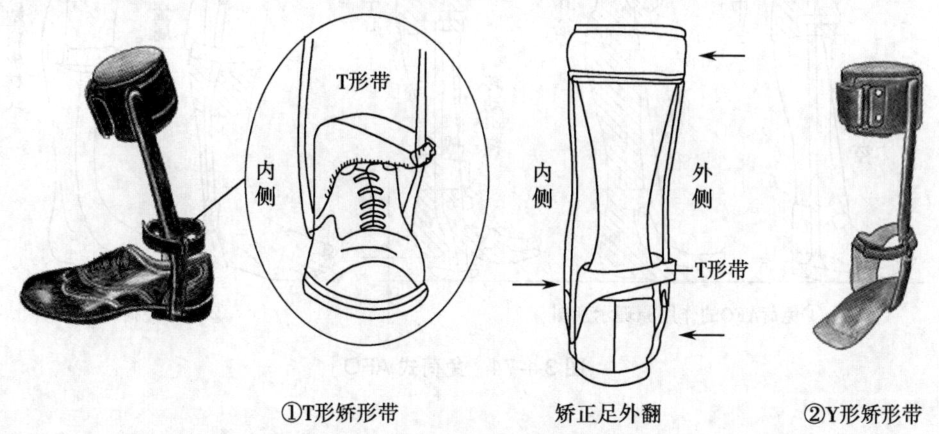

图 3-1-71　T 形或 Y 形矫正带

5. 金属支条　由钢或铝合金制成，多用双侧与踝铰链相连。少数轻度垂足可用单侧支条。单支条可置于内侧、外侧或后侧。置后侧的支条应设有上下滑动装置，以防步行中半月箍串动（图 3-1-72）。

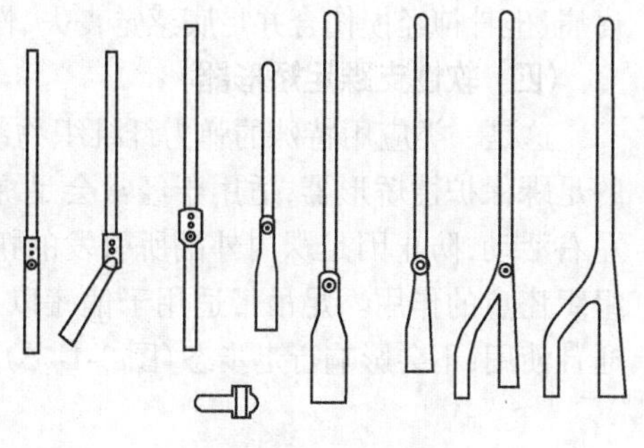

图 3-1-72　金属支条

6. 半月箍与环带　半月箍为金属制成，连结两侧支条。环带由皮革、尼龙搭扣制成（图 3-1-73）。

（三）免荷式支踝足矫形器

免荷支踝足矫形器亦称髌韧带承重矫形器（PTB 式 AFO），按制造材料分为金属条型与全塑料型，按免荷的程度不同分为全免荷和不全免荷（图 3-1-74）。

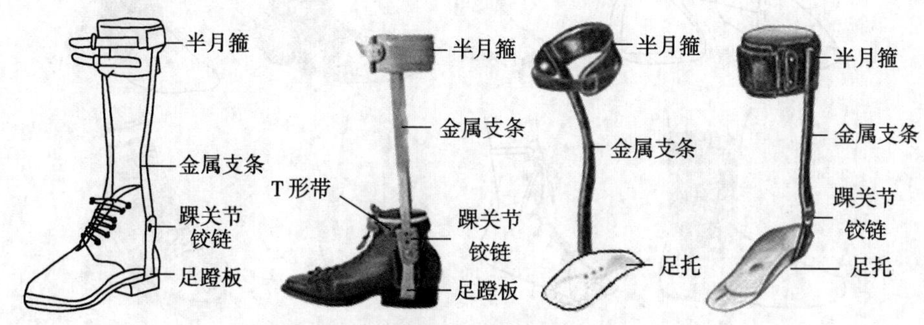

图 3-1-73　金属支条式支踝足矫形器构成

1. 结构特征　具体如下：①髌韧带承重，接受腔前倾 10°；②固定式足蹬，双向止动，固定踝铰链于背屈 7° 位；③金属支条式髌韧带承重矫形器与足蹬相连的钢板向前延长至跖骨头下方；④不全免荷 AFO 要求患者足跟与鞋底间保留 1~2cm 的空隙；⑤全免荷 AFO 要求增加马蹬，在鞋底、马蹬之间应保持 2~5cm 的距离，以保证步行中支撑期足尖不会触地。使用上述结构矫形器应适当垫高健肢，训练在步行中不使足尖蹬地，这样不全免荷 AFO 的肢体承重可减少 40%~70%，全免荷 AFO 的肢体承重可减少 100%。

2. 适应证

（1）短期使用（6 个月以内）适用于：①促进骨折愈合；②踝关节融合术后；③足跟痛，无手术适应证，保守治疗无效。

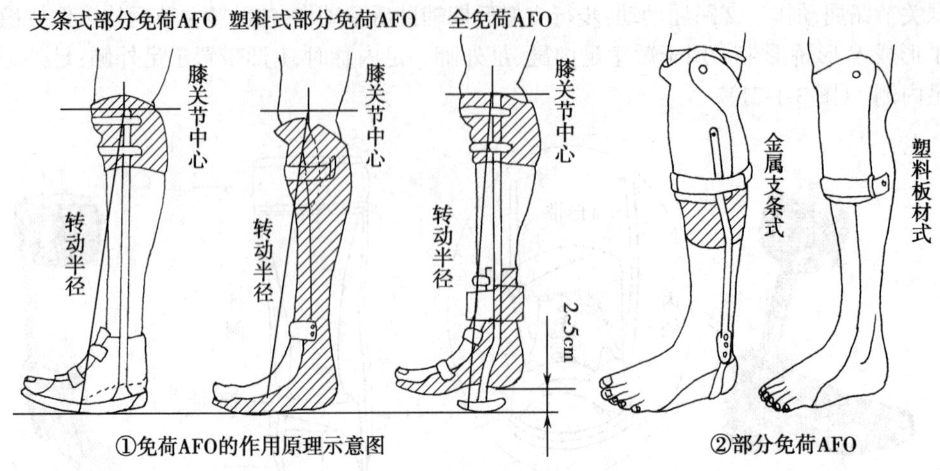

图 3-1-74 免荷式 AFO

(2) 长期使用适用于膝关节以下的疾病：①骨折：骨折或关节融合术后迟缓愈合或不愈合；②坏死：距骨缺血性坏死；③炎症：距下关节或踝关节炎、跟骨骨髓炎；④其他：其他不适合手术的慢性足部疼痛、坐骨神经损伤合并足底感觉丧失、慢性皮肤疾病如糖尿性溃疡等。

(四) 软性支踝足矫形器

这是一类应用特殊的弹力纤维织物制造的软性踝足矫形器，品种很多，多是成品。它是一种轻便的足踝保护性矫形器，适用于经常会足踝扭伤、足踝韧带受伤、足踝不稳定等患者。可起到限制足踝左右活动，防止因足踝内外翻所引发的扭伤，减轻踝关节受伤部位压力，加固踝关节和促进损伤的软组织痊愈的作用。足吊带适用于偏瘫以及周围神经麻痹所致的轻度内翻足和下垂足，而且可配合普通鞋使用，不会影响行走步态（图 3-1-75）。

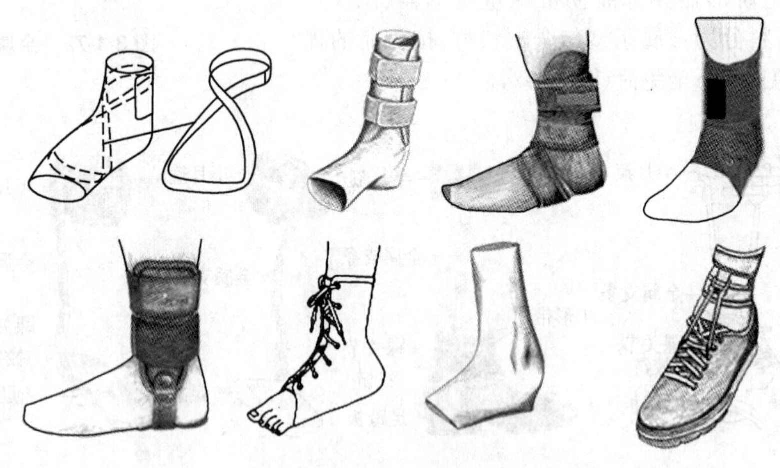

图 3-1-75 各种软踝足矫形器

(五) 其他支踝足矫形器

1. 保护性支踝足矫形器 又称步行靴，塑料外壳，重量轻，可自由调节，配有可移动鞋垫、震荡吸收垫、足跟稳定装置，有效保护患腿，适用于糖尿病足、小腿骨折术后固定、小腿不完全骨折和跟腱手术后的患者等（图 3-1-76）。

2. 步态矫正器 矫形器通过与鞋相连接就可以控制踝关节运动方向，从而矫正足的内旋与外旋、足内翻与外翻等。适用于脑瘫患儿各种各样的异常步态的训练和矫正（图 3-1-77）。

五、膝矫形器

膝矫形器（knee orthosis，KO）又称为膝关节矫形器，用于膝关节部位。对于需要限制膝关节运动

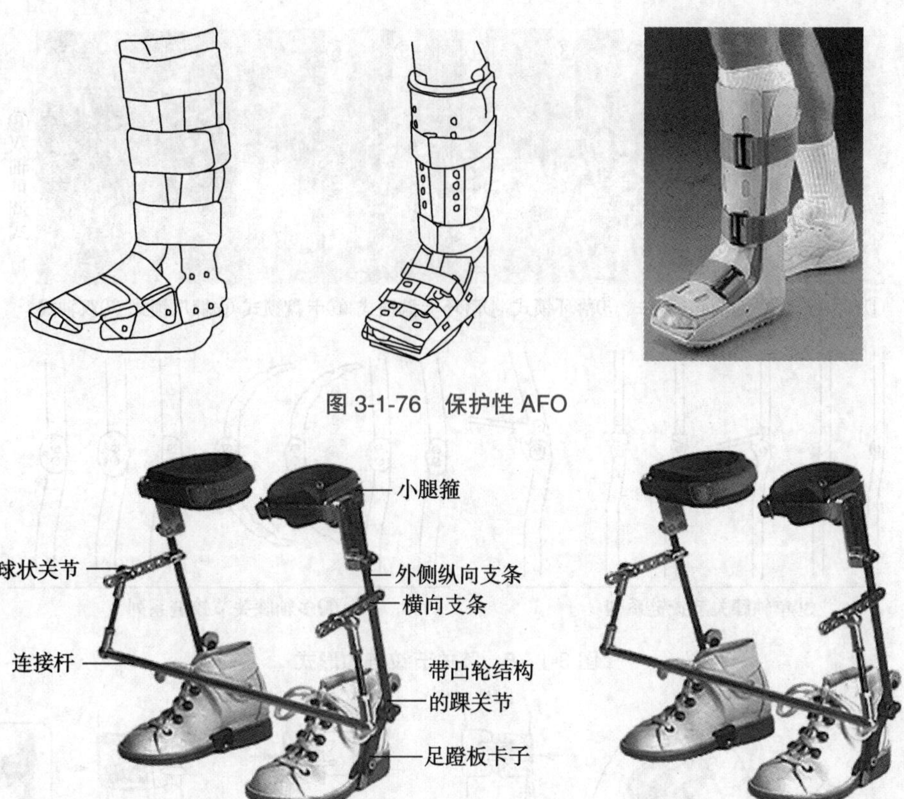

图 3-1-76　保护性 AFO

图 3-1-77　步态矫正器

而不需要限制踝足运动者，可使用膝关节矫形器。按功能可分为固定式膝矫形器、矫正式膝矫形器；按结构形式可分为金属支条式膝矫形器、塑料式膝矫形器、瑞典式膝矫形器、软式膝矫形器、框架式膝矫形器等。主要适用于膝关节骨折、炎症及韧带损伤等的固定，矫正膝关节的畸形。

（一）金属支条式膝矫形器

金属支条式膝矫形器有双侧膝关节铰链、金属支条和大腿、小腿半月箍。膝压力垫的膝矫形器相当于金属膝踝足矫形器的之间部分。其结构只涉及大腿部至小腿部，悬吊于股骨髁上和髌上，用于控制膝关节运动，膝侧副韧带损伤等产生的侧方不稳定、膝反屈、膝伸展肌力低下、膝关节屈曲挛缩等病症。用于膝关节屈曲挛缩和伸展挛缩时，膝关节应当附加膝压力垫。必要时加用腰吊带，适用于控制膝过伸、膝关节屈曲挛缩、膝内翻、膝外翻等。

1. 膝关节铰链与支条　有自由摆动式、轴心后移式、落环式、落环卡盘式、棘爪锁式（瑞士锁式）、双轴式、可调式等。①自由摆动式：能使膝关节作屈 / 伸运动的关节铰链。这种关节铰链控制膝关节侧方运动，允许屈伸，但不允许过伸，用于防止膝过伸和侧方的异常活动。②轴心后移式：其轴心一般后移 1~2cm。后移轴心可以在步行站立期铰链伸直时保持膝关节的稳定性，摆动期有屈膝动作。③落环锁式：又称箍锁，是最常用的固定式膝关节铰链，放下落环时膝关节铰链固定，提起落环时膝关节铰链可自由运动。一般只在外侧铰链加锁，使用方便。对合并有屈膝畸形或腘绳肌痉挛者宜用双侧环锁，否则矫形器易发生扭转变形。④落环卡盘锁式：膝关节的固定角度可以任意设定，还可调节关节铰链转动区域，适用于膝关节屈曲挛缩畸形可以矫正的患者使用。⑤卡盘锁式：能调节膝关节的转动区域，还能作固定式关节铰链使用。⑥棘爪锁式：又称瑞士锁（Swiss lock），是一种固定式膝关节铰链，在铰链的后方设置有棘爪锁横杆，向下压可锁定，向上提可解除锁定，具有同时固定和解除内侧关节和外侧关节的特点。⑦双轴式：是一种活动式多轴关节铰链，符合生理膝关节运动特性，屈 / 伸运动更加平稳，膝关节可有较大的屈曲角度，适用于膝关节屈伸运动中需要严格控制前后异常运动的患者。⑧双轴可调式：是一种设置有角度可调机构的活动式多轴关节铰链，膝关节的可动区域受到限制，还能作固定铰链使用（图 3-1-78）。

2. 金属支条式膝矫形器　主要是由大腿箍、小腿箍、膝关节压垫、金属支条、膝关节铰链等组成

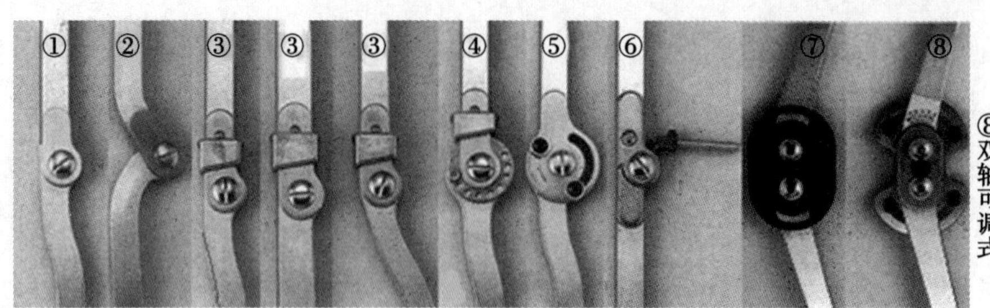

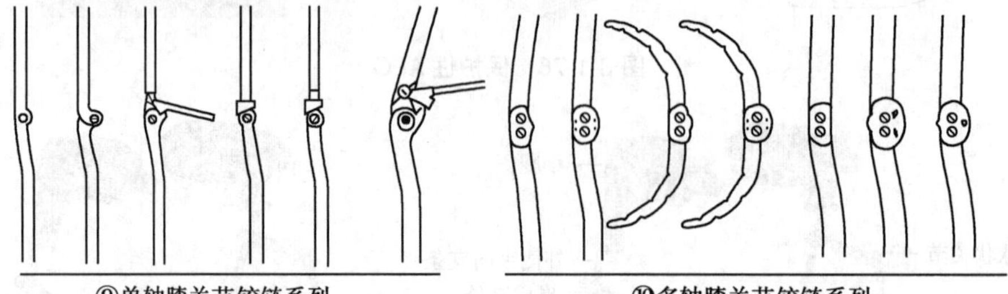

图 3-1-78　膝关节铰链的形式

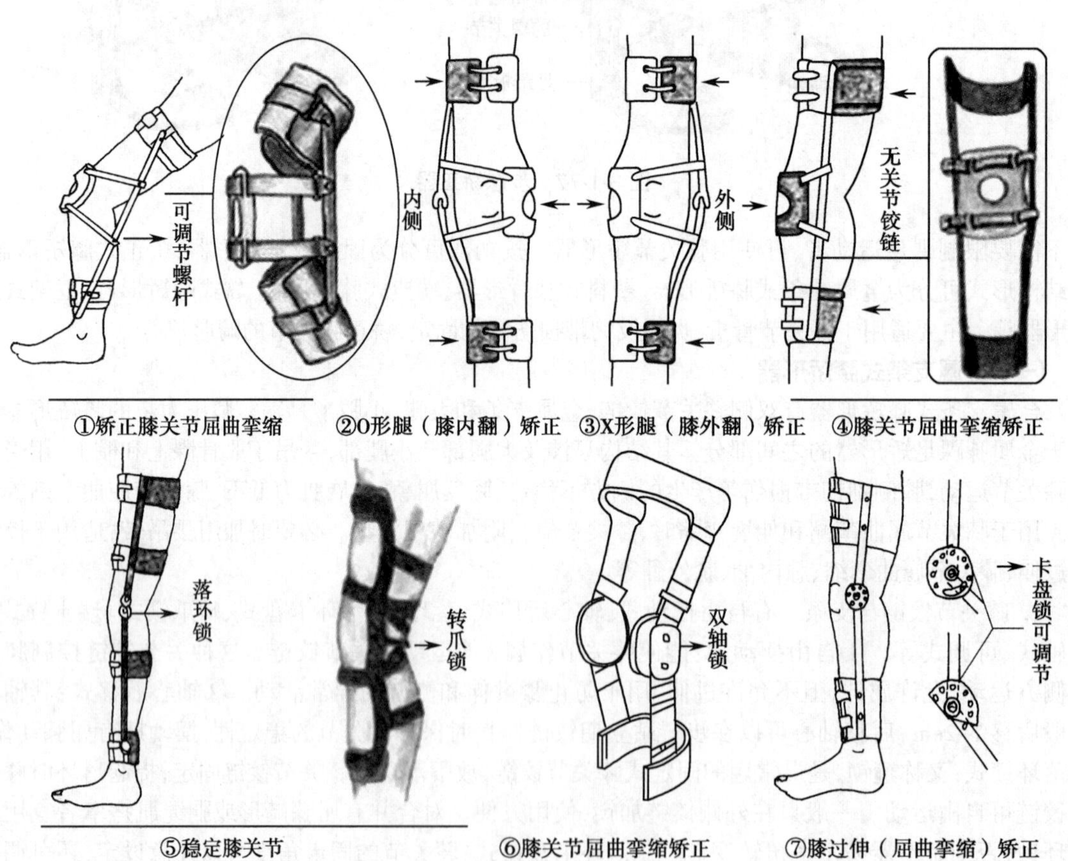

图 3-1-79　几种金属支条式膝矫形器

(图 3-1-79)。

(二) 塑料式膝矫形器

塑料式膝矫形器是传统膝矫形器的改进型，一般带有多轴膝关节铰链和大腿、小腿模塑而成的外壳，用尼龙搭扣固定在大腿、小腿上。这种塑料式 KO 与肢体接触面积大，舒适，易清洗，限制异常活动的功能好，不易脱落。其适应证与金属支条式膝矫形器相同(图 3-1-80)。

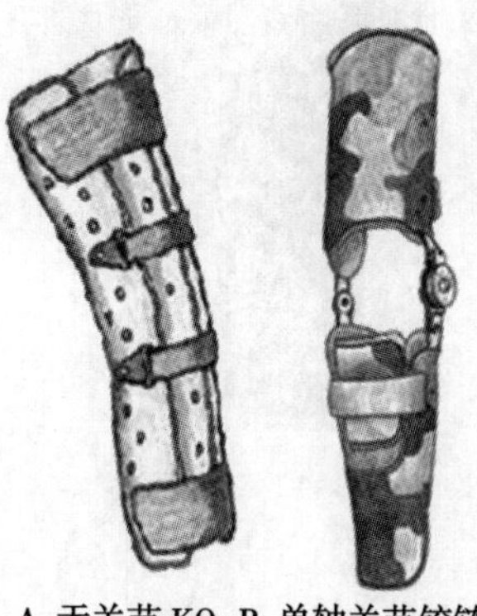
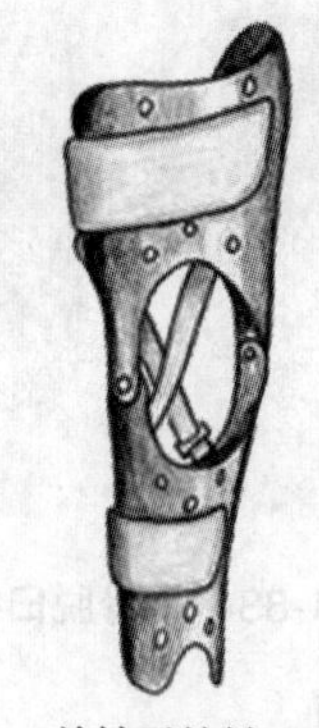
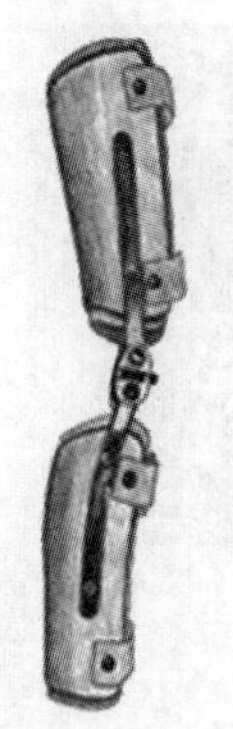
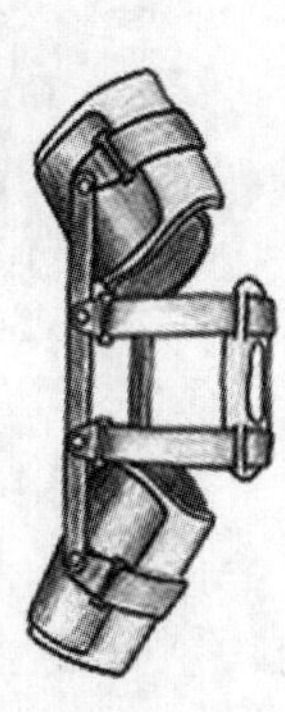

A. 无关节 KO　B. 单轴关节铰链 KO　C. 单轴无铰链 KO　D. 多轴心铰链 KO　E. 拉杆式 KO

图 3-1-80　各种塑料膝矫形器

(三) 软式膝矫形器

软式膝矫形器由强力弹性织物制成，也可用侧向弹性支条增加膝关节的侧向稳定性。主要适用于辅助治疗膝关节内及膝关节周围软组织炎症及拉伤、侧副韧带损伤、交叉韧带损伤及髌韧带损伤等。

1. 软式膝矫形器(不带支条)　能对膝关节四周施加适度的压力，保护和预防膝关节的软组织的损伤，增加膝关节的稳定性，穿戴方便(图 3-1-81)。

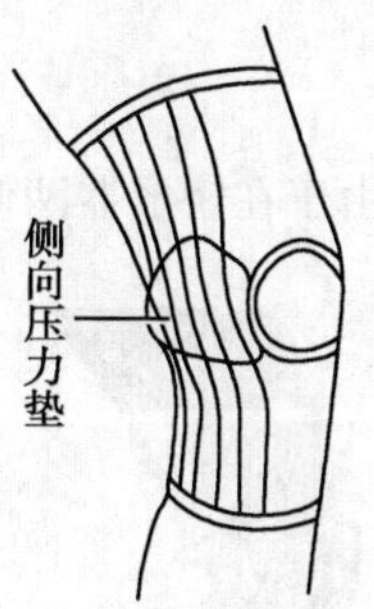

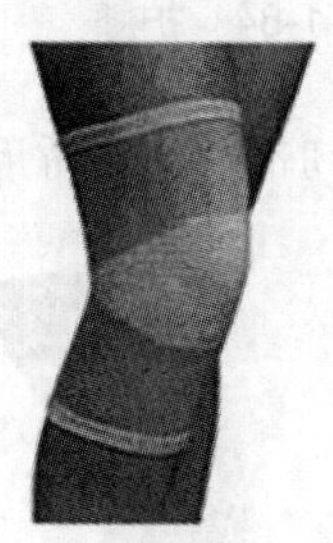
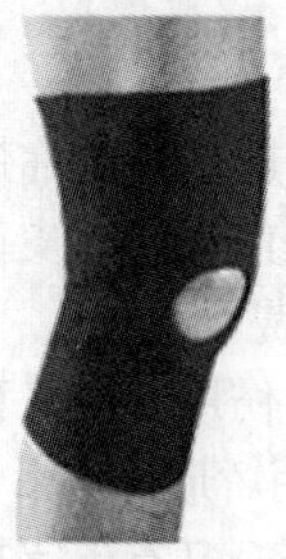

图 3-1-81　软式膝矫形器(不带支条)

2. 软式膝矫形器(侧向带支条)　防止膝关节侧向不稳定的矫形器。不防碍膝关节屈曲、伸展运动，穿戴方便(图 3-1-82)。

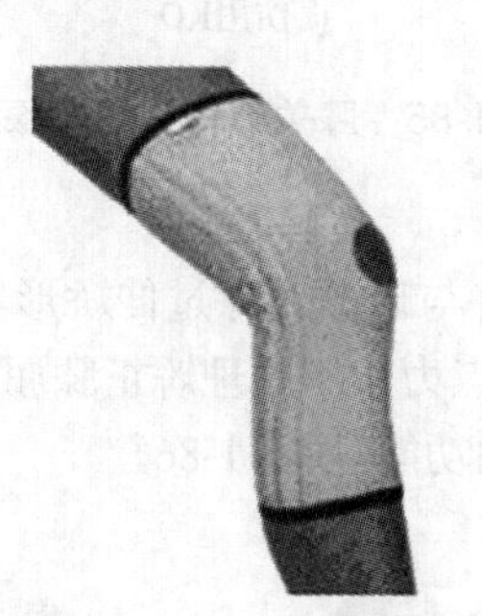
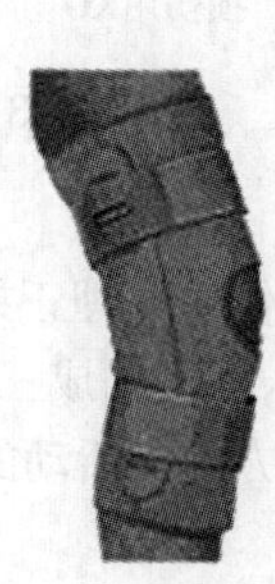
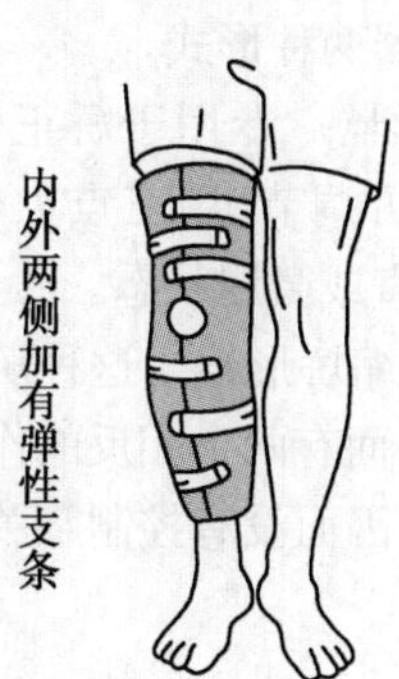

图 3-1-82　软式膝矫形器(侧向带支条)

3. 髌骨脱臼护架　用布匹、皮革或软性热塑板材制成的髌骨脱臼矫形器。在髌骨外侧装有小垫片及固定带，防止脱臼(图 3-1-83)。

4. 护膝　带有一块髌骨压力垫，两侧一般各带有一根弹性的扁簧、弹性支条或膝关节铰链。适用于胫骨粗隆骨软骨病、髌骨脱臼、髌韧带损伤以及膝关节手术后的固定(图 3-1-84)。

5. 膝关节韧带损伤膝矫形器

(1) 前十字韧带损伤用 KO：又称带支条式前十字韧带损伤用矫形器。在矫形器两侧带有弹性固定支条，在小腿前面和大腿后面装有皮革制交叉韧带，可防止膝的晃动。

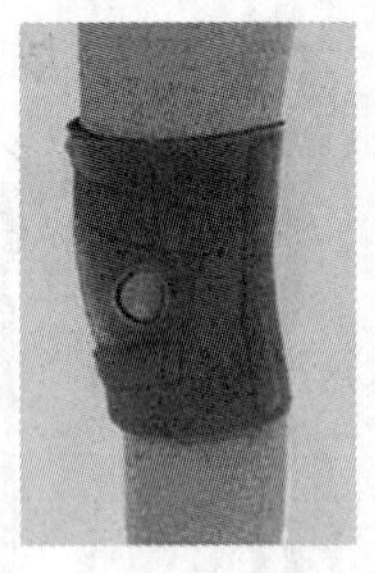
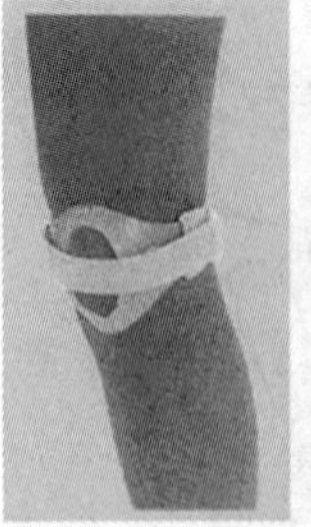
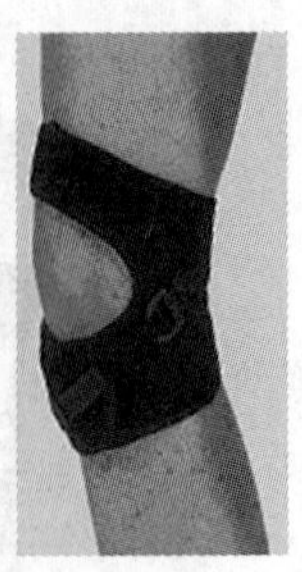
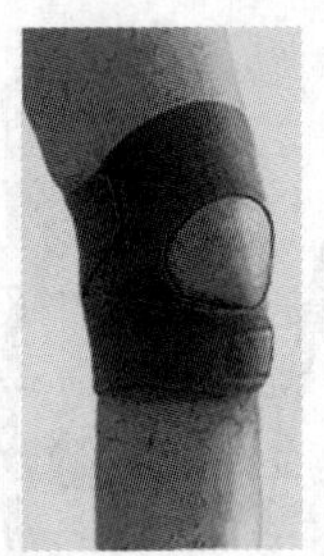

图 3-1-83 髌骨脱臼护架

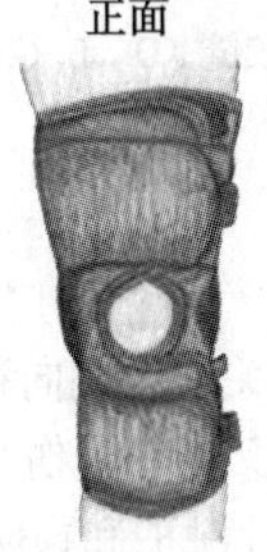
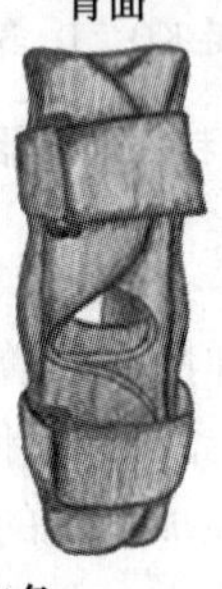

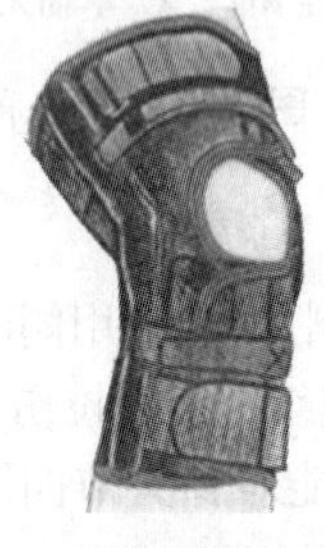
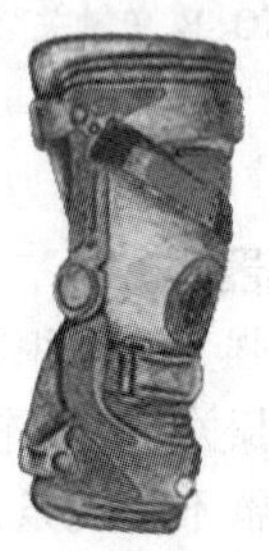

A. 不带侧向支条　B. 带侧向支条　C. 带膝关节铰链

图 3-1-84 护膝

(2) 后十字韧带损伤用 KO：又称带后十字韧带损伤用矫形器。由于在矫形器两侧带有弹性固定支条，在小腿后面及大腿前面装有皮革及交叉绷带，所以能防止膝关节晃动。

(3) 内外侧副韧带损伤用 KO：又称内侧副韧带与外侧副韧带损伤用矫形器。由于在矫形器两侧带有弹性固定支条，又有十字交叉弹性带，所以能防止膝的左右晃动(图 3-1-85)。

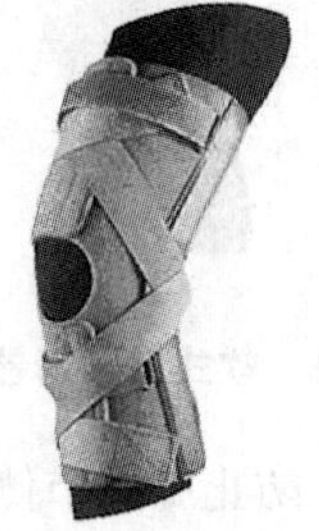
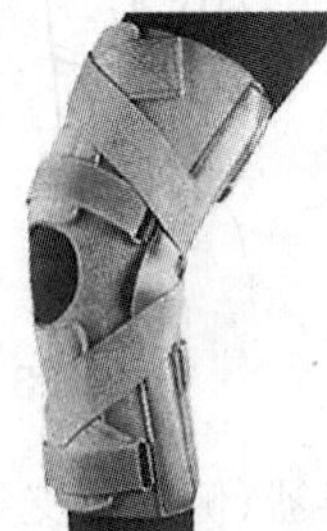
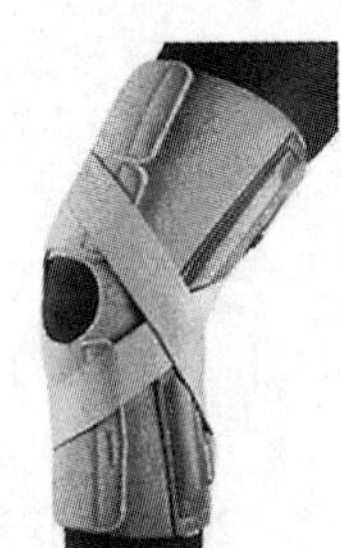

A. 前十字韧带损伤用KO　B. 后十字韧带损伤用KO　C. 内外侧副韧带损伤用KO

图 3-1-85 膝关节韧带损伤膝矫形器

(四) 瑞典式膝矫形器

瑞典式膝矫形器有瑞典式膝过伸矫形器和反瑞典式膝屈曲挛缩矫形器两种形式。

1. 瑞典式膝过伸矫形器　专用于矫正膝过伸畸形，腘窝部的皮带可调节，用三点力作用原理使膝关节保持在伸直或微屈状态。

2. 反瑞典式膝屈曲挛缩矫形器　这种矫形器作用原理正好与瑞典式膝过伸矫形器相反，在膝盖上有压力垫，在大小腿的后面有两个相反的作用力，它们构成三点力作用原理矫正膝屈曲挛缩畸形。

由于这类矫形器较短，因而没有控制膝关节侧方异常活动的功能(图 3-1-86)。

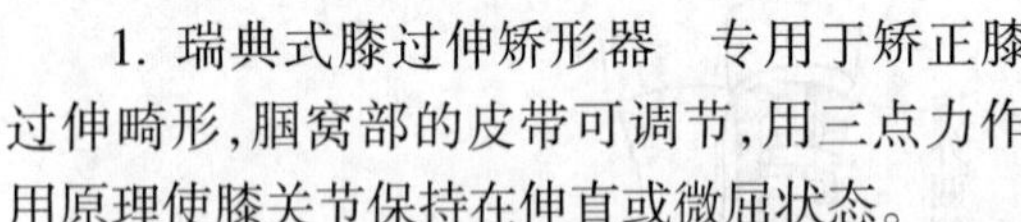

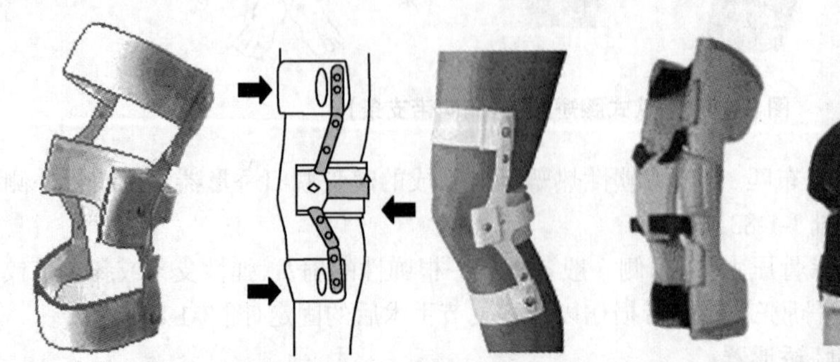

①瑞典式膝过伸矫形器　②反瑞典式膝屈曲挛缩矫形器

图 3-1-86 瑞典式矫形器

（五）硬质膝矫形器

硬质膝矫形器多采用碳纤维板材或硬性树脂成形，并用膝关节铰链连接，用尼龙搭扣进行固定，膝关节一般采用了多轴心膝关节铰链或定位锁关节铰链，一方面与人体生理膝关节运动相适应，另一方面可以对人体膝关节的运动进行限位调节。适用于膝关节韧带损伤、膝内翻、膝外翻及膝关节手术后的固定和膝关节活动范围的调节（图 3-1-87）。

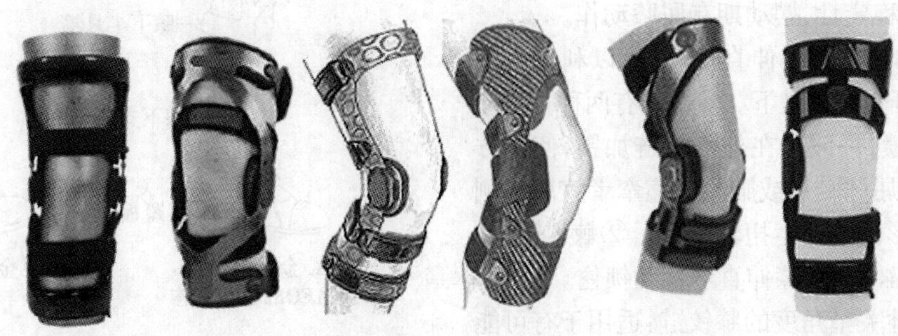

图 3-1-87　硬质膝矫形器

（六）框架式膝矫形器

框架式膝矫形器是由两侧金属支条、上下腿箍及髌骨压力垫组成。其结构只涉及大腿部至小腿部，用于控制膝关节运动，膝的侧面副韧带损伤等而产生的侧力不稳定，或反屈膝，以及膝伸展肌力低下、关节挛缩等病症。用于膝关节屈曲挛缩和伸展挛缩时，膝关节应当附加膝压垫（图 3-1-88）。

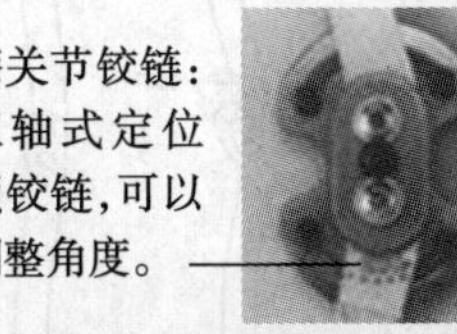

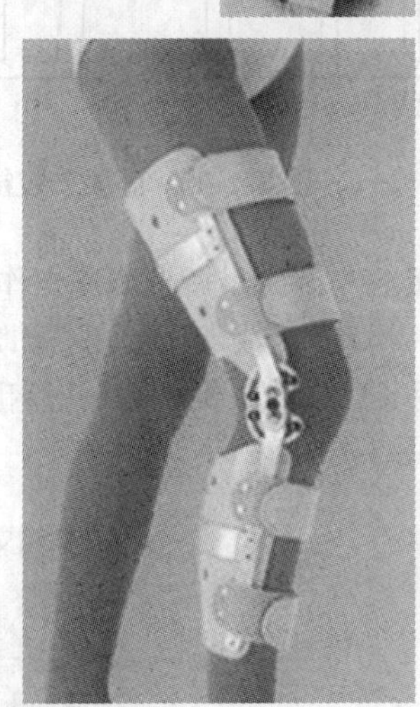

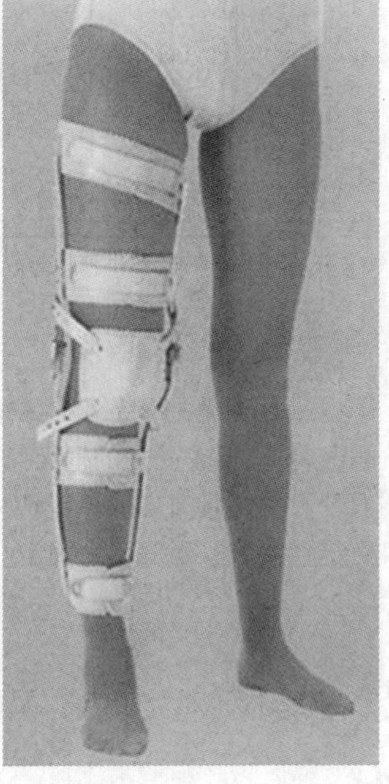

图 3-1-88　框架式膝矫形器

六、膝踝足矫形器

膝踝足矫形器（knee-ankle-foot orthosis，KAFO）又称大腿矫形器，是由大腿部到足底部的结构组成，可控制膝和踝关节运动的矫形器。用于站立时能保持稳定、免荷、预防和矫正畸形等治疗目的。按其功能分为固定式、矫正式和免荷式膝踝足矫形器三种类型；按其结构形式又分为金属支条式、塑料式和坐骨承重式膝踝足矫形器三大类。

膝踝足矫形器的适应证：①足部、踝关节的变形：马蹄足、内翻足和翻扁平足等；②末梢神经麻痹：腓骨神经麻痹、胫骨神经麻痹和坐骨神经麻痹等；③膝部疾患：侧方不稳定膝、膝伸展力低下、反屈膝和屈曲或者伸展挛缩等；④髋部疾患：先天性髋脱位、髋内收挛缩和髋伸展力低下等；⑤下肢骨折：股骨、膝部骨折和小腿骨、足部骨折等；⑥双侧麻痹：截瘫。

（一）金属条膝踝足矫形器

金属结构的膝踝足矫形器是由支踝足矫形器加上膝关节铰链和大腿部分的支条、皮箍组成，因此也称长下肢矫形器。主要用于中枢性或周围性瘫痪出现的下肢运动障碍，尤其是膝关节的不稳定。

1. 金属支条式膝踝足矫形器的基本结构　以支踝足矫形器为基础增加了膝铰链、支条、箍与条带（膝上、髋下），膝罩（图 3-1-89）。

2. 膝铰链　是膝踝足矫形器的基本部件（图 3-1-90）。

(1) 自由运动膝铰链:控制侧方运动,允许屈伸但不允许过伸,用于防止膝过伸和侧方的异常活动。

(2) 轴心后移型膝铰链:轴心一般后移1~2cm。后移轴心可以在步行支撑期铰链伸直时保持膝关节的稳定性,摆动期有屈膝动作。

(3) 带锁的膝铰链:伸直位锁住,以利无力的下肢步行,打开锁可以坐下。常用锁有两种。①落环锁:又称箍锁,一般只在外侧铰链加锁,使用方便。对合并有屈膝畸形或腘绳肌痉挛者宜用双侧环锁,否则矫形器易发生扭转变形。②棘爪锁:又称瑞士锁(Swiss lock),膝伸直可自动锁住。

(4) 可调膝关节角度的膝铰链:适用于有可能矫正的屈膝畸形患者使用。

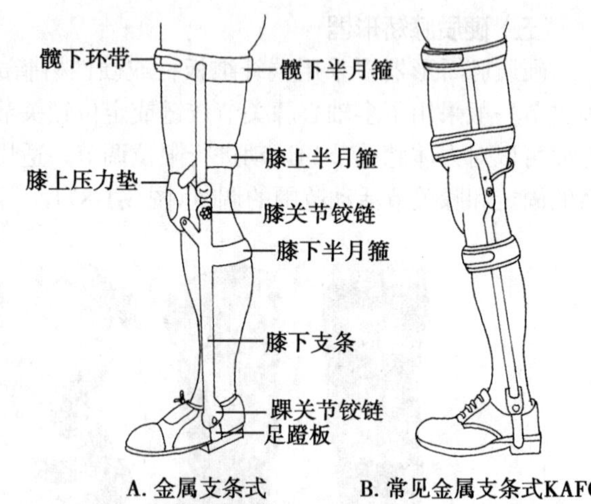

图 3-1-89　金属支条式膝踝足矫形器的基本结构

(5) 多轴心膝铰链:符合生理膝关节运动特性,适用于膝关节屈伸运动中需要严格控制前后异常运动的患者。

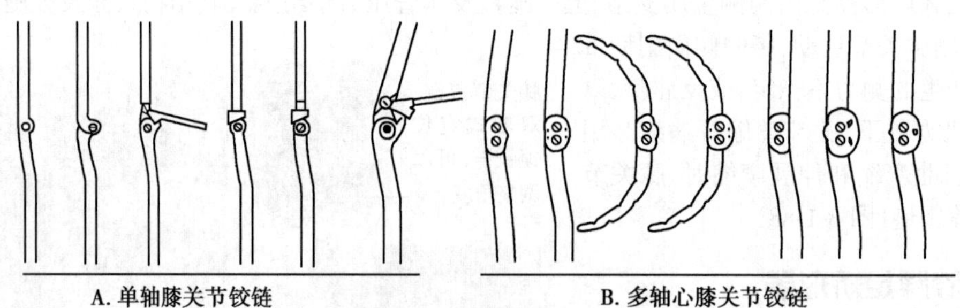

图 3-1-90　膝关节铰链与支条

3. 半月箍、环带、膝罩的置放与膝踝足矫形器三点作用力原则　半月箍系金属板制成,联接着两侧金属条,形成受力的框架结构。环带(或半环带)、膝罩既是矫形器的固定带,也是稳定膝关节的作用力带。神经肌肉疾病患者使用KAFO的主要目的是稳定膝关节,避免无力的膝关节承重时突然弯曲。稳定膝关节需要三点力固定(图 3-1-91)。

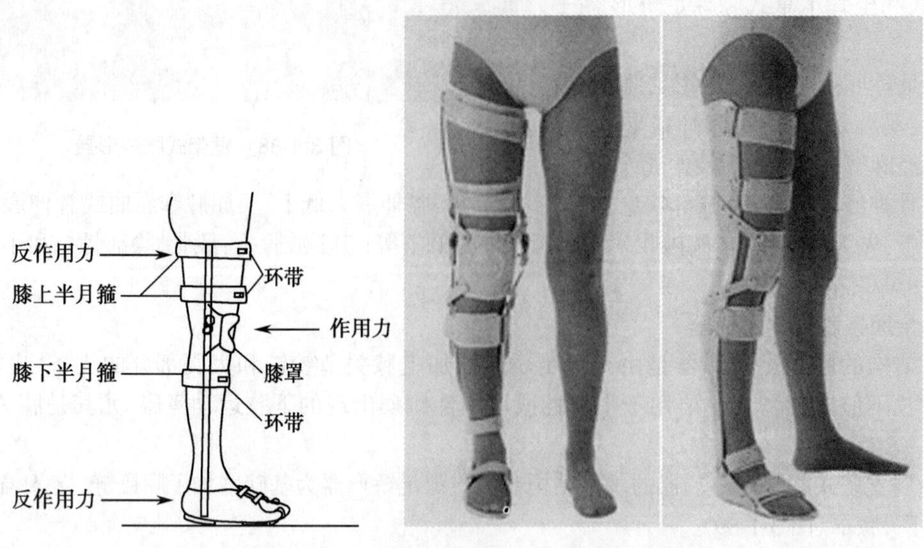

图 3-1-91　稳定膝关节无力的三点力作用原理

(1) 位于膝前中部的作用力：作用力越是接近膝关节轴心，作用力越大，需要维持膝关节稳定的作用力越小；如膝屈曲畸形越严重，站立位承重时所需要的维持膝关节稳定的作用力越大。

(2) 位于大腿后上部的反作用力：为取得尽量长的杠杆臂，大腿上箍尽量往上置放，但不能引起坐骨结节、耻骨联合处的不适。

(3) 下部反作用力：作用点位于鞋处。一般是通过安装环带、半环带、膝罩来实现前部的作用力。有六种方法，可以结合临床需要和作用力部位局部情况选用（图 3-1-92）。

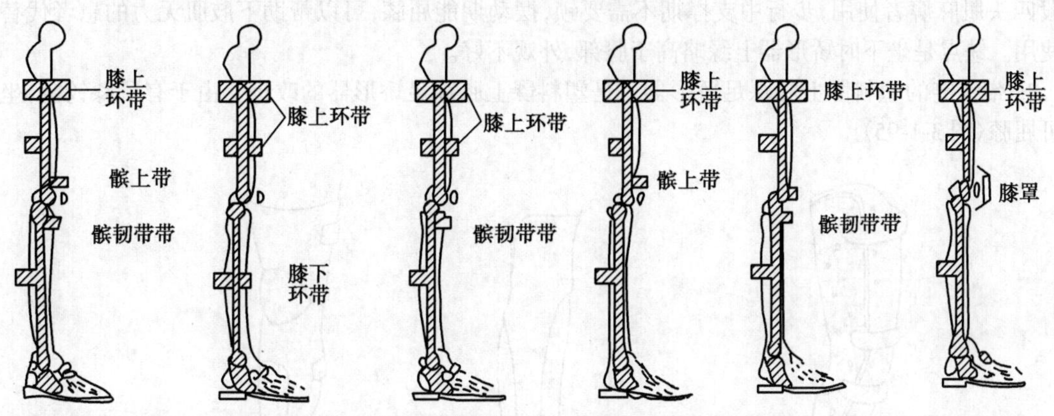

图 3-1-92　膝压力带或压力垫的使用方法

4. 单侧金属支条膝踝足矫形器

(1) 结构特点：带有膝关节铰链、踝关节铰链；根据控制畸形的需要采用的支条放置在肢体的内侧或外侧。

(2) 功能：主要用于控制膝关节的内翻、外翻。膝关节内翻时，将支条放在内侧；膝关节外翻时，将支条放在外侧。膝关节的锁打开后可以坐下，站立、步行时需锁住，保持膝关节直立状态。踝关节铰链可以根据患者的踝足畸形情况选择其控制功能，可以跖曲、背屈自由活动，从而控制距下关节的内翻、外翻活动；也可以背屈自由活动，跖曲止动等。

(3) 作用原理：其作用原理为三点力作用原理。以膝外翻畸形为例，作用力位于膝关节的内侧，方向由内向外；反作用力一位于大腿近端外侧，方向由外向内；反作用力二位于跟骨的外侧，方向由外向内；反之亦然（图 3-1-93）。

(4) 适应证：主要预防与矫正膝关节内外翻畸形，其结构简单重量较轻，但强度不够，容易变形，所以只适合于小儿与体重较轻的患者（图 3-1-94）。

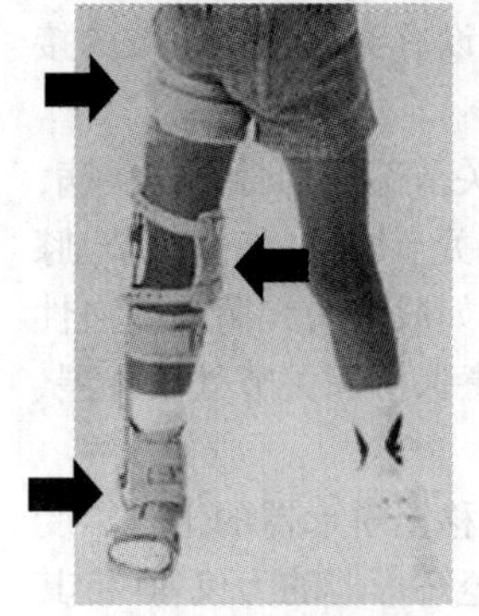

A. 矫正 X 型腿（膝外翻）

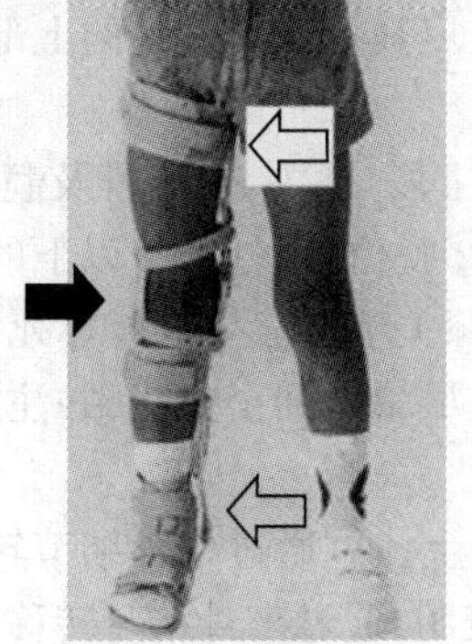

B. 矫正 O 型腿（膝内翻）

图 3-1-93　单侧金属支条膝踝足矫形器与其作用原理

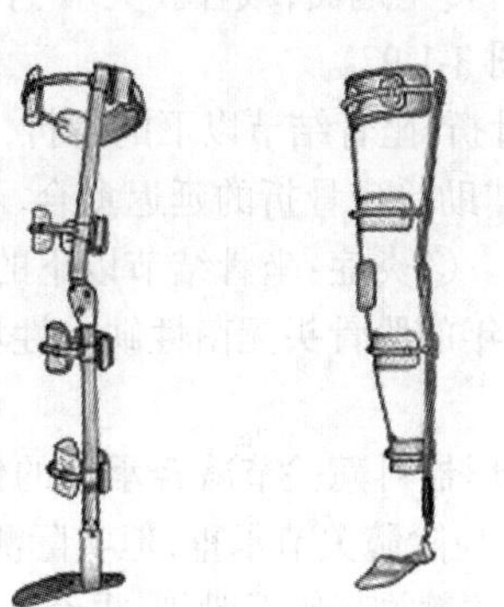

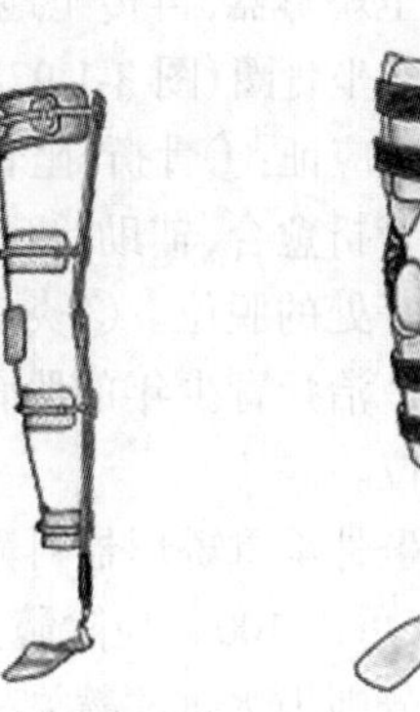

图 3-1-94　单侧金属支条膝踝足矫形器

（二）塑料式膝踝足矫形器

1. 全塑料的膝踝足矫形器　是一种全部用塑料制成的，与全塑料 KO 相似，不同之处在于是在

KO 的基础上向下延伸到足部，把踝部、足部都包括在内。这种矫形器与金属支条式相比，其特点是重量轻，与肢体服贴，能更好地控制压力分布，易清洁，穿着较舒适，外观较好，没有零部件，整体性好。因此比较坚固，主要适用于中枢性或周围性瘫痪出现的下肢运动障碍，尤其是膝关节的不稳定。

2. 塑料髁上膝踝足矫形器　又称抗地面反作用力膝踝足矫形器，可较好地限制距下关节和踝关节活动。由于踝关节被固定在轻度马蹄位，步行中支撑后期可以产生伸膝力矩，辅助稳定膝关节。适合股四头肌麻痹者使用，步行中支撑期不需要锁，摆动期能屈膝，可以帮助下肢肌无力的患者代替拐杖使用。缺点是坐下时矫形器上缘略高于膝部，外观不好。

3. 带铰链的塑料髁上膝踝足矫形器　是塑料髁上膝踝足矫形器的改进。由于有了膝铰链，坐下时可屈膝（图 3-1-95）。

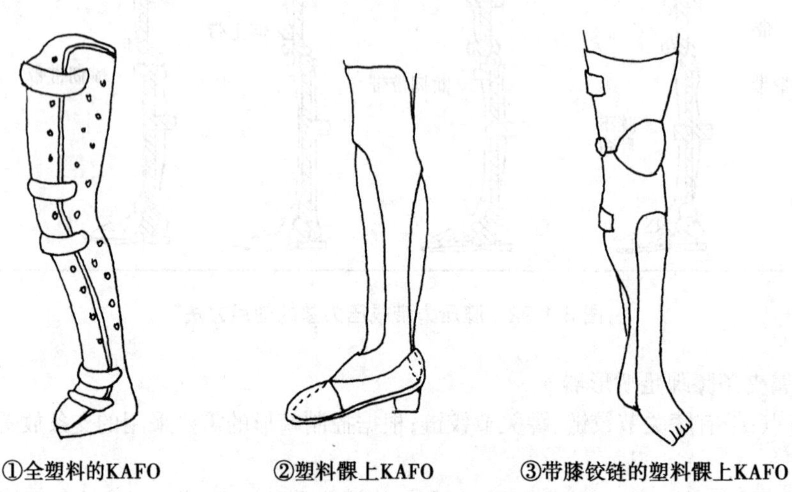

图 3-1-95　塑料式膝踝足矫形器

（三）塑料和金属混合型膝踝足矫形器

塑料和金属混合型膝踝足矫形器带有金属支条、膝关节铰链、踝关节，经模塑制成。与肢体吻合好，重量轻，容易清洁。缺点是透气性差。适用于偏瘫、截瘫、儿麻后遗症、肌肉营养不良、下肢广泛无力，也可以矫正膝关节和踝关节以及足补的畸形。

这类矫形器由于容易从金属铰链与塑料连接部位拆开，利于儿童使用中随着生长发育需要的延长（图 3-1-96）。

（四）免荷式膝踝足矫形器

免荷式膝踝足矫形器亦称坐骨承重矫形器。此矫形器的主要作用是使步行中站立的体重通过坐骨传至矫形器，再传至地面，减轻髋关节、下肢的承重。其特点是大腿的上部设有类似大腿假肢的接受腔或坐骨圈（图 3-1-97）。

适应证：①骨折：坐骨结节以下的骨折，如胫腓骨上段、膝关节、股骨及髋关节部位的骨折与疾病，促进骨折愈合，辅助治疗骨折的延迟愈合、不愈合。②脱位：坐骨结节以下的关节脱位，如髋关节、膝关节等处的脱位。③炎症：坐骨结节以下的炎症，如膝关节炎症等。④坏死：如股骨头无菌性缺血性坏死。治疗青少年的股骨头无菌性缺血性坏死时，应尽量做到全免荷，并注意保持髋关节处于外展、内旋位。

坐骨承重矫形器对髋关节减轻承重的作用，理论上体重通过坐骨结节转移至矫形器的坐骨承受部位，可以 100% 免除髋关节承重，但实际测量结果表明，通过坐骨结节转移至矫形器的力仅 40%，其余部分则仍然通过髋关节传至股骨，再经大腿软组织传至矫形器。因此，坐骨承重矫形器用于治疗股骨头缺血性坏死，仍应使用拐杖辅助，以减轻股骨头的承重。

七、髋膝踝足矫形器

髋膝踝足矫形器（hip-knee-ankle-foot orthosis，HKAFO）是用于髋关节、膝关节、踝足关节及足的矫

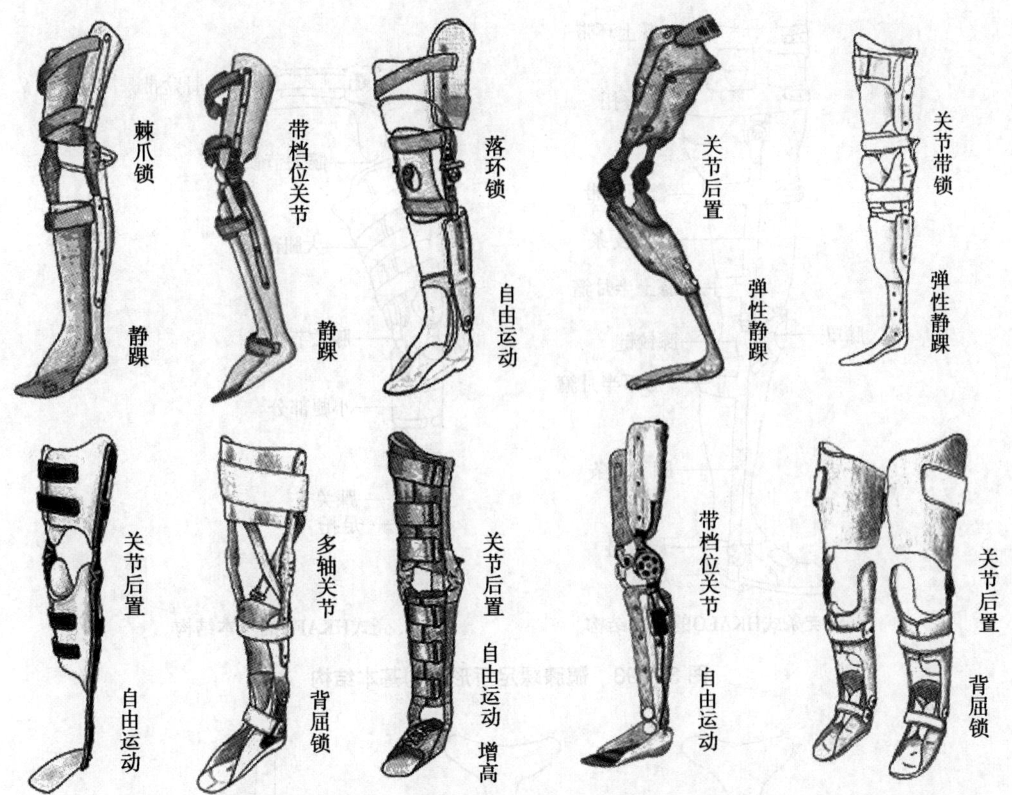

图 3-1-96 各种形式的塑料和金属混合型膝踝足矫形器

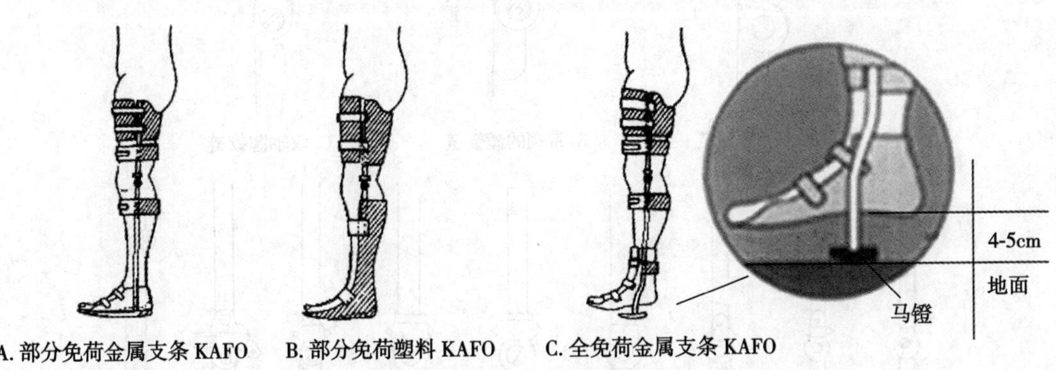

图 3-1-97 免荷式膝踝足矫形器

形器，俗称髋大腿矫形器。髋大腿矫形器适用于整个下肢包括髋部肌肉麻痹者。其特点是通过不同功能的髋、膝、踝铰链及利用对下肢各关节支撑的控制协助下肢对体重支撑的原理，来满足不同患者的治疗需要。对完全失去下肢功能者，其体重产生的力由臀部、坐骨通过到矫形器，直接传递到地面，由矫形器代替下肢起支撑作用。适合臀部及大腿肌肉均广泛瘫痪、髋膝踝关节松弛不稳或伴有内、外旋畸形的患者，对瘫痪者有支撑稳定下肢、辅助站立和行走的功能，常用于截瘫患者的辅助直立和行走。按其功能分为固定式、矫正式和交替迈步式髋膝踝足矫形器；按其结构形式分为壳式、支条式、柔性和混合性髋膝踝足矫形器等。

（一）固定式髋膝踝足矫形器

1. 基本结构 以膝踝足矫形器为基础增加髋关节铰链、铰链锁、骨盆带而成（图 3-1-98）。

（1）髋关节铰链：①单轴髋铰链：允许屈伸，限制内收、外展与旋转活动。伸髋止动可限制过伸。环状锁可于髋铰链伸直位锁住。②双轴髋铰链：双轴方向交叉呈 90°，允许屈伸、内收、外展，只控制旋转活动（图 3-1-99）。

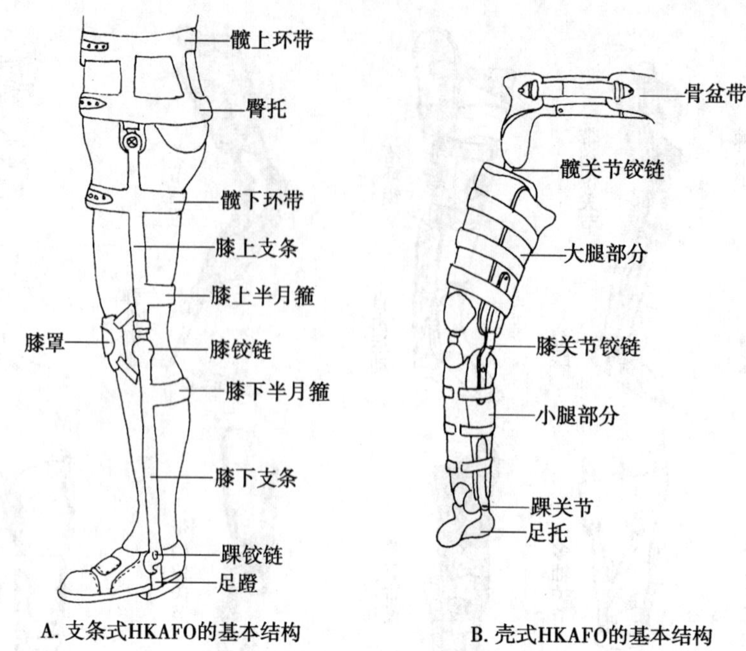

图 3-1-98 髋膝踝足矫形器的基本结构

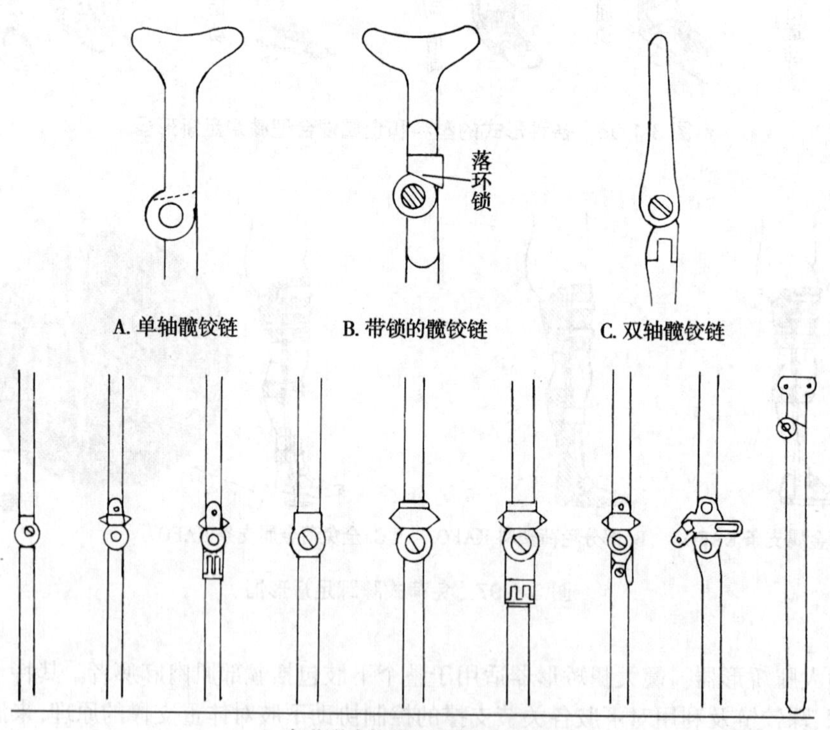

图 3-1-99 髋金属支条与关节铰链

(2) 骨盆固定装置:与髋铰链配合使用。①骨盆带:以T型金属板将骨盆带与髋铰链相连,骨盆带位于髋嵴与大粗隆之间,分单侧与双侧,有较好的下肢悬吊与控制旋转功能。②骨盆架:由金属条、皮革制成,能较好地控制髋关节各方向的活动。③模塑骨盆座:由塑料制成与骨盆相当伏贴,控制力强,使用也较舒服(图 3-1-100)。

2. 适应证 主要适用于小儿麻痹后遗症下肢广泛肌肉麻痹、脊髓损伤、脊椎裂、肌肉营养不良等神经肌肉疾病引起的截瘫,可以帮患者扶拐站立、步行。大多数截瘫患者使用双拐,用不带骨盆带的KAFO可以稳定地步行。使用带骨盆带的HKAFO,由于限制了髋的活动,腰椎活动不得不加大,同时

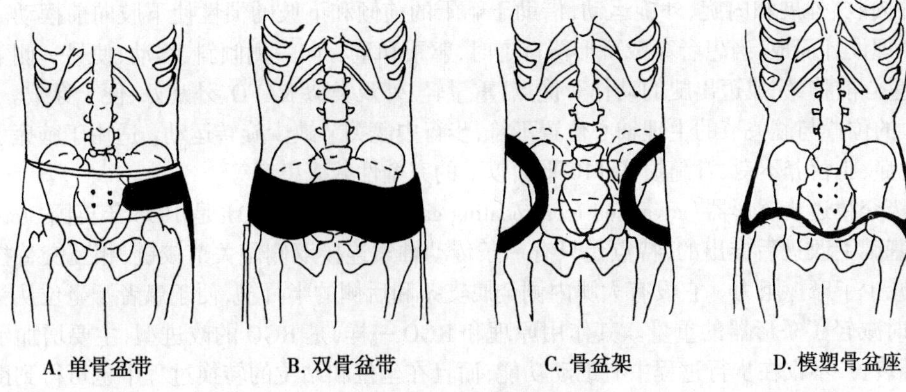

图 3-1-100 骨盆固定装置

步幅减小，步行中身体重心上下移动幅度使能耗、穿戴时间都有增加。

目前大多数使用的 KAFO 都不带骨盆带。带骨盆带、无锁双轴髋关节铰链的主要适用于矫正儿童下肢旋转畸形；带骨盆带、环锁单轴髋关节铰链的主要适用于某些下肢肌肉广泛弛缓性麻痹患者，以控制髋、膝、踝关节的异常活动和预防髋关节脱位和半脱位。对于某些特殊的痉挛性麻痹患者，可用于预防、控制髋内收、内旋畸形。固定式髋膝踝足矫形器常见的形式如图 3-1-101。

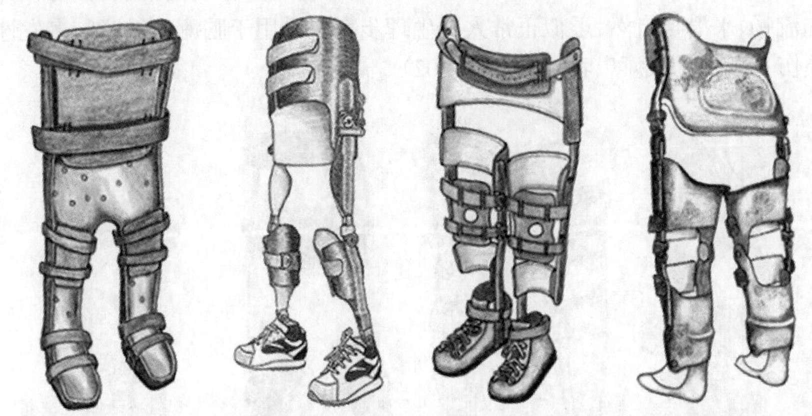

图 3-1-101 几种固定式髋膝踝足矫形器

(二) 交替迈步矫形器

交替迈步矫形器（reciprocating gait orthosis，RGO）是一种与标准大腿矫形器连接的辅助装置，用于帮助截瘫、脑瘫患者“重新行走”。以前 L1 截瘫多用 HKAFO 辅助患者步行，多应用双拐采取迈至步态或迈过步态，很费力气。1983 年路易斯安那州大学 Douglas 等首先报告了交替迈步矫形器：当患者一侧髋关节做髋过伸运动时，通过髋关节后方导索的等长移动，带动另一侧的髋关节做屈曲运动，从而达到带动下肢向前移动目的。这种交替迈步矫形器适用于脑瘫、脊柱裂、多发性硬化症、肌营养不良、脊髓损伤 T6 以下完全性损伤截瘫患者等。

1. 常用品种　近年来交替迈步矫形器不断改进，已有多个品种，现介绍几种目前国内常用的品种。

(1) 路易斯安那州大学交替迈步矫形器（Louisiana State University reciprocating gait orthosis，LSU-RGO）：是由一对 HKAFO 和一条连接 HKAFO 的硬骨盆带构成，双侧髋关节铰链仅有屈伸功能，有两条传动轴索，矫形器的胸托的上缘位于肋骨剑突下。当患者站立位，扶着双拐或助行器将躯干向后倾时则一侧髋关节后伸，通过传动轴索使一侧髋关节屈曲，迈步向前。适用于脑瘫、脊柱裂、多发性硬化症、肌营养不良、脊髓损伤 T6 平面以下的完全性截瘫患者等。

(2) 沃克博特步行系统（Walkabout walking system）：1992 年 Chris Kirtley 和 Stewart 在 LSU-RGO 的基础上开发了 Walkabout 步行系统。它没有骨盆装置、髋关节铰链装置在大腿的内侧，可以有效地控

制髋关节的内收、外展和内旋、外旋运动,借助于躯干的前倾和下肢的惯性使下肢向前摆动。它是利用钟摆的原理设计而成,当患者穿戴矫形器行走时,躯干和重心向一侧倾斜、移动,使另一侧下肢离开地面,然后重心前移,完成迈出腿的动作。优点:重量轻、外观类似 KAFO、外观好、便于穿戴。缺点:髋关节的轴心的位置与髋关节的生理轴心位置不符,步行中髋关节缺少旋转运动。适用于脑瘫、脊柱裂、多发性硬化症、肌营养不良、脊髓损伤 T10 平面以下的完全性截瘫患者等。

(3) 高级交替迈步矫形器(advanced reciprocating gait orthosis, ARGO):是 1995 年英国 Steeper 公司在 RGO 的基础上改进后推出的,特点是只有一条传动轴索连接双侧髋关节铰链,相互交替控制髋关节是屈伸,减少了摩擦阻力。它没有大腿内侧金属支条和后侧的半月箍,便于患者于坐位从头上套下来穿戴,同时减轻了矫形器的重量。其作用原理和 RGO 一样,是 RGO 的改进型,主要增加了髋膝关节助伸气压装置,不仅在步行过程中有助动功能,而且在坐位和站位的转换过程中也可得到助动功能的帮助,患者在使用过程中稳定性大大提高,能量的消耗也降低不少。适用于脊柱裂、脑瘫、多发性硬化症、肌营养不良、脊髓损伤 T4 以下的完全性截瘫患者等。

(4) 奥托博克(OTTO BOCK)交替迈步矫形器:是 2003 年德国的 OTTO BOCK 矫形技术公司推出的 RGO 系统。这一系统与 LSU-RGO 类似,主要特点是双侧髋关节铰链为双轴系统,一个为坐轴,一个为步行轴。坐轴铰链带锁,坐位时打开;步行轴是个倾斜 35° 的轴。在其之前的矫形器都有一个共同缺点,当患者步行旋转骨盆时,矫形器的双侧足托会出现旋转变化。奥托博克 RGO 在步行中可以做到当骨盆旋转 15° 时,双下肢矫形器的足托不会出现旋转变化,从而使下肢矫形器的前进方向保持不变,步态更加流畅、平滑与自然,近似正常人的生理步态。适用于脑瘫、脊柱裂、多发性硬化症、肌营养不良、脊髓损伤 T5~L2 的截瘫患者等(图 3-1-102)。

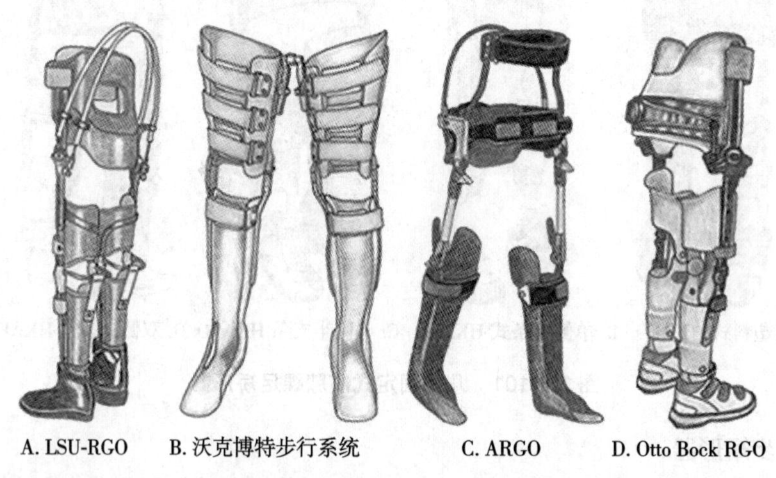

A. LSU-RGO　B. 沃克博特步行系统　C. ARGO　D. Otto Bock RGO

图 3-1-102 几种交替迈步矫形器

2. 适应证和禁忌证

(1) 适应证主要有:①脑瘫、截瘫、脊椎裂、T6 以下脊柱损伤和任何能够装配矫形器且上肢有力量控制拐杖运动的患者;②可提供给使用者侧向的稳定性和平衡性;③配合行走器的使用,使用者的腿可进行摆动并达到相应的灵活性;④使用者在行走时需使用肘拐来支撑身体,这样可使一侧腿像钟摆一样向前摆动,支撑身体还可以产生两点式步态。

(2) 禁忌证主要有:①T4 以上完全性截瘫患者(临床上也有 C6、C7 的不完全性截瘫实例);②运动和平衡能力不足;③体重过大;④上肢肌力不足;⑤髋、膝关节痉挛严重;⑥髋、膝关节屈曲挛缩严重。

总之,从适应平面来说,LSU-RGO 和 ARGO 的适应平面比 Walkabout 步行系统相对高;从步行的步速、步幅来说,Walkabout 步行系统相对步幅小,步速快。根据每位患者的身体状况和截瘫平面的不同,如上肢的肌力、运动协调能力的训练、坐位平衡以及轮椅床的转移等情况,使用的效果也会有所不同。经过矫形器师的精心制作和调试,并且积极配合系统的康复训练,一般患者都可以达到功能性步行。

(三) 瘫痪站立架

截瘫站立架(parapodium)是一种穿在衣服外面的站立支架,可以帮助截瘫患者不用拐杖而保持站立姿势(图 3-1-103、图 3-1-104)。

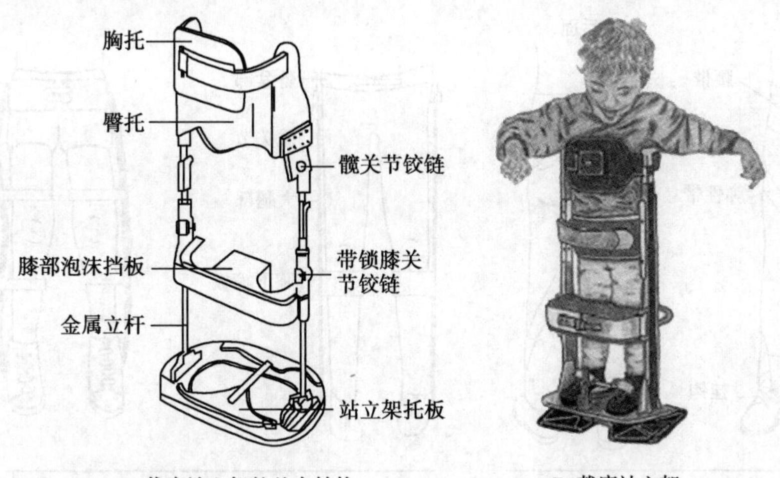

A. 截瘫站立架的基本结构　　B. 截瘫站立架

图 3-1-103　截瘫站立架

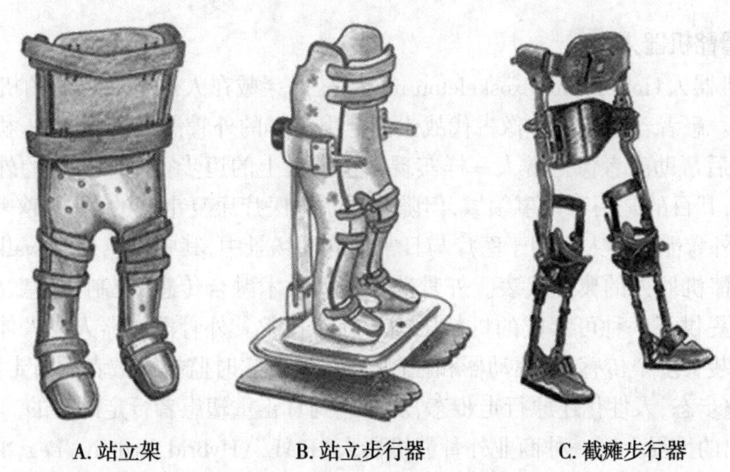

A. 站立架　　B. 站立步行器　　C. 截瘫步行器

图 3-1-104　其他几种形式的截瘫矫形器

这种站立支架由一个能卡住鞋的托板、一对金属立杆、膝部泡沫塑料制的档板、臀托、胸托等构成。在髋关节部位设有髋关节铰链,在膝关节部位设有膝关节铰链及铰链锁,锁住时可保持躯干、下肢良好的站立姿势,打开锁患者可以坐下。为了克服患儿不能独立地由坐位到站位的困难,在站立架托板上安装了一个可以拉长和缩短的杆,作为患者站起时的拉手。另外,有的还在髋、膝关节铰链部位附加了四连杆机构,帮助患者更容易地独立站起来。

截瘫站立架主要适用于脑瘫、脊椎裂、脊髓损伤截瘫患儿,辅助其站立。配合使用高的桌子时,患儿可以进行双上肢作业训练、学习、游戏和日常生活。

(四) 矫正式髋膝踝足矫形器

下肢旋转矫形器属于矫正式髋膝踝足矫形器的一种,也是一种柔性髋膝踝足矫形器。它利用弹力带或钢丝软轴传动轴索的弹力,矫正下肢的内旋或外旋畸形,髋关节铰链采用双轴结构,不仅可以自由屈伸,还可以内收、外展,同时不妨碍膝关节的屈伸,不妨碍踝关节的屈伸和距上关节的内翻、外翻活动。适用于痉挛型脑瘫引起的髋关节内收、内旋及剪刀步态、麻痹的脑瘫儿,一般应用不超过10 岁。

1. 弹力带式下肢旋转矫形器　用弹性橡胶带制作,控制下肢的内旋、外旋用矫形器。与内加钢索的橡胶带制作的下肢旋转矫形器相比,矫正力较弱,但重量轻,穿戴方便。

2. 钢索式下肢旋转矫形器　在骨盆带和足部之间安装有内加钢索的扭转支条，将内旋的下肢向外旋方向矫正。用带子将扭转支条固定在小腿部位。为了使髋关节能屈曲、伸展，踝关节能背屈、跖屈，还分别装有髋铰链和踝铰链（图 3-1-105）。

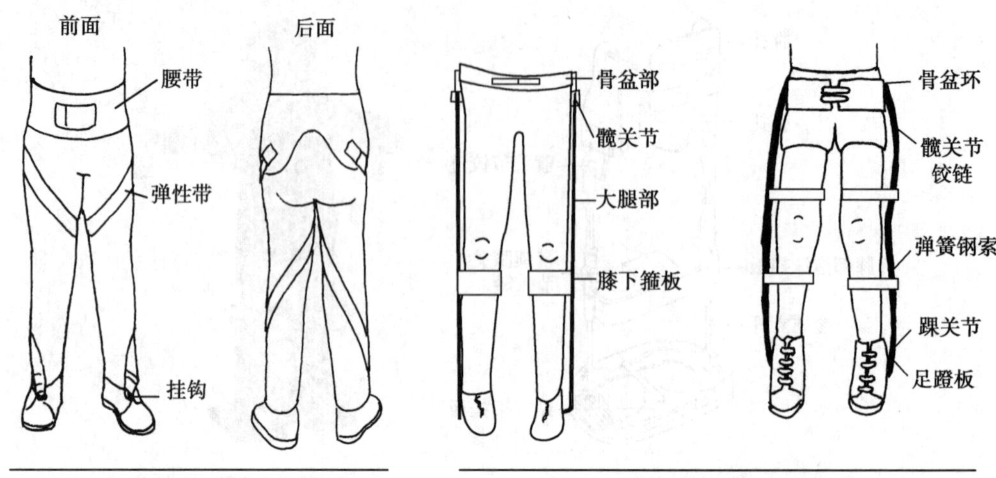

图 3-1-105　下肢旋转矫形器

（五）下肢外骨骼机器人

下肢外骨骼机器人（lower limb exoskeleton robot）是指穿戴在人体下肢外面的机器人，也称“可穿戴的下肢机器人”。患者若穿上这种像古代战士的铠甲一样的外骨骼机器人装备，机器人就会感知患者的运动意图，然后帮助患者像正常人一样实现真正意义上的迈步行走。最初的外骨骼机器人是美国于 2000 年研制，其目的是用于军事领域，但随着近年来医疗康复市场的发展，越来越多的先进技术进入康复领域，将外骨骼机器人应用于医疗与日常的应用场景中，其中以色列 Rewalk、日本 HAL、美国 Elegs 等都是外骨骼机器人的典型代表。外骨骼机器人技术融合传感、控制、信息、融合、移动计算等多种技术，为人类提供了一种可穿戴的机械机构的综合技术。外骨骼机器人在人体的腰部和腿部分别设有固定带，并装有多个传感器、驱动器和控制器，可通过实时监控穿戴者的行走特点，然后在线反馈、智能引导、调整步态，人性化还原行走步态，从而达到真正重塑患者行走的目的。

以日本研制出的世界上第一种商业外骨骼机器人“HAL”（Hybrid Assistive Leg，混合辅助腿）为例。这种装置能帮助患者以每小时 4 千米的速度行走，毫不费力地爬楼梯，HAL 机器腿的运动完全由使用者通过自动控制器来控制，不需要任何操纵台或外部控制设备。HAL 由背囊、内装计算机和电池的一组感应控制设备、4 个电传装置（对应分布在髋关节和膝关节两侧）组成。这种助人行走的外骨骼动力辅助系统配备较多的传感器，如角辨向器、肌电传感器、地面传感器等，所有动力驱动、测量系统、计算机、无线网络和动力供应设备都装在背包中，电池挂在腰部，是一个可穿戴的混合控制系统，根据生理反馈和前馈原理研制的动力辅助控制器可以调整人的姿态，使其感到舒适（图 3-1-106）。

2016 年我国推出了“大艾机器人”。这款可穿戴下肢外骨骼机器人目前已经有双侧外骨骼机器人、单侧外骨骼机器人、学步减重康复机器人等产品，并在北京积水潭医院、国家康复辅具研究中心等投入科研使用（图 3-1-107）。

尽管至今尚未见到有士兵配戴机械腿行走，但军用外骨骼机器人正在逐渐成为现实。当然，外骨骼机器人由于一些技术参数，如工作延续性、尺寸、重量、反应速度等，还远远达不到“万能士兵”的要求，要想真正用于行军打仗还需要一定时间。

八、髋矫形器

髋矫形器（hip orthosis，HO）是指从大腿到骨盆对髋关节起主要作用的矫形器。它是由骨盆带或骨盆架与髋铰链、大腿套组成，大腿套内侧向下延至股骨髁，功能是用于固定髋关节或控制髋关节的屈曲、伸展、内收、外展活动。髋矫形器按功能分为固定式和矫正式髋矫形器；按结构形式分为壳式、

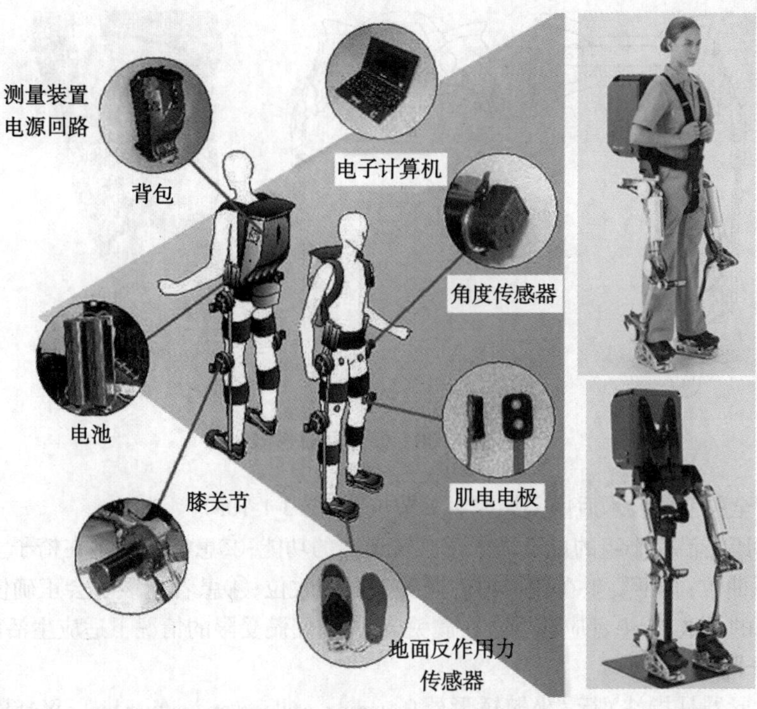

图 3-1-106 日本的外骨骼机器人"HAL"

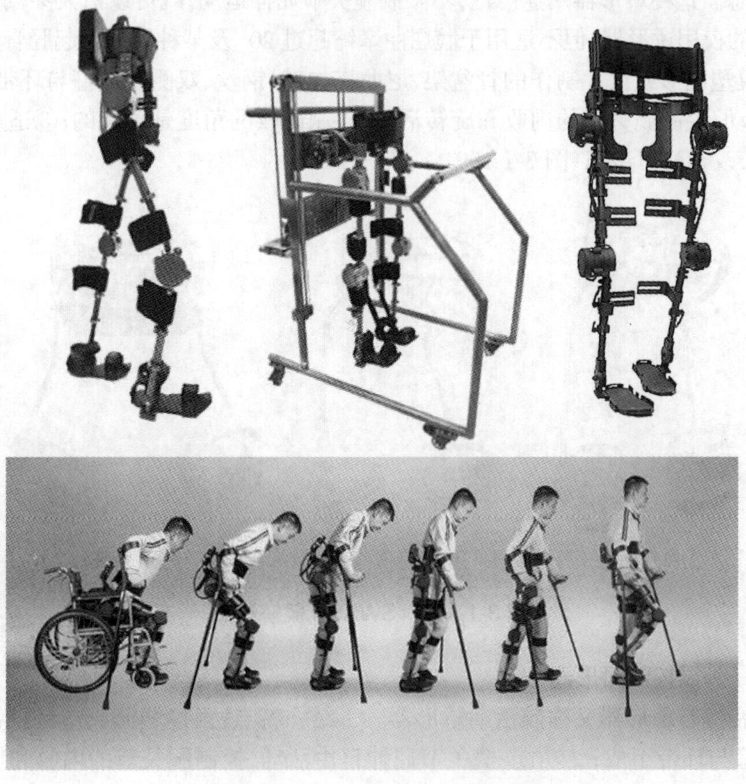

图 3-1-107 中国"大艾机器人"

框架式和软式髋矫形器；按组件化程度分为组件式和非组件式髋矫形器。

(一) 髋外展矫形器

髋外展矫形器就是将髋关节固定在外展 15°、内旋 5° 的位置的固定式髋矫形器。①结构特点：按照患者的石膏模型或尺寸设计制作的塑料骨盆座、髋外侧金属支条、大腿箍和腿套组成；②功能：控制髋关节于伸直位，限制髋关节的屈曲和内收活动；③适应证：适用于脑瘫患者控制痉挛性内收、屈髋畸

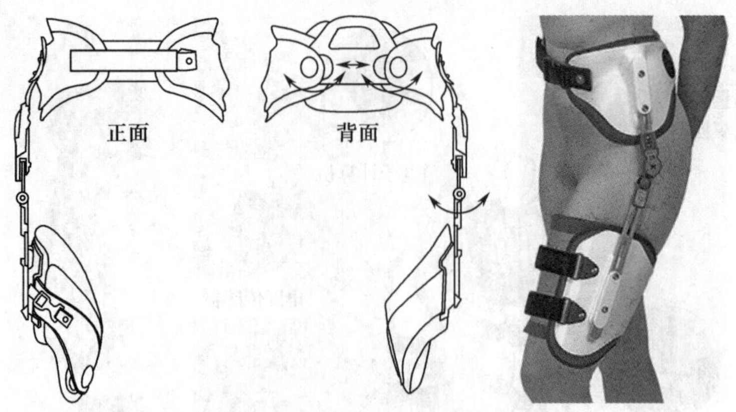

图 3-1-108　髋外展矫形器

形,也用于髋关节全关节置换术后恢复期控制关节位置(图 3-1-108)。

注意事项:①康复治疗小组的成员需了解其矫形器的功能;②患者不要坐在椅子上强行让自己坐直,使髋关节成屈曲位;③不要坐在轮椅内使髋关节成内收位;④患者应该学会正确使用拐杖或步行器,尽量减少患侧的承重;⑤患者应该学会在髋关节外展、屈髋受限的情况下适应生活的能力。

(二) SWASH 髋矫形器

SWASH 髋矫形器是指站 / 行 / 坐髋矫形器(standing,walking and sitting hip,SWASH)。这种矫形器主要用来矫正脑瘫的引起髋部问题,如在行走过程中使两腿分开,且在站 / 行 / 坐过程中防止内收肌痉挛引起的剪刀步态。这种矫形器用途广泛,不限制髋关节屈伸运动,既可以白天穿戴,也可以在睡觉时作为引导髋外展的夜用矫形器,但不适用于髋屈曲挛缩超过 20° 及某种原因引起胫骨严重外旋的情况。①结构特点:由模塑成形或尺寸制作的骨盆架、尼龙搭扣带、钢丝、双侧大腿箍与环带组成;②功能:髋关节屈伸自由活动,控制髋关节的内收和旋转活动,限制内收的角度是可调的;③适应证:适用于下肢痉挛性脑瘫患儿,改善剪刀步态(图 3-1-109)。

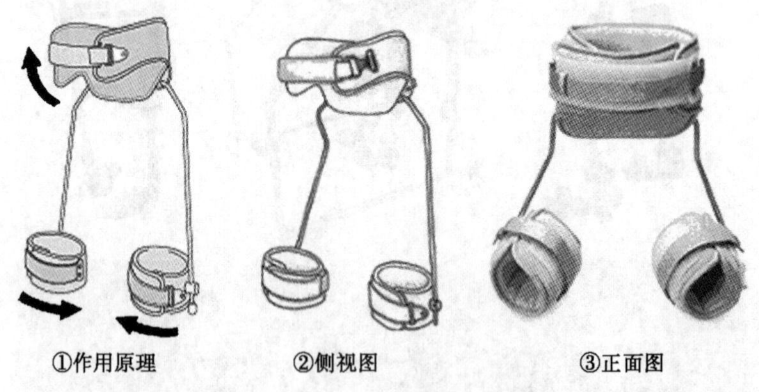

图 3-1-109　SWASH 髋矫形器

(三) 髋内收 / 外展控制矫形器

髋内收 / 外展控制矫形器又称髋活动矫形器。①结构特点:由模塑而成塑料骨盆座、双侧髋关节铰链、双侧大腿箍与环带组成;②功能:髋关节屈伸自由活动,控制髋关节的内收和旋转活动,限制内收的角度是可调的;③适应证:适用于下肢痉挛性麻痹的脑瘫患儿,改善剪刀步态(图 3-1-110)。

(四) 先天性髋臼发育不良 / 髋关节脱位治疗用矫形器

先天性的髋臼发育不良、先天性髋脱位(congenital dislocation of the hip,CDH,DDH)是小儿骨科常见的疾病之一,常发生于女性、头胎、臀位生产、羊水少者,有家族倾向,其发生率在欧美约为千分之一。

矫形器在此疾病治疗中的主要作用是早期的髋关节固定:即将髋关节固定在某种特定的位置,维持股骨头于髋臼之内,从而促进髋臼或股骨头的发育,防止髋关节脱位。但任何固定和治疗方式不得

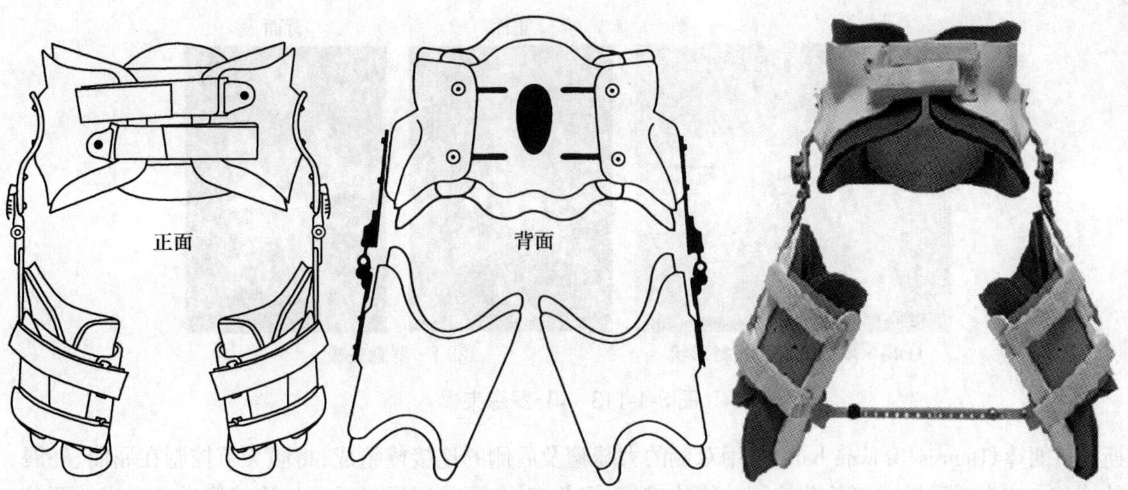

图 3-1-110　髋内收 / 外展控制矫形器

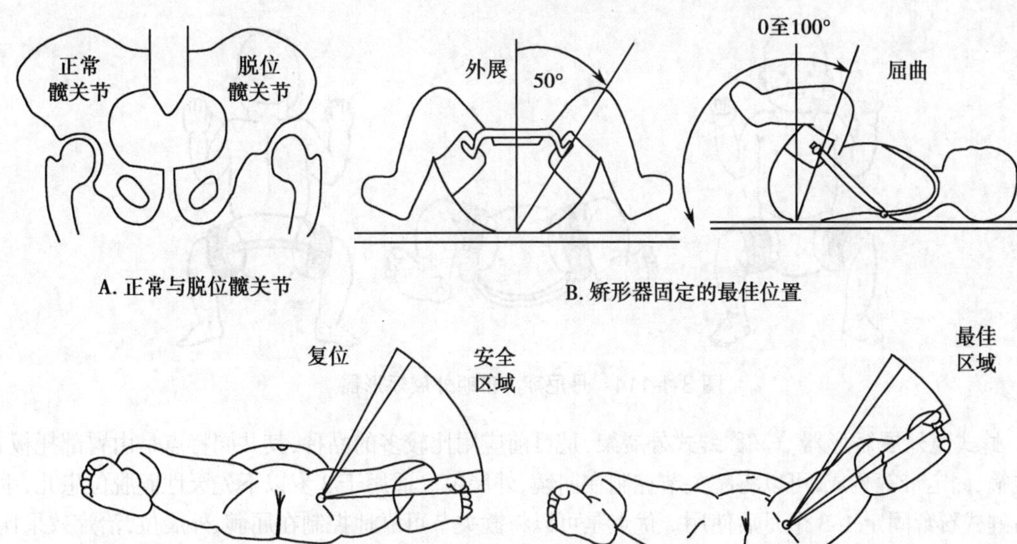

图 3-1-111　先天性髋脱位矫形器的治疗

影响患儿的生长发育，尤其是 0~1 岁患儿的运动发育（图 3-1-111）。常用的矫形器介绍具体如下：

1. 巴甫力克吊带（Pavlik harness）　首先由 Arnord Pavlik 提出，由软布带制成，控制髋关节于屈曲位，不限制膝关节、踝关节的运动。适用于 8 个月以内患儿使用，每 4~6 周临床检查一次，直到髋臼和股骨头骨骺发育正常为止（图 3-1-112）。

2. 冯·罗森夹板（Von Rosen splint）　由一张塑料板制成，与小儿身体很伏贴。双肩板钩在肩部，中间的一块板抱在腰部，下方的两块板绕过大腿，将髋关节控制在屈曲、外展、外旋位。这类矫形器对髋关节控制功能比较好，但需经常检查肢体控制的位置和注意防止皮肤压伤。适合于治疗先天性髋关节脱位的 6~8 个月患儿（图 3-1-113）。

3. 丹尼斯 - 布朗外展矫形器　又称丹尼

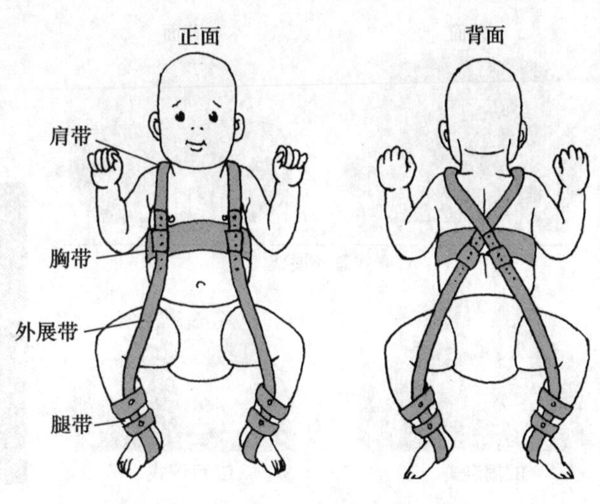

图 3-1-112　巴甫力克吊带

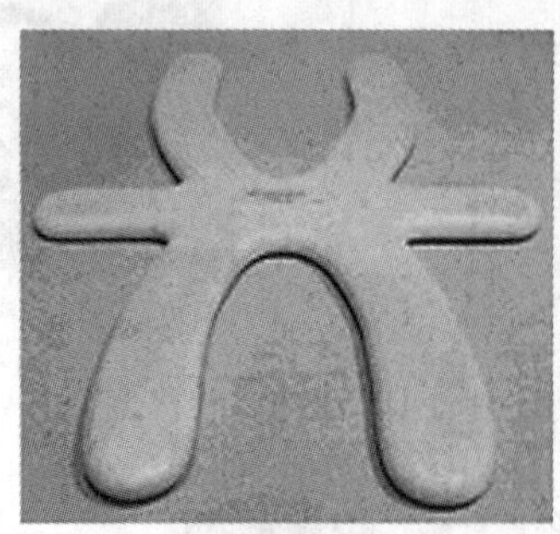

①冯·罗森夹板的板材形状

正面　　背面

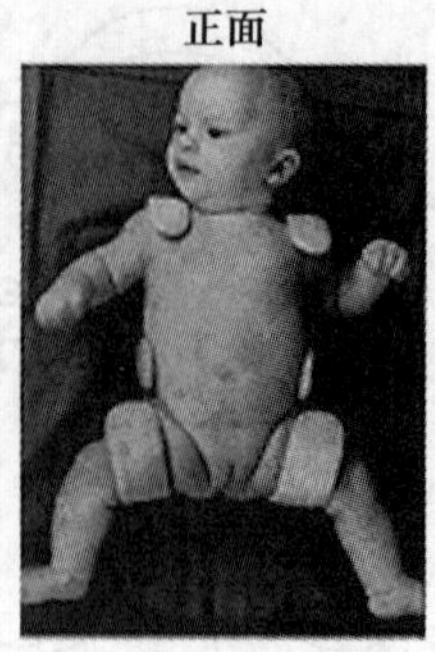

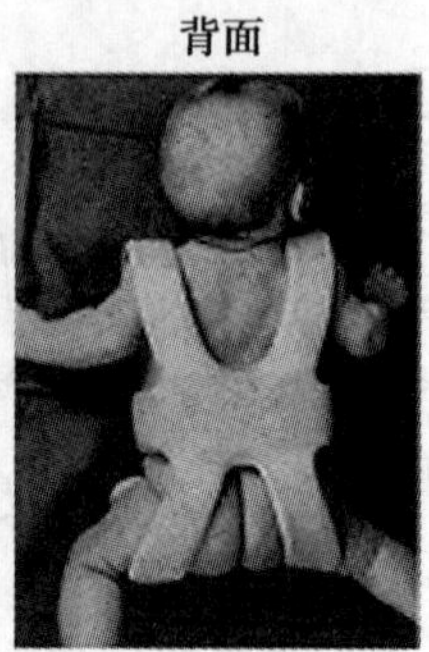

②冯·罗森夹板

图 3-1-113　冯·罗森夹板

斯 - 布朗棒(Dennis Browne bar),采用双侧的大腿箍及后侧的连接棒组成,将髋关节控制在屈曲、外展、外旋位。这类矫形器对髋关节控制功能比较好,简单实用,还可以通过后面的连接棒进行适当的调节。适合于治疗先天性髋关节脱位的 6~8 个月患儿(图 3-1-114)。

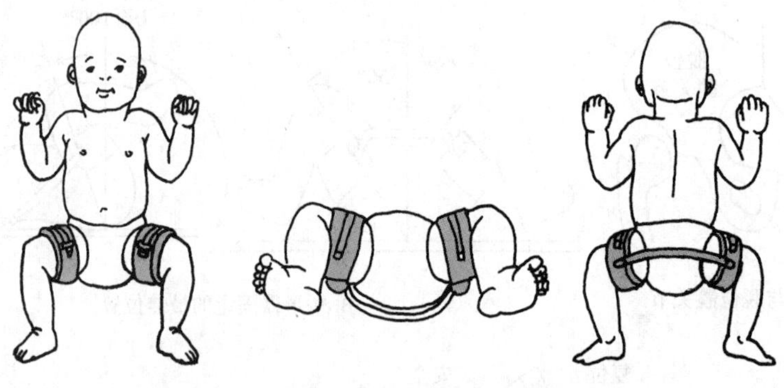

图 3-1-114　丹尼斯 - 布朗外展矫形器

4. 蛙式髋外展矫形器　又称蛙式外展架,是目前应用比较多的品种,其共同特点是由臀部托板、大腿固定箍、固定带等构成,可以将髋关节控制在屈髋、外展位。适用于 3 岁以下先天性髋脱位患儿,手法复位后蛙式石膏固定 1~3 个月后使用。优点是可以将髋关节可靠地控制在屈髋、外展位,治疗效果比较好。缺点是长时间的内收肌张力过高,股骨头对髋臼压力过大,可导致股骨头缺血性坏死(图 3-1-115)。

5. 图宾根(T ü bingen)式髋外展矫形器　主要由肩带、大腿托、大腿托之间的支条、四条连接链珠构成。将患儿的双侧髋关节控制在屈髋 90° 以上,轻度外翻位,而膝关节的运动不受限制。由于没有蛙式外展矫形器那样使患儿的髋关节长时间保持在极度的外展位,在很大程度上减少了出现股骨头缺血性坏死的可能性。适用于出生几周到 1 岁的婴幼儿使用(图 3-1-116)。

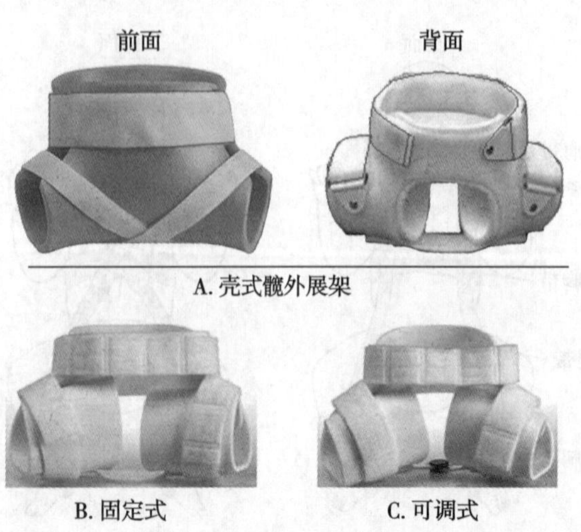

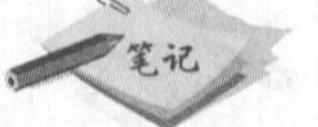

图 3-1-115　壳式蛙式髋外展矫形器

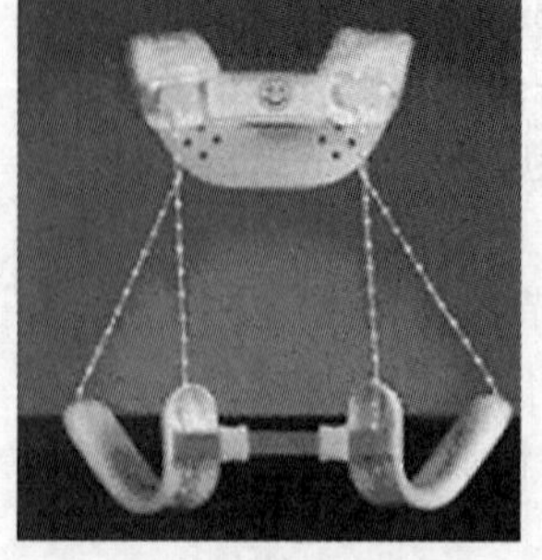

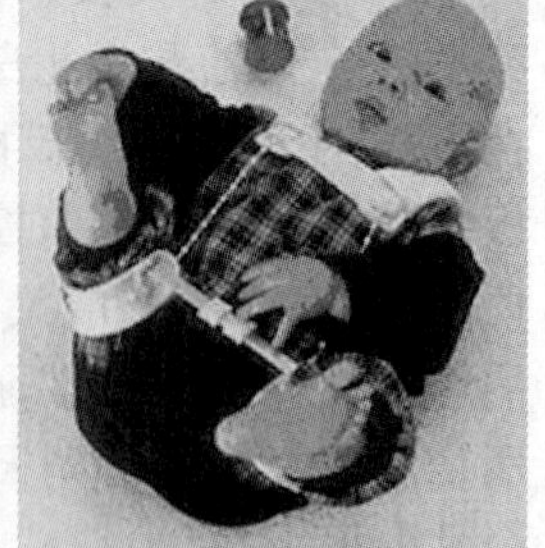

图 3-1-116　图宾根(Tübingen)式髋外展矫形器

6. **膝上髋外展矫形器**　又称苏格兰祭祀式矫形器(Scottish rite orthoses),其双侧膝上安装有大腿箍和围带,腿脱之间安装有一根可以调节的髋关节外展的连接杆,可以通过改变连接杆的长度改变髋关节的外展角度,这种矫形器还允许患儿行走。适用于先天性髋关节发育不良或脱位的6~18个月患儿(图3-1-117)。

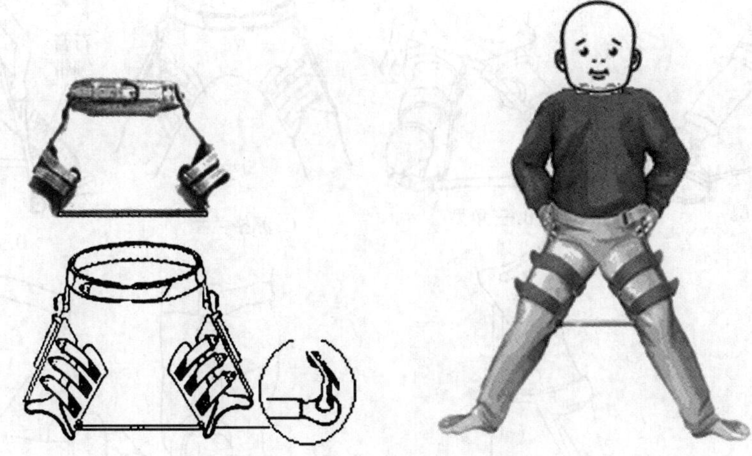

图3-1-117　膝上髋外展矫形器

7. 其他形式的髋外展矫形器

(1) 髋外展吊带:采用低温塑料板材或塑料泡沫海绵和肩吊带缝合而成,将髋关节固定限制在屈曲、外展、内旋位,从而达到治疗先天性髋关节发育不良。主要适用于4个月以上患儿(图3-1-118A)。

(2) 髋外展架:采用低温塑料板材或直接用石膏绷带,将髋关节固定限制在屈曲、外展、内旋位,从而达到治疗先天性髋关节发育不良。主要适用于3个月以上患儿(图3-1-118B)。

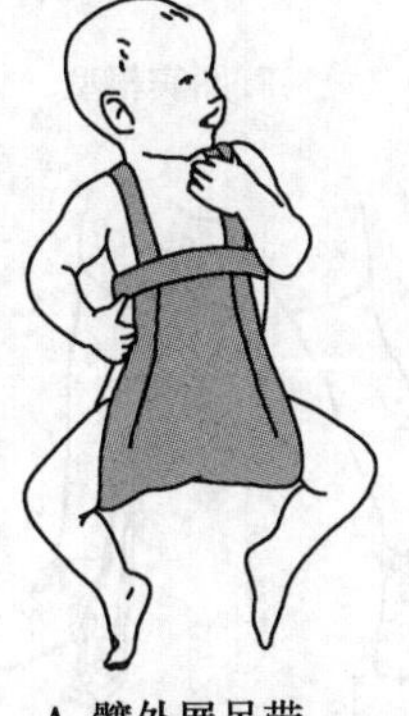

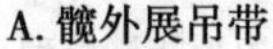

A. 髋外展吊带

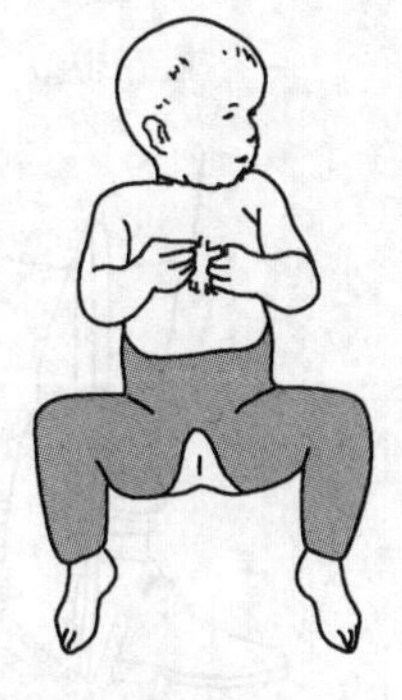

B. 髋外展架

图3-1-118　髋外展吊带和髋外展架

(五) 股骨头无菌性缺血性坏死治疗用矫形器

股骨头无菌性缺血性坏死又称佩特斯病(Perthes disease)或扁平髋,是股骨头骺骨化中心的坏死。发病大多与外伤有关,有的也见于内分泌性疾病或广泛性体质性疾病,好发于4~8岁,女孩发病更早更重,男女之比为4∶1,大多为单侧,两侧发病占10%,后发病的一侧常较轻,有时可并发髋臼缺血坏死(图3-1-119)。

保守治疗的原则是保持髋关节于外展、内旋位,尽量将全部股骨头包容在无病变的髋臼中,尽量减少股骨头的承重。这样既可以缓解髋部疼痛,解除软组织痉挛,又能避免股骨头在承重中塌陷、变形。

股骨头无菌性缺血性坏死治疗用矫形器主要适用于儿童股骨头缺血性坏死症早期,防止坏死的

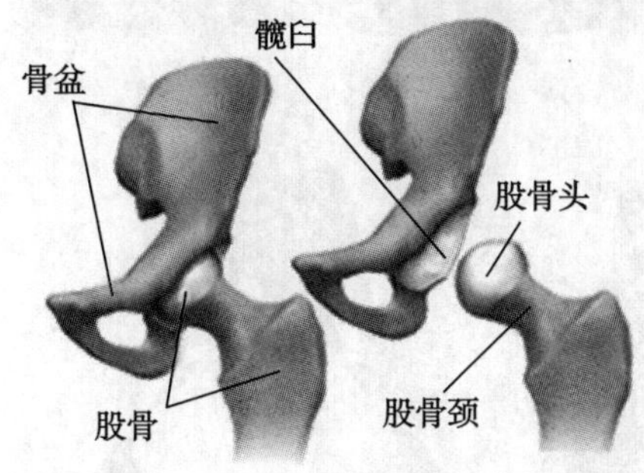

A. 髋关节的结构

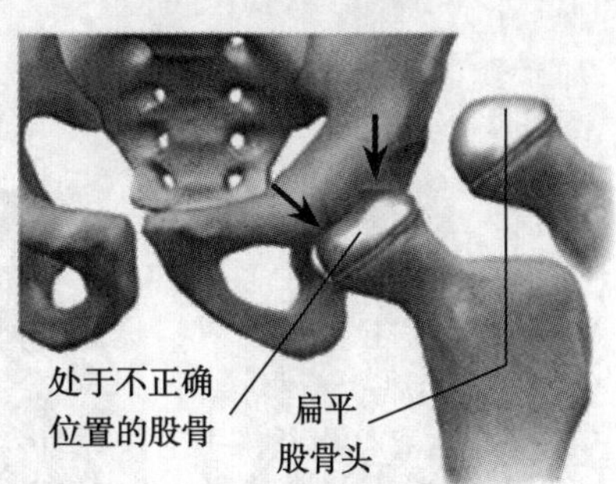

B. Perthes 病引起的病变

图3-1-119　股骨头无菌性缺血性坏死

股骨头发生塌陷和变形。其品种的选用和髋关节外展角度的设计应根据股骨颈干角的大小和骨骺板倾斜度而定。髋关节的外展度，原则上应使骨骺线的外侧与髋臼的上缘接触。一般以髋关节外展35°~55°、内旋5°~10°为宜（图3-1-120）。

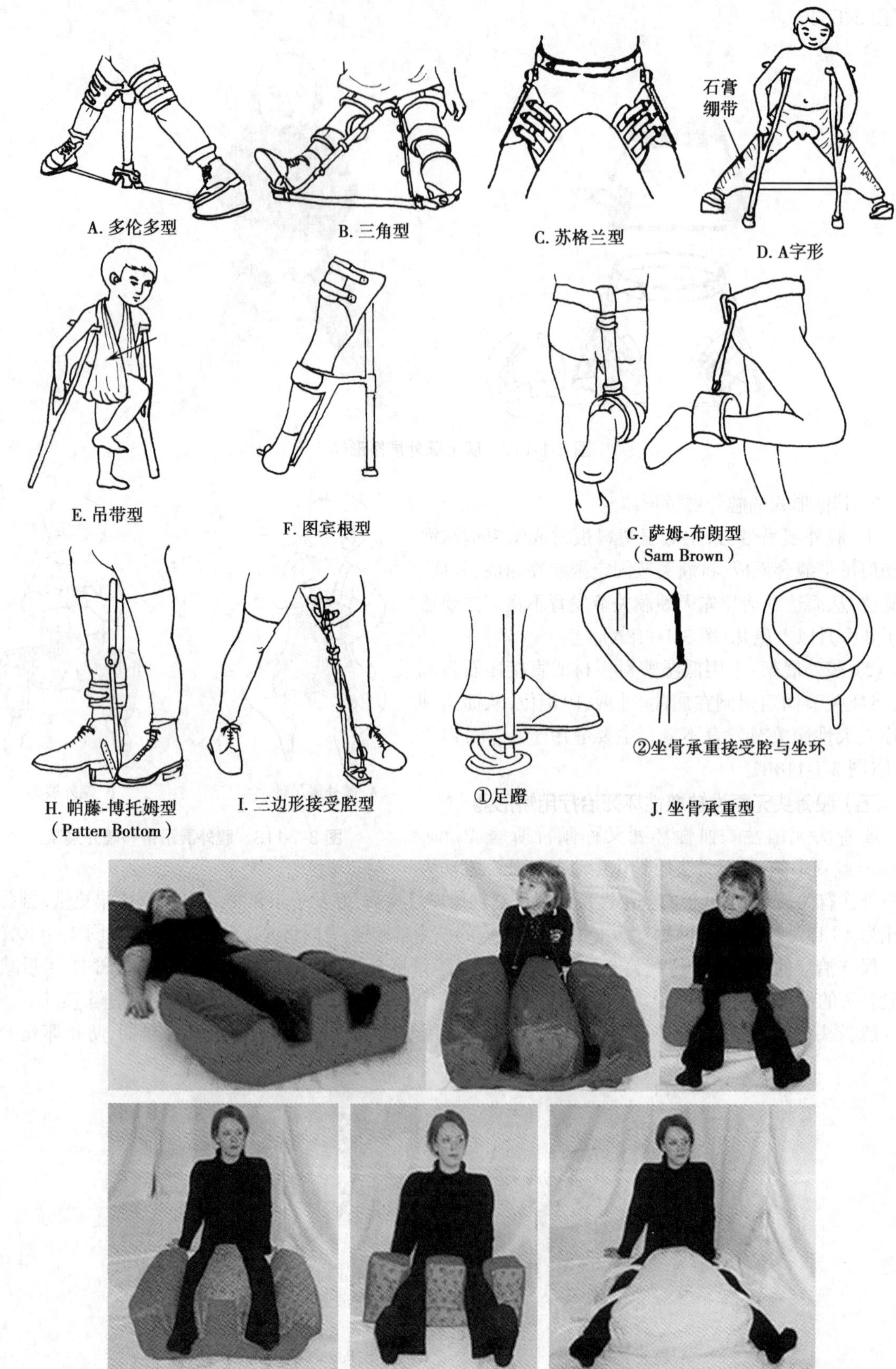

图3-1-120　各种股骨头无菌性缺血性坏死治疗用矫形器

九、下肢矫形器的制作

(一) 下肢矫形器的制作步骤

第一步:测量

下肢测量包括下肢长度与周径的测量、肌力的测量和步态的分析。

1. 下肢长度与周径的测量(表 3-1-2)

表 3-1-2 下肢长度与周径的测量

下肢长度	测量位置	下肢周径	测量位置
下肢总长度	髂前上棘至内侧踝下缘	大腿周径	髌上 10cm 处测量其周径,并与对侧对比
大腿长度	从大转子顶点至膝关节外侧关节间隙	小腿周径	小腿最大周径在上 1/3 处,可以在膝关节下 10cm 处测量其周径,并与对侧对比
小腿长度	从膝关节外侧关节间隙至外侧踝顶点	膝关节周径	可以在髌骨上缘、中间、下缘测量周径,并与对侧相应平面的周径对比
脚的长度	从足跟至踇趾足尖	踝关节周径	自跟骨结节上方,经过内外踝至踝关节前方,测量其周径并与对侧对比

2. 肌力的测量 可采用对关节运动加以阻力的方法,即徒手肌力检查(manual muscle Test-MMT)的方法(表 3-1-3)。

表 3-1-3 肌力的等级测量

肌力等级	肌肉收缩情况	瘫痪程度
0 级	肌肉无收缩	完全瘫痪
Ⅰ级	肌肉有轻微收缩,但不能移动关节	接近完全瘫痪
Ⅱ级	肌肉收缩可带动关节水平方向运动,但不能对抗地心引力	重度瘫痪
Ⅲ级	能对抗地心引力移动关节,但不能抵抗一定强度的阻力	轻度瘫痪
Ⅳ级	能抵抗地心引力运动肢体,且能抵抗一定强度的阻力	接近正常
Ⅴ级	能抵抗强大的阻力运动肢体	正常

3. 步态的分析 是残疾的评定及治疗的有效手段之一。检查时应嘱患者以自然的姿态及速度步行来回数次,观察步行时全身姿势是否协调,各轴相下肢各关节姿位及动幅是否正常,速度是否匀称,骨盆运动、重心的转移及上肢摆动是否协调,嘱患者作快速及减慢速度的行走,并做立停、拐弯、转身、上下坡或上下梯、绕过障碍物、缓慢的踏步或单足站立等动作。有时还要闭眼步行,可使轻度的异常步态表现得更明显。用手杖或拐杖步行时,可以掩盖很多异常步态,此时除进行用杖或用拐的步态检查外,还应试行不用杖或拐的步态检查。

第二步:下肢重要部位的标注

包括下肢关节铰链转动轴的确定和下肢免负荷部位的标注。

1. 下肢关节铰链转动轴的确定 带关节铰链的下肢矫形器,其关节铰链转动中心的确定至关重要。具体如下:①髋关节的转动中心在大转子的顶点;②膝关节的转动中心在膝间隙上 15~20mm 处,距离前面占 60%,距离后面占 40%;③踝关节的转动中心在外踝的顶点。它们转动轴都与水平面垂直,与冠状面平行。若关节铰链转动中心确定不当,则会出现各种各种的问题。例如,关节铰链转动中心过高,矫形器向上压迫或窜动;过低,矫形器向下压迫或窜动;过前,矫形器向前压迫或窜动;过后,矫

形器则向后压迫或窜动(图 3-1-121)。

2. 下肢局部免负荷部位　下肢的免负荷部位十分重要，可以避免矫形器对肢体某些敏感部位的压迫或造成损伤。如骨突起部位受压易引起局部不适、疼痛，甚至造成皮肤压疮、溃烂；长时间压迫外周神经，会引起肢体感觉异常，严重者造成神经麻痹；关节受压会引起关节的红肿或畸形。因此，在为患者装配矫形器时，应尽量避免对这些部位施压，或采取局部增加软垫的方法免除其压力(图 3-1-122)。

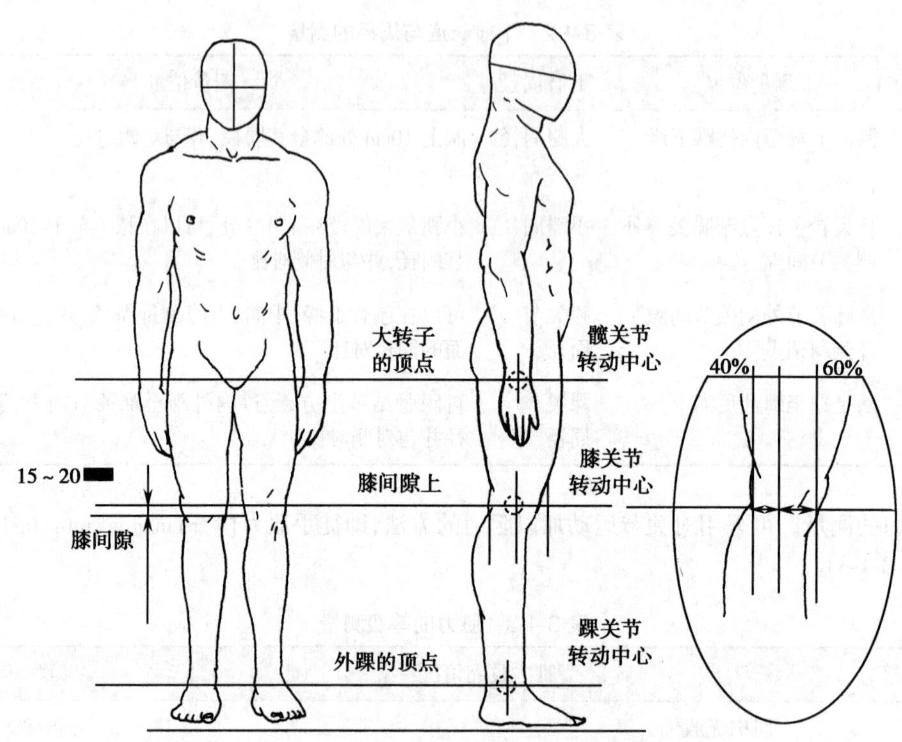

图 3-1-121　下肢关节铰链转动轴的确定

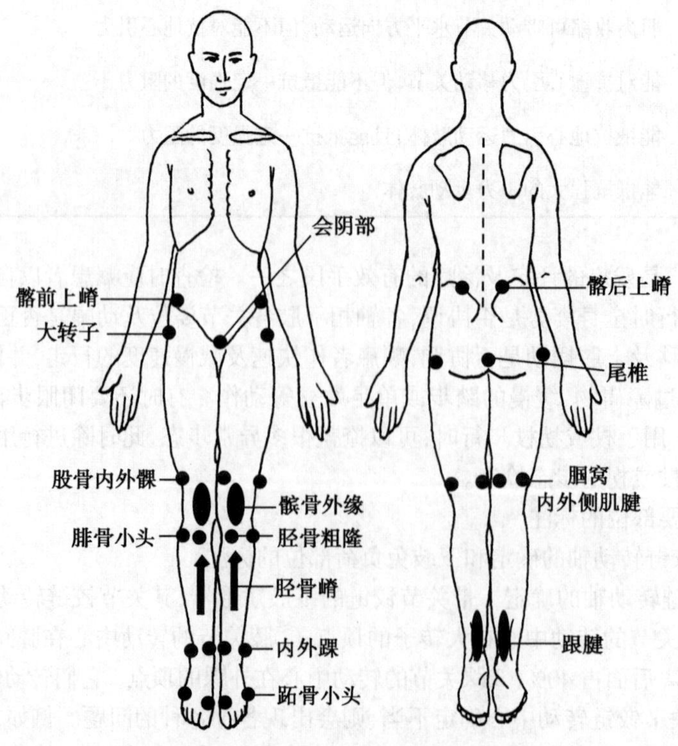

图 3-1-122　下肢免荷部位

第三步：画下肢轮廓图，下料

下肢轮廓图是临摹下肢的外形描绘出的线条图，它是制作下肢矫形器的基础。以低温塑化板为材料制作的矫形器大多数都需要获取患肢的轮廓图。在取得矫形器板材样式之前，需要根据患者肢体状况，在矫形器设计原则的指导下，以轮廓图为依据绘制出符合治疗要求的矫形器图样，其方法是：

1. 患者取卧位，患肢卧位躺在平放有白纸板上，两腿放开伸直。铅笔垂直于桌面，沿肢体边缘画出其轮廓图，可以根据需要画出患者的额状面图和矢状面图（图 3-1-123）。

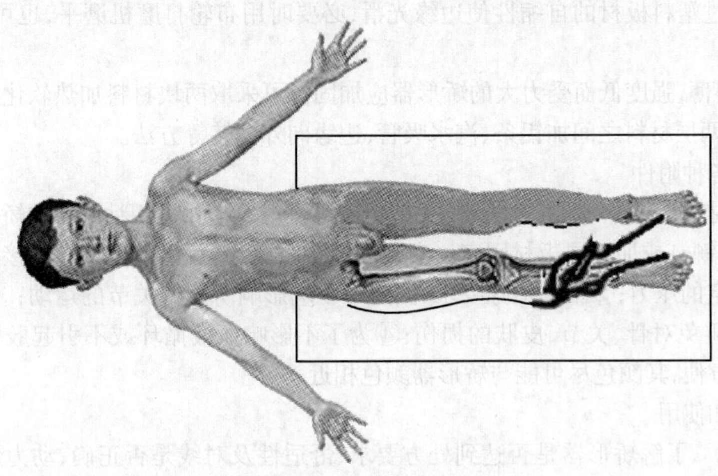

图 3-1-123　画肢体轮廓图

2. 记录相关的标志点，根据肢体测量尺寸，以肢体轮廓线为基础，放大轮廓的尺寸，一般是在轮廓的两侧各放宽该肢体周径长度的 1/2。如果是带支条和关节铰链的矫形器，还应按纸样图弯制好支条。将已剪好的图样画到板材上。用强力剪刀或用刀将图样裁剪好（热塑材料在热水中稍加热后较易切割）（图 3-1-124）。

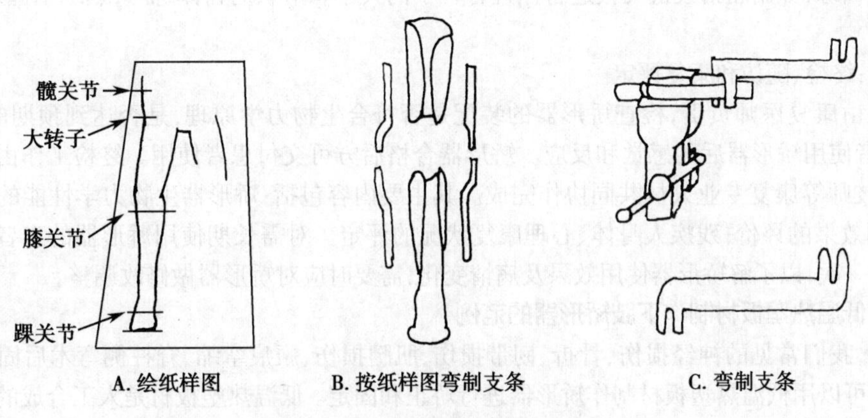

图 3-1-124　绘纸样图和弯制支条

3. 注明患者姓名、性别、诊断、矫形器名称、左右侧、辅助件及制作日期等。

第四步：加热、塑形

1. 采用低温塑料板材制作矫形器　须将板材在 70℃左右的恒温水箱中加热 1~2 分钟，待材料软化后取出，再用干毛巾吸干水滴，稍冷却一会儿到不再烫手后，立即放到患者身上塑形。为加快硬化成形的速度，可用冷水冲。对于大型矫形器，必须用宽绷带将矫形器与肢体固定，以便使矫形器更服贴。

2. 采用高温塑料板材制作矫形器　与低温材料矫形器的制作步骤相似，不同的是，因高温塑料板材（PE/PP）软化温度高，需在 160~180℃的烤炉内加热。PP/PE 塑料板材的冷却速度慢，不能直接在患

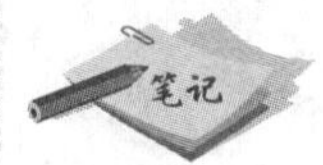

者身上成形，否则可引起烫伤。因此，必须先做一个石膏模型（先做阴模，再做阳模）。

第五步：修整、边缘磨滑

1. 要观察初步成形的矫形器有无偏斜和旋转，关节角度是否达到要求，是否保持关节正常对线和其他治疗需要。如有差异，可用电吹风、电烙铁对局部和边缘加热、磨滑。注意温度不能太高。

2. 当矫形器的基本形态完成后，将多余的边缘剪去，矫形器两侧边缘高度一般是肢体周径的 1/2。除骨折需要将邻近关节同时固定起来之外，其他矫形器的长度不应影响邻近关节的运动。

3. 矫形器的边缘若有毛刺、锐角，会刺激皮肤引起疼痛，甚至伤及皮肤。修边时要将边缘部分充分软化后剪裁，通过塑料板材的自缩性使边缘光滑，必要时用布轮打磨机磨平，也可用特制的薄板材来修整、包边。

4. 加固　材料薄、强度低而受力大的矫形器应加固。可采取两块材料加热软化后粘合（软化后有很强的自粘性），在两层材料之间加铝条、汽水吸管，边缘向外翻转等方法。

第六步：安装各种附件

附件包括尼龙扣带、T（Y）形带、压力垫、关节铰链等。尼龙搭扣可用粘胶粘在矫形器上，皮革和帆布制的固定带则用铆钉或加一层板材固定。安装固定带时要注意：①固定带应直接接触皮肤，使患者能感受到均匀、稳定的压力；②根据治疗要求，固定带不应影响所期待关节的运动；③固定带不应跨越关节和骨突部分，避免对骨、关节、皮肤的损伤；④为了不影响血液循环或不引起肢体疼痛，压力应适度；⑤固定带穿脱方便，其颜色尽可能与矫形器颜色相近。

第七步：训练和使用

1. 试穿（初检）　了解矫形器是否达到处方要求、舒适性及对线是否正确、动力装置是否可靠，必要时进行调整。初检的矫形器是没完成的半成品，这样做修改容易、费用少。初检可以对写出的处方进行及时的修订，还可以按产品作用、设计要求和质量标准进行恰当的生物力学检查。这对保证穿戴训练、交付使用时最大限度地取得满意结果非常重要。只有通过了初检，才能允许交付患者训练、使用。检验的主要内容是：①是否达到了预计的目的；②矫形器的内层、边缘、铆钉等是否光滑等；③试穿半小时后取下皮肤是否发红、发紫，且持续 20 分钟以上。

2. 矫形器使用训练　包括教会患者穿脱矫形器、穿上矫形器进行一些功能活动，根据不同的品种进行适当的训练，如用屈指铰链夹板进行抓握各种不同大小和形状的物体练习，熟练掌握外部动力夹板的操纵。

第八步：终检、随访和康复评定

终检是由康复医师负责，检查矫形器的装配是否符合生物力学原理，是否达到预期的目的和效果，了解患者使用矫形器后的感觉和反应。矫形器合格后方可交付患者使用。终检工作由医生、治疗师、矫形器技师等康复专业人员共同协作完成。其主要内容包括：矫形器生物力学性能的复查；矫形器实际使用效果的评价；残疾人身体、心理康复状况的评定。对需长期使用矫形器的患者，应 3 个月或半年随访一次，以了解矫形器使用效果及病情变化，需要时应对矫形器做修改调整。

（二）用低温热塑板材制作下肢矫形器的范例

临床上，我们常见的神经损伤、骨折、韧带损伤、肌腱损伤、瘢痕挛缩、脊柱侧弯术后固定、骨折术后固定等都可以用低温热塑板材制作矫形器进行矫正和固定。低温热塑板材是人工合成的新型塑料，化学名称是反式聚异戊二烯。低温热塑板材以其技术先进、使用方便、性能可靠，广泛应用于医疗、矫形器领域，主要起外固定和康复的辅助治疗作用。低温热塑板材的特性主要有：①可塑性：可根据患者的需要和医者所设计的形态进行塑型。②温度：它是一种低温热塑材料，加热至 65~80℃材料就软化，但只是形态结构的改变，而并没有发生任何化学反应，所以具有无毒、无味的特性。③安全方便：加热后材料本身并不是很热，不会烫伤患者皮肤，便于操作。④伸展性：低温热塑板材材料被激活后，可牵拉使其扩展延伸，冷却后不回缩。⑤回复性：低温热塑板材材料在塑型之后，如果术者对塑型不满意或者需要改变矫形器形状，可以把材料再次加热，加热后的材料可以很快恢复到原来的形状并进行再次塑型。⑥刚性：低温热塑板材材料在塑型之后由于增加了曲面形状，因而可以进一步增加材料的刚性。⑦透光性：X 线可穿透，所以当患者需要做放射检查时不必摘下矫形器即可拍片。⑧透气性：低温热塑板材材料表面有孔，所以透气性好，而且可以在需要的部位开窗。⑨黏合性：低温热塑板材

材料在加热被激活后有一定的黏性。在材料干燥以后，可以用热风枪加热其表面，直接粘合尼龙搭扣。加热后的材料可以当做黏合剂，黏合所需要的配件。当矫形器遇到损害时如裂缝等，可以用热风枪加热被损害部位，促使矫形器复原，而且非常坚固。

1. 抗痉挛垂足 AFO 的制作　作用：矫正痉挛性垂足。适应证：预防和矫正足部肌张力增高、痉挛性垂足、足跟痛等（图 3-1-125）。

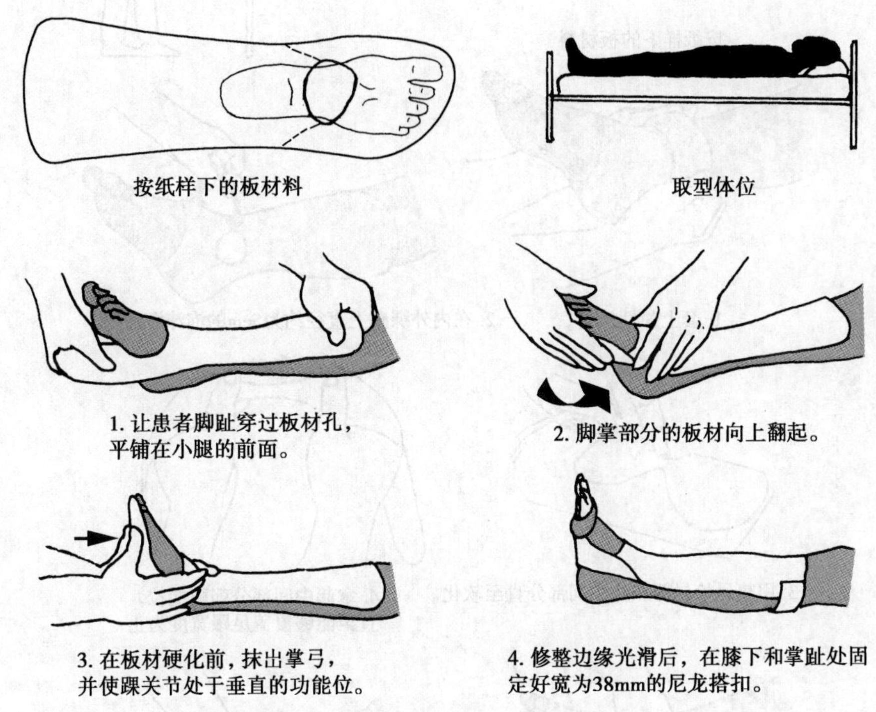

图 3-1-125　抗痉挛垂足 AFO 的制作

2. 护踝（AFO）的制作　作用：避免在行走、慢跑和各种运动中距关节过度内翻。适应证：预防和治疗踝关节处软组织的扭伤、拉伤及其他外伤性的固定（图 3-1-126）。

3. 抗垂足 AFO 的制作　作用：为长期卧床者保持足踝关节的功能位。适应证：弛缓性偏瘫、脑瘫、周围神经损伤、先天性足的缺陷等（图 3-1-127）。

4. 胫骨骨折矫形器的制作　作用：利用对胫骨周围软组织的压迫和限制运动治疗胫骨骨折。适应证：胫骨骨折、腓骨骨折等（图 3-1-128）。

（三）用高温热塑板材制作（以固定式 AFO 为例）

与低温材料夹板的制作步骤相似。不同的是因软化温度高，需在 160~180℃平板加热器内加热。高温热塑板的冷却速度慢，不能直接在患者身上成形，否则引起烫伤，所以必须先做一个石膏模型（先做阴模，再做阳模）。

第一步：取型（图 3-1-129）

第二步：灌阴型（图 3-1-130）

第三步：修阳型（图 3-1-131）

第四步：下料（图 3-1-132）

第五步：加热塑料板材成形（图 3-1-133）

第六步：修剪整形和安装矫形器附件（图 3-1-134）

第七步：下肢矫形器的检验

矫形器做好后，在功能训练和使用前应检查其功能、可靠性是否符合原处方，是否合身。长期使用的还应定期复查。检验的主要内容是：是否达到了预计的目的？矫形器的内层、边缘、铆钉等是否光滑？试穿半小时后取下皮肤是否发红、发紫，且持续 20 分钟以上（表 3-1-4）。

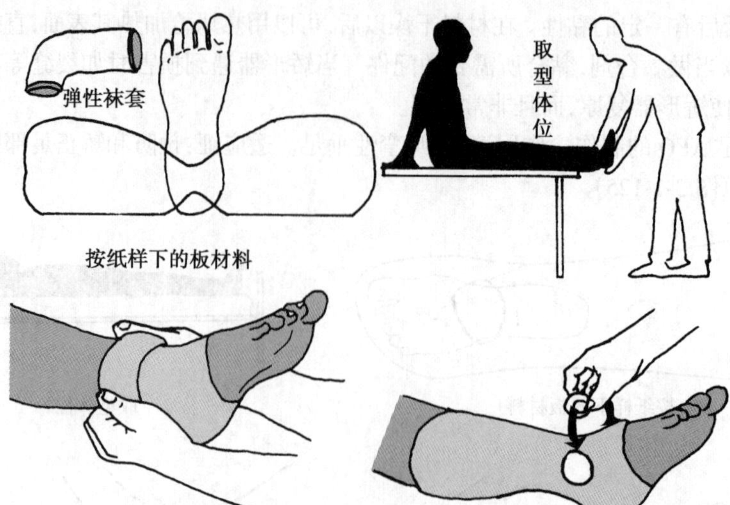

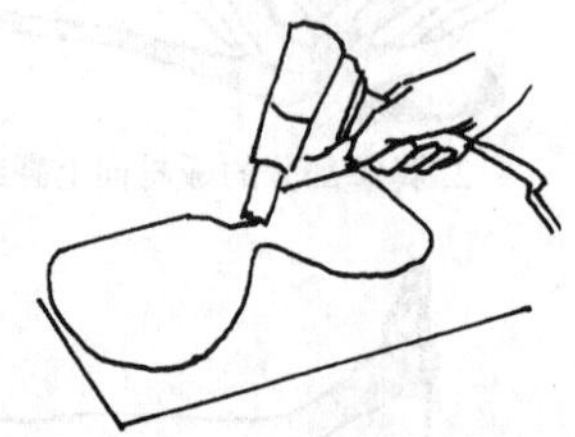

1. 套上弹性袜套。

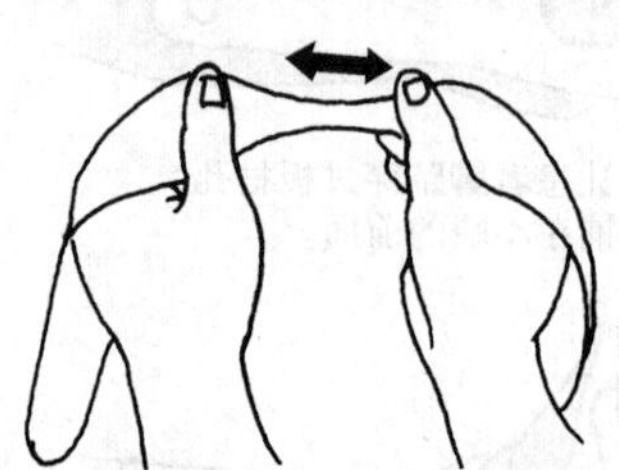

2. 在内外踝贴上直径约为5cm的泡沫海绵垫。

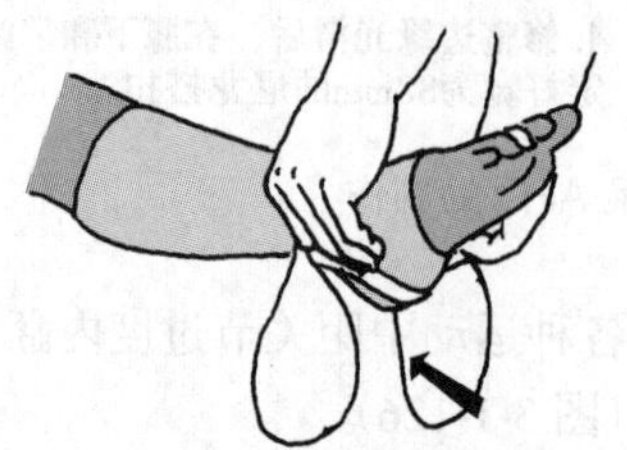

3. 用热风枪局部加热中间部分直至软化。

4. 拿起中间部分朝两端拉，直至能够覆盖足跟宽度为止。

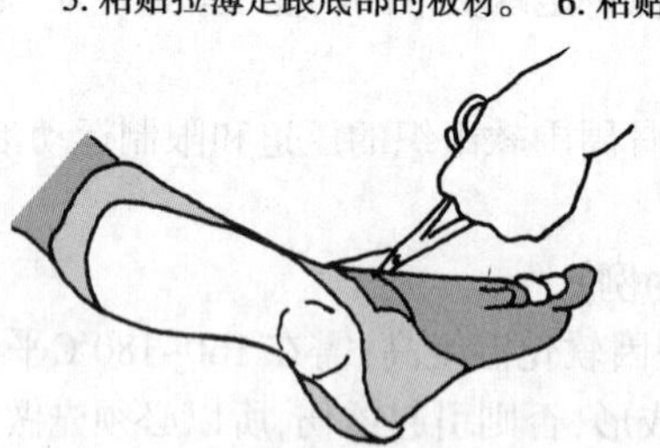

5. 粘贴拉薄足跟底部的板材。

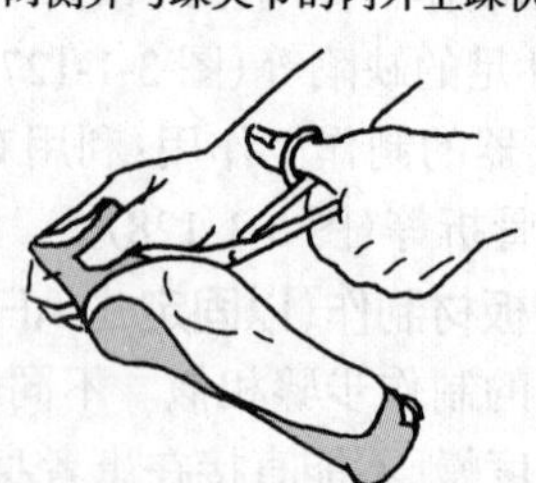

6. 粘贴其余两侧并与踝关节的内外上踝伏贴。

7. 从前面剪开袜套。

8. 脱下矫形器，修剪边缘部分。

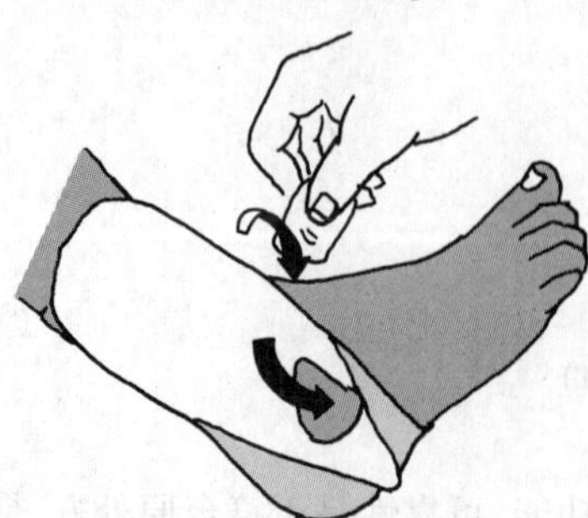

9. 粘贴尼龙搭扣的钩面于内外踝。

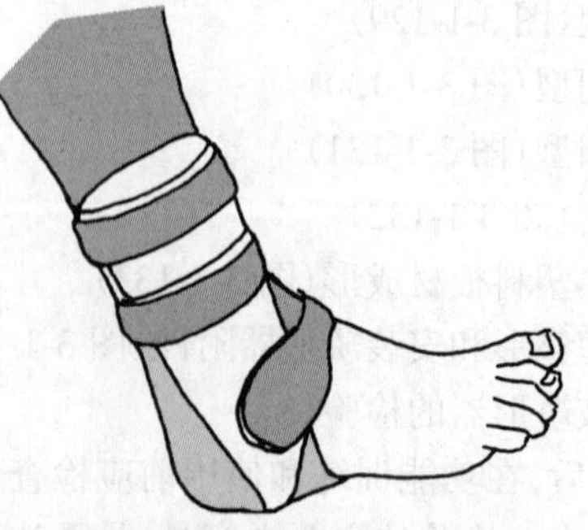

10. 安装38mm宽的尼龙搭扣于前踝部，25mm宽的于踝上部位。

图 3-1-126　护踝（AFO）的制作

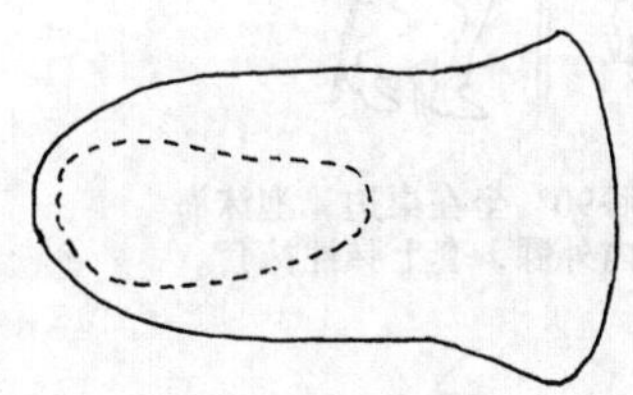

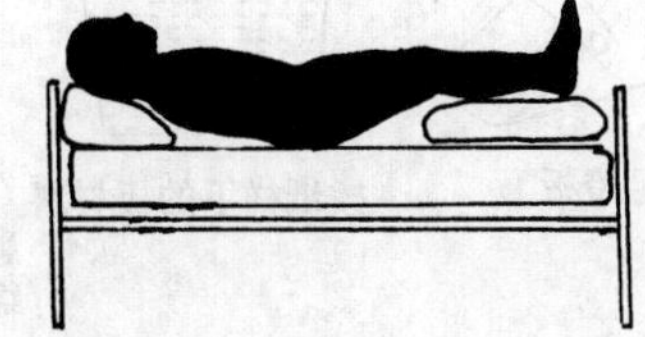

取型体位:患者仰卧,用枕头抬高下肢

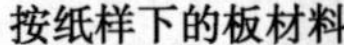

按纸样下的板材料

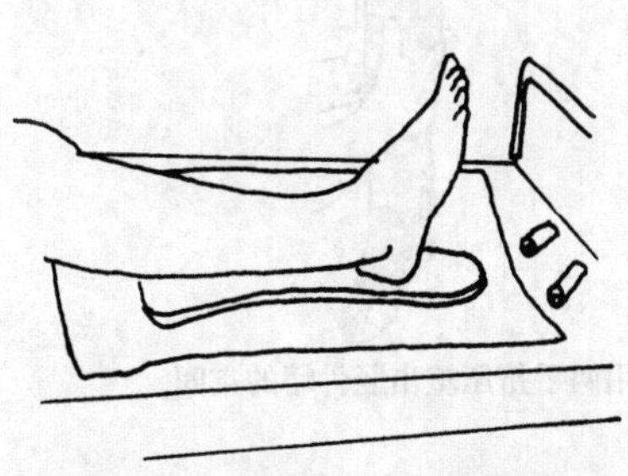

1. 放置板材于硅胶膜上，并将患者的小腿放置在板材正上方，确保有足够的材料覆盖小腿。

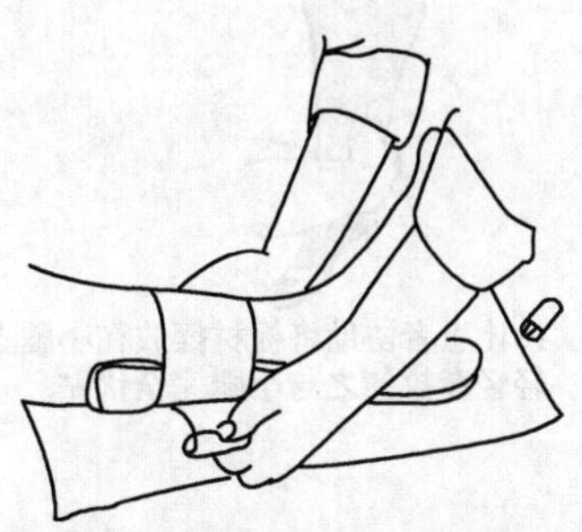

2. 使用绷带将板材与小腿固定在一起。

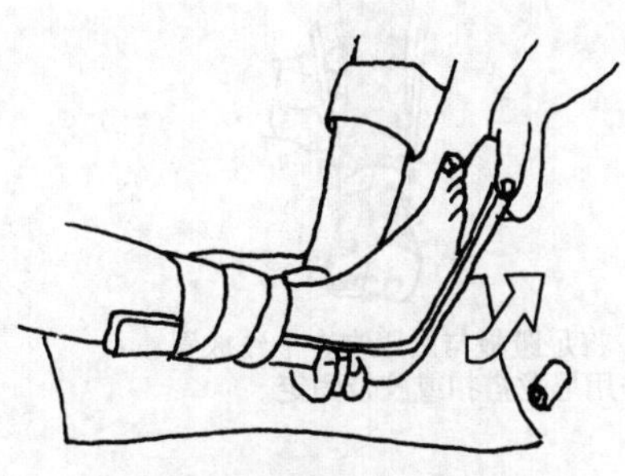

3. 用力外拉足跟部分的板材，使之完全覆盖足底。

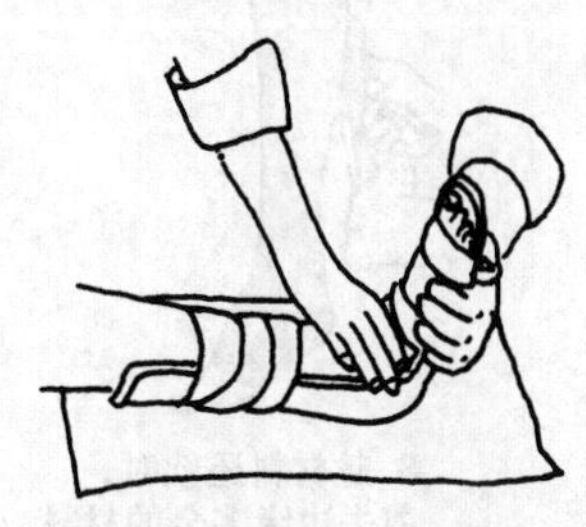

4. 使踝关节背屈90°后，迅速缠绕第2卷绷带固定足部板材，防止过度回缩。

5. 修剪掉多余的板材，修整翻边边缘部分。安装25mm宽的尼龙搭扣于足背部、跖关节趾处和小腿部。

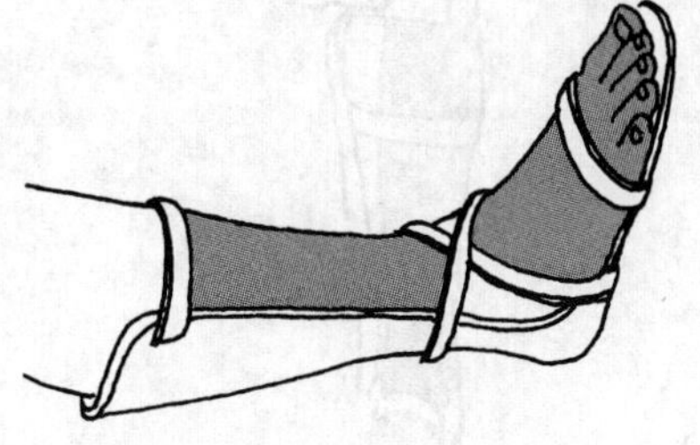

图 3-1-127　抗垂足 AFO 的制作

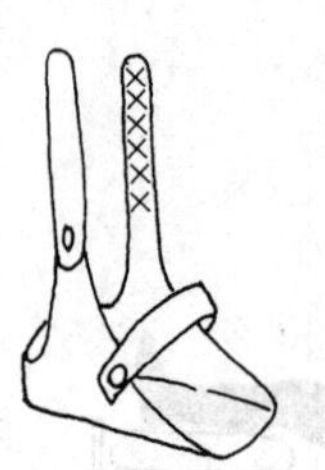

足蹬板

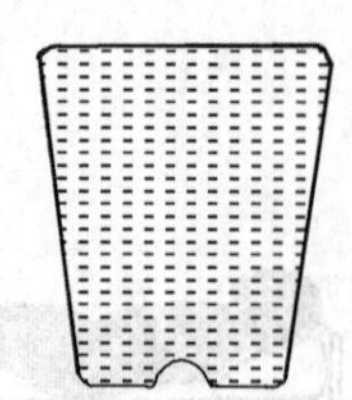

按纸样下的板材料

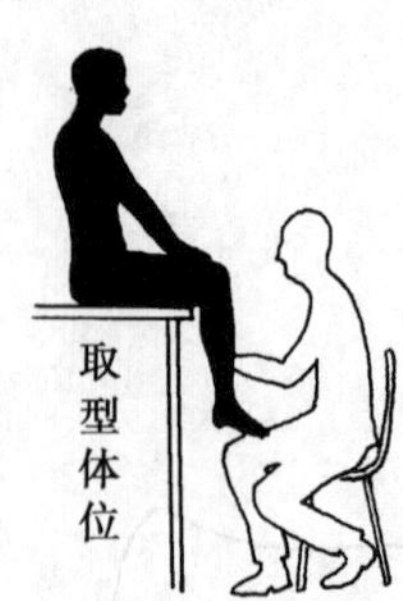

患者屈膝90° 坐在桌边，泡沫海绵盖住内外髁，套上弹性袜套。

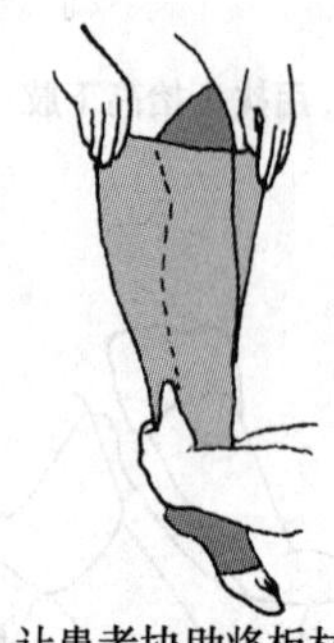

1. 让患者协助将板材摆放在小腿上，轻轻牵拉使之与小腿完全伏贴。

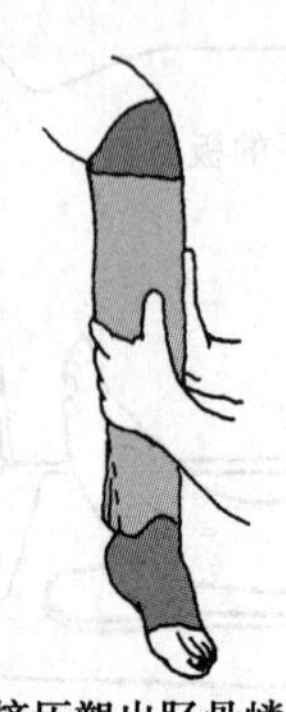

2. 并用两手挤压塑出胫骨嵴的空间。

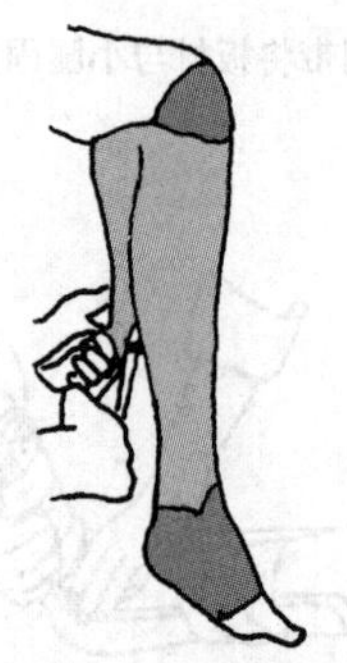

3. 趁材料还软时，剪去边缘多余的材料。

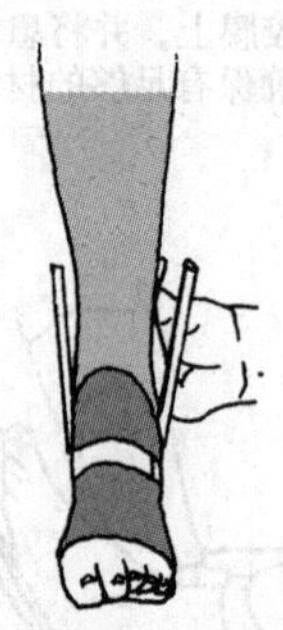

4. 将足蹬板与足跟吻合一致放置，并用尼龙搭扣或胶带固定。

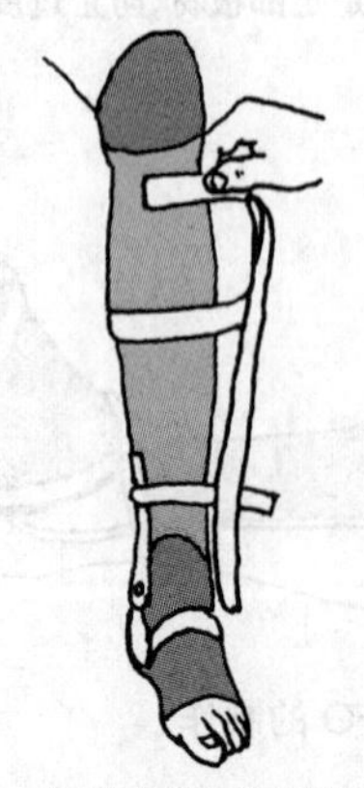

5. 固定绑带于矫形器上，标出矫形器的外形。

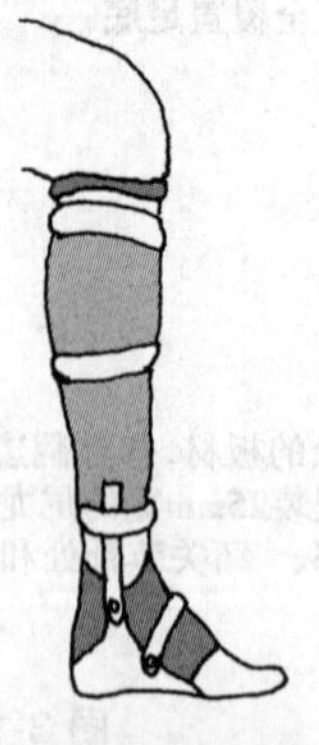

6. 脱下矫形器与足蹬板，修剪多余的部分，最后安装足蹬板、尼龙搭扣和绑带，并固定。

图 3-1-128 胫骨骨折矫形器的制作

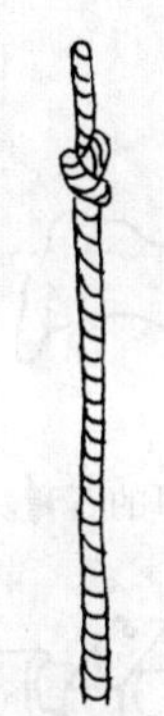
1. 准备一根绳子，一头打结。

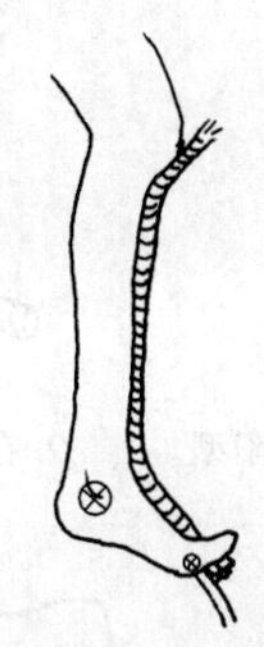
2. 将打结的一头放在脚叉夹住。

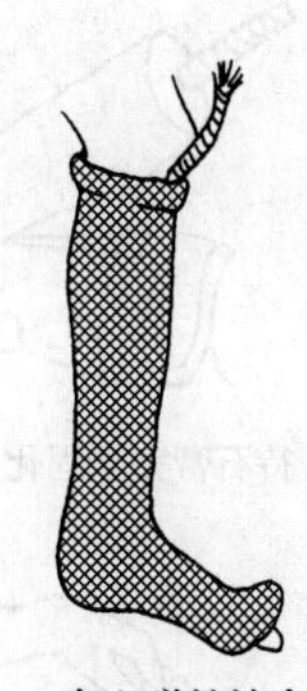
3. 套上弹性袜套。

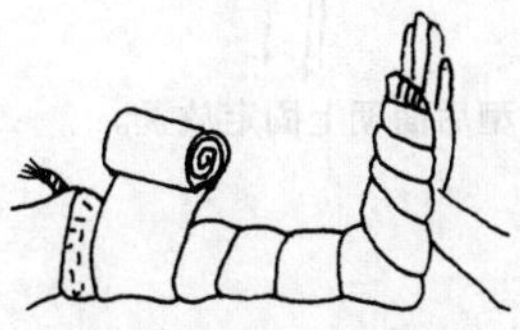
4. 由下而上缠绕石膏绷带。

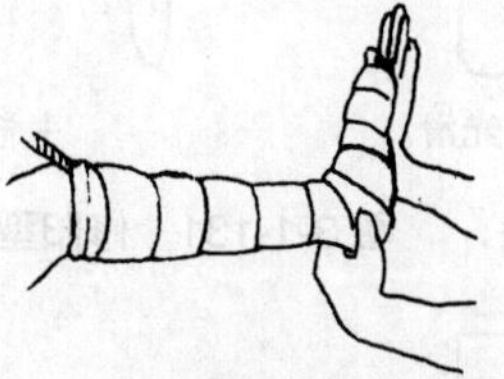
5. 在石膏未硬化前，抹出跟腱和足弓的形状。

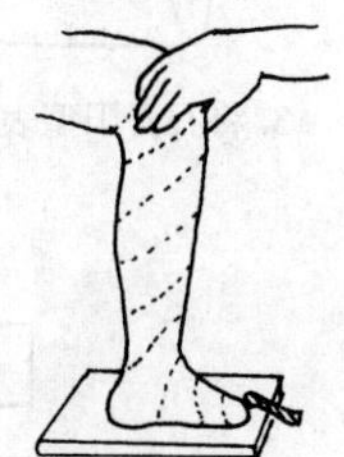
6. 让患者膝关节垂直踩在木板上。

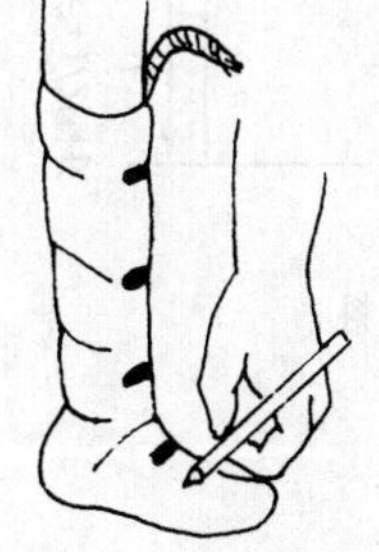
7. 在有绳子的上面画出缝合线。

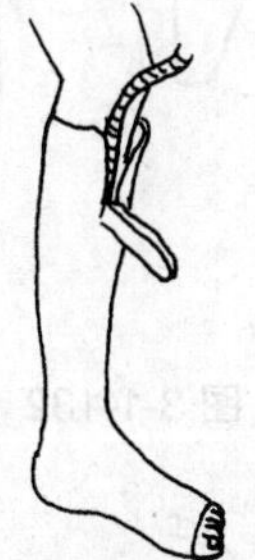
8. 待石膏硬化后，拉紧绳子，沿绳子切开石膏绷带。

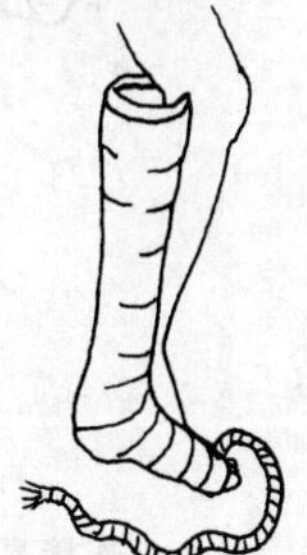
9. 取下石膏阴型。

图 3-1-129 取型

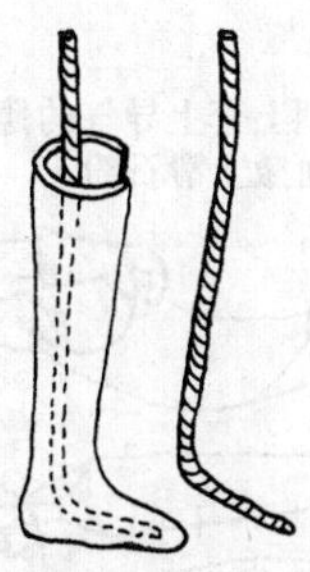
1. 把一根钢筋棍弯成阴型的形状后放入其中。

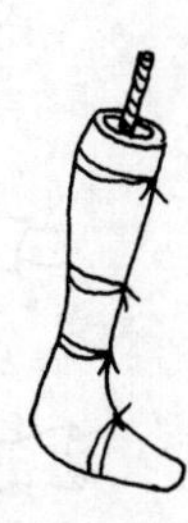
2. 按缝合线对齐后封口。

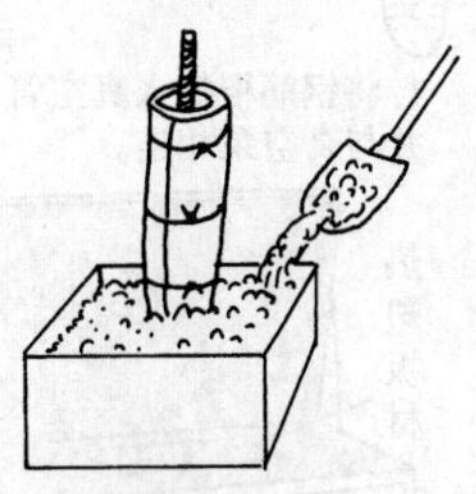
3. 将阴型放置在一个箱里，用沙子固定好。

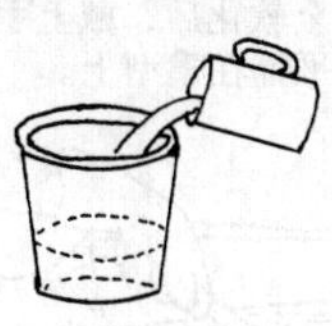
4. 向塑料桶里加适量的水后，再加适量的石膏粉，搅拌成均匀的石膏浆。

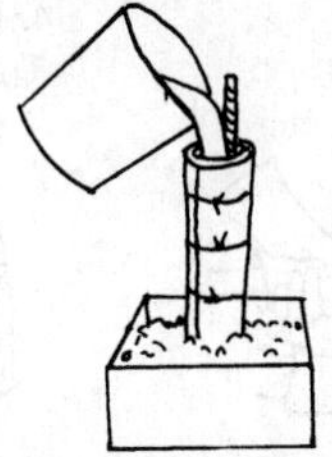
5. 将石膏浆倒入阴型中。

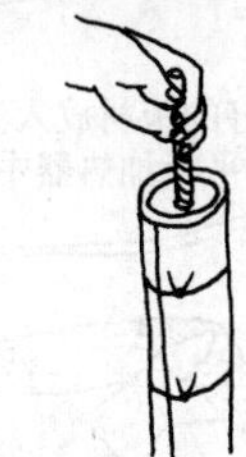
6. 稍提起钢筋棍，使之处于中间位，直至石膏固化为止。

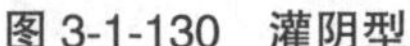
图 3-1-130 灌阴型

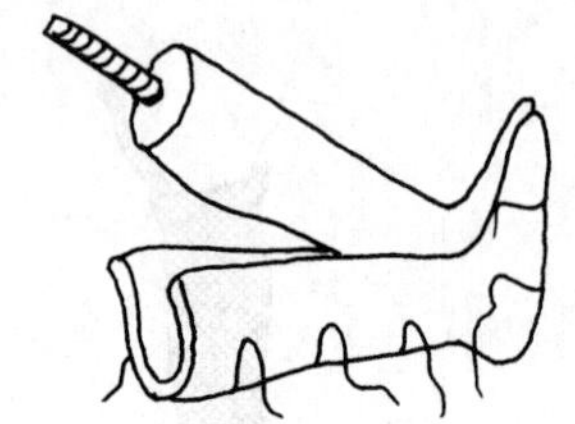

1. 待石膏完全固化后，取出石膏阳型。

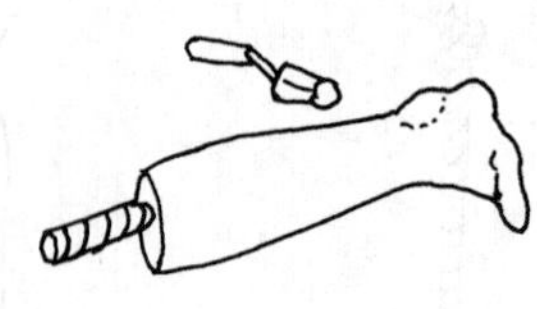

2. 在免荷处补5mm厚的石膏。

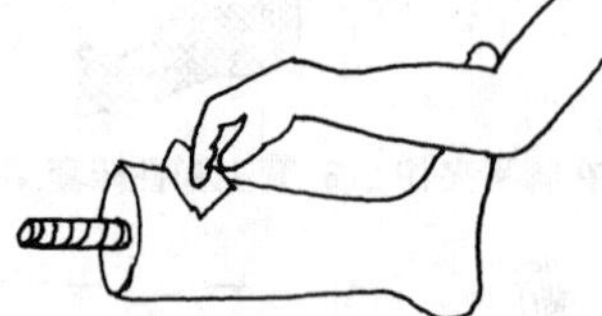

3. 将石膏阳型表面打磨光滑。

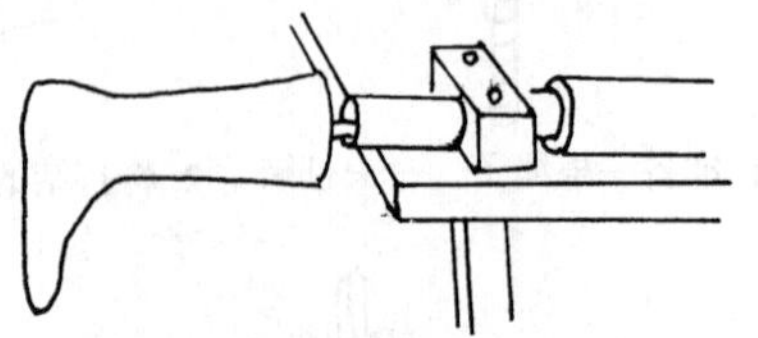

4. 将阳型后面朝上固定放置。

图 3-1-131 修阳型

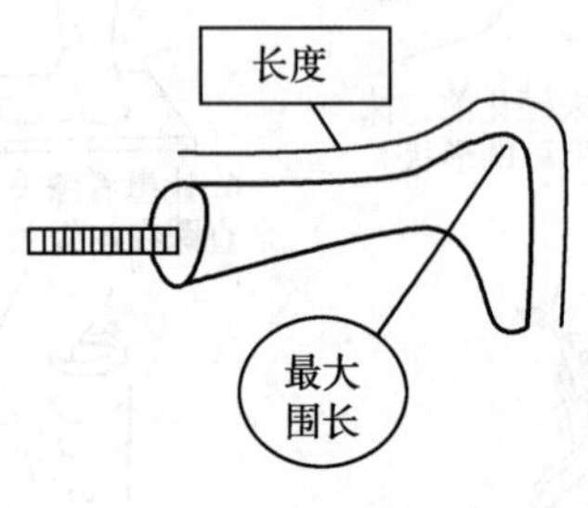

1. 尺寸测量。

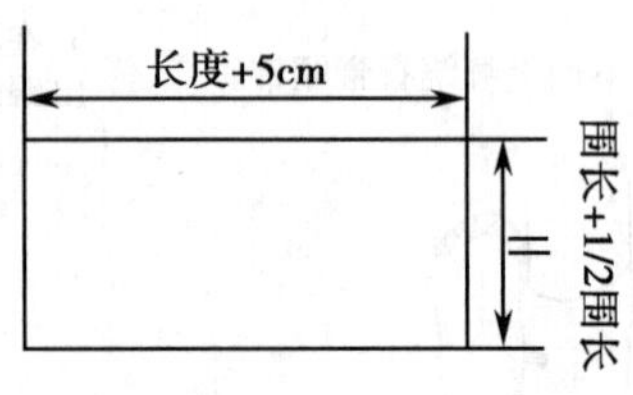

2. 板材下料。

图 3-1-132 下料

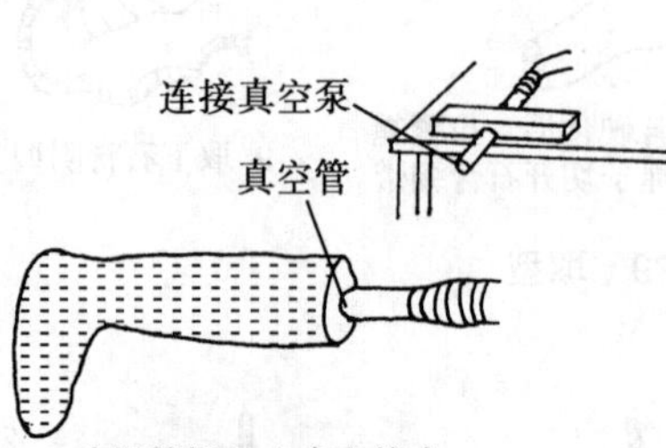

1. 将钢筋棍插入真空管中，并与真空泵相连。

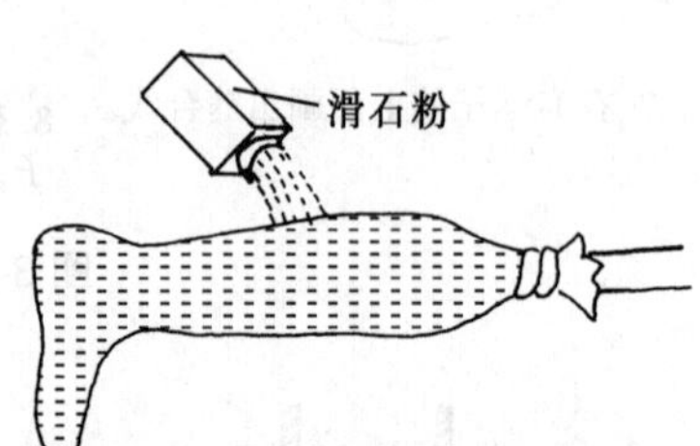

2. 在阳型上套上导气的薄袜套，并在外面撒上滑石粉。

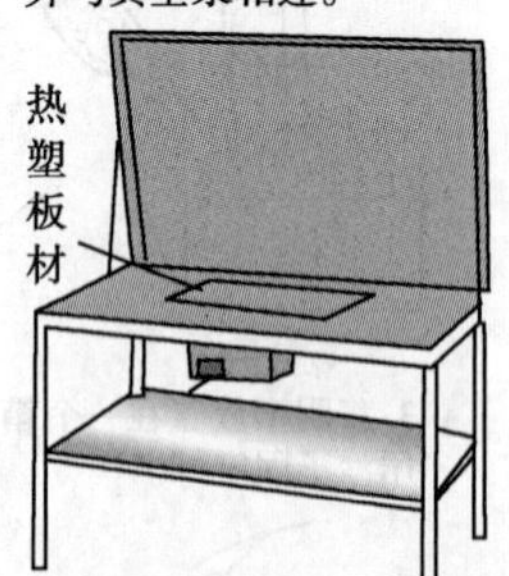

3. 将裁剪好的板材放入温度设置为180度的平板加热器中加热。

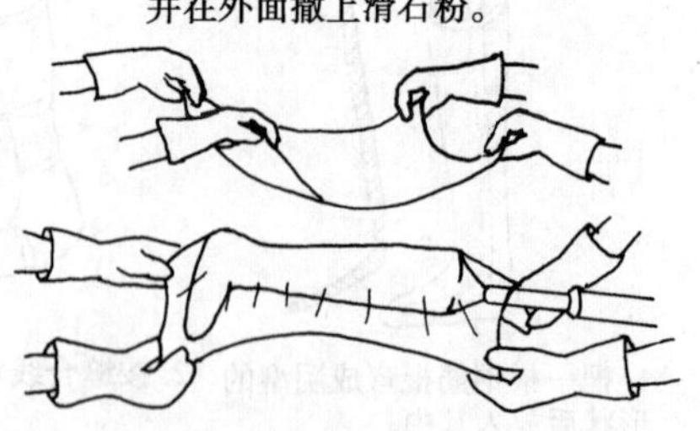

4. 待板材完全软化后，戴上手套，提起其四角平铺在模型上。

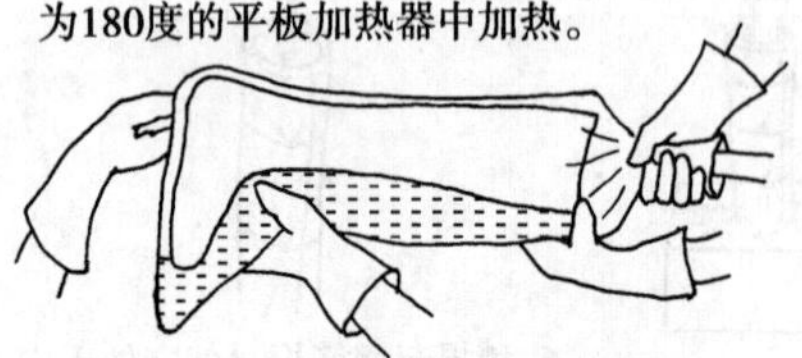

5. 打开真空泵，将板材对折，牢固粘合其边缘，尤其踝足部分要伏贴。

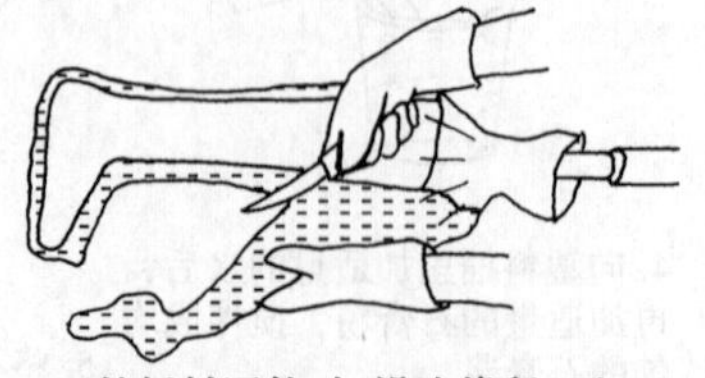

6. 趁板材还软时，沿边缘留1至2cm的余量切除多余的部分。

图 3-1-133 加热成形

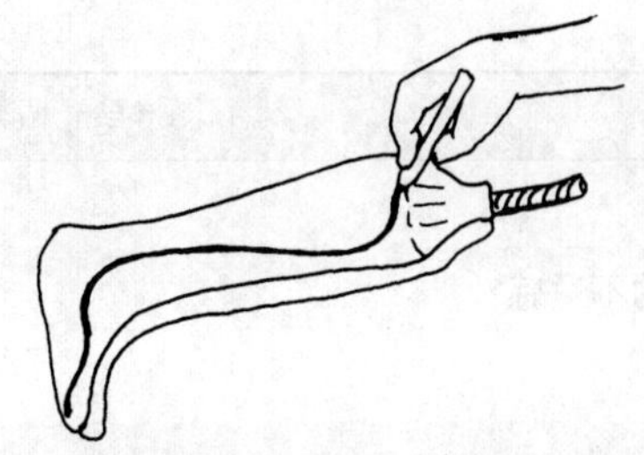

1. 画出矫形器的轮廓线，留出5mm的余量。

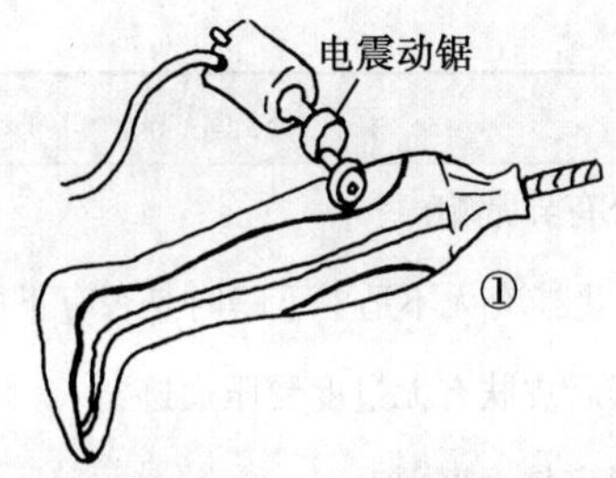

凿子

②

锉刀

砂纸

3. 用锉刀和砂纸（打磨机）将边缘部分修整光滑。

2. 沿轮廓线用电震动锯锯开或用凿子凿开。

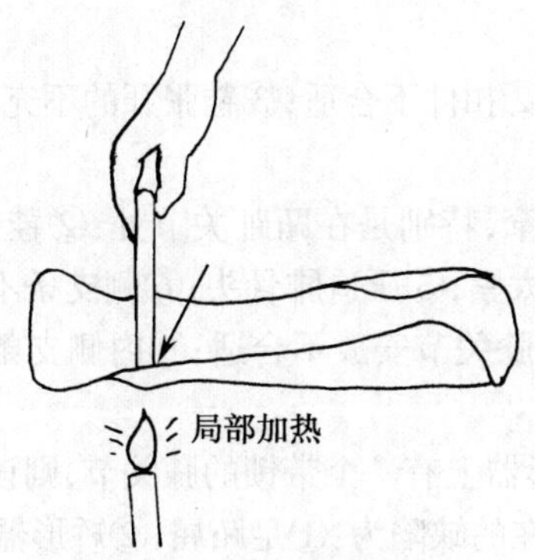

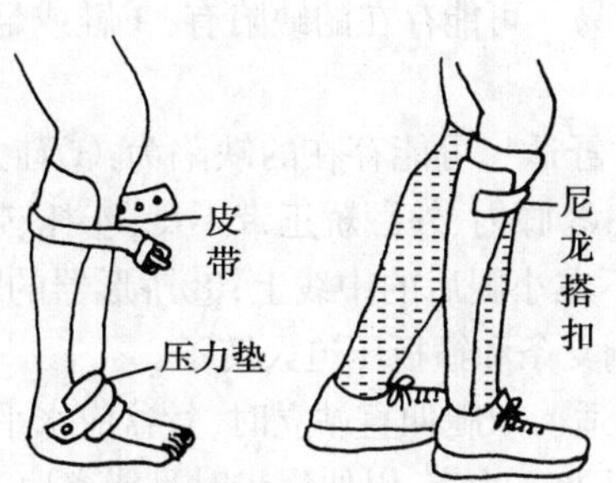

4. 局部加热踝关节内外髁部分，软化后，用圆棍稍微外顶。

5. 试样修整后，安装矫形器附件。如皮带、压力垫、尼龙搭扣等。

图 3-1-134　修剪整形和安装附件

表 3-1-4　下肢矫形器的检验

检查项目	是	否
1. 制作的矫形器是否符合原处方？		
2. 踝铰链的位置是否与踝关节一致？		
3. 铰链与关节两侧的间隙是否足够？		
4. 内翻或外翻用皮带是否有明显的不适感？是否达到了期望的支持效果？		
5. 支条是否与患肢下肢的外形相符？有无足够的间隙？		
6. 从侧面看，支条与患肢下肢的中心线是否基本一致？		
7. 皮带的宽窄是否合适？有无不适感？		
8. 矫形器与腓骨小头之间是否有足够的间隙？		
9. 站立时是否稳定？		
10. 脚着地时鞋底是否完全触地？		
11. 步行时有无异常步态？何种：		
12. 矫形器是否有足够的强度和硬度？		

续表

检查项目	是	否
13. 步行时是否有异常响声?		
14. 膝屈曲 90° 坐位有无不适？下蹲时是否有下肢受压的不适感?		
15. 卸下矫形器后皮肤有无过度受压痕迹?		
16. 矫形器的固定是否牢固?		
17. 铰链活动有无阻力?		
18. 铰链的活动限度,两侧是否相同?		
19. 矫形器的内面是否光滑、衬垫是否合适?		
20. 金属部分是否光滑、有无毛刺?		
21. 矫形器是否美观？患者是否满意?		

十、下肢矫形器的评定

下肢矫形器在功能上应能达到以下要求:

1. 穿脱容易　可能存在的缺陷有:①鞋或足套太小;②扣件不合适;③鞋张开的不充分;④鞋和足套拆不开。

2. 站立时舒适　可能存在的缺陷为:①鞋太短或太窄,特别是在跖趾关节处;②鞋垫或足内、外翻矫正带不良;③膝内、外翻矫正带不良;④托、带和支条太紧;⑤压迫腓骨头;⑥侧支条不在小腿中线上;⑦后支条不在小腿后的中线上;⑧矫形器的踝关节和膝关节安放不合适;⑨内侧支条和箍板嵌压会阴部;⑩外侧支条和箍板压迫大转子。

3. 腿长合适　双腿伸直站立时,骨盆应水平。若矫形器上有一个带锁的膝关节,则该侧腿不应比对侧腿长,以短 1cm 为宜,以便迈步时足能离地。可能存在的缺陷为:①足跖屈;②矫形器过长。

4. 站立时稳定、放松　可能存在的缺陷为膝和髋锁不牢靠。

5. 轴向免荷　矫形器若支撑髌韧带或通过坐骨结节承重,可减轻足跟的负重。可能存在的缺陷为包膝部位的形状与肢体不适配,不能承受重量。

6. 屈膝坐蹲　可屈膝 90°~105° 舒服地坐下。可能存在的缺陷为:①小腿上箍边缘太尖锐或太高;②矫形器双侧踝关节不同轴;③矫形器膝关节、髋关节过于偏离人体关节;④骨盆带和躯干外形部相合。

7. 外观满意　可能存在的缺陷为矫形器的设计和构造过于笨且大。

8. 步行能力提高　可能存在的缺陷为:①边缘粗糙;②金属有缺口;③缝线处不合适;④鞋跟和脚掌不同高;⑤鞋插片和鞋不伏贴;⑥铆钉和表面不紧贴;⑦矫形器踝、膝或髋关节锁的控制不灵便;⑧在充分屈曲和伸展时,矫形器踝和膝关节的止动挡块不同时接触。

（肖晓鸿　李古强）

思考题

1. 简述矫形器的分类和矫形器的国际标准的统一命名。
2. 矫形器的基本功能有哪些?
3. 简述矫形器临床工作程序。
4. 简述康复小组的组成及各自在矫形器装配中的主要任务。
5. 简述下肢矫形器的分类及下肢矫形器基本功能。
6. 下肢矫形器的主要适应证有哪些?

7. 简述下肢矫形器的生物力学原理。
8. 简述足部常见的问题。
9. 足矫形器的种类有哪些？其各自适应证是什么？
10. 简述矫形鞋垫和矫形鞋的制作工艺及要求。
11. 简述踝足矫形器种类及各自的适应证。
12. 简述膝矫形器的种类、作用原理及各自的适应证。
13. 简述膝踝足矫形器的种类及适应证。
14. 简述髋膝踝足矫形器的种类和适应证。
15. 简述髋矫形器的种类及适应证。
16. 简述股骨头无菌性缺血性坏死治疗用矫形器的种类及适应证。
17. 简述用低温热塑板材制作下肢矫形器的方法。
18. 简述用高温热塑板材制作下肢矫形器的方法。
19. 简述下肢矫形器的检验要点。

第二节　上肢矫形器

一、上肢矫形器概述

(一) 上肢矫形器的定义

上肢矫形器(upper limb orthoses)是指用于整体或部分上肢的矫形器,品种和形式多样,达百种之多。主要用于保持上肢不稳定的肢体于功能位,提供牵引力以防止挛缩,预防或矫正上肢肢体畸形以及补偿失去的肌力,帮助无力的上肢肢体运动等。

(二) 上肢矫形器的分类

1. 按部位分类　即上肢矫形器的国际标准分类(图 3-2-1)。

(1) 手矫形器(HO):包括手指矫形器(FO)和手矫形器。如鹅颈指矫形器。

(2) 腕手矫形器(WHO):如对掌矫形器。

(3) 肘矫形器(EO):可分为固定性肘关节矫形器和功能性肘关节矫形器。

(4) 肘腕手矫形器(EWHO):可分为带肘铰链肘腕手矫形器和不带肘铰链肘腕手矫形器。

(5) 肩肘腕手矫形器(SEWHO):如肩关节外展矫形器。

(6) 肩矫形器(S0):主要是肩吊带。适用于肩部损伤、肩周围肌肉麻痹患者使用。

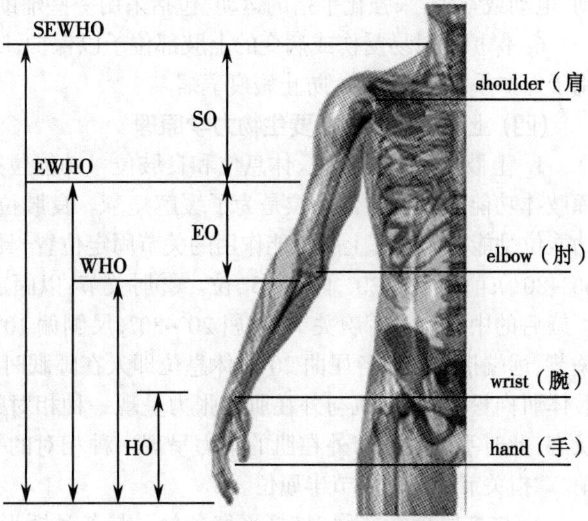

图 3-2-1　上肢矫形器按部位(国际标准)分类

2. 上肢矫形器按功能分类

(1) 固定性矫形器:主要是指用于固定、支持、制动、预防畸形的矫形器,无运动装置。使用这类矫形器的目的是保持肢体和关节的良好位置(功能位或中立位),支持关节以缓解疼痛、预防畸形,主要适用于腱鞘的炎症,促进骨折愈合。常需日夜配戴,但应每天脱下数次,进行轻柔的被动活动。如上臂吊带和肩吊带、轮椅前臂托板、掌侧腕上翘矫形器、手休息位矫形器、长 / 短对掌矫形器、手指固定矫形器。

(2) 矫正性矫形器:主要是指用于矫正畸形的矫形器,通过三点力原理进行矫正畸形,主要适用于

矫正上肢的各种畸形。矫正性矫形器在矫形外科中很常用，不管是静止性或动力性矫形器，只要能产生柔和的、持续的牵拉力就可以。持续地牵伸痉挛的肌肉，可以降低其肌张力，治疗肌肉痉挛。初次戴矫形器时可能不适，随着忍耐力增加，穿戴时间逐渐延长。最好在晚上戴着睡觉，白天取下。如肩外展矫形器、肘伸展矫形器、松紧螺旋扣矫形器、上翘矫形器、掌侧休息位矫形器、腕伸展矫形器、指关节正向屈曲矫形器和反向屈曲矫形器、手指指间关节矫正矫形器等。

(3) 功能性矫形器：主要是指用于恢复运动功能的动力性矫形器，有运动装置，允许肢体活动，或能控制、帮助肢体运动，促进运动功能的恢复。主要适用于稳定上肢松弛的关节，代偿麻痹的肌肉功能，辅助患者恢复部分生活自理和劳动功能。根据残余肌力的大小、使用时间的长短，又可分为临时性和永久性功能矫形器。①临时性功能矫形器：当肌力减弱时，矫形器通过橡皮条、弹簧、钢丝线圈等辅助运动，增强力量。肌力恢复、能主动运动后，就不再需要矫形器。每日戴的时间也不长，故称为临时性功能矫形器。如辅助伸腕的长对掌矫形器、辅助掌指关节背伸的功能性腕手矫形器等。②永久性功能矫形器：用于上肢肌力在 1 级以下、功能永久性丧失或减弱，如不能伸手取物、不能抓捏。此类矫形器结构复杂，必须进行长时间的使用和操纵训练。如抗痉挛矫形器、充气矫形器等。

(三) 上肢矫形器的基本功能

1. 固定　也称静态性功能。这类矫形器用于固定肢体、限制肢体异常活动，用于减轻疼痛、促进病变痊愈。

2. 助动　也称动态性功能。这类矫形器用于预防和矫正上肢关节挛缩，改善关节运动范围、增强肌力，保证手术后的效果以及发育期中的骨骼的正常发育。

3. 矫正畸形　也称矫形性功能。这类矫形器用于控制上肢畸形的发展，通过三点力矫正原理，通过施加较小的力，在患者不感到疼痛的情况下矫正上肢各种畸形。

4. 抑制痉挛　通过矫形器对于关节某一方向的运动限制，可减少因某一方向运动对肌肉的牵拉，减少肌肉的牵张反射，减低肌张力。

5. 补偿　又称增强性功能。这类矫形器采用一些弹性装置，如弹簧、橡筋、塑料弹性体，或通过气动、电动或索控，来强化手指的运动，包括采用一些辅助工具、自助器具帮助瘫痪者恢复功能。

6. 保护　对易受伤或病变的上肢部位予以保护，防止关节、肌腱的过伸和拉伤，促使病变愈合，还用于保护手术瘢痕部位，防止瘢痕挛缩。

(四) 上肢矫形器的主要生物力学原理

1. 上肢关节的功能位、休息位和良肢位　功能位是指各关节正常的可动范围受制约时最容易发挥肢体功能的肢位。休息位是为了缓解痉挛。良肢位是为了保护肢体，防止并发症等。上肢关节的功能位是能充分发挥上肢功能作用的关节固定位置，具体如下。①肩关节：外展 45°（儿童可能增加到 60°~80°），前屈 15°~30°，内旋 15° 位。②肘关节：以固定到 90° 为原则。③前臂桡尺关节：既不旋前也不旋后的中立位。④腕关节：背屈 20°~30°，尺侧偏 10°。⑤手：拇指处于对掌位，掌指关节、近端指间关节、远端指间关节各屈曲 20°。休息位即人在睡眠时或全身麻醉时，肢体处于的一种自然状态，此时肢体肌肉松弛，内在肌与外在肌的张力呈现一种相对的平衡状态。手的休息位是指手处于自然静止状态，此时手内在肌与外在肌的张力呈现一种相对的平衡状态。表现为腕关节背伸 10°~15°，轻度尺偏，掌指关节和指间关节半屈位。

2. 杠杆原理　亦称“杠杆平衡条件”，是各种矫形器共同采用的原理。要使杠杆平衡，作用在杠杆上的两个力（动力点、支点和阻力点）的大小跟它们的力臂成反比。杠杆原理的表达为：动力 × 动力臂 = 阻力 × 阻力臂。上肢是一个极端复杂而又精致的工具，通过精妙的协调运动，上肢带有关节的各个部分进行极其多方面的运动。恢复残缺上肢的 3 个基本运动（抓握、放松、传递）是非常困难的，杠杆和运动系统的问题要比下肢多很多。因此，要使矫形器产生较好的效果，须有一定长度的杠杆臂、正确的作用方向和作用点。

3. “三点力”原理　①静态矫形器：一般利用“三点力”原理将上肢固定在功能位，以达到固定、静止，再矫正，防止因长期静止产生的变形和维持已有的治疗效果等目的。②动态矫形器：一般采用弹簧或橡皮筋等动力装置，利用杠杆和“三点力”原理，预防和矫正上肢畸形，控制上肢不随意运动。

(五) 上肢矫形器的适应证

1. 神经损伤 ①中枢神经损伤:如脑瘫、截瘫、四肢瘫和脑卒中等引起的上肢痉挛和手部畸形等。②周围神经损伤:上肢周围神经如臂丛神经(尺神经、桡神经、正中神经、腋神经等)损伤引起的肌肉的弛缓性麻痹和上肢畸形,可用矫形器保护麻痹的肌肉,防止拮抗肌挛缩,并控制畸形。

2. 炎症 如类风湿关节炎、肩周炎、网球肘、腕管综合征用矫形器,具有减轻疼痛、保护关节、矫正畸形、预防损伤、控制炎症等功效。

3. 关节损伤 上肢的骨与关节损伤是康复治疗中的常见疾病,如上肢的骨折、脱位及其术后固定等。

4. 外伤等 如烧伤。深度烧伤发生会造成瘢痕挛缩,上肢矫形器可以预防或矫正由于皮肤瘢痕和关节囊、肌肉、肌腱等软组织挛缩引起的关节畸形,并能够减轻疼痛。

二、手矫形器

(一) 手指矫形器

手指矫形器(finger orthosis,FO)有静态和动态矫形器之分。

1. 手指静态矫形器 又称手指固定矫形器,用于固定指间关节,使其保持屈曲或伸展。适用于偏瘫痉挛、上肢神经损伤和类风湿关节炎等(图 3-2-2)。

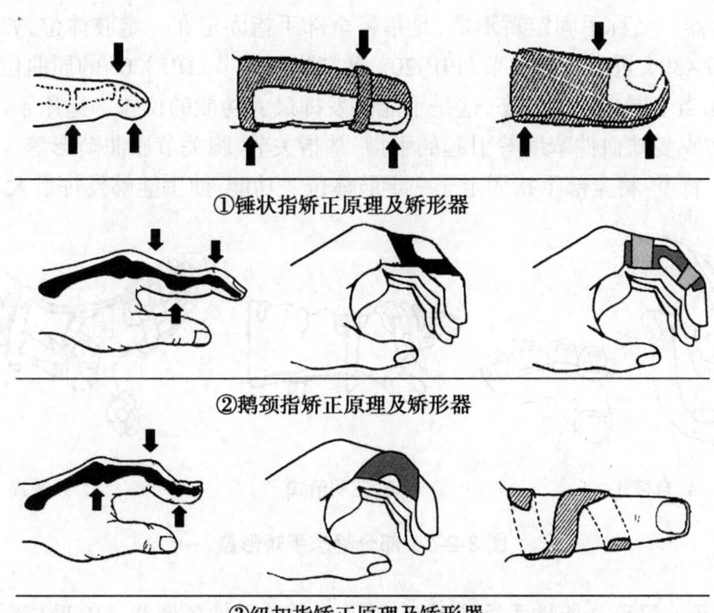

图 3-2-2 手指静态矫形器

(1) 锤状指矫形器。特点:三点力,远端指间关节(DIP)轻微过伸,近端指间关节(PIP)轻微屈。功能:固定指间关节(IP),使之保持屈曲或伸展。

(2) 鹅颈指矫形器。特点:三点力,DIP 可运动,PIP 轻微屈。功能:固定指间关节,使之保持屈曲或伸展。

(3) 纽扣指矫形器。特点:三点力,DIP 轻微屈,PIP 伸展位。功能:固定指间关节,使之保持屈曲或伸展。

2. 手指动态矫形器 又称功能性手指矫形器,一般采用弹簧、橡皮筋或钢丝等形式,一方面抗手指痉挛,另一方面辅助手指运动(图 3-2-3)。

(1) 指间关节(IP)伸展辅助矫形器。特点:利用钢丝或橡皮筋弹性作用。功能:辅助指间关节伸展。适用于主动或被动的近端指间关节(PIP)伸展功能障碍、指伸韧带损伤、外伤性指间关节纤维化、近端指间关节(PIP)屈曲挛缩等。

(2) 指间关节(IP)助屈矫形器。特点:利用橡皮筋或弹簧的弹性作用。功能:辅助指间关节屈曲。

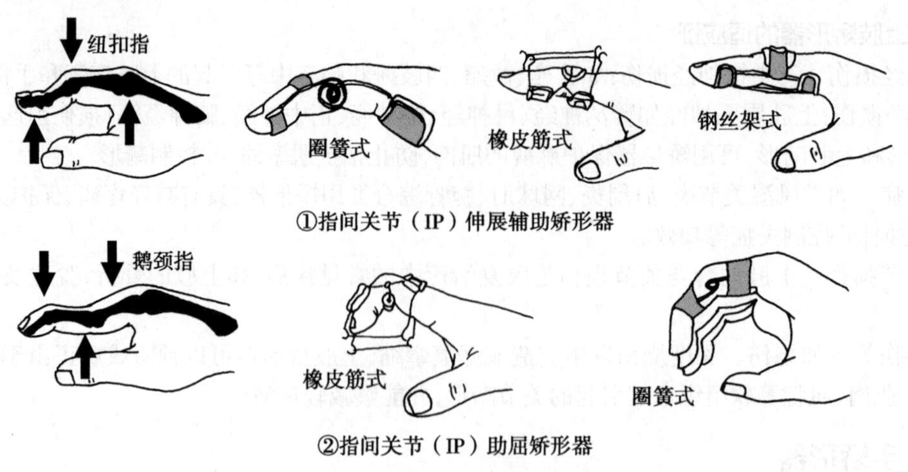

图 3-2-3 手指动态矫形器

适用于 PIP 关节伸展挛缩或屈肌变弱而造成的 PIP 关节屈曲受限。

(二) 手矫形器

手矫形器(hand orthosis，HO)分为静态和动态手矫形器。

1. 手静态矫形器 又称手固定矫形器，是指将全部手指固定在一定肢体位，如手的功能位，通常是掌指关节(MP)20°~30°、近端指间关节(PIP)20°、远端指间关节(DIP)20° 的屈曲位，拇指外展、对掌，其他手指略分开，相当于握小球的状态，这是手能够发挥最大功能的位置。适用于爪状指畸形、偏瘫、烧伤瘢痕挛缩、福尔克曼缺血性挛缩等引起的手指、掌指关节、腕关节屈曲畸形等。可分为台板式、三明治式、片簧式等。特点：将全部手指固定于一定肢体位。功能：使手能够发挥最大功能(图 3-2-4)。

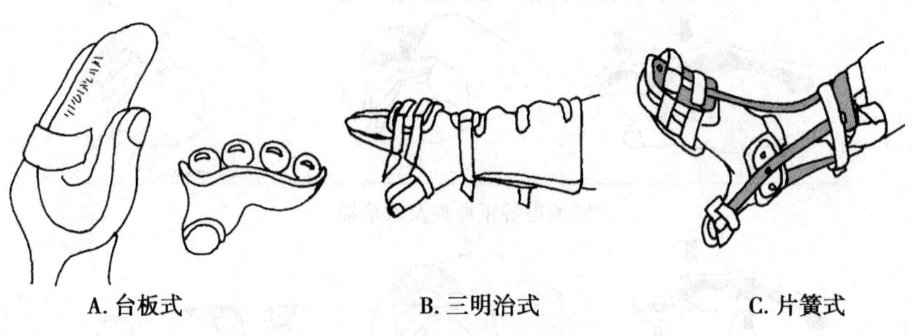

图 3-2-4 部分静态手矫形器

2. 手动态矫形器 又称功能性手矫形器，包括掌指关节助伸矫形器、MP 助屈矫形器、尺神经麻痹用矫形器、手掌虎口撑开矫形器、掌腱膜挛缩症用矫形器等多种类型。①特点：橡皮筋助 MP 关节伸展或屈曲。②功能：矫正 MP 关节屈曲或伸展痉挛(图 3-2-5)。

福尔克曼缺血性挛缩

福尔克曼缺血性挛缩(Volkmann contracture)是由于肢体严重缺血，造成肌肉坏死或挛缩，又因神经缺血和瘢痕压迫，常有神经部分瘫痪，致肢体严重残疾。多发生于上肢肱骨髁上骨折或尺桡骨骨折后。

三、腕手矫形器

腕手矫形器(wrist hand orthosis，WHO)按其功能分为固定性(静态)和功能性(动态)两种矫形器。

(一) 静态腕手矫形器

静态腕手矫形器是将腕关节固定于功能位(背屈 20°~30°)，允许手指活动，其长度为从远端掌横

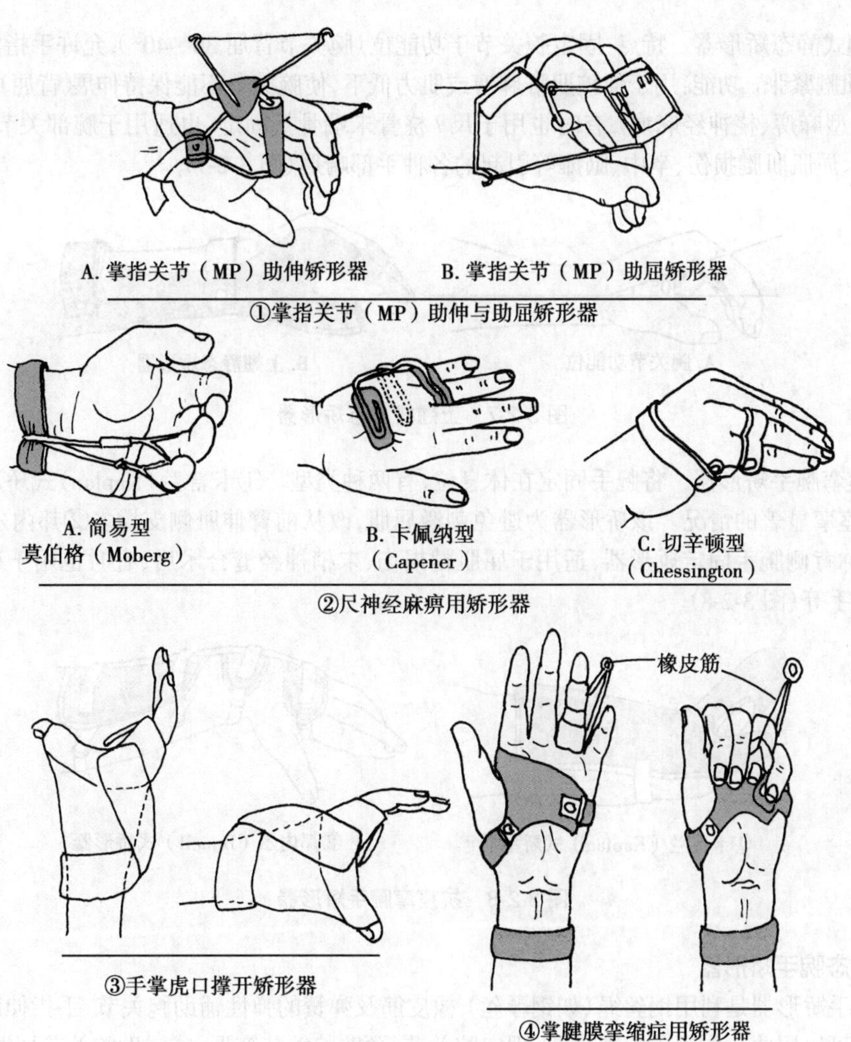

图 3-2-5　手动态矫形器

纹到前臂近 2/3 处。用于伸腕肌群麻痹或肌力低下，使腕关节不能保持伸展（背伸）位的情况（臂丛神经下位型麻痹、桡神经麻痹），有时也用于桡骨末端骨折造成的指伸肌腱粘连，也适用于偏瘫、臂丛神经损伤、屈肌肌腱损伤、卒中、脑瘫等引起的痉挛手。常用的有：

1. 护腕　用于支持、固定、稳定腕关节呈背伸功能位。特点：有塑料板材成形的硬性护腕，也有弹性纤维制作的软性护腕。手指的掌指关节（MP）不受限制，尺骨茎突勿压迫过多。功能：支持、固定、稳定腕关节呈背伸功能位。适用于腕关节扭伤、腕融合术后、Colles 及 Smith 骨折等辅助治疗（图 3-2-6）。

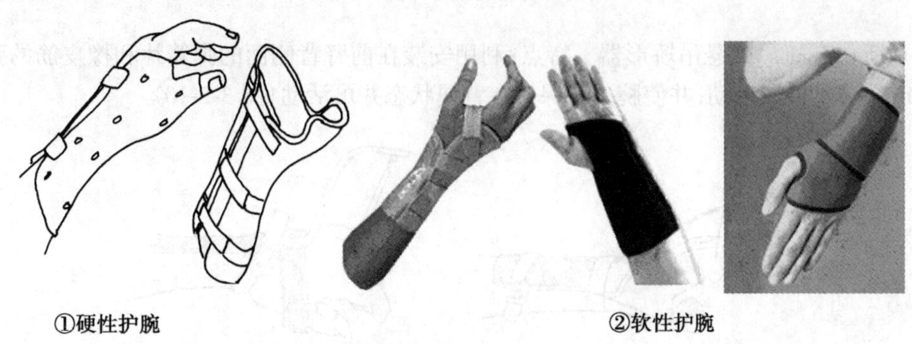

图 3-2-6　护腕

2. 上翘式静态矫形器　特点：固定腕关节于功能位（腕关节背屈 30°~40°），允许手指活动，使伸肌腱松弛、屈肌腱紧张。功能：用于伸腕肌群麻痹或肌力低下，使腕关节不能保持伸展（背屈）位的情况（臂丛神经下位型麻痹、桡神经麻痹），有时也用于尺 / 桡骨末端骨折固定，也适用于腕部关节炎、偏瘫、臂丛神经损伤、屈肌肌腱损伤、卒中、脑瘫等引起的各种手部畸形（图 3-2-7）。

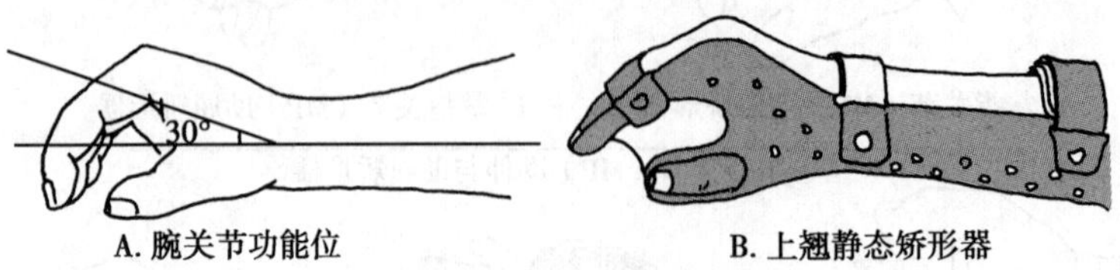

图 3-2-7　上翘式静态矫形器

3. 抗痉挛腕手矫形器　将腕手固定在休息位，有两种类型。①卡普兰（Kaplan）式矫形器：用于中枢性麻痹、痉挛显著的情况。该矫形器为避免刺激屈肌，改从前臂伸肌侧支撑。②邦内尔（Bunell）式矫形器：又称背侧腕手固定矫形器，适用于屈肌腱损伤、末梢神经缝合术后，有时也用于卒中、脑瘫等引起的痉挛手等（图 3-2-8）。

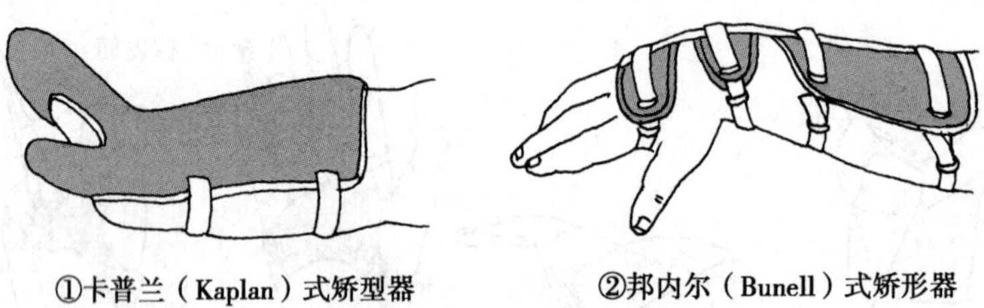

图 3-2-8　抗痉挛腕手矫形器

（二）动态腕手矫形器

动态腕手矫形器是利用钢丝绳（如钢琴丝）、橡皮筋及弹簧的弹性辅助腕关节、手指伸展，同时腕关节和手指还可以屈曲。作用于腕部，用于固定腕关节，预防腕关节变形，或辅助腕关节屈曲和伸展。

1. 上翘式动态矫形器　也称腕背曲动态矫形器。特点：利用钢丝、橡皮筋及弹簧的弹性，辅助腕关节背屈、手指伸展，同时腕关节和手指还可以屈曲。功能：适应于腕伸肌及指伸肌的麻痹。适用于桡神经麻痹，所以也称桡神经麻痹用矫形器（图 3-2-9）。

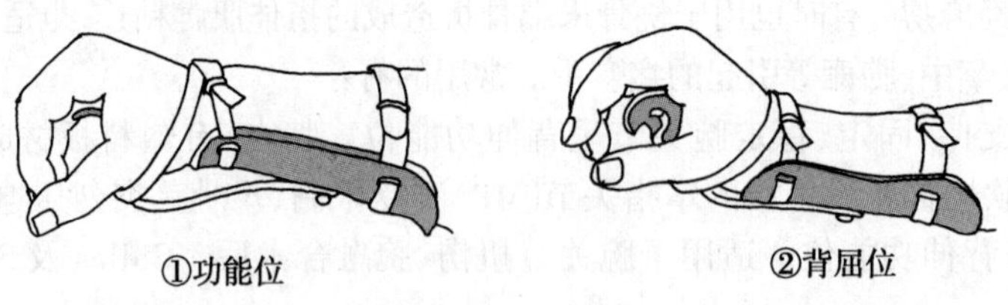

图 3-2-9　上翘式动态矫形器

2. 托马斯（Thomas）式悬吊矫形器　特点：利用安装在前臂背侧面的弹簧片和橡皮筋的弹力。功能：辅助 MP 关节的伸展运动，并使腕关节保持在背屈状态并可活动（图 3-2-10）。

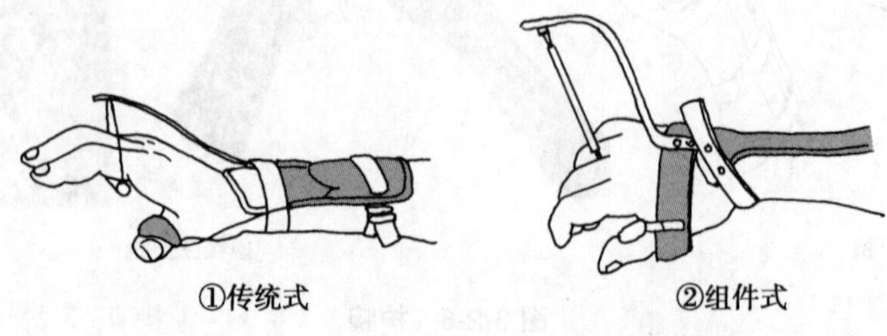

图 3-2-10　托马斯（Thomas）式悬吊矫形器

3. 奥本海默(Oppenheimer)式矫形器　又称活动上翅式矫形器，是使连接支撑前臂半月箍的弹簧钢丝在腕关节处形成一个环，用以保持手掌的背屈位。特点：简便、体积小、重量轻，但易向末端移动。功能：保持手掌的背屈位。桡骨神经麻痹可使用此矫形器(图 3-2-11A)。

4. 布鲁姆伯格(Bloomberg)式矫形器　又称克伦扎克铰链上翘式矫形器。特点：利用克伦扎克铰链的弹性。注意不要碰到桡骨和尺骨茎突。功能：辅助腕关节背伸(图 3-2-11B)。

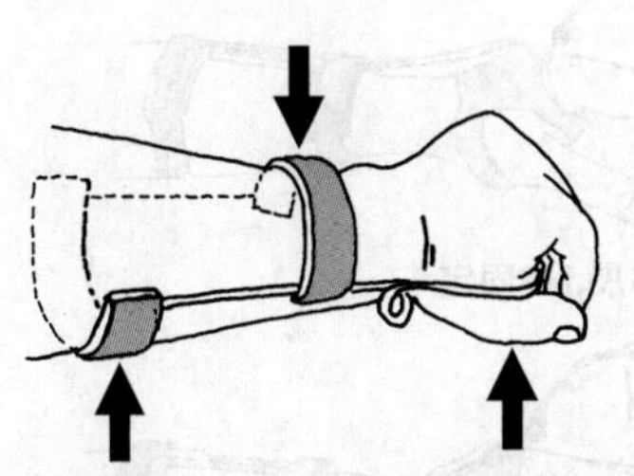

A. 奥本海默(Oppenheimer)式矫形器

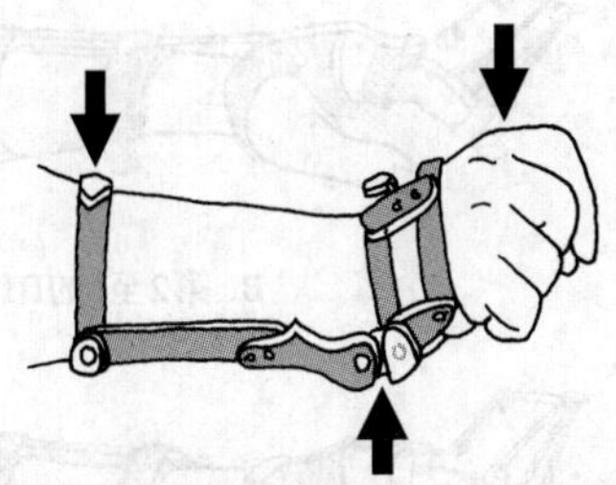

B. 布鲁姆伯格(Bloomberg)式矫形器

图 3-2-11　奥本海默和布鲁姆伯格式矫形器

5. 恩根(Engen)式系列矫形器　特点：这是一系列将拇指固定在对掌位，用带轴的支杆对示、中指进行支撑的同时保持掌指(MP)关节的可动性，再利用驱动装置带动示、中指与拇指闭合，从而实现三指捏取、夹持动作的矫形器。功能：使腕部屈曲控制矫形器，可防止腕关节屈曲挛缩，预防屈腕屈指肌挛缩。由于矫形器将患手维持于功能位并使屈指肌处于适当张力，故有利于握持动作，适用于 C6 平面完全性四肢瘫痪(图 3-2-12)。

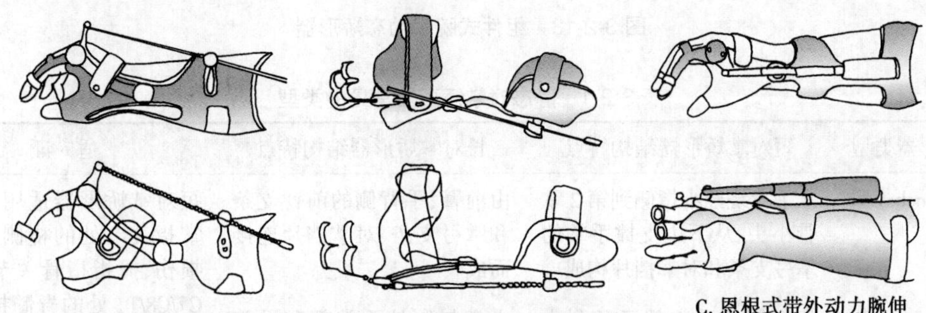

A. 恩根式腕伸指屈矫形器　B. 恩根式带桡侧偏移的腕伸指屈矫形器　C. 恩根式带外动力腕伸指屈矫形器

图 3-2-12　恩根型系列矫形器

6. 组件式腕手动态矫形器　特点：是利用钢丝、橡皮筋及弹簧的弹性辅助腕关节、手指伸展，同时腕关节和手指还可以屈曲，并利用铝合金片或塑料作支架，用螺丝将各个零部件组合在一起的矫形器。功能：适应于腕伸肌及指伸肌的麻痹或腕屈肌及指屈肌的麻痹(图 3-2-13)。

四、对掌矫形器

对掌矫形器(opponents orthosis)是为了保持拇指与其他四肢尤其是示指、中指的对掌位使用的矫形器。①腕关节能够主动控制时，采用短对掌矫形器；②腕关节不能主动控制时，需要采用长对掌矫形器。多用金属条或塑料板做成，限制腕关节背屈或内收，使拇指保持掌位，适用于对掌功能障碍的患者。

(一) 静态对掌矫形器

静态对掌矫形器常见的类型有兰乔(Rancho)型、C 形片型、恩根(Engen)型对掌矫形器等(表 3-2-1)。

1. 静态短对掌矫形器　支持拇指到指间关节处，使拇指保持对掌位。适用于拇指掌指关节处的桡侧副韧带损伤、拇指骨关节炎、在 C7/C8/T1 处的脊髓损伤、低位正中神经麻痹(包括尺神经、正中神经)及偏瘫等(图 3-2-14)。

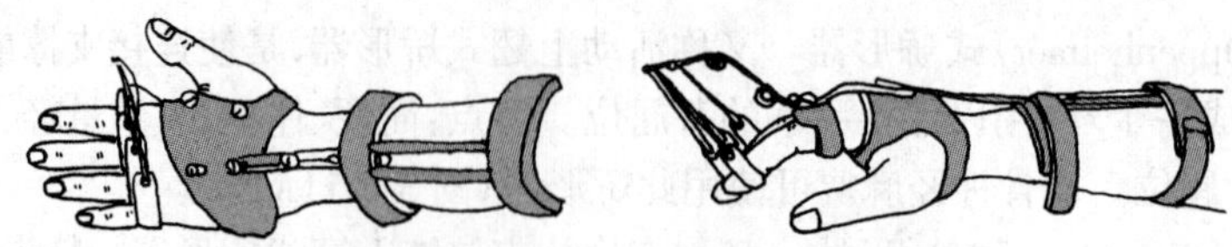

A. 第2至5的DIP和PIP动态伸展，MP固定

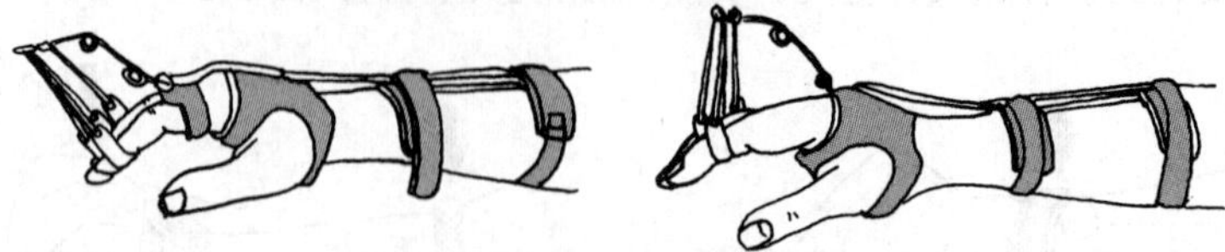

B. 第2至5的DIP和PIP动态伸展，MP固定

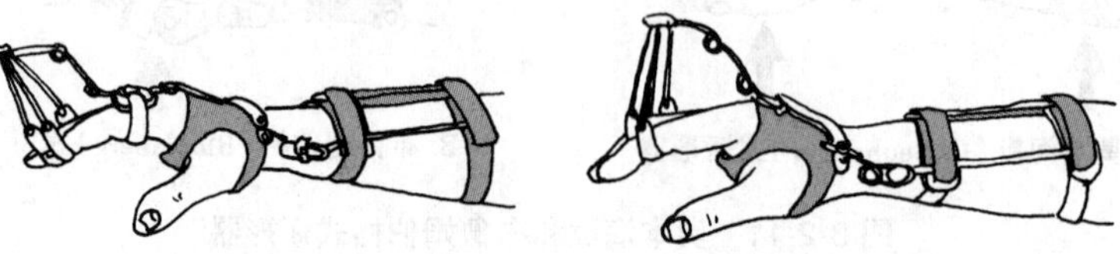

C. 第2至5的DIP和PIP和MP动态伸展，动态伸展腕关节

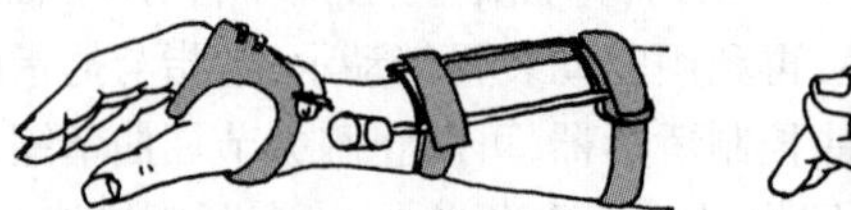

D. 只有腕关节动态伸展

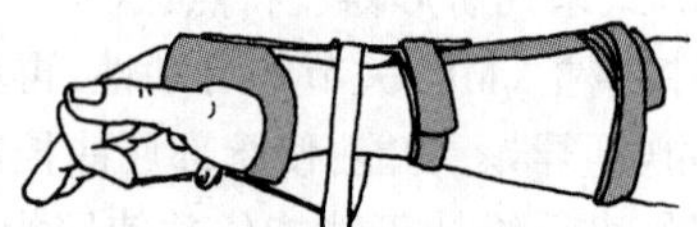

E. 腕关节固定，动态屈曲第2至5的DIP、PIP和MP

图 3-2-13　组件式腕手动态矫形器

表 3-2-1　静态对掌矫形器常见的类型

对掌矫形器类型	短对掌矫形器结构特点	长对掌矫形器结构特点	适应证
兰乔(Rancho)型	从手背绕经小指侧到第2掌骨小头、从下边支撑手掌的掌弓支条和对掌挡片构成	由前臂、手背侧的前臂支条和掌弓支条、对掌挡片连接而成	短对掌矫形器适用于拇指掌指关节处的桡侧副韧带损伤、拇指指骨关节炎、在C7/C8/T1处的脊髓损伤、周围神经(包括尺神经、正中神经)麻痹及偏瘫等 长对掌矫形器适用于C5/C6处的脊髓损伤、周围神经(包括尺神经、正中神经、桡神经)麻痹及偏瘫等
恩根(Engen)型	塑料制的手掌部延长到小鱼际肌的外侧，能更好地稳定手掌、保持拇指的对掌位	由塑料制的手掌部和沿前臂腹侧面使腕关节保持背伸位的金属前臂组成	
C形片型或贝尼特(Benet)型	手掌部用C形片及手背部向小鱼际肌突出的支条支撑。与兰乔型不同，没有掌侧支条	由延伸到掌骨的前臂侧支条和横附在手背上尺侧支撑第5掌骨小头的支条、对掌挡片等构成。与兰乔型不同，没有掌侧支条	

2. 静态长对掌矫形器　支撑拇指到前臂长度的2/3处，并保持拇指的对掌位和腕关节的功能位。适用于高位的正中神经麻痹(包括尺神经、正中神经、桡神经)、C5/C6处的脊髓损伤及偏瘫等(图 3-2-15)。

(二) 动态对掌矫形器

1. 动态短对掌矫形器　一般利用弹簧、钢丝、橡皮筋等弹性物体使拇指保持对掌位，辅助对掌运动，也可以作为屈肌力量练习。适用于低位正中神经麻痹(图 3-2-16)。

2. 动态长对掌矫形器　是根据伴有手指屈曲挛缩的病情，增加了IP伸展辅助装置；还可同时采用MP伸展辅助装置，用以保持MP关节的背屈位。当MP关节伸展挛缩时，可以增加MP屈曲辅助装置(图 3-2-17)。

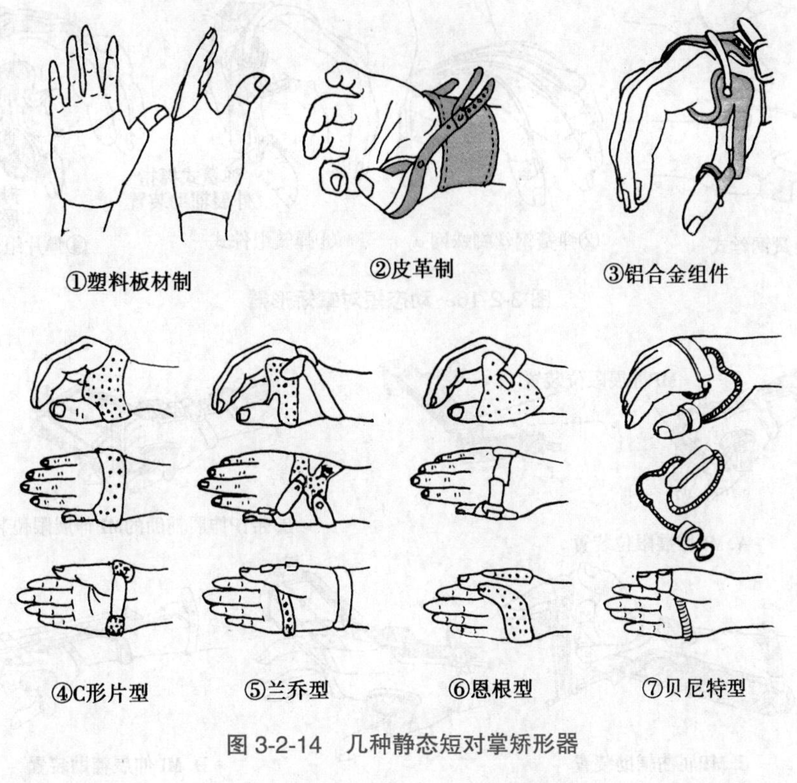

图 3-2-14 几种静态短对掌矫形器

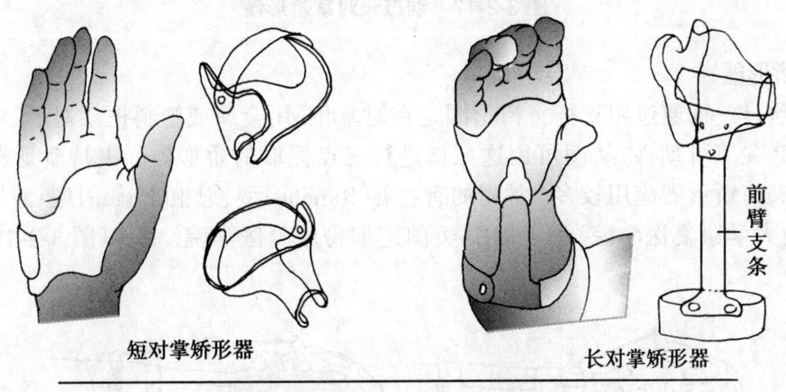

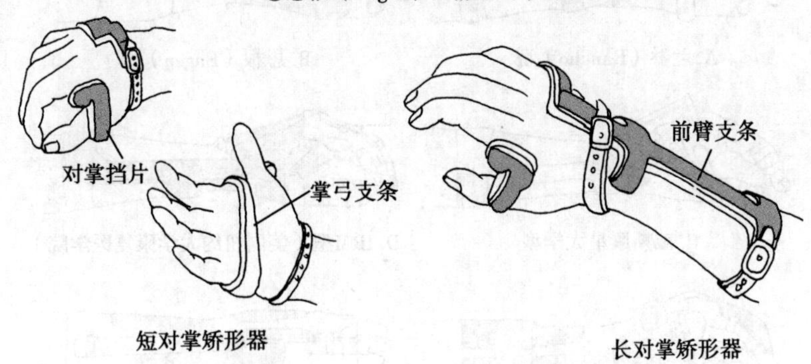

图 3-2-15 静态长对掌矫形器

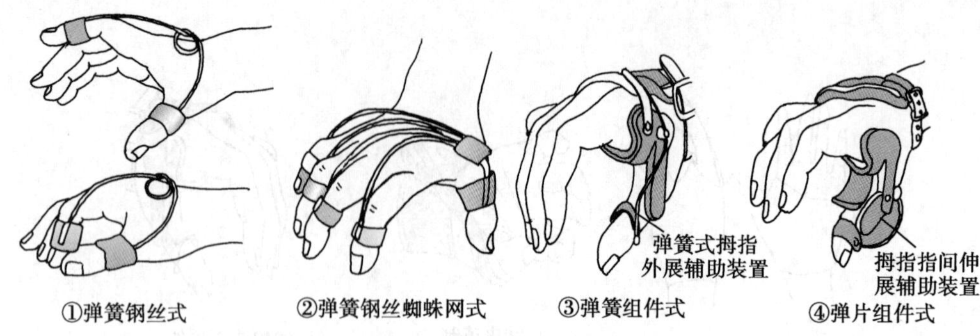

图 3-2-16 动态短对掌矫形器

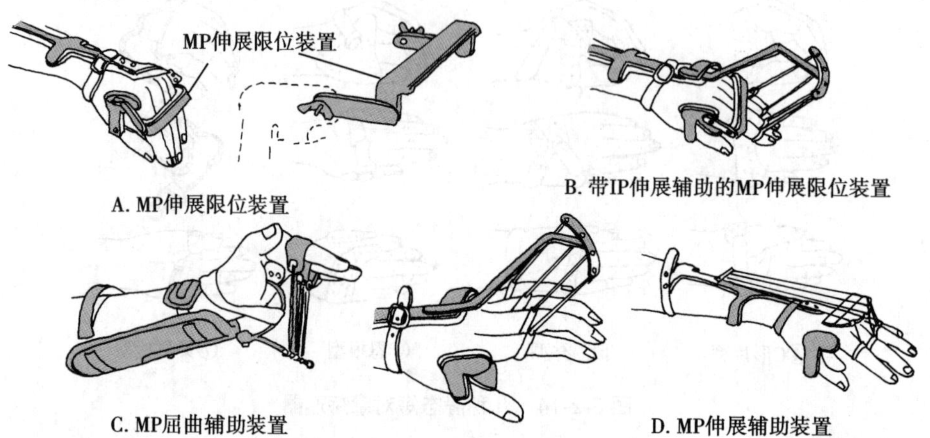

图 3-2-17 动态长对掌矫形器

(三) 夹持矫形器

夹持矫形器是一种通过用支杆将拇指固定在对掌位，用金属或塑料框架对示、中指进行支撑，同时保持其 MP 关节可动性，从而可用这三指进行三点捏取的矫形器。夹持矫形器品种繁多，以腕关节驱动式夹持矫形器应用较多。常用的有兰乔(Rancho)型、恩根(Engen)型、威斯康星大学型、IRM(美国纽约大学康复医学院)型、RIC(美国芝加哥康复医学院)型等(图 3-2-18、图 3-2-19 和表 3-2-2)。

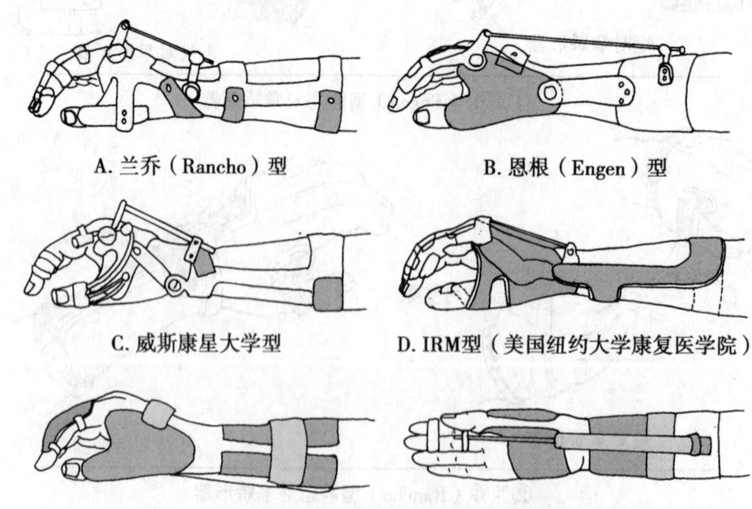

图 3-2-18 腕关节驱动夹持矫形器的种类

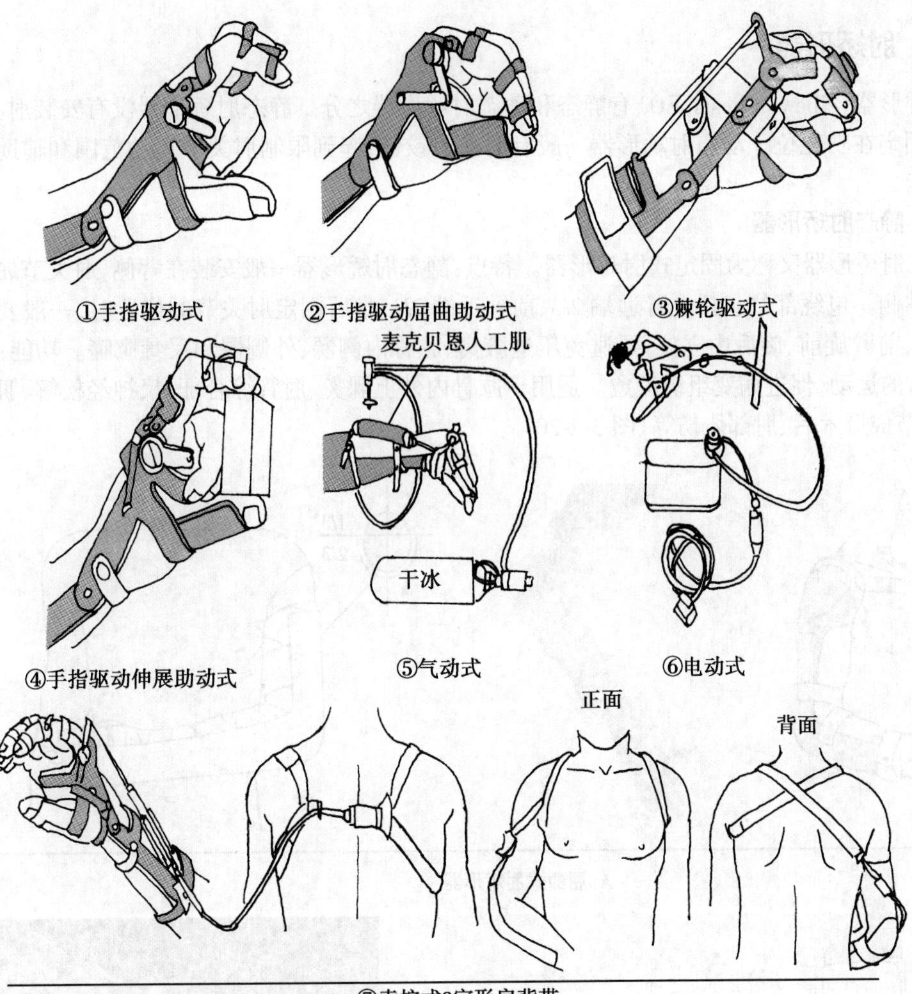

图 3-2-19　夹持矫形器的驱动形式

表 3-2-2　夹持矫形器的驱动形式对比

形式	特征	适应证	驱动力源	残存神经平面	参考
手指驱动屈曲助动式	以手运动为力源，并装有屈曲辅助用弹簧	腕关节屈伸肌、手指伸肌的肌力为4级，拇指对掌肌的肌力为3级	屈曲用弹簧	C7~C8	图 3-2-19①
手指驱动伸展助动式	以手运动为力源，并装有伸展辅助用弹簧		伸展用弹簧		图 3-2-19②
腕关节驱动式	利用腕关节的背屈使示、中指的MP关节被动屈曲，与拇指成对掌位	腕关节伸肌肌力为4级，前臂旋前、腕关节及MP关节活动范围正常，拇指、示指间无挛缩	屈肌腱固定术原理	C6	图 3-2-19③
棘轮驱动式	安装棘轮被动性将手指固定在任何位置	肘屈肌、前臂旋前肌的肌力为4级，腕关节及MP关节活动范围正常，拇、示指间无挛缩	棘轮	C5臂丛神经麻痹（完全性）	图 3-2-19④
体外来源驱动式	利用气压、电动等外力装置进行驱动		气动（麦克贝恩人工肌肉）、电动	C5	图 3-2-19⑤⑥
肩背带索控式	利用肩背带的索控装置，通过自身力源来驱动（如同索控式假手）	健侧肩胛带及患侧的腕关节、MP关节的活动范围正常，拇指、示指间无挛缩	肩胛带运动	C5偏瘫（中等程度痉挛）	图 3-2-19⑦

五、肘矫形器

肘矫形器(elbow orthosis, EO)有静态和动态肘矫形器之分。静态肘矫形器没有安装肘关节铰链，肘关节固定在功能位。动态肘矫形器一般有肘关节铰链，起到限制肘关节运动范围和辅助肘关节运动的功能。

(一) 静态肘矫形器

静态肘矫形器又称为固定式肘矫形器。特点：静态肘矫形器一般安装在背侧，肘关节屈曲挛缩时安装在掌侧。包绕部位包括上臂远端 2/3、前臂近端 2/3，术后固定肘关节的位置时，一般要求肘关节屈曲 90°，前臂旋前、旋后中立位，要避免压迫腋窝、肱骨内侧髁、外侧髁和尺骨鹰嘴。功能：固定或限制肘关节的运动，促进病变组织痊愈。适用于肱骨内外上髁炎、肘管综合征、尺神经松解、肌腱前移术后、肘关节成形术后、肘部烧伤等(图 3-2-20)。

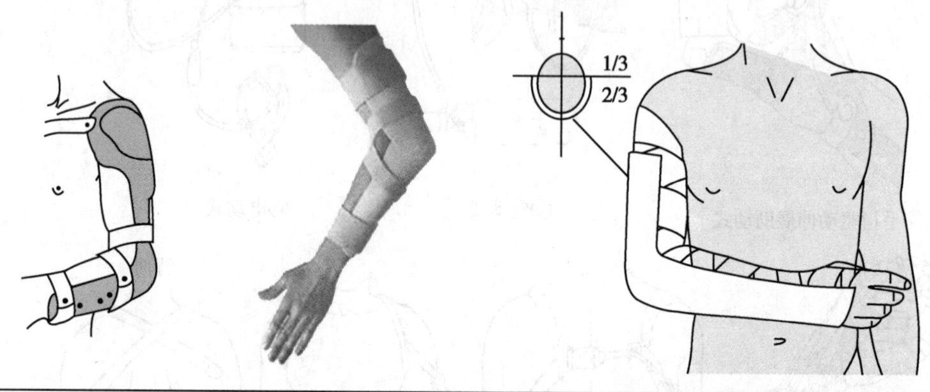

A. 屈曲式肘矫形器

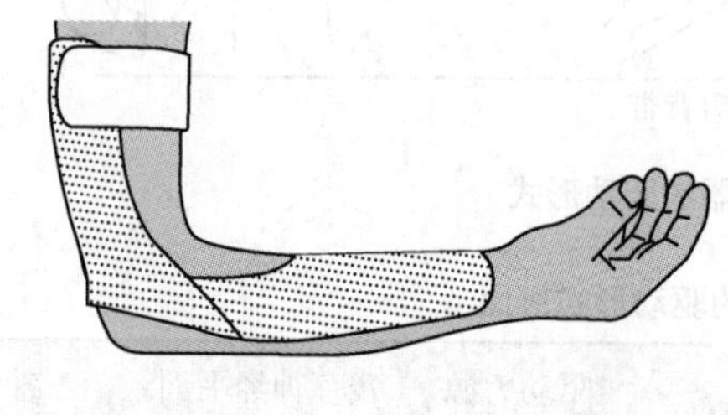

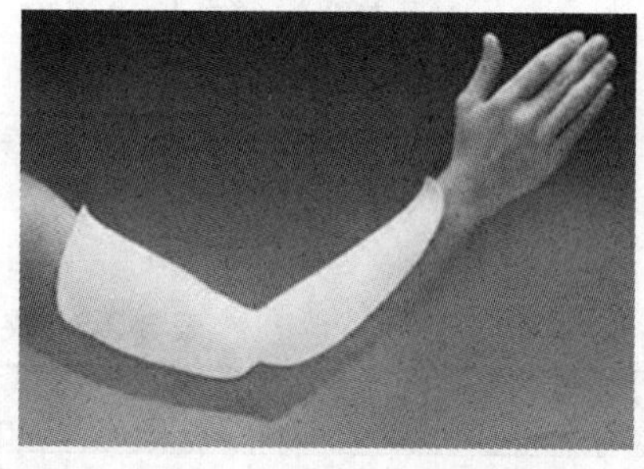

B. 伸展式肘矫形器

图 3-2-20 静态肘矫形器

(二) 动态肘矫形器

动态肘矫形器又称可动式肘矫形器，是一类带肘关节铰链的肘矫形器。传统可动式肘矫形器一般采用金属支条、皮革制作而成，现代可动式肘矫形器多为塑料板材与肘关节铰链制作而成，具有包容性好、悬吊性能好、重量轻、易清洁等优点。常见类型有支条式肘矫形器、组件式动态矫形器等。特点：多带有肘关节铰链，用较小的牵引力改善肘关节畸形。功能：改善肘关节的伸展畸形或屈曲畸形，辅助肘关节完成屈肘动作。适用于关节挛缩、肌力低下、关节不稳定以及功能肢位的保持等。肘关节可在限定范围内活动或锁定。常用于矫治肘关节的挛缩变形。

1. 支条式肘矫形器 用两侧支条和臂筒使肘关节保持固定位。肘铰链可选用固定式或角度可调式的单轴铰链。用于肘关节挛缩、肌力低下、肘关节不稳定等(图 3-2-21)。

2. 组件式动态肘矫形器 采用塑料板材、肘关节铰链和尼龙搭扣等材料，按照不同的型号组合装配而成的各种肘矫形器(图 3-2-22)。

3. 软性肘矫形器 用于固定和保持肘关节的功能位，限制肘关节的异常活动，可预防治疗肘关节软组织损伤和关节炎等。常用的有护肘、网球肘、高尔夫球肘带(图 3-2-23)。

肘关节铰链

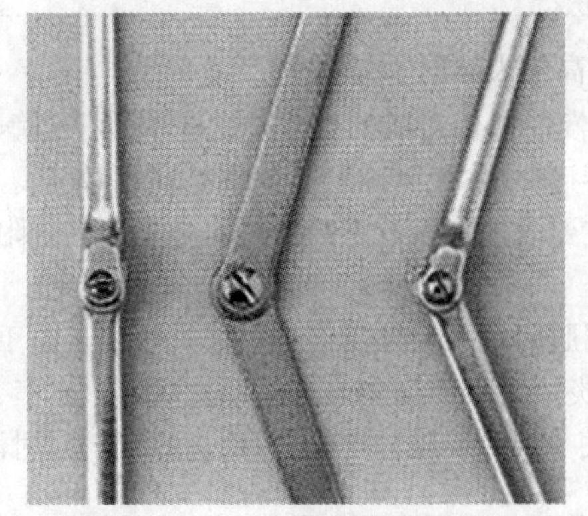
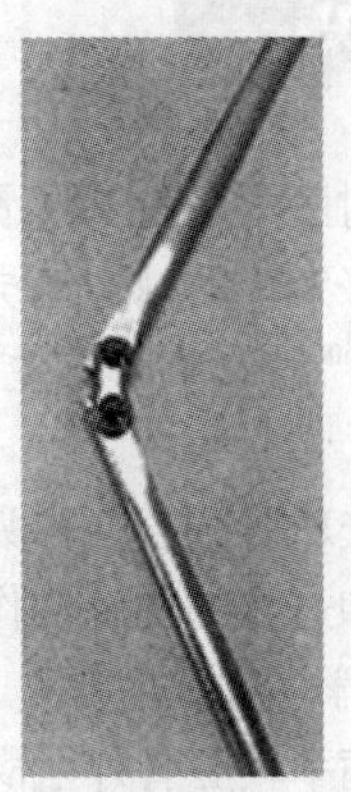

自由式　伸展限制式　定位盘锁定式　双轴式

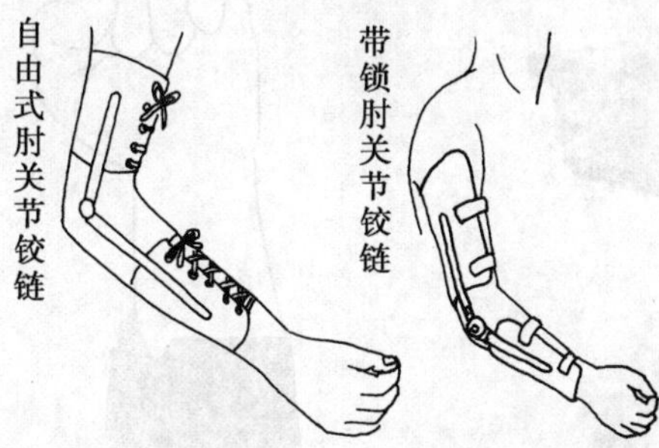

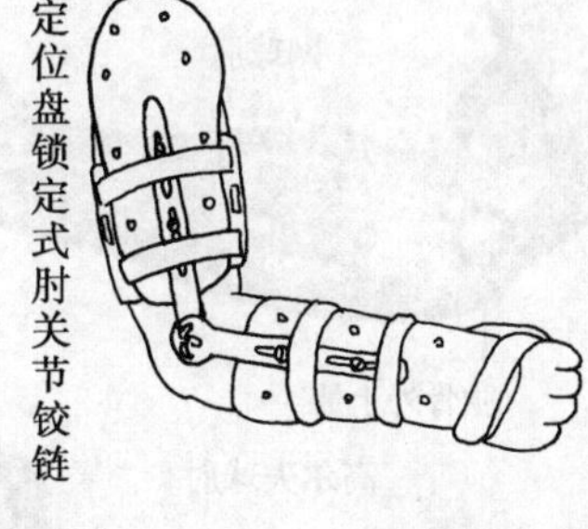

图 3-2-21　支条式肘矫形器

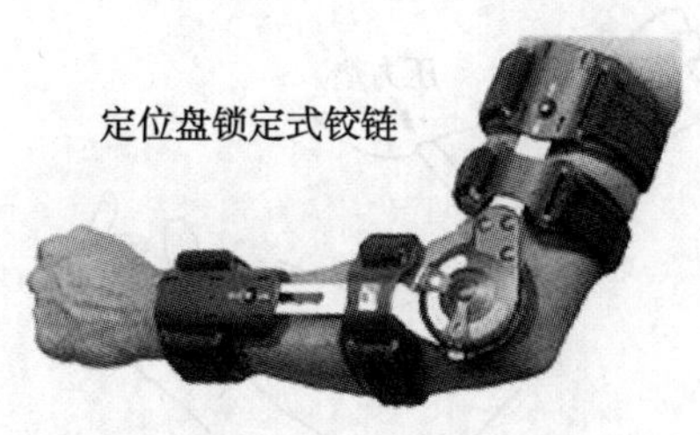

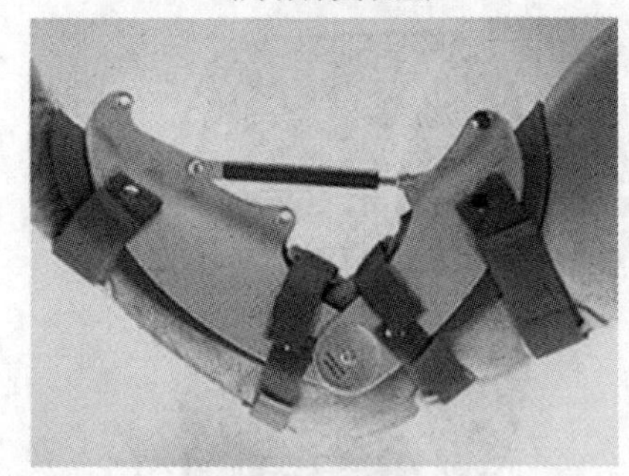

图 3-2-22　组件式动态肘矫形器

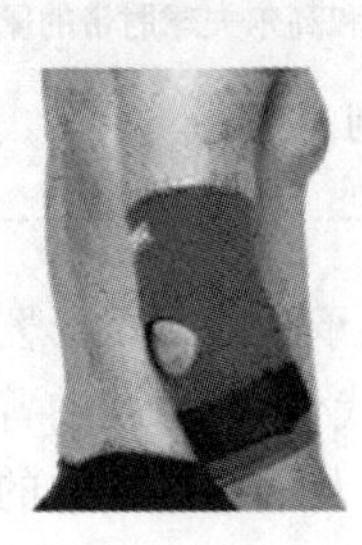
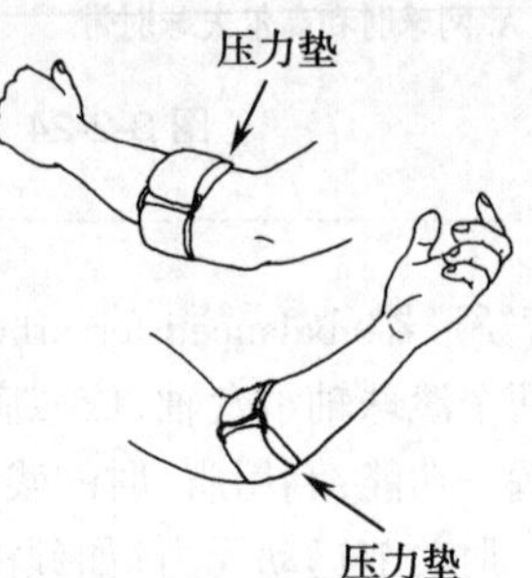

①护肘　②网球肘和高尔夫球肘带

图 3-2-23　软性肘矫形器

网球肘与高尔夫球肘

网球肘医学名称为肱骨外上髁炎，是因急、慢性损伤造成的肱骨外上髁周围软组织的无菌性炎症。因好发于网球运动员，挥拍击球时肘部疼痛，故称为网球肘。是常见病、多发病。虽然不严重，却可能严重影响日常生活。网球肘的症状主要表现为靠近肘部外侧肌腱上端的骨附着点出现疼痛。

高尔夫球肘医学名称为肱骨内上髁炎，是屈肌起点的慢性损伤性炎症。该病是由于前臂外旋反复运动和过多的屈腕动作所致。肱骨内上髁炎因常见于高尔夫球运动员、学生、矿工，故俗称高尔夫球肘、学生肘、矿工肘。临床表现主要为肘关节内侧局限性疼痛、压痛，屈腕无力，肘活动正常。该病的发病率较肱骨外上髁炎少(图 3-2-24)。

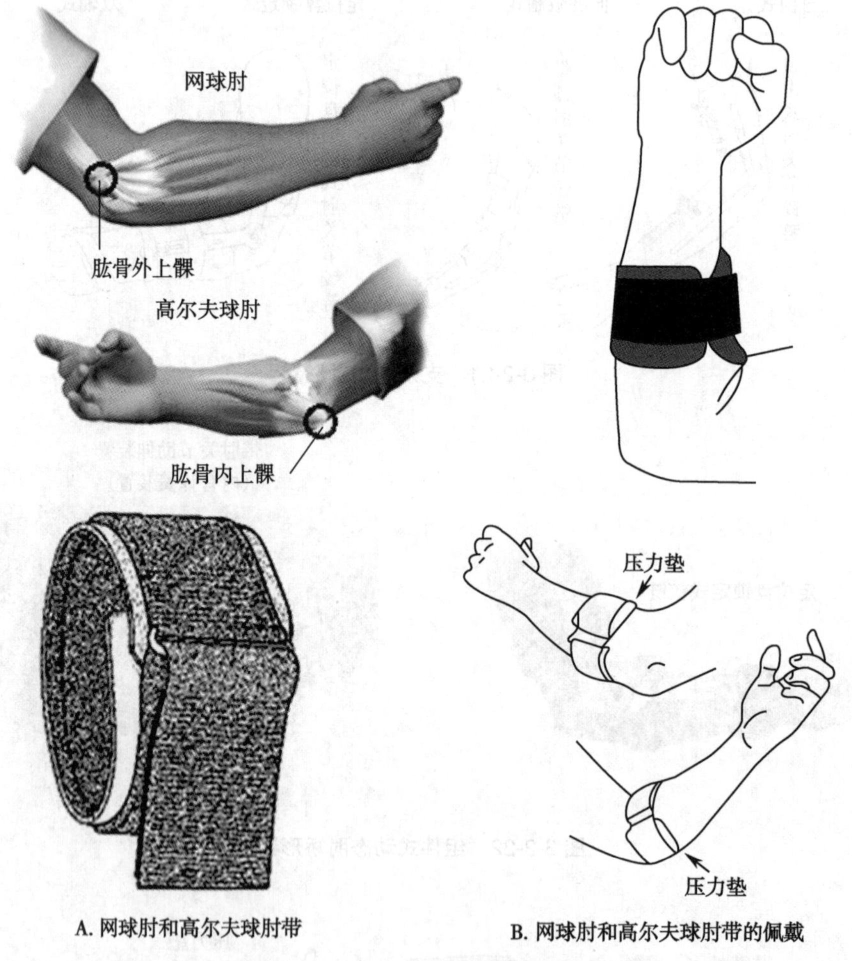

图 3-2-24　网球肘与高尔夫球肘区别

4. 平衡式前臂矫形器(balanced forearm orthosis，BFO)　又称轴承式前臂矫形器，还可称为可动的臂托。特点：利用两个滚珠轴承盒轴，依靠肩胛带的上举或抑制来代偿肩、肘及前臂的功能，安装在轮椅上使用，辅助用餐。功能：利用肩、肘的残余肌力改善肩、肘、前臂及手在桌子上的功能，提高日常生活能力。适应于肩、肘关节运动无力(如颈椎损伤、C4 神经节残存的四肢麻痹、臂丛神经损伤、吉兰 - 巴雷综合征、肌肉萎缩、上运动神经元损伤)、肩屈曲肌、肘伸展肌的肌力为 1~2 级以上者等。但要求肩肘关节仍有 1~3 级肌力(图 3-2-25)。

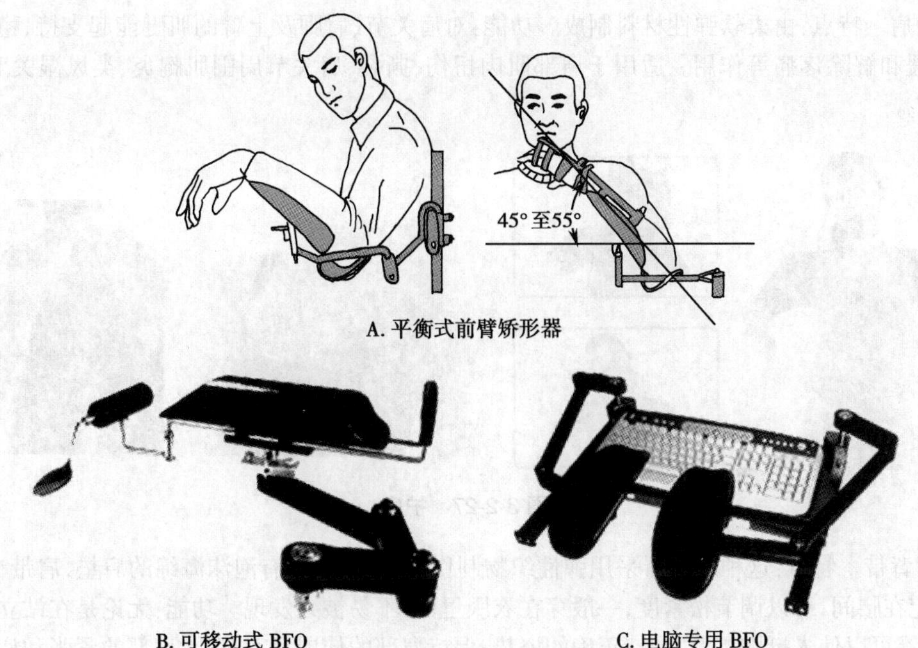

A. 平衡式前臂矫形器

B. 可移动式 BFO　　C. 电脑专用 BFO

图 3-2-25　平衡式前臂矫形器

六、肩矫形器

肩矫形器(shoulder orthosis，SO)有静态(固定)和动态矫形器之分。

1. 肩固定矫形器　主要采用塑料板材或合成树脂制作而成，完全包住肩关节至肘上方。适用于肩关节的骨折、肱骨骨折。特点：采用塑料板材、合成树脂制成，完全包住肩关节至肘上方。功能：用于肩关节、肱骨骨折的固定(图 3-2-26)。

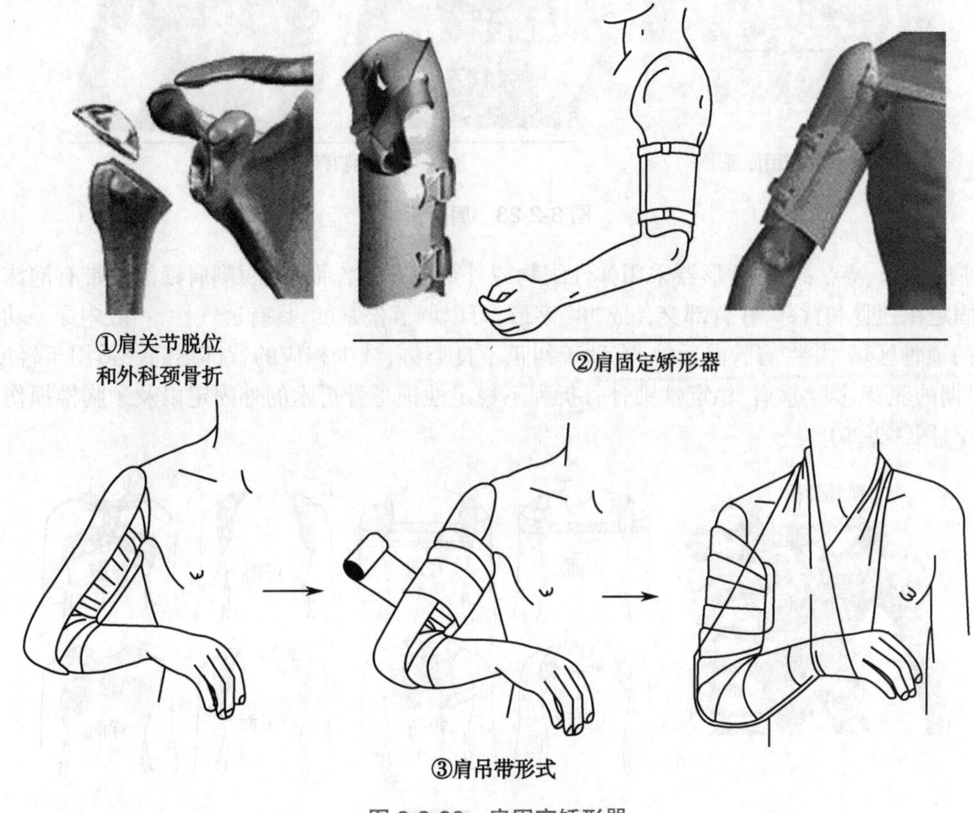
①肩关节脱位和外科颈骨折　②肩固定矫形器

③肩吊带形式

图 3-2-26　肩固定矫形器

2. 护肩　特点：由柔软弹性材料制成。功能：对肩关节、肩胛及上臂的肌腱能起支持、稳定、减免负荷、保暖和解除疼痛等作用。适用于肩部肌肉扭伤、撕裂、肩关节周围肌腱炎、类风湿关节炎等症（图 3-2-27）。

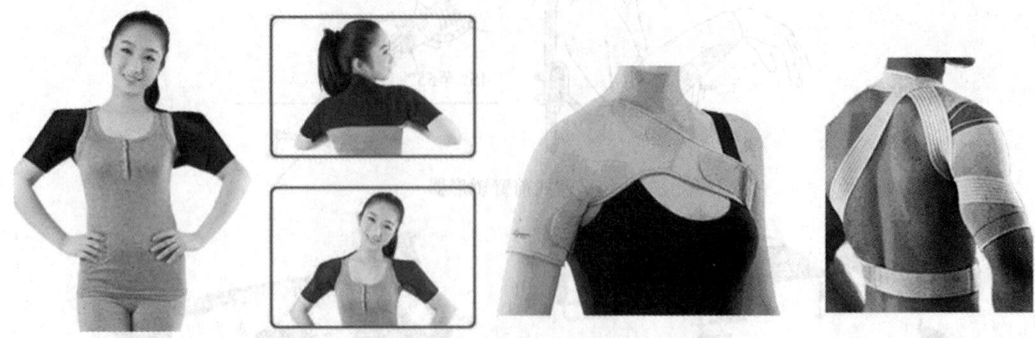

图 3-2-27　护肩

3. 肩背带　特点：这种矫形器采用弹性织物制作而成，两侧带有泡沫海绵的肩垫，肩带在背部交叉，并固定在腰间，可以调节松紧度，一般穿在衣服里面，不易被人发现。功能：无论是在站立、步行还是久坐时都可以使人挺胸扩背，维持正确的姿势，保持肩部的伸展状态，消除肩部的紧张和疲劳，防止颈椎病和驼背，消除不良姿势。非常适用于长期从事伏案工作的人群如学生、教师、电脑从业人员、办公室工作人员等使用（图 3-2-28）。

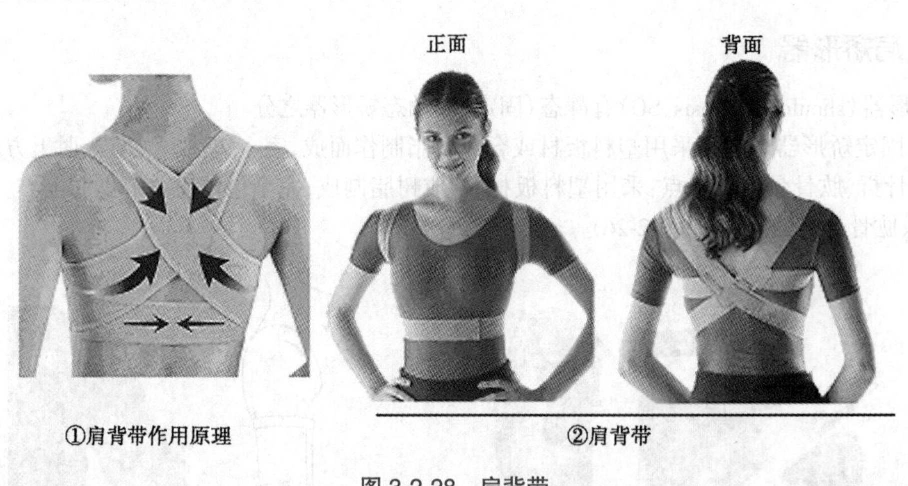

图 3-2-28　肩背带

4. 肩锁带　特点：这种矫形器采用弹性织物或外加皮革制作而成，两侧肩锁部位带有泡沫海绵，肩锁带固定在锁骨和背部，在背部交叉成"8"字形，可以调节松紧度，具有透气性，一般内穿。功能：提供稳定的锁骨区域，并将肩膀向后拉，有助于纠正不良姿势，减少相应的背部疼痛。适用于轻度脊柱侧弯、早期的驼背、圆/垂肩、稳定性锁骨骨折和不稳定性锁骨骨折术的外固定以及颈胸椎损伤术前/后的治疗（图 3-2-29）。

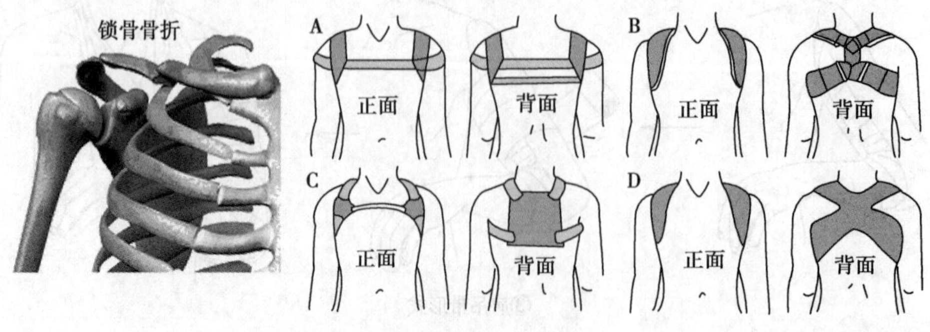

图 3-2-29　肩锁带

5. 翼状肩胛矫形器 翼状肩是前锯肌功能受损引起的一种表现，引起前锯肌功能不良的主要有前锯肌及其支配神经的损伤或进行性肌营养不良等疾病。翼状肩矫形器俗称压肩支架。特点：由金属条、肩胛压力垫、胸压力垫和一些带子构成。功能：压住肩胛骨防止其后移，辅助恢复肩关节外展功能，减轻患者肩部的疲劳(图 3-2-30)。

6. 习惯性肩脱位用矫形器 习惯性肩脱位的患者几乎都是向前脱位，容易发生在肩外展、外旋运动时。因此，此矫形器是限制肩外展、外旋运动的。有霍曼(Hohmann)型、桑代克(Thorndike)型(图 3-2-31)。

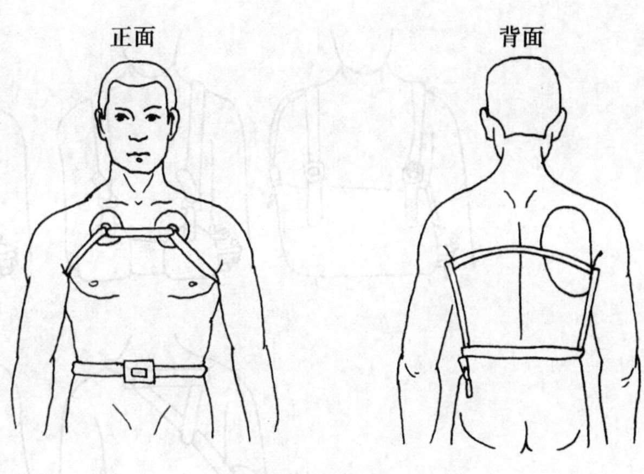

图 3-2-30 翼状肩胛矫形器

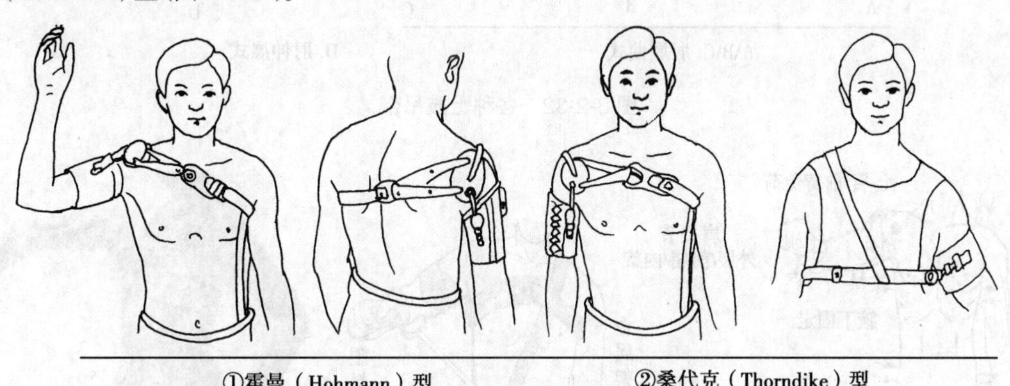

图 3-2-31 习惯性肩脱位用矫形器

7. 上肢吊带 是一种吊带式肩矫形器，主要治疗上肢损伤，其形式多种多样，最常见的是上臂吊带和肩吊带，其大部分是颈后承重。常用的有肘屈曲式与伸展式两种，肘屈曲式使肩关节保持在内收、内旋位，而伸展式对肩关节的运动没有限制。特点：由肩部吊带、肘部托套、腕部托套、肘部固定托等组成。功能：适用于肩部损伤疼痛和肩周围肌肉麻痹时的保护，也可预防肩关节半脱位，同时也适用于臂丛损伤、肩袖损伤、滑囊炎、肩部损伤性疼痛、脊髓损伤、上肢骨骨折 / 关节脱位、卒中偏瘫等(图 3-2-32)。

七、肩肘腕手矫形器

肩肘腕手矫形器(shoulder-elbow-wrist-hand orthosis，SEWHO)有静态和动态矫形器两种形式。

1. 静态肩肘腕手矫形器 又称肩关节外展矫形器，俗称飞机架或托肩架。肩外展矫形器的形式有固定式和可动式两种，固定式采用塑料板材或合成树脂加金属支条制作而成，可动式的在肩关节和肘关节处安装有关节铰链，限制或调节关节的运动。主要作用是使上肢固定保持在功能位，即：肩关节于外展 45°~80°、前屈 15°~30°、内旋 15°，屈肘 90°，腕关节背屈 30° 的功能位，用以减轻肩关节周围肌肉、韧带负荷。特点：由金属条、金属铰链、热塑性板材、衬垫、皮带、尼龙搭扣构成，固定效果好，调整范围大。功能：保持肩关节功能位，促进病变愈合。适用于肩部肌腱撕裂、肩关节部位骨折、肩关节脱位复位后的固定、肩部及上臂损伤、肩关节术后固定等(图 3-2-33)。

2. 动态肩肘腕手矫形器 也称动态肩关节矫形器或功能性上肢矫形器。特点：对于单侧上肢麻痹而可以步行的患者，使用橡胶带、棘轮结构以及夹持矫形器来代偿关节功能。功能：肩关节锁定及屈曲 45°，肘关节锁定及屈曲 135°，前臂回旋(固定在中立位)以及手指夹持功能。适用于臂丛神经损伤(上肢性及完全性)麻痹、颈髓不全损伤、重度小儿麻痹引起的肩屈肌、肱三头肌的肌力只有 2 级以上的患者(图 3-2-34)。

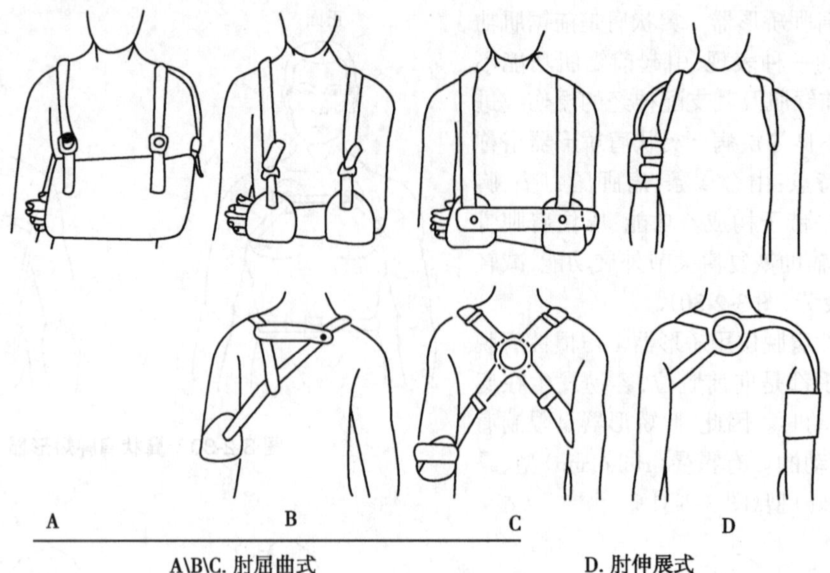

图 3-2-32 各种上肢吊带

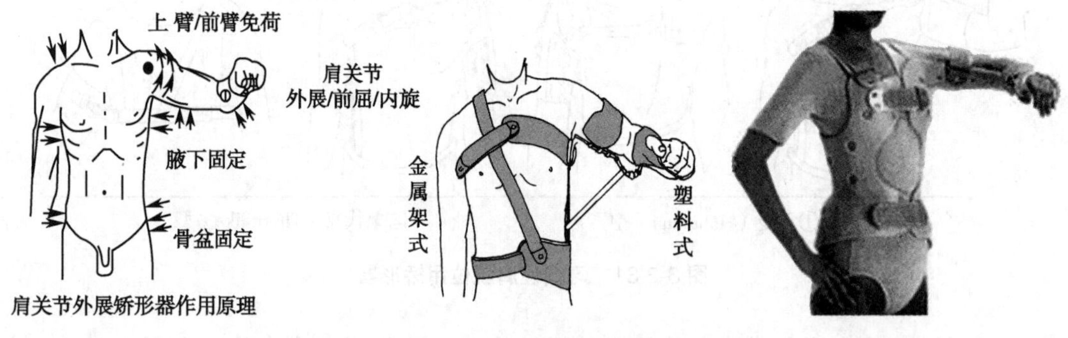

图 3-2-33 静态肩肘腕手矫形器

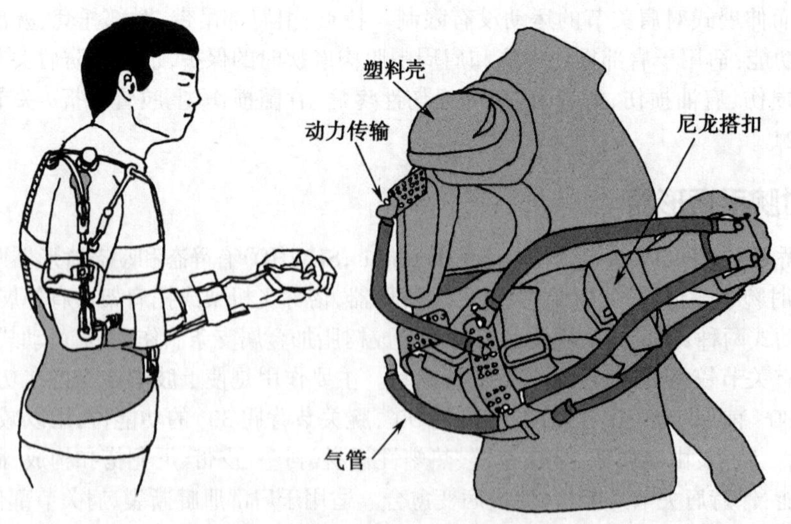

图 3-2-34 动态肩肘腕手矫形器

八、上肢矫形器的制作

(一) 上肢矫形器的制作要点

1. 病情检查和诊断 检查的内容包括患者的一般情况、病史、体格检查、关节活动度(ROM)、肌

力、日常生活活动(ADL)能力及目前使用矫形器的情况。康复治疗组根据患者各方面的情况拟订康复治疗方案和矫形器处方。

2. 上肢关节取型位(以功能位为例)　上肢关节的功能位是指能充分发挥上肢功能作用的关节固定位置。各关节处于不同位置时,上肢的功能作用及其发挥的程度也不尽相同。①肩关节:成人肩外展45°~80°,前屈15°~30°,内旋15°;儿童外展70°。②肘关节:一侧关节僵硬屈70°~90°;如两侧关节僵硬,右侧屈70°,左侧屈110°(如生活习惯使用左侧者相反)。③腕关节:背屈20°~30°;手指及拇指:拇指中度外展对掌,掌指关节屈45°,远端指间关节屈25°,半握拳状。

3. 上肢测量　包括上肢的长度、周径和体积测量。

(1) 长度与周径的测量(表3-2-3)

表3-2-3　上肢长度与周径的测量

上肢长度测量		上肢周径测量	
上肢长度	从颈椎7棘突至桡骨茎突尖部或中指指尖	肩关节周径	从肩峰经过腋窝环绕一周
上臂长度	从肩峰至肱骨外上髁,亦可从肩峰至尺骨鹰嘴突	上臂周径	于肱二头肌中部环绕一周
前臂长度	从肱骨外上髁至桡骨茎突,亦可从尺骨鹰嘴至尺骨茎突	肘关节周径	自尺骨鹰嘴经肱骨内髁、肘皱襞至肱骨外上髁环绕一周
手指长度	从掌骨头至指尖	前臂周径	于肱骨内上髁下约6cm处绕环一周
		腕关节周径	经尺、桡骨茎突尖端环绕一周
		手指周径	可用皮尺分别在各指近、中、远指节测量其周径

(2) 体积的测量

1) 测量工具:①水容器:该容器多为有机玻璃器具,圆柱形或长方形,在容器一侧上方有一个排水口,容器内下方有一横向水平杆;②量杯:采用1000ml玻璃杯,上有水容量刻度。

2) 测量方法:测量前,将温水倒进容器内,水面刚好与排水口高度一致,量杯放在排水口下方,嘱患者将被测量的患手放进水容器内,此时容器内的水逐渐溢出流入量杯中,患手握住容器的水平杆,以保证每次测量肢体时均处在相同的位置。量杯测出的排水量即是被测肢体的体积。再用同样的方法测量健侧手,作双侧对比,用以评定手的体积变化,判定患肢是否有肌肉萎缩、肿胀、水肿等。

4. 上肢免荷部位　十分重要,可以避免矫形器对肢体某些敏感部位的压迫或造成损伤。如骨突起部位受压,易引起局部不适、疼痛,甚至造成皮肤压疮、溃烂;长时间压迫外周神经会引起肢体感觉异常,严重者造成神经麻痹;关节受压会引起关节的红肿或畸形。因此,在为患者装配矫形器时,应尽量避免对这些部位施压,或采用局部增加软垫的方法免除其压力(图3-2-35)。

5. 上肢轮廓图(以腕手矫形器为例)　轮廓图是根据上肢的外形描绘出的线条图,是制作上肢矫形器的基础。以低温塑料板材为材料制作的矫形器大多数都需要获取患肢的轮廓图。在取得矫形

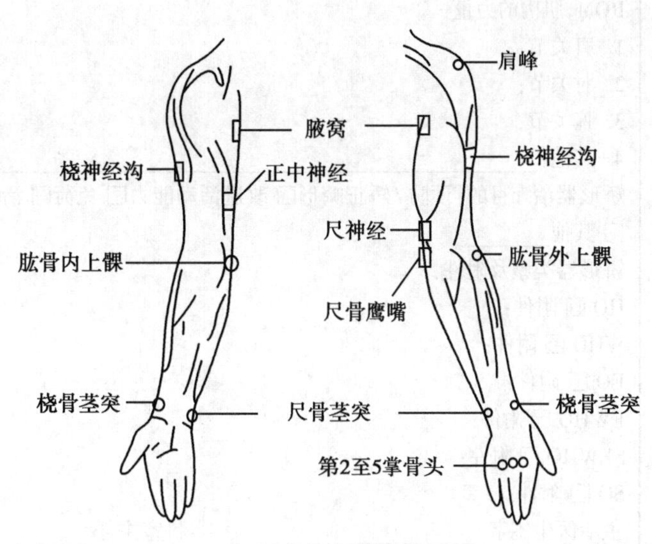

图3-2-35　上肢免荷部位

器板材样式之前，需要根据患者肢体状况，在矫形器设计原则的指导下以轮廓图为依据，绘制出符合治疗要求的矫形器纸样。其方法是：①患者取坐位：患肢前臂平放于白纸上，中指与前臂的中线呈一条直线，铅笔垂直于桌面，沿肢体边缘画出其轮廓图，如果患肢畸形或痉挛十分严重，影响绘图，可以先画出患者的健侧手，然后利用白纸背面阴影用铅笔描出其图形，以替代患肢轮廓图。②记录相关的标志点：根据肢体测量尺寸，以肢体轮廓线为基础，放大轮廓的尺寸，一般是在轮廓的两侧各放宽该肢体周径长度的 3/4，掌部是以其厚度的 1/2 尺寸放宽。最后，注明患者姓名、性别、诊断、矫形器名称、左右侧、辅助件及制作日期等。并填写好矫形器病历卡（图 3-2-36）。

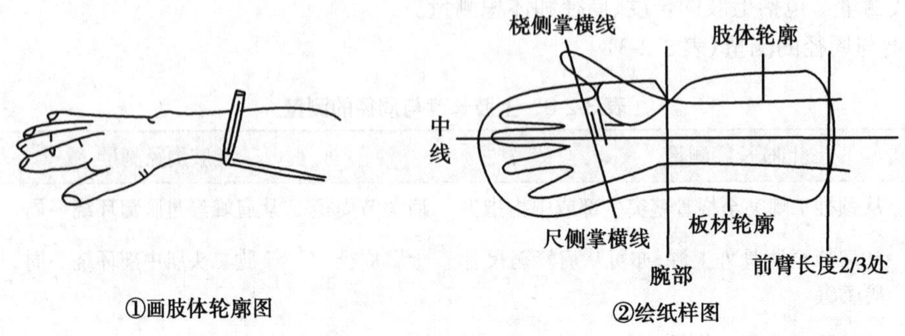

图 3-2-36　画上肢轮廓图

6. 上肢矫形器处方表的填写（表 3-2-4）

表 3-2-4　上肢矫形器处方表

上肢矫形器处方
左□　右□　住院号
姓名__________　性别__________　年龄__________
通讯地址____________________　电话__________
发病时间__________　病因____________________
现在应用的上肢用具____________________
诊断______________________________
有生活自理能力□　无生活自理能力□
主要损伤：
ROM、肌肉的力量：
1. 肩关节：
2. 肘关节：
3. 腕关节：
4. 其他：____________________
矫形器治疗目的：预防 / 矫正畸形□ 改进活动能力□ 免荷□ 治疗骨折 / 关节脱位□ 保护关节□ 其他______
矫形器类型及附件：
HO □ 附件：
WHO □ 附件：
EO □ 附件：
EWHO □ 附件：
SEWHO □ 附件：
SO □ 附件：
主治医生签字__________　科室主任__________　年　月　日

续表

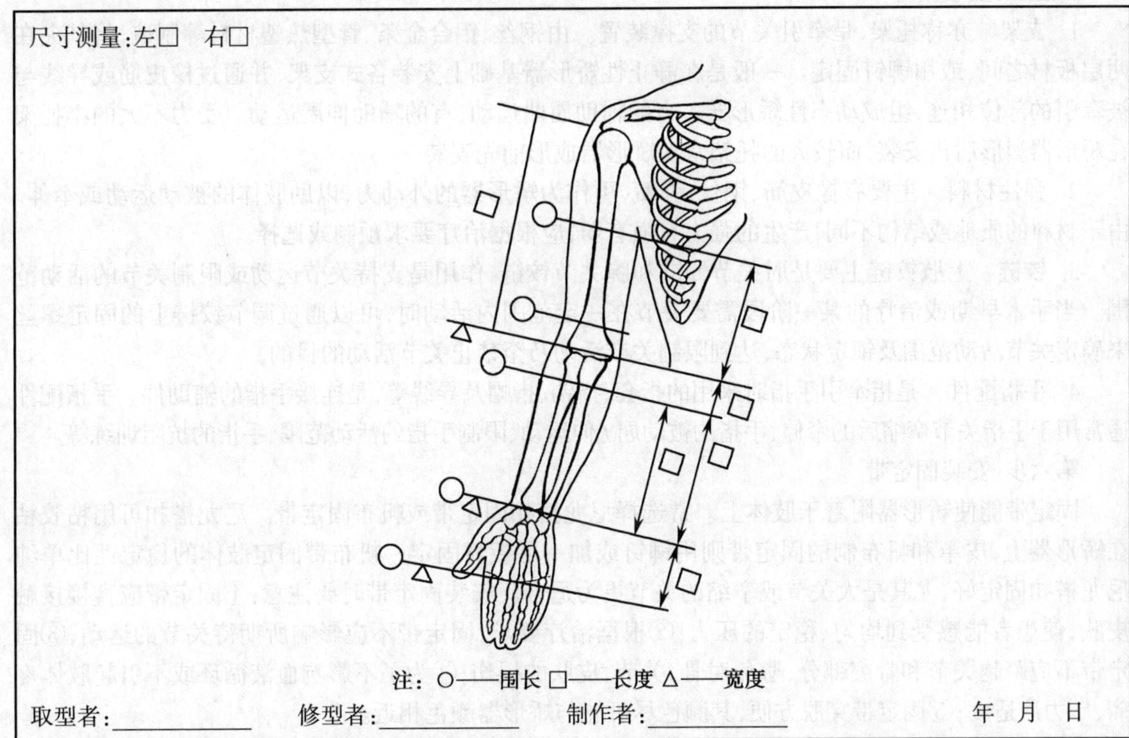

尺寸测量：左□　右□

注：○——围长 □——长度 △——宽度

取型者：＿＿＿＿＿　修型者：＿＿＿＿＿　制作者：＿＿＿＿＿　年　月　日

（二）上肢矫形器制作步骤

第一步：加热、塑形

1. 低温塑料板材制作上肢矫形器　将已剪好的纸样画到板材上。用强力剪刀或用刀将板材裁剪好（低温热塑材料在热水中稍加热后较易切割）。将板材在70℃左右的恒温水箱中加热1~2分钟，待材料软化后用夹子或巾钳取出，再用干毛巾吸干水滴，稍冷却一会儿感觉不再烫手后，立即放到患者身上塑形。为加快硬化成形的速度，可用冷水冲。对大型矫形器，必须用宽绷带将矫形器固定，以使矫形器更好地与身体伏贴。

2. 高温塑料板材制作上肢矫形器　与低温材料矫形器的制作步骤相似。不同的是因软化温度高，需在160~180℃的烤炉内加热。PP/PE塑料板材的冷却速度慢，不能直接在患者身上成形，否则引起烫伤，所以必须先做一个石膏模型（先做阴模，再做阳模）。

第二步：修整、修剪和修边

1. 修整　要观察初步成形的矫形器有无偏斜和旋转，关节角度是否达到要求，是否保持关节正常对线和其他治疗需要。如有差异，可用电吹风、电烙铁对不平整的部位和边缘加热、磨滑，注意温度不能太高，必要时重新塑形。

2. 修剪　当矫形器的基本形态完成后，将多余的边缘剪去，矫形器两侧边缘高度一般是肢体周径的1/2。除骨折需要将邻近关节同时固定起来之外，其他矫形器的长度不应影响邻近关节的运动。

3. 修边　矫形器的边缘若有毛刺、锐角，会刺激皮肤引起疼痛，甚至伤及皮肤。修边时要将边缘部分充分软化后剪裁，通过塑料板材的自缩性使边缘光滑，必要时用布轮机打磨抛光，也可用薄泡沫板材或皮革包边。

第三步：加固

材料薄、强度低而受力大的矫形器应加固。可采取两块材料加热软化后黏合（软化后有很强的自黏性），在两层材料之间加铝条、汽水吸管，边缘向外翻转等方法。

第四步：安装免压垫

采用软性材料放置在免压部位，减少局部的压力。这类材料通常称免压垫。免压部位主要是骨突起处、神经的表浅部位、伤口及疼痛部、受累关节。免压垫应稍大于免压部位，厚度一般为5mm，通常剪成椭圆形，如果必须是长方形垫，应将四个边角剪成圆弧形。

第五步:安装附件

1. 支架 亦称托架,是牵引关节的支撑装置。由钢丝、铝合金条、管型热塑材料等制造,将其夹在两层板材之间,或用铆钉固定。一般是在静止性矫形器基础上安装各式支架,并通过橡皮筋或导线与被牵引的部位相连,组成动态性矫形器。有的辅助屈曲运动,有的辅助伸展运动。受力不大的小托架在矫形器塑形后再安装,而较大的托架常在矫形器成形前先安装。

2. 弹性材料 主要有橡皮筋、钢丝、弹簧,可作为矫形器的外动力,以助肢体的被动运动或牵伸。由于材料的质地或结构不同,产生的强力有强有弱,应根据治疗要求预制或选择。

3. 铰链 上肢铰链主要是肘关节铰链和腕关节铰链,作用是支持关节运动或限制关节的活动范围。当手术早期或治疗的某一阶段需要关节在一定范围内活动时,可以通过调节铰链上的固定螺丝来确定关节活动范围及锁定状态,达到限制关节活动乃至禁止关节活动的目的。

4. 手指配件 是指牵引手指时采用的指套、指钩、指帽及导线等,是连接手指的辅助件。手指配件通常用于手指关节挛缩后的牵伸、手指的被动屈 / 伸运动、限制手指的活动范围、手指的抗阻训练等。

第六步:安装固定带

固定带能使矫形器附着于肢体上。常选择尼龙搭扣固定带或帆布固定带。尼龙搭扣可用粘胶粘在矫形器上,皮革和帆布制的固定带则用铆钉或加一层板材固定。帆布带固定肢体的稳定性比单纯尼龙搭扣固定好,尤其是大关节或挛缩的关节更为适合。安装固定带时要注意:①固定带应直接接触皮肤,使患者能感受到均匀、稳定的压力;②根据治疗要求,固定带不应影响所期待关节的运动;③固定带不应跨越关节和骨突部分,避免对骨、关节、皮肤的损伤;④为了不影响血液循环或不引起肢体疼痛,压力应适度;⑤固定带穿脱方便,其颜色尽可能与矫形器颜色相近。

第七步:训练和使用

1. 试穿(初检) 了解矫形器是否达到处方要求、舒适性及对线是否正确、动力装置是否可靠,必要时进行调整。初检的矫形器是没完成的半成品,这样做修改容易、费用少。初检可以对写出的处方进行及时的修订,还可以按产品作用、设计要求和质量标准进行恰当的生物力学检查。这对保证穿戴训练、交付使用时最大限度地取得满意结果非常重要。只有通过了初检,才能允许交付患者训练、使用。检验的主要内容:①是否达到了预计的目的;②矫形器的内层、边缘、铆钉等是否光滑等;③试穿半小时后取下皮肤是否发红、发紫,且持续 20 分钟以上(表 3-2-5)。

表 3-2-5 上肢矫形器的检查项目

检查项目	是	否
一般情况:		
1. 矫形器合身吗		
2. 矫形器是否限制了关节活动		
3. 如果需对关节制动,是否允许每天取下矫形器做被动运动		
4. 是否达到了理想的功能		
5. 穿上矫形器半小时后皮肤是否发红		
6. 是否影响皮肤感觉,如出现麻木		
7. 矫形器是否美观,患者能接受		
牵引矫形器:		
1. 如用橡皮筋,指套是否与手指垂直		
2. 牵拉力是否能使关节稍超过其活动受限处		
3. 是否随着 ROM 的改善,经常调整矫形器		
4. 是否有每日的使用时间表		
动态矫形器:		
1. 机械部分是否安全可靠		
2. 控制开关是否置于有主动运动、感觉、不会因习惯动作而意外触发的地方		
3. 控制部分是否稳定、准确		
4. 患者在任何位置都能操纵矫形器吗		

续表

检查项目	是	否
5. 患者能自已正确穿上或需别人帮助穿上吗		
6. 动力是否已准备好，如充电、充气		
7. 是否妨碍本来能做的功能活动		
8. 能正确捡起以下物体吗		
① 能压扁变形的物体，如棉花、纸杯		
② 玻璃、金属物体		
③ 小件物体		
④ 大件物体，如啤酒瓶、杯子		
⑤ 吃饭用具		
9. 能否顺利放开抓到的物体		
10. 腕驱动矫形器的抓握力是否与腕伸力成正比		
11. 屈曲铰链矫形器的小指和无名指是否干扰拇指、示指和中指的抓握		

2. 矫形器使用训练　包括教会患者穿脱矫形器，穿上矫形器进行一些功能活动。根据不同的品种进行适当的训练，如用屈指铰链夹板进行抓握各种不同大小和形状的物体练习，熟练掌握外部动力夹板的操纵。

第八步：终检和随访

终检是由康复医师负责，检查矫形器的装配是否符合生物力学原理，是否达到预期的目的和效果，了解患者使用矫形器后的感觉和反应。矫形器合格后方可交付患者使用。终检工作由医生、治疗师、矫形器技师等康复专业人员共同协作完成。其主要内容包括：矫形器生物力学性能的复查；矫形器实际使用效果的评价；残疾人身体、心理康复状况的评定。对需长期使用矫形器的患者，应 3 个月或半年随访一次，以了解矫形器使用效果及病情变化，需要时应对矫形器做修改调整。上肢矫形器的临床检查和评定包括以下内容：

1. 一般情况　①与上肢矫形器处方的吻合程度：包括矫形器的材料、主要结构是否与处方相符；②矫形器的外观：矫形器的美观程度、边缘处理情况是否完美；③矫形器的适配程度：矫形器配戴后的舒适程度、皮肤及骨突出部位的压迫情况；④矫形器固定关节以外的其他关节活动情况；⑤配戴矫形器的方便程度等。

2. 矫形器的功能情况　①静态上肢矫形器对相应的关节固定的度数是否符合要求，在规定活动度范围的活动情况；②动态上肢矫形器的牵引动力是否达到关节运动的目的，是否超过关节活动范围；③配戴上肢矫形器后的上肢日常生活能力情况等。

(三) 上肢矫形器的基本要求

上肢是一个极端复杂而又精致的工具，通过精妙的协调运动，上肢带有关节的各个部分进行了极其多方面的运动。恢复残缺的上肢三个基本运动（抓握、放松、传递）是非常困难的，机械地重现正常上肢中的高度精细的关节、杠杆和运动系统的问题比下肢要多很多。一具理想的上肢矫形器控制或产生的运动只是那些异常的丧失运动，并且残留功能的部位其运动不受约束。因此，对于上肢矫形器所包绕的每个部分和平面应该予以认真的考虑，必须对矫形器的机械效率和装配精确情况给予同等的重视。临床上上肢矫形器的优点必须超过缺点。

1. 及时有效　由于上肢尤其手部功能和疾病复杂，致使上肢矫形器品种规格很多，所以要求上肢矫形器的设计制造要快，治疗作用要可靠。

2. 保持功能位　多数上肢矫形器应该保持肩、肘、腕手指关节处于功能位。所谓的功能位，是指各关节正常的可动范围受制约时最容易发挥肢体功能的肢位。一般常用的功能位如下：①肩关节：外展 45°（儿童由于适应证可能增加到 60°~80°），前屈 15°~30°，内旋 15° 位。②肘关节：以固定到 90° 为原则。③前臂桡尺关节：以既不旋前又不旋后的中立位。④腕关节：背屈 20°~30°，尺侧偏 10°。在临床上可让患者握拳，使拳和前臂在同一平面上，同时要注意使示指纵轴线于前臂纵轴线平行。⑤手：

拇指处于对掌位，掌指关节（MP）、近端指间关节（PIP）、远端指间关节（DIP）各屈曲 20°。

3. 关节活动范围（ROM）正常 允许上肢有尽可能大的活动范围。

4. 使用方便 结构简单，轻便、易于穿脱。

注意事项：

(1) 任何矫形器应尽量合身，以防止压疮和摩擦。穿上矫形器 30 分钟后应无皮肤过度受压的表现。减轻压力的方法是：①增大受力面积；②扣带不要太紧；③边缘向外翻转并磨滑，铆钉也要磨滑，转角处要削圆；④防止出现扭力。一般不要压住鱼际和骨突。背侧矫形器在设计时应预留一定空间用于加衬垫，以保护手背表浅的骨骼和肌腱。

(2) 设计尽量简单、美观，患者易于穿戴和取下。

(3) 选择合适的材料和辅件。大矫形器要透气好，可选有孔的材料，或塑形前在板材上打一些孔。

(4) 塑形时患者肢体放于合适的位置。手指的功能位是半屈曲状，拇指的功能位是拇外展和对掌，腕的自然位是背伸 15°~30°。

(5) 注意矫形器的长度：腕矫形器的长度为前臂的近 2/3 处，宽度为前臂周径的一半。如果要保留手抓握功能，矫形器长度不能超过远端掌横纹，其远端也应与掌横纹的倾斜一致，即桡侧高于尺侧。

(6) 动力矫形器应用最合适的旋转力牵引，使手指在任何位置指套都与手指垂直，以消除对关节的额外牵拉或挤压。有活动关节的矫形器，其活动轴应与人体关节的运动轴一致。保持矫形器与解剖结构的对线一致：塑形时肢体不要偏弯；应知道缠绕卷带时对矫形器产生的旋转力；铰链或钢丝线圈对准关节轴；使手指屈曲的牵拉方向是指向腕舟骨。

（四）用低温塑料板材制作上肢矫形器范例

1. 近端指间关节（PIP）助伸矫形器的制作 作用：增加近端及远端指间关节的活动度。适应证：手指关节僵硬、手指肌腱挛缩等（图 3-2-37）。

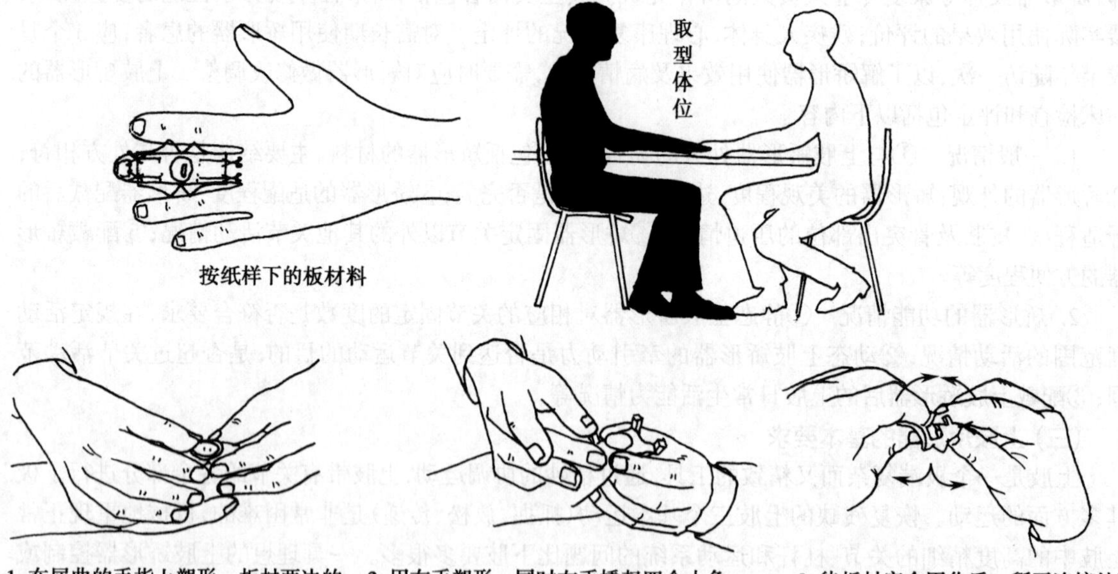

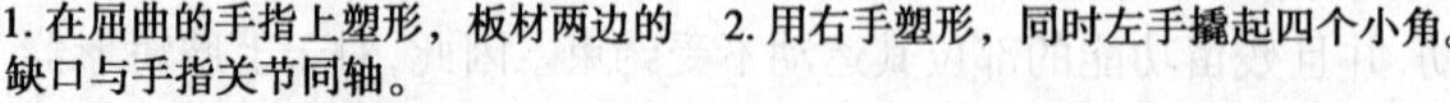

1. 在屈曲的手指上塑形，板材两边的缺口与手指关节同轴。 2. 用右手塑形，同时左手撬起四个小角。 3. 待板材完全固化后，掰开连接处至过伸状态，以便形成活动关节。

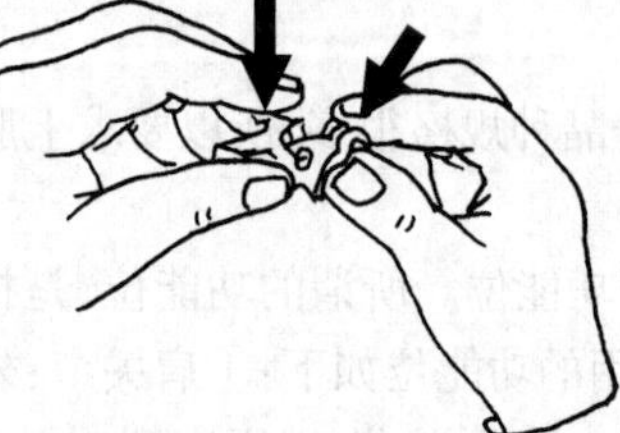

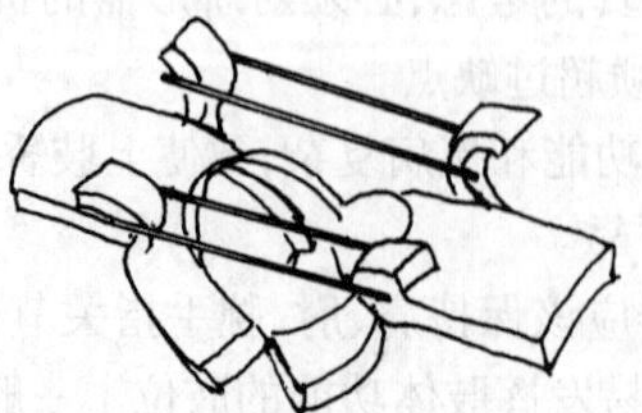

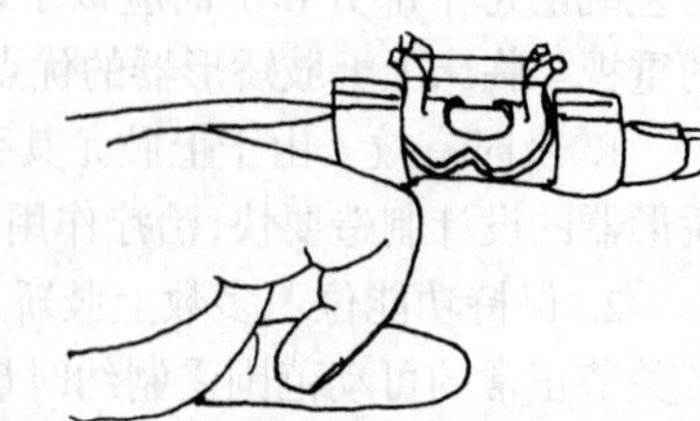

4. 局部加热四个小角，并塑成勾状。 5. 修整边缘，根据所需的牵引力安装两条合适的橡皮筋或弹簧。 6. 安装16mm宽的尼龙搭扣于手指处。

图 3-2-37 近端指间关节（PIP）助伸矫形器的制作

2. 固定式拇指矫形器的制作　作用：固定鱼际肌的位置，保持拇指功能位。适应证：急性掌指关节炎、类风湿关节炎、拇指扭伤、正中神经麻痹、烧伤等(图 3-2-38)。

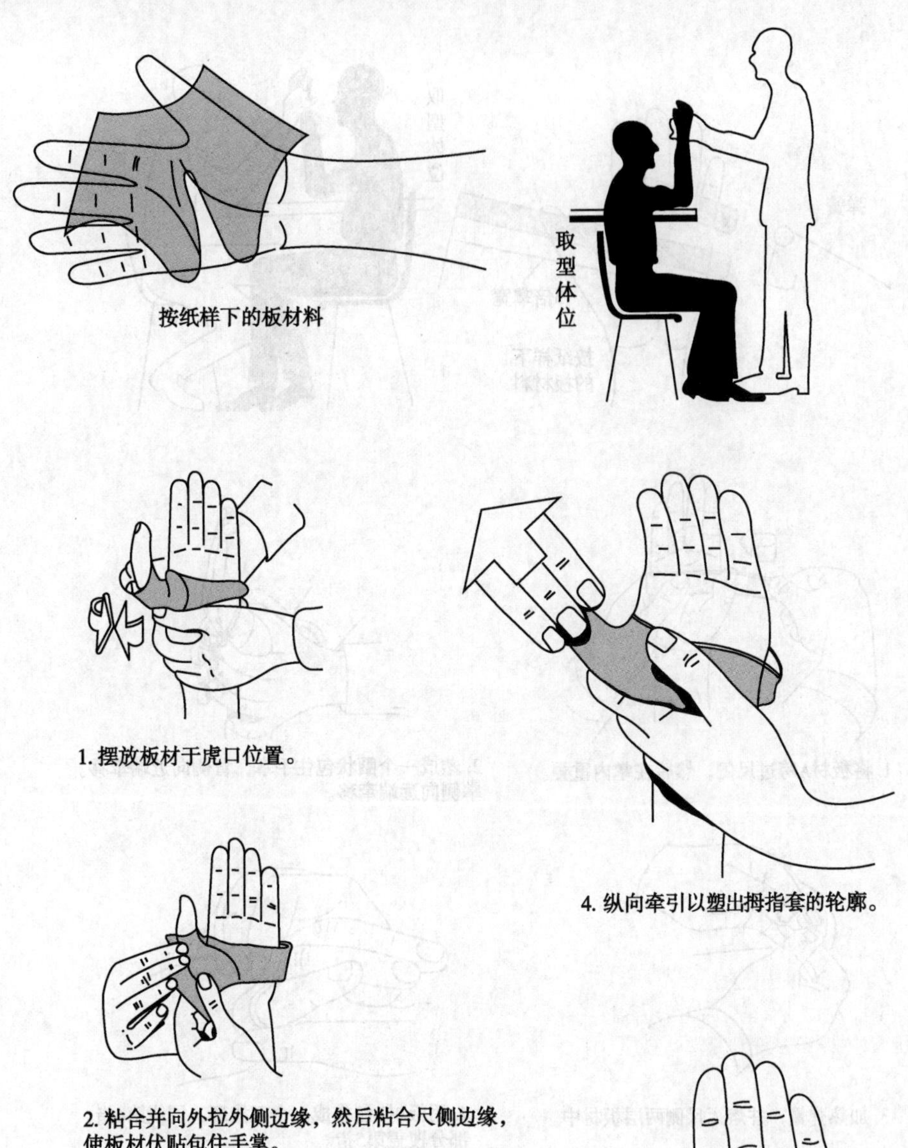

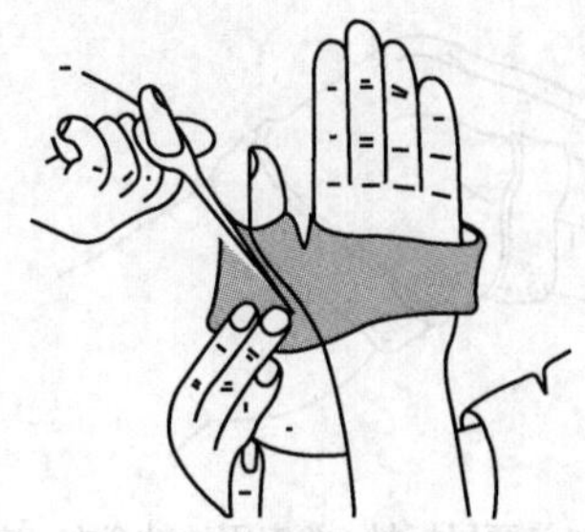
3. 趁板材还软时，剪掉拇指接合处多余的板材。

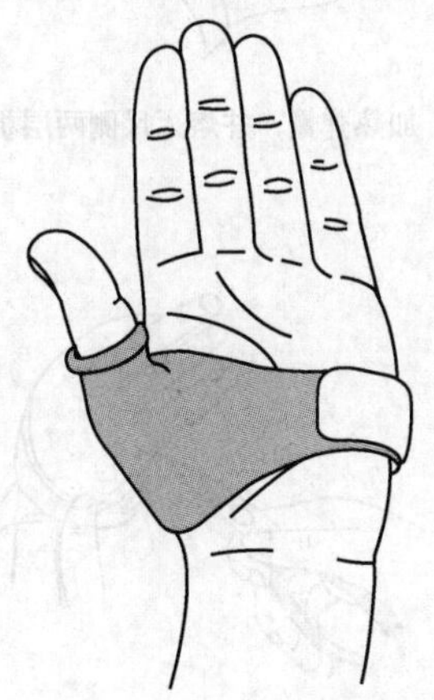
5. 整形翻边，加25mm宽的尼龙搭扣于尺侧。

图 3-2-38　固定式拇指矫形器的制作

3. 动态尺神经损伤矫形器的制作　作用：辅助第 4 和第 5 手指的内在肌运动。适应证：适用于尺神经损伤(图 3-2-39)。

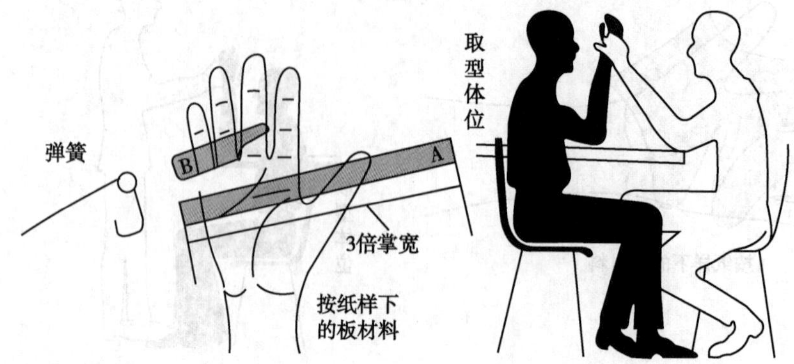

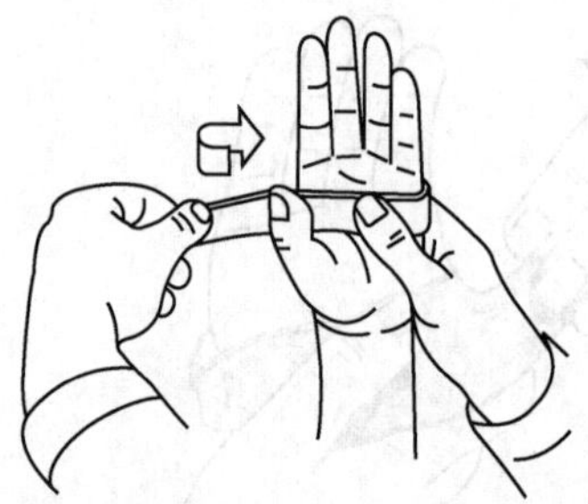

1. 将板材A跨过尺侧，然后在掌内重叠。

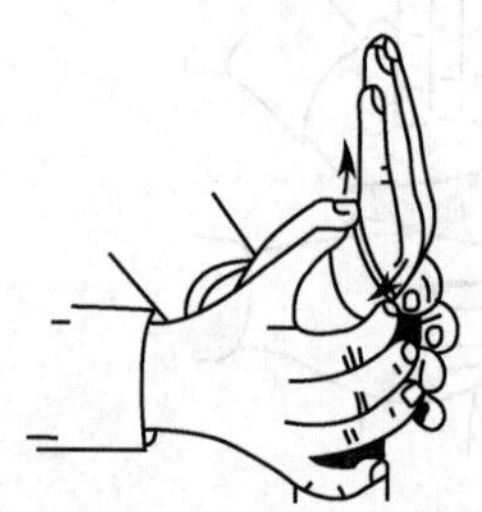

2. 塑成一个圈状包住手掌，背侧向近端牵移。掌侧向远端牵移。

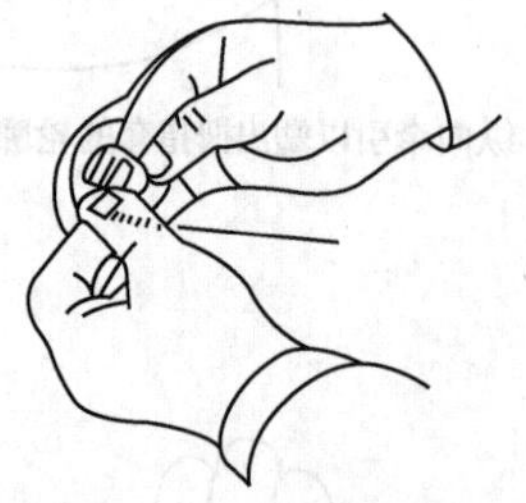

3. 加热弹簧，并熔入尺侧两层板材中。

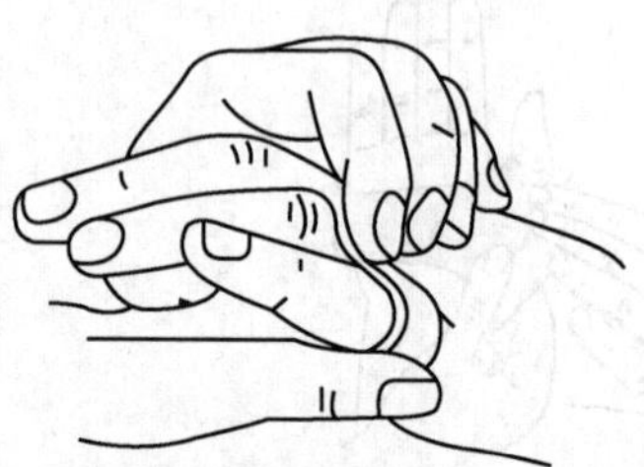

4. 用板材B制作成一个双指环，围绕第4指，部分覆盖第5指。

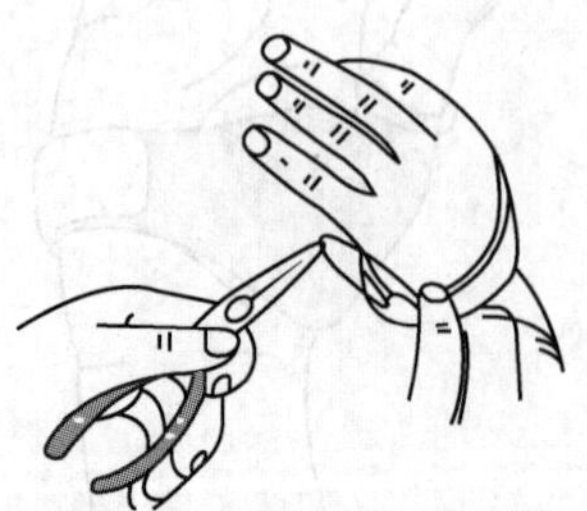

5. 扭卷弹簧两圈，并于适当的长度剪断；加热弹簧钩，并嵌入双指环的尺侧。

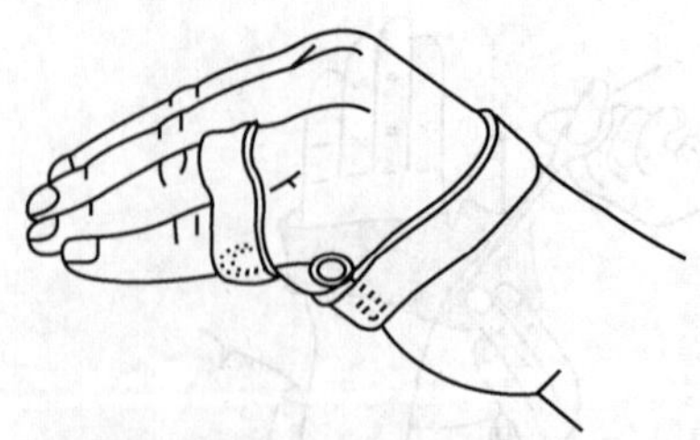

6. 局部加热两层板材，并牢固地粘合在一起。修整边缘。调整弹簧至休息位。

图 3-2-39　动态尺神经损伤矫形器的制作

4. 长型拇指固定矫形器的制作　作用:固定和限制腕关节、掌指关节。适应证:拇指关节炎、拇指扭伤、腱鞘炎、类风湿关节炎等(图 3-2-40)。

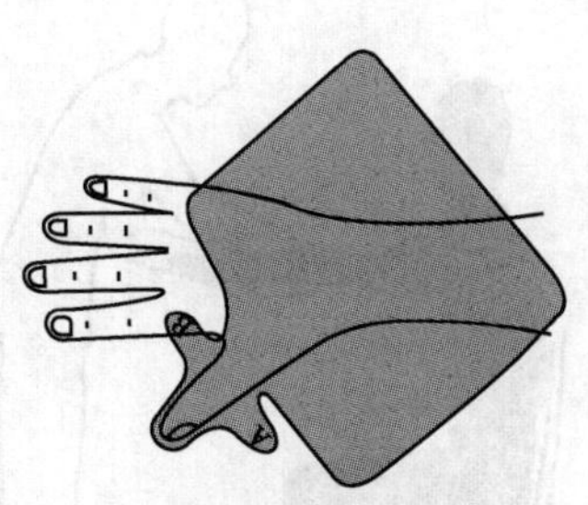

按纸样下的板材料

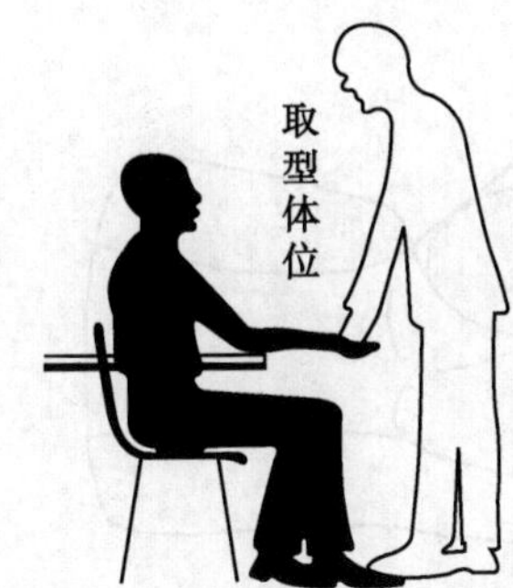

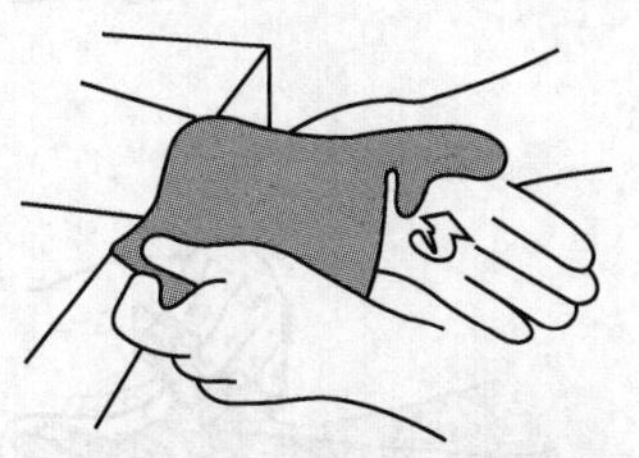

1. 板材放置在前臂桡侧，覆盖拇指，翻起A、B两翼以包住第一节指骨。

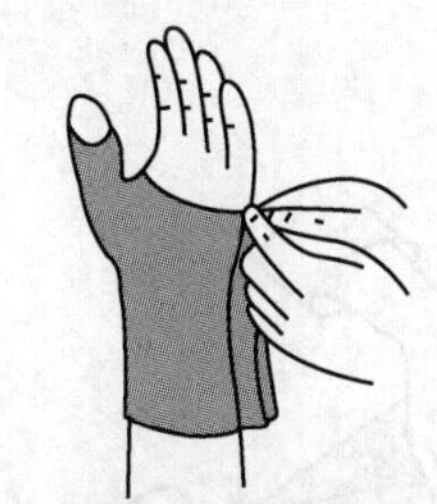

2. 将两端的牢固地粘合在一起同时举起前臂至垂直姿势。

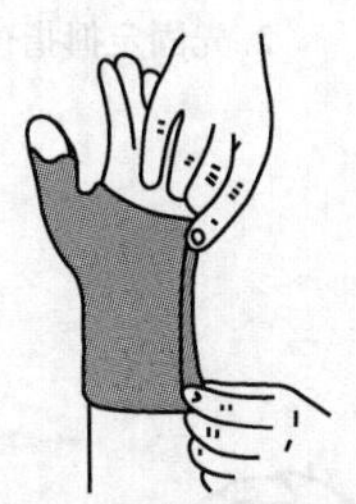

3. 粘合边缘在一起，并沿前臂拉长使板材伏贴。

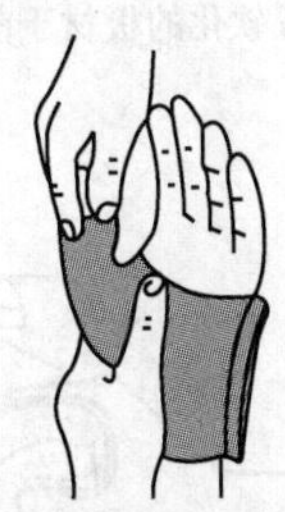

4. 摆好拇指位置，塑出掌弓的轮廓，待板材硬化为止。

5. 裁剪多余的材料，局部加热后进行修整翻边，最后在开口处固定尼龙搭扣。

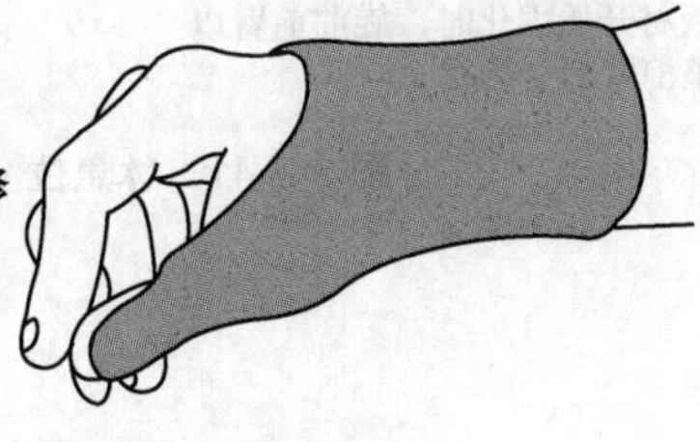

图 3-2-40　长型拇指固定矫形器的制作

5. 休息位 WHO 的制作　作用：保持手腕、手掌、手指于功能位、休息位或中立位。适应证：臂丛神经麻痹、弛缓性偏瘫、创伤性肌腱挛缩、烧伤等（图 3-2-41）。

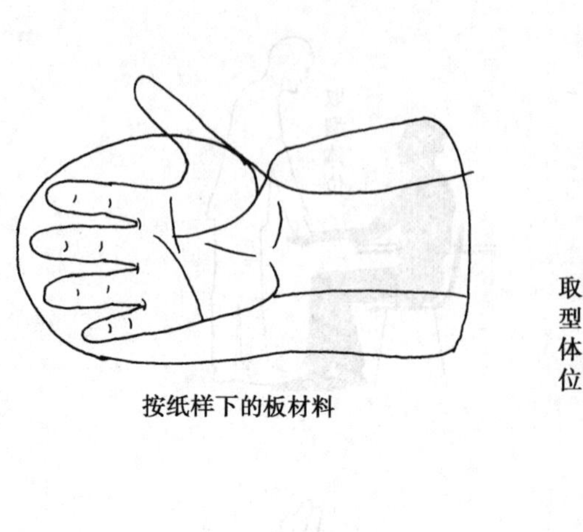

按纸样下的板材料

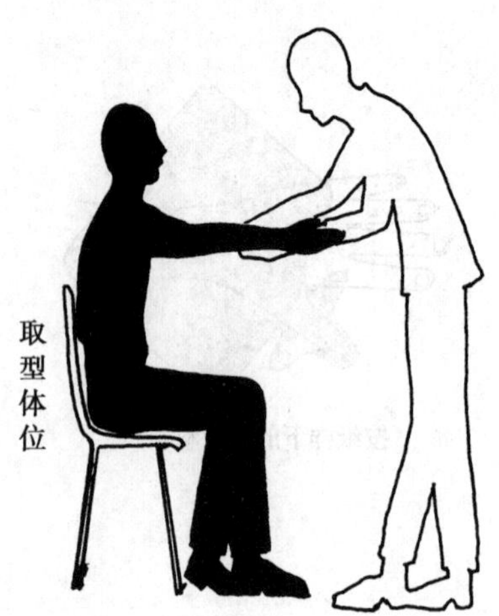

取型体位

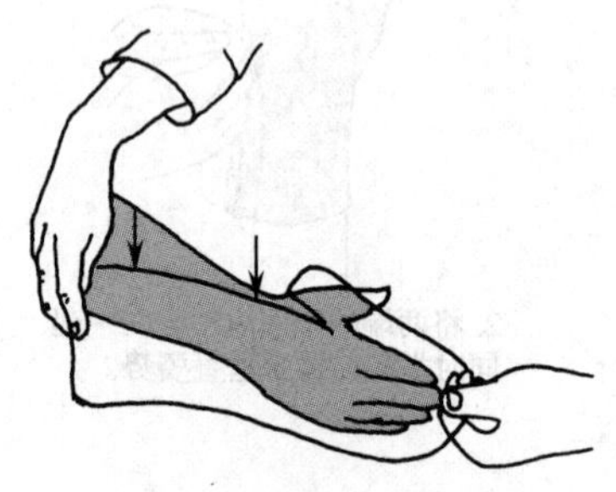

1. 放置软化的板材于前臂上。

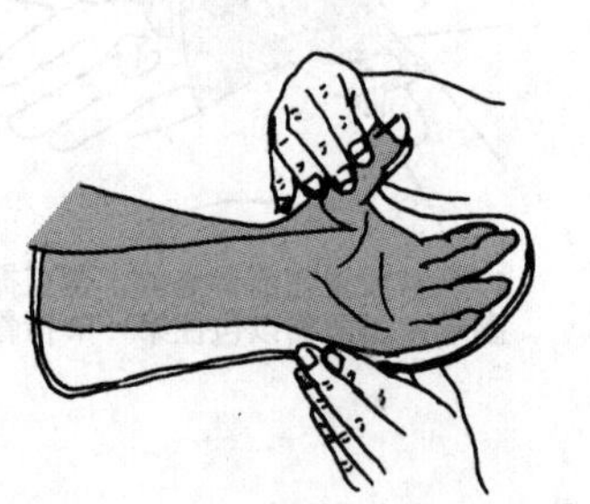

2. 先固定拇指位置后再塑形。

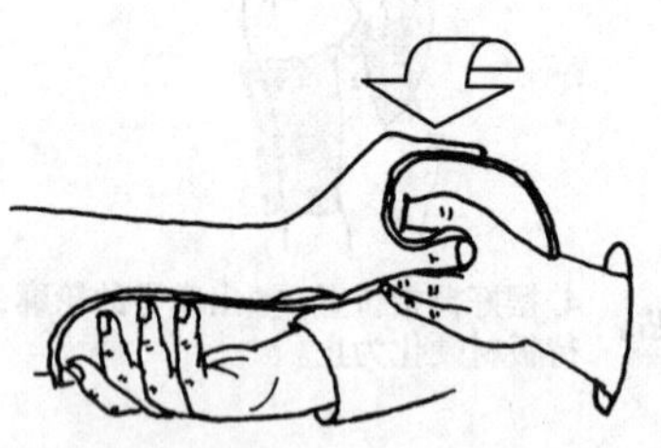

3. 板材开始固化时，旋前前臂以调整前臂部分形状。

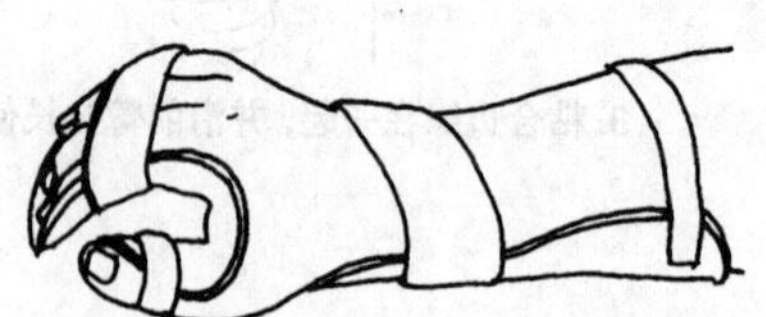

4. 修整边缘，加固尼龙搭扣。

图 3-2-41　休息位 WHO 的制作

笔记

6. 锥状休息位 WHO 的制作　作用：支撑腕手于休息位（让所有的掌弓肌肉处于放松状态）。适应证：弛缓性麻痹（臂丛神经损伤、偏瘫、截瘫）（图 3-2-42）。

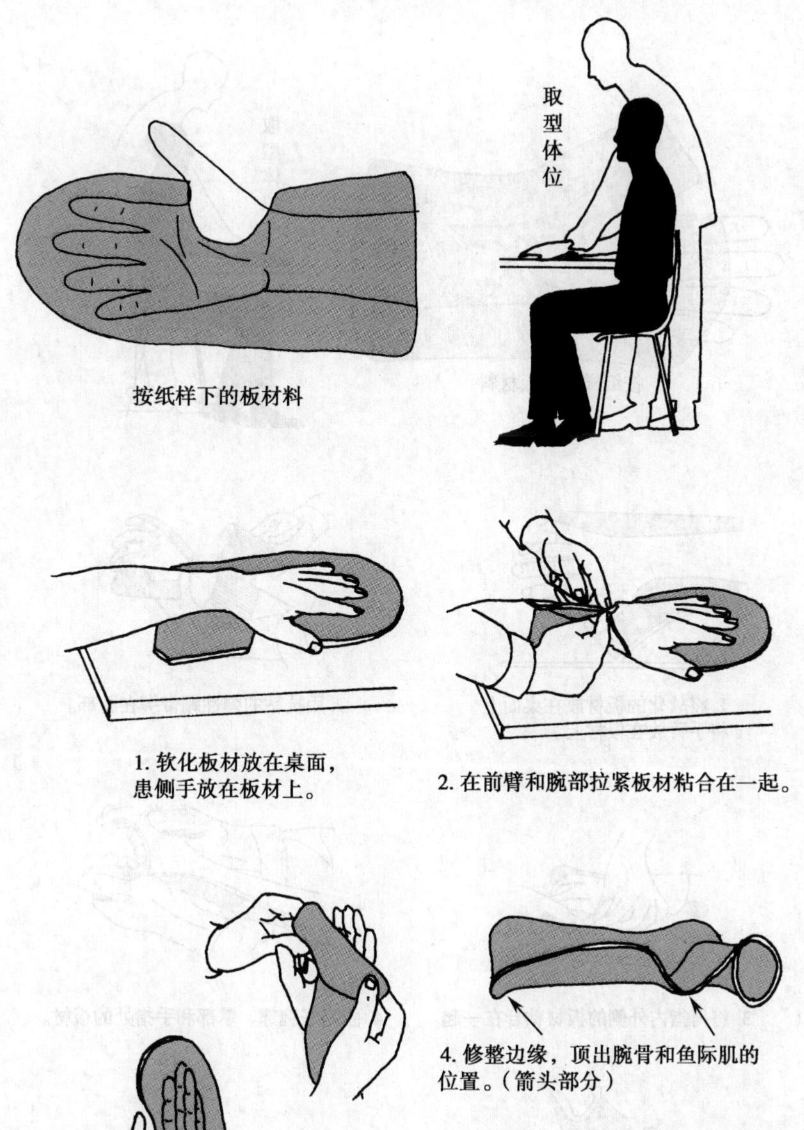

图 3-2-42　锥状休息位 WHO 的制作

7. 类风湿关节炎休息位 WHO 的制作　作用：保持腕关节、手掌、手指于休息和重新对线的位置上，支撑掌弓，让腕和手部肌肉放松。适应证：预防和治疗类风湿关节炎产生的上肢变形（图 3-2-43）。

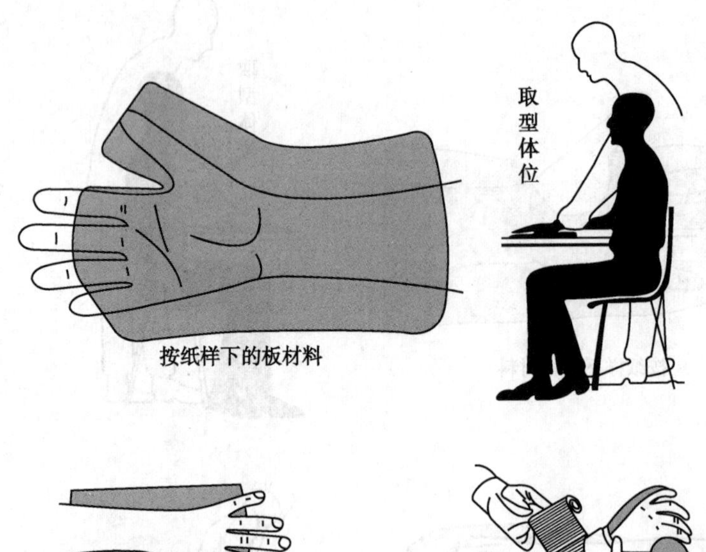

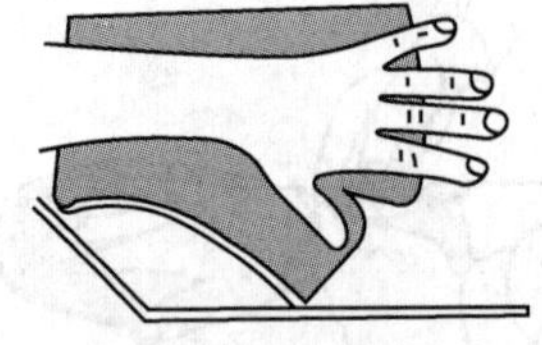

1. 将软化的板材放在桌面上，将手臂放在板材上。

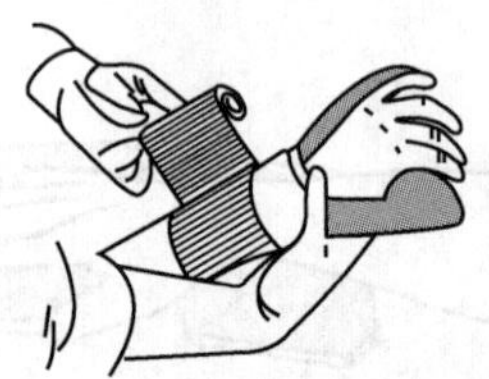

2. 用抗粘的弹性绷带绑在腕部。

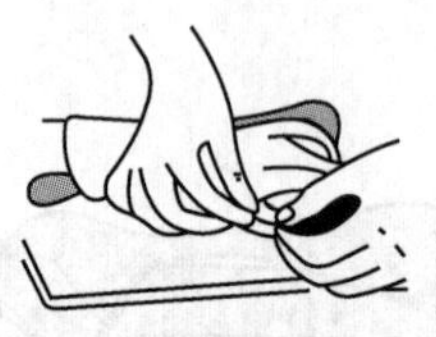

3. 将拇指内外侧的板材粘合在一起。

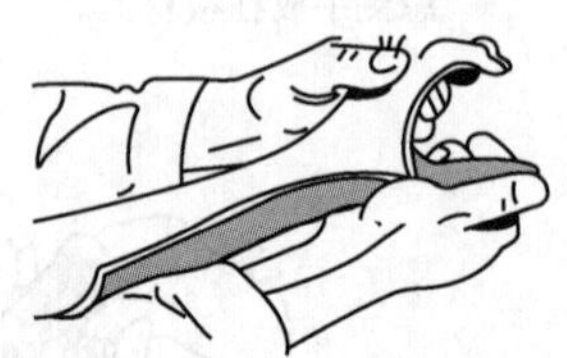

4. 固定好腕部、掌部和手指处的板材。

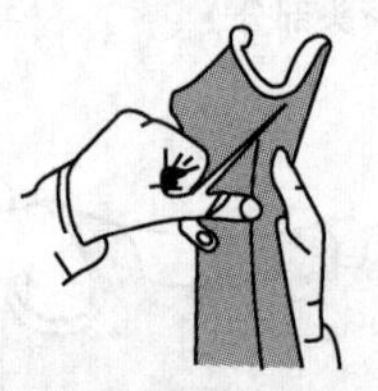

5. 修整边缘部分的翻边。

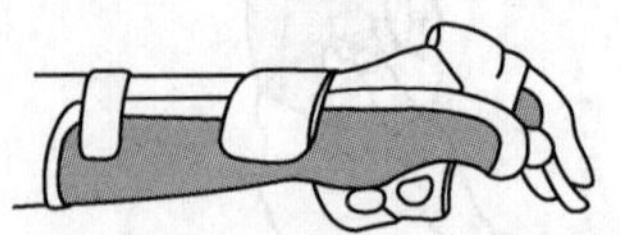

6. 打磨修整后，安装尼龙搭扣：腕部、指关节-38cm，手臂和手指25cm。

图 3-2-43　类风湿关节炎休息位 WHO 的制作

8. 固定式 WHO 的制作　作用：固定手腕关节及拇指关节于功能位。适应证：急性腕关节炎、腕扭伤、狭窄性肌腱滑膜炎、桡侧茎突炎、腕管综合征、舟骨骨折等(图 3-2-44)。

按纸样下的板材料
取型体位
1. 将板材穿过拇指，伏贴粘合。
2. 向下牵引，抚平皱褶，塑出掌弓。
3. 放置虎口板材，牢固粘合后外位。
4. 趁板材还软时，剪掉多余部分，
向上牵引并塑出拇指形状。
5. 取下后距离结合处5mm处修剪。
局部加热，微翻掌面。
6. 取下拇指套，适当修剪边缘。
7. 翻边拇指边缘，
并与掌部分粘合在一起。
8. 安装尼龙搭扣：两端两条和中间都用25mm宽的搭扣。

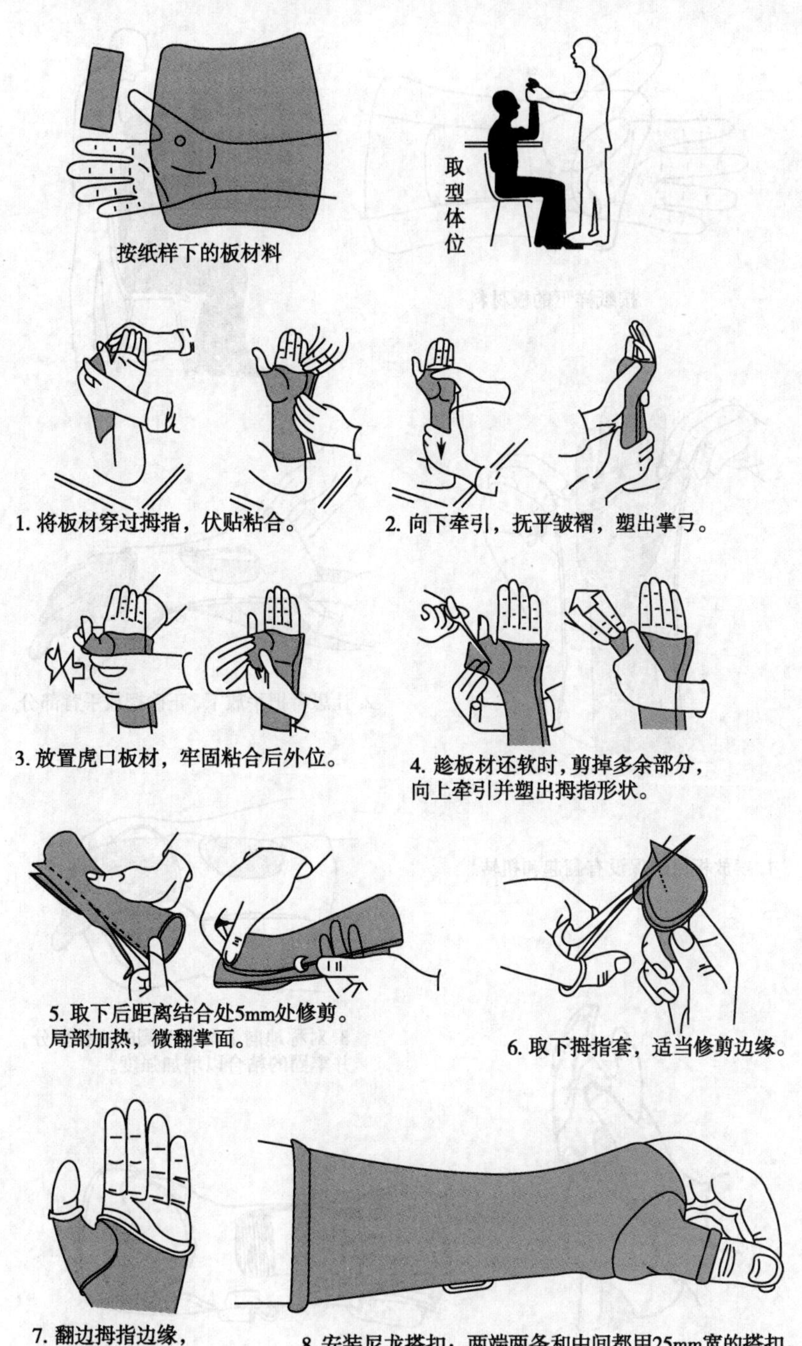

图 3-2-44　固定式 WHO 的制作

9. 背侧 WHO 的制作 作用:保持腕关节于功能位。适应证:瘫痪乏力(桡神经麻痹、多发性肌炎、偏瘫、臂丛神经损伤)、肌腱损伤等(图 3-2-45)。

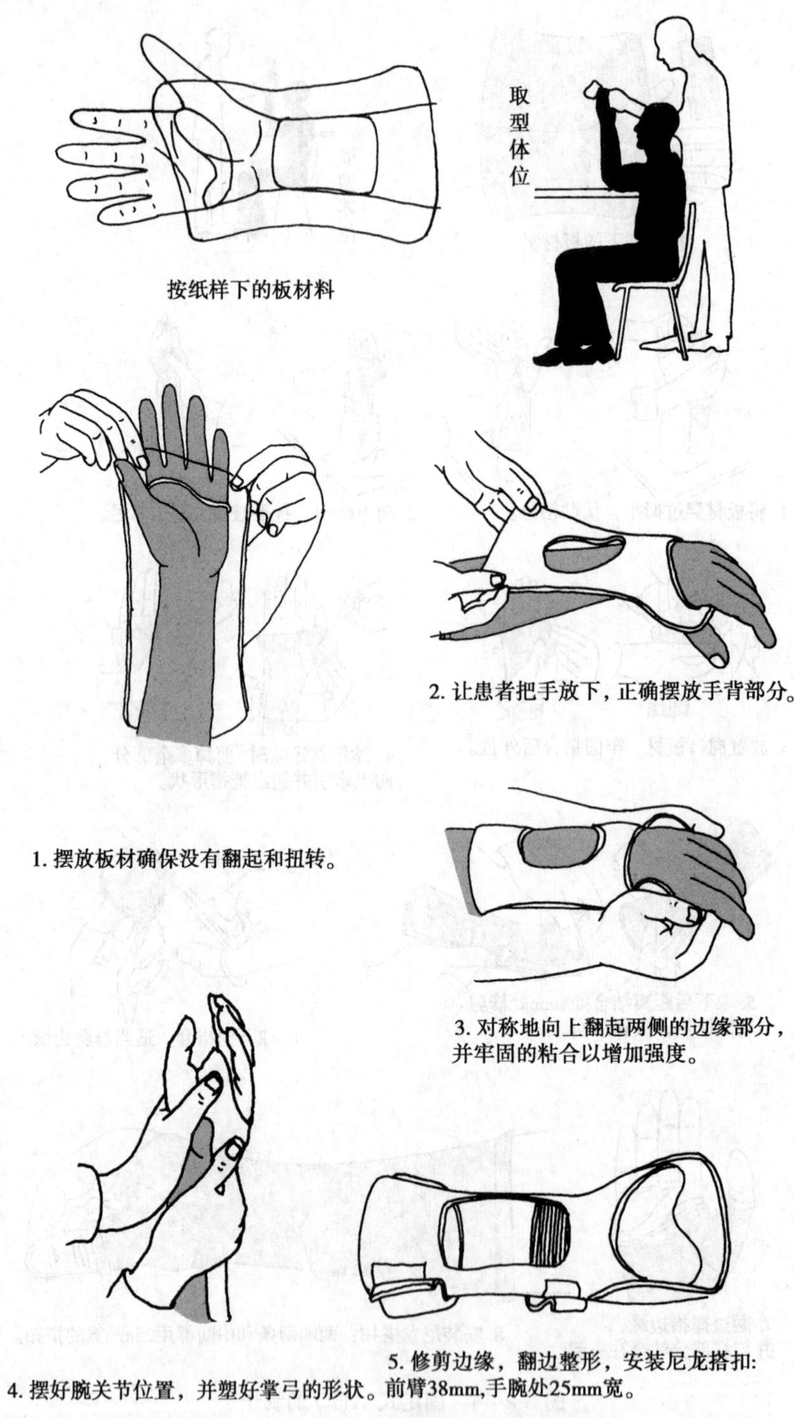

图 3-2-45 背侧 WHO 的制作

10. 抗痉挛性 WHO 的制作(长收肌)　作用:维持手的功能位,抑制手部痉挛。适应证:所有长屈肌痉挛的脑瘫患者(图 3-2-46)。

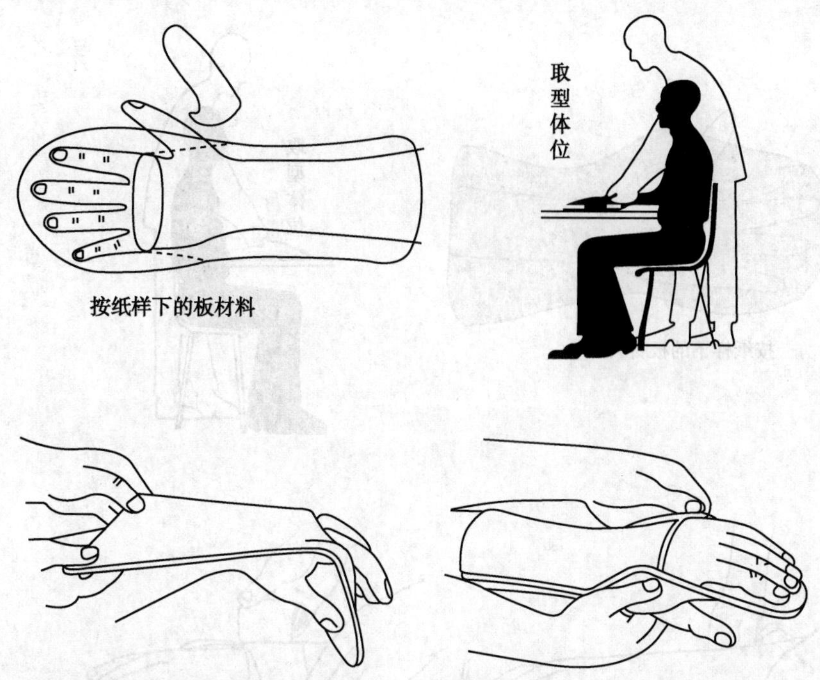

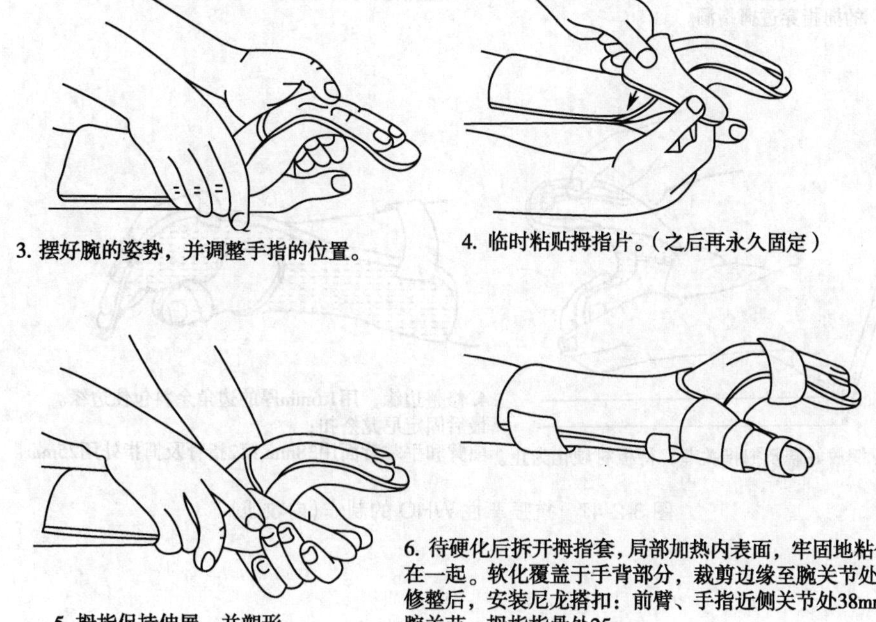

图 3-2-46　抗痉挛性 WHO 的制作(长收肌)

11. 抗痉挛性 WHO 的制作(内收肌) 作用:维持一个松弛的抗痉挛姿势。适应证:手部小肌肉痉挛的脑瘫患者(其需要耐用型休息位手部矫形器)(图 3-2-47)。

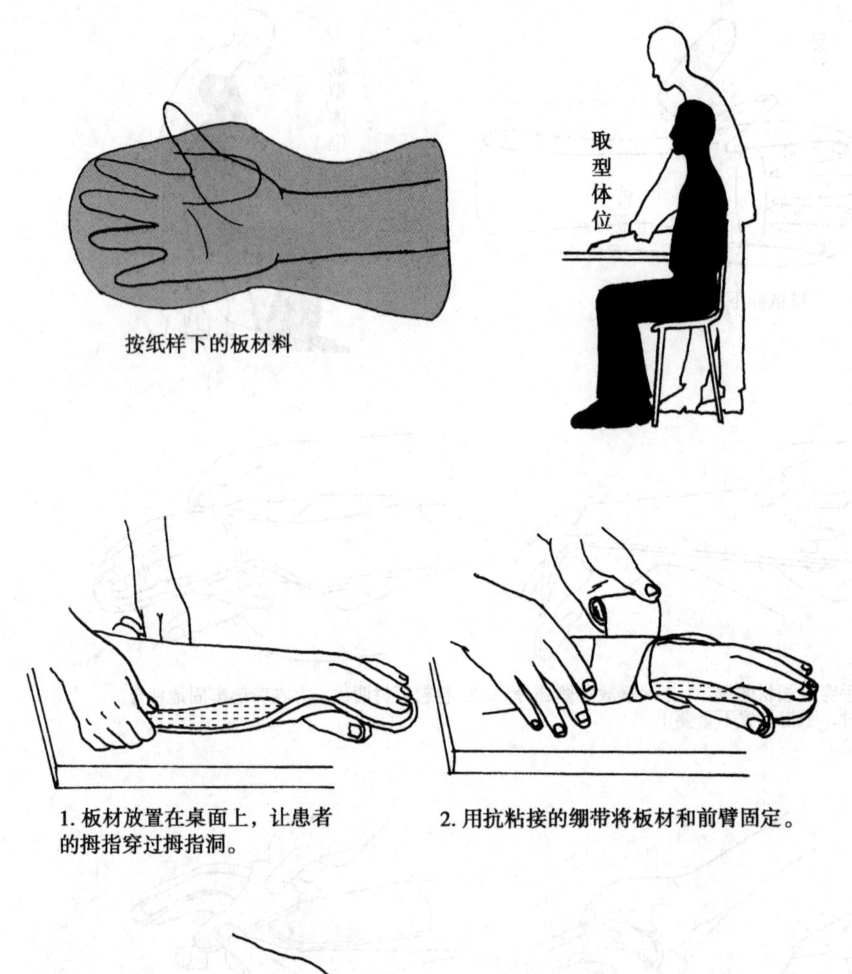

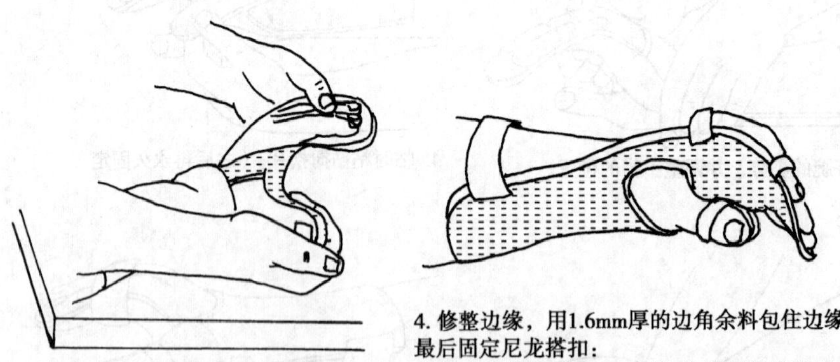

图 3-2-47 抗痉挛性 WHO 的制作(内收肌)

笔记

12. 掌指关节助伸 WHO 的制作 作用:辅助掌指关节伸展,提高掌指关节伸肌功能。适应证:桡神经麻痹、掌指关节神经损伤、类风湿关节炎、术后伸肌辅助等(图 3-2-48)。

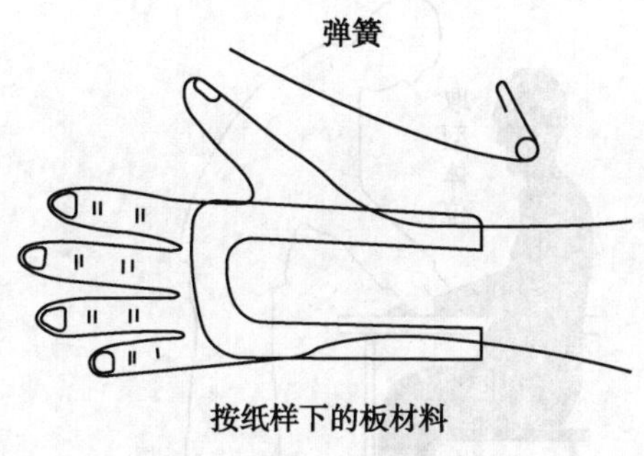

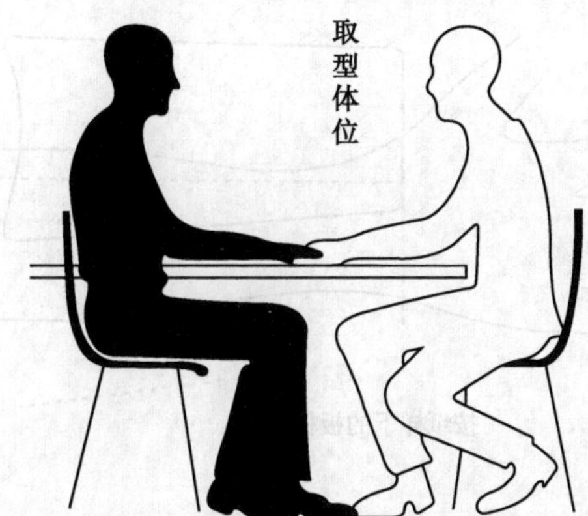

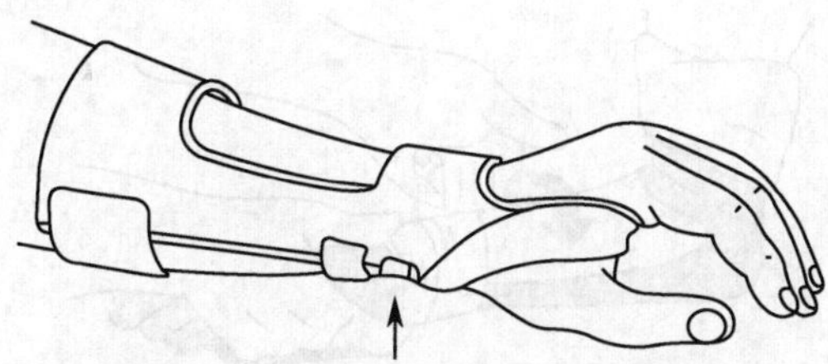

1. 以背侧式WHO为基础，于两侧翻边处正后位置剪出缺口。

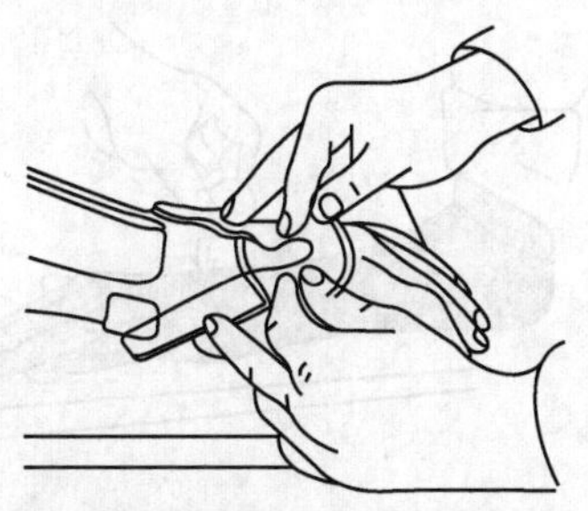

2. 放置U形板材于矫形器背侧，将两臂指向缺口位置，塑成两个接口钩状。

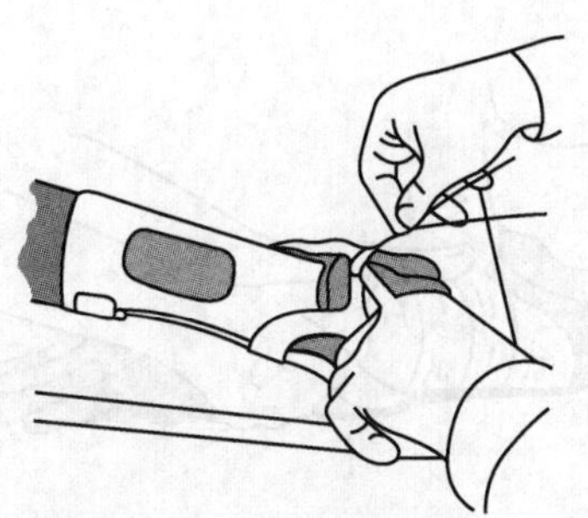

3. 加热四个弹簧，并逐一熔入U形托架上。

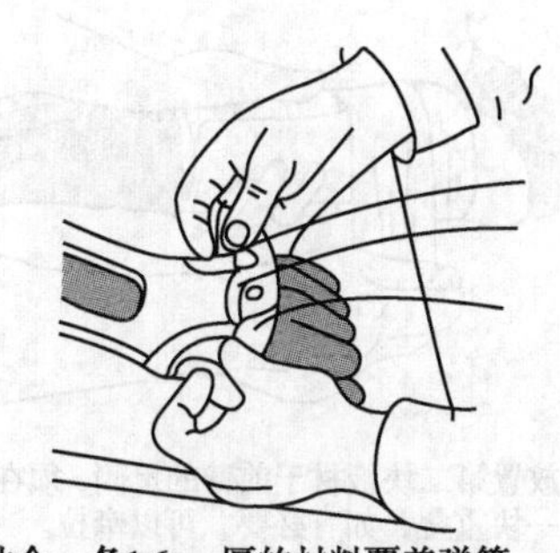

4. 粘合一条1.6mm厚的材料覆盖弹簧。

5. 修剪整形重叠部分、抚平接合处勾状，弯曲弹簧至适当长度，按照手指大小形状弯成手指托，并用薄型板材覆盖弹簧指托。

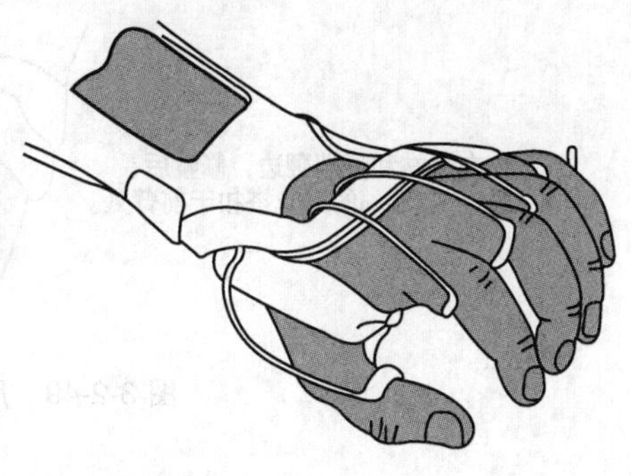

图 3-2-48 掌指关节助伸 WHO 的制作

13. 尺骨骨折矫形器制作　作用：利用对骨折处软组织的压迫和骨折部位的固定促进骨折愈合。适应证：功能性骨折（图 3-2-49）。

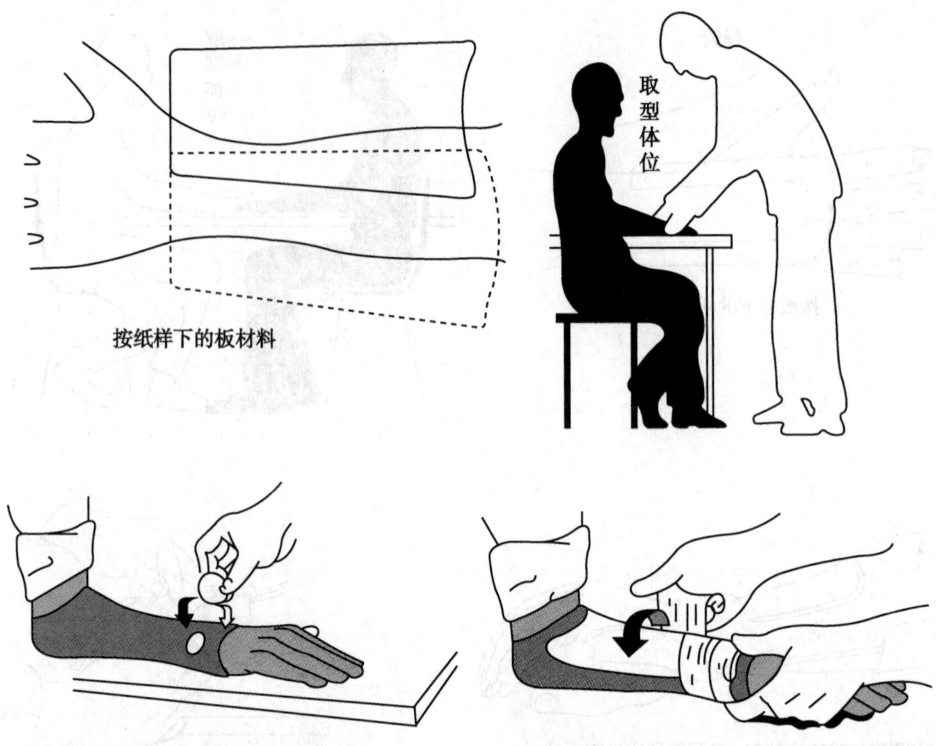

1. 前臂套上弹性袜套，粘贴泡沫海绵垫于尺骨和桡骨茎突。

2. 放置第一块板材于前臂的桡侧，其缺口对准肘部的折痕。缠绕绷带使板材与前臂伏贴。

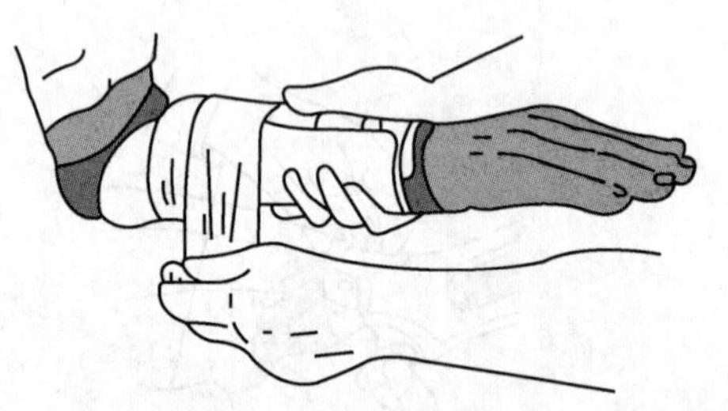

3. 放置第二块板材于前臂的尺侧，须在掌部和背部与第一块重叠，如有必要，可以牵拉。

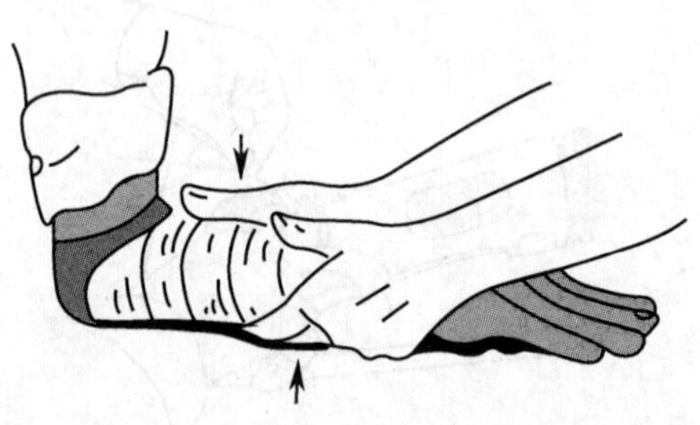

4. 当板材未硬化前，施加压力。

5. 在远端和近端翻边，修整后，固定宽25mm的尼龙搭扣于前臂处。

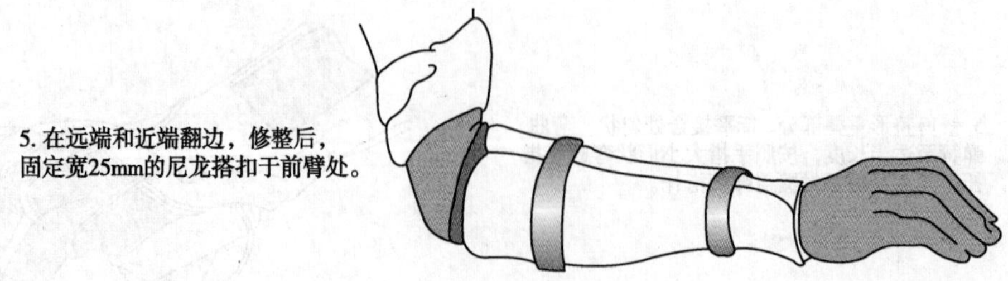

图 3-2-49　尺骨骨折矫形器制作

14. Colles 骨折矫形器的制作　作用：利用对骨折处软组织的压迫和骨折部位的固定促进骨折愈合。适应证：功能性骨折（图 3-2-50）。

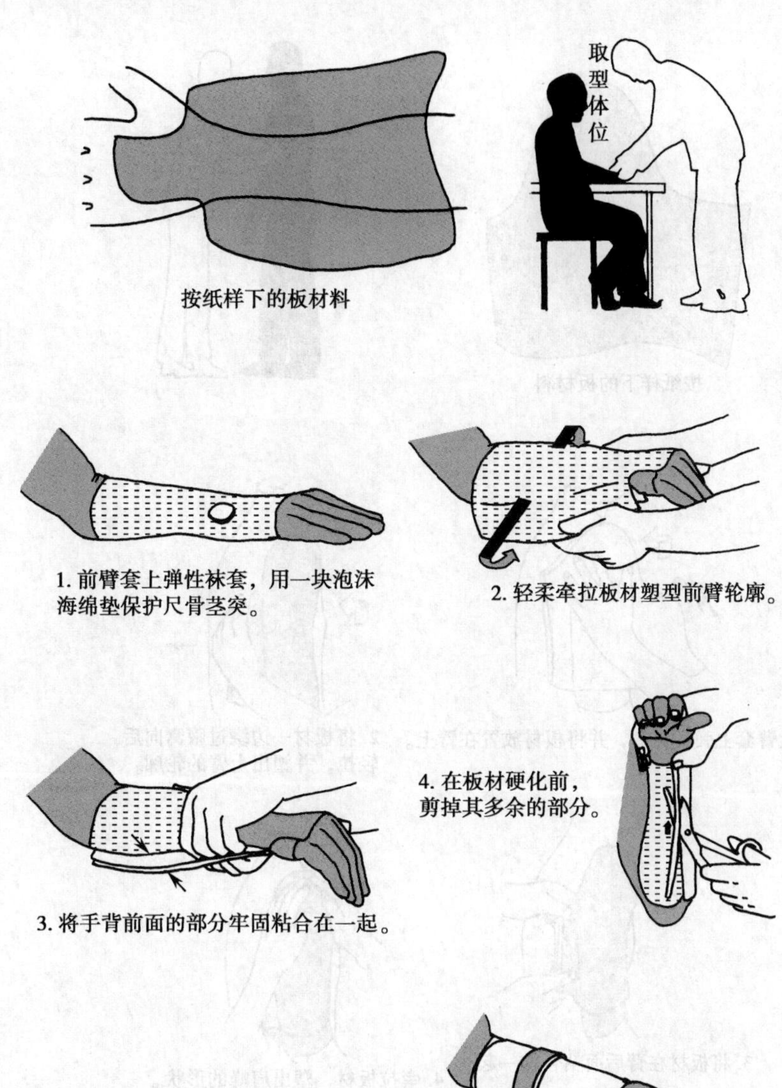

图 3-2-50　Colles 骨折矫形器的制作

15. 肱骨骨折矫形器制作　作用：利用对骨折处软组织的压迫和骨折部位的固定促进骨折愈合。适应证：功能性骨折（图 3-2-51）。

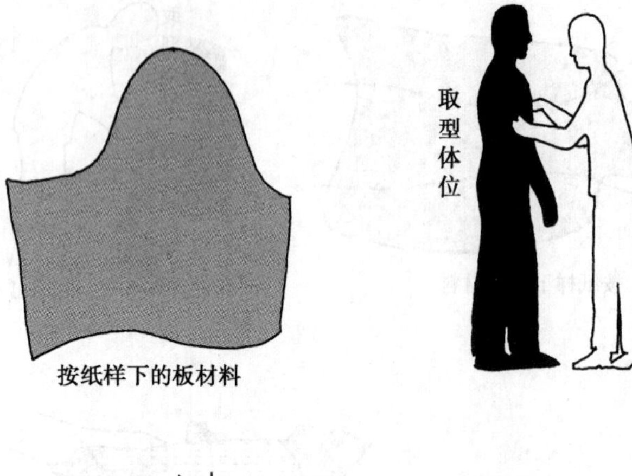

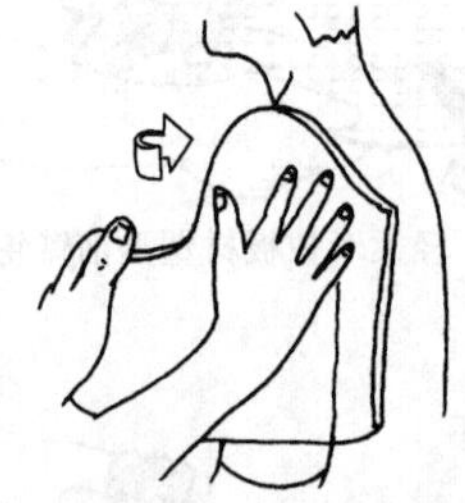

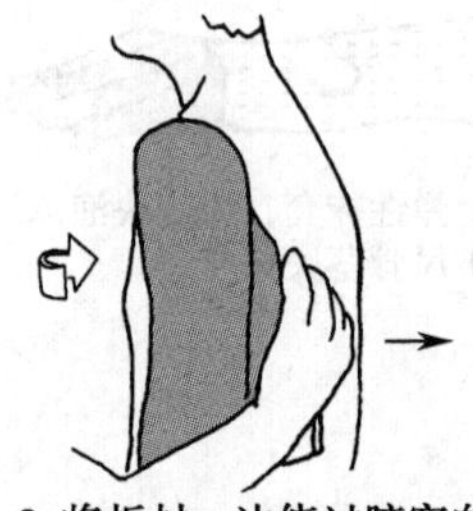

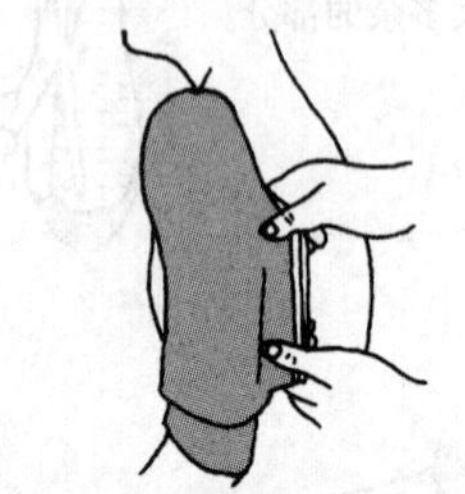

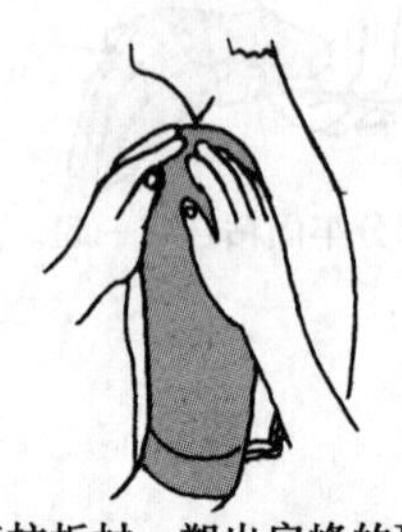

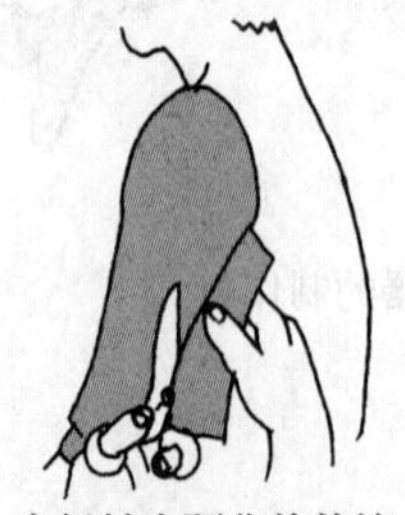

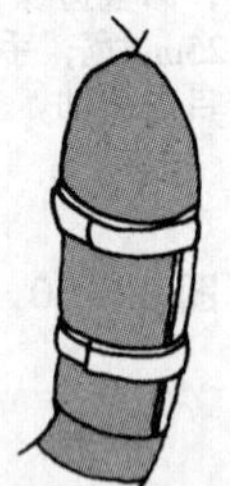

图 3-2-51　肱骨骨折矫形器制作

16. 背侧肘伸 EO 的制作 作用:固定并伸展肘关节。适应证:预防和治疗肘关节屈曲挛缩、上肢烧伤后的定位(图 3-2-52)。

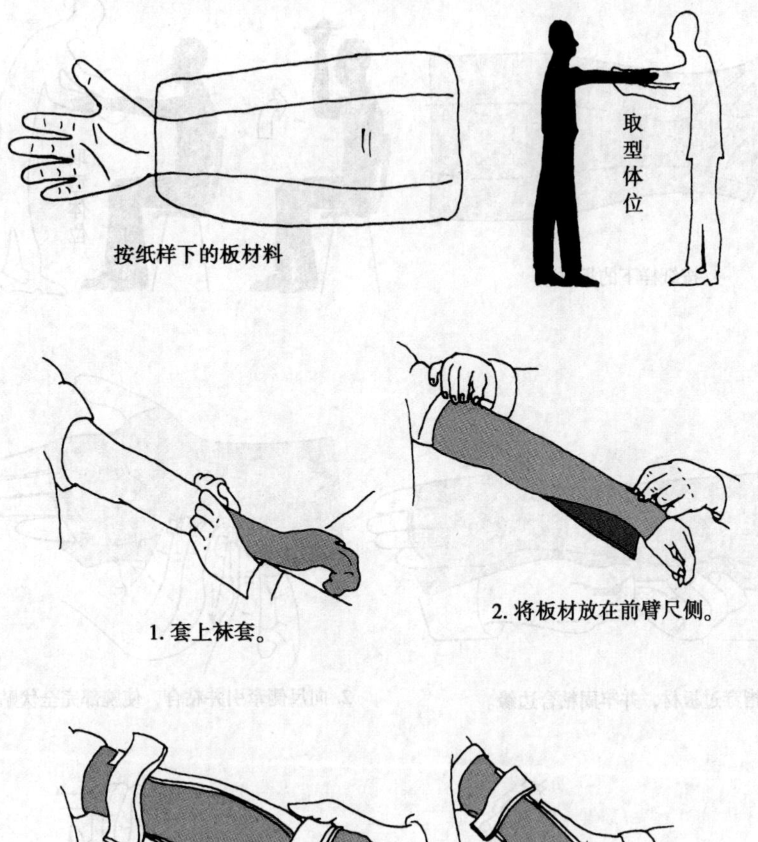

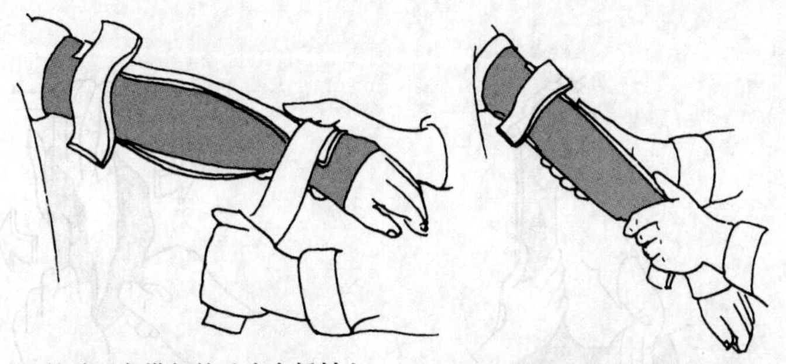

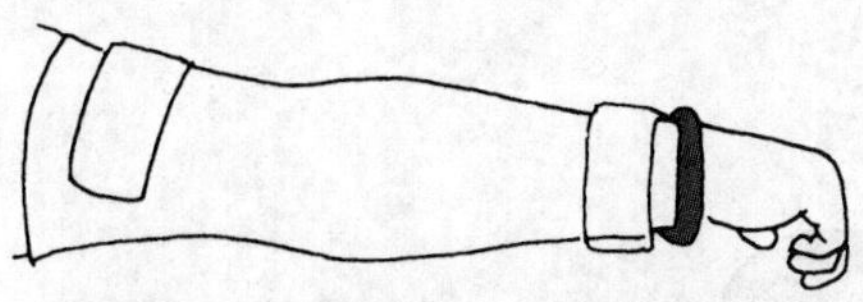

图 3-2-52 背侧肘伸 EO 的制作

17. 肱骨外上髁炎EWHO的制作 作用:放松肱骨外上髁部分的肌肉。适应证:急性网球肘(图3-2-53)。

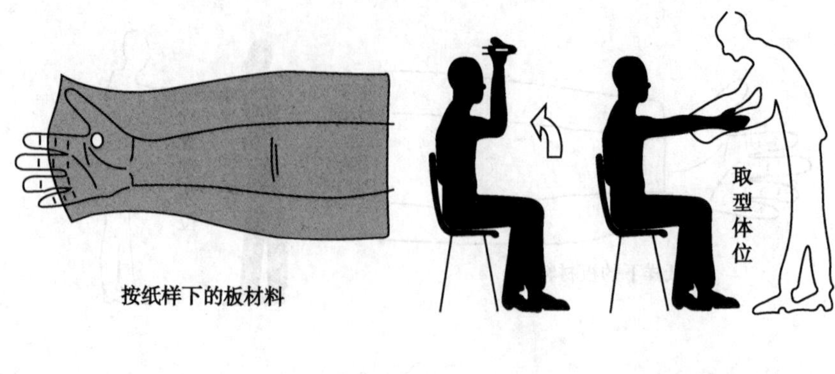

按纸样下的板材料

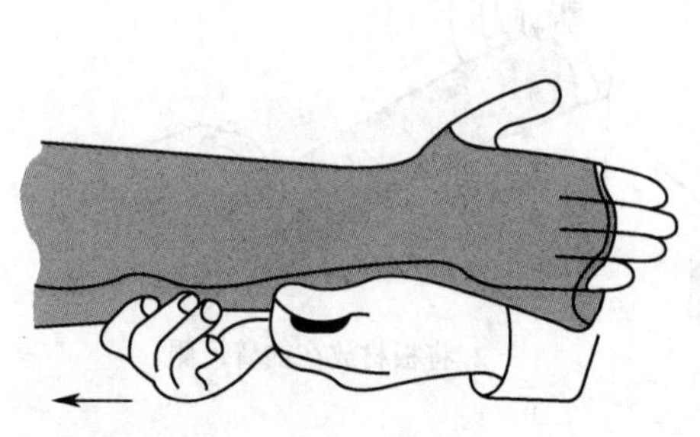
1. 拇指穿过板材，并牢固粘合边缘。

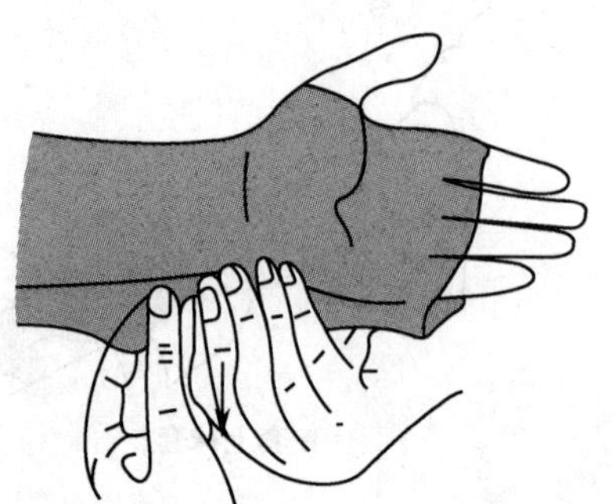
2. 向尺侧牵引并粘合，使腕部完全伏贴。

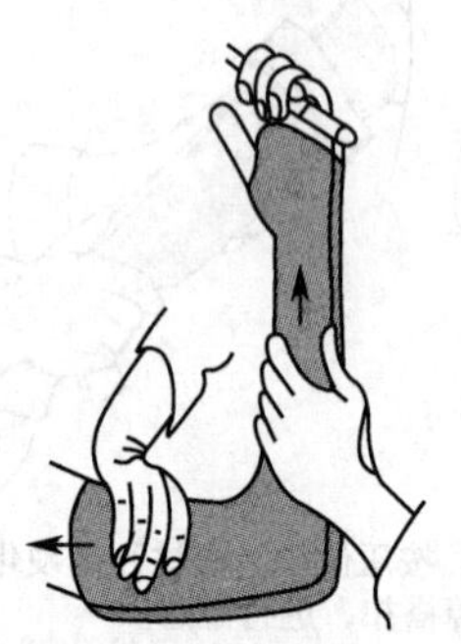
3. 让患者慢慢屈肘，向两端牵引，抚平肘部皱褶。

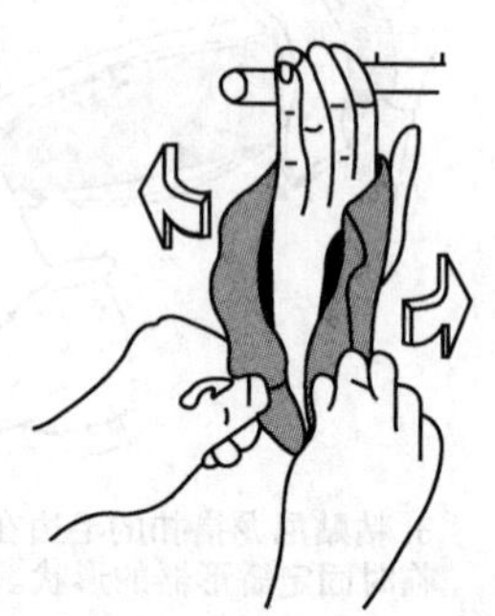
4. 待板材固定后，从接合处打开，卸下矫形器。

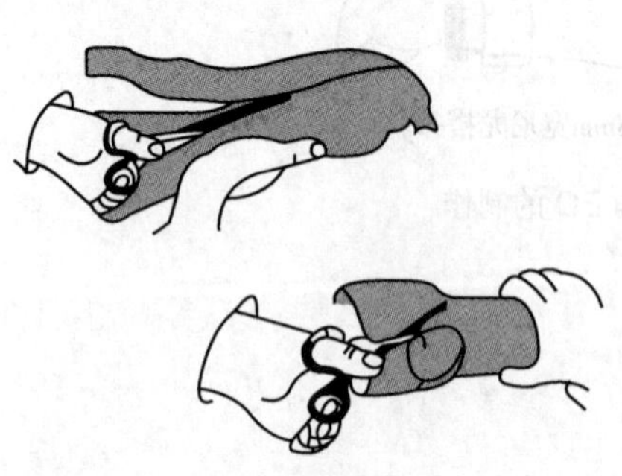
5. 修剪边缘，预留5mm间隙。剪出拇指洞，让拇指活动自如。

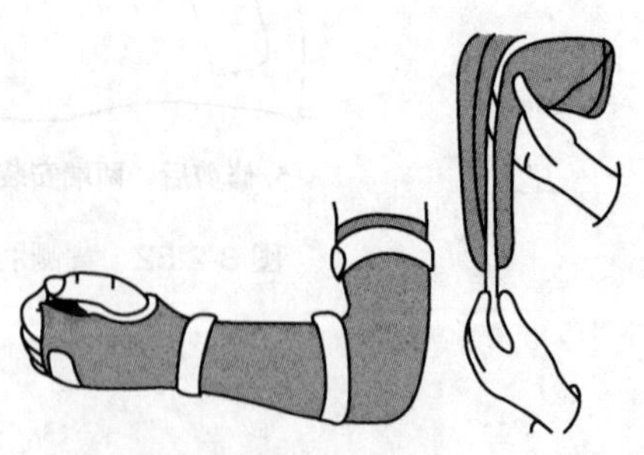
6. 粘合1.6mm厚的材料于边缘加强，安装25mm宽的尼龙搭扣于前臂的近远端、肘部上端、手腕关节处。

图3-2-53 肱骨外上髁炎EWHO的制作

18. 肩吊带的制作　作用:预防和治疗肩关节脱位、半脱位、骨折等而免除完全固定。适应证:偏瘫、臂丛神经损伤等(图 3-2-54)。

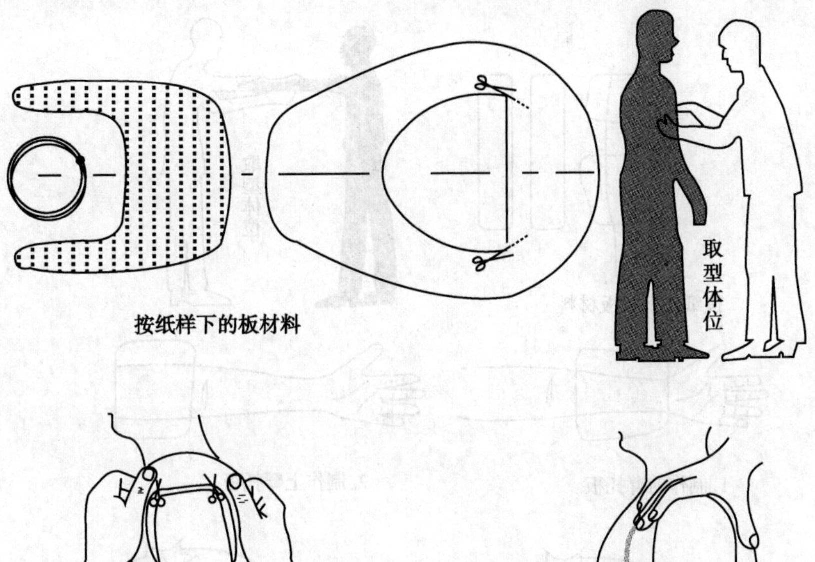

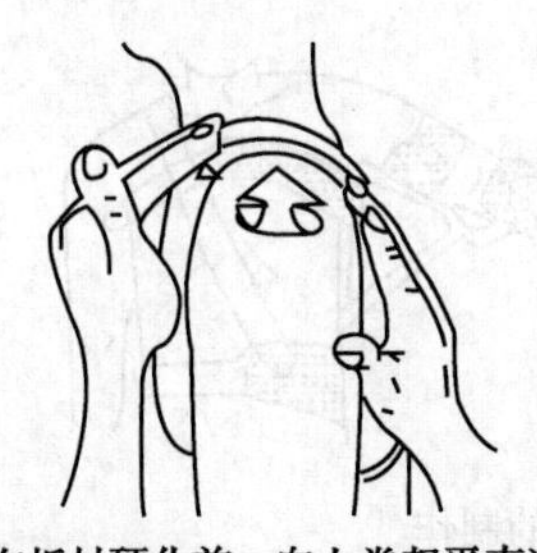

1. 在板材上剪出两个小缺口，穿过上臂，放置在肩上。

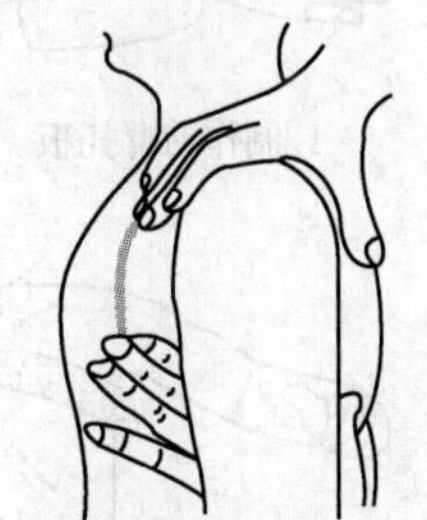

2. 塑出肩部和腋窝下的轮廓。

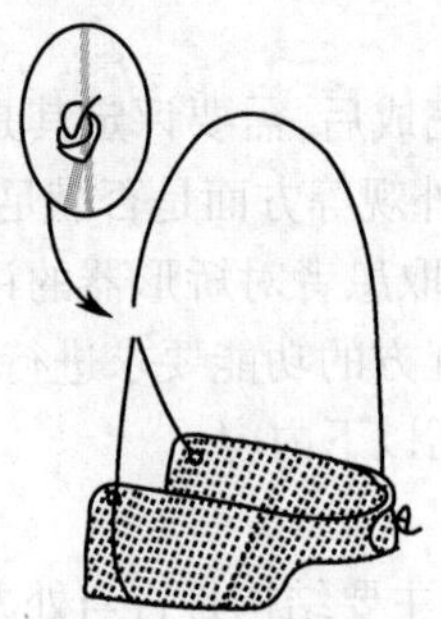

3. 在板材硬化前，向上卷起平直边缘，塑成槽管状。

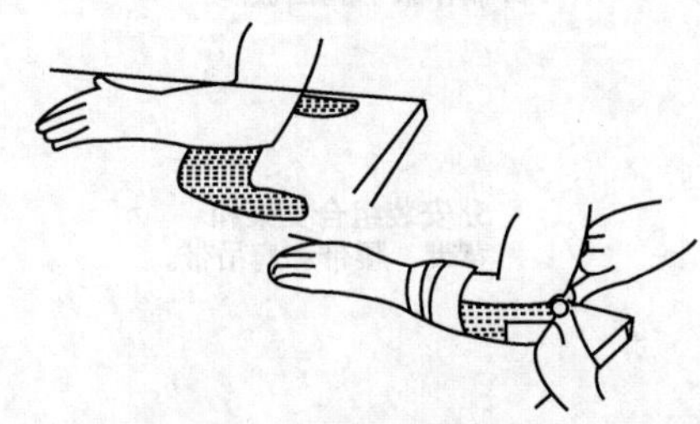

4. 摆放另一块模板在桌面上，然后放置前臂于上面。用绷带固定，粘合接头处。

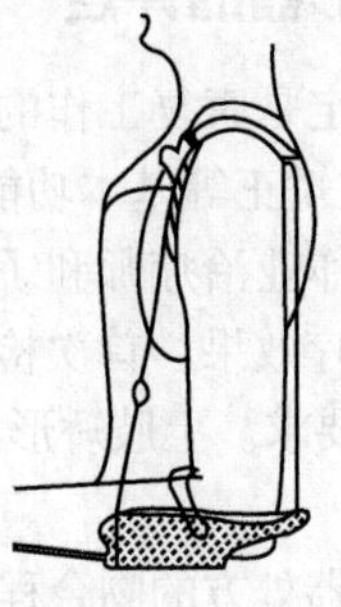

5. 用尼龙绳穿过前两孔和一个后孔，调整到适当的长度后打好结固定。

6. 修整边缘后在肩部加垫，最后安装尼龙搭扣，肩吊带和腕关节处用25mm宽的。

图 3-2-54　肩吊带的制作

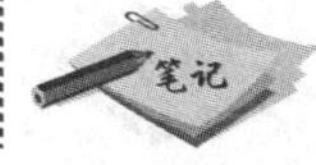

19. 肩外展矫形器的制作　作用:保持和固定肩关节、肘关节于功能位。适应证:臂丛神经损伤、腋神经麻痹、肩关节骨折、肩关节脱位、肩关节术后固定等(图 3-2-55)。

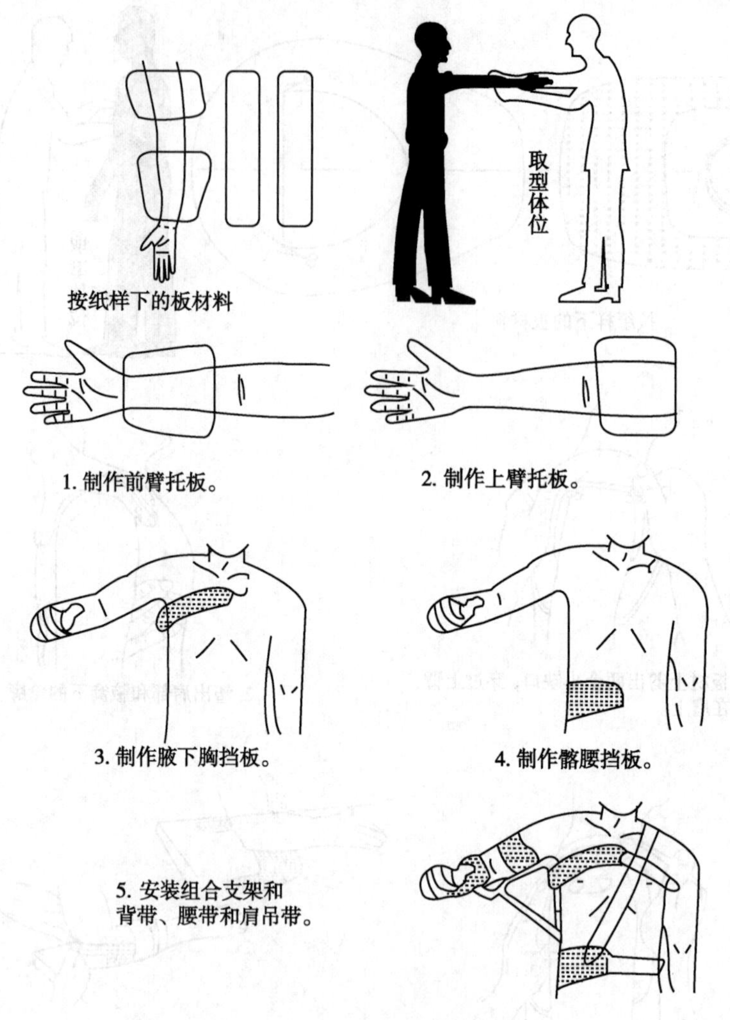

图 3-2-55　肩外展矫形器的制作

九、上肢矫形器的评定

矫形器装配评定是康复工作的重要环节,矫形器装配完成后,需要评定其是否具有限制与稳定、固定与保护、预防与矫正等基本功能,同时检查其在适配和外观等方面是否满足设计要求。在评定过程中,康复治疗师、作业治疗师和矫形器师等要及时认真听取患者对矫形器的评定和改进意见,以保证矫形器的最佳治疗效果。首次检查时,要检查是否按照处方的功能要求进行制作;再次检查时,要对照前一次的修改要求。上肢矫形器的临床检查和评定包括以下内容。

(一) 一般情况

1. 与上肢矫形器处方的吻合程度　包括矫形器的材料、主要结构是否与处方相符。

2. 矫形器接受腔的检查与评定　具体如下:①接受腔的形状是否符合设计要求,是否容易在正确的位置上;②接受腔是否伏贴;③接受腔是否会对患者的肢体产生压痛感,尤其是对神经和骨突的地方;④矫形器在使用中是否有疼痛和不适感;⑤取下矫形器后,皮肤有无变色现象;⑥矫形器的尼龙搭扣或固定带的位置是否合适;⑦矫形器的边缘、表面和内外壁是否平整均匀、圆滑、无毛刺;⑧接受腔的材料是否对人体有毒,是否会引起皮肤过敏;⑨固定悬吊的部位是否有铆钉突出等。

3. 矫形器的适配程度　矫形器配戴后的舒适程度、皮肤及骨突出部位的压迫情况。

4. 矫形器固定关节以外的其他关节活动情况。

5. 配戴矫形器的方便程度等。

（二）矫形器的功能情况

静态上肢矫形器对相应的关节固定的度数是否符合要求，在规定活动度范围的活动情况；动态上肢矫形器的牵引动力是否达到关节运动的目的，是否超过关节活动范围；配戴上肢矫形器后的上肢日常生活能力情况等。

（肖晓鸿　赵　彬）

思考题

1. 简述上肢矫形器的基本功能。
2. 简述上肢矫形器的适应证。
3. 简述上肢矫形器按部位分类。
4. 简述手指矫形器的种类和适应证。
5. 简述手矫形器的种类和适应证。
6. 简述腕手矫形器的种类和适应证。
7. 简述肘矫形器的种类和适应证。
8. 简述肩矫形器的种类和适应证。
9. 简述肩肘腕手矫形器的种类和适应证。
10. 简述上肢矫形器的制作要点。
11. 简述上肢矫形器的检查要点。
12. 简述上肢矫形器的评定内容。

第三节　脊柱矫形器

一、脊柱矫形器概述

（一）脊柱的重要性

脊柱由26块脊椎骨合成，即颈椎7块、胸椎12块、腰椎5块、骶骨1块、尾骨1块；由于骶骨系由5块，尾骨由4块组成，正常脊柱也可以由33块组成。脊柱由椎骨及椎间盘构成，由于周围有坚强的韧带相连系，能维持相当稳定，又因彼此之间有椎间关节相连，每个椎骨之间的活动范围虽然很小，但连接在一起活动，其活动范围就很大，所以脊柱是一相当柔软又能活动的结构。随着身体的运动载荷，脊柱的形状可有相当大的改变。脊柱的活动度取决于椎间盘的完整、相关椎骨关节突间的和谐。脊柱3/4的长度是由椎体构成，1/4的长度由椎间盘构成。脊柱是身体的支柱，上部长，能活动，好似支架，悬挂着胸壁和腹壁；下部短，比较固定，身体的重量和所受的震荡即由此传达至下肢。脊柱为人体的中轴骨骼，是身体的支柱，有负重、减震、保护和运动等功能。人体直立时，重心在上部通过齿状突，至骨盆则位于第2骶椎前左方约7cm处，相当于髋关节额状轴平面的后方，膝、踝关节的前方。脊柱上端支撑头颅，胸部与肋骨结成胸廓。上肢借助肩胛骨、锁骨和胸骨及肌肉与脊柱相连，下肢借骨盆与脊柱相连。上下肢的各种活动均通过脊柱调节，保持身体平衡。脊柱有四个生理弯曲，即颈曲、胸曲、腰曲和骶曲。正常的脊柱是颈椎前凸（cervical lordosis）为20°~40°；胸椎后凸（thoracic kyphosis）为20°~40°；腰椎前凸（lumbar lordosis）为40°~60°。脊柱畸形有脊柱侧弯（scoliosis）、脊柱后凸-过屈（kyphosis-flexion）和脊柱前凸-过伸（lordosis-extension）等畸形。人体正常四个生理弯曲使脊柱如同一个弹簧，不仅具有很强大的运动功能，而且具有很强的缓冲能力，在剧烈运动或跳跃时可防止颅骨、大脑受损伤。脊柱与肋、胸骨和髋骨分别组成胸廓和骨盆，对保护胸腔和盆腔脏器起到重要作用。

人的衰老最早是从脊柱开始，其柔韧性减弱是人体衰老最早的征兆。直立行走使得身体的负荷压在脊柱上，使脊柱容易出现变形、错位、增生、椎间盘突出等病变。脊柱是神经的重要通道，因脊柱不健康而引起的病症多达上百种。一方面会出现头晕、手麻、腰背痛、椎间盘突出、骨质增生等；另一方面由于支配内脏的神经受到刺激压迫，还可引发高血压、心脏病、糖尿病、消化系统疾病等。许多慢性病及不明原因的疾病都可以在脊柱上找到根源，通过矫正治疗可得以解决。如果说人的寿命是 120 岁，脊柱问题会让我们的寿命缩短 1/3。一个人的脊柱是否健康，关系着他的生活质量。因此，脊柱被喻为“人体的第二生命线”，对健康有着重要的影响。据统计，99% 的人存在不同程度的脊柱问题。脊椎病通常泛指骨科范畴的颈肩腰腿痛，临床上分属颈椎病（颈椎综合征）、胸椎病（包括背肌疼痛、肥大性脊椎炎、胁肋痛、肋间神经痛等）和腰椎病（包括腰椎间盘突出症、肥大性腰椎炎、第 2 腰椎横突综合征、腰椎滑脱症、腰肌劳损等急慢性腰腿痛）。同时，临床上许多原因不明的慢性疑难病症的病因可能源于脊柱，如神经官能症（失眠、烦躁、多汗、厌食、乏力等）、头昏头痛、眩晕（椎 - 基底动脉供血不足引起的脑功能障碍病症）、偏头痛、三叉神经痛、上肢关节肌肉痛、肩周炎和原因不明的胸闷、心悸（室上性心动过速）以及顽固的呃逆等，均与颈椎综合征相关。引起脊柱相关疾病病因很多，包括退行性病变、慢性劳损、炎症、风寒潮湿、内分泌失调、心情、外伤和脊柱畸形等（图 3-3-1 和表 3-3-1）。

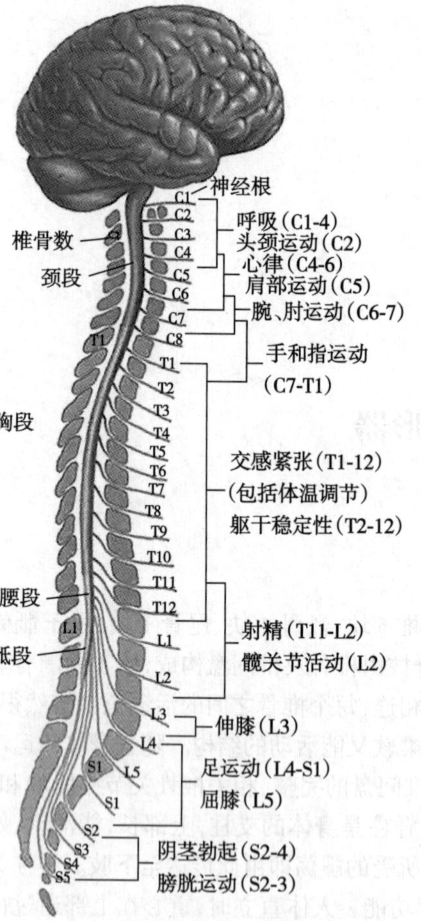

①脊神经的运动和感觉神经控制示意图

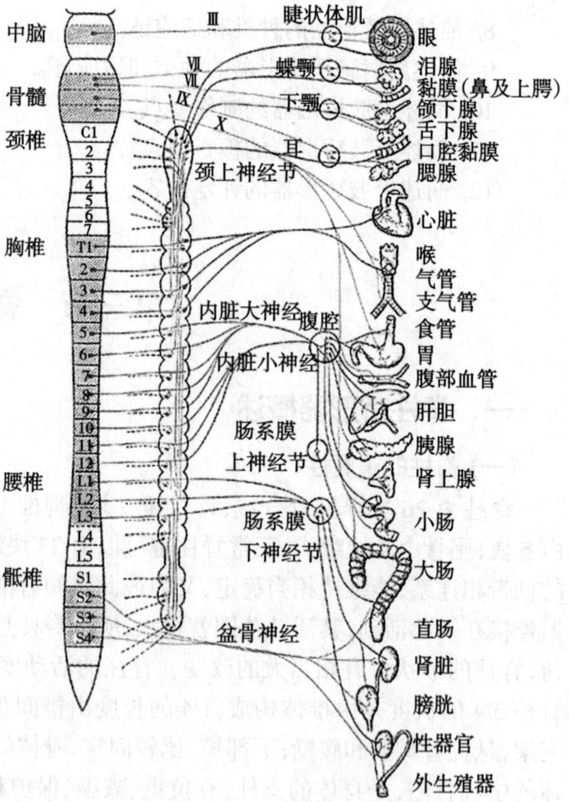

②脊神经的植物神经控制示意图

图 3-3-1　脊神经损伤造成的功能障碍

表 3-3-1　不同节段的脊神经受刺激或压迫神经、血管引起的症状

神经节段	刺激或压迫神经、血管引起的症状
第 1 颈椎	脑供血不足、头晕、嗜睡、摇头、头痛、健忘、倦怠等
第 2 颈椎	头痛、头昏、耳鸣、眼眶痛、视物模糊、斜视、鼻塞、失眠、心动过速等
第 3 颈椎	眩晕头昏、偏头疼、三叉神经痛、视力障碍、失听、吞咽不适、房颤等
第 4 颈椎	落枕、呃逆、咽喉痛、恶心、弱视、全手麻木等

续表

神经节段	刺激或压迫神经、血管引起的症状
第5颈椎	胸痛、心动过缓、哮喘、血压波动、发音嘶哑、呃逆、口臭等
第6颈椎	咳喘、咽喉痛、血压波动、扁桃体肿大等
第7颈椎	咽喉痛、哮喘、气短胸闷、甲状腺病、雷诺征等
第1胸椎	气短、咳喘、早搏、房颤等
第2胸椎	气短胸闷、心律失常、冠心病(心绞痛)等
第3胸椎	肺、支气管症状、感冒等
第4胸椎	胸痛、胸闷、冠心病(心绞痛)、肝胆病等
第5胸椎	心律失常、冠心病(心绞痛)、肝胆病、低血压、贫血等
第6胸椎	消化不良、胃炎、胃痛、灼热、胃痉挛等
第7胸椎	消化不良、胃溃疡、胃下垂、口臭、糖尿病等
第8胸椎	肝胆病、糖尿病、免疫力差等
第9胸椎	肾亏、过敏、手脚冷、倦怠、水肿、小便白浊、尿不畅、癫痫等
第10胸椎	肾亏、过敏、性功能改变等
第11胸椎	肾亏、皮肤病等
第12胸椎	不孕症、风湿、下腹痛凉、生殖器表面痛痒等
第1腰椎	便秘、结肠炎、腹泻、下腹痛凉等
第2腰椎	下腹痛凉、便秘、阑尾炎、静脉曲张、子宫卵巢病等
第3腰椎	月经不调、膀胱子宫病、膝内侧痛无力等
第4腰椎	尿量改变等
第5腰椎	下肢血液循环不良等

脊柱畸形是指脊柱在冠状面,矢状面或水平面偏离正常位置,发生形态上异常的表现,又称脊凸畸形。

(1) 脊柱畸形矢状面畸形表现为:①正常脊柱:脊柱整体的侧面观,可见四个弯曲。颈曲和腰曲凸弯向前,椎间盘较厚,其前部尤甚,胸曲和骶曲凸弯向后,椎间盘变薄;②驼背:胸椎过度后凸,腰椎轻微前凸;③脊柱前凸:腰椎过度前凸,胸椎轻微后凸;④凹背:胸椎过度后凸、腰椎过度前凸;⑤圆背:仅胸椎过度后凸;⑥平背:脊柱没有明显的四个生理弯曲(图3-3-2)。

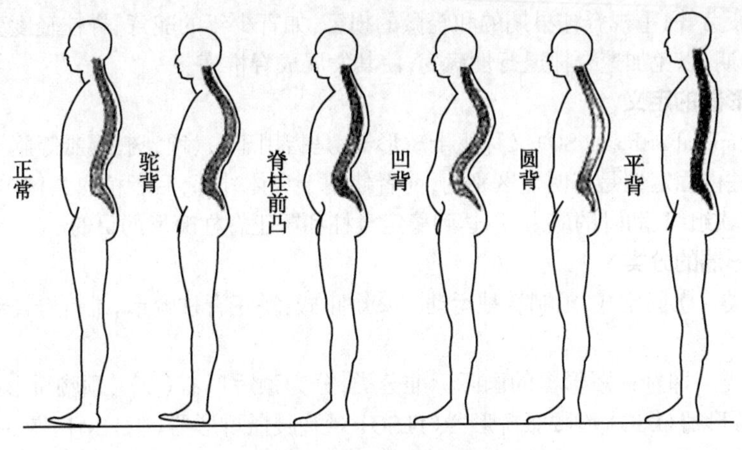

图3-3-2 脊柱矢状面畸形

(2) 冠状面畸形表现为：①正常脊柱：正常的脊椎由正面或背面看都应是直立成直线；②脊柱侧弯：脊柱的走向偏离了人体的正中线，向左或向右发生弯曲，并超过正常的弯区（图 3-3-3）。

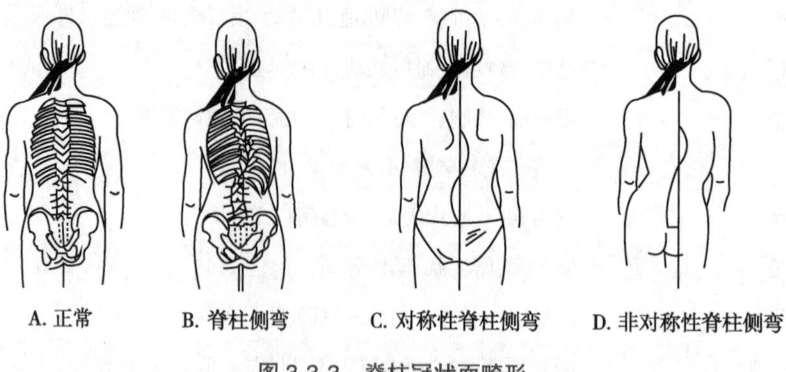

图 3-3-3　脊柱冠状面畸形

(3) 水平面畸形表现为：脊柱旋转。Nash 和 Mod 根据正位 X 线成像上椎弓根的位置，将其分为 5 度（图 3-3-4）。

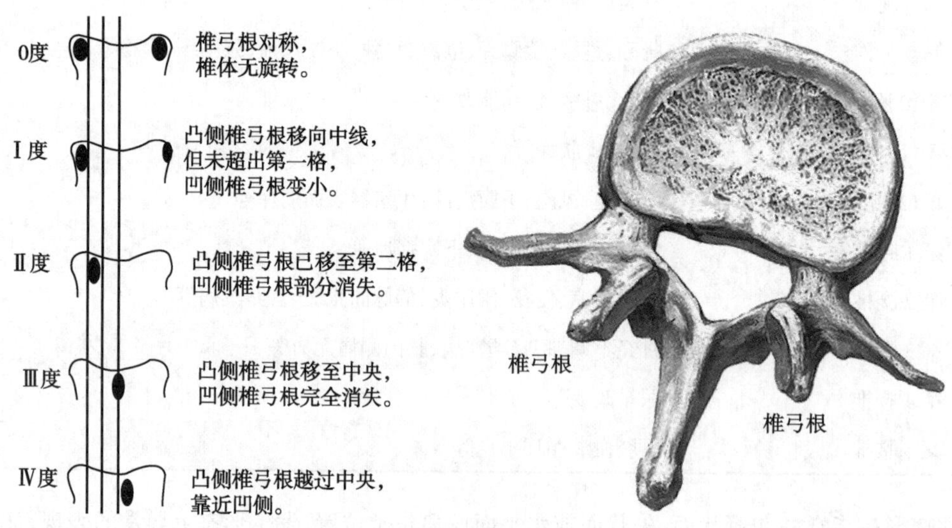

图 3-3-4　脊柱水平面畸形

由此可见，关爱健康，呵护脊柱，不仅能大大降低颈肩腰腿痛的发病率，而且还可降低与脊椎相关性疾病的发生。因此，应该学会关爱健康，保护脊柱，避免超负荷损伤，重视剧烈运动前的热身运动，重视劳动姿势，可有效预防脊椎病发生发展。不慎受伤时，不但要治疗体表创伤，更要纠正因肢体创伤引发的脊椎错位，如此才能更好地预防脊椎病；避免引发脊椎病的诱因，如过久的不良体位、落枕、受凉、颠簸、过度疲劳等；重视脊柱早期的和轻微的损害，如青少年的驼背、脊柱轻度变形侧弯，此时虽无症状，属发病早期，以免加速脊柱退行性病变，使其发展成脊椎病。

（二）脊柱矫形器的定义

脊柱矫形器（spinal orthosis，SO）又称躯干矫形器，是指用于头、颈、胸、腰骶等躯干部位的矫形器。脊柱矫形器与脊柱内固定器是有明显区别的，前者使用于身体外部，后者植入人体内。脊柱矫形器是通过作用于皮肤、软组织、肋骨的应力，以达到稳定脊柱和矫正脊柱畸形的目的。

（三）脊柱矫形器的分类

1. 按功能分类　①固定式：限制脊柱运动。②矫正式：矫正脊柱畸形，维持脊柱对线。③免荷式：减轻脊柱载荷。

2. 按部位分类　即脊柱矫形器的国际标准分类，分为颈矫形器（CO）、颈胸矫形器（CTO）、骶髂矫形器（SIO）、腰骶矫形器（LSO）、胸腰骶矫形器（TLSO）、颈胸腰骶矫形器（CTLSO）（图 3-3-5）。

3. 按结构与材料分类　①脊柱矫形带：即软式脊柱矫形器，由软性材料和弹性材料构成，其作用

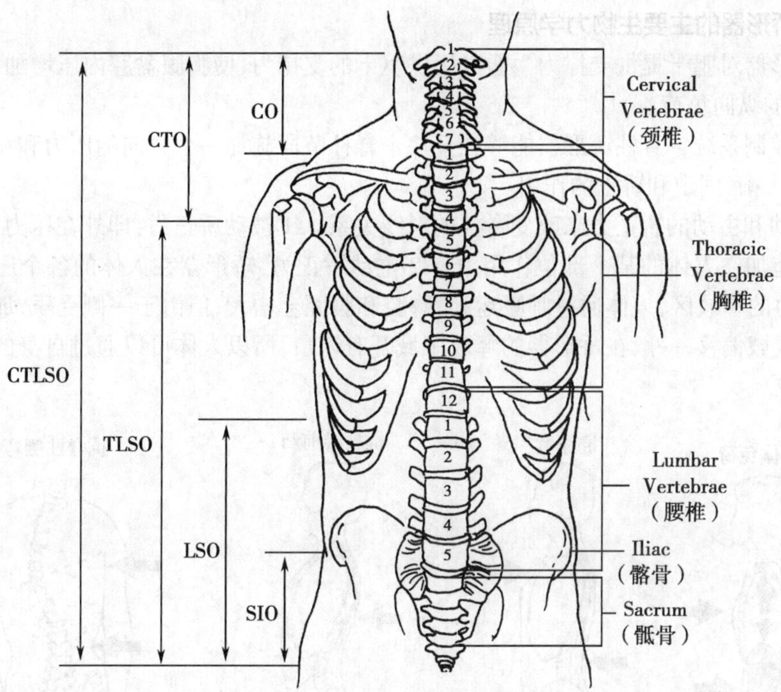

图 3-3-5 脊柱矫形器按部位分类

为支撑和部分固定腹部软弱的肌肉，如骶髂带、矫形腰带、孕妇带等。②围腰：即半硬式脊柱矫形器，是在软性材料中增加塑料和金属等硬性材料构成，其作用是加强对脊柱的固定和矫正。③背架：即硬式脊柱矫形器，用塑料或金属框架等硬性材料制作而成，对脊柱起固定、支撑、免荷和牵引等作用（图3-3-6）。

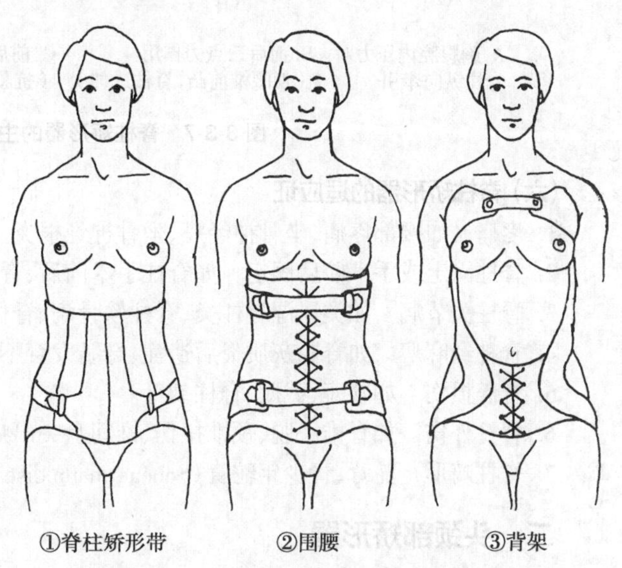

图 3-3-6 脊柱矫形器按结构与材料分类

4. 按治疗病变的名称分类　分为腰椎前凸矫形器、驼背矫形器、椎体滑脱矫形器、斜颈矫形器、脊柱侧弯矫形器等。

5. 按人名、地名分类　分为色努（Cheneau）式矫形器、密尔沃基（Milwaukee）式矫形器、波士顿（Boston）式矫形器、大阪医大式矫形器等。

（四）脊柱矫形器的基本功能

1. 固定、支撑脊柱　用于支撑变弱或麻痹了的肌肉和不稳定的关节，以便于坐下或站立。使损伤的部位固定或保持在容易发挥功能而且舒适的位置，防止脊柱不稳定，减少并发症，促进韧带和骨骼的愈合。

2. 防止和限制脊柱病变区域的运动和变形。

3. 保护脊柱和矫正畸形　预防和矫正因肌肉不平衡、重力或引起组织挛缩变形的异常力所导致的进行性脊柱变形。利用安装在矫形器上的矫正装置，对已经变形的脊柱进行矫正，达到改善姿势，矫正脊柱畸形的目的。

4. 牵引和免荷　通过借助腹部和胸部的压力作用及人体的呼吸运动，达到对椎体纵向牵引和免荷的功能，从而减轻椎体间局部承重，促使炎症消退、病变或骨折愈合，缓解神经压迫，解除肌肉痉挛，增加力量。

5. 消除或减轻疼痛　限制脊柱运动，稳定病变关节，从而减轻局部疼痛，便于站立与步行。

(五) 脊柱矫形器的主要生物力学原理

1. 脊柱矫形器对躯干提供支撑力 通过提供躯干的支持力,使胸腹盆腔内压增加,从而减少脊柱及其肌肉、韧带的纵向负荷。

2. 三点力控制系统 脊柱矫形器能够在某一个脊柱节段施加一个方向的压力和相反方向的另外两个力,并达到平衡、固定和矫正的作用。

3. 通过被动和主动的矫正力来改变脊柱的对线关系 ①被动矫正力:即外在压力,通过矫形器上的各个压力垫施加在人体的某个部位作用力。②主动矫正力:矫形器在人体的各个压力垫相对应的区域应该有压力的释放区,人体通过呼吸运动,胸腔和腹腔会增大,但由于一侧受压,那么脊柱只能向有空间的释放区域偏移,一般在矫形器的释放区域开有窗口,所以人体可以通过自身的呼吸运动产生矫正力(图 3-3-7)。

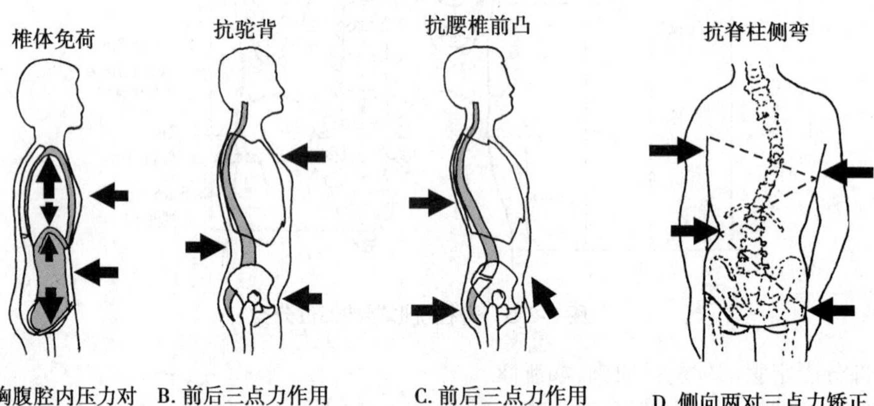

图 3-3-7 脊柱矫形器的主要生物力学原理

(六) 脊柱矫形器的适应证

1. 疼痛 如腰部疼痛、坐骨神经痛、坐骨神经根炎、腰椎间盘突出症等。
2. 脊柱固定或手术前后固定 如脊柱手术前后、脊柱融合术后、椎间盘手术后、骨折等。
3. 脊柱关节病 如类风湿脊柱炎、脊柱软骨病、脊柱结核等。
4. 脊神经麻痹 如脊髓灰质炎后遗症、脊髓发育不良等。
5. 脊髓损伤 如脑瘫、截瘫、脊柱裂等。
6. 脊柱外伤 如脊椎滑脱、颈椎扭伤、椎间盘突出症、颈椎病、脊椎骨折或脱位等。
7. 脊柱畸形 驼背、青少年驼背(Scheuermann disease,舒尔曼病)、脊柱侧弯、脊椎前凸等。

二、头颈部矫形器

头颈部矫形器主要用于治疗头颈部外伤或疾病,作用机制是通过固定、限制、支撑、牵引等减少头颈部的载荷和运动,从而起到保护、预防和治疗头颈部的各种疾病和骨骼固定的作用。

头颈部矫形器按照其作用范围分为头矫形器(HO)、颈矫形器(CO)、颈胸矫形器(CTO)、头颈胸矫形器(HCTO)等。适应证:①外伤,如颈椎扭伤、颈椎骨折和脱位等;②先天性畸形,如先天性斜颈、短颈等;③退行性颈椎病,如颈椎病、颈椎间盘突出症等;④颈椎炎症,如颈椎骨关节炎、风湿性关节病和类风湿关节病等。

1. 头矫形器(head orthosis,HO) 目前广泛应用的头矫形器是颅骨保护帽,是头颅骨保护性和矫正性的头盔。分预制品和订制品两类。特点:多采用塑料模塑、合成树脂或硅胶制成。功能:覆盖颅骨的缺损部位,保护脑颅部以避免损伤。常用于矫正 3~13 个月的婴儿头颅畸形,以引导头颅正常发育,配戴时间为 4~6 个月,不适用于头部皮肤疾病及心理障碍患者(图 3-3-8)。

2. 颈部矫形器 俗称颈托,是用于限制全部或部分颈椎运动的矫形器。可分为两类:一类是预制品,可以快速装配,包括围领、头环式颈椎矫形器等;另一类是需订制的模塑制品。各种颈部矫形器对颈椎功能控制能力不同。常见的颈部矫形器有软式围领、费城式颈托、模塑式颈矫形器、杆式颈托如

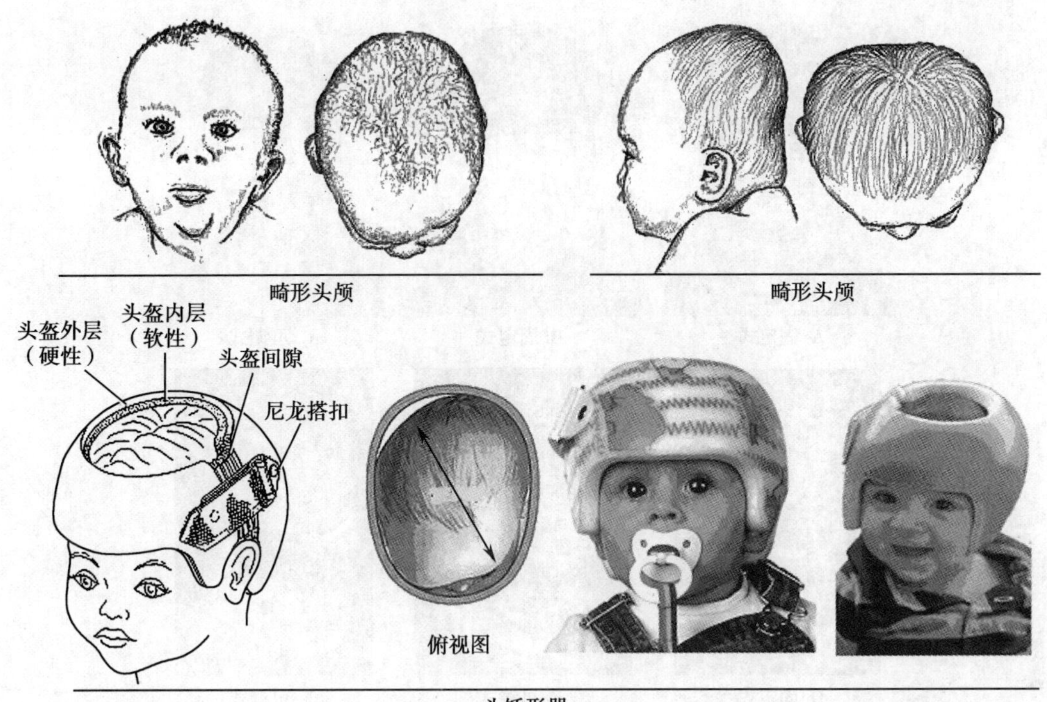

图 3-3-8　头矫形器

索米(SOMI)颈托、头环式颈托如哈罗(Halo)颈托等。

(1) 软式围领。特点:通常采用软式泡沫海绵或橡胶包容,后侧闭合处通常都是自粘式的结构,上支撑下颌骨和枕骨,下支撑肩部和胸骨,穿戴舒适,重量轻,易清洗,围领上端为曲线形状,符合人体生理结构。功能:可轻度限制颈椎的屈伸运动,也可保暖。适用于颈部肌肉扭伤、轻度的骨性损伤、颈椎病的预防和康复等。禁用于颈部韧带或颈椎损伤的患者,因该矫形器对于运动无控制作用(图 3-3-9)。

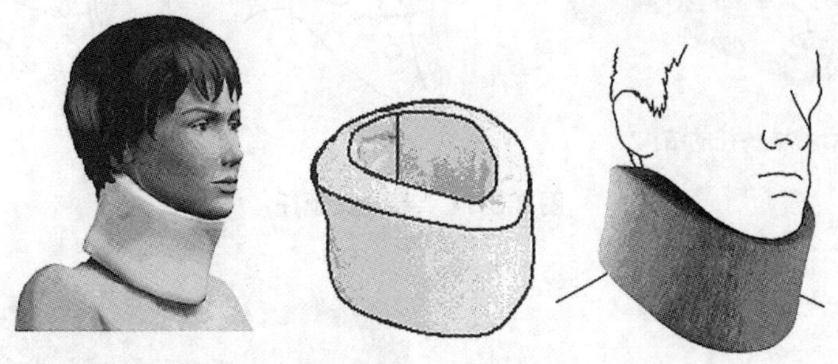

图 3-3-9　软式颈托

(2) 硬式颈托。特点:结构为软硬双层结构,内面一层采用软性的泡沫海绵或硅胶,外面一层采用硬性的塑料板材或铝合金加固,后面采用尼龙搭扣或皮带固定。功能:可限制颈椎运动,减轻颈椎压力,矫正变形颈椎,提供支撑。适用于治疗较严重的颈部软组织损伤和颈椎病,矫正颈部畸形,预防颈部瘢痕组织挛缩等疾患。禁用于开放性的颈部骨折与脱位(图 3-3-10)。

(3) 费城式颈托。特点:采用聚乙烯泡沫塑料板和硬塑料板材制成,分为前、后两片,在两侧由尼龙搭扣粘和固定,前后方各有一块增强板材,围长可调节,能与颈部全面接触,有的前面带气管插管开口孔,适用于需气管插管的患者。功能:能轻度限制颈椎运动。适用于中部颈椎的扭伤、拉伤以及稳定的骨性和韧带组织损伤、退行性颈椎病、颈椎的风湿性关节炎等。禁用于下颌、枕部、胸骨或上胸部不能耐受压力以及颈椎的不稳定损伤(图 3-3-11)。

(4) 金属架颈托:又称校长(headmaster)式颈托或钢丝颈托。特点:它采用开放性设计,在软性材料的管子中装有金属圈,可以手动弯曲金属圈进行调节,在颈后可以根据需要加不同形式的枕托。功

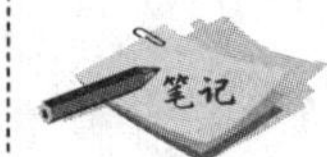

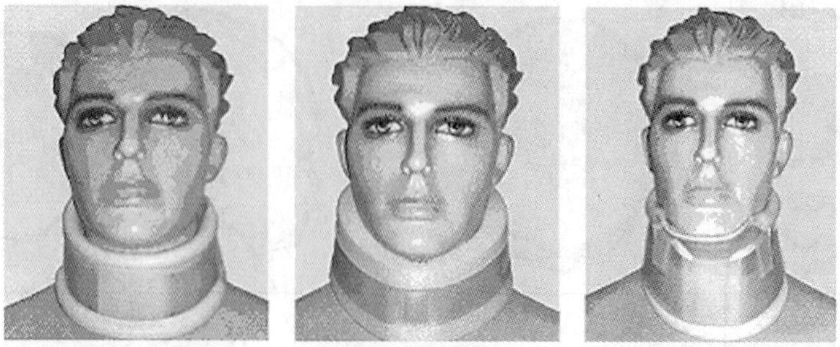

A. 固定式　B. 固定式　C. 可调式

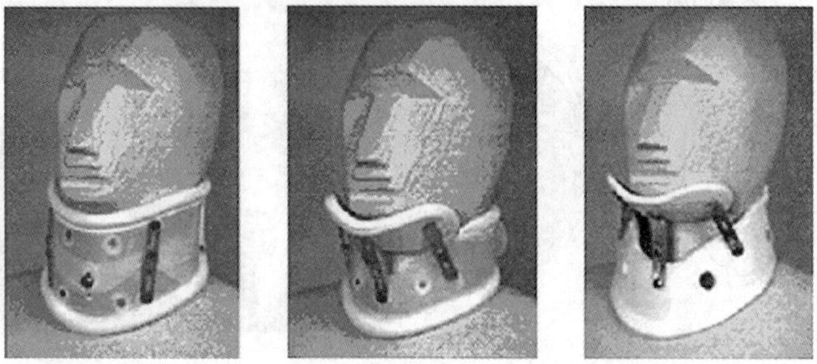

D. 固定式　E. 可调式　F. 可调式

图 3-3-10　硬式颈托

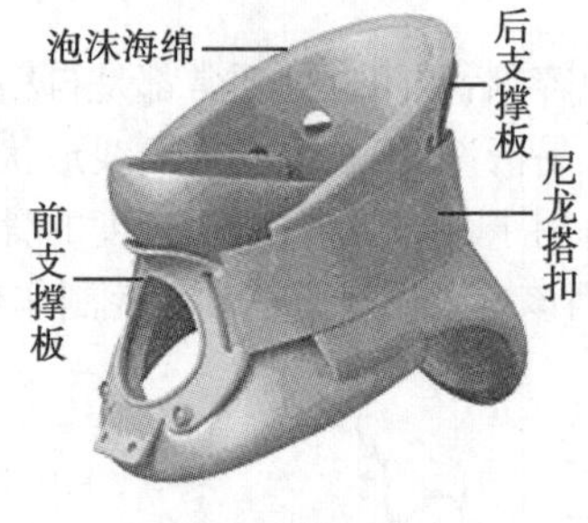

A. 费城颈托的结构 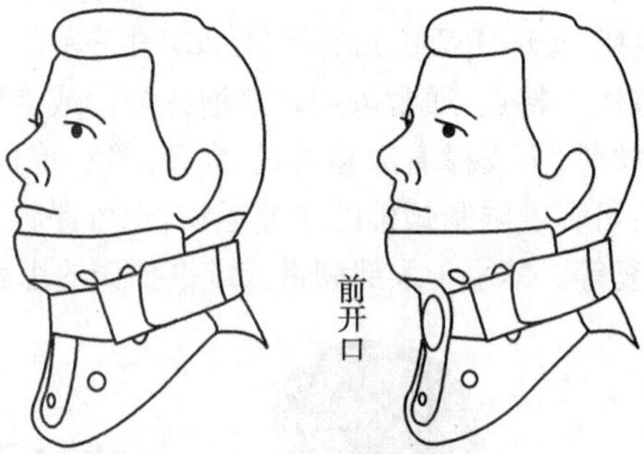　B. 费城颈托

图 3-3-11　费城式颈托

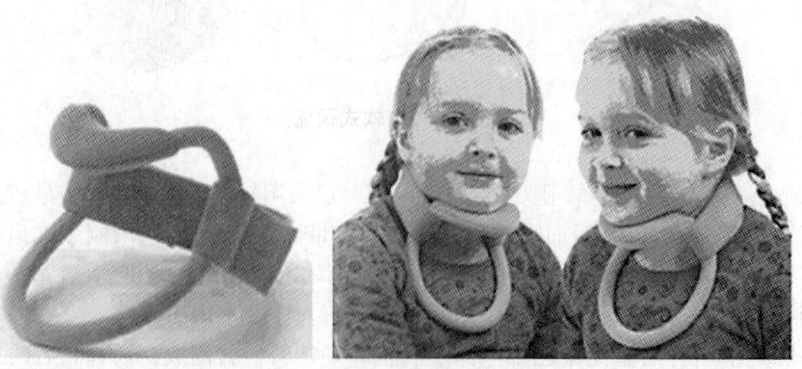

图 3-3-12　金属架颈托

能:控制颈部的侧曲运动和低头。适用于治疗颈部曲侧瘢痕、颈部畸形、颈部组织损伤、颈椎病和预防挛缩等。禁用于颈椎骨折和颈椎韧带损伤(图 3-3-12)。

(5) 充气式颈托。特点:采用充气式结构,舒适性强,重量轻,携带和使用方便,不限制患者活动。功能:对颈部进行部分固定和牵引。适用于轻度颈椎病患者。禁用于开放性的颈部骨折与脱位(图 3-3-13)。

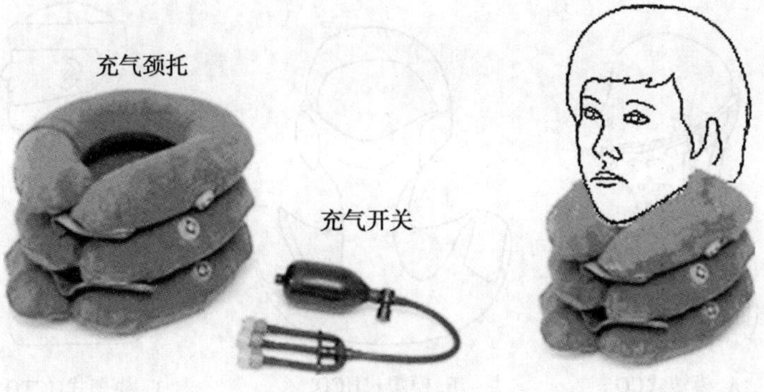

图 3-3-13 充气式颈托

(6) 杆式颈托。特点:多用金属板或塑料板制成下颌托、胸托、枕托和后背托,然后用金属杆连接。根据连接杆的数量,可分为二杆、三杆和四杆结构。一般杆式颈托可以向下延伸至胸部,形成颈胸矫形器(CTO)。索米(sternal occipital mandibular immobilizer,SOMI)颈托又称胸枕颌矫形器,是一种具有代表性的杆式 CTO,由三个部分组成:胸骨支撑板——胸托、前侧下颌部支撑板——下颌托、枕骨部支撑板——枕骨托;并采用前侧的杆式结构,背部用带子固定,没有金属类的硬部件,可在卧床时使用。它还能随意调节下颌托与枕骨托的高度,从而固定胸骨、枕骨和下颚骨,限制头部和颈椎屈伸、侧屈和旋转运动。功能:能较好地控制颈部矢状面屈伸的运动,轻度限制旋转运动,也可以选择性控制头的位置。适用于治疗颈椎关节炎、颈椎融合术后和颈椎稳定性骨折。禁用于颈椎不稳定骨折,也不适用于下颌、枕部、胸骨和背部不能忍受压力的患者(图 3-3-14)。

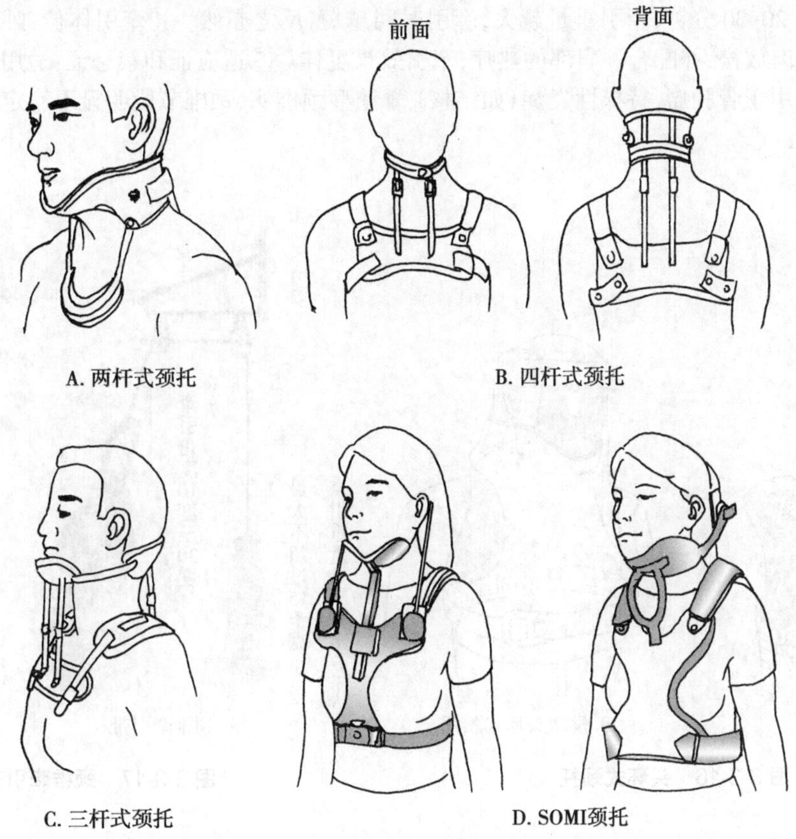

图 3-3-14 杆式颈托

(7) 模塑式颈托。特点:用高温或低温塑料板材成形,一般为前后两片。功能:有较好的控制屈曲、侧屈、旋转运动作用。适用于颈椎骨折、脱位、颈韧带损伤后颈椎固定,严重颈部扭伤、颈椎骨折术后固定等。禁用于开放性颈椎损伤、颈部皮肤不能忍受压力的患者(图 3-3-15)。

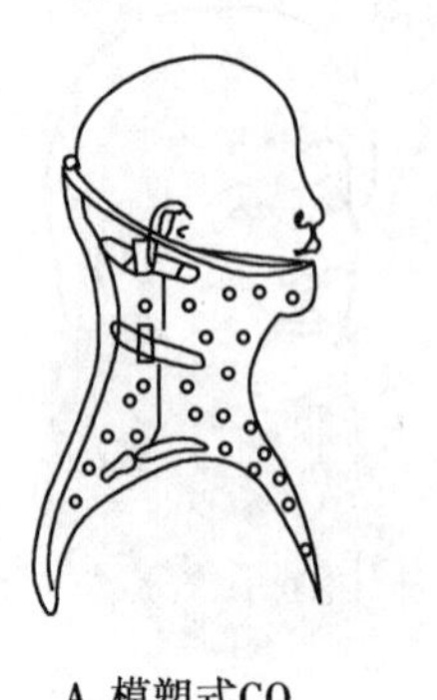

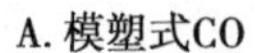

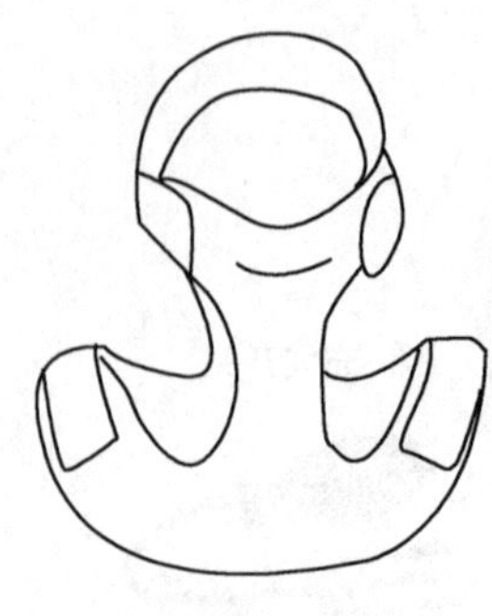

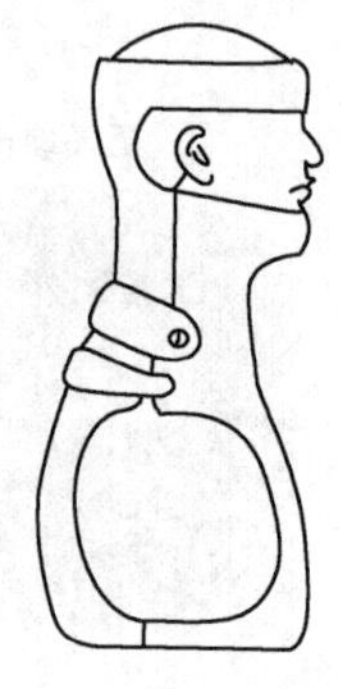

A. 模塑式CO　　B. 模塑式HCO　　C. 模塑式HCTO

图 3-3-15　模塑式颈托

(8) 头环式颈托：又称哈罗(Halo)颈托。特点：分上下两部分，上部是用定位销钉固定在颅盖骨上的金属圆环——颅骨环，并用四根立杆与颈胸矫形器相连接，下部为一个胸托板和背托板，立杆的长度可调节；塑料型头环式颈托是用塑料模塑而成，这样增大了接触面积，减少了单位面积的压力，同时减轻了矫形器的重量，使患者配戴更加舒适。功能：能很好地固定头部屈伸、侧屈以及回旋，是所有颈部矫形器中固定性能最好的。适用于治疗不稳定的颈椎骨折、颈椎滑脱和颈椎术后的外固定。禁用于合并颅骨骨折患者(图 3-3-16)。

(9) 颈椎牵引带：又称颌枕牵引带。其牵引效果取决于牵引角度、时间和牵引重量 3 个重要因素。①牵引角度：一般为颈椎前屈 10°~30°，牵引角度越小，其最大作用力越靠上，反之亦然。②牵引重量：一般为人体的 1/10~1/7。所以牵引重量一般从 5~6kg 开始，最大不能超过 15kg。③牵引时间：一般每天 1~2 次，每次 20~30 分钟，牵引重量越大，牵引时间越短，反之亦然。④牵引体位：卧位、坐位均可，牵引时，全身肌肉放松，并配合颈肩部的热疗，牵引效果更佳。⑤适应证和禁忌证：适用于各种常见的颈椎病，但不适用于骨肿瘤、特异性炎症(如结核)、脊髓型颈椎病、颈椎节段明显不稳定者和骨质疏松症患者(图 3-3-17)。

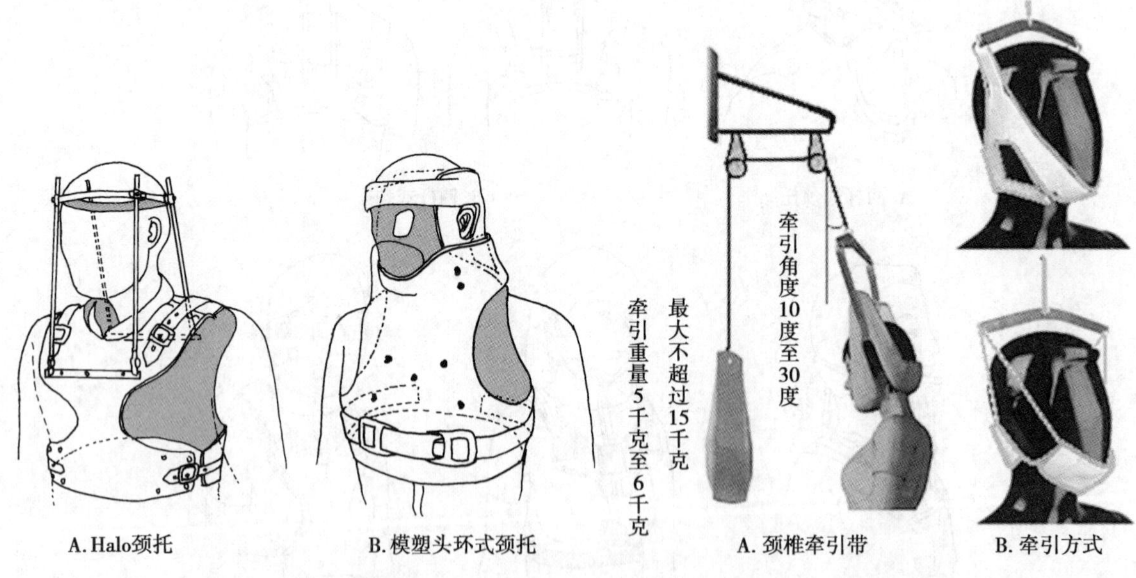

A. Halo颈托　　B. 模塑头环式颈托

图 3-3-16　头环式颈托

A. 颈椎牵引带　　B. 牵引方式

图 3-3-17　颈椎牵引带

(10) 颈椎保健枕。特点：颈椎保健枕是根据人体生物力学的原理进行设计和制作的，采取了两头高、中间低(元宝形)设计，均匀支撑头部，满足人体侧睡、仰睡时对枕头高度的不同需求，使得无论仰睡、侧睡，颈椎都能够获得最佳支撑和自然状态，有效修复由于白天工作所带来的颈椎劳损。功能：采用前高后低的弧形设计，有助于增加枕头对颈部的牵引力，有益于对颈椎病的预防、保健和治疗，并能很好地促进睡眠(图 3-3-18)。

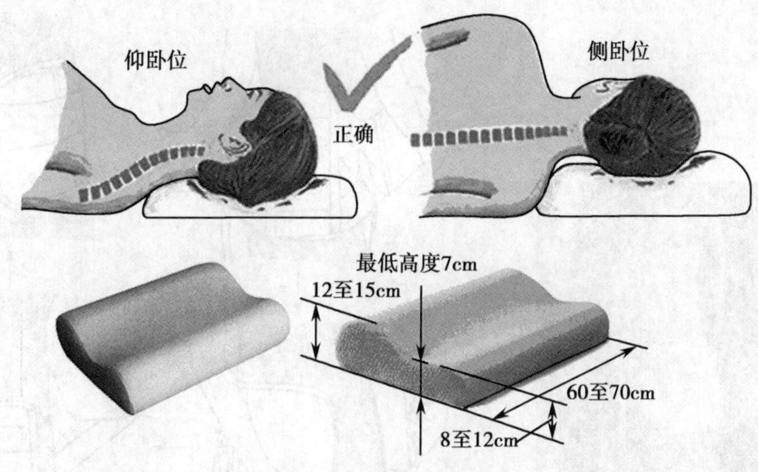

图 3-3-18　颈椎保健枕

三、骶髂矫形器

1. 骶髂带　又称骨盆带。特点：为一条软式的 5~10cm 宽的带子，有弹性和非弹性两种。其中非弹性骨盆带多用帆布或皮革制成，弹性的是用强力弹力布制成，置于髂嵴与大转子之间，环绕骨盆。有时会增加左右两条会阴带以防止移位。功能：稳定骨盆和骶髂关节，而且还可通过提高腹压，增强脊柱的支撑力。适用于治疗腰痛、外伤及产后引起的骶髂关节或耻骨联合分离（图 3-3-19）。

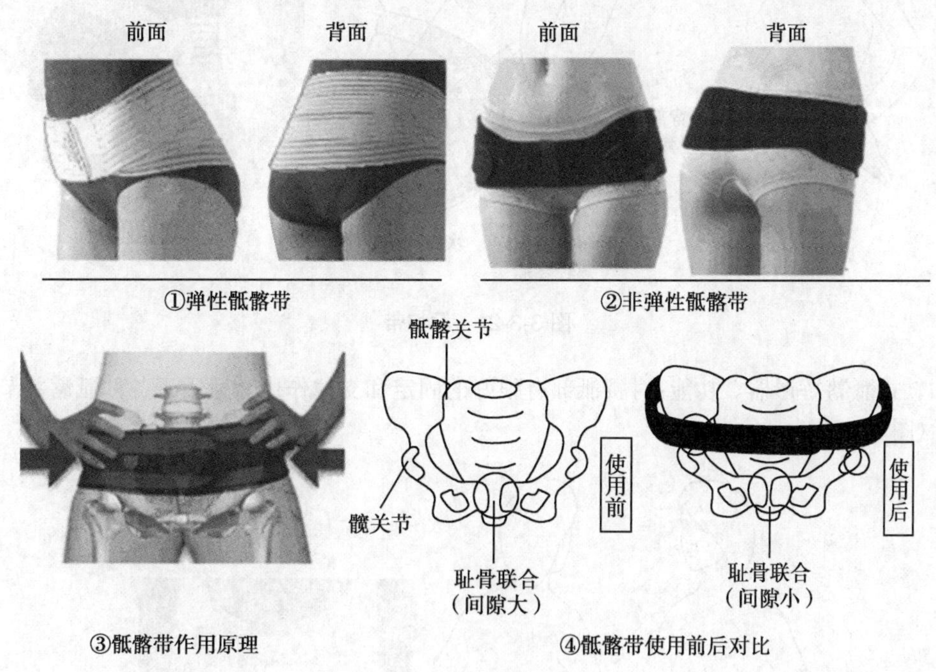

图 3-3-19　骶髂带

2. 骶髂围腰　特点：宽度大于骶髂带，前面上缘达到髂嵴水平，下缘达耻骨联合，后宽前窄，上缘到腰部，下缘至臀纹上方 2cm 左右。功能：除固定和限制骶髂关节运动功能外，还通过腹部压力来减少下腰段的负荷，从而减轻下腰部的疼痛。适用于产后或外伤后引起的骶髂关节、耻骨联合的不稳定和下腰部的疼痛和软组织损伤等（图 3-3-20）。

3. 孕妇带　特点：为孕妇专用的骶髂矫形器，采用弹性或半弹性的材料制作而成。功能：预防孕妇怀孕时体态变形而引起的腰椎前凸和骶髂关节疼痛，同时可以预防背痛和腹肌衰弱，使胎儿保持良好胎位（图 3-3-21）。

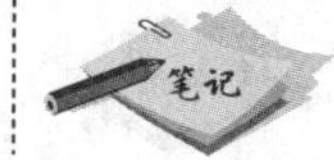

4. 硬式骶髂矫形器　特点：采用低温或高温热塑板材制作而成，然后安装皮带和拉力带固定，舒

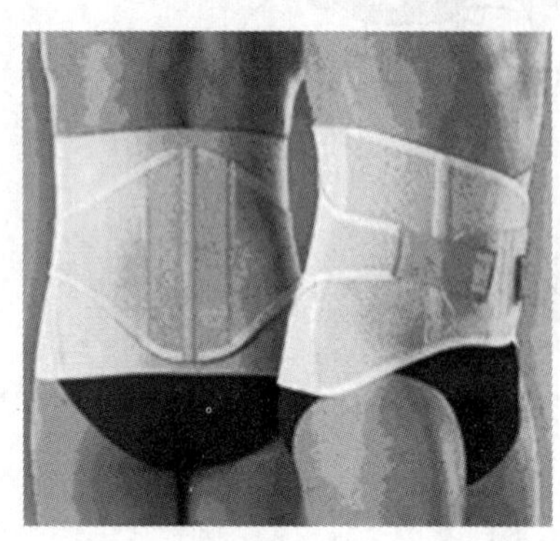

①骶髂围腰

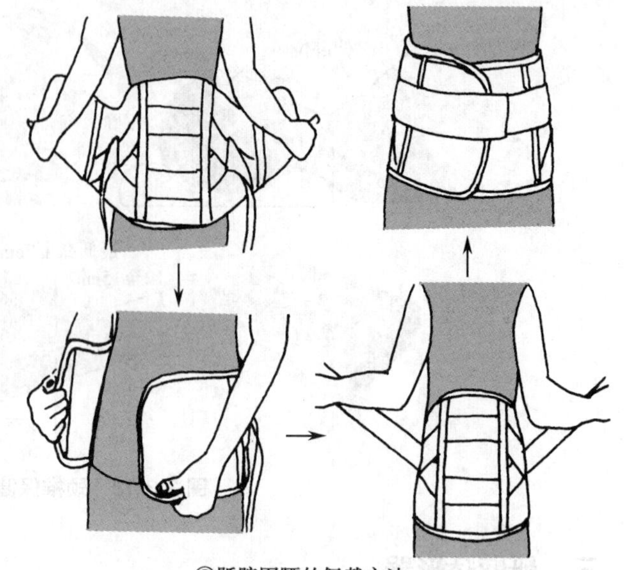

②骶髂围腰的佩戴方法

图 3-3-20 骶髂围腰

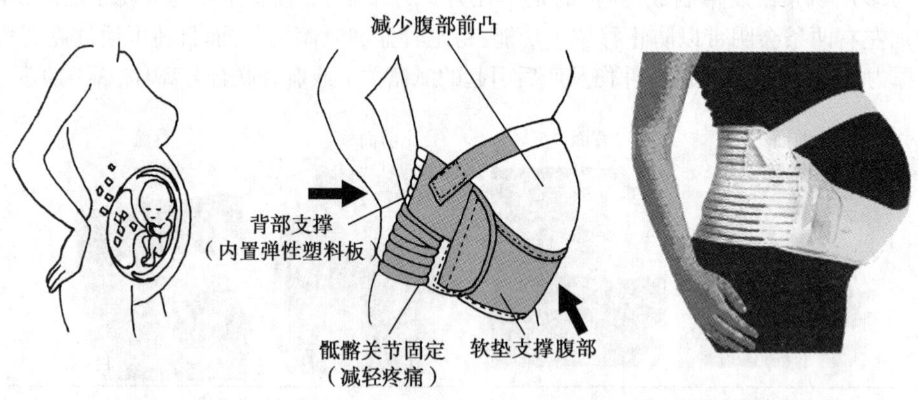

图 3-3-21 孕妇带

适性不如软式骶髂矫形器。功能:对腰骶部有很好的固定和支撑作用。适用于各种骶髂关节疼痛和损伤患者(图 3-3-22)。

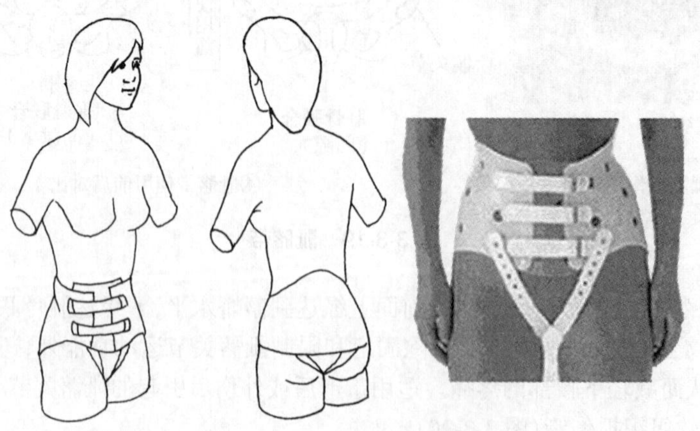

图 3-3-22 硬式骶髂矫形器

四、腰骶矫形器

1. 软式腰骶矫形器 又称软式围腰,给腹部和软组织施加一定的压力,并通过“三点力”作用

以及感觉反馈作用来限制脊柱的运动。软式腰骶矫形器是使用最多、最普遍的脊柱矫形器。一般常用的有弹力围腰、布围腰、皮围腰等。特点：由结实耐磨的弹性材料、非弹性软式材料制成，内置刚性支条或压力垫。强度高，弹性好，穿戴舒适，耐用，透气性好，重量轻。功能：通过提高腹压，减轻腰骶椎及其周围肌肉的体重负荷，限制脊柱运动，矫正畸形，消除疼痛，并有支持、防护作用(图 3-3-23)。

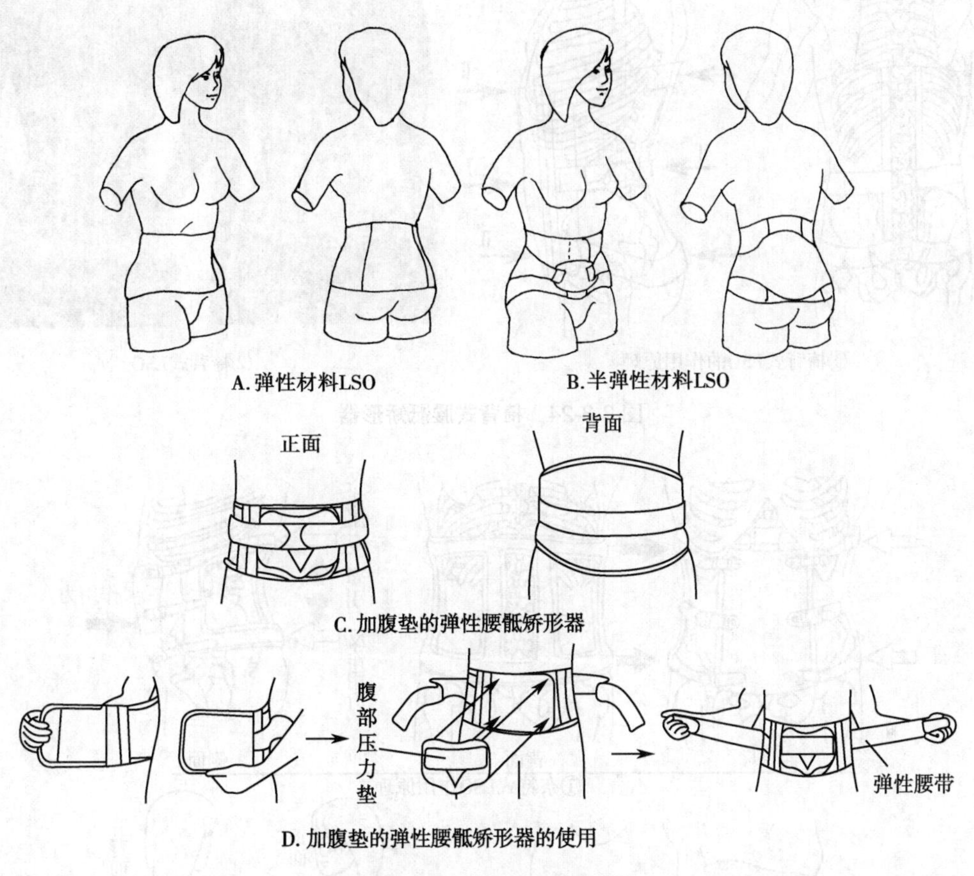

图 3-3-23　软式腰骶矫形器

2. 屈伸控制腰骶矫形器　简写为 LSO(F-E)，这类矫形器以椅背(chair back)式腰骶矫形器为代表。特点：由骨盆带、胸带、两条后背直条和腹托构成。功能：有两个三点力系统，Ⅰ为第一个三点力系统，可以限制脊柱后伸，减少腰前突，增加腹压，减少脊柱负荷；Ⅱ为第二个三点力系统，主要作用是限制腰椎前屈。适用于下腰痛、腰部运动损伤、中部腰椎稳定性骨折、腰部脊椎滑脱、腰椎不稳定、腰椎间盘突出症等。但由于其作用力臂有限，不能提供足够长的杠杆力量，不适用于控制胸腰部骨折部位的运动及腰骶部骨折的运动(图 3-3-24)。

3. 屈伸侧屈控制腰骶矫形器　简写成 LSO(F-E-L)，这类矫形器以奈特(Knight)式腰骶矫形器为代表。这种矫形器的材料、结构、作用与椅背式腰骶矫形器类似，不同之处在于它比椅背式腰骶矫形器多增加了侧方的金属支条。奈特式腰骶矫形器是前面采用软性材料(牛皮或帆布)，侧面和后面采用铝合金或不锈钢制作而成的框架结构。它通过三点力作用原理来控制躯干腰骶部的屈伸，又通过侧方支条来限制躯干的侧向运动。特点：由骨盆围条、后支撑条、侧支撑条、腹托等组成。功能：有两个三点力系统，可以控制腰椎的屈、伸、旋转运动，利用腹压支撑体重，减少腰椎的承重作用运动，且具有较好的侧屈控制功能。适用于腰椎间盘突出症、腰椎结核、腰椎骨性关节炎、中腰段的稳定性骨折、腰椎滑脱，腰椎前凸引起的疾病如脊椎裂、变形性脊柱病等。禁用于腰椎不稳定性骨折(图 3-3-25)。

4. 后伸侧屈控制 LSO　简写成 LSO(E-L)，这种矫形器以威廉姆斯(Williams)式腰骶矫形器为代表。特点：这种矫形器由骨盆带、胸带、侧方直条和腹带构成，由于无后支撑条，允许腰部屈曲活动。

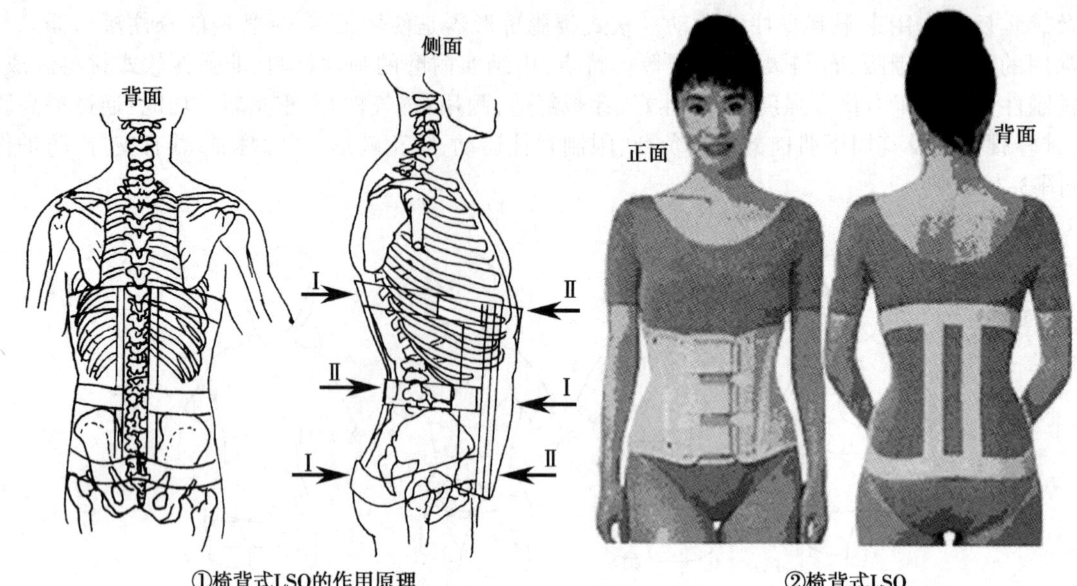

图 3-3-24　椅背式腰骶矫形器

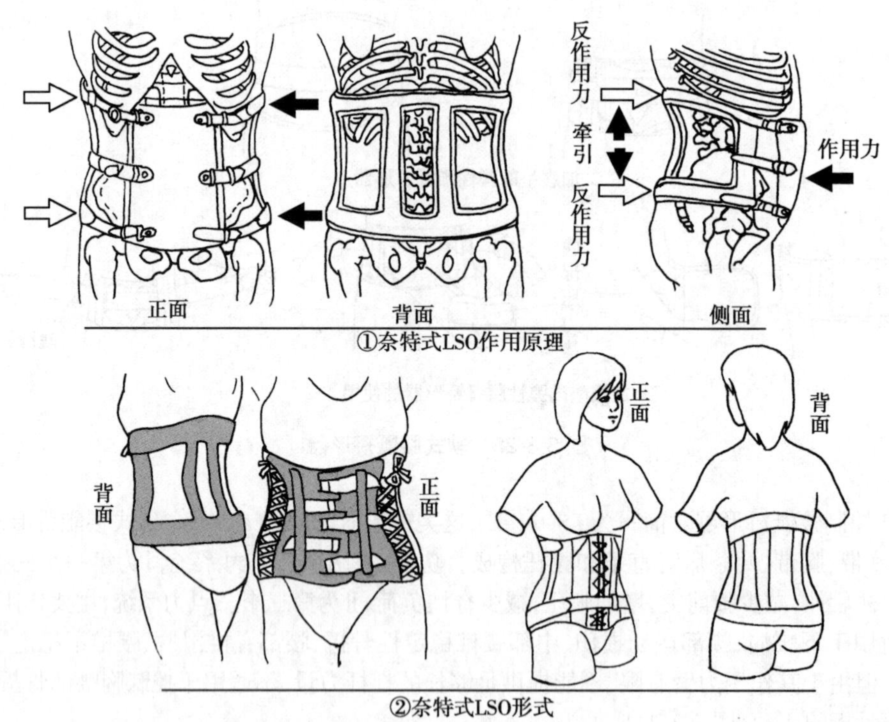

图 3-3-25　奈特式 LSO

功能：限制腰椎的后伸、侧屈运动，不限制腰椎的屈曲活动，它增加了腹压，减少了腰椎、腰骶关节的承重，减少了腰椎前凸。适用于治疗腰椎前凸、下腰痛、腰椎间盘突出症、腰椎的峡部裂、腰椎滑脱等。不适用在病理上不允许的屈曲位疾病，如压缩性骨折、驼背等(图 3-3-26)。

5. 模塑式腰骶矫形器　是由高温热塑板材或低温塑料板材模塑成形而成，结构上分为前后两片结构或前开口 / 后开口的一片结构，用固定带或尼龙搭扣连接固定。特点：制作速度快、方便，易修改，固定性好，与人体接触面积大，单位面积压力小，穿戴舒适伏贴。功能：通过提高腹压对脊柱起到固定、支撑和牵引作用。通过与腰骶部的全面接触、提高腹压，维持对线、限制腰骶部的活动。适用于各种急慢性腰痛症、变形性脊椎病、腰椎间盘突出症、脊椎滑脱、腰部的术后固定等。禁用于皮肤不能忍受压力和对热敏感的患者(图 3-3-27)。

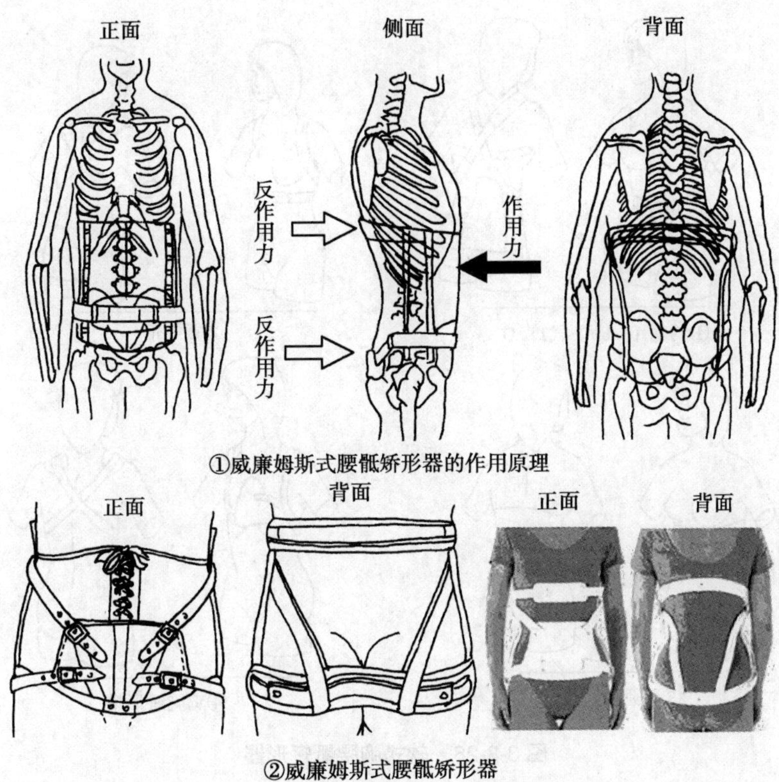

①威廉姆斯式腰骶矫形器的作用原理

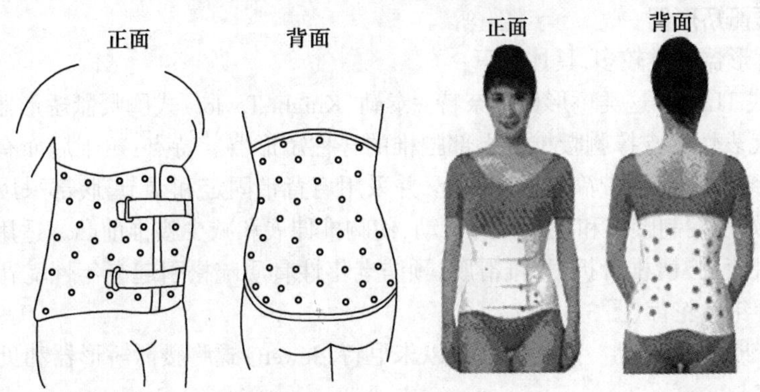

②威廉姆斯式腰骶矫形器

图 3-3-26　威廉姆斯式腰骶矫形器

正面　背面　正面　背面

图 3-3-27　模塑式腰骶矫形器

五、胸腰骶矫形器

(一) 软式胸腰骶矫形器

软式胸腰骶矫形器种类较多(图 3-3-28)。

1. 约翰(John)式胸腰骶矫形器　是一种在腰骶围腰的基础上改进的软式胸腰骶矫形器。它有防止腰椎前凸(lordosis)的腰骶部分和防止胸椎后凸(kyphosis)背肩带,并通过肩带阻止畸形的发生。特点:腹部带有压力板,采用带子和搭扣固定,根据尺寸制作而成。功能:防止腰椎前凸、胸椎后凸,并可阻止畸形的发生。适用于老年骨质疏松、老年性驼背和 T9 以下的退行性变。

2. 背姿带　特点:采用高弹性带子和搭扣环并根据尺寸或样品制作而成。功能:可以根据需要调节带子的拉力,通过拉力提醒患者保持直立。适用于矫正姿势性驼背,还可以预防儿童和青少年姿势性驼背。

3. 肋骨骨折带　特点:采用坚固的高弹性材料并根据尺寸或样品制作而成。功能:包容整个胸廓,用于肋骨的骨折。

4. 鸡胸矫形带　特点:带胸垫的矫形带,采用胸部的金属压力垫和金属支条与可调节的皮带相连

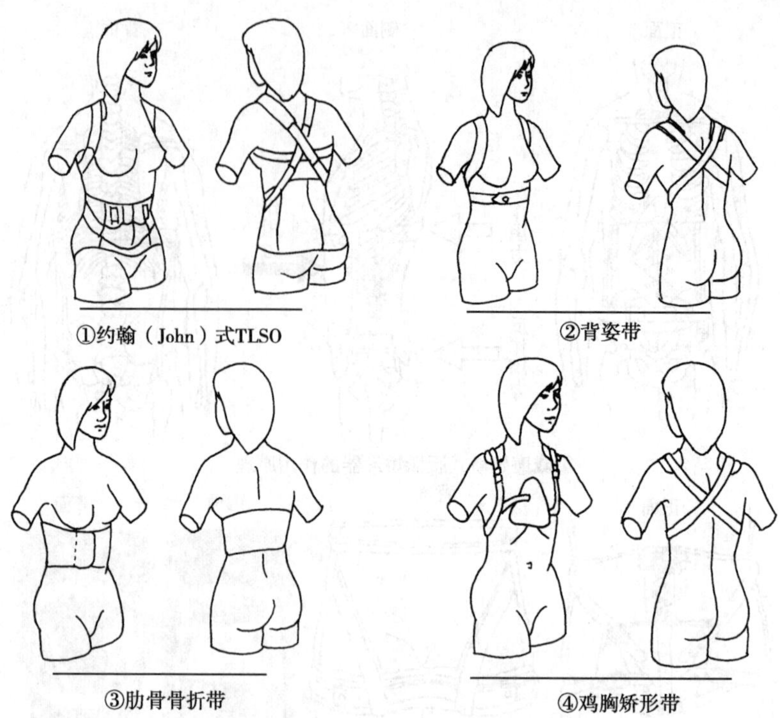

图 3-3-28 软式胸腰骶矫形器

接。功能:通过适当调节对胸部的压力来矫正鸡胸。适用于鸡胸畸形的矫正。

(二) 硬式胸腰骶矫形器

软式胸腰骶矫形器种类较多,具体如下:

1. 屈伸控制式 TLSO 这类矫形器以奈特 - 泰勒(Knight-Taylor)式胸腰骶矫形器为代表。这种矫形器是一种具有代表性的支撑胸腰椎或上部腰椎的脊柱矫形器。特点:躯干后面有 2 根胸腰骶椎支条,与肩胛带的支条和骨盆环带箍连接在一起,并采用肩背带固定和调节,腹部采用内有压力垫的腹托。功能:能比较好地控制腰椎和上腰椎的活动,使胸椎伸展和减少腰椎前凸。适用于辅助治疗脊柱结核病类风湿脊柱炎、腰骶椎骨折、脊椎滑脱,预防老年性骨质疏松引起老年性驼背和脊柱压缩性骨折。不适合治疗青年性驼背(图 3-3-29)。

2. 屈曲控制胸腰骶矫形器 这类矫形器以朱厄特(Jewett)式胸腰骶矫形器和贝勒尔(Baehler)式三点矫形器为代表。

(1) 朱厄特(Jewett)式胸腰骶矫形器:又称超伸展式 TLSO,由胸部压力垫、耻骨压力垫和背部压力垫组成,并且是根据尺寸或样品制作组装而成。特点:是由胸部压力垫,耻骨压力垫和背部压力垫组成的典型三点固定式矫形器。功能:限制胸腰段脊柱前屈,促进其后伸,以增加腰椎前凸,对脊柱侧弯和旋转有些限制作用。适用于治疗胸腰椎的创伤性压缩性骨折、胸腰椎结核,预防类风湿脊柱炎引起的驼背畸形和治疗青少年驼背。还可以用于治疗由于骨质疏松症引起的椎体骨折及骨质疏松症。但不适用于不稳定的骨折和某些病理性的骨折,如脊柱滑脱(图 3-3-30)。

(2) 贝勒尔(Baehler)式三点矫形器。特点:也是一种屈曲控制式 TLSO,采用三点作用力原理,在腹部支撑杆上联合安装了胸部压力垫和耻骨压力垫,背托和腹托通过腰带相连,其胸部和耻骨压力垫的位置还可以根据需要进行调节,一般按照尺寸制作而成。功能:限制脊柱屈伸运动,对胸腰骶椎起固定和支撑作用,减轻胸腰椎负荷。适用于治疗老年人胸腰椎发生病变而不宜手术者,胸腰椎的压缩性骨折、青少年驼背、骨质疏松、退行性病变和脊柱后凸等(图 3-3-31)。

3. 屈曲侧屈旋转控制胸腰骶矫形器 这类矫形器以斯坦德勒(Steindler)式胸腰骶椎矫形器为代表。斯坦德勒式 TLSO 是一种传统的胸腰骶矫形器,这类矫形器多按石膏模型制作的金属框架结构,包括骨盆支条、后背支条、胸部支条、侧方支条、前面支条、两个胸托垫和一个耻骨联合托垫。这种结构使矫形器牢固地稳定在骨盆上,从而使脊椎得到确实的固定。现代的这类矫形器选用塑料板模塑

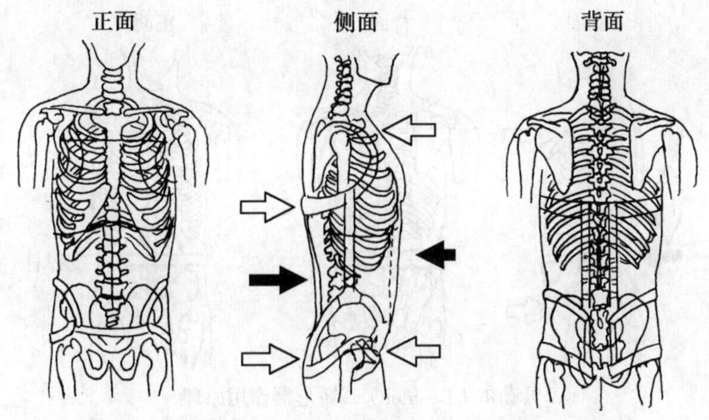

①泰勒式矫形器的作用原理示意图

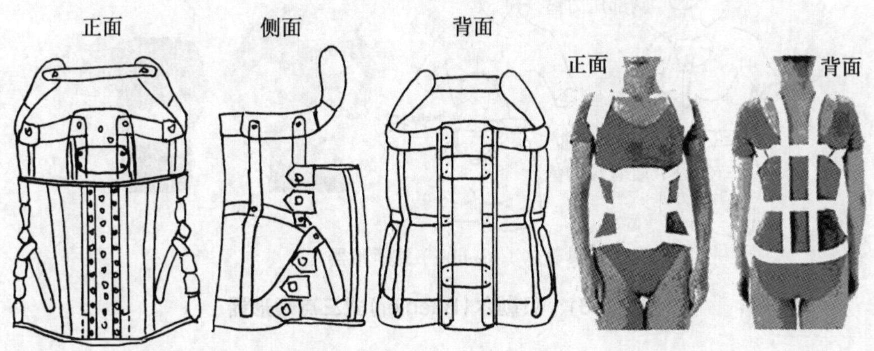

②泰勒式矫形器示意图　③奈特-泰勒式矫形器

图 3-3-29　奈特 - 泰勒式胸腰骶矫形器

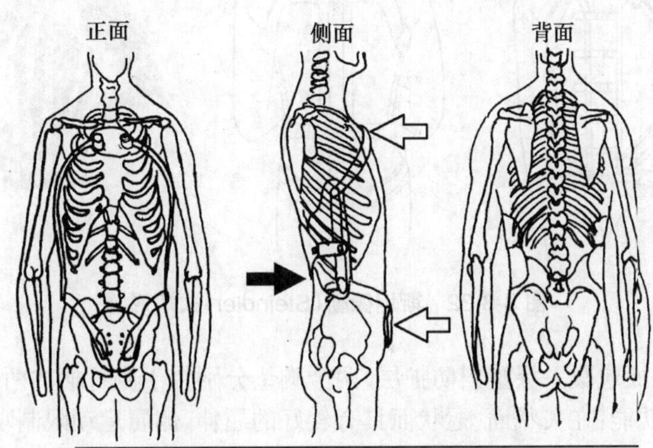

A. 朱厄特（Jewett）式TLSO的作用原理

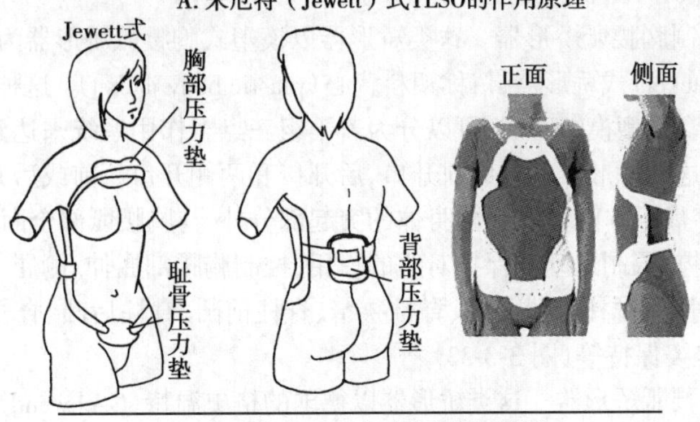

B. 朱厄特（Jewett）式胸腰骶矫形器

图 3-3-30　朱厄特（Jewett）式矫形器

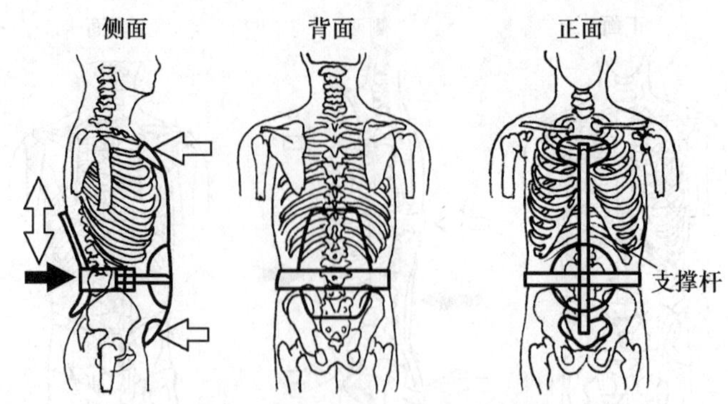

A. 贝勒尔（Baehler）式矫形器作用原理

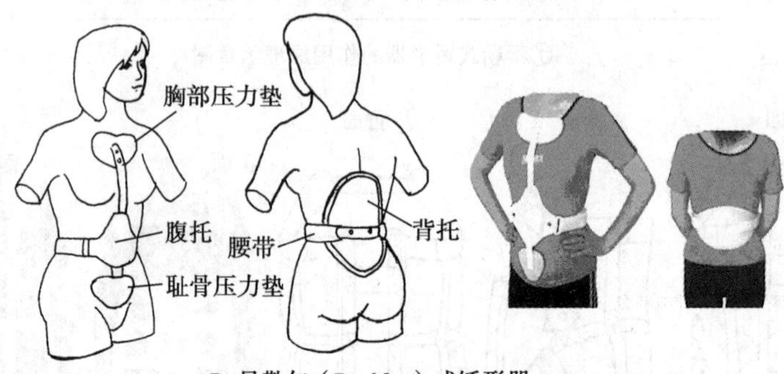

B. 贝勒尔（Baehler）式矫形器

图 3-3-31　贝勒尔（Baehler）式三点矫形器

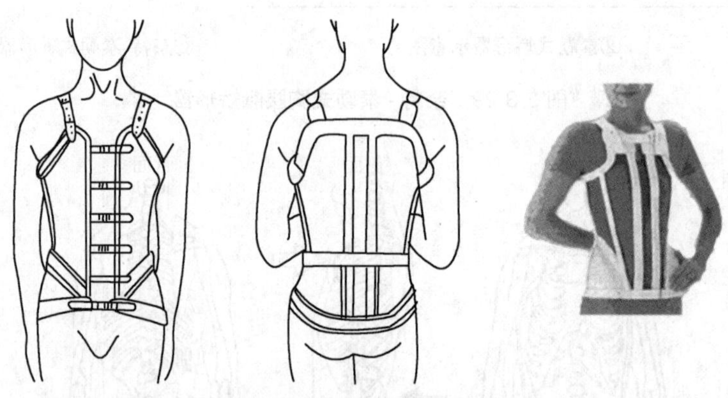

图 3-3-32　斯坦德勒（Steindler）式矫形器

成形。特点：金属条外面包覆一层塑料防护层，两个胸垫分别位于胸骨柄的两侧锁骨的下方，耻骨垫位于耻骨联合部位。功能：在矢状面、冠状面具有较好的屈伸、侧屈运动限制功能。适用于辅助治疗胸椎、腰椎骨折、脊柱结核等（图 3-3-32）。

4. 屈伸侧屈旋转控制胸腰骶矫形器　这类矫形器以模塑式胸腰骶矫形器为代表。模塑式胸腰骶矫形器也称背心（body jacket）式矫形器，俗称塑料背心（plastic body jacket）。这种矫形器是用热塑性塑料板材按患者身体的石膏模型模塑而成，可以分为若干组三点力作用系统来达到限制脊柱的屈伸、侧屈和旋转运动的目的。这类矫形器可分成前开口、后开口和两侧开口。前或后开口者整体性好，生物力学性能好，但是卧位穿戴不方便。特点：除身体的突起部分外，与胸腰骶部全面接触。功能：对胸、腰、骶椎有良好的固定和支撑，限制运动和保持对线的作用，控制胸腰部屈伸、侧屈、旋转。适用于脊柱术后固定、脊柱不稳定性骨折、脊柱旁肌萎缩、脊椎狭窄、脊柱前凸、脊柱后凸、脊柱侧弯、骨质疏松导致的压缩性骨折、轮椅上坐姿保持等（图 3-3-33）。

5. 屈曲过伸控制胸腰骶矫形器　这类矫形器以德国的格史温特（Gschwend）式矫形器为代表。它采用模塑成形，现在也可以采用计算机辅助设计及制造（CAD-CAM）和 3D 打印技术进行制作。适用于治疗脊柱矢状面的畸形和损伤，如驼背尤其是青少年驼背、老年性的弓腰驼背胸腰骶和压缩性骨折

及术后固定等。由于驼背一般表现为胸椎过分后凸，腰椎代偿性前凸，骨盆前倾，所以矫形器一般采用两对三点力，如图 3-3-34 中 1-2-3 和 3-4-5 作用力矫正或控制矢状面的“S”变形，作用力 4 和 5 控制骨盆前倾。

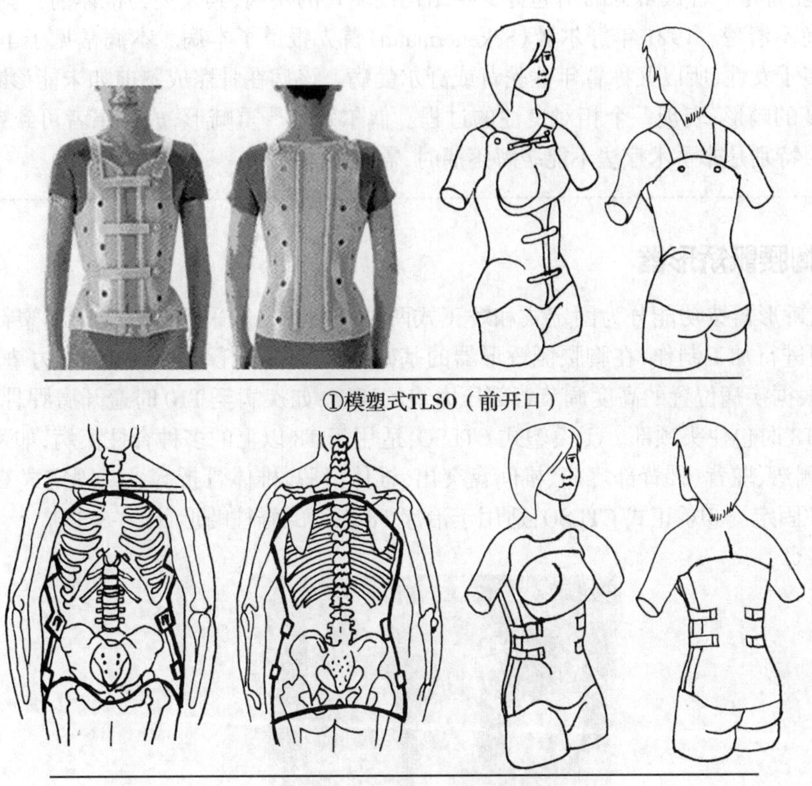

①模塑式TLSO（前开口）

②模塑式TLSO（两侧开口）

图 3-3-33　模塑式胸腰骶矫形器

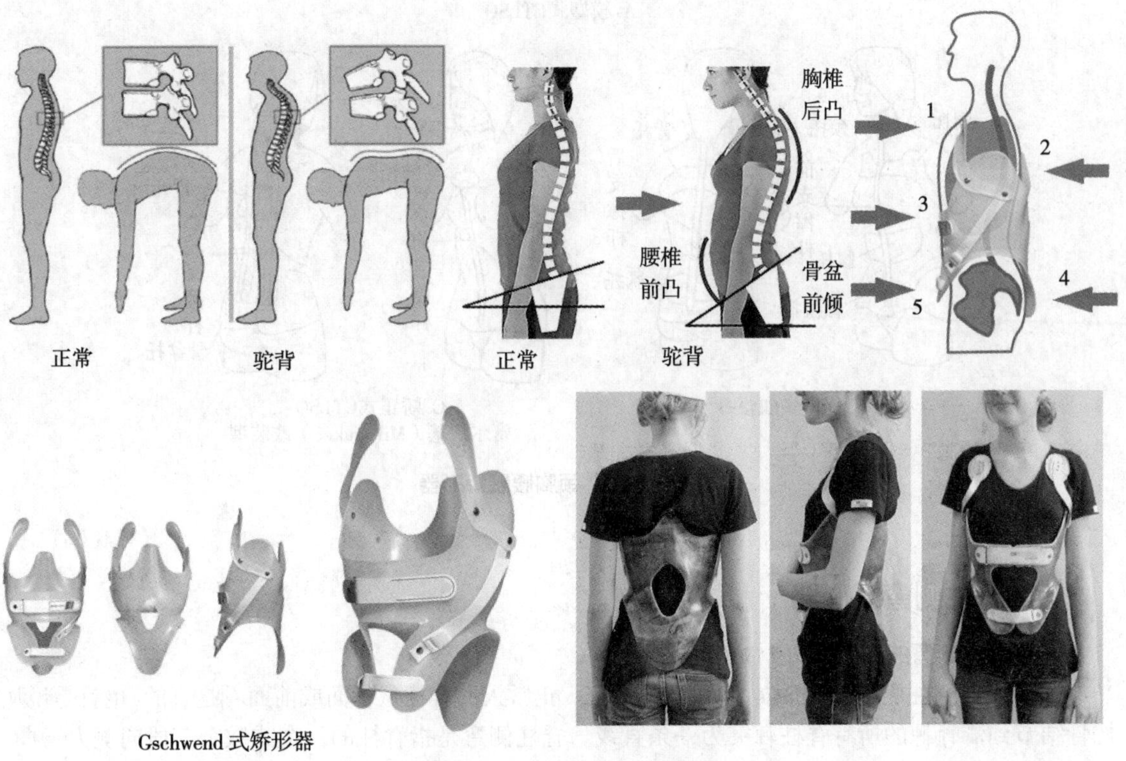

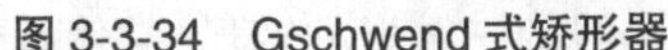

Gschwend 式矫形器

图 3-3-34　Gschwend 式矫形器

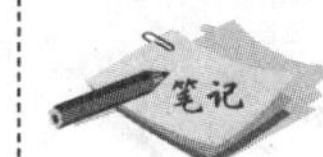

青少年驼背

青少年驼背是一种最常见的引起青少年结构性驼背的疾病，其表现为椎体前方塌陷呈楔状变形，其病因尚不清楚。1921年舒尔曼(Sckeuermann)首先报道了本病。本病常见于14~17岁的青少年，男性多于女性，所以又称青年性驼背或舒尔曼病。该病在骨骼成熟前如未能诊断，多数只发展到轻、中度的畸形，表现一个相对良性的过程。偶尔发生严重畸形，成年患者可致残疾性背痛。当畸形严重，特别是非手术疗法不能缓解疼痛时，需要手术治疗。

六、颈胸腰骶矫形器

颈胸腰骶矫形器按功能分为固定式和矫正式两种类型。一般采用金属支条和塑料板材，按照患者的石膏模型进行加工制作，在胸腰骶矫形器的基础上增加了颈托装置。胸部压力垫起固定和防止倾斜的作用，根据疾病位置的高度调节背部压力垫的高度：如疾病至T10时避开肩胛骨，至T8时包住肩胛骨，高于T8时包住头颈部。①模塑式CTLSO：适用于T8以上的多种脊柱疾病，如颈椎病、强直性脊柱炎、脊柱侧弯、驼背、腰背部疼痛、椎间盘突出、椎体滑脱、椎体骨折等。②固定式CTLSO：适用于T8以上的脊柱固定。③矫正式CTLSO：适用于治疗T8以上的脊柱畸形(图3-3-35)。

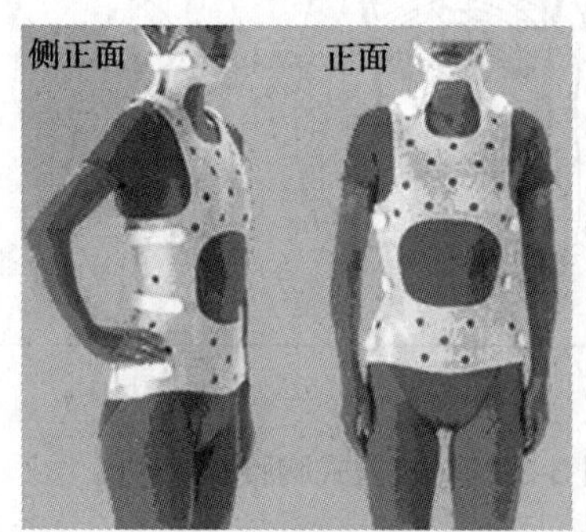

A. 模塑式CTLSO

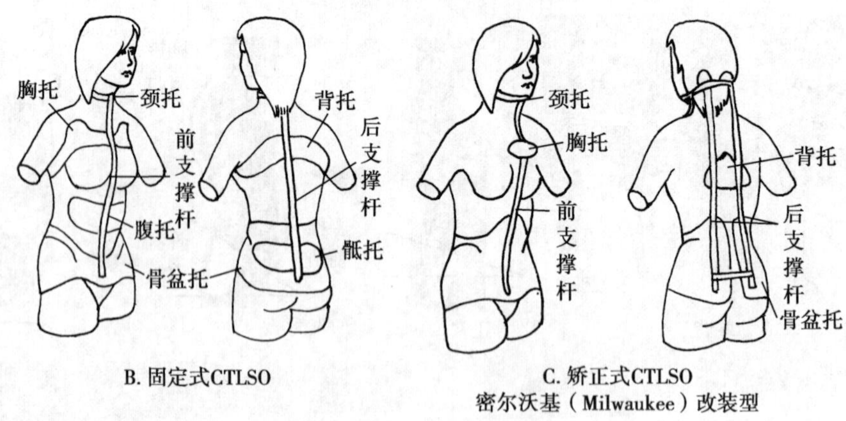

B. 固定式CTLSO

C. 矫正式CTLSO
密尔沃基（Milwaukee）改装型

图3-3-35　颈胸腰骶矫形器

（肖晓鸿）

七、脊柱侧弯矫形器

(一) 脊柱侧弯的概述

1. 定义　脊柱侧弯(scoliosis)又称脊柱侧凸。正常人的脊柱从背面或前面看是直的，也就是说从枕骨结节到骶骨棘的所有脊柱棘突为一条直线。脊柱侧弯是指脊柱的一个或数个节段向侧方弯曲，在冠状面内偏离枕骨中点至骶骨棘连线的三维脊柱畸形，常伴有椎体旋转、椎体楔形、生理弯曲改变

或胸廓变形等畸形。国际脊柱侧弯研究学会(Scoliosis Research Society,SRS)对脊柱侧弯定义如下:如果脊柱向左或向右偏离了从枕骨结节到骶骨棘这一条中轴线,并超过 10°,即为脊柱侧弯。根据其病因可以分为特发性侧弯(adolescent idiopathic scoliosis,AIS)、肌性侧弯、神经性侧弯、代谢性侧弯、姿势性侧弯和先天性侧弯等,其中特发性脊柱侧弯占发病总人数的 85% 以上。特发性脊柱侧弯是一种原因尚不明确的脊柱侧弯,根据年龄段可分 0~3 岁为婴儿期、4~9 岁为儿童期、10~17 岁为青少年期、18 岁以上为成年期的特发性脊柱侧弯,其中青少年期的特发性脊柱侧弯占 85% 以上。男女孩发病率之比为 1∶10,女孩大多于男孩,又称青少年脊柱侧弯。脊柱侧弯如不适时治疗,可引起继发性脊柱病变以及脊髓神经受压,如椎间盘突出、坐骨神经痛、关节炎、腰背痛等。患者体力较差,工作能力和生活质量下降,部分患者可能丧失工作能力,严重者可因躯干严重畸形扭曲,挤压心肺等内脏器官,引起呼吸循环系统疾病,甚至危及生命。多数特发性侧弯发生在胸椎,凸向右侧;其次好发于胸腰段,凸向左侧者较多;腰椎代偿性侧弯,脊柱呈"S"形侧弯,同时伴有椎体旋转,似"拧毛巾"状。

2. 症状 分为两个方面。

(1) 体态姿势异常。①站立状态:头偏离正中线、一侧肩膀或肩胛骨凸起(右侧最常见)、双肩不等高、脊柱明显弯曲、髋部不平衡、腰际高低不一、骨盆不等高、臀部倾斜突出、双下肢不等长、乳房发育不对称、腰椎前凸;②弯腰状态:左右高低不等或明显肩胛骨隆起,即所谓的"剃刀背"。

(2) 身体症状。①疼痛:背部疼痛或肌肉痉挛;②经常疲劳:如腰背酸痛、四肢肌肉无力、四肢反应敏感度不同;③脏器官功能不良:消化不良、食欲减退、心跳加速、心慌意乱、气短、胸腹胀满;④体质差:躯干矮小、体力较弱等;⑤侧弯严重者:会影响寿命和生育等(图 3-3-36)。

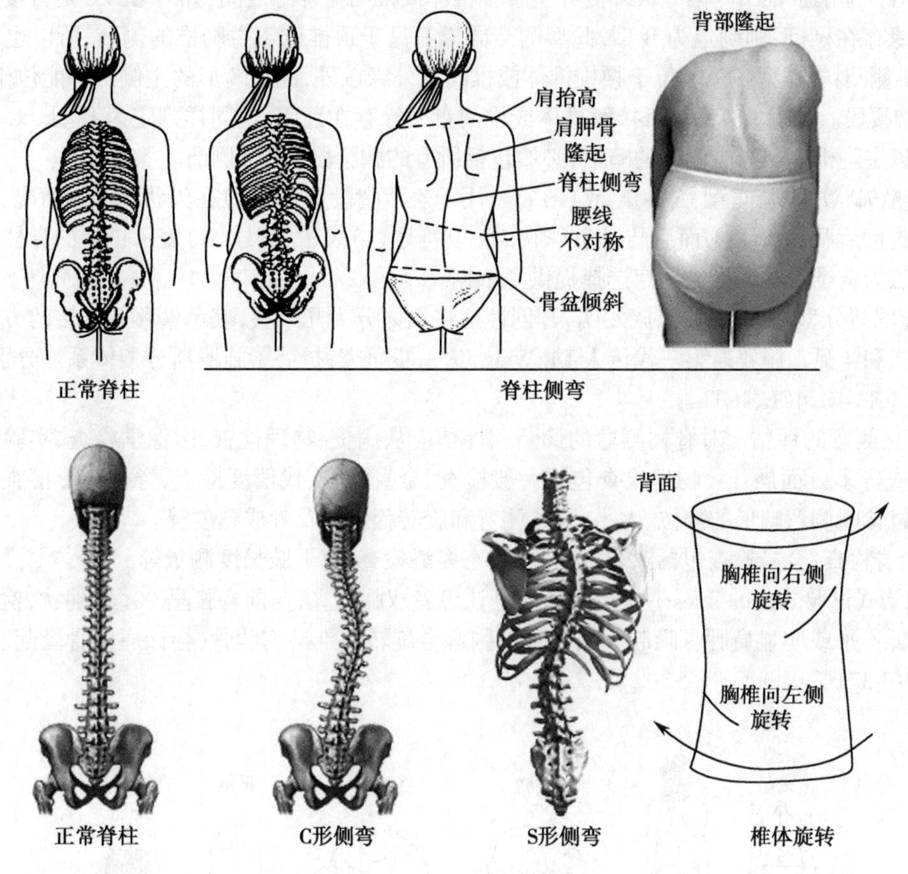

图 3-3-36 脊柱侧弯

3. 脊柱侧弯的分类 脊柱侧弯是发生在额状面、矢状面和横断面上的三维畸形,国际上脊柱侧弯有较多的分类方法,以下是脊柱侧弯按照曲线类型分类:手术领域主要是 King 分型和 Lenke 分型,矫形器领域主要是施罗斯分型等。

(1) King 分型:依据侧弯部位、顶椎、侧弯严重程度、柔韧度和代偿弯曲等将特发性脊柱侧弯归纳

为五型。①Ⅰ型:腰弯和胸弯均超过骶骨中心垂线(center sacral vertical line,CSVL),且腰弯的Cobb角较大,其柔韧性较胸弯差(若站立位上胸弯大于腰弯但侧方弯曲像上胸弯更柔软,也归为Ⅰ型);②Ⅱ型:胸弯和腰弯均超过CSVL,胸弯的Cobb角较大,其柔韧性较差;③Ⅲ型:单胸弯,其代偿性腰弯不超过CSVL;④Ⅳ型:长胸弯,L5被CSVL平分,L4倾斜入长胸弯内;⑤Ⅴ型:结构性双胸弯,T1向上胸弯的凹侧或下胸弯的凸侧倾斜。此分型的提出在脊柱矫形外科的发展史中具有里程碑的意义,但King分型仅适用于胸椎侧弯,它未涉及矢状面上的畸形。

(2) Lenke分型系统由以下三部分构成:

1) 弯曲类型:根据主侧弯的位置和次要侧弯的结构性特征来确定侧弯类型(共6型)。①1型:主胸弯,胸弯是主弯,近段胸弯和胸腰弯/腰弯是非结构性次要侧弯;②2型:双胸弯,胸弯是主弯,近段胸弯是结构性次要侧弯,胸腰弯/腰弯是非结构性次要侧弯;③3型:双主弯,胸弯和胸腰弯/腰弯是结构性侧弯,近段胸弯是非结构性侧弯;胸弯是主侧弯,其Cobb角大于、等于胸腰弯/腰弯或两者相差不超过5°;④4型:三主弯,近段胸弯、胸弯和胸腰弯/腰弯均为结构性侧弯;胸弯和胸腰弯/腰弯均可能是主侧弯;⑤5型:胸腰弯或腰弯,胸腰弯/腰弯是结构性主侧弯,近段胸弯和胸弯均是非结构性侧弯;⑥6型:胸腰弯/腰弯及胸弯,胸腰胸/腰椎弯是主侧弯,其角度至少比胸弯大5°,胸弯是结构性次要侧弯,近段胸弯是非结构性侧弯。

2) 腰椎修正型:根据骶骨正中垂线(CSVL)与腰弯的位置关系,将腰弯进一步修正为A、B、C三种分型。①A型:CSVL在稳定椎以下的腰椎椎体两侧椎弓根之间穿过,如果对CSVL是否穿过双侧椎弓根之间存在疑问,则判定为B型,该型侧凸必须同时存在顶椎位于T11/T12椎间隙或以上的胸椎侧凸;②B型:CSVL位于腰椎凹侧椎弓根外侧界至腰椎椎体或椎间盘外缘之间,如对CSVL是否接触椎体或椎间盘外缘存在疑问,则判定为B型;此型侧凸同样只见于顶椎位于主胸椎的侧凸,所以也不包括胸腰段/腰椎侧凸;③C型:CSVL位于腰椎椎体或椎间盘外缘以外,此类畸形的主侧凸可能位于胸椎、腰椎和/或胸腰段。如对CSVL是否接触椎体或椎间盘外缘存在疑问,也同样判定为B型。C型可能包括所有的以主胸椎侧凸为主侧凸的畸形,必然包括所有的胸腰段/腰椎侧凸。

3) 胸椎矢状序列修正型:A(+)N或(-)符号用于表示胸段(T5~T12)在矢状面上的情况。符号(+)表示胸椎过度后凸(>40度),而后凸过小(<10度)以符号(-)表示,符号(N)表示正常的脊柱后凸。这些描述方法为胸椎矢状面上的治疗选择提供了依据。

(3) 施罗斯分型:由施罗斯家族发明,开创性地将人体分为几个块,表示偏移和旋转的方向。早期只分为3弧和4弧。施罗斯第三代传人Dr. Weiss进一步研究,扩展了施罗斯分型体系。分别是3CH、3CTL、3C、3CL、4C、4CL、4CTL。

4. 脊柱侧弯的评估　对脊柱侧弯的诊断和评估应从病史、物理检查、影像学检查、实验室检查和肺功能检查等多方面展开。物理检查包括一般检查、全身检查、代偿度检查、脊柱畸形检查等。影像学检查可以诊断侧弯畸形的部位、大小、脊柱侧弯和旋转程度以及骨成熟度等。

(1) 全身检查:全身检查包括亚当式试验、体态姿势检查、双下肢长度测量等。

1) 亚当式试验(Adam's test):这个试验就是让患者双腿直立,向前弯腰呈90°鞠躬状,检查背部是否左右高低不平或明显肩胛骨隆起。因为脊椎侧弯会旋转或推挤胸肋骨,会让肩胛骨隆起、背部高低不一(图3-3-37)。

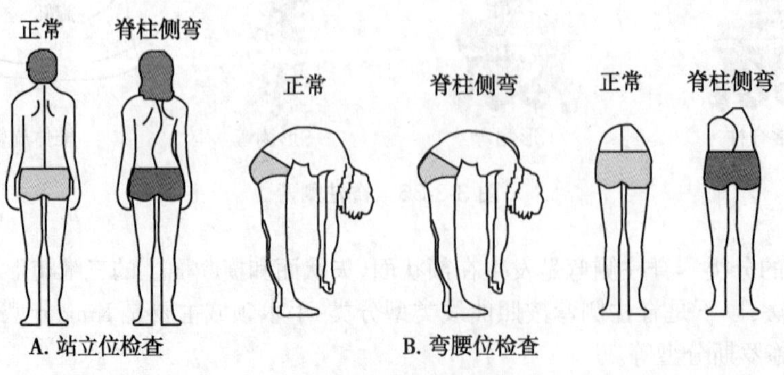

图3-3-37　亚当式试验

2）体态检查：①躯干是否对称：脱衣站立，检查其骨盆的倾斜情况。自 C7 棘突放置铅锤线，用以评估躯干相对于骨盆的失衡情况，看是否脊柱枕骨粗隆中点垂线正好通过臀沟中线。若是，则是代偿性脊柱侧弯，否则为非代偿性脊柱侧弯（主动性脊柱侧弯）。②胸廓变形程度：乳房发育大小、胸廓厚度。③背部肌肉情况：手法推脊柱，检查背部骨骼肌肉的强度。④棘突划痕：身体尽量前屈双手自然下垂，脊柱变形更突出，常见“剃刀背”。从 C7 棘突开始，用示指和中指指腹按着向下滑移，出现一条充血的痕迹来判断脊柱是否正常。⑤脊柱侧弯测量尺：目前国际通用的 Scoliometer 测量，超过 5 度即为异常（图 3-3-38）。

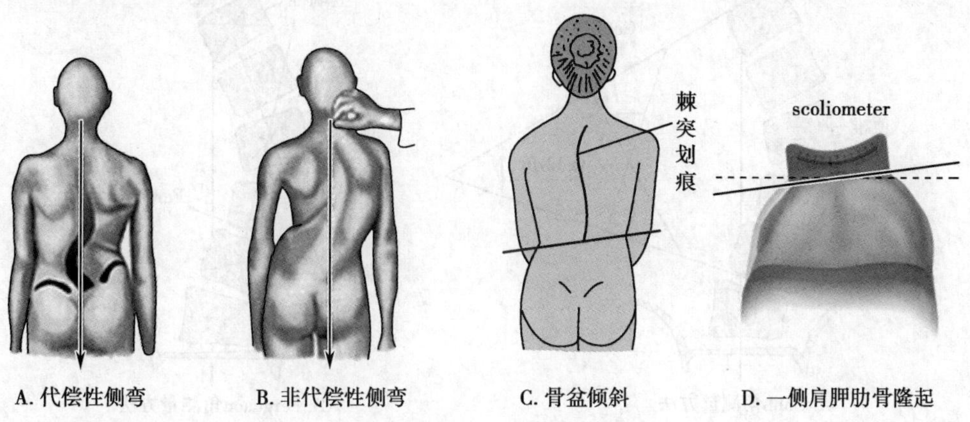

图 3-3-38　体态检查

3）双下肢长度测量：测量下肢长度以确定双下肢是否等长，下肢长度的测量标准为髂前上嵴或肚脐至内踝的距离（图 3-3-39）。

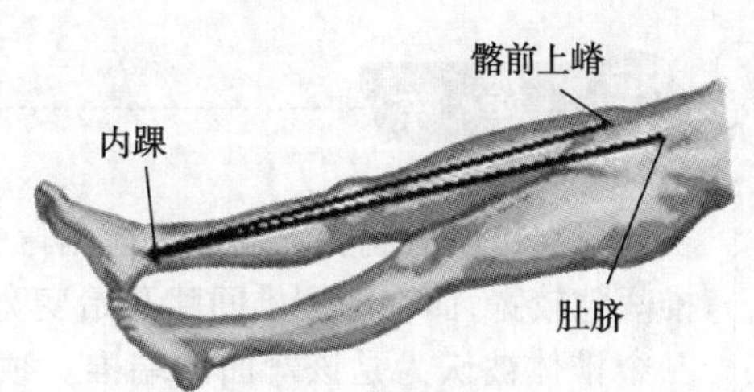

图 3-3-39　双下肢长度测量

（2）X 线检查：脊柱最基本的影像学诊断应当包括站立位全长的正、侧位 X 线片。X 线片应该显示脊柱的全长。必要时采用两个 X 线片来获取脊柱全长的 X 线片。X 线片拍摄时，患者取站立位，以便对其脊柱的平衡性进行评估；如果患者不能站立（神经肌肉性脊柱侧弯），可采取坐位或卧位进行拍摄（图 3-3-40）。

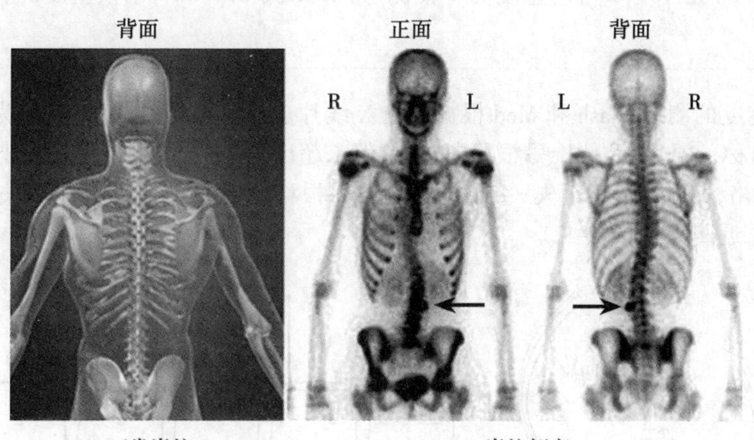

图 3-3-40　正位相的 X 线片

1）脊柱侧弯角度的测量：有两种方法。①Cobb 角：最常用，上端椎上缘的垂线与下端椎下缘的垂线的交角即为 Cobb 角。若端椎上、下缘不清，可取其椎弓根上、下缘的连线，然后取其垂线的交角即为 Cobb 角。②Ferguson 角：很少用，有时用于测量轻度侧弯。找出端椎及顶椎椎体的中点，然后从顶椎中点到上、下端椎中点分别画 2 条线，其交角即为侧弯角。我国一般采用 Cobb 角。轻度的脊柱侧

弯没有明显的不适，外观也看不到明显的身体变形。重度的脊柱侧弯可影响生长发育，使身体变形，如在胸后背部隆起一个"肋峰"，称为"剃刀背"。胸廓变形会使内脏的功能和活动受到影响和限制，稍运动就会出现心慌、气急、胸闷、口唇发紫，并有食欲减退、消化不良等症状；侧弯严重的患者寿命变短，一般寿命不超过 50 岁（图 3-3-41）。

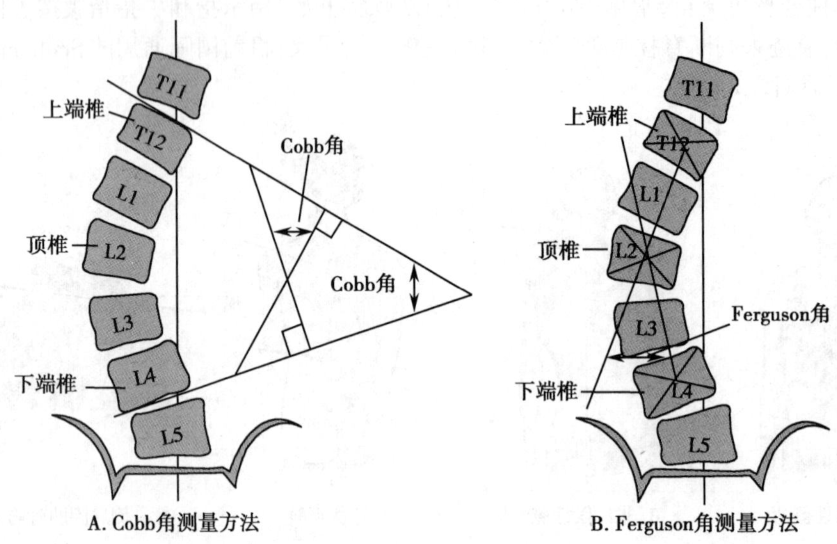

图 3-3-41　脊柱侧弯角度的测量

端椎和顶椎：上、下端椎是指侧弯中向脊柱侧弯凹侧倾斜度最大的椎体。脊柱侧弯凸侧的椎间隙较宽，而在凹侧椎间隙开始变宽的第一个椎体被认为不属于该弯曲的一部分，其相邻的一个椎体被认为是该弯曲的端椎。顶椎则是处于上下端椎之间，变形最小，离中轴线最远的椎体。

脊柱侧弯的程度：脊柱侧弯的程度按 Cobb 角分类。①轻度的脊柱侧弯，Cobb 角 <40°；②中度的脊柱侧弯，Cobb 角 40°~60°；③重度的脊柱侧弯，Cobb 角 60°~80°；④极重度的脊柱侧弯，Cobb 角 >80°。

2）椎体旋转度的测定：Nash 和 Mod 根据正位 X 线片上椎弓根的位置，将其分为五个度数等级。①0 度：椎弓根对称；②Ⅰ度：凸侧椎弓根移向中线，但未超出第一格，凹侧椎弓根变小；③Ⅱ度：凸侧椎弓根已移至第二格，凹侧椎弓根消失；④Ⅲ度：凸侧椎弓根移至中央，凹侧椎弓根消失；⑤Ⅳ度：凸侧椎弓根越过中央，靠近凹侧（图 3-3-42）。

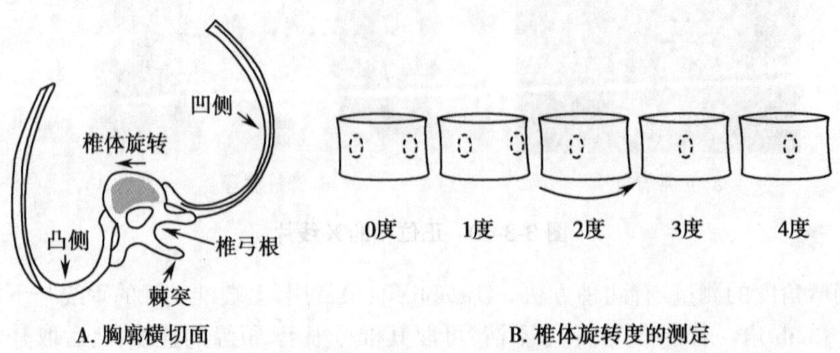

图 3-3-42　椎体旋转度的测定

3）脊椎弹性检查：X 线片正面但患者需向左弯照、右弯照，并用 Cobb 角方法测量出向左弯照、右弯照的角度后，与原本直立位所测量的角度相减，即是脊椎关节本身的弹性指数。这是代表脊柱侧弯可能恶化或减轻的度数空间（图 3-3-43）。

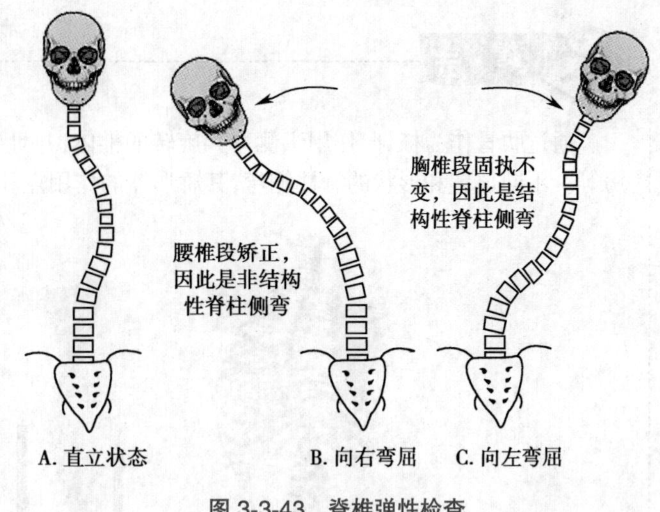

图 3-3-43　脊椎弹性检查

4）骨骼成熟度的评估：骨骼成熟度在评估脊柱侧弯的进展和决定治疗措施中非常重要，常用髂骨骨骺来估计，即 Risser 征，可将髂嵴分成 4 等分。骨化由髂前上嵴移向髂后上嵴，骨骺移动 25% 为Ⅰ度，50% 为Ⅱ度，75% 为Ⅲ度，移动到髂后上嵴为Ⅳ度，骨骺与髂骨融合为Ⅴ度，此时骨骼发育停止。另外，X 线侧位片上椎体的骨骺环与椎体融合也说明脊柱生长发育停止。

（3）足部畸形检查：患者除去鞋袜，足底涂上水彩，站立于放有白纸的硬质地面，观察足印，注意足跟外翻和内外侧纵弓情况。最好的检查方法是利用静态和动态的足底检测仪，更为准确。绝大部分脊柱侧弯患者存在两侧足弓不对称或主侧弯一侧呈扁平足的现象。

（4）特殊检查

1）CT 检查：CT 扫描或 CAT 扫描（计算机轴面体层摄影）明显优于传统体层摄影术。传统体层摄影术中模糊不清的成像已经被 CT 计算机处理后的清晰成像所取代。一般 CT 显示的是患者横断面（轴面）上的解剖，也可以显示其他平面上的。CT 扫描在脊椎、脊髓、神经根病变的诊断上具有明显的优越性，尤其对普通影像显示不清的部位（枕颈、颈胸段等）更为突出。由于它比普通 X 线密度分辨高 20 倍，故能清晰地显示椎骨、椎管内、椎旁组织的细微结构。特别是作脊髓造影 CT 扫描，对了解椎管内的真实情况，了解骨与神经成分的关系，为手术治疗，可提供宝贵资料。

2）核磁共振成像（MRI）检查：（如果其他检验出现异常结果）MRI 是一种新的无损伤性多平面成像检查，对椎管内病变分辨力强，不仅提供病变部位、范围，对其性质如水肿、压迫、血肿、脊髓变性等分辨力也优于 CT，但尚不能完全代替 CT 或脊髓造影，它们各有其适应证。

5. 脊柱侧弯矫形器的治疗原理

（1）骨盆固定：①脊柱的对线是以骨盆为基础；②骨盆是固定脊柱、限制脊柱活动的基础；③骨盆是矫正脊柱其他部位弯曲畸形的基础。

（2）骨盆水平控制：脊柱侧弯患者一般都存在骨盆倾斜，控制骨盆、保持水平是矫正的基础。

（3）“三点力”原理：在额状面上利用两对三点作用系统进行固定和矫正。

（4）力矩抗旋：利用四对大小相等、方向相反的力矩进行椎体抗旋。

（5）纵向牵引：利用腹托减少腰椎前凸和提高腹腔内压，以产生对腰椎的纵向牵引力。利用胸托减少驼背和提高胸腔内压，以产生对胸椎的纵向牵引力。实验证明，腹部的适当的压力可以使 T12~L1 间的纵向压力减少 55%，L5~S 间的纵向压力减少 30%，背部肌肉能耗降低 55%。通过被动和主动牵引，达到减小椎体与椎间关节的承载的目的。其中被动牵引是外在的纵向作用力，主动牵引是人体自身的呼吸运动，由于腹腔和胸腔的横向运动受到限制，只能主动纵向运动，从而达到主动牵引的目的。

（6）矫正中的压力区与释放区：利用压力垫减少水平面的扭转，同时在压力垫相对应的方向留有压力释放区，如开窗口或空间。

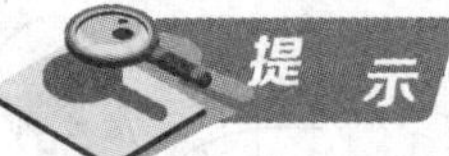

通过肋骨作为杠杆，作用于侧弯和旋转的椎体，并且要避开人体的骨突部分和敏感部分，如乳房等。不同位置和形状的脊柱侧弯，其矫形器的作用点和方式也不一样（图 3-3-44）。

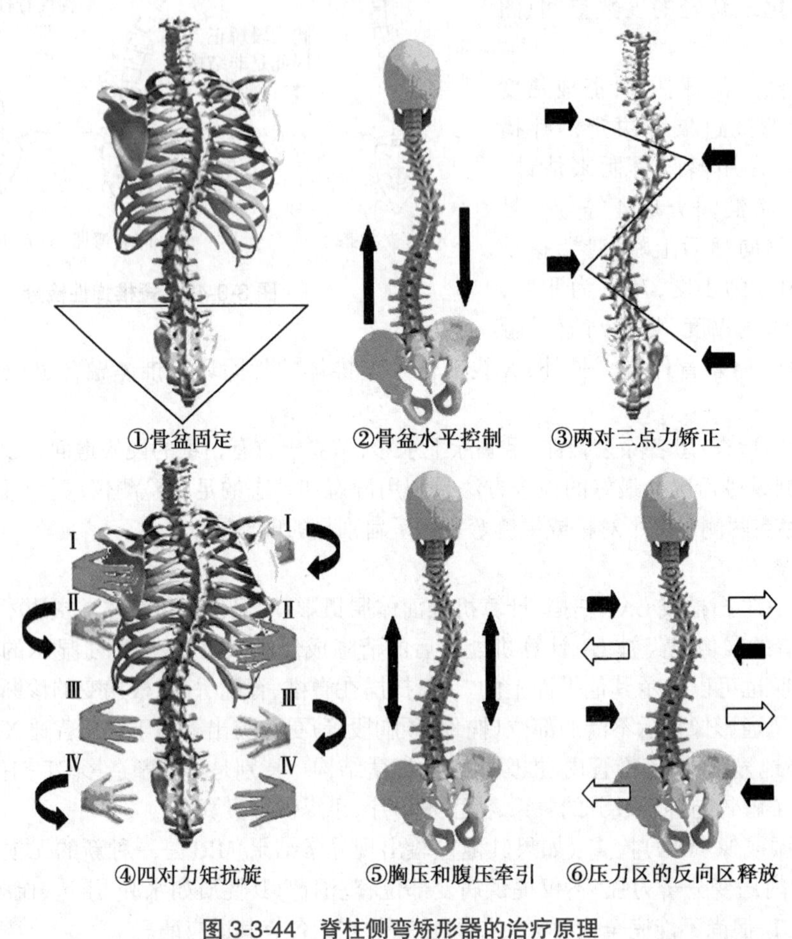

图 3-3-44　脊柱侧弯矫形器的治疗原理

6. 脊柱侧弯矫形器的适应证和禁忌证　95%~98% 脊柱侧弯患者不需要手术治疗。年龄越小，脊柱柔软性越好，矫形的效果也越好，矫形器配合医疗体操和物理治疗效果最佳。

(1) 适应证：①20°~50° 脊柱侧弯、婴儿期和早期少儿期的特发性脊柱侧弯；②骨骼未成熟的患儿早期宜用矫形治疗；③先天性脊柱裂、先天性半椎体、脑瘫、脊髓灰质炎后遗症等引起的脊柱侧弯；④50° 以下弹性较好的腰段或胸腰段侧弯。

(2) 禁忌证：①青少年期的脊柱侧弯超过 50° 时，不宜先用矫形器治疗，应先手术后矫形器治疗；②两个结构性弯曲达到 50° 以上或单个弯曲超过 60° 时，不适宜矫形治疗；③合并胸前凸的脊柱侧弯（因矫形器会加重前凸畸形，使胸腔前后径进一步减少）；④患者及家长不合作者不适宜进行矫形治疗。

(二) 脊柱侧弯矫形器的种类和特点

脊柱侧弯矫形器是用于治疗脊柱侧向弯曲及伴有回旋变形的矫形器。其种类较多，常见的具体如下：

1. 密尔沃基（Milwaukee）式脊柱侧弯矫形器　是第一款用于治疗脊柱侧弯的现代矫形器，1945 年由美国密尔沃基市的 Blount 和 Moe 两位医生共同开发的矫形器形式。初期只是一种具有脊柱牵引功能的矫形器形式，用于矫正脊柱侧弯畸形或术后固定，后经多次更新换代，直到 1975 年才基本定型，也就是我们现在所看到的形式。特点：由枕托、喉托、骨盆托、前后支条、侧方压力垫等部件组成。患

者穿戴后能产生主动和被动两种矫正力，被动矫正力为纵向牵引力和侧向压力，主动牵引力则是通过患者主动进行“伸长”和“离垫”动作而产生。穿戴时间约为每天 23 小时。该矫形器的最大缺点是，颈项周围的上部结构对患者日常生活活动的限制较大，而且外观引人注目，会给大部分青春期少女患者带来心理障碍。功能：对胸部尤其是高位的胸椎脊柱侧弯有较好的疗效。适合于 T6 以下，Cobb 角 20° ~50° 的脊柱侧弯患者（图 3-3-45）。

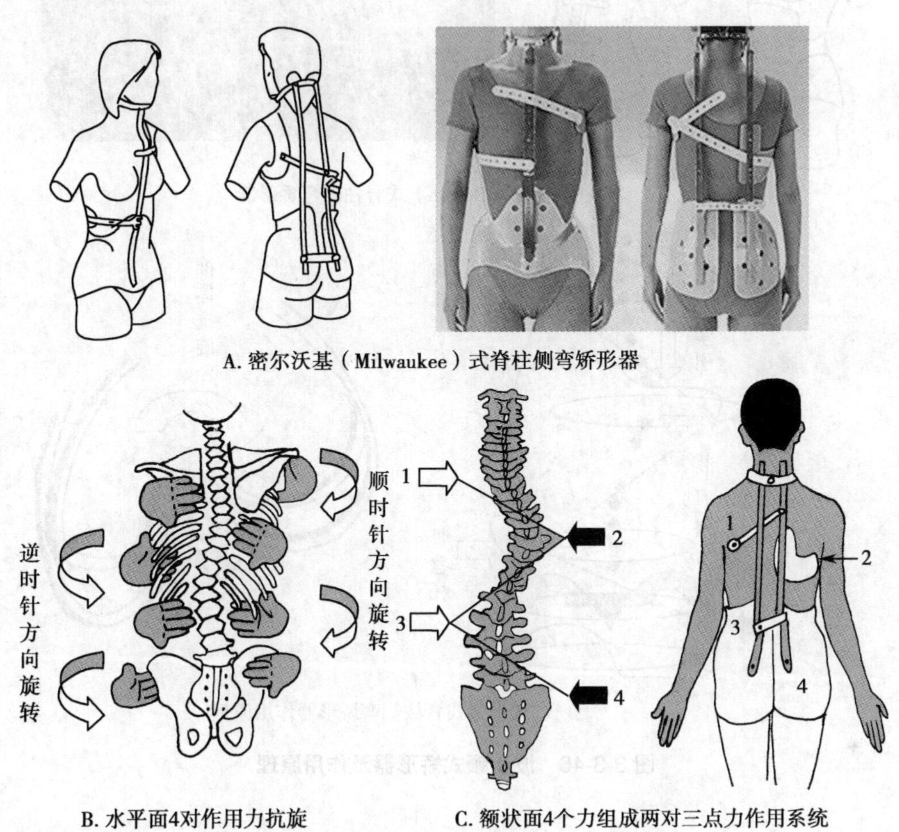

A. 密尔沃基（Milwaukee）式脊柱侧弯矫形器

B. 水平面4对作用力抗旋

C. 额状面4个力组成两对三点力作用系统

图 3-3-45　密尔沃基式矫形器及作用原理

2. 波士顿（Boston）式脊柱侧弯矫形器　是 20 世纪 70 年代初最受欢迎的治疗脊柱侧弯的 TLSO 系统。它是由波士顿儿童医院的霍尔（Hall）博士和米勒先生（MilLe）共同开发的第一款模塑成形的脊柱侧弯矫形器。其作用是在额状面上利用三点力系统进行矫正，利用压力垫减少水平面上的扭转，利用腹托减少腰椎前凸和提高腹腔内压，以产生对脊椎的牵引力。关键是腰椎垫的使用要得当。特点：一种腋下型脊柱侧弯矫形器，在密尔沃基脊柱侧弯矫形器基础上，去掉了前后支条，可根据患者的需要加装压力垫、支条、颈托等部件。功能：适合于顶椎在腰椎和下胸段（T10）以下，Cobb 角小于 50° 的脊柱侧弯患者（图 3-3-46）。

3. 大阪医大（Osak Medical College，OMC）式脊柱侧弯矫形器　是由大阪医科大学矫形技术人员开发的一种腋下型脊柱侧弯矫形器。其矫正作用的要点是以骨盆托为基础，确保对主弯曲以下部分的矫正；利用高位胸椎垫，对胸椎的弯曲进行矫正和改善脊柱的平衡。工艺上，采用石膏取型方法制作，压垫和金属支条可以直接在试样时根据侧弯位置和高度需要进行适配。调整压垫的部位与压力强度，使矫形器达到最好的矫正效果。特点：在波士顿式脊柱侧弯矫形器的基础上改良而成，在胸椎主弯曲对面的腋下安装上高位胸椎垫，并利用搭扣带的牵引，提供矫正胸椎弯曲的上位矫正力量。功能：适用于顶椎位于胸椎中段（T8~T6）以下，Cobb 角小于 50° 的脊柱侧弯患者（图 3-3-47）。

4. 色努（Cheneau）式脊柱侧弯矫形器　由法国医生色努博士创制，又称 CTM 式矫形器。色努式脊柱侧弯矫形器注重患者身体发育因素，利用三点治疗原理，辅以伸展空间，有效地控制了脊柱侧弯的进一步发展，在现代矫形技术领域获得广泛认可。该矫形器是目前国内制作、装配较多的脊柱侧弯

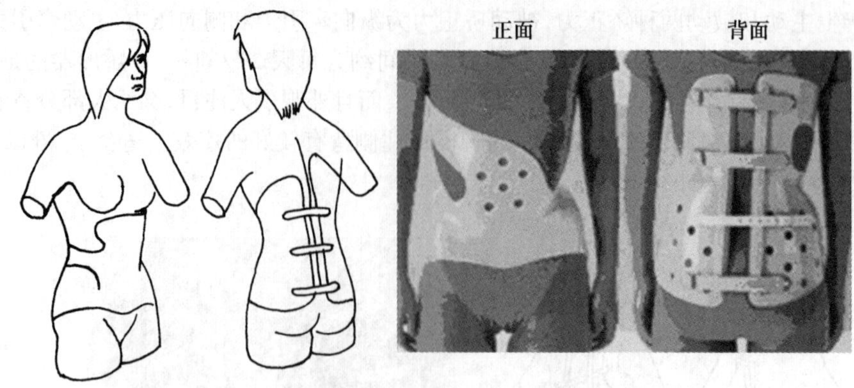

①波士顿（Boston）式脊柱侧弯矫形器

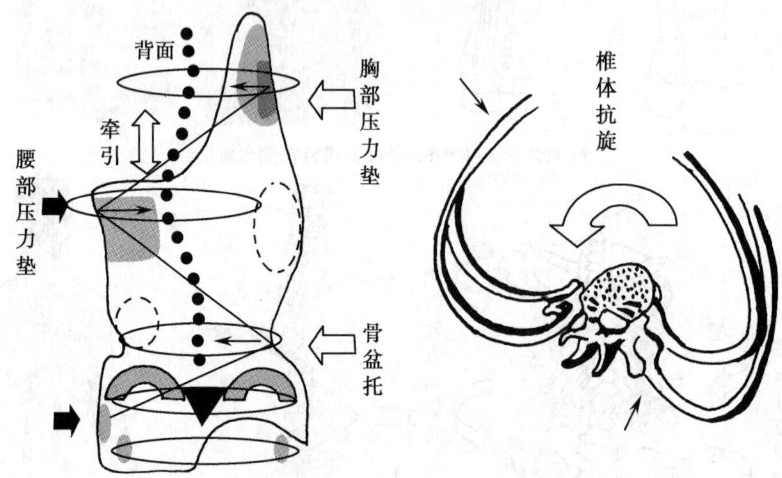

②波士顿式脊柱侧弯矫形器作用原理

图 3-3-46　波士顿式矫形器及作用原理

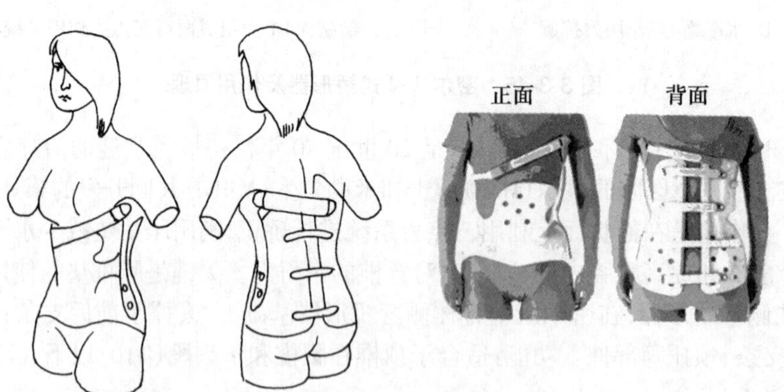

图 3-3-47　大阪医大(OMC)式矫形器

矫形器。该矫形器是用塑料板材在阳模上整体热塑成形的。特点:具有系列的针对脊柱侧弯弯曲和扭转的三维压力垫和较大的释放空间(即释放区有窗口)。其作用除了像波士顿式那样,利用三维压力垫减少水平面上的扭转,两对三点力进行脊柱侧弯的矫正,利用腹托提高腹腔内压以产生对脊柱的牵引力,还在穿戴中通过前面的窗口进行呼吸,起到调整胸廓、脊柱形状的主动矫正作用,是一种主动式的抗旋转脊柱侧弯矫形器。功能:利用压力垫减少水平面上的扭转,利用腹托提高腹腔内压,以产生对脊柱的牵引力,还利用呼吸运动和肌肉运动来主动矫正侧弯和旋转畸形。适用于顶椎在 T6 以下,Cobb 角为 20°~50° 的脊柱侧弯患者(图 3-3-48)。

5. 查尔斯顿(Charleston)式脊柱侧弯矫形器　又称查尔斯顿弯曲背架(Charleston bending brace)或查尔斯顿式夜用矫形器,是由弗雷德里克·雷德博士(Frederick Reed)和拉尔夫·霍佩先生(Mr Ralph

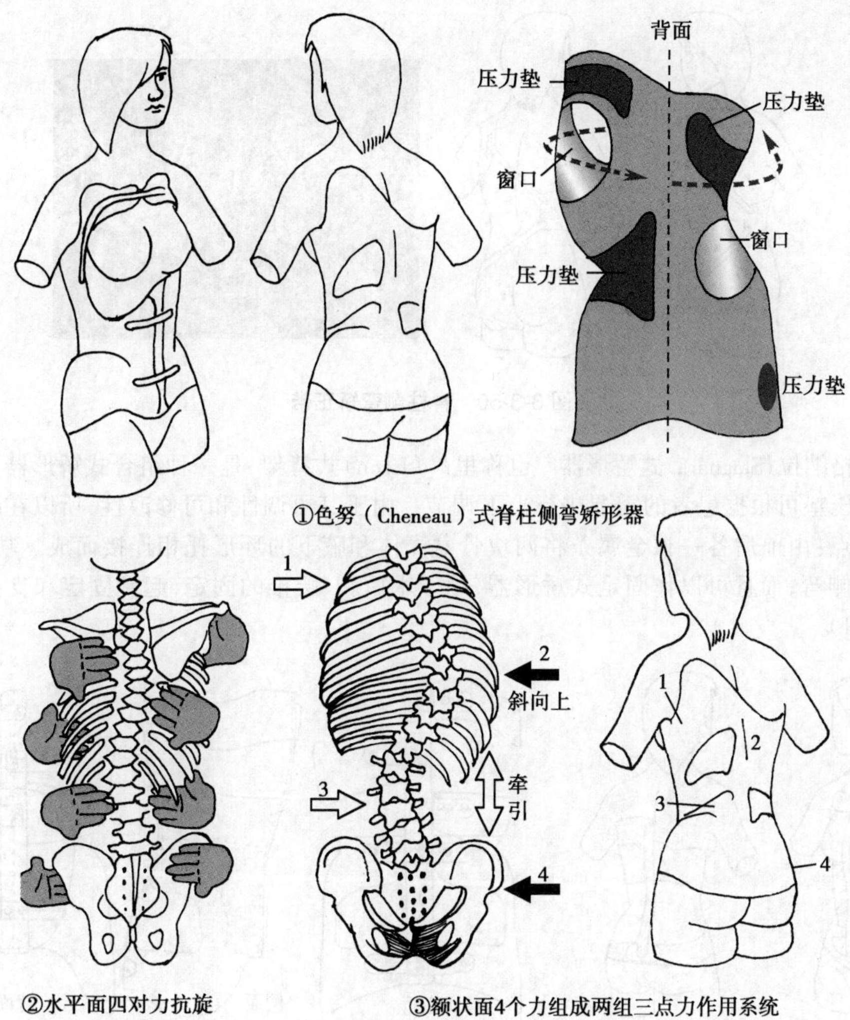

图 3-3-48　色努式脊柱侧弯矫形器及作用原理

Hooper）共同研发的，并以他们的家乡名称命名。特点：夜间用矫形器，通过人体模型模塑而成。功能：借助患者每天 8 小时睡眠时间对侧弯部分进行过枉矫正，适用于 19 岁以下特发性脊柱侧弯的矫正、各种疾病引起的脊椎侧弯的固定和矫正（图 3-3-49）。

6. 脊柱侧弯矫正带　是一种软性脊柱侧弯矫形器，根据尺寸制作而成，由一对三点力系统构成额状面的脊柱侧弯矫正系统。特点：它在侧弯侧和对侧的肩部、髋部设置压垫来限制畸形的发展，但不限制其他运动。功能：适用于儿童期脊柱侧弯和手术期间等待的脊柱侧弯患者（图 3-3-50）。

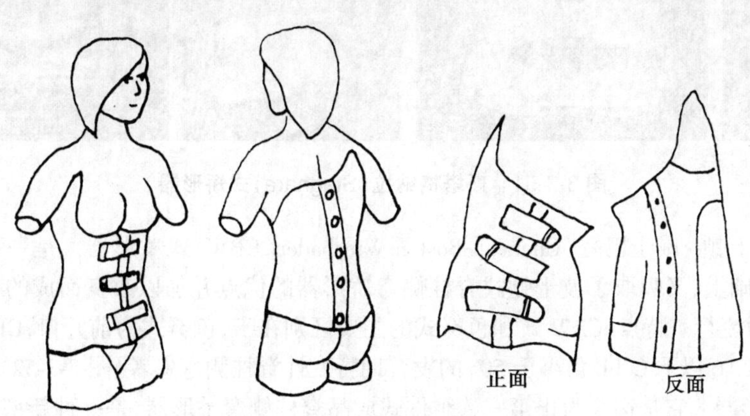

图 3-3-49　查尔斯顿式矫形器

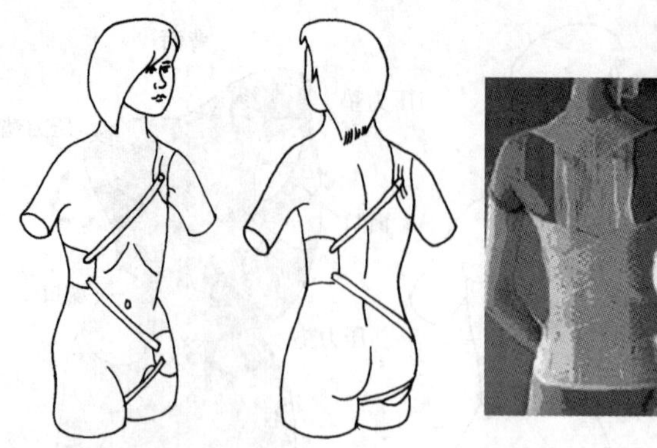

图 3-3-50　脊柱侧弯矫正带

7. 斯塔格纳拉(Stagnara)式矫形器　也称里昂(Lyon)式背架,是一种组合式矫形器。腰椎和胸椎部的环形压垫可根据患者的需要进行上下调节。由于其可调性和可修改性,所以在欧美各国极为流行。特点:由前后各一根金属条将两块骨盆壳体和腋下的环形托相连接而成。功能:不仅可以治疗脊柱侧弯,而且可以作固定式矫形器,用于术后胸、腰椎的固定,起到固定和支撑脊柱的作用(图 3-3-51)。

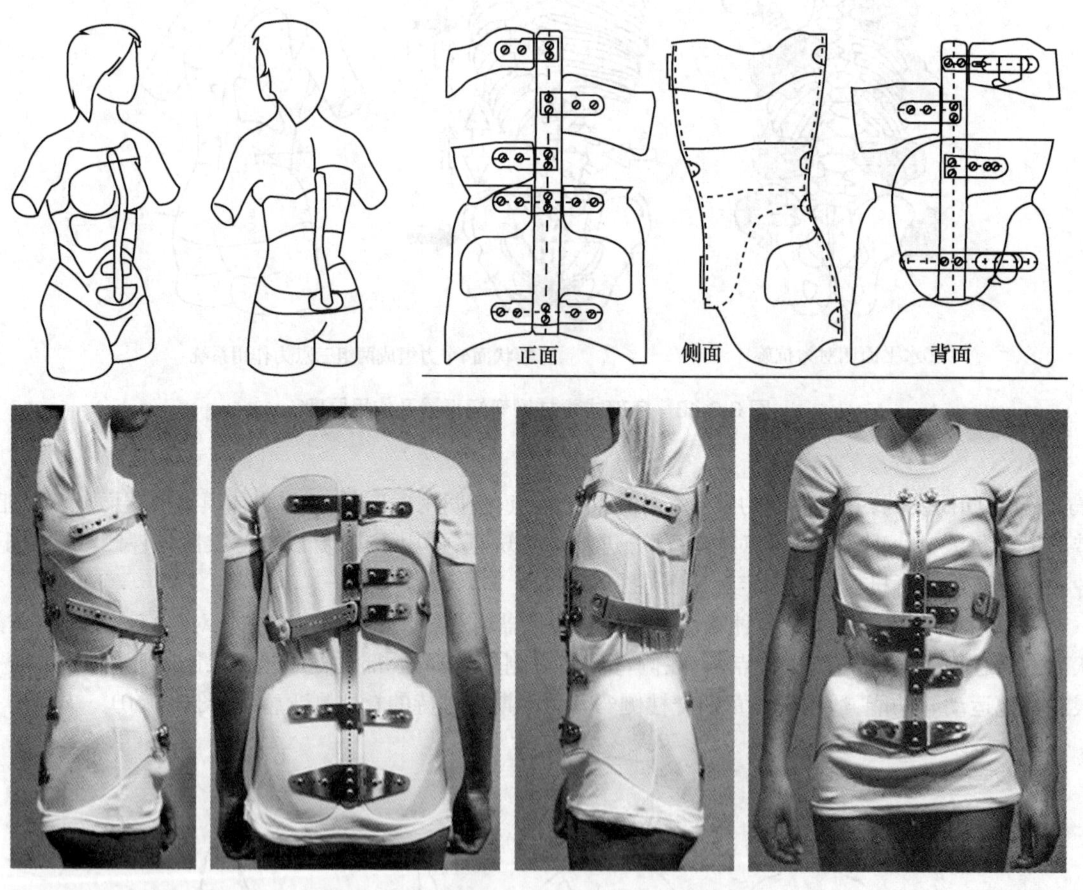

图 3-3-51　斯塔格纳拉(Stagnara)式矫形器

8. 色努 - 波士顿 - 威士巴登(Cheneau-Boston-Wiesbaden,CBW)式矫形器　是一种在色努式脊柱侧弯矫形器的基础上,又吸取了波士顿式脊柱侧弯矫形器的优点并加以改良而成的一种脊柱侧弯矫形器,在欧洲较为流行。特点:CBW 式和色努式的主要区别在于,色努式为前开口,CBW 式为后开口。功能:适合于顶椎 T6 以下 Cobb 角小于 50° 的发育期特发性脊柱侧弯患者(图 3-3-52)。

9. TriaC 矫形器　它是迄今为止第一款组件式成品脊柱侧弯矫形器,是一种新型的脊柱侧弯矫形器形式。其额状面采用 4 个力组成两组三点力作用系统,其矫正作用力较小,抗旋能力也较小,缺乏

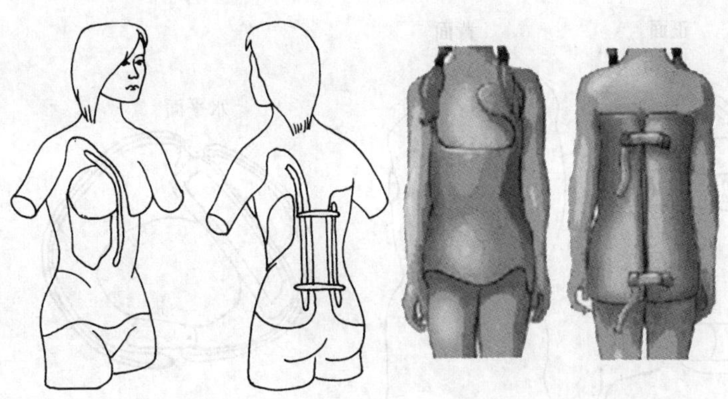

图 3-3-52 色努 - 波士顿 - 威士巴登式脊柱侧弯矫形器

纵向牵引装置。它在美国很受欢迎，但在欧洲却受到冷落。特点：第一款组件式脊柱侧弯矫形器，采用简洁的支条和搭扣组合而成，轻便、贴身、隐蔽，可调性好，且为组件式成品。功能：适合于 Cobb 角小于 15°~30° 的轻微脊柱侧弯患者（图 3-3-53）。

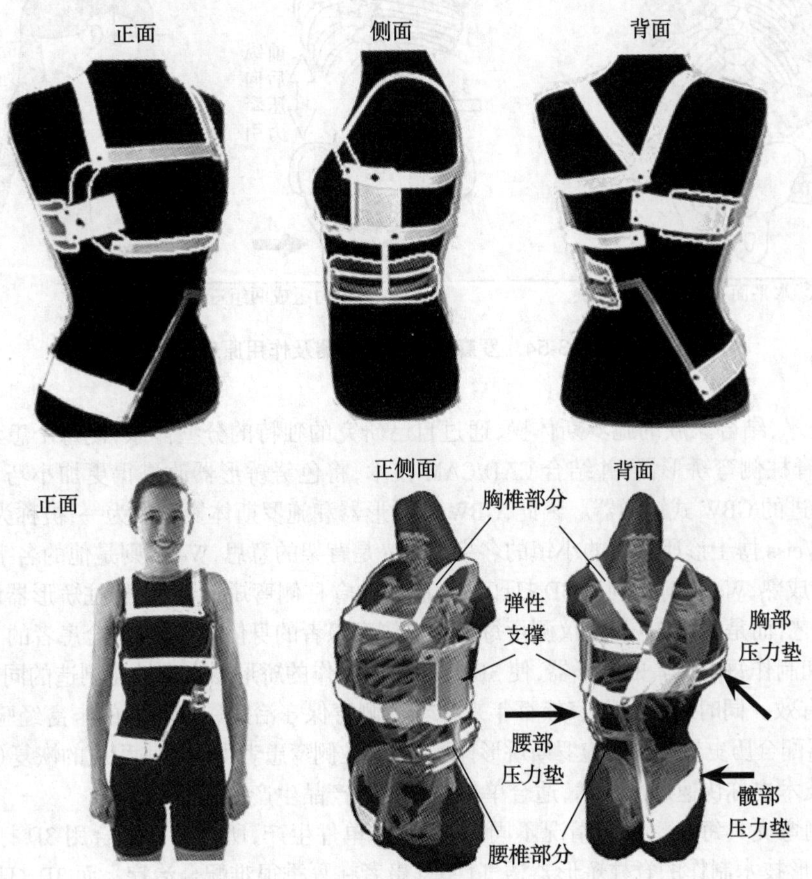

图 3-3-53 TriaC 式矫形器

10. 罗森伯格（Rosenberger）式脊柱侧弯矫形器 是已故美国弗吉尼亚大学罗森伯格教授于 1986 年推出的一款脊柱侧弯矫形器。它采用封闭式结构，按照脊柱侧弯三维矫正的原理，克服了以往矫形器笨重、不雅观、治疗效果不理想等缺点。综合考量整个矫形器的设计与制作，将拉力带和压力垫连接在一起。特点：采用热塑板材模塑而成的夹克式脊柱侧弯矫形器，轻巧、贴身，治疗效果良好。功能：适合于 T8 以下、Cobb 角小于 50° 的脊柱侧弯患者或脊柱的术后固定（图 3-3-54）。

11. GBW（Gensingen Brace Weiss）式脊柱侧弯矫形器 2008 年德国 Weiss 博士在他外祖母卡塔丽娜·施罗斯（Katharina Schroth）和他母亲对脊柱侧弯研究的基础上，利用计算机辅助设计和制造

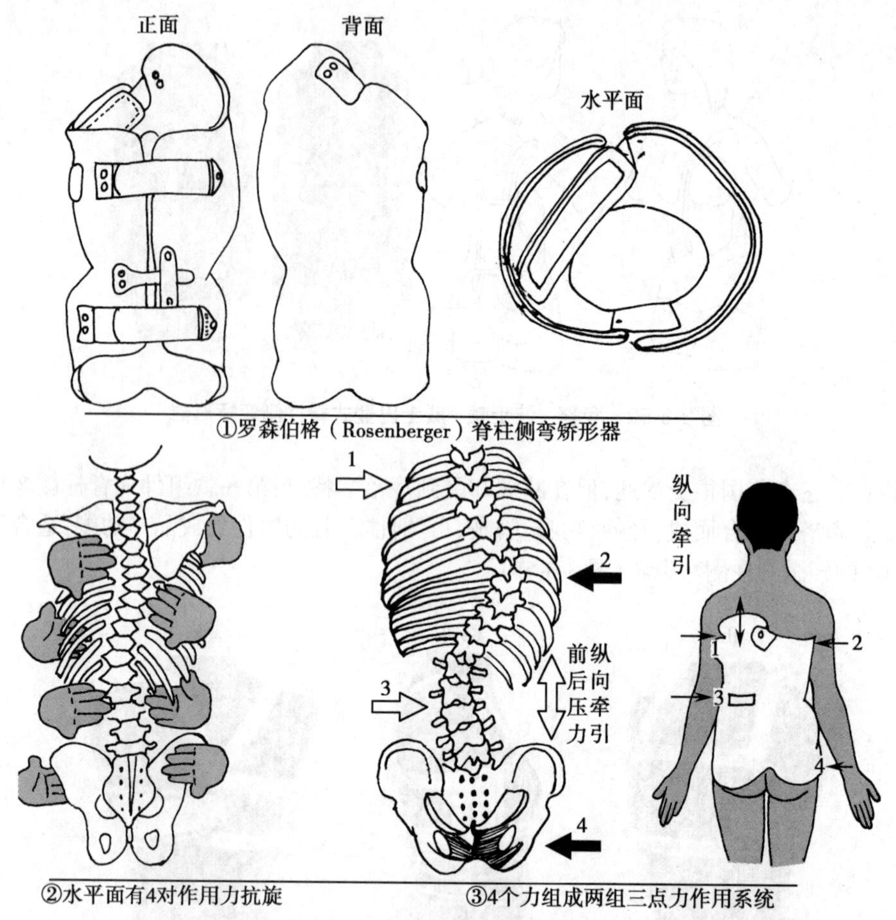

图 3-3-54 罗森伯格式矫形器及作用原理

(CAD/CAM)技术,结合家族的施罗斯体操,通过自己研究的独特的分型体系,使每个患者得到最个性化的 GBW 式脊柱侧弯矫形器,并结合 CAD/CAM 技术,将色努矫形器改进得更加小巧、有效,研发了目前世界最先进的 GBW 式矫形器。因此,GBW 式矫形器和施罗斯体操合二为一,被称为施罗斯疗法。Gensingen 是 Weiss 博士诊所所在的小镇的名字,Brace 是背架的意思,Weiss 则是他的名字。2015 年 3D 打印技术逐渐成熟,Weiss 博士利用 3D 打印技术制作的脊柱侧弯矫形器,使脊柱矫形器的制作不再是传统的石膏工艺,而是利用 3D 扫描仪测量每个脊柱侧弯患者的身体模型,再结合患者的 X 线片和身体的尺寸,设计和制作每个患者的矫形器,使 3D 打印技术制作的矫形器在个性化制造的同时,更加透气、小巧、隐蔽和有效。同时将施罗斯家族百年来在脊柱侧弯保守治疗领域积累的丰富经验,即最有效的 GBW 式矫形器配合历史最悠久的施罗斯矫形体操,让脊柱侧弯患者得到最大程度的恢复(图 3-3-55)。

3D 打印技术也称快速成形技术,适合单件个性化的产品生产。

1) 脊柱侧弯支具每个患者的情况不同,必须每个单件生产,所以非常适合用 3D 打印来制作,而传统的模塑成形技术制作的脊柱矫形器透气性差,患者在夏季很难配合治疗。而 3D 打印技术可以局部加强,大部分材料镂空,提高了支具透气性。在后背部中央两侧做加强条设计,材料增厚到 4mm,其他部分厚度仅为 3.5mm。

2) 模塑成形技术制作的脊柱矫形器不够时尚,对于青春期女孩来说,心理压力大,很多女性患者不愿意将矫形器穿戴到学校或公共场所。而 3D 打印技术可以设计时尚花型和不同的颜色,让矫形器更加时尚。

3) 模塑成形技术制作的脊柱矫形器整体重量还是偏重。3D 打印技术可以减轻支具总体重量,使穿戴更舒适(图 3-3-56)。

(三) 脊柱侧弯矫形器使用指南

1. 脊柱侧弯矫形器的使用方法 ①须全天使用,每天穿戴 23 小时,余下 1 小时做矫正体操、清洁

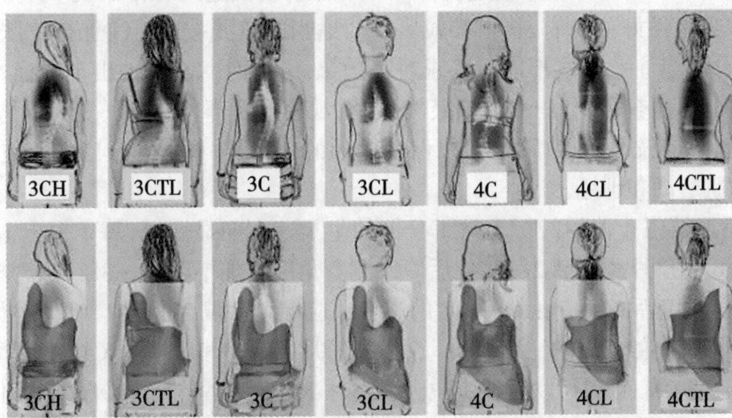

从左至右：3CH（3个带髋偏移的侧弯），3CTL（3个带髋偏移的胸腰椎侧弯），3C（3个对称性侧弯），3CL（3个带长腰椎反曲线侧弯），4C（4个双S对称性侧弯），4CL（4个单纯腰椎侧弯），4CTL（4个单纯胸腰椎侧弯）。

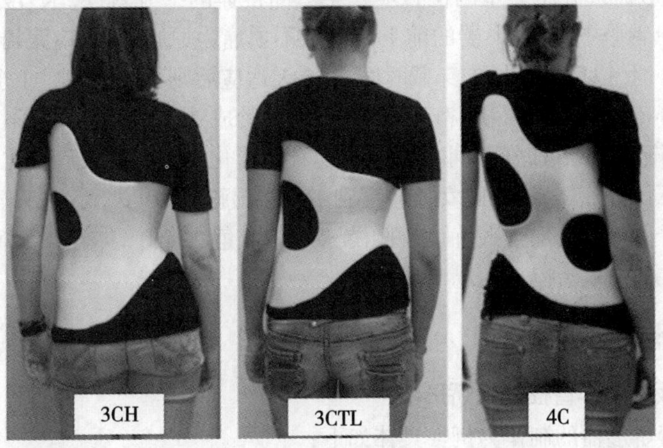

图 3-3-55　青少年特发性脊柱侧弯的分类及相应的 GBW 式矫形器

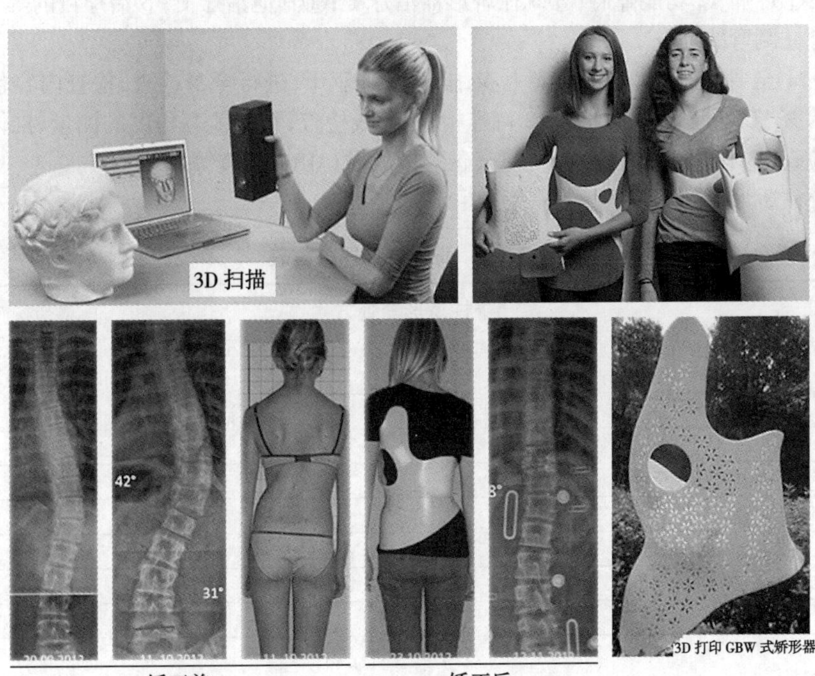

图 3-3-56　3D 打印技术制作的 GBW 式脊柱侧弯矫形器

皮肤和矫形器。刚开始配戴时可循序渐进，从 5~6 小时起，慢慢达到每日 23 小时穿戴。清洗、运动时可脱下。②穿一层吸湿性好的内衣，将搭扣拉紧。③适当的皮肤按摩。④保持皮肤干燥。⑤使用的第一个月为适应阶段，应注意观察不能只追求矫正效果。⑥使用 30 分钟出现疼痛，必须修改矫形器的压力垫。⑦每 3 个月复查和调整一次，拍摄 X 线片，观察压力部位、发展、发育等情况。⑧随着年龄的增长和体型的变化，应及时更换矫形器，以保证矫形的效果，矫形器一般应每年更新一次。⑨使用中须注意加强腰背肌运动和训练。

2. 脊柱侧弯矫形器停止使用的标志　①身体的生长速度明显变慢，每年少于 1cm。②脊柱侧弯角度在 20° 以下。③女孩月经初潮 2~2.5 年后。④侧弯角度增加不明显，一年少于 5°。⑤一般穿到患者骨骼发育结束。⑥矫正后 Cobb 角大于 30° 的患者还应继续穿戴 1~2 年。

3. 脊柱侧弯矫形器暂停使用的注意事项　①脱去矫形器 2 小时后拍摄 X 线片，侧弯变化不大于 3°，可以每日脱去 2 小时，持续 3 个月，以后逐步脱去 4 小时、8 小时、12 小时。②白天不用，但夜间要使用 1 年以上。③在确定矫正效果稳定后，应增加体疗训练、体育活动的时间，加大肌力练习的强度。④每天脱去矫形器 2~3 小时，3 个月后拍摄 X 线片检查。⑤采用间隔穿戴的方法，白天不穿，晚上穿戴矫形器 0.5~1 年。

4. 脊柱侧弯矫形器的使用注意事项　①脊柱侧弯矫形器穿戴后，骨盆围应左右对称地将髂嵴完全包住、无压痛。②矫形器侧方压力垫的位置应在主弯曲椎体的下方附近，压力方向斜向上，并观察压力垫处是否疼痛。患者坐下时，矫形器的前下方应以不顶痛为原则，后方应距椅子 2~3cm。③初次穿戴时第一天为 2~3 小时，以后逐渐增加穿戴时间，3~5 天适应后则≥20 小时。1 个月后应及时复查，进行调整。以后每隔 3~6 个月复查一次，密切观察，直到骨龄成熟。④何时决定不再穿矫形器是一件非常重要的事，可以逐渐减少穿戴时间，同时 X 线检查脊柱变化。若确实没有变化，方可脱下矫形器，但要在理疗师的指导下做医疗体操，一般女孩应穿到 18 岁，男孩到 20 岁。⑤配戴矫形器的基本原则：Cobb 角小于 20°，可进行体疗操，加强锻炼（单杆、游泳）；Cobb 角 20~50°，体疗操加矫形器，同时必须坚持锻炼；Cobb 角大于 50°，手术治疗。⑥定期复查。

八、脊柱矫形器的制作

（一）用高温热塑板材制作脊柱侧弯矫形器

以色努式脊柱侧弯矫形器的制作为例。具体如下：

第一步：采集病史

具体内容：①疼痛；②功能障碍；③既往矫形器治疗史；④其他治疗史；⑤治疗目的等。

第二步：脊柱侧弯的检查

具体内容：①全身检查：让患者脱光上衣，彻底暴露躯干，进行全身检查，检查内容包括亚当式试验、体态姿势检查、双下肢长度测量等；②特殊检查：X 线检查、脊柱侧弯角度的测量、椎体旋转度的测定、脊椎弹性检查；③其他特殊检查：CT 检查、磁共振成像（MRI）检查等。

第三步：脊柱矫形器处方表的填写（表 3-3-2）

表 3-3-2　脊柱矫形器处方表

脊柱矫形器处方

左□　　右□　　住院号

姓名________　性别______　年龄______

通讯地址________________　电话________________

发病时间________　功能障碍________________

其他治疗史________________________

现在应用的脊柱矫形器________________________

诊断________________________

____

____

1. 全身检查

(1) 亚当式试验：________________________

续表

(2) 体态姿势检查:
①骨盆倾斜检查:正常□ 异常□__________　②脊柱侧弯的偏差量检查:正常□ 异常□________
③胸廓变形程度检查:正常□ 异常□________　④背部肌肉情况检查:正常□ 异常□__________
⑤棘突划痕检查:正常□ 异常□__________　⑥脊柱侧弯可变程度检查:正常□ 异常□________
⑦其他检查:____________________
(3) 双下肢长度测量:没有短缩□ 左侧短缩□ 右侧短缩□ 短缩量:髂前上棘 - 足跟________cm;髂前上棘 - 内踝________cm;肚脐 - 内踝________cm
2. 特殊检查:X 线片检查
(1) 脊柱侧弯角度 Cobb 角 =________　轻度□ 中度□ 重度□ 极重度□
(2) 椎体旋转度的测定:0 度□ 1 度□ 2 度□ 3 度□ 4 度□
(3) 脊椎弹性检查:差□ 一般□ 好□
3. 其他特殊检查:____________________
矫形器治疗目的:预防 / 矫正畸形□ 改进活动能力□ 免荷□ 治疗骨折 / 关节脱位□ 保护关节□ 改善外观□ 改善呼吸功能□ 其他____________________
矫形器建议:____________________
主治医生签字____________　科室主任____________　年　月　日
尺寸测量:左□　右□

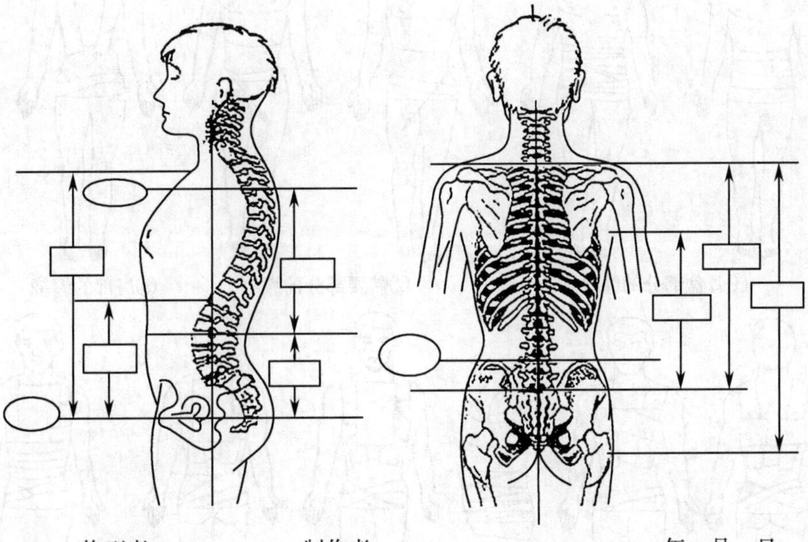

取型者:________　修型者:________　制作者:________　年　月　日

第四步:取型

(1) 尺寸测量

1) 前面:①胸骨柄末端至耻骨联合;②胸骨上端末至耻骨联合;③两侧髂前上棘之间距;④髂腰部软组织的可压量(用卡尺);⑤腋下至髂嵴上沿。

2) 后面:①两侧髂上棘之间距;②两侧腋下至大转子;③患者取坐姿。测肩平面至平板椅面距离。

(2) 免荷和骨位置的标记(使用变色铅笔画,患者躯干套上紧身袜套)(图 3-3-57)

1) 前面:①两侧锁骨走向;②胸骨柄上端;③胸骨柄下端;④胸肋弓走向;⑤两侧髂前上棘;⑥两侧髂翼走向;⑦耻骨联合;⑧乳房的轮廓。

2) 后面:①肩胛骨下角;②脊柱侧弯走向;③两侧髂后上棘;④臀部皱褶。

3) 侧面:①腋下高度;②大转子。

(3) 取型程序(图 3-3-58)

1) 患者站在取型框架内,脚底垫一块前低后高的斜面板。患者粘于斜面板,腿为屈曲状态,双膝抵住前横杆的软垫,双手扶住两侧扶手,伸直躯干位挺胸状态。检查腰椎生理前凸是否消除。

2) 如患者双侧下肢长短不等,则应垫平,使骨盆保持水平位。

3) 为了便于切开石膏阴型,事先将一根细塑料管挂在患者脖子上沿胸前垂下,其长度到大腿上部止。

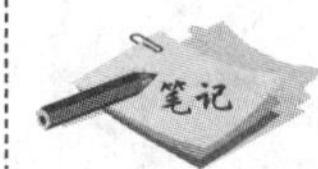

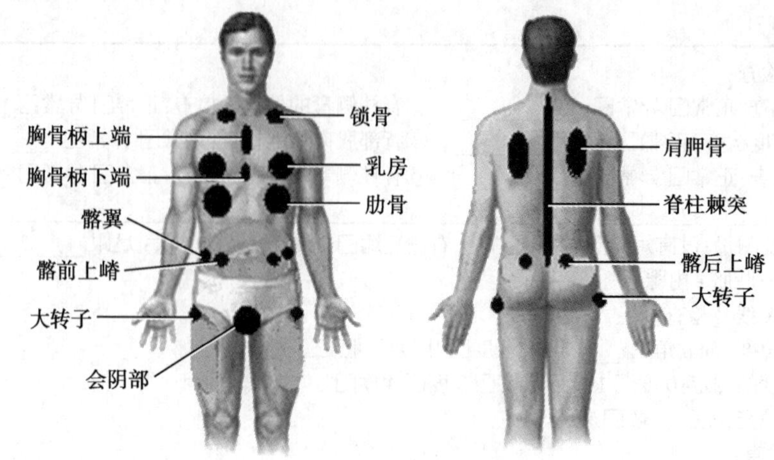

图 3-3-57　免荷和骨位置的标记

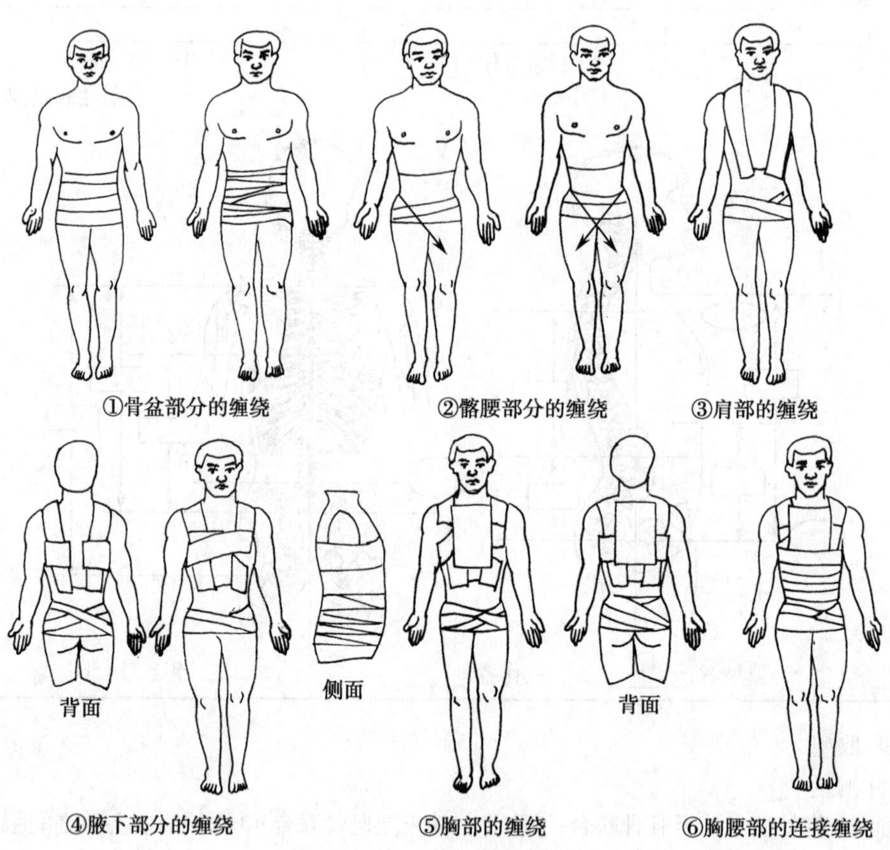

图 3-3-58　取型步骤

4）让患者保持站直姿势。取宽度为 15cm 长的石膏绷带，入水浸透挤干多余水分后，从髋部自下而上圆周缠绕，直至髂腰上 10cm 为止，厚度为 4~5 层。该工作由前后两人配合进行。

5）在石膏绷带未凝固前，取一约 150cm 长的石膏绷带，浸水挤干缠成绳状，从后往前束紧两侧髂腰部。在后方的操作者应用手拉住腰后中部的石膏绳，以避免由于束紧作用而造成腰椎前弓。要注意骨盆部位的石膏阴型形状，特别是髂腰的形状取得是否合适是很重要的，因为骨盆的合适与否会直接影响到矫正的效果。

6）待下半段石膏阴型基本凝固硬化后，再继续从腰部往上缠绕石膏绷带至肩部。肩部的阴型可使用两条宽 15cm、厚约 5 层的石膏绷带，一次性搭于双肩，与缠绕上来的绷带重合。缠绕时注意两侧腋下高度。

7）在缠绕过程中，应始终注意患者双肩和髋部保持平行。在石膏带未完全凝固前，可进行适当矫

形。这种矫形方法和前面提到的矫形方法一样，但一般用于技术熟练者，初学者不宜采用。

8）待石膏阴型基本硬化后，在阴型的居中面和侧面标出重线，然后从前面中部沿塑料管剪开，脱下阴型，并随即用石膏绷带封好剪裁。

9）修剪阴型腔髋部口平面，使之垂直于阴型两侧面标注的垂线。然后将髋部口和两肩部口用石膏绷带封闭。灌注石膏阳型，将抽真空管子从颈部插入。

第四步：修型

脊柱侧弯矫形器的矫正效果成功与否，关键在于石膏型技术。在石膏型技术方面最重要的也是最难的是修型技术。修型者必须对石膏阳型的各个部分要十分清楚，了解哪是削减区、哪是填补区、其作用又是什么等。修型前首先取来患者的X线正位片和侧位片，用透明纸将脊柱侧弯的走向和脊柱体轮廓描下来。然后将透明纸按骨突标记放在石膏阳型背面。用彩色铅笔描画出矫形器的轮廓、压垫及释放区（免荷区）的位置和形状（图3-3-59）。

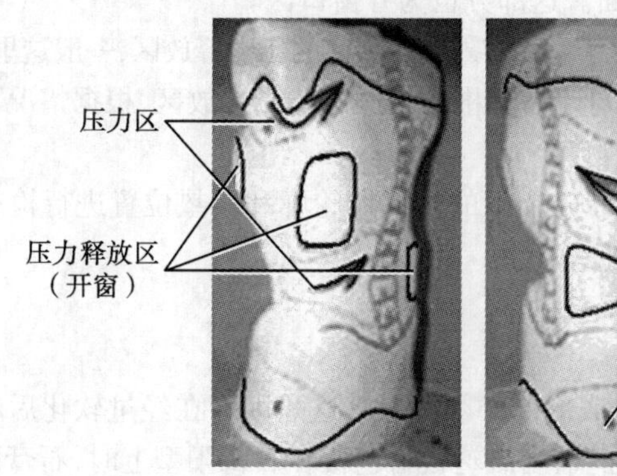

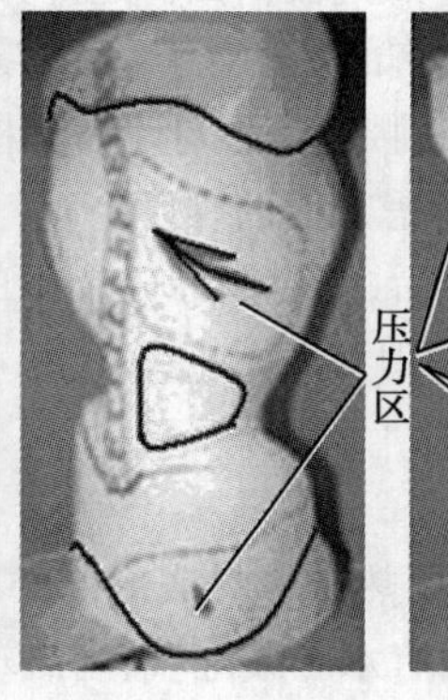
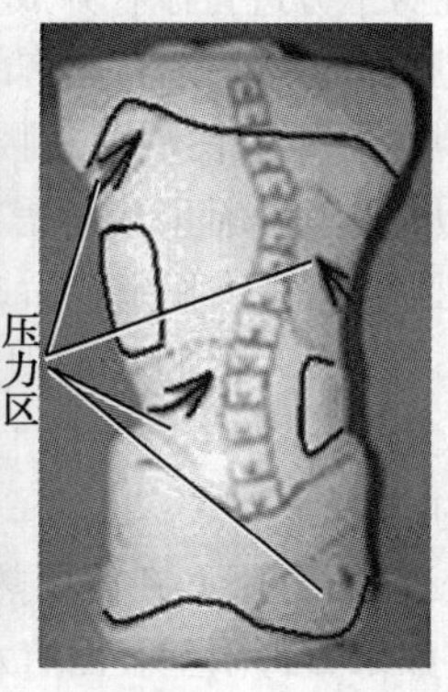

图3-3-59　修型模型

（1）削减区域（以"S"形侧弯，胸椎右凸为例）

1）腹部的削减：上至胸腔肋弓下沿，下至耻骨联合上方，整个形状从侧面看为弧面过渡，弧度的最低点以两侧髂前上棘为准。

2）左胸下部的削减：左胸下部的压力区是对应于右后背主压力区的。如果说以脊柱为轴心的话，必定形成一个力偶才容易使轴转动，压力区应修成逐渐往上过渡之斜面，一般要压住第9、10肋骨。

3）两侧髂腰的削减：两侧髂腰为髂嵴上沿的软组织。这两侧的成形好坏与矫形器的基座是否稳定有直接关系。髂腰部的削减既要考虑矫形器的稳定性，也要考虑肌肉组织的承重能力，需要修整得平滑过渡，髂腰部一般要修剪2~3cm。

4）两侧锁骨部的削减：肩部锁骨下方的压垫是为矫正因胸后压垫压力作用而造成的肩轴线偏斜，主要是右肩锁骨下方的压垫压力区，左肩锁骨下方的压垫不应有压力；但两侧压垫要同时起到使胸上部伸直的效果。压垫可直接作用到锁骨上，高度不能超过肩平面，压垫下侧要考虑到胸部发育情况。

5）两侧腋下的削减：左侧腋下是矫正脊柱胸椎侧弯的重要压力区，一般要削去2~3cm左右。同时还有考虑腋下压垫对腋部的支撑力，具体说，要让患者感觉到左腋下有往右推的压力，又有往上撑的推力才行。

6）臀部的削减：臀部区域的压力是为保证腰椎部躯干的伸直，同时增强骨盆基座的稳定性。由于臀部软组织多，一般可削减2~3cm。

7）两侧大转子上部的削减：两侧大转子上部需削减一些，其作用是保持矫形器基座额状面的稳定性，同时也是矫正腰椎侧弯的对应压力区。一般左侧需削减多一些，但不能让大转子受压。

8）后腰椎部的削减：后腰椎压力区是矫正腰椎侧弯的主压力区。由于腰椎无肋骨，压垫可直接作用于脊柱横突上，一般削去2cm左右的厚度。凹陷处边缘应是过渡斜面。

9）后胸右外侧的削减：胸后右外侧是矫正脊柱胸椎部侧弯扭转的主压力区。压垫的形状应符合脊柱侧弯最突点以下肋骨的走向，一般最少压住3根肋骨以上。通过压垫的作用，既要把脊柱往左推（侧弯矫正），又要往前推（水平扭转矫正），还要往上推（脊柱伸直），是一种综合性的、三个方向的作用力。

10）肩胛骨的削减：后背左肩胛骨的压力区是为矫正肩轴线偏斜的，它与前面右肩锁骨下压垫形成对应力，肩胛骨的压力范围应以能压住一半肩胛骨为合适，位置太高会影响躯干的伸直。

（2）填补区域：从总的添补原则来讲，所有压垫相应的位置都应添补，以便形成压力释放的空间。对于一些开窗口部位，则需在开窗口位置周围进行添补，以便形成过渡翻边。这样一是不会挤压软组织，二是可以增强矫形器的刚度。另外，一些添补部位为骨突的真空区和一些肌腱的免压区。

1）髂前上棘部位的添补：髂前上棘和整个髂嵴的骨突部位不能受压。在两侧髂前上棘处添补石膏，每一步为1.5~2cm左右。然后沿髂嵴往后添补并逐渐加厚。在患者取坐姿时，骨盆会发生少量前倾，髂嵴部的适当添补则使该部位不会和矫形器腔体产生挤压。

2）胸右下方的添补：胸右下方则根据右后背主压力区的相对位置，留出一定的空间，以释放来自胸右侧压垫的力量，一般情况，这里为窗口区，所以只在窗口边缘添补过渡斜面即可。

3）胸上部的添补：由于穿戴矫形器者大部分为发育期中的女性，为了保证其胸部的正常发育和呼吸，需在胸部乳房上方进行添补并成过渡斜面。这部分也为开窗口区。

4）后背左胸部的添补：后背左胸部是相对于后背右外侧压力区的压力释放区，一般这里开大窗口。

5）后背右腰部的添补：后背右腰部是相对于后腰椎压力区的能量释放区，根据情况可开窗口或不开窗口。如不开窗口，添补时应考虑加厚的程度。

石膏的阳型经过削减和添补后，要对照原先描画的矫形器轮廓和压垫位置进行检查。最后用细石膏锉打磨后，再用水砂纸将石膏阳型表面打磨光滑。

第五步：成形

（1）阳型的准备

1）防水处理：石膏阳型在使用热塑板材成形前必须干燥。这是因为在经过软化后的板材温度都在100℃以上，如果石膏阳型表面有水分或湿气，当热塑板材包覆在石膏阳型上时，石膏阳型表面的水分受高温而蒸发出来，形成气体停留在阳型表面和板材之间，会造成热塑板材表面凹凸不平，并且使热塑板材的冷却速度加快，不易成形。一般情况下，可放在自然阳光下晒干或用烘箱烘干，但这两种方法均需要较长时间或浪费大力能源。因此，推荐使用PVC液态膜。将PVC液态膜在湿的石膏阳型表面涂刷两遍，一般5分钟后可干燥，还可在石膏表面形成一层防水膜，起到隔水作用。

2）保温处理：将石膏阳型套上一层纱套，在两髂腰和凹陷处可用少许黏合剂粘牢。石膏阳型表面的纱套不得有皱褶，套纱套的目的是在石膏阳型表面形成一层保护层，延迟板材的冷却时间，并且使板材各部分冷却速度均匀。聚乙烯或聚丙烯板材的软化温度都在130℃以上，它的软化温度区间在130~180℃之间。也就是说，板材温度低于130℃以后才开始发硬，不易成形。软化的板材从烘箱拿出时为180℃，在一般25℃左右的室温下降至130℃只有3~5分钟的时间，所以制作者必须在这3~5分钟内完成热塑板材的对缝捏合、两端定位、压垫部位和两侧髂腰部等凹陷处的成形加工。如果在板材硬化前未能结束这些工作，有可能会导致整块板材的浪费。另外，套上纱套后，对矫形器表面的平整度大有提高，一些修磨痕迹也被掩盖。

3）矫形器轮廓的描画：用彩色笔在阳型表面的纱套上画出矫形器的轮廓和压垫部位、开窗口位置等。以便热塑板材在成形后，可根据表面的轮廓先描在热塑板材表面。

（2）板材的准备：制作色努式脊柱侧弯矫形器一般采用改性聚乙烯板材，其厚度依患者身体强弱和矫正量大小选用。常规使用4mm和5mm厚的两种。板材的使用面积依据石膏阳型的上下围长和高度而定，一般按石膏阳型高和围长各放出10cm的余量。裁剪后的板材应修去毛边，并用丙酮一类清洁剂擦净表面。将平板加热器升温至160~180℃，再将板材放入。一般加热时间约15~20分钟，直至板材呈透明状为止。

（3）成形过程

1）石膏阳型可取两种状态固定于台钳上。一种垂直放置。初学者宜采用水平放置的方法，即石膏阳型的背面朝上放置。另外，台钳扣应改装成钳形夹口，以使水平放置的石膏阳型在加工中能方便地做180°翻身。

2）准备好弹性绷带一卷（无弹性绷带，使用一般帆布带也可），约3m长，再准备石棉手套两副和剪子、小刀、滑石粉等。

3）两人同时操作这道工序。两人同时抓捏已软化的热塑板材四角，从加热器中取出，置于阳型背面，然后一人将两边自然下垂的板材在石膏阳型前面中部对缝捏合，注意对缝的垂直，并及时用剪子修去多余边料，对缝处留出 1cm 的余边。另一人同时用钉枪将两端的板材固定。并趁板材处于软化状态，按压两髂腰处和压垫凹陷处，根据情况及时翻转石膏阳型，使热塑板材尽快和石膏阳型伏贴。如发现一些凹陷部难以成形，则可以用小刀在邻近的窗口部划十字口，消除板材局部的应力，使各部位成形。

4）真空成形方法：是一种较省力的方法，但需使用较多的板材，特别是两端板材要长一些，另外必须使用抽真空管。当板材软化并包覆在石膏阳型上时，将两端的软化板材集成一团捏合，以便封闭空气；板材要包住真空管壁上有气孔一端，使软化的板材围住管子封闭。然后打开真空泵，抽出阳型表面和封闭式热塑板材内的空气，使板材伏贴于阳型表面。

5）当各部位伏贴后，为防止板材在冷却中的内应力对凹陷处产生影响，需用弹性绷带将两髂腰勒紧。其方法为：将绷带一端钉于耻骨联合处，然后将绷带斜着向一侧髂腰凹部勒过，再从后部绕经另一侧髂腰后回到原处。一些压垫凹陷处可采用一些纱套重叠垫压住，外围再用绷带缠绕以保持压垫的压力。

6）经 4 小时左右待热塑板材冷却后，在热塑板材表面依据里面的轮廓线透描出矫形器的轮廓。然后先用振动锯切开两端，再沿中部切开，脱模，取下矫形器毛坯。

第六步：适合性检查

（1）半成品修整：①用手提电锯修出矫形器轮廓和开窗口部分的孔；②前中部开缝的宽度为 6cm；③用砂纸磨：将边口打磨光滑并倒角，不得有毛刺；④准备临时性扣带两根。

（2）试穿检查程序

1）站立位检查：①在试样中，为便于检查各压垫的位置和间隙状态，让患者脱去内衣；但在正常穿戴时可穿一件单衣；②患者穿上矫形器，腹部用临时性扣带扎紧，胸上部用扣带将两侧腋下扎紧；③首先检查两髂腰部是否合适，有无压痛；④检查患者对腹部压力区的感觉和臀部下边缘的松紧；⑤检查腋下的压垫和高度；⑥检查患者对后背胸椎压垫和腰椎腰垫的感觉，由于在最后穿戴时压垫部位还需增贴软性压垫块，故这时压垫的压力允许不达到矫正力量，但不允许产生间隙；⑦检查锁骨下两侧压垫位置和开关是否符合要求；⑧检查窗口边缘与身体的接触情况，窗口边缘不得挤压皮肤或软组织。

2）坐位检查：①让患者坐在平板凳上，检查矫形器后面下边缘距座椅平面的距离，应有 2cm 间距；②检查前腹部下边缘是否压迫耻骨联合；③检查两腋下高度；④检查锁骨下压垫是否不超过肩平面。

对于上述部位的检查，凡不符合要求处都应用彩笔描画下来，然后对其外形轮廓及开窗口部及时修改，并再行试穿检查。对于压垫部主要检查压垫位置是否准确。由于矫形器为热塑板材，可局部加温变形进行修改，重要的是整个矫形器和身体配合的伏贴程度如何；另外，对于两侧锁骨下的压垫，如果由于胸上部的窗口较大而影响压垫的强度时，一般需要在试穿完成后，在两侧压垫部增加铝合金或金属扁条进行铆接，以加强压垫力量。试穿中，让患者穿戴矫形器约 20~30 分钟，然后取下矫形器，检查各压垫部位在皮肤上的反应，来确定矫形器有无不合适的压迫之处和压垫位的压力大小。

第七步：附件的安装及初检

（1）边口处理：矫形器是直接穿戴于人体躯干上的支具，所以矫形器所有外形边缘和开窗口处边缘都必须打磨光滑。打磨光滑边口的程序是先使用砂纸磨修平整，再使用白橡胶磨将边口上的棱角打磨光（白橡胶磨为软磨头，修磨硬塑料边棱角效果很好），最后用白羊毛毡磨抛光。

（2）连接件的固定：色努式脊柱侧弯矫形器胸上锁紧连接件为金属件，是一种可调试结构，该连接件用铆钉固定。腹部锁紧带为两根尼龙扣带，分别用铆钉连接，为了防止在收紧腹部时夹伤皮肤，一般在腹部铆接一块 10~20cm 宽的内衬塑料板，厚度约 1cm。

（3）压垫的定位：矫形器共有两处放置压垫，一处为后背腰椎侧凸压垫，另一处为胸椎侧凸压垫。根据压力面积大小和形状制作压垫，材料为微孔泡沫板材，其硬度类似制作常规 PTB 小腿内衬套的聚酯泡沫板。第一次制作的压垫厚度一般为 1cm 左右，待患者穿戴矫形器一段时间后，再根据矫正效果逐渐增厚，压垫用人造革包住，粘在矫形器内面压垫位置。

（4）X 线检查：当压垫粘于矫形器内面时，事先用曲别针折成“V”形，置于压垫中，“V”形针的尖角指向脊柱。这样患者在穿上矫形器经 X 线检查时，就能清楚地看到脊柱的矫正效果和压垫的位置是否正确。

装配脊柱矫形器须知

1. 患者配戴矫形器时，必须能够舒适地坐下。如腰骶矫形器在设计时需考虑在矫形器下缘与身体之间留有空隙，以防压迫皮肤。因为患者在坐位时骨盆倾斜，改变了力线和矫形器的位置，故设计矫形器时必须评估站立位与坐位的改变。

2. 塑形制作的贴附于身体的矫形器须避免对呼吸、消化和咀嚼等生理运动的干扰。虽然矫形器的目的在于固定脊柱或矫正脊柱畸形，但在设计时必须考虑到呼吸和消化过程中的胸腹部活动，为此，可以在矫形器对应胸腹部的前侧开窗。同样，在设计颈椎矫形器时应考虑到患者张口、咀嚼等活动，为此，矫形器的下颌托一定要合适。

3. 虽然短期使用躯干矫形器可以减轻肌肉痉挛，稳定脊柱和减轻疼痛，但长期使用躯干矫形器会导致肌肉萎缩、脊柱活动度减少和心理依赖。因此，要定期复查患者，以确定在适当的时机停止使用矫形器并进行体疗。对青少年特发性脊柱侧弯的矫形器治疗，应结合体疗，以维持肌肉和脊柱柔顺性。

第八步：终检、交付使用、随访和康复评定

一般患者在穿戴矫形器15天需回到矫形师和康复医师处，再次进行X线检查和矫形器的使用检查，根据使用情况再次对压垫进行调整。以后每3个月坚持检查一次。特别是对于发育期的患者，家长和老师以及家庭、社会环境对治疗的配合都是不可缺少的。因此，作为矫形师和康复师，应全面、综合地考虑患者的治疗效果，以保证患者的康复。矫正效果的评定标准有脊柱侧突角度、椎体旋转角度、顶椎偏离骶骨中线的距离、肋骨隆起的高度差、外观的改善。矫正效果的评定方法包括测量侧突角度、测量对比椎体的旋转程度、矢状面胸椎后突的检查、压力垫检查、姿势检查（图3-3-60）。

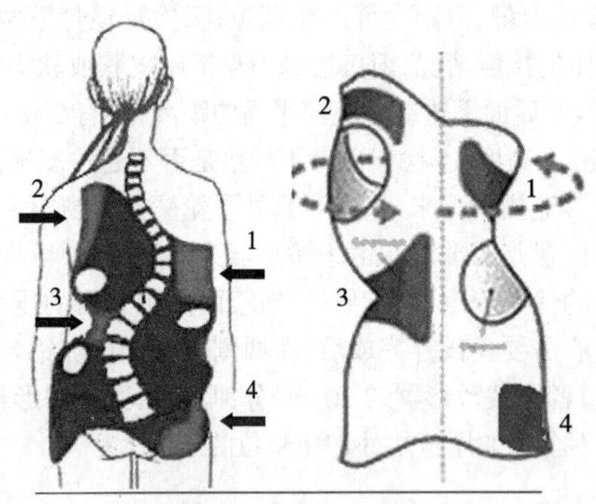

①色努矫形器的作用原理

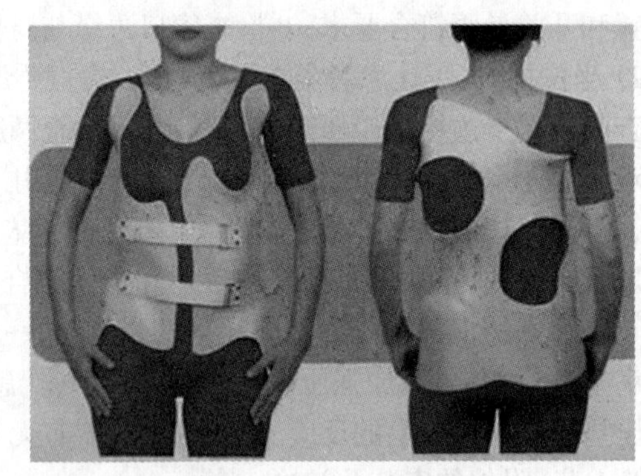

②色努矫形器的试穿效果

图3-3-60　矫形器附件的安装及复查

（二）用低温热塑板材制作脊柱矫形器

以颈矫形器的制作为例，具体如下：

低温板材制作的颈托。作用：支撑颈椎或治疗颈椎瘢痕及斜颈。适应证：类风湿关节炎、颈椎滑脱、颈椎稳定性骨折、烧伤后的定位、斜颈的矫正、退化性颈椎病等（图3-3-61）。低温塑料板材与高温塑料板材制作的矫形器相比，优点是制作简单快速，方便调整，重量轻，舒适，透气性好。缺点是强度相对较小。

第一步：测量

第二步：矫形器塑形

第三步：半成品修整

第四步：附件的安装及初检

第五步：终检、交付使用、随访和康复评定

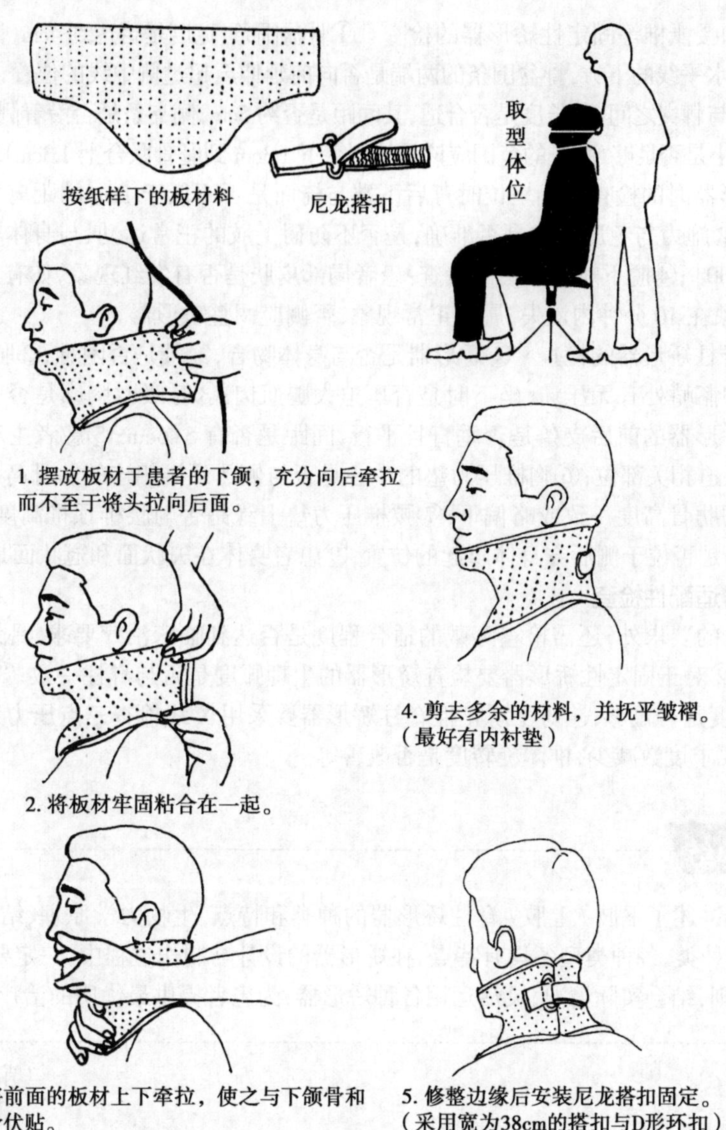

图 3-3-61　用低温热塑板材制作颈托的步骤

九、脊柱矫形器的评定

脊柱矫形器的评定内容包括：①处方要求评定，是否满足处方的各项要求；②矫正效果评定，是否达到满意和预想的治疗效果；③压垫位置评定，压垫位置是否正确；④压力大小评定，矫正力要求须大于畸形力，作用力是否合适；⑤呼吸功能评定，配戴矫形器是否影响呼吸功能；⑥各种体位和日常生活动作评定，是否对日常生活活动有影响、影响程度大小等；⑦适合性评定，矫形器是否适合患者的症状或功能障碍、配戴是否合身等；⑧矫形器的外观评定，矫形器是否美观、轻巧、透气等；⑨耐用性评定，矫形器的坚固性是否足够，患者对矫形器的耐受性如何，材质对人体皮肤是否过敏性等。

（一）试穿时适配性检查

脊柱矫形器在交付患者前应在专业技术人员指导下试穿，并检查矫形器材料、结构、尺寸是否达到处方要求，检查矫形器的外观和工艺质量是否达到满意，并明确告知患者穿戴脊柱矫形器的时间、方法和注意事项等。

1. 颈部矫形器的检查　①患者头部是否保持在水平位或处方要求的体位，当头部保持水平位时，从眼窝底部到耳孔中心的连线应该是接近与地面平行的；②矫形器的所有硬质部件（下颌托、枕骨托、胸托）大小、形状是否合适；③胸骨托的上缘低于胸骨切迹是否至少有 2.5cm、外上缘是否低于锁骨 1.3cm；④枕骨托上缘中心的位置是否低于枕骨粗隆顶部 1.3cm，其后仰角度是否合适。

2. 胸腰椎和腰骶椎等固定性矫形器的检查　①骨盆围条：宽度是否达到4cm，骨盆围条的中心线是否位于髂后上棘水平线的下方，骨盆围条的两端是否向前延伸至超过侧中线的位置；②支条：左右后支条是否经过肩胛骨与棘突之间，其长度是否合适，其间距是否约5cm，侧支条是否沿着侧中线延伸、长度是否合适；③腹托：大小是否足够（腹托的范围应该是从剑突下1.3cm到耻骨联合上1.3cm）、穿戴是否舒适。

3. 穿戴矫形器时的检查　①坐位时背后下端与椅面是否不低于1cm的距离、耻骨联合与髂前上棘是否无压痛；②施力与免压部位是否准确，是否不防碍上肢的正常运动、与身体服贴；③髋关节屈曲角度是否大于100°；④脱下矫形器后的检查：患者局部皮肤是否有发红现象，如有发红，未感到压迫或不适，或发红现象在10分钟内消失，属于正常现象，否侧应调整矫形器。

4. 矫正性脊柱矫形器的检查　①矫形器是否与身体吻合，穿戴是否困难；②耻骨上缘、大转子处、两侧髂前上棘和髂嵴处有无压痛，坐下时是否压迫大腿肌肉；③呼吸时胸廓是否有压抑感；④密尔沃基式脊柱侧凸矫形器的前后支条是否垂直且平行，间距是否有5~6cm；⑤患者主动竖直脊柱时，颈环和喉部托是否压迫相关部位；⑥胸椎压力垫的中心是否与侧凸顶椎相连的肋骨高度相同，上缘是否与胸椎顶椎相连的肋骨高度一致或略偏下；⑦腰椎压力垫上缘是否与腰椎顶椎高度相同；⑧横截面上，胸腰椎压垫中心是否位于侧后方身体隆起的位置；⑨患者身体在矢状面和冠状面是否正直。

（二）穿戴时适配性检查

除试穿检查的要求外，还需检查穿戴的适合程度是否达到临床治疗要求，具体如下：①穿戴者自述无明显不适；②对于固定性矫形器要检查矫形器的生理弧度是否与脊柱一致；③各压力垫或衬垫位置是否恰当，力度是否足够；④对于矫正性脊柱矫形器要采用X线检查三点压力系统对位是否准确，Cobb角是否按要求度数减少，椎体旋转度是否改善等。

本章小结

本章主要讲述了下肢/上肢/脊柱矫形器的种类和特点、生物力学原理、结构形式和适应证。矫形器有很多种类，各种类型各具有特点，在矫形器的设计与制作过程中，一定要遵循“病万变，药亦万变”的原则，结合实际情况，灵活运用各种矫形器，为患者提供最优质的治疗和服务。

（肖晓鸿　南小峰）

思考题

1. 简述脊柱矫形器的定义。
2. 简述脊柱矫形器的功能和作用原理及生物力学。
3. 脊柱矫形器的种类有哪些？
4. 简述颈矫形器的种类及适应证。
5. 简述骶髂矫形器的种类及适应证。
6. 简述胸腰骶矫形器的种类及适应证。
7. 简述颈胸腰骶矫形器的种类及适应证。
8. 简述脊柱侧弯的定义及类型。
9. 简述脊柱侧弯的检查方法。
10. 简述脊柱侧弯矫形器的治疗原理。
11. 简述脊柱侧弯矫形器的种类及适应证。

扫一扫，测一测

思路解析

第四章 其他康复辅助器具技术

学习目标

1. 掌握:轮椅的基本结构,轮椅的选配技术,轮椅的使用技术;常用助行器的选配使用方法,影响助行器选用的因素;姿势(卧姿、坐姿和站姿)辅助器的适配原理、常用的种类及特点;各类自助具的选择与应用;助听器 / 助视器的选配原则及适应证与禁忌证;常用康复训练辅助器具的基本结构组成、基本用途。

2. 熟悉:轮椅的附属结构,轮椅的适用范围和特点,轮椅的保养与维修技术;助行器的分类,助行器的功能;姿势辅助器的基本功能、适配原则和适配前的评估方法;自助具的选用与制作原则,一些简单自助具的制作方法;助听器 / 助视器的性能及指标、选配步骤、使用注意事项;常用康复训练辅助器具的结构性能要求、安全使用的方法。

3. 了解:轮椅的定义,轮椅的分类,轮椅的测试评估方法,轮椅使用者的家居改造;助行器的含义;姿势辅助器的定义与分类;自助具的定义、种类,使用自助具的目的;助听器 / 助视器的定义及分类、基本构造及工作原理;常用康复训练辅助器具的结构参数。

4. 能够选配合适的康复辅助器具;指导患者正确使用康复辅助器具进行康复功能训练;具备能够根据患者的不同需求,选配相应的康复辅助器具,并能够指导其进行康复功能训练的能力。

第一节 轮　椅

一、轮椅概述

(一) 轮椅的定义

轮椅(wheelchair)通常是指带有行走轮子的座椅。它是康复的重要工具,不仅是肢体伤残患者的代步工具,而且更重要的是能够使患者借助于轮椅进行身体锻炼和参与社会活动等。

(二) 轮椅的分类

1. 按材料分类　一般可分为铝合金、合金钢和钛合金轮椅等。

2. 按类型分类　可以分为标准轮椅(standard wheelchair)和特殊轮椅(special wheelchair)两大类。

(1) 标准轮椅:又称普通轮椅或一般轮椅。普通轮椅一般比较轻便,就是个椅子的形状,还可以折叠收起,有四个轮子,后轮较大,加个手推圈,刹车也加在后轮,前轮较小,用来转向;普通轮椅大多为手动式,一般适用于手部功能键全的或短期行动不便者,不适合久坐。

(2) 特殊轮椅:是根据乘坐轮椅患者残存的肢体功能及使用目的,从普通轮椅中派生出来的,常用的有站立式轮椅、躺式轮椅、单侧驱动轮椅、电动轮椅、代步车、运动轮椅等。

3. 按驱动方式分类 可以分为手动轮椅和动力轮椅。

(1) 手动轮椅：按操作者的不同还分为自推式和助推式轮椅。①自推式轮椅：是由使用者自己推行的，特点是有驱动功能的手推圈，后车轮较大。②助推式轮椅：是由照顾者推行的，特点是有驱动功能的手推把、无驱动手推圈、后车轮直径较小。

手动轮椅按驱动方式的不同分为前轮驱动、后轮驱动、单侧驱动和摆杆驱动轮椅，其中后轮驱动轮椅使用普遍。常用的后轮驱动轮椅包括普通型轮椅、功能型轮椅、高靠背轮椅和运动型轮椅等。

(2) 动力轮椅：包括以蓄电池为能源直流电机驱动的电动轮椅和以燃油发动机驱动的机动轮椅。使用者通过简单的控制装置自行操作。

1) 电动轮椅：是一种以蓄电池为能源、电脑万向操作杆控制驱动的轮椅车，使用者可通过控制装置自行驱动轮椅车行进，适用于高位截瘫、偏瘫及下肢功能障碍者使用。

2) 机动轮椅：是以燃油为动力的机动轮椅车(残疾人摩托车)。其启动、制动及其他控制装置全部由驾驶员的上肢操纵，座位有靠背和能限制髋部左右移动的装置。机动轮椅安装有下肢防护装置和放置拐杖的位置，要求驾驶者上肢健全、视觉和精神状况良好。

(三) 轮椅的结构

1. 轮椅的基本结构 普通轮椅一般主要由轮椅车架、车轮(大车轮、小车轮)、驱动装置、制动装置、座椅和靠背等部分组成。电动轮椅的结构远较普通轮椅复杂。它由以下几个部分组成。①驱动装置：由 12V 或 24V 蓄电池提供能源，有前轮驱动式和后轮驱动式，前轮驱动的易于跨越障碍物。②变速装置：分有级变速和无级变速两种。③制动装置：又称刹车装置，大多采用马达反转的作用。④蓄电池：用 24V 的汽车蓄电池，充一次电能连续使用 3~6 小时。以普通轮椅为例，具体如下(图 4-1-1)：

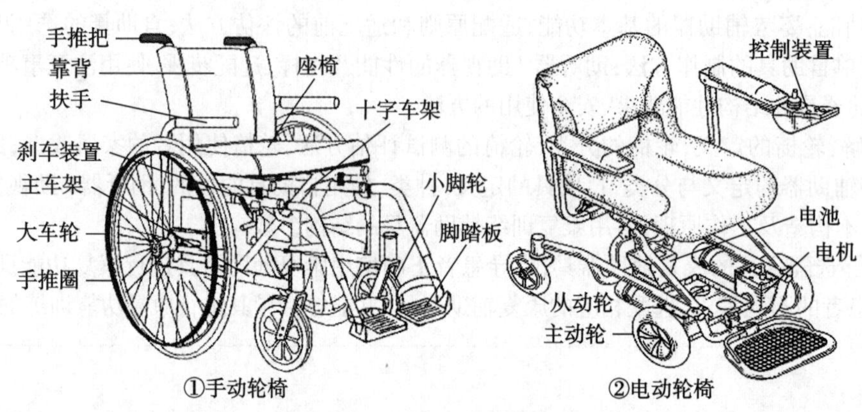

图 4-1-1 轮椅基本结构

(1) 轮椅车架：有固定式和折叠式两种，主要有主车架、十字形车架、脚踏板支撑架等。轮椅车架多为薄壁钢管构成，表面镀铬、烤漆或喷塑。高档轮椅架采用合金材料，以减轻轮椅重量(图 4-1-2)。

(2) 车轮：普通轮椅装有一对大车轮和一对小脚轮，每个大车轮都装有驱动轮圈即手推圈，使用者双手驱动手推圈使轮椅前进、后退或转向；一对前小脚轮，可自由转动。具体特点如下(图 4-1-3)：

1) 大车轮：承载主要的重量。轮的直径有 51、56、61、66cm 数种。除了少数使用环境要求而用实心轮胎外，多用充气轮胎。①实心轮胎：保养简单，不易破损，适合平坦地面使用。②充气轮胎：对于凹凸不平的路面有良好的避震作用，使用者坐得舒适，但需定期充气，轮胎容易破损。③ PU 轮胎：保养简单，耐磨，减震效果良好(图 4-1-4)。

2) 小脚轮(转向轮)：与转向系统连接决定行进方向，大多数小脚轮在大车轮之前，直径有 12、15、18、20cm 数种，直径大的小脚轮易于越过小的障碍物和特殊的地毯。但直径太大使整个轮椅所占空间变大，行动不方便(图 4-1-5)。

3) 手推圈：为自推式轮椅所独有，直径一般比大车轮小 5cm。手推圈一般由患者直接推动，为了易于驱动，可有下列方式的改动。第一：在手推圈表面加橡皮等以增加摩擦力。第二：沿手推圈四周

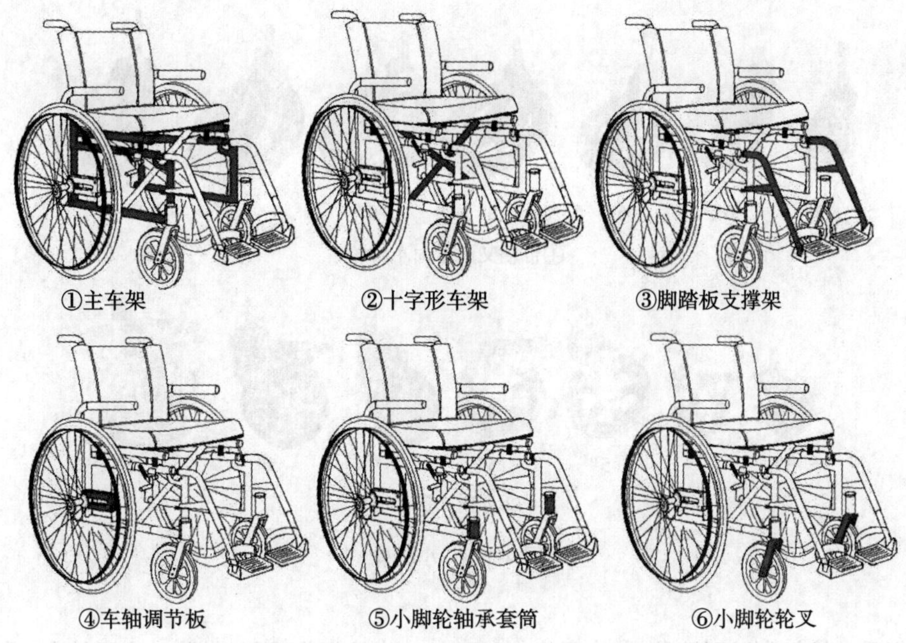

图 4-1-2　轮椅车架

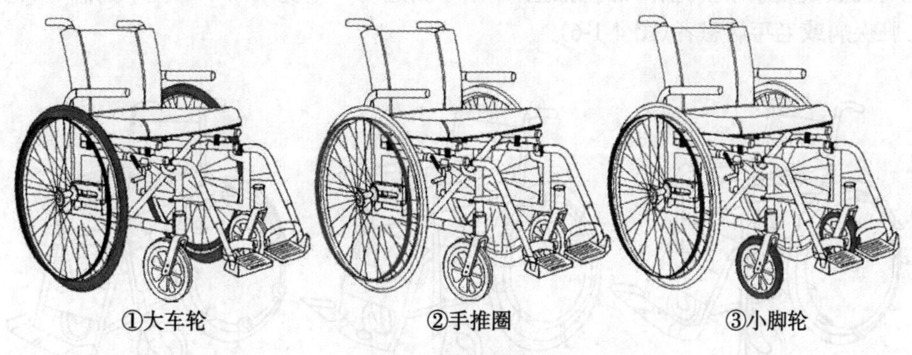

图 4-1-3　轮椅车轮

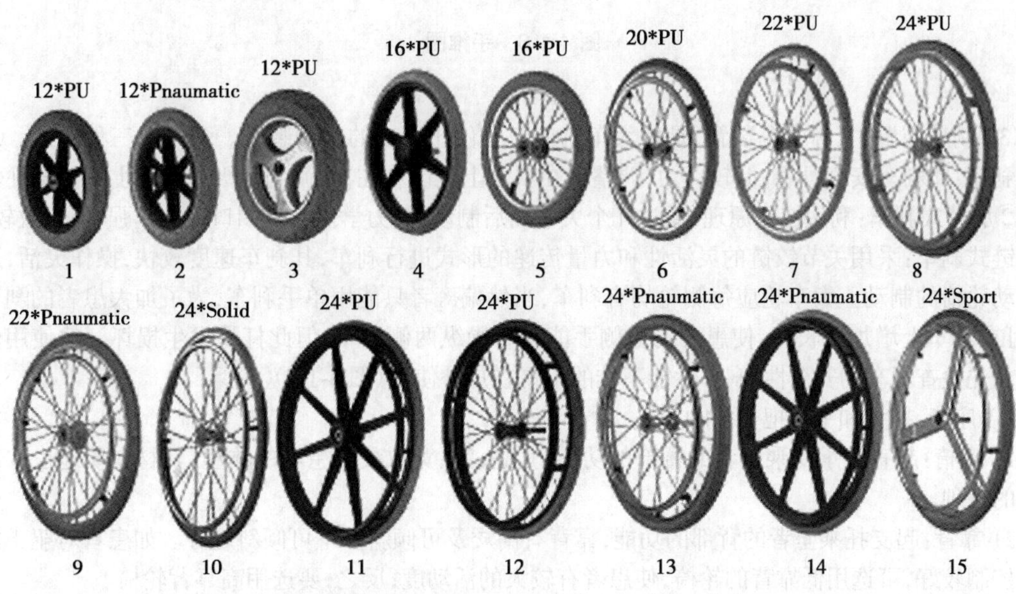

图 4-1-4　轮椅轮胎

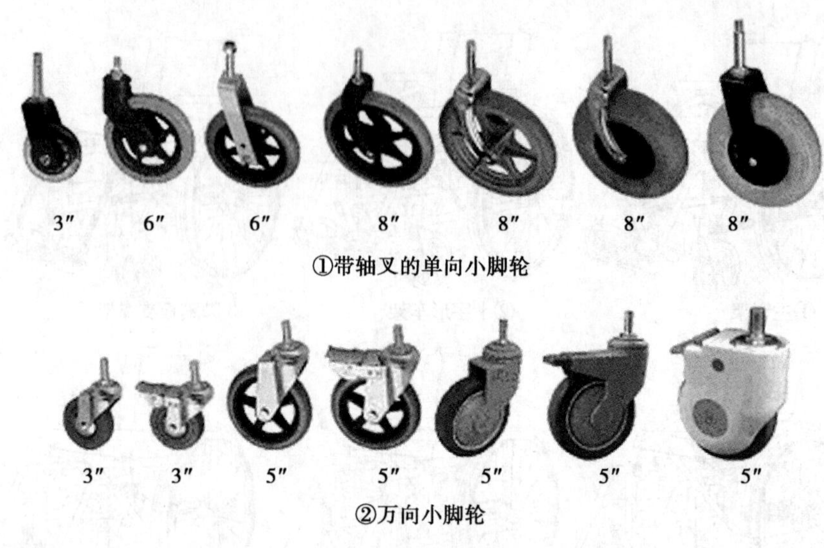

图 4-1-5　小脚轮

增加推动把手。推把有以下几种:①水平推把:用于 C5 脊柱损伤,因此时肱二头肌健全,手放在推把上,靠屈肘力可推车前进,若无水平推把,则无法推动;②垂直推把:用于类风湿关节炎肩手关节活动受限,因此时无法使用水平推把;③加粗推把:用于手指运动严重受限而不易握拳的患者,也适用于骨关节炎、心脏疾病或老年病患者(图 4-1-6)。

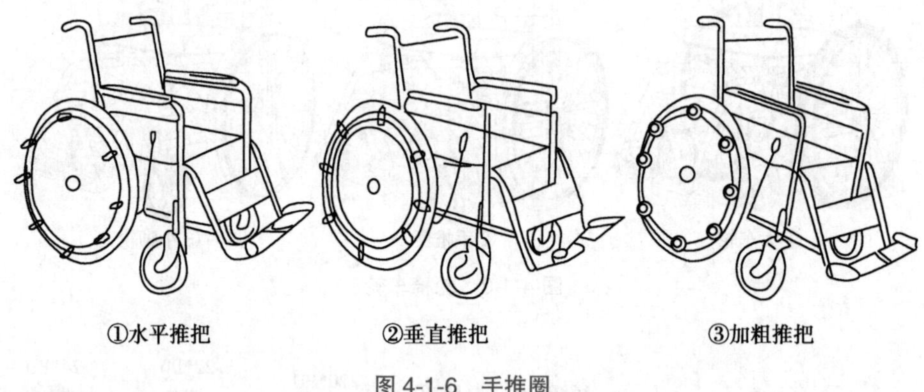

图 4-1-6　手推圈

(3) 制动装置:又称刹车装置,是使大车轮能完全停止运动的制动装置。刹车有三种形式。①凹口式刹车:此刹车安全可靠,但较费力,调整后在斜坡上也能刹住,若调到 1 级在平地上不能刹住为失效。②肘节式刹车:利用杠杆原理,通过几个关节而后制动,其力学优点比凹口式刹车强,但失效较快。③铰链式刹车:采用关节铰链的灵活性和力量传递的形式进行刹车,其刹车速度较快,操作灵活,适合于运动轮椅的制动。大车轮应每侧轮均有刹车,当然偏瘫者只能用单手刹车,为了加大患者的刹车力量,可在刹车上增加延长杆,使患者的健侧手能同时操纵两侧刹车,但此杆易发生损坏。故使用轮椅前应首先检查刹车的安全性,刹车性能不佳的不得在户外使用(图 4-1-7)。

(4) 座椅、靠背和手推把(图 4-1-8)

1) 座椅:起直接承受乘坐者的臀部的功能,其高、深、宽取决于患者的体型,其材料质地也取决于患者的病种。

2) 靠背:起支托乘坐者的背部的功能,靠背有高矮及可倾斜和不可倾斜之分。如患者对躯干的平衡和控制较好,可选用低靠背的轮椅,使患者有较大的活动度;反之,要选用高靠背轮椅。

3) 手推把:固定在轮椅的靠背后面顶部,用于他人帮助患者推动轮椅。一般采用 PU 橡胶和海绵制作而成。

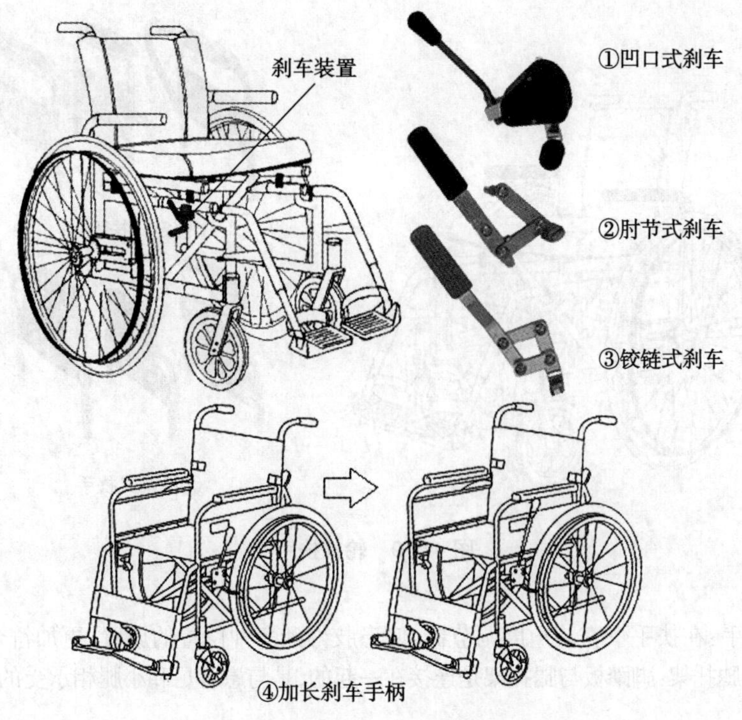

图 4-1-7 轮椅刹车

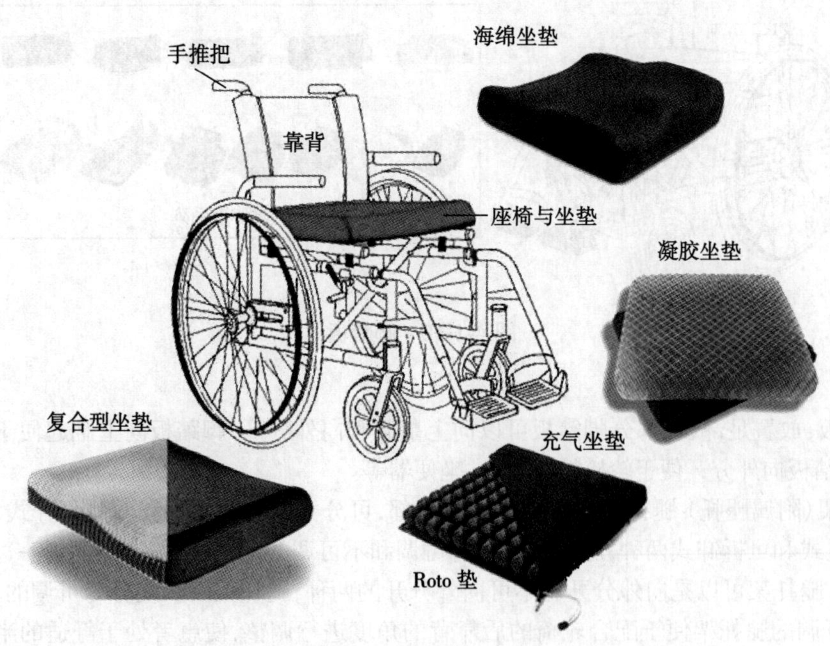

图 4-1-8 座椅、靠背和手推把

(5) 前臂手托(扶手):作用是保证患肢功能位放置,避免前臂滑落。折叠式轮椅的扶手或脚踏板均为拆卸式。轮椅两侧扶手有固定式和可调式两种。另外,扶手也有长短之分,长的为使用者提供较佳的承托,短的则可方便使用者接近桌子。扶手板的长度、大小可以订制,一般高出座椅面 22.5~25cm,将其固定在轮椅扶手上供读书、用餐等。扶手适合各类上肢感觉神经和运动神经受损的病残者根据其伤残具体情况选用(图 4-1-9)。

1) 固定式扶手:将成形的扶手或选择适合患肢的组合件安装在轮椅扶手上,位置固定。

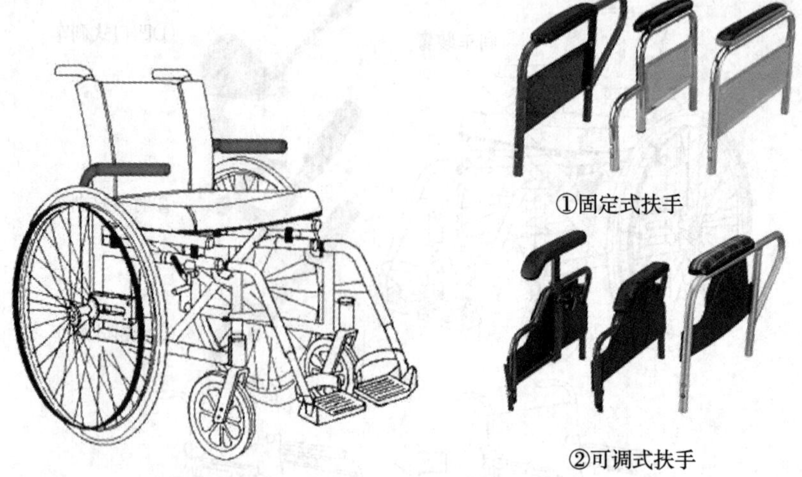

图 4-1-9　轮椅扶手

2）可调式扶手：在扶手下安装角度调节器，使患肢得到多种位置的放置，更加符合患者的需要。

（6）脚踏板与腿托架：脚踏板与腿托架是连接在一起的，是与患者足和小腿相承受的部位（图 4-1-10）。

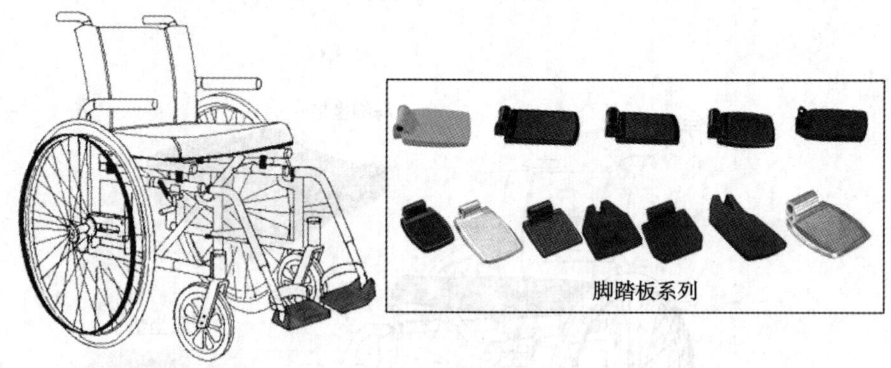

图 4-1-10　脚踏板

1）脚踏板：放置足部，大部分脚踏板可以向上翻起和向外分开，脚踏板向上翻起便于患者将足放在地面上，脚踏板向外分开便于轮椅接近床边、坐便器等。

2）腿托架（附属腿托）：腿托支托小腿部分和足部，可分为横跨两侧式和两侧分开式，这两种腿托又可以是固定式和可拆卸式两种，膝关节角度有可调和不可调的，腿托采用能摇摆到一边和可以拆卸的为最理想。腿托架可以是向外分开和不可向外分开的两种，腿托架的长度分为可调的和不可调的。膝关节角度可调的腿托架便于配合轮椅的后靠背的角度进行调整，使患者处于舒适的半卧位。可拆卸的腿托架和向外分开的腿托架便于使轮椅接近床边，有利于患者从轮椅到床上或从床上到轮椅。长度可调的腿托架便于根据患者的小腿长度调节脚踏板的高度，如脚踏板过高，则屈髋角度过大，体重就更多地加在坐骨结节上，易引起该处压疮（图 4-1-11）。

2. 轮椅的附属结构　轮椅除基本结构之外，还具有一些根据乘坐者需要而设置的附属结构。①坐垫：即放置在轮椅座椅表面的垫子。轮椅坐垫一般为 5~10cm 厚，选择一个合适的坐垫要考虑许多因素，不合适的坐垫可能是造成压疮的一个因素，常用的轮椅坐垫有海绵坐垫、凝胶坐垫、充气（充水）坐垫、复合型坐垫等。②头颈托：是安装在轮椅靠背上方提供头颈部支撑的装置，非常适用于患有神经系统疾病、脑损伤的成年人以及脑瘫儿童。③固定带：是为患者躯干或肢体提供固定、保护和防止患者从轮椅中滑落的软质宽带。④足护带：用于防止轮椅乘坐者足部滑出脚踏板的保护带。⑤防

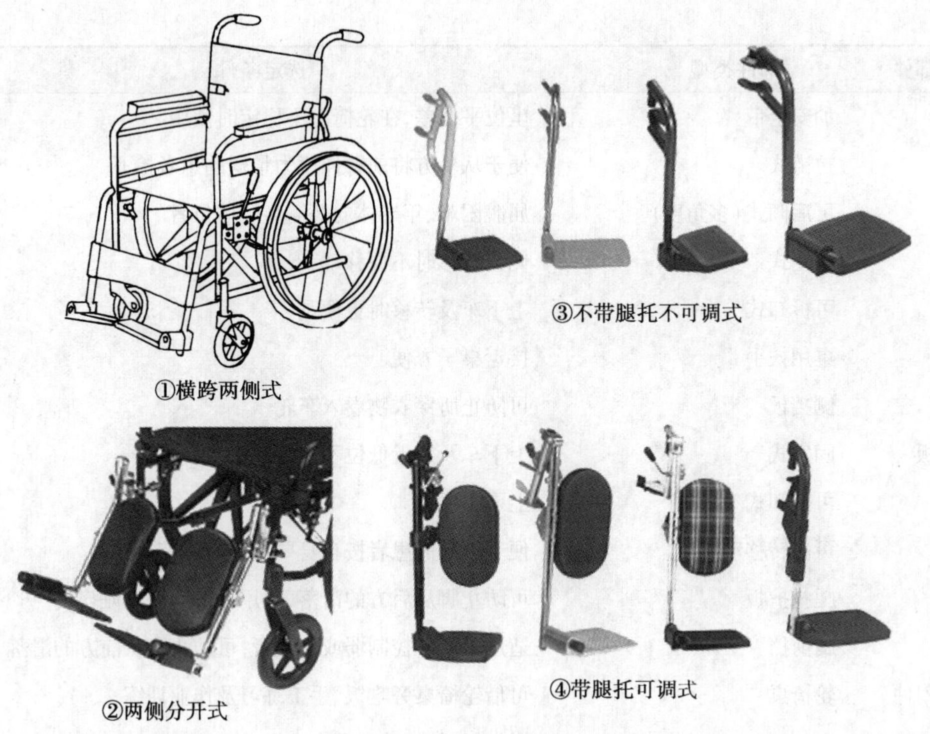

图 4-1-11　腿托架

翻轮：是安装于轮椅车架后面双侧或中间起保护作用的小轮。⑥轮椅桌：是临时安装在轮椅上，提供患者日常生活帮助的特制小桌。⑦轮椅背包或存放器：是提供乘坐者存放拐杖、雨伞或日常用品等的一种简易装置。⑧轮椅手套：是患者配戴的保护双手的手套，一般采用软皮革制作，适用于上肢运动功能较好、经常自己操纵轮椅出行的患者选用，特别是轮椅运动爱好者及轮椅运动员的必备品。⑨轮椅电脑架：安装在轮椅上可全方位调整角度及高度和位置的电脑架（表 4-1-1）。

表 4-1-1　轮椅主要部件的分型及选用条件

轮椅部件	部件类型	选定条件
手动轮椅车型	户外型（普通型）	在室内也可使用
	室内型（前轮驱动型）	转圈所占空间较小，但上下车欠方便
	可折叠式	存放及携带方便
	固定式	价格便宜，但携带及运输不便
大车轮胎	充气轮胎	可用于户外未铺路面的道路
	实心轮胎	适用于室内和铺路面的道路
手腿圈 / 推把	垂直式	适用于 C5 平面脊髓损伤
	水平式	适用于肩手关节活动受限的患者
	加粗式	适用于手指运动受限而不易握拳的患者
小脚轮	12.7cm 实心轮胎	脚可触地，便于以脚蹬地滑动轮椅
	20.3cm 充气轮胎	可轻易越过小的障碍物，适宜在未铺路面的道路上行驶
	20.3cm 实心轮胎	适用于体胖、下肢强直或平衡能力弱者，可防止上下车的滑动
制动刹车	凹口式	制动可靠，但较费力
	肘节式	肌力较弱者或上肢关节移动受限制者使用
	铰链式	适合运动爱好者使用
	延长杆式	可更省力或用对侧手操纵

续表

轮椅部件	部件类型	选定条件
靠背	加安全带	坐位平衡差，在轮椅上不稳定时使用
	拉链式	便于从后方将前臂伸肌力量弱的患者抬下
	可后倾式（多角度）	屈髋困难、年老体弱等需半躺体位者
扶手	固定式	侧方转移时不便移动
	可拆卸式	上下车及转移时更便利
	桌用扶手	接近桌子方便
	侧挡板	可防止所穿衣物卷入车轮
脚踏板	固定式	上下车及靠近低位不便
	可拆卸式	上下车便利
	可翻转移动式	便于不同的患者按自身要求进行调节
腿托	腿托护板	可防止脚从后方的滑落，适用于下肢完全瘫痪者
	腿前挡	适用于下肢控制弱或僵硬者，可防止脚从前方的滑落
轮椅附件	轮椅桌	可借轮椅桌旁吃饭、手工练习及作业训练
	坐垫	增加舒适感，减少压疮发生
	手套	防止驱动轮椅时手的损伤，特别是残疾人运动员
	头颈枕托	适用于颈部支撑力量较弱者

（四）轮椅的特点和功能

1. 普通轮椅　根据型号及价格不同又分为硬座和软座轮椅、充气轮胎和实心轮胎轮椅、固定式和折叠式轮椅（图 4-1-12）。

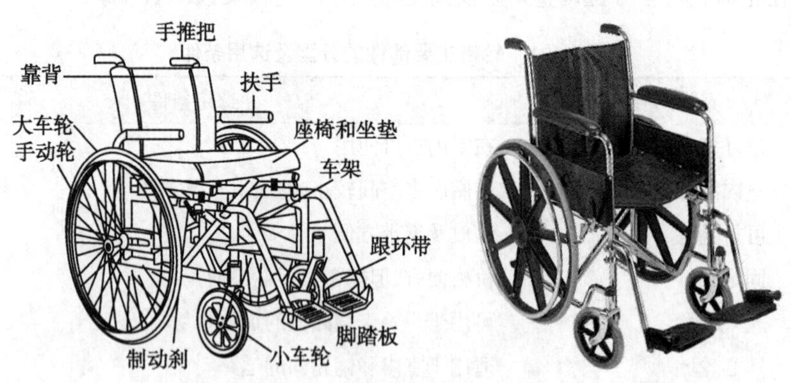

图 4-1-12　普通轮椅的结构

（1）特点：①患者可自己操作固定式扶手或可拆卸式扶手；②固定式脚踏板或可拆卸式脚踏板；③外出携带或不用时可折叠放置。

（2）适用范围：适用于大多数老弱病伤残患者使用。①行动能力减退和丧失者，如截瘫、偏瘫、截肢、骨折、下肢麻痹、严重的下肢关节炎等肢体功能障碍者；②重症疾病引起的身体衰竭、痴呆、脑血管疾病、严重帕金森病、中枢神经疾病导致的独立行动有危险者等；③老年人、身体虚弱等行动困难者。

2. 特殊轮椅　功能较普通轮椅齐全，不只是残疾人和行动不便者的行动工具，同时也具备其他功能。特制轮椅视患者情况而定，有多种不同配件，可搭配特殊控制器使用，或是可以改装成运动轮椅等特殊装置。例如，加强载重量、特殊坐垫或靠背、颈部支撑系统、腿部可调节、可拆卸餐桌等，为有特殊需求的患者使用。

(1) 轻便轮椅：分为标准型(或成人型)和小型(或儿童型)(图 4-1-13)。

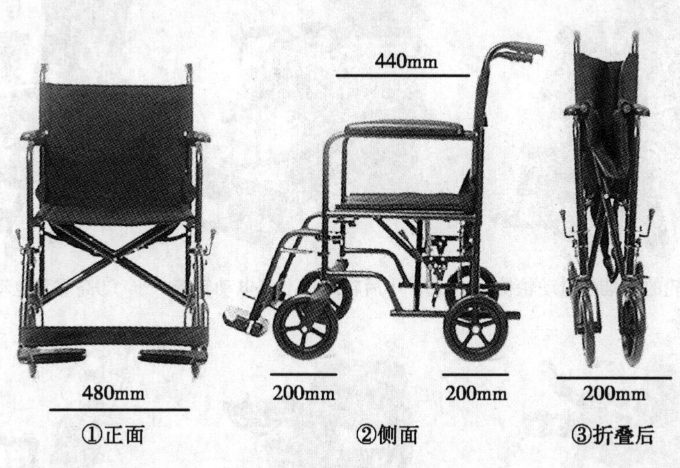

图 4-1-13　轻便轮椅

1) 特点：①其样式与标准轮椅相同，但重量仅大约为标准轮椅的 2/3；②轻便轮椅也可以折叠，轮子也可以拆卸；③为了便于患者完成转移动作，所有的轻便轮椅的脚踏板应该能够旋转并可以拆卸，两侧的扶手也应该是可拆卸的。

2) 适用范围：适用于经常依靠轮椅上下汽车的患者。

(2) 躺式靠背轮椅：是指能够向身后倾斜 30°~90° 的轮椅，包括靠背倾躺型和靠背与座椅同时倾躺型两种类型。高位脊髓损伤的患者使用这种轮椅，更易于保持平衡和呼吸通畅，有利于姿势的变换，进行臀部减压，并可以克服姿势性的低血压。其重量明显大于标准轮椅，总长度也较长，所以在较窄的地方操作不太方便(图 4-1-14)。

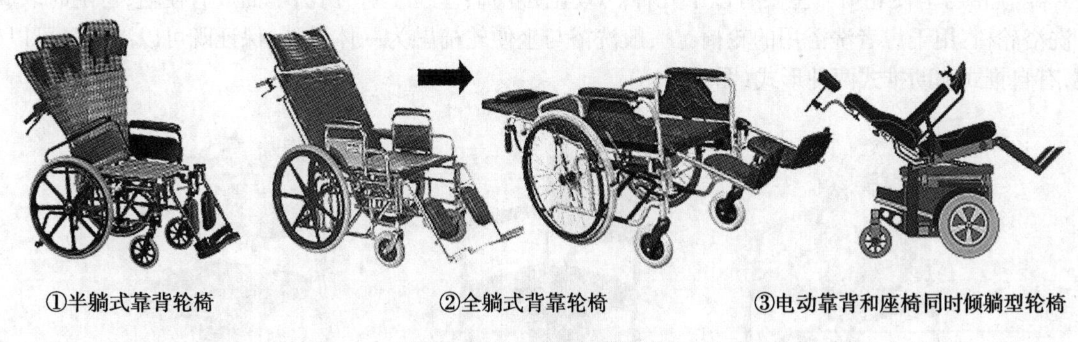

图 4-1-14　躺式靠背轮椅

1) 特点：①躺式轮椅的靠背高至患者头部，有可拆卸式扶手与旋扣式脚踏板，脚踏板可升降、作 90° 旋转，腿部支架可调整至水平位置；②靠背可分段式调整角度或可无段式任意调整至水平位(相当一张床)，患者可在轮椅上休息，还可拆卸头枕。

2) 适用范围：适用于高位截瘫者及年老体弱多病者。

3. 电动轮椅　附有马达与电池，一次充电续航力约 20~60km、最大速度约 8~15km/h、爬坡角度最大为 12°、充电约需 4~6 小时，有单手控制装置，乘坐者只需推动控制杆即可前进、后退和转弯，可在室内外使用。电动轮椅的重量连同电池在内大约相当于标准手动轮椅的两倍。某些型号的电动轮椅更加转换到手动模式，只不过此类轮椅装有带有手推圈的大后轮，可让使用者或他人推动。电动轮椅有标准型(成人型)和小型(儿童型)两种型号(图 4-1-15)。

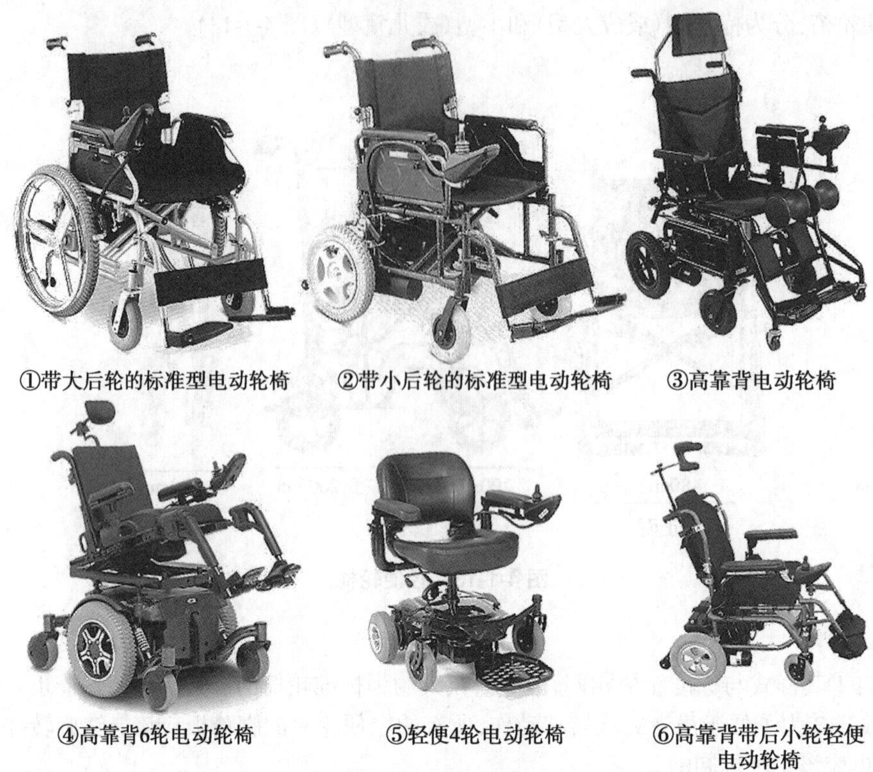

①带大后轮的标准型电动轮椅　②带小后轮的标准型电动轮椅　③高靠背电动轮椅

④高靠背6轮电动轮椅　⑤轻便4轮电动轮椅　⑥高靠背带后小轮轻便电动轮椅

图 4-1-15　电动轮椅

(1) 特点：其控制方式有三种。①上肢或手控制：用摇杆方式控制。②呼吸控制：用吹吸控制。③下颌控制：用头部等下颌控制。

(2) 适用范围：适用于手部功能不全和重度瘫痪或需要较大移动距离的患者，如高位截瘫或偏瘫等但有单手控制能力的人。只要认知能力正常，使用电动轮椅是不错的选择，不过需要较大活动空间。

4. 洗浴与坐便轮椅　主要有以下几种。①坐便轮椅：座位上有开孔，下面放有便盆，可随时取放。②洗浴轮椅：用于患者洗浴用的轮椅。一般洗浴与坐便轮椅融为一体设计，保证既可以洗浴又可以坐便，有自推式和助推式两种形式(图 4-1-16)。

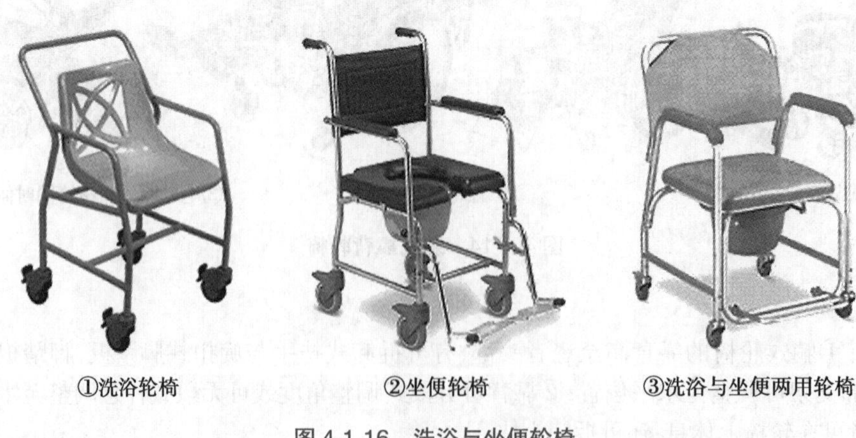

①洗浴轮椅　②坐便轮椅　③洗浴与坐便两用轮椅

图 4-1-16　洗浴与坐便轮椅

(1) 特点：①洗浴与坐便轮椅一般采用折叠式设计，车架可折叠，椅背、靠背都可根据患者情况不断更换，扶手及脚踏均为拆卸式，便盆取放方便；②这种轮椅经过防水处理，抗氧化；③椅面具有良好的透气性和透水性或防水性；④防滑特殊设计，如轮椅的前后轮均有带锁装置，以保证轮椅在使用过程中的稳定和安全。

(2) 适用范围：适用于老弱病残者在冲淋洗浴和坐便时使用。

5. 单侧驱动轮椅　利用健手单侧驱动手圈或推杆的轮椅车（图 4-1-17）。

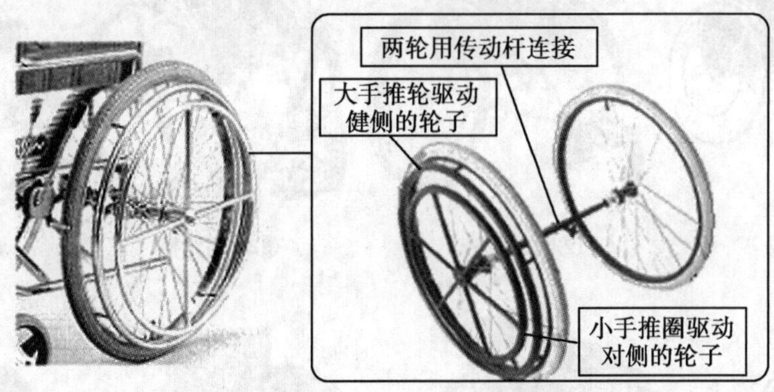

图 4-1-17　单侧驱动轮椅

(1) 特点：在两驱动轮之间有一传动轴，位于患者上肢健侧的轮椅大车轮有两个驱动手圈，双手圈驱动装置安装在其中一个后轮上，其中最外侧的手推圈上安装有推杆，使用者利用单侧上肢操纵轮椅。

(2) 适用范围：适用于偏瘫及单侧上肢功能障碍者。

6. 运送轮椅　是一种由护理人员驱动的轮椅，前后轮都较小，以降低造价和减轻重量，其重量大致与轻便轮椅相同。一般分为普通型和轻便型两种（图 4-1-18）。

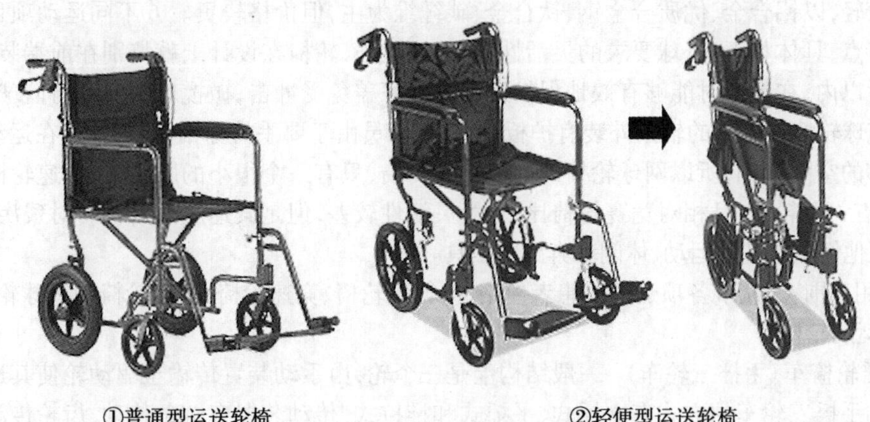

图 4-1-18　运送轮椅

(1) 特点：①车架可以折叠，扶手一般为可调式；②手推把旁边设有推把刹车系统，方便照顾者控制推动轮椅时的速度，可减低意外的风险。

(2) 适用范围：主要用于护理方面的轮椅，适用于手部功能不全和重度瘫痪及年老体弱多病者。

7. 运动轮椅　即配合各式运动所使用的轮椅，供残疾人进行体育活动、休闲运动时使用，分球类和竞速类两类（图 4-1-19）。

(1) 特点：一般具有轻量化与耐用特点，许多高科技材质都会用上。从整体上看，运动型轮椅外观比较简洁、美观，便于使用，而且时尚。①轮子数量：一般由 4~5 个轮子构成，中间两个大轮子，前面有一个或者两个小轮子，后面还各有一个小轮子。它前后轮都很小，后轮（防翻轮）主要是为了防止轮椅在激烈的比赛中产生后翻现象，而前轮是为了在转弯时很灵活。②靠背和扶手：靠背很低，扶手也基本没有，这主要是为了在比赛时让运动员的双臂解放出来灵活运动。③大车轮与水平面的夹角：运动轮椅的大轮子与水平面一般成一个的锐角（“八”字形），提高运动轮椅在运动和比赛相撞过程中的稳定性及拐弯的灵活性。④运动轮椅的底座：不是传统的十字交叉形，而是一个固定的横梁，并有一定

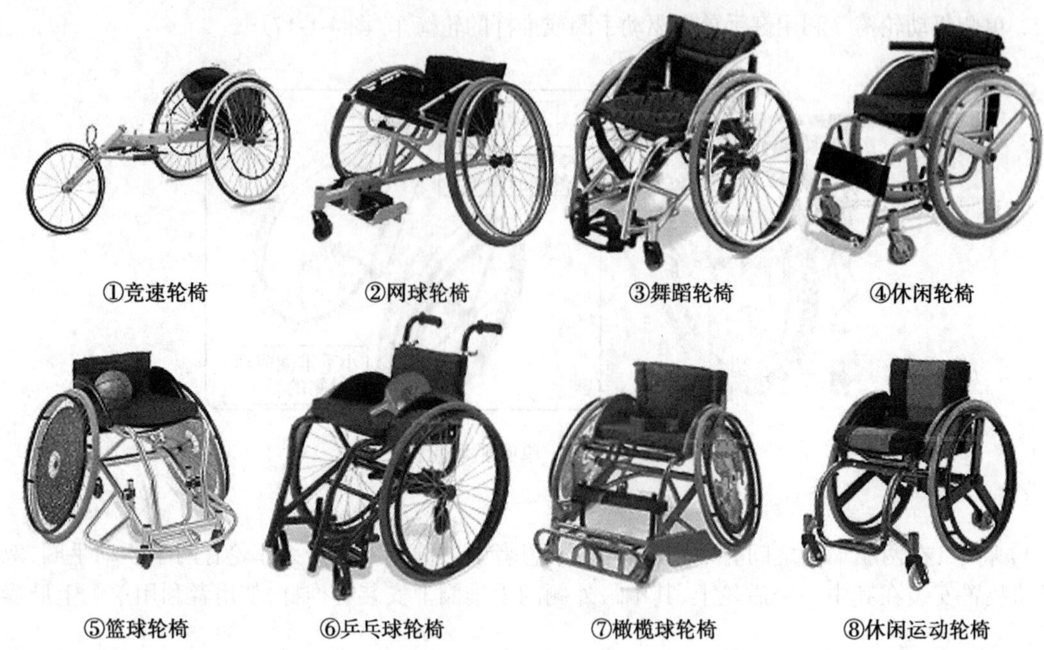

图 4-1-19　运动轮椅

的弧度,这样就使运动轮椅有很好的稳定性。⑤车架:运动轮椅不能折叠。在材料选择上,运动轮椅一般材质较轻,以铝合金、优质合金钢、钛合金、碳纤维为主,但价格较贵。⑥不同运动项目的轮椅各有不同的特点,具体如下:篮球要求的灵活性高,冲撞性强,轮椅在设计上就特别在前端装有护栏,使双腿在护栏以内,在冲撞时能够有效地保护运动员的膝盖免受冲击;橄榄球的要求与篮球很近似,不同的是橄榄球轮椅在轮子的辐条外装有护板;网球运动员由于要手持球拍,要求轮椅在运动员身体前方留有足够的空间挥拍,所以网球轮椅的前端非常简洁,只有一个很小的脚踏板;竞速轮椅车身比较长,前端只有一个轮子,且相对竞赛轮椅比较大,灵活性较差,但是其速度非常快。对残疾人来说,运动轮椅就是他们从事各种运动、休闲和奔跑的工具。

(2) 适用范围:为从事各项运动的患者使用,有舞蹈轮椅、竞速轮椅、网球轮椅和篮球轮椅、乒乓球轮椅、休闲运动轮椅等。

8. 手摇轮椅车(手摇三轮车)　一般结构上是三个轮,由手动装置传输至驱动轮使其运动。使用者上肢驱动手摇三轮车的方式有立摇式、平摇式和推拉式,传动装置有链条传动、齿轮传动和连杆传动。制动装置有手动刹车装置和坡道制动装置,另外也可以有变速和倒车装置。手摇三轮车按驱动装置主要分为前轮驱动和后轮驱动两类(图 4-1-20)。

(1) 适用范围:适用于下肢截肢者、偏瘫患者及老年人使用。

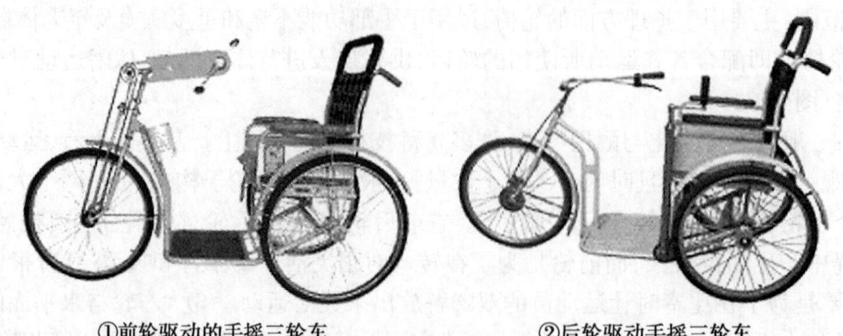

图 4-1-20　手摇轮椅车

(2) 特点:①手摇三轮车因其轮径较大,所以能适应多种道路行驶,主要是在户外作为较长距离的代步工具,并可以适当装载货物;②它具有行驶速度较快、省力等特点;③前轮驱动的手摇三轮车:结构简单,可以用双手或单手完成驱动和转向,但这种手摇三轮车操作稳定性差,爬坡能力也比后轮驱动手摇三轮车差;④后轮驱动手摇三轮车:比较容易操作,腰部活动也较小,爬坡性能较好,但传动结构较复杂。

9. 代步车　属于广义的轮椅,分别有三和四轮车,三轮车最常见,电动代步车以电动马达驱动,机动代步车以燃油发动机驱动,时速限制 0~40km/h,并按负载能力分级。机动轮椅车作为残疾人专用车辆属非机动车管理,上路时要注意带上残疾人证,并在慢车道上行驶,车速不要大于 20km/h (图 4-1-21)。

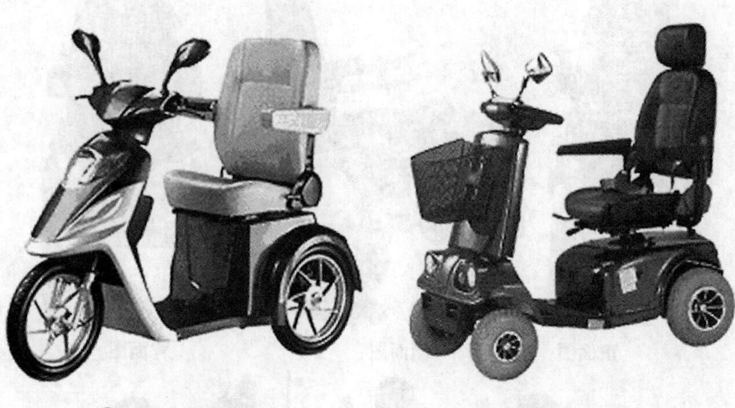

①三轮电动代步车　　②四轮电动代步车

图 4-1-21　电动代步车

(1) 适用范围:适用于上肢功能健全需要自行移动较大距离的患者及意识清醒的老年人。

(2) 特点:①轮子都较小,采用充气型轮胎,便于保持运行时的平稳性。②因为多在户外行驶,缺乏安全性。

10. 站立轮椅　是一种站、坐两用轮椅,可以使患者自己站起和坐下,以完成某一动作。患者挥动一个按钮后,轮椅的座位就会自动升高到所需要的高度,患者还可以按自己的意愿随时或反向进行,供患者进行站立训练,其目的是:①防止患者骨质疏松,促进血液循环,增强心肺功能和肌力训练;②防止压疮的发生;③增强泌尿系统功能,预防尿路阻塞;④减少便秘的发生;⑤方便患者取物;⑥增强患者的康复信心等(图 4-1-22)。

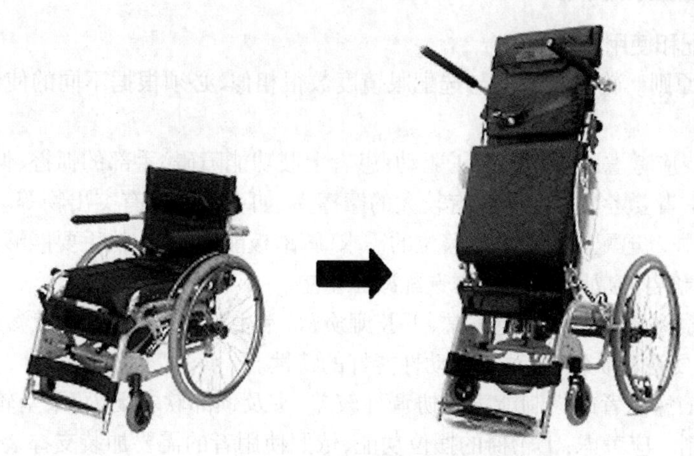

图 4-1-22　站立轮椅

(1) 适用范围:适用于截瘫、卒中和脑瘫患者等。

(2) 特点:膝部具有独特髌韧带支撑,有自动回位的功能,当患者进行坐姿位和站立位转换时两脚膝部会自动分开和并拢,还可在站立位电动行走。

11. 攀爬轮椅(爬楼梯轮椅) 这种轮椅具有爬楼梯和保持自身平衡的功能。这种新型轮椅可以通过特殊的旋转式双轮设计帮助患者轻松地爬上楼梯,而且它的双轮设计可以使它"直立"起来,为患者提供更高的视角。因为这种轮椅内置有陀螺仪和传感器,所以可以自动保持轮椅的平衡,为患者上下楼梯和生活提供巨大的便利(图 4-1-23)。

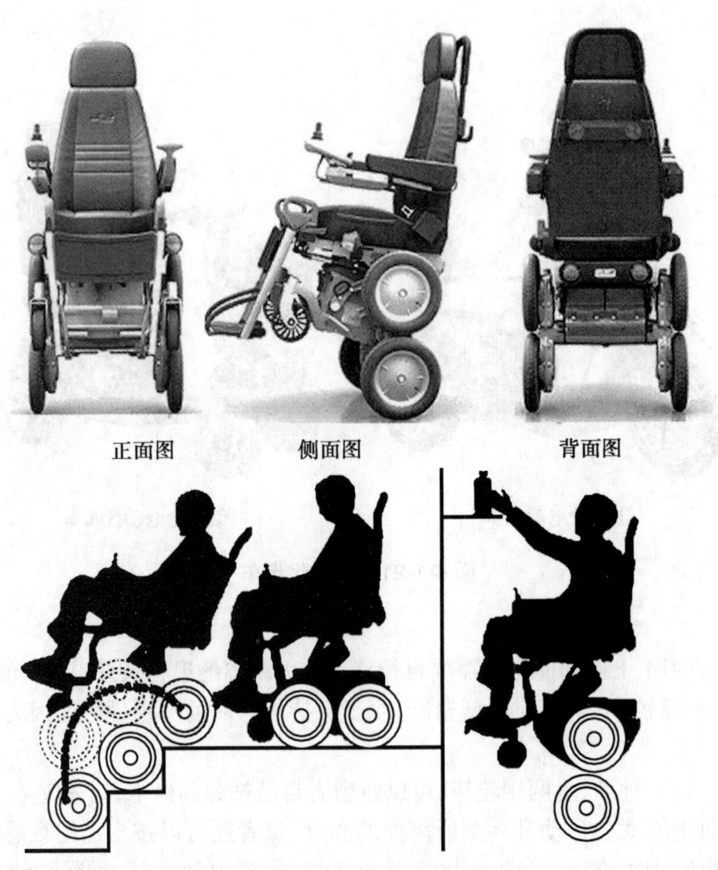

图 4-1-23 攀爬轮椅

二、轮椅的选配和使用

(一) 轮椅的选配和使用原则

1. 因人而异的原则 轮椅的选配与选配眼镜度数很相似,必须根据不同的使用者选配适当的轮椅型号。

(1) 四肢瘫患者:应考虑以下几点。①驱动:患者上肢功能障碍,手部的抓握、伸展及活动度受限。因此,选配轮椅时,重者要考虑手推圈具有较大的摩擦力,如手推圈带有突出物等。②移位:患者下肢完全瘫痪,支撑力丧失。选配轮椅要考虑移位的需求,脚踏板能够外旋,扶手要能够上掀和拆卸。③臀部的减压:除利用调整姿势减压外,要考虑选配减压坐垫。

(2) 截瘫患者:截瘫患者上肢功能正常,下肢瘫痪,日常生活、户外活动以及参加社会活动都离不开轮椅,选配轮椅时要注重质轻、驱动和活动性能好的特性。

(3) 脑瘫患者:脑瘫患者的控制能力和协调性较差,头及颈部软弱无力,乘坐轮椅时,身体会向前溜滑和头部无法控制。应考虑:①轮椅的摆位功能,依照使用者的需要加装支撑装置,如定制坐垫,加装头枕、外展挡板、分腿板、安全带等支撑等;②选配靠背和座椅可以同时倾躺的轮椅。

(4) 偏瘫患者：应考虑以下几点。①使用单侧驱动轮椅最为合适，若市场没有产品，一般选用座椅较低的轮椅，以便于单手驱动轮椅时，由足来控制行进的方向；②偏瘫者一般需要从侧向进行转位，扶手要能够上掀，脚踏要能够旋开；③偏瘫患者单侧身体无力，控制姿势能力也较差，如长期使用布制的软座轮椅，难以控制坐姿的平衡，使用硬座带有坐垫的轮椅则有助于保持正确的姿势。

(5) 截肢患者：截肢患者因身体体重不平衡，乘坐轮椅时重心会相对靠后。因此，在选配轮椅时要考虑：①轮椅的稳定性能，如加装倾翻轮、后轮后置以及将座高降低等，以增加稳定性；②对于膝下截肢患者，使用能够上抬腿托的轮椅，以预防膝关节挛缩。

2. 适合即最好的原则　轮椅的选配不是价格越高越好，功能越全越好，最重要的是适合自己就是最好。因此，在选购轮椅时，要到专业机构在专业人员的评估和指导下，选配适合自己身体功能状况和尺寸的轮椅。

(1) 好轮椅具备的基本条件：①符合患者的病情需要，如截肢患者轮椅的重心应偏后些；偏瘫患者宜用由单侧手和足驱动的轮椅；腰腹肌较弱者，座位过宽大或扶手偏低都会失稳；高位截瘫患者加头托，腰背处加辅助垫或固定背带等。②结实、可靠、安全：制动系统、表面光滑。③行动方便：根据身高、体型选择轮椅座位的高度、宽度和深度。④位置稳定：移动灵活省力，制动良好。⑤压力分布均匀：防压疮坐垫或形状接近臀部外形、轮廓曲线缓和的椅垫，可有效地分散坐骨的压力。⑥舒适：适当柔软的、透气的坐垫，扶手、脚踏板的高度。⑦实用性：操作简单，安全、方便，可折叠。⑧其他：性价比高，价格适中，外观应满足一般美学要求。

(2) 不适合的轮椅引起的问题：使用不适合的轮椅不但会造成经济上的浪费，还会引起以下问题：①产生压疮或血液循环不良；②皮肤磨损或关节受损；③使用者不能推动轮椅；④不方便上、下车(床)；⑤使用者容易疲倦；⑥上下斜坡有失控危险等。

(二) 轮椅的选配

选配轮椅前应清楚了解使用者(患者本人及护理人员)的需要，包括使用者所需的功能、使用者的体型和年龄等。在选配过程中主要考虑轮椅的尺寸大小，特别是座位宽窄、深浅与靠背的高度以及脚踏板到坐垫的距离是否合适；还要考虑轮椅的性能、轮椅的重量、使用环境、外观等问题；最后就是要考量自己本身的经济能力，选配一款适合自己需求又能够负担的轮椅。

1. 使用者情况

(1) 使用者的状况：①身体状况：四肢活动能力较差的使用者应选用较多功能的轮椅，如可拆或可升降的脚踏板和扶手，以便搬扶和支撑四肢；②年龄：年龄较大但活动能力较佳的使用者可考虑选择较轻的轮椅，以减少在使用轮椅时所产生的关节劳损。

(2) 使用者的体型：一般轮椅的座椅宽度可分为 40cm 或 46cm。如体型较大的使用者则需要选用较阔的车架，即 46cm。

2. 使用者的使用环境　如选配家居使用的轮椅，应考虑家居的空间及家具的高度。要顾及大门、房门、厕所门或浴室门等可否让轮椅活动自如。另外，家具的高度如床、桌、椅及厕所等是否便于搬扶使用者本身。

3. 轮椅的尺寸(图 4-1-24)

(1) 座位宽度：测量坐下时两臀间或两股之间的距离，再加 5cm，即坐入轮椅后，身体与轮椅侧板之间左右各有 5cm 的缝隙。①座位太窄：上下轮椅比较困难，臀部及大腿组织受到压迫；②座位太宽：则不易坐稳，操纵轮椅不方便，易疲劳，进出大门也有困难。

(2) 座位长度：测量坐下时后臀部至小腿腓肠肌之间的水平距离，再减 6.5cm，即坐入轮椅后，轮椅座椅外端与腘窝相距 5cm。①若座位长度太短：体重将主要落在坐骨上，易造成局部易受压过多；②若座位长度太长：会压迫腘窝部影响局部的血液循环，并易刺激该部皮肤；③对大腿较短或有髋、膝屈曲挛缩的患者，则使用短座位较好。

(3) 座位高度：测量坐下时足跟(或鞋跟)至腘窝的距离，再加 4cm，在放置脚踏板时，板面至少离地 5cm，即坐入轮椅后，臂托于腰部齐平。①座位高度太高：轮椅不能入桌旁；②座位高度太低：则坐骨承受重量大。

(4) 靠背高度：靠背越高，越稳定；靠背越低，上身及上肢的活动就越大。①低靠背：测量坐面至腋

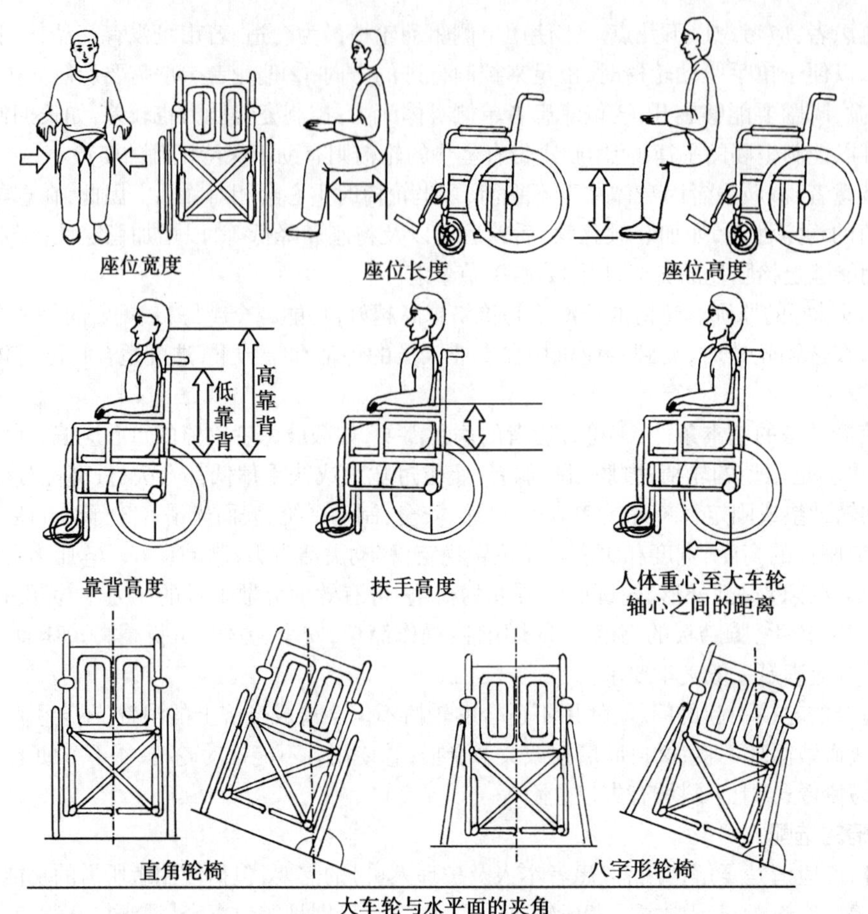

图 4-1-24　轮椅的尺寸选配

窝的距离(一臂或两臂向前平伸),将此结果减 10cm;②高靠背:测量坐面至肩部或后枕部的实际高度。

(5) 扶手高度:坐下时,上臂垂直,前臂平放于扶手上,测量椅面至前臂下缘的高度,加 2.5cm,即双前臂双手能自然放于臂托上。适当的扶手高度有助于保持正确的身体姿势和平衡,并可使上肢放置在舒适的位置上。①扶手太高:上臂被迫上抬,易感疲劳;②扶手太低,则需要上身前倾才能维持平衡,不仅容易疲劳,也影响呼吸。

(6) 人体重心至大车轮轴心间的距离:轮椅重心位置距离越大,稳定性越高、灵活性越差;距离越小,稳定性越低、灵活性越好;大多数轮椅此距离可以调整,一般对于下肢截肢患者所使用的轮椅,轮椅重心位置距离较大,以减少患者身体不平衡所造成的不稳定性,而对于运动轮椅,此距离较小,以保证运动的灵活性。

(7) 大车轮与水平面的夹角:大车轮与水平面保持一定的夹角,既降低了乘坐者和轮椅的重心,又增大了稳定区的面积,这样既可以增加轮椅的稳定性,又可以增加轮椅运动的灵活性,尤其是拐弯过程的灵活性。但此角度过大,会使轮椅的宽度尺寸过大,造成运行中的麻烦。运动和休闲轮椅一般采用此种设计。

4. 轮椅的功能　①活扶手、活脚踏板轮椅,适合截瘫患者使用,训练、移位方便;②固定扶手、固定脚踏板,可满足老年使用者需要;③洗浴与坐便轮椅可解决使用者在轮椅上洗浴和如厕问题。

5. 轮椅的结构　①靠背:高靠背轮椅适合高位截瘫患者使用,它比普通轮椅高出一个头枕的位置,高的部分可根据需要拆卸,靠背部分可以任意调节角度;②座位:硬座轮椅支撑好,软座轮椅折叠方便;③轮子:大车轮轮椅带手推圈,可以用手推圈主动自推前行;小车轮轮椅只能被动助推前行,但便于携带;④轮胎:充气轮胎减震好,免充气轮胎不用打气,不存在扎胎问题;⑤普通轮椅适合范围较大,特殊轮椅适合于特殊要求的患者使用,普通轮椅稍加改造便可成为特殊轮椅;⑥加宽轮椅承重量

大，最大承重120kg，适用于体型和体重较大的患者。

6. 轮椅的性能　轮椅应具备以下的基本条件：坚固耐用，容易推动，以及有效的刹车系统。

7. 轮椅坐垫　选择轮椅坐垫应重点考虑坐垫的均压功能、稳定性、活动度、透气性和耐用性等因素。

8. 轮椅其他方面　①轮椅的材质：常用的材质有铝合金、钛合金和钢质轮椅；②轮椅的重量：铝合金和钛合金轮椅轻便，不怕水，钢质轮椅比较重；③轮椅的价格：铝合金和钛合金轮椅比较贵，钢质轮椅相对便宜；④轮椅其他辅助件：是为了满足特殊患者的需要而设计的，如增加手柄摩擦面、加长刹车手柄、防震装置、扶手安装臂托、方便患者吃饭与写字的轮椅桌等。

（三）轮椅处方

轮椅处方是康复治疗师根据使用者（包括患者和护理人员）的年龄、疾病、功能障碍、移动能力、生活方式、居住环境、经济能力等多方面的情况综合地加以考量而写出的轮椅选配方案。轮椅处方主要考虑轮椅的尺寸大小，特别是座位宽窄、深浅与靠背的高度以及脚踏板到坐垫的距离是否合适。此外，还要考虑患者的安全性、操作能力、轮椅的重量、使用地点、外观、价格等问题（表4-1-2）。

表4-1-2　轮椅处方表

轮 椅 处 方

1. 基本资料：

姓名：________ 性别：□男 □女　生日：________ 身高：________cm　体重：________kg

诊断：____

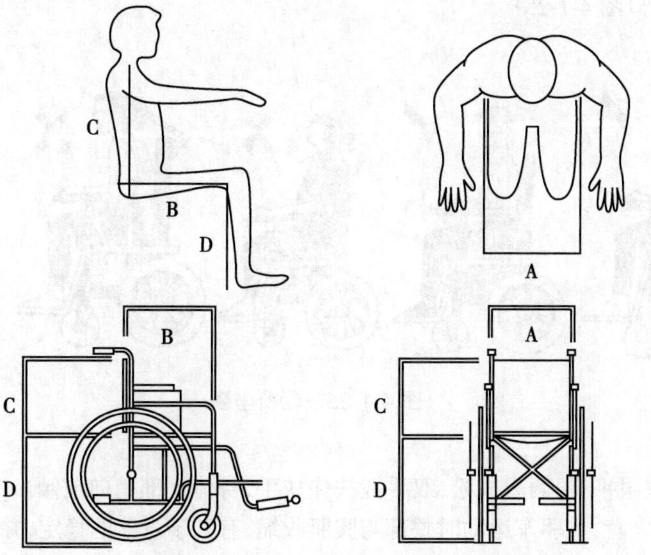

侧面图　　正面图

2. 测量尺寸：

使用者形体测量：座宽（A）：____cm　座长（B）：____cm　座高（C）：____cm

座位臂足间距离（D）：____cm　体重：____kg

（注：①座宽：两臀或两股间距离+5cm；②座长：后臀部至小腿腓肠肌间水平距离-6.5cm；③座高鞋跟至腘窝距离+4cm，脚踏板距地大于5cm；④靠背高度：低靠背——坐面至腋窝距离-10cm；高靠背——坐面至肩/枕部距离；⑤扶手高度：椅面至平放的前臂下缘+2.5cm。）

3. 轮椅选配：（请在□内打钩）

车型：□固定式　　□可折叠式

驱动方式：□手动（□双轮、□单轮：□左、□右）　□电动（□手控、□下颌控、□气控）

其他（自动、他动）

大车轮尺寸：□ 50.8cm　□ 61.0cm　□ 66.0cm　□无手推圈　□有手推圈

小车轮（方向轮）尺寸：□ 12.7cm　□ 20.3cm　□带锁　□不带锁

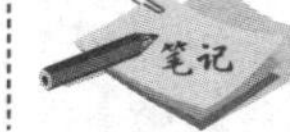

续表

轮胎：□实心　□一般充气　□低压充气 座位：□硬座　□软座　□特殊要求 坐垫：□海绵坐垫　□真空棉坐垫　□充气坐垫　□充水坐垫　□凝胶坐垫　□复合型坐垫　□硅胶坐垫 □其他 特殊说明事项： 靠背：□普通　□有靠头枕　□靠背可倾　□拉链式 扶手：□普通固定　□阶梯式　□一般可掀式　□可移动　□可装轮椅桌 制动刹车：□凹口式　□肘节式　□延长杆式 脚踏板：□普通固定　□可拆卸　□可翻转移动　□其他 腿托：□固定式　□可旋开式　□可掀卸式　□腿托护板　□腿前挡 其他附件：□前臂手托或支撑架　□固定带　□多用托盘　□拐杖存放器　□便桶　□其他________ 特殊说明事项： 治疗师：________　年　月　日

（四）轮椅的使用

轮椅是使老弱病伤残者实现生活自理的一种重要康复工具。许多老弱病伤残者虽然丧失了行走功能，但借助于轮椅可以自由活动、料理家务，甚至胜任适当的工作，除了作为代步工具外，还可以通过轮椅锻炼身体，改善心血管系统的功能，减少并发症的发生，提高对生活的乐趣和信心。因此，掌握轮椅的使用技术极为重要。

1. 坐轮椅的姿势（图 4-1-25）

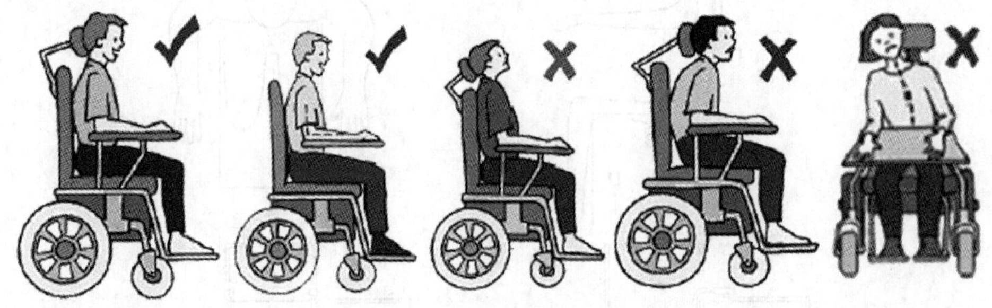

图 4-1-25　轮椅坐姿

(1) 坐姿端正，双眼平视，两肩放松，双手握扶住扶手，身体上部稍向前倾。

(2) 臀部紧贴后靠背，当驱车运动时臀部与腹肌收缩，有利于骨盆的稳定，并减少臀部的异常活动。如果身体着力在臀部，说明座位太深，如果不能换较浅的椅座，可将一小靠垫垂直安放在患者背后。

(3) 大小腿之间的角度在 110°~130° 范围以内，以 120° 为最合适，髋部与膝部处于同一高度。内收肌痉挛者，需在两膝间放置坐垫以预防压疮。

(4) 两足平行、双足间距与骨盆同宽，有利于稳定骨盆，并可分担身体重量。

(5) 驱车时，肘关节保持 120° 左右为宜，以减少上肢肌肉的疲劳程度。

(6) 坐不稳的患者或下斜坡时要给患者束腰带。行进时速度缓慢，并随时观察患者情况。

2. 护理人员使用

(1) 打开轮椅：①先把轮椅向外稍微打开；②手掌向下，双手平放在座位两侧；③上半身微微用力向下压，轮椅会向外打开（注意：切勿把手指伸到坐垫下或抓住坐垫两侧，否则会弄伤手指）（图 4-1-26）。

(2) 折合轮椅：①折合前先把脚踏板收好；②站在轮椅旁边，将坐垫向上拉起；③把坐垫向上拉，直至轮椅完全折合（图 4-1-27）。

(3) 前进或后退：①四轮着地法：轮椅保持水平推或四轮着地；②二轮着地法：前车轮（方向轮）离地，后轮（大车轮）着地，轮椅后倾 30° 推或拉（图 4-1-28）。

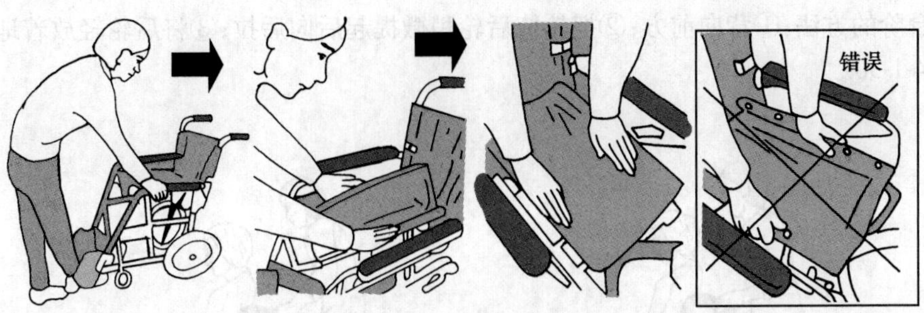

图 4-1-26　打开轮椅

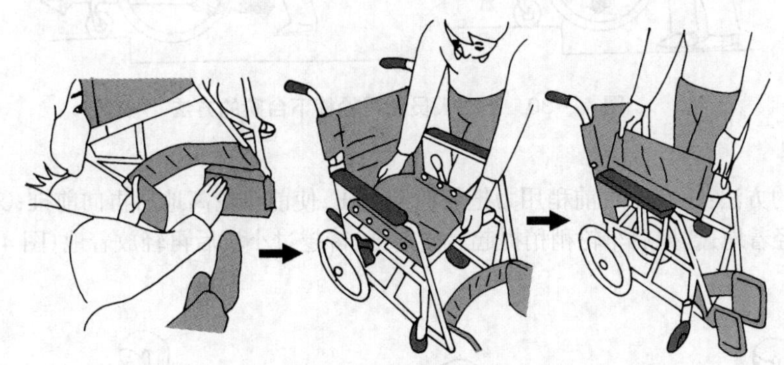

图 4-1-27　折合轮椅

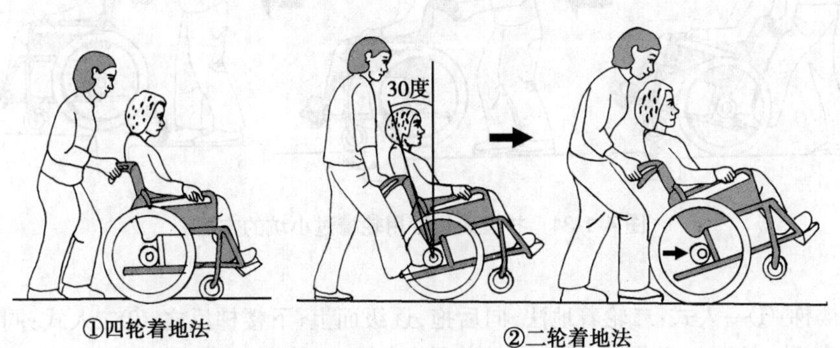

图 4-1-28　护理人员使用轮椅前进或后退

(4) 上台阶的方法：①在台阶前稍微用力把轮椅向下压，使前车轮离地(注意：切勿把轮椅过度后倾，否则有可能造成后翻，产生危险)；②把前轮放在台阶上后，将轮椅向前推(图 4-1-29)。

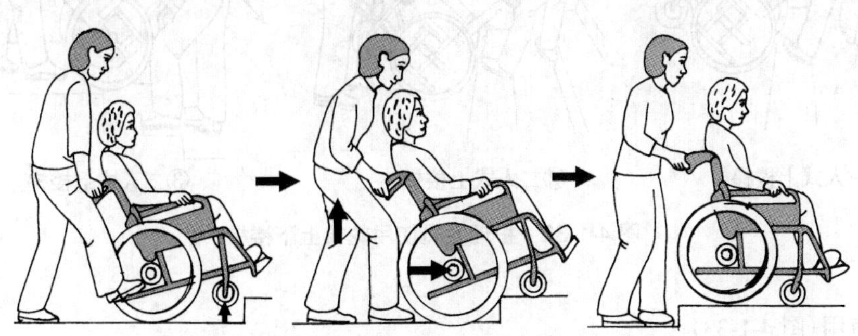

图 4-1-29　护理人员使用轮椅上台阶的方法

(5) 下台阶的方法:①背向前方;②把轮椅后轮稍微提起后向后拉;③将后轮轻放着地后,再慢慢向后拉(图 4-1-30)。

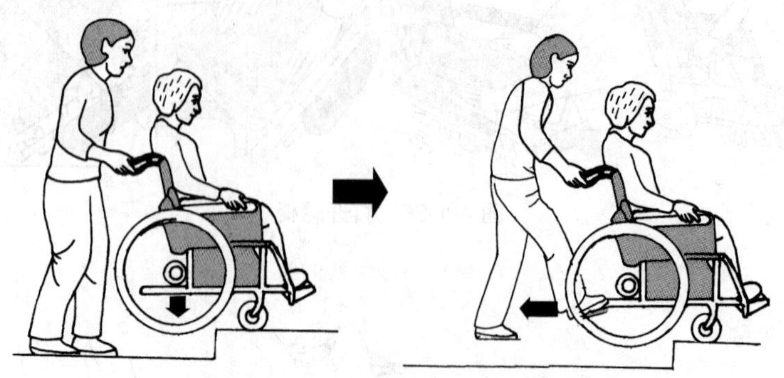

图 4-1-30　护理人员使用轮椅下台阶的方法

(6) 过小坑的方法:①在小坑前稍用力把轮椅向下压,使前车轮离地后再向前推;②待小轮越过小坑后,将前车轮轻着地;③把后车轮稍稍提起后向前推,待越过小坑后再轻放着地(图 4-1-31)。

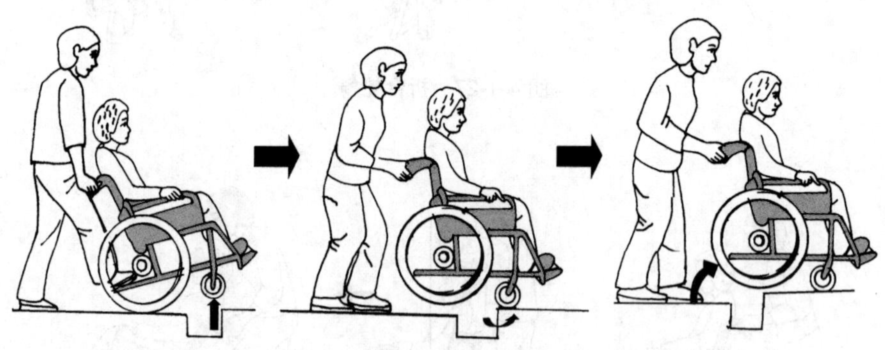

图 4-1-31　护理人员使用轮椅过小坑的方法

(7) 上下楼梯:①一人式:二轮着地法,向后拖,逐级而上;下楼梯反之;②二人式:同一人式,另一人置轮椅前方协助;③四人式:同一人式,轮椅前后方各两人,协调一致(图 4-1-32)。

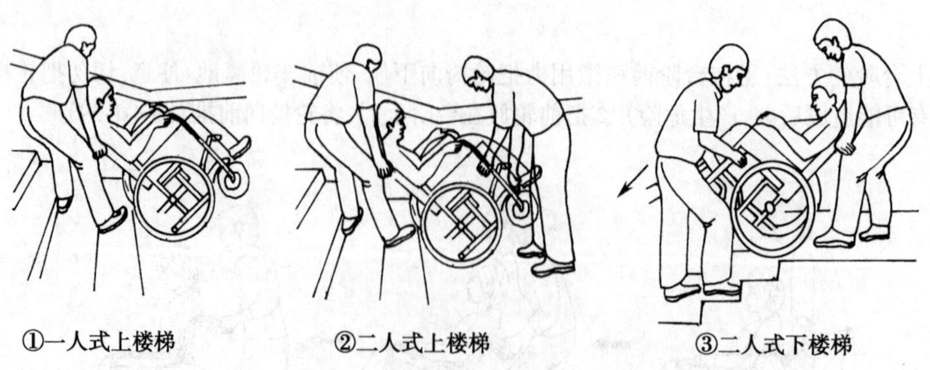

①一人式上楼梯　　②二人式上楼梯　　③二人式下楼梯

图 4-1-32　护理人员使用轮椅上下楼梯

3. 自行使用(图 4-1-33)

(1) 在平地上推动轮椅:自己操作轮椅向前推时,操纵前先将刹车松开。

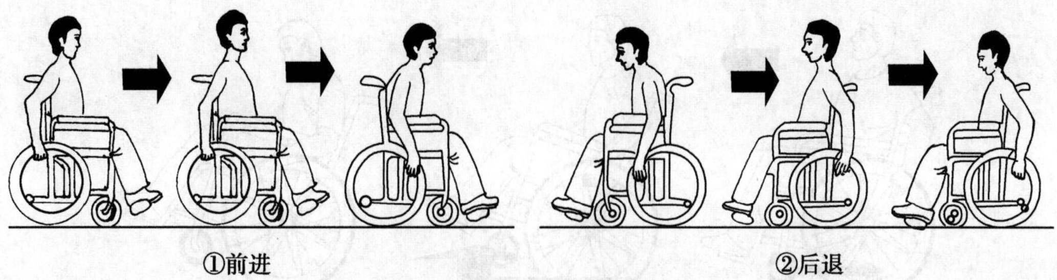

图 4-1-33　自行在平地上推动轮椅

1) 前进:①身体向后坐下,眼看前方,双手向后伸,稍屈肘,双手紧握手推圈的后半部分;②推动时,上身前倾,双上肢同时向前推并伸直肘关节,当肘完全伸直后,放开手推圈,如此重复进行。

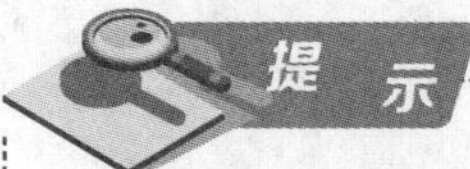

对一侧肢体功能正常,另一侧功能障碍,如偏瘫、一侧上下肢骨折等,可以利用健侧上下肢同时操纵轮椅。方法如下:先将健侧脚踏板翻起,健足放在地上,健手握住手轮。推动时,健足在地上向前踏步,并与健手配合,使轮椅向前移动。

2) 后退:双臂在轮把之间绕过椅背,伸肘置双手于手推圈上;倾身向后,压低双肩,使手臂能用足够力气将车轮向后推动;对于不能将轮椅推上斜坡者,可运用这一方法使轮椅倒上斜坡;偏瘫患者患肢与健侧协调运动,推动轮椅行进。

(2) 轮椅转向:以向左转向为例,右边的手推圈朝前推,左边的手推圈朝后推;反之亦然(图 4-1-34)。

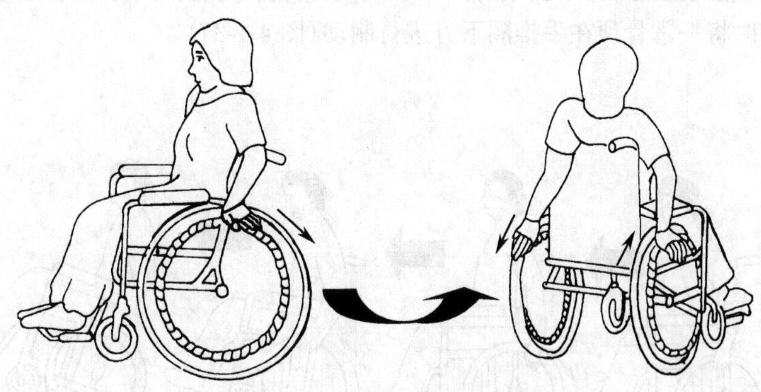

图 4-1-34　自行使用轮椅转向

(3) 后轮平衡:轮椅一般依靠后轮进行上下台阶,后轮的平衡技术应使患者掌握三个基本动作:①轮椅翘起时小轮离地,患者在大轮约 10 点处握住驱动环,向后方转动后轮,在快速向前推时,惯性会使前轮离地翘起;②注意保持轮椅后轮的平衡,通过前后转动后轮及患者自身的头部和肩部的位置调节平衡;③后轮平衡时行进、转弯(图 4-1-35)。

(4) 上下台阶(路沿):轮椅的使用包括上台阶(路沿)和下台阶(路沿)两部分。①上台阶(路沿):前轮离台阶数公分,面对台阶,前轮抬起置于台阶上,前轮退到台阶边缘,患者的双手置于驱动手轮恰当位置,用力驱动轮椅完成上台阶。②下台阶(路沿):轮椅后退到台阶边缘,患者双手控制轮椅下降,同时转动轮椅,把前轮从台阶上放下(图 4-1-36)。

(5) 上下斜坡:①上斜坡:身体前倾,双手分别置于手推圈顶部之后,腕关节背伸、肩关节屈曲并内收向前推动车轮,通过转换车轮方向,使之与斜坡相交还能使轮椅在斜坡上立足(注意:如果上坡时轮

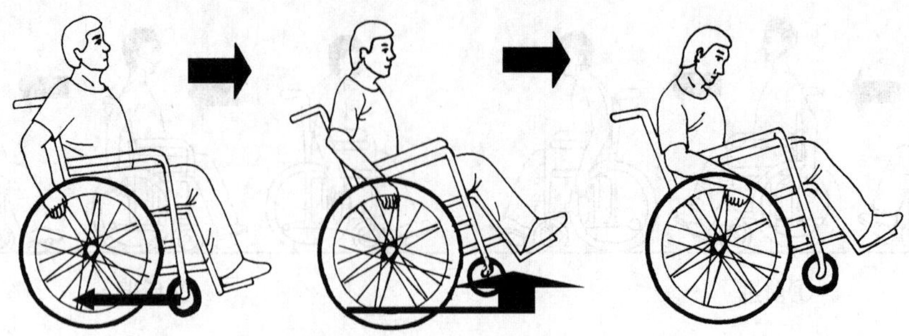

图 4-1-35 后轮的平衡

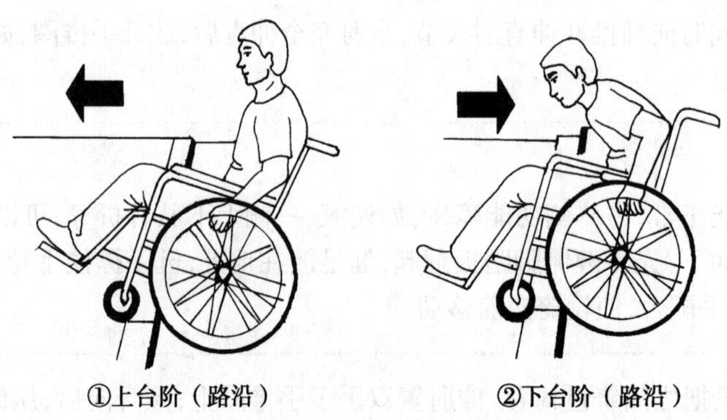

图 4-1-36 自行使用轮椅上下台阶(路沿)

椅后倾,很容易发生轮椅后翻);②下斜坡:伸展头部和肩部,并应用手制动,可将双手置于车轮前方或在维持腕关节背伸时将一掌骨顶在手推圈下方进行制动(图 4-1-37)。

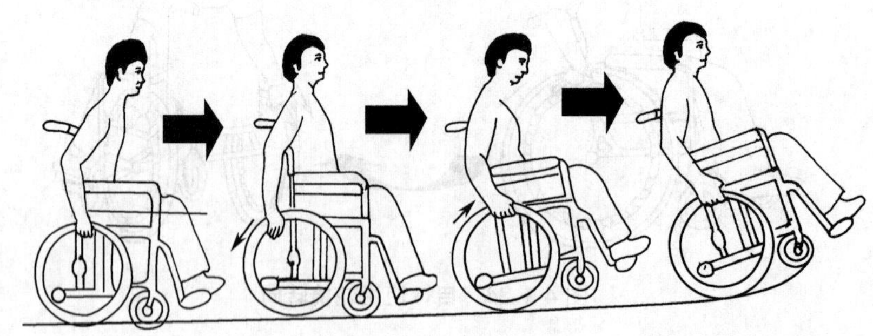

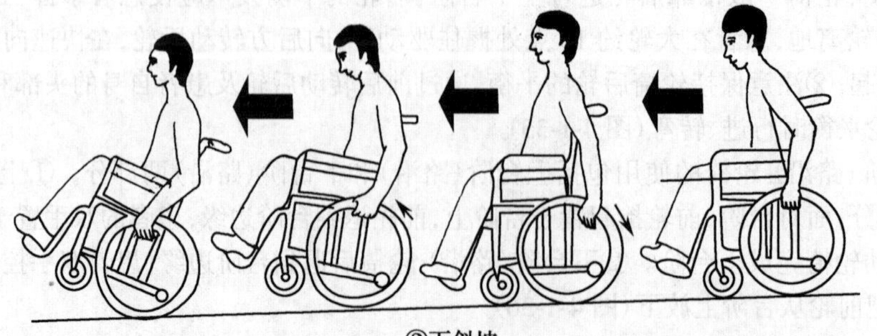

图 4-1-37 自行使用轮椅上下斜坡

4. 轮椅转移　应用轮椅的患者常需由轮椅转移至床、便桶、浴池和汽车等或进行相反方向的转移，这都需以科学方法进行训练，也只有当残疾患者能熟练掌握转移技术后，方有可能达到生活自理和从事适当工作。

转移的方式有立式转移和坐式转移。立式转移适用于偏瘫以及本位转移时能保持稳定站立的任何患者。坐式转移有三种形式：①用滑板的侧方滑动转移；②不用滑板的侧方转移；③前后滑动转移。坐式转移主要应用于截瘫以及其他下肢运动障碍的患者（如两侧截肢患者）。现以几类患者进行床与轮椅之间的转移为例，具体如下：

(1) 偏瘫患者在床与轮椅之间的转移：床铺高度要与轮椅座接近，床头宜装一短扶手，轮椅带有制动器和拆卸式脚踏板。轮椅放在患者的健侧。轮椅与床尾稍呈一定角度(30°~45°)。①患者坐在床旁，首先锁上轮椅的刹车；②躯干向前倾斜，同时用健侧位的脚和手向下撑，而移向床边；③将健侧膝屈至90°以上，并把健侧脚移到患侧脚的稍后方，便于两足自由转动；④抓住床扶手（假如平衡不稳，则抓住较远的轮椅扶手的中部），患者的躯干向前移动，用自己的健侧臂向前撑，使大部分体重转移到健侧小腿，达到站立体位；⑤患者将手移到轮椅远侧扶手的中部，并移动两足，使自己呈准备坐下的体位；⑥当患者坐上轮椅以后调整自己的位置，松开刹车，后退轮椅离开床；⑦最后患者将脚踏板摆到原来位置，用健侧手将患腿提起，并把足放在脚踏板上。反之亦然（图 4-1-38）。

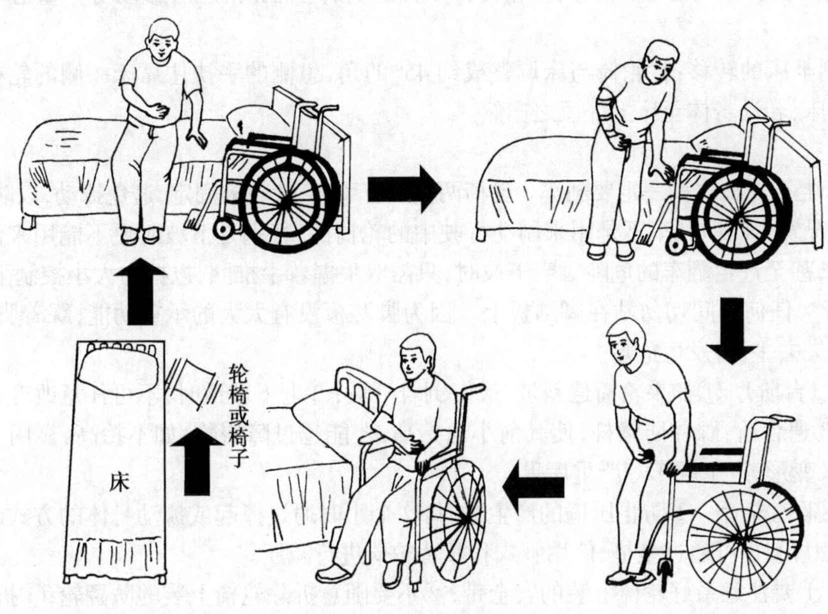

图 4-1-38　床 - 轮椅转移

(2) 截瘫患者在轮椅与床之间的转移：患者侧坐于滑板的轮椅侧，然后扭转臀部并扭离轮椅坐垫，向床方向转移，然后身体重量压在双上肢上，完成转移。反之亦然（图 4-1-39）。

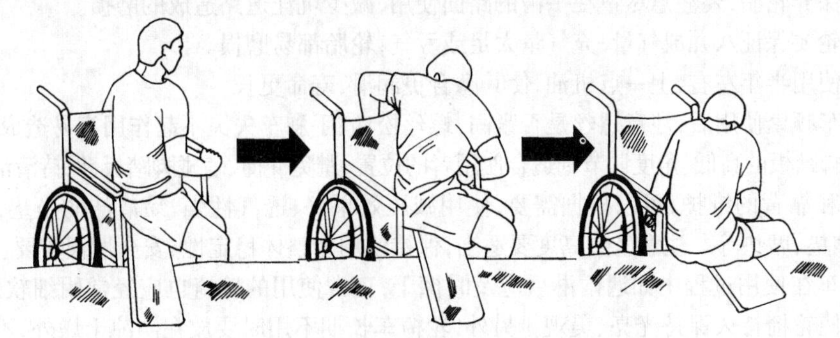

图 4-1-39　利用滑板完成轮椅与床之间的转移

(3) 截肢患者在轮椅与床之间的转移(图 4-1-40)

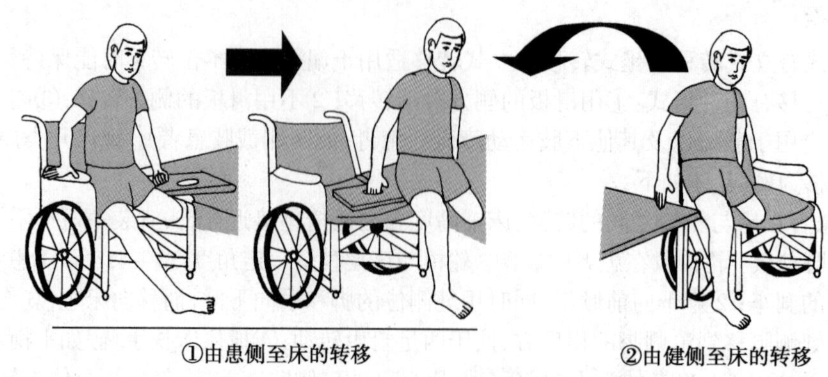

图 4-1-40　由轮椅到床的转移训练

1) 由患侧至床的转移:将轮椅与床调整成约 45° 的角,在患侧的轮椅扶手和床之间放置一个滑板,滑板插入患侧的臀下,患者双手扶住轮椅扶手撑起身体坐在滑板上,移动身体重心转移到床上。反之亦然。

2) 由健侧至床的转移:将轮椅与床调整成约 45° 的角,患侧的手扶住靠床一侧的轮椅扶手,健肢一侧的手扶住床,转动身体至床上。反之亦然。

注意事项:

1. 刹车　上下轮椅之前一定要刹车。轮椅两侧都有手刹,使轮椅固定,避免挪动,以防止患者跌倒或其他危险情况发生。但刹车不是用来制动行驶中的轮椅的,特别是下坡时更不能用来制动轮椅,否则会损坏轮胎,甚至产生翻车的危险。当下坡时,只需双手握着手推圈,以握力大小控制下坡的速度。

2. 脚踏板　任何时间切勿站在脚踏板上。因为脚踏板没有太大的承重功能,踩着脚踏板上下轮椅容易使轮椅失去平衡,发生危险。

3. 上下坡(台阶)　①如果轮椅遇斜坡,最好倒着下坡;②上下坡道时,不可任意改变进行方向,以防轮椅翻倒;③遇台阶,踩住防倾杆,使其前小轮抬高,才能越过障碍物;如不抬高,靠用力冲撞,强行超越,会使前叉变形,产生翻车等严重后果。

4. 长期乘坐轮椅者　①防止压疮的产生,如每 2 个小时通过撑起或挪动身体的方式改变姿势,以舒缓臀部的压力;②也可通过坐垫、使用躺式和靠背轮椅进行减压。

5. 其他　①要注意系好轮椅上装的安全带;②不要随意拆除轮椅上装的防翻轮;③折叠或撑开轮椅时一定注意不要夹到手。

(五) 轮椅的保养与维修

1. 轮椅的维护和保养　轮椅使用一段时间后,为了确保使用者的安全和轮椅的最佳状态,需定期的检查和保养。

(1) 一般一个月左右检查一次,轮椅使用频次最高的部位是大车轮、小脚轮、手刹、脚踏板等。

(2) 维护保养轮胎,要注意尽量在平滑的路面使用,减少坑洼道路造成的磨损。

(3) 充气轮要保证八九成气量,充气量太足或亏气,轮胎都易磨损。

(4) 轴承使用半年左右,上一点机油,使其磨合更润滑,寿命更长。

(5) 手刹车频繁使用后,注意螺丝是否紧固,螺丝松动、手刹车失灵不起作用容易造成摔伤。

(6) 注意脚踏板的高低、角度调节到适合使用者的位置,避免冲撞、磕碰脚踏板,保持清洁,防止湿滑。

(7) 椅面和靠背的维护,可以根据需要,使用减压效果好、透气性强、易清洁的坐垫,如防压疮坐垫、毛巾座、靠垫、席垫等。注意坐垫高度要适当,保持使用者整体稳定性、安全性很重要。

(8) 轮椅车在使用过程中如遇雨淋后应及时擦干,正常使用的轮椅也应经常用细软干布擦拭,并涂上防锈蜡,使轮椅持久保持光亮、美观。另外,轮椅车长期不用时要放在阴凉干燥外,不要在上面长期放重物,并应经常擦拭表面。

2. 轮椅故障的检测与维修(表 4-1-3)

表 4-1-3　轮椅故障的检测与维修

序号	故障	检测与维修
1	轮胎穿洞	①给轮胎充气;②捏轮胎时感觉要结实,如果手感柔软和压得进去,可能是漏气或内胎穿洞(注意:充气时须参考轮胎表面建议的胎气压力)
2	锈蚀	以目视法检查轮椅表面有没有锈蚀斑,尤其是轮子、手环、轮辐及小轮。可能成因:①轮椅摆放在潮湿的地方;②轮椅没有定期保养及清洁
3	不走直线	轮椅自由滑行时,不直线滑动。可能成因:①轮子松脱;②轮子变形;③轮胎穿洞或漏气;④轮子轴承破损或锈蚀;⑤轮子轴承润滑油不足
4	轮子松脱	①检查后轮的螺栓及螺帽是否上紧;②轮子转动时是否沿直线行走,或有左右摆动
5	轮子变形	修理会比较困难,有时要请轮椅维修服务处理
6	部件松脱	检查以下部件是否上紧和运作正常:①交叉折叠支架;②座位 / 背垫套;③侧挡板或扶手;④脚踏板等
7	刹车调校不当	①用刹车把轮椅制动;②在平地上试行推动轮椅;③留意后轮是否有移动,刹车运作正常时,后轮是不会转动的

(六) 轮椅的评估

1. 车轮着地性　当使用者自主驱动行走时,如经过一个小坎或者不小心压在一块石头上,不能出现其他轮子悬空,造成方向失控而使轮椅车突然转向,形成安全威胁。

2. 动态稳定性　当使用者自主驱动,要爬上(下)一个坡道或者要横向驶过一段坡道时,尽管轮椅车本身质量很轻,极易倾斜,但在一定的坡度之内不允许出现朝各个方向的翻倒。

3. 驻坡性能　护理者将使用者推至斜坡处,因故将车闸刹好离开,不允许出现轮椅车沿着坡度下溜或者翻倒的情形。

4. 滑行偏移量　使用者让轮椅车自己短距离滑行时,不能发生侧方向的滑移;再者,轮椅出现跑偏意味着装配不平衡,必然导致使用者左右操纵力量的不均衡,时间一长,会影响身体及双臂的发育和发展。

5. 最小回转半径的测试　在水平测试面上由操作人驱动轮椅车做360°双向转向,其值不得大于0.85m。

6. 最小换向宽度的测试　在水平测试面上由操作人驱动轮椅车,只允许一次倒退即可将轮椅车回转 180°的最小通道宽度,其值不得大于 1.5m。

7. 椅座垂直静载荷测试要求　在轮椅车椅座上放置 20kg 的预置载荷,加 130kg 的静载荷及 10 分钟后撤去静载荷,椅座变形挠曲度应小于 100mm,左右靠背管与扶手管交点的左右间距变形量不得超过 20mm,轮圈内面与扶手管外面的距离变形量应小于 5mm,除去载荷后的永久变形量不超出 3mm。

8. 靠背垂直静载荷测试要求　在轮椅车靠背上放置 20kg 的预置载荷,加 55kg 的静载荷及 10 分钟后撤去静载荷,靠背变形挠曲度应小于 100mm,左右靠背管与扶手管交点的左右间距变形量不得超过 20mm,除去载荷后的永久变形量应不超出 3mm。

9. 整车耐冲击测试　将空载的展开状态的轮椅车水平抬高 400mm,使其自然落地,3 次,无变形、断裂、脱焊和损坏等异常现象。

10. 小脚轮耐冲击测试　将装有假人的轮椅车从测试斜面平台上由上向下行驶,使之与台阶高差相撞,3 次,应无变形、断裂、脱焊和损坏等异常现象。

11. 椅座耐冲击　一般轮椅车的使用者都不易缓慢地起身和坐下,相对猛然坐下的时候多,所以要求椅座要达到一定的强度。

12. 整车强度耐疲劳性　检验轮椅车的寿命,模仿平常道路和坡道情形,整个轮椅车要在试验台上不停地滚动,观察能经得起多长时间的检测。

(七) 轮椅使用者的家居改造

1. 正门出入口

(1) 固定斜坡道:梯级和正门的门槛是轮椅使用者进门的障碍,故需要改成斜坡道。伤残使用者

特别是轮椅使用者，是很难使用轮椅上陡峭斜坡道的。理想的坡道是 1∶20（高度比长度），最斜的也不要超过 1∶12。

(2) 斜坡道的应用：有些建筑在门口有三级楼梯，轮椅使用者很难进入。便携式斜坡道，特点是简单、易用和方便携带，不失为一个好的选择。要注意的是，这些斜坡道必须能经受天气的变化，设施附近亦要有充足的照明。在某些情况下，在室外或室内设置一台电动升降台，也是可行之计。

2. 厨房的设计　改装厨房时，需兼顾每一个细节，筹划要详细。厨房里的储物设施会给轮椅使用者带来很多困难。储物地方必须要伸手可及。厨房的设计必须让轮椅进出畅通无阻，并附有相关的改装设施。门至少要 760mm 宽，厨房和客饭厅的地台要在同一水平。洗手间设计范例：炉灶的高度应调低到适当的位置。

3. 洗手间的设计

(1) 空间：伤残者在沐浴、如厕和其他方面都需要别人的协助，所以需预留协助者的空间。另外，要找地方摆放扶抱用具（如浴室用提升装置、浴缸板、淋浴椅等）。轮椅使用者的浴室应该以较大面积为宜（图 4-1-41）。

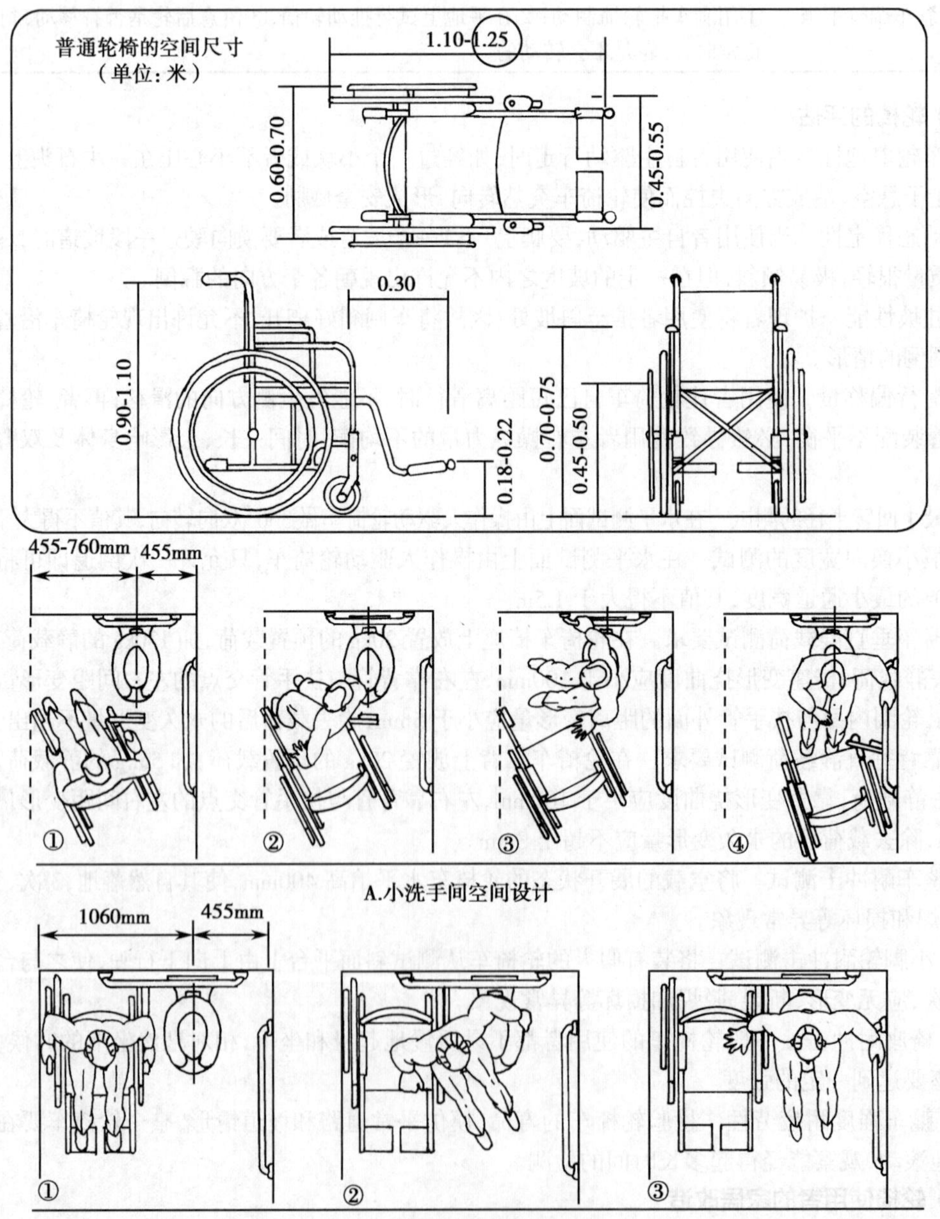

图 4-1-41　洗手间空间设计

(2) 洗手盆:洗手盆之下必须有足够空间,让轮椅使用者的腿膝移入,盆底离地面有 685mm 便算合适。

洗手间设计范例:厕所的门口要开阔,必要时加上扶手;坐便要加高至与轮椅座位的高度相同;洗手盆的高度是十分重要的;洗手盆之下要有足够空间让轮椅驶近。

(3) 坐便的高度:标准坐便高度在 380~420mm 之间,但那样是不适宜轮椅使用者使用的。一般而言,坐便高一点比较理想(450~475mm),可方便他们在同一水平过椅。然而,安装新坐便太过昂贵,市面上有很多厕所坐便加高器,价格适中又可以将坐便提升至理想的高度。

(4) 扶手:供伤残使用者使用的扶手,通常会安装在厕所后面和两旁。扶手不妨挨近厕盆,至于高度则要参考人体测量的数据,一般为 810~940mm。就功能而言,横放式的扶手方便推起身体,垂直式的则可借力拉起身体。混合式扶手集合了垂直式、横放式和折合式三款扶手的特点,轮椅使用者在稳定姿势和转移身体时会更得心应手。设置扶手的范例:垂直式扶手;横放式扶手;可向上收折的扶手。

4. 电力开关件及电源插头插座的位置　电力开关的位置离地面高度不超过 1 100mm 为宜。插头插座则要离地面不少于 500mm。

(肖晓鸿)

思考题

1. 简述轮椅的分类和结构(包括附属结构)。
2. 简述轮椅的功能和特点。
3. 简述轮椅的选配原则。
4. 简述合格轮椅应具备的条件。
5. 模拟为截肢(偏瘫、截瘫、脑瘫)患者开具一份轮椅选配的处方。
6. 两人一组实际操作并熟练掌握轮椅的使用技术。

第二节 助 行 器

一、助行器概述

(一) 助行器定义

助行器(walking aids)是指辅助人体支撑体重、保持平衡和站立行走的工具和装置。在站立和行走时,身体获得平衡的程度称为稳定度,影响稳定度的两个因素是身体的重心和足与地面形成的支撑面。身体是否获得平衡,取决于重心线是否落在支撑面内,重心落在支撑面内身体就获得平衡,反之就失去平衡而倾倒。重心线与重心支撑面边缘连线之间的夹角称为稳定角。稳定角的大小与稳定度成正比。对于下肢功能减弱的患者,由于支撑面的减小造成稳定角的明显减小,使稳定度降低而易倾倒,使用助行器就是使身体的支撑面增大,在站立和行走过程中增大稳定度(图 4-2-1)。

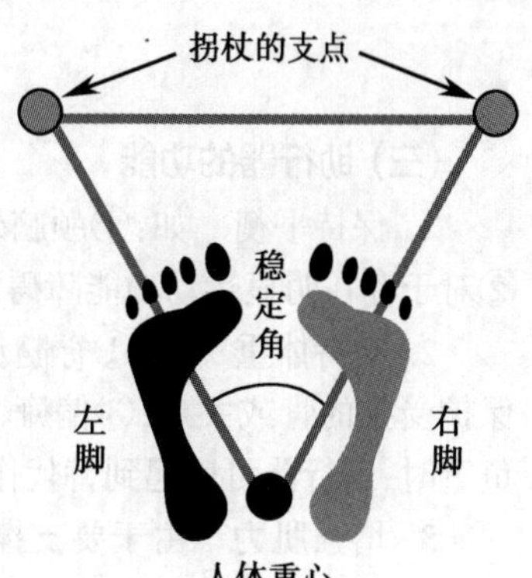

图 4-2-1 助行器的原理

(二) 助行器的分类

从操作力源上可分为三大类,即无动力式助行器、动力式助行器、功能性电刺激助行器。其中使用最多的,也是最常见的是无动力式助行器。

1. 无动力式助行器　即无人体外部力源,患者利用自身体能操作的助行器。

(1) 按形式分类:无动力式助行器可分为两大类。①手杖式:又称拐杖,这类助行器小巧、轻便,但支撑面积小、稳定性差,如手杖、前臂杖、腋杖、盲用手杖(有一定的支撑功能)、附带座椅的手杖等;②步

行架式：又称助行架，这类助行器比较笨重，但支撑面积大、稳定性好，如步行器、步行椅等，按结构分为框式、轮式和台式等。

(2) 按结构分类：无动力式助行器又可分为 4 种类型。①固定式助行器：其结构尺寸不能改变；②可调式助行器：其结构尺寸可以调节但不能折叠；③折叠式助行器：其整体结构可以折叠；④折叠可调式助行器：其整体结构可折叠，尺寸可以调节。

2. 动力式助行器　即由人体外部动力驱动的助行器。动力式助行器是一种辅助患者站立、行走的特殊双足步行装置。目前，对于下肢完全失控或上肢力量欠缺的瘫痪患者，单纯依靠拐杖及助行器还不能帮助行走，借助 KAFO/HKAFO 步行器需要消耗患者的大量体能，患者步行时的能耗达相同条件下健康人的 5~12 倍，由外部能源补充能耗的步行器则可以克服无动力步行器的不足。外动力助行器是指由人体能以外的力驱动的外骨骼式双足步行机械，是一种复杂的人机仿生系统，能够模仿正常人行走时的步态，使截瘫患者被动行走，达到辅助步行的目的。

3. 功能性电刺激助行器　是指通过电刺激，使丧失或部分丧失下肢功能的患者站立行走的助行器。此助行器由主机、电极、行走开关、调整档 4 部分组成。主机相当于袖珍收音机大小，使用时可固定在腿上、挂在裤腰带上或放入口袋里，以 3 伏干电池作能源，采用导线、插头、插座连接式结构。红色标记为正极，安装在皮肤表面，杂色标记为负极，置于腓总神经最浅处，薄形开关粘贴在足跟部，足离地时开关接通，输出信号，刺激神经肌肉促使垂足保持正确姿势，足着地时开关切断。主要适用于瘫痪肌肉功能活动训练，对“三瘫”(偏瘫、截瘫和脑瘫）患者有一定的治疗效果，如增强肌力、纠正足下垂和异常步态(图 4-2-2)。

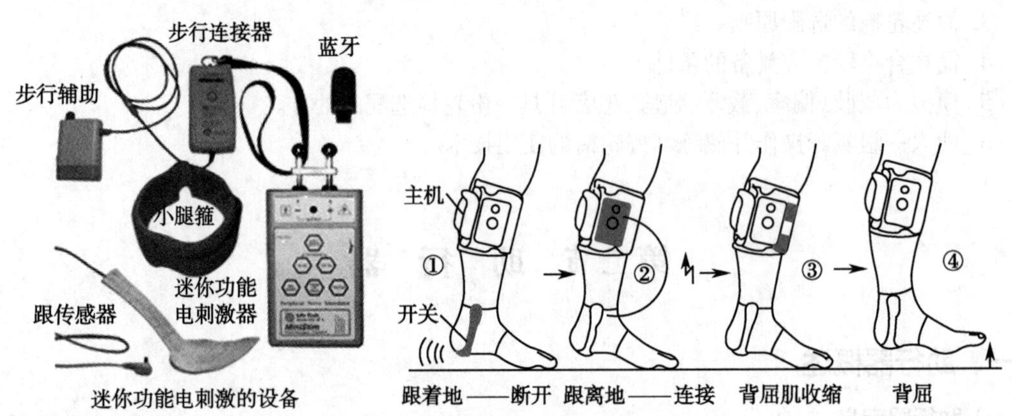

图 4-2-2　功能性电刺激助行器

(三) 助行器的功能

1. 保持平衡　如：①颅脑外伤或多发性硬化患者，平衡功能受损时用助行器来加宽步行的基底；②对于存在明显运动功能障碍而且双下肢无力的老年人等，助行器有保持身体平衡的作用。

2. 支持体重　如：①脊髓灰质炎或下肢神经损伤时，补充肌力；②骨质疏松或半月板切除后，用来保护受损的骨或关节；③偏瘫、截瘫后，患者肌力减弱或双下肢无力不能支撑体重或因关节疼痛不能负重时，助行器可以起到替代作用。

3. 增强肌力　由于要支撑身体，减轻下肢负重，上肢需用力下压，所以对上肢伸肌有增强肌力的作用。

4. 辅助行走　扩大患者行走时的支撑面，增加步行时的稳定性。

5. 其他　如：①肢体障碍患者其他脊柱侧弯或肢体变短时，用来代偿畸形；②骨性关节炎或下肢骨折后，用来缓解疼痛；③偏盲或全盲时，用作探路器；④提醒别人注意自己是走路慢和不稳者，以免受到伤害。

二、拐杖的选配和使用

目前市场上的助行器种类繁多,只有选择合适的助行器才能给患者的生活带来最大的方便。无动力式助行器结构简单、价格低廉、使用方便,是最常用的助行器。下面就介绍几种常用的无动力式助行器的选择与应用方法。

(一) 拐杖的种类和特点

拐杖(crutch)一般常用的有手杖、前臂杖、腋杖和平台杖等。

1. 手杖(cane)　为单侧手扶持以助行走的工具,适用于上肢和肩部肌力正常的偏瘫患者和单侧下肢瘫痪患者。有以下几种(图 4-2-3):

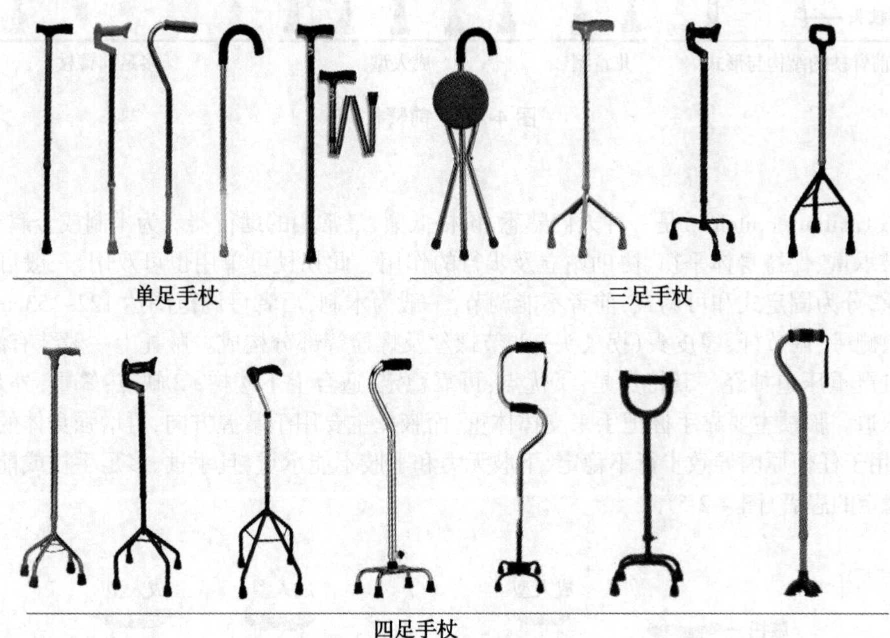

图 4-2-3　手杖

(1) 单足手杖:与地面仅有一个接触点,好处在于轻巧且适合上下楼梯,但由于提供支撑与平衡作用较少。适用于握力好、上肢支撑力强的患者,如偏瘫患者的健侧、老年人等。对于上肢支撑力强、平衡功能较差的患者则不适用。

(2) 多足手杖:与地面有 3(4)个接触点,由于底面积较大,所以能提供比一般手杖较好的支撑与稳定性。

(3) 三足手杖:由于 3 个足呈品字形,在任何平面都具有稳定性。适用于平衡能力稍欠佳而用单足手杖不安全和行走于不平路面上的患者。

(4) 四足手杖:对于卒中的偏瘫患者在刚开始进行康复训练时,可以提供较好的稳定性。因四脚手杖的 4 个点可以构成无限个平面,当行走于不平的路面时,容易造成摇晃不稳的现象,建议最好在室内使用。一般四脚手杖的使用多半是暂时性的,当步伐愈来愈稳后,就可以走向室外,改用一般手杖。

2. 前臂杖(eorearm crutch)　又称肘杖或加拿大式(Canadian)拐杖,其把手的位置和支柱的长度可以调节,夹住前臂的臂套通常为折叶形式,有前开口和侧开口两种。此拐杖可单用也可双用,一般可减少下肢 40%~50% 的负重,可提供较好的腕部稳定性。其特点是:①优点:轻便、美观,而且用拐时手仍可自由活动,如需用该手开门时,手可脱离手柄去转动门把手,而不用担心手杖脱手,因为臂套把拐固定在前臂上;②缺点:穿脱困难,需要患者上肢应有良好的力量,稳定性不如腋杖。适用于:①下肢双侧无力或不协调,如脊髓损伤后或在某些脊柱裂病例中;②单侧下肢无力且该侧肢体不能负重,如踝骨折或半月板切除的早期;③双侧下肢严重无力或不协调,或双上肢无足够力量使用手杖的情况,如进行性肌营养不良或颅外伤后(图 4-2-4)。

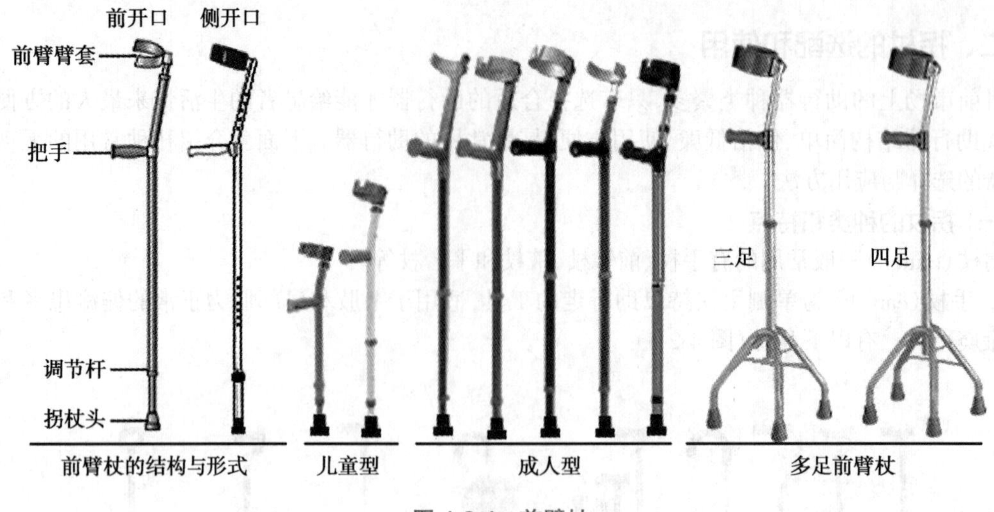

图 4-2-4　前臂杖

3. 腋杖(axillary crutch)　是一种人们熟悉、价格低廉、最常用的助行器。为木制或金属制，具有较好减轻下肢承重、保持身体平衡、协助站立及步行的作用。此拐杖可单用也可双用，一般可减少下肢80% 的负重，分为固定式和可调式，前者不能调节，一般为木制，后者可调范围达 122~153cm。腋杖由腋托、把手、侧弓、调节杆、橡皮头(拐杖头)、调节螺丝及螺栓等部分构成。腋托上一般装有海绵套，避免在腋窝处严重压迫神经。其特点是：①优点：可靠稳定，适合上下楼梯；②缺点：笨重，外观不佳，易产生腋下压迫。腋杖主要靠手握把手来支撑体重，而腋托主要用于掌握方向，可增强身体的平衡性和稳定性，适用于任何原因导致步行不稳定、下肢无力和下肢不能承重，且手杖、多足手杖或前臂杖无法提供足够稳定的患者(图 4-2-5)。

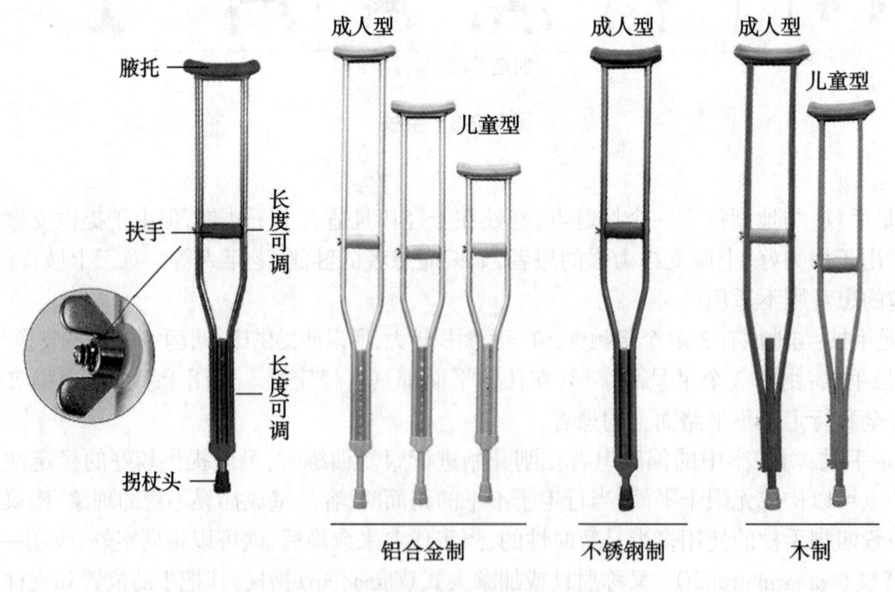

图 4-2-5　腋杖

4. 平台杖(platform crutch)　又称类风湿拐或前臂支撑杖，有固定带，可将前臂固定在平台式前臂托上，前臂托前方有一把手。适用于类风湿关节炎、烧伤、肱三头肌无力及手部变形而无法用手支撑行走者(图 4-2-6)。

5. 生物力学式拐杖(biomechanics crutches)　由土耳其设计师 Guvenir 所设计的一种命名为“火烈鸟”(Flamingo)的拐杖，旨在解决传统拐杖的重要的人体生物力学和使用中存在问题。它是一种符合

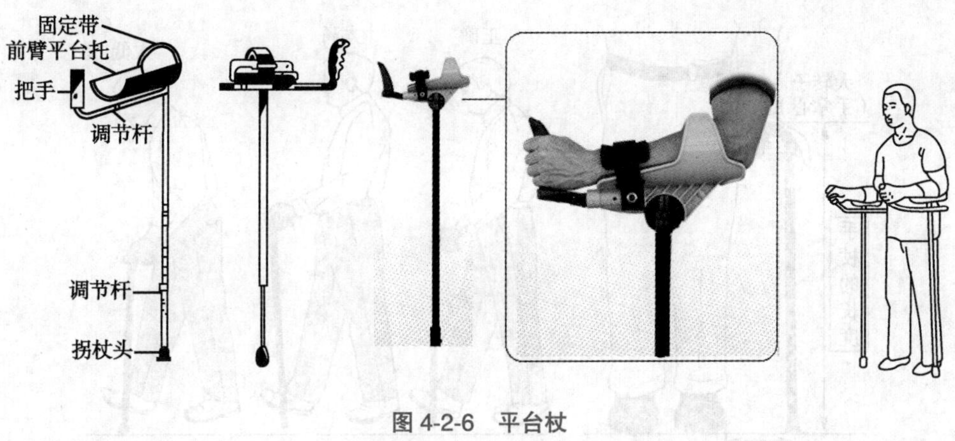

图 4-2-6　平台杖

人体生物力学的可折叠式拐杖，折叠设计使它更容易携带，高度可调设计使它的调节范围适合各种各样的人群高度，底端具有减震装置，用来帮助吸收地面的冲击能量，增加使用者的舒适度和减轻背部、肩部、肘部、前臂和手腕部的疼痛（图 4-2-7）。

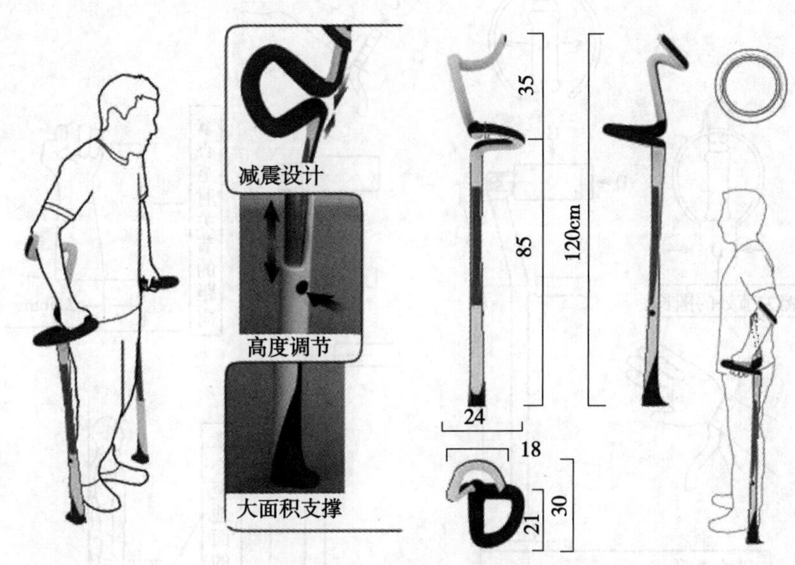

图 4-2-7　生物力学式拐杖

（二）拐杖的选配

选择合适尺寸的拐杖是保障患者安全、最大限度发挥拐杖功能的关键。

1. 手杖的尺寸　手杖的长度是站立位，大转子至地面的高度。正确的手杖长度是当患者直立且手杖着地时，手肘应弯曲 20°~30°。手肘弯曲 20°~30° 的目的在于使手能自由向前活动，而不影响身体重心的改变。实际测量时，可以测量由手掌心到第五趾骨外侧 15cm 左右的长度最为适当。若手杖长度不适当，就会产生以下后果。①手杖太长时：会增加承重时肘关节的弯曲及上臂三角肌的负担，也会使手腕往外溜，减少握力，还会使肩膀往上提，造成脊柱侧弯；②手杖太短时：肘关节要完全伸直，往前时躯干要跟着往前弯，不但加重腰部肌肉的负担，也会增加上下楼梯的困难。

注意事项：测量时患者应穿常穿的鞋站立（图 4-2-8）。

2. 前臂杖的尺寸　前臂杖长度是肘关节下 2.5cm 处至第五脚趾外 15cm 处的距离，即下图中的 A+B 的距离。两边的手握柄的高度要能使肘关节弯曲 20°~30°（图 4-2-9）。

3. 腋杖的尺寸　确定腋杖长度最简单的方法是：①站立位身高乘以 77%；②站立位身高减掉 41cm；③仰卧位腋下量至脚跟的长度再加 5cm；④站立位，从腋下 5cm 处量至第五脚趾外 15cm；⑤若

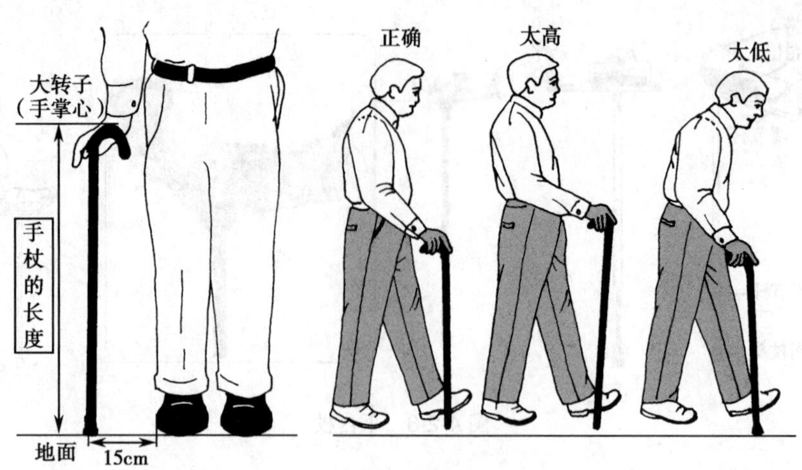

图 4-2-8　手杖的尺寸

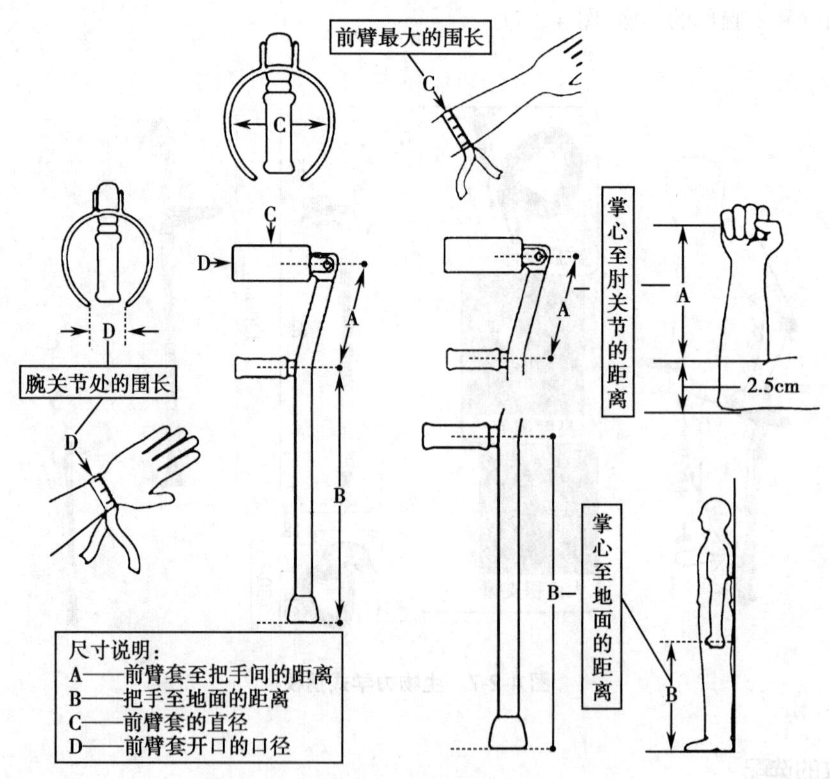

图 4-2-9　前臂杖的尺寸

患者下肢或上肢有短缩畸形，可让患者穿上鞋或下肢矫形器仰卧，将腋杖轻轻贴近腋窝，测量至第五脚趾外 15cm 与足底平齐处的距离即为腋杖最适当的长度。腋杖的把手高度为伸腕握住把手时，肘关节呈 30°屈曲，腋下至重心的距离，或把手手柄的高度与股骨大转子持平。

注意事项：①测量时患者应穿常穿的鞋站立；②腋托（腋托一般包有海绵）顶部与腋窝的距离应有 5cm 或三横指，过高会压迫臂丛的血管和神经，过低则不能抵住侧胸壁，失去稳定肩部作用，而且导致行走姿势不佳（图 4-2-10）。

（三）拐杖的使用

1. 手杖的使用方法　在使用手杖的过程中，肘关节最好能弯曲 20°~30°，两肩保持水平。手杖应拿在健侧手上，行走顺序为：一杖→二患→三健，即手杖先向前→再迈患侧腿→最后迈健侧腿。或手杖与患肢一起向前迈进，最后迈患侧腿。上下楼梯时，则遵守好上坏下（健侧先上，患侧先下）的原则。

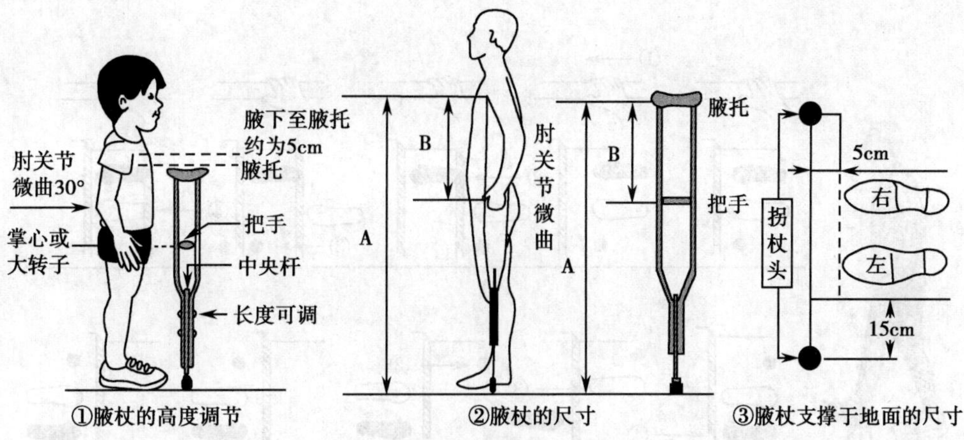

图 4-2-10　腋杖的尺寸

(1) 使用手杖前的要求：①当使用手杖时，要先系好鞋带；②站直身体，放松肩膀；③用健侧的手持握手杖；④将手杖点地，手杖位于健侧腿小趾前外侧 10cm 处，将体重均匀地分担到双脚和手杖上；⑤肘关节屈曲 20°~30°，腕关节背屈，持杖的手要放松，当手臂自然下垂时，手杖手柄的位置应该与手腕水平；⑥如果使用的是可调节手杖，建议调节到上述的位置；⑦木制的手杖（或固定式手杖）需要裁剪到合适长度；⑧手杖要求质地结实，轻重适中，手柄有一定的摩擦，把手要牢固，调节长度的销钉要锁定，底端的橡胶垫不能有磨破和松动；⑨使用多足手杖时，手杖的底端部分要能够平稳地接触地面。

(2) 使用手杖行走

1) 三点步：绝大部分偏瘫患者的步行顺序为 1 杖→ 2 患→ 3 健，即先伸出手杖，再迈患腿，最后迈健腿的方式步行；少数患者步行顺序为 1 杖→ 2 健→ 3 患，即先伸出手杖，再迈健腿，最后迈患腿的方式步行（图 4-2-11）。

2) 两点步：1 杖和患→ 2 健，即同时伸出手杖和患腿，再迈出健腿。这种方法步行速度快，适合于偏瘫程度较轻、平衡功能好的患者。

注意事项：行走时请保持良好姿势——挺腰收腹。

(3) 使用手杖上 / 下楼梯：尽量使用有安全扶手的楼梯。一手握扶手，另一手持手杖，这种方式仅在手足够有力时用。①上楼梯：开始时健侧手扶楼梯扶手，手杖放在患侧腿外侧，1 健手→ 2 健腿→ 3 手杖→ 4 患腿，即先健侧手向前上移，健腿迈上一级楼梯，将手杖上移，最后迈上患侧腿；②下楼梯：1 健手→ 2 手杖→ 3 患腿→ 4 健腿，即先健侧手向前下移，手杖下移，患侧腿下移，健侧腿下移（图 4-2-12）。

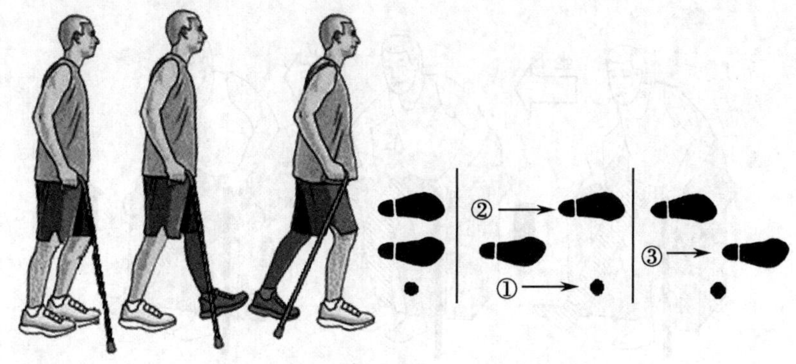

图 4-2-11　手杖使用方法（三点步）

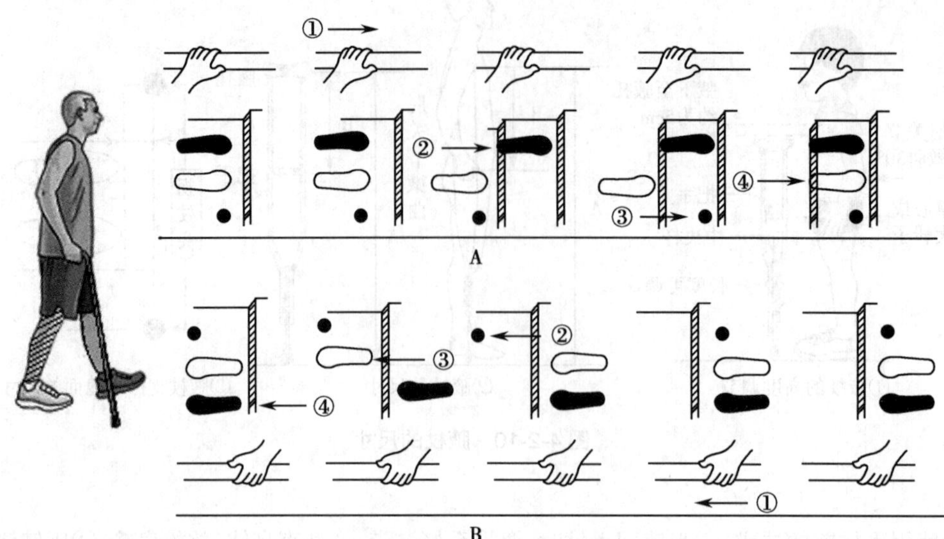

图 4-2-12　手杖使用方法(上/下楼梯)

(4) 使用手杖上/下台阶:①上台阶:手杖放在健侧,身子靠近最底下的台阶,然后1健腿→2手杖→3患腿,即先上健侧腿,再上手杖,最后上患侧腿。重复这些动作,一级级台阶上。②下楼梯:手杖放在健侧,身子靠近待下台阶顶端,然后1手杖→2患腿→3健腿,即先下手杖,再下患侧腿,最后下健侧腿。重复这些动作,一级级台阶下(图4-2-13)。切记:"健肢先上,患肢先下。"

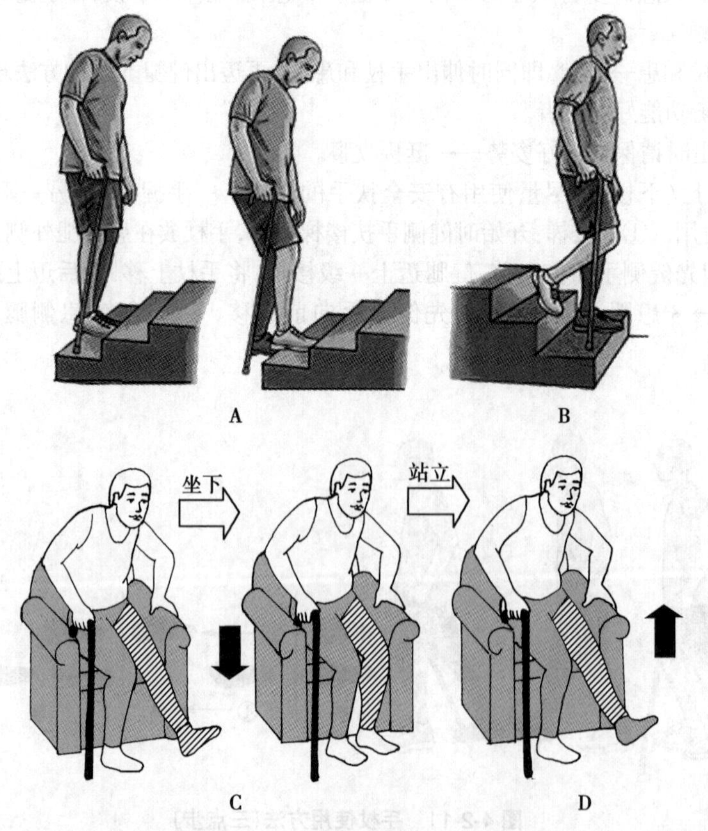

图 4-2-13　手杖的使用方法(三)

A. 上台阶　B. 下台阶　C. 坐下　D. 站起

(5) 使用手杖坐下:①坐下之前,先移动身子,使用小腿后面正好碰到椅子边缘;②将手杖放置一旁;③靠在椅子边上,然后双手向后摸到并抓住椅子扶手或者椅子坐位上;④慢慢地下降身子到椅子上,将身体重量尽量分担到健侧腿上,并且双手用力支撑;⑤必要时可移动背部靠在椅子上。

注意事项:尽量不要坐在不稳固或者非常矮的椅子上(图 4-2-13)。

(6) 使用手杖站起:①在站起之前,先将手杖移动至椅子扶手边上,或者直接握在手中(健侧手);②移动身体,靠近椅子边缘;③向下支撑椅子扶手或者椅子表面,然后身体轻微向前倾;④将患脚稍微置向前,然后用健侧腿支撑站起;⑤站起后,保持身体稳定。再移动手杖至健侧腿外约 10cm 左右;⑥然后,如前所述的方法行走(图 4-2-13)。

2. 前臂杖 / 腋杖的使用　当握力、前臂力较弱时,可以使用腋杖或前臂杖。前臂杖的使用方法与腋杖的基本相同,可以单用,也可以双用。单用时,步行方法同手杖,双用步行时可以使用四点步、三点步、二点步、摆至步、摆过步等。

(1) 使用腋杖前的要求:腋杖是一种腿脚受伤时帮助行走的工具。在进行拄拐活动前必须注意以下几点:①双手拄拐站直身体,大转子的高度即为把手的位置,拐杖头放在人的脚前侧和外侧各 15cm 左右;②调节腋杖到合适长度,一般腋杖顶部距离腋窝约 2~3 指(约 5cm),而不是把腋杖直接顶到腋窝,腋杖的手柄位置需要调节到双臂自然下垂时手腕水平位;③当使用腋杖支撑时,肘关节可以适当弯曲;④使用时,靠肘关节的屈伸和扶在把手的腕来发力,而不是腋下,否则可能压迫腋下的神经血管;⑤腋垫应抵在侧胸壁上,通过加强肩和上肢得到更多的支持,正常腋杖与躯干侧面应成 15° 的角度;⑥腋托和把手部分都不能松动;⑦为了保证使用腋杖后能步行,上肢和躯干必须要有一定的肌力,即为固定上肢来支撑体重,需要背阔肌、斜方肌、胸大肌、肱三头肌等用力;⑧为使腋杖前后摆出,需要三角肌用力;⑨为牢固握住把手,需要前臂屈肌和伸肌及手部屈肌用力。

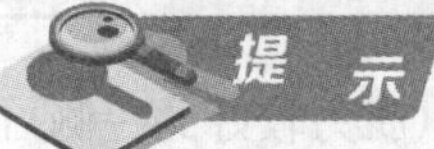

根据实际情况,参照以下列举的几种方式,指导患者使用双拐时选择患腿负重程度:①不负重,即患腿不受力,也就是保持患腿离开地面;②轻负重,可以用脚趾点地来维持平衡;③部分负重,可以将身体部分体重分担到患腿上;④可忍耐负重,将大部分体重甚至所有重量负担到患脚,能忍耐即可;⑤完全负重,患脚完全负重,只要不痛。

(2) 使用腋杖行走:以持双腋杖步行为例,根据腋杖和足移动顺序不同,分为以下几种形式(图 4-2-14 和表 4-2-1)。

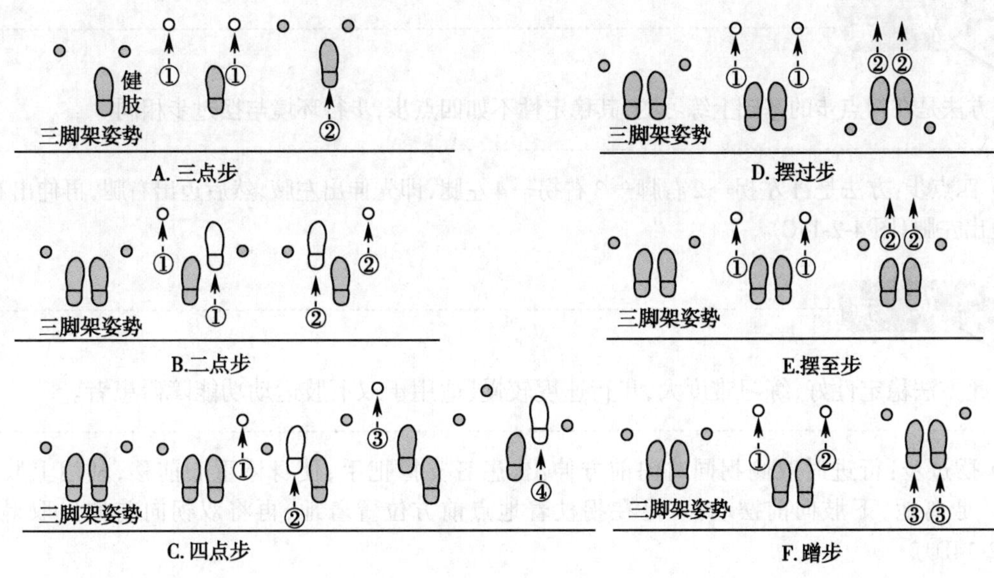

图 4-2-14　腋杖使用方法(行走)

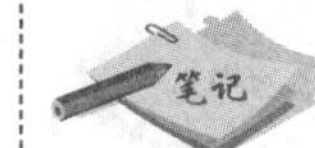

表 4-2-1　几种腋杖行走步态的对比

对比	四点步	三点步（无承重腿）	二点步	摆过步	摆至步	蹭步
方法	1 左拐→2 右腿→3 右拐→4 左腿	1 双拐和患腿→2 健腿	1 左拐和右腿→2 右拐和左腿	1 双拐→2 双腿摆过拐杖支点	1 双拐→2 双腿摆至靠近拐杖支点	1 左拐→2 右拐→3 双腿拖至拐杖处
优点	稳定（始终保持三点支撑）	避免患肢负重	稳定，比四点步快，且能减少双下肢的承重	最快（甚至比正常步伐还快）	一学就会	稳定
缺点	难学，步行速度相对慢	需要好的平衡和协调能力	难学，需要好的平衡和协调能力	患者须有良好的体力，难学，患者须身体强壮，尤其是腹肌、上肢肌肉发达，平衡能力好	稳定性较差	患者须有良好的体力，步行速度慢
适应证	下肢运动能力弱、平衡能力差的患者	下肢骨折、脱位、截肢和疼痛等患者	下肢肌力弱或平衡能力差的患者	上肢肌肉发达、平衡能力好的患者	脑瘫、截瘫患者等	患者的初始训练，一旦患者的平衡能力改善，就可进行摆至步或摆过步训练

1）三点步：方法是先将肌力较差的一侧脚和两侧腋杖同时伸出，再将对侧足（肌力较好的一侧）伸出（图 4-2-14A）。

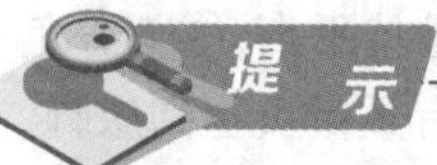

此方法步行速度快，稳定性良好，适用于单侧下肢运动功能障碍患者。

2）两点步：方法是一侧腋杖和对侧足同时伸出，再将余下的腋杖和足再伸出（图 4-2-14B）。

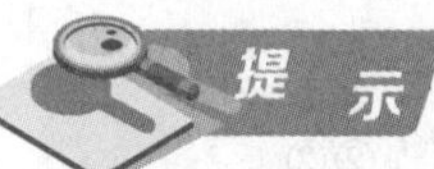

方法是在四点步的基础上练习的，其稳定性不如四点步，步行环境与摆过步相同。

3）四点步：方法是：1 左拐→2 右脚→3 右拐→4 左腿，即先伸出左腋，然后迈出右腿，再伸出右腋，最后迈出左腿（图 4-2-14C）。

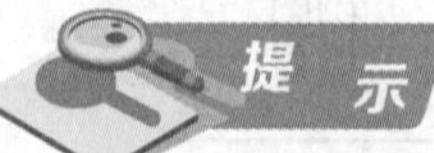

此方法稳定性好，练习难度大，步行速度较慢，适用于双下肢运动功能障碍患者。

4）摆过步：行进时双侧拐同时向前方伸出，患者支撑把手，使身体重心前移，利用上肢支撑力使双足离地，下肢向前摆动，双足在拐杖着地点前方位置着地，再将双拐向前伸出取得平衡（图 4-2-14D）。

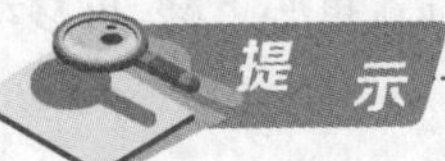

此方法与摆至步相似，但双足不拖地，而是在空中摆向前。双足着地点必须超过双拐的连线，落在双拐的前方，故步幅较大、速度快、姿势轻快美观。要求患者的躯干和上肢控制力必须较好，否则容易跌倒。适用于路面宽阔、行人较少的场合，一般用于患者恢复后期的步态训练。

注意事项：①在开始行走之前，请先确保已经站稳，然后再将腋杖分置身体两侧；②行走过程中不要顶在双拐的腋托上。

5）摆至步：方法是 1 双拐→2 双足，即同时伸出两支腋，支撑并向前摆身体使双足同时拖地向前，到达腋杖落地点附近（图 4-2-14E）。

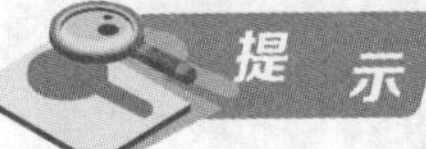

此方法双足着地点不能超过双拐的连线。摆至步主要利用背阔肌来完成，步行稳定，具有实用性，但速度较慢，适用于道路不平、人多、拥挤的场合。

6）蹭步：方法是 1 左拐→2 右拐→3 双足，即先伸出左腋，再伸出右腋，然后两足同时拖地向前，到达腋杖附近（图 4-2-14F）。

(3) 使用腋杖起身站立：①在站立前，请先确定椅子或床是否稳定牢固；②正常腿支撑在地面上，身体向前移动到椅子或床的边缘；③在将双拐并拢合在一起，用患腿一侧的手握住腋杖手柄，健侧的手扶住椅子扶手或床缘；④两手一起支撑用力，同时健肢发力站起，保持站稳（图 4-2-15A）。

(4) 使用腋杖坐下：①身体向后慢慢退，直到正常侧的腿碰到椅子或者床的边缘；②保持体重在正常腿上，将双拐并拢合在一起；③用患腿一侧的手握住腋杖手柄，健侧的手放到椅子或床缘上，然后弯曲健侧膝盖，慢慢坐下；④坐下过程慢慢来。始终保持双拐放在椅子旁边（图 4-2-15B）。

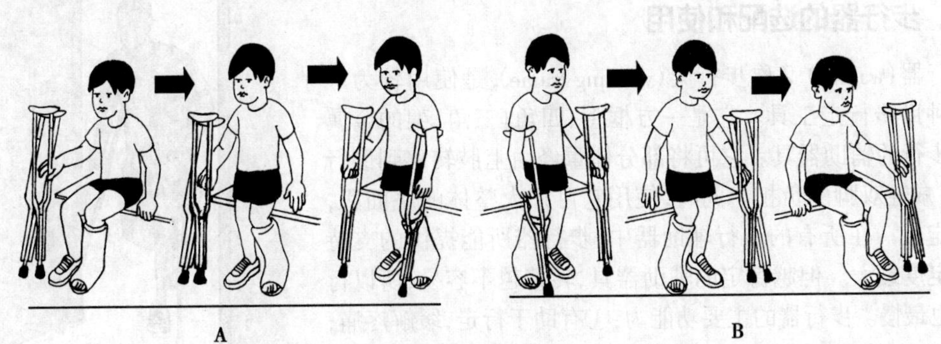

图 4-2-15　腋杖的使用（站立和坐下）
A. 起身站立　B. 坐下

注意事项：除非治疗师（医生）允许患肢部分负重，否则在坐下过程中仍需保持患肢离开地面不受力。

(5) 使用腋杖上 / 下楼梯或台阶：如果台阶或楼梯有扶手，尽量利用扶手。将两个腋杖合在一起，用远离楼梯扶手一侧的手握住，另一手扶住楼梯扶手，身体尽量靠近扶手。上下没有扶手的楼梯时，两手各持一腋杖，如同行走时一样。①上楼梯 / 台阶：准备上楼时，移动身体靠近最底层的一级楼梯，两手各持一腋杖同时支撑，将正常腿向前跨上一级楼梯，体重保持支撑在正常腿上，再移动双拐和患腿上到同一级楼梯，不断重复，一级一级上楼梯，不要太急；②下楼梯 / 台阶：移动身体靠近待下楼梯的

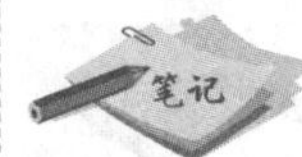

边缘，两手各持一腋杖，将双拐移至下一级楼梯上，同时患腿跟上，双手支撑稳定后，重心下移，再移动正常腿下一级楼梯，不断重复，一级一级下楼梯，不要太急（图 4-2-16）。

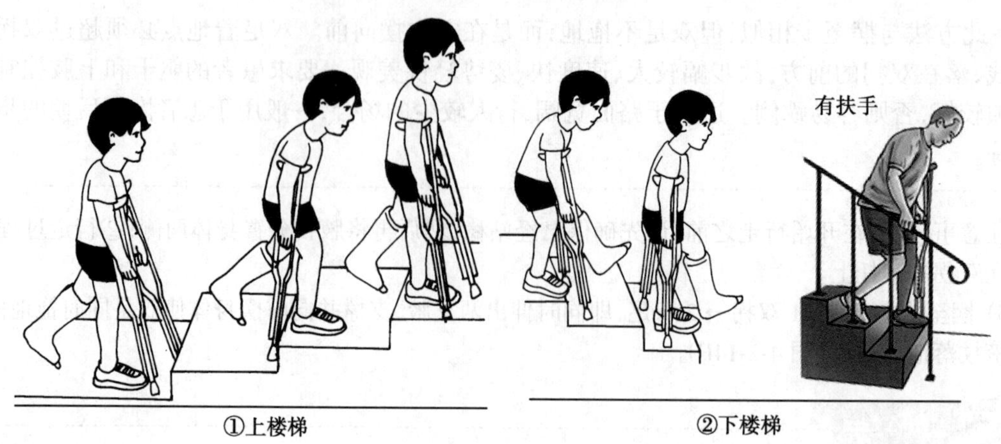

图 4-2-16　腋杖使用方法（上 / 下楼梯）

上楼 / 台阶时，如果有人协助，请人站在患者身后保护。下楼 / 台阶时，如果有人协助，请人站在患者前面保护。切记：健腿先上，患腿先下（图 4-2-16）。

(6) 通过门口：请先确保大门有足够的空间允许你的双足和双拐通过。打开门之后，先将靠近门一侧的腋杖脚顶住大门，然后通过门口（图 4-2-17）。

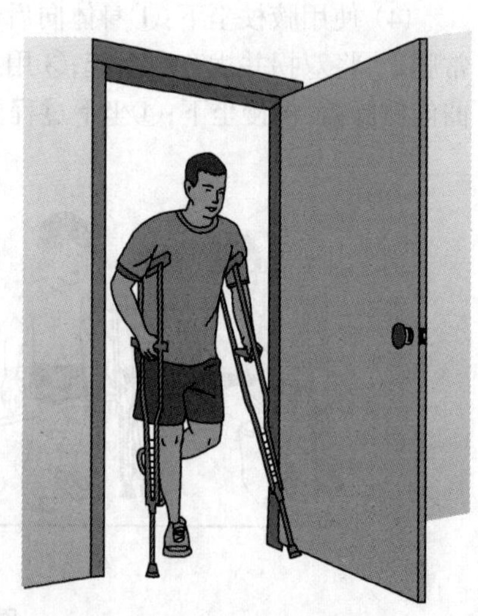

图 4-2-17　腋杖的使用（通过门口）

三、步行器的选配和使用

步行器（walker）又称步行架（walking frame），是使用较为广泛的一种助步行走工具。它是一方框型、四角（三角）架的金属制辅助步行的辅助器具。它可将部分体重经由上肢转移到助行器上，而减轻双脚的负担。同时，使用它可扩大整体的底面积，增加稳定性。在所有的步行辅助器中，步行器所能提供的支持力及稳定度最大。但越稳定的辅助器具，转移越不容易，所以行走速度也最慢。步行器的主要功能为：①有助于行走，缓解疼痛；②有助于保持平衡；③肌肉无力时有助于支撑身体；④有助于减少患腿负重；⑤使用双拐较为吃力；⑥有助于恢复正常行走步态。主要适用于平衡能力差、使用拐杖不稳定的患者，如下肢受伤或手术后使用拐杖较为吃力的患者，行走不稳、腿脚无力的患者等。步行器可以移动、携带、折叠，可在户外及室内等较平坦的地方使用，一般不太合适于上下楼梯。

（一）步行器的种类和特点

步行器按结构分为框式、轮式和平台式等；按支撑方式分为手撑式、手扶式和臂支撑式等。其常用的类型如下：

1. 固定式步行器　采用框架结构，具有很高的稳定性能，需要抬起步行器前行，患者必须要有足够的站立平衡及上肢的力量。①优点：可提供两侧上肢无力者或脊椎损伤者。②缺点：需用两侧的手，不适合上下楼梯，不适用各种路面。主要用于上肢功能健全、下肢平衡能力较差的步行困难者，如下

肢损伤或骨折不能负重者、关节炎、运动失调症、步行困难者以及长期卧床需要进行步行训练者(图 4-2-18A)。

2. 折叠式步行器　在使用和功能方面基本与固定式步行器相同，由于可以折叠，所以有携带方便及不占空间的优点(图 4-2-18B)。

3. 交互式步行器　采用框架结构，步行器两边装有铰链，无脚轮，可调节高度。使用时先向前移动一侧，然后再向前移动另一侧，如此来回交替移动前进，肌力稍差者可以选用此种步行器。①优点：增加稳定性，有更好的步态；②缺点：笨重，不适合上下楼梯。适用于立位平衡差，下肢肌力差的患者或老年人，其优点是上厕所也很方便(图 4-2-18C)。

4. 阶梯式步行器　扶手为阶梯式的框架结构，除具有普通框式步行器的功能外，还可以辅助下肢肌力低下的患者利用阶梯扶手从坐位到站位(图 4-2-18D)。

5. 轮式步行器　一般加上两个、三个或四个轮子。对于上肢力量不足或上肢协调功能较差的患者较适合使用有四个轮子的轮式步行器。轮式步行器行动时摩擦力较小，稳定性较差，所以必须躯干的平衡能力较好的患者才能使用。①优点：提供增加两侧上下肢不稳及平衡不佳患者的稳定性；②缺点：不适用于各种路面，不适合上下楼梯。

(1) 两轮式：前面装有固定脚轮，后面的支脚垫具有一定的摩擦力和防滑性能，具有很好的方向性，但转弯不够方便；使用者可以靠推动步行器前移。适用于下肢肌力低下、慢性关节炎患者、脑血管疾病引起的步行障碍者使用，也可用于长期卧床者的步行训练(图 4-2-18E)。

(2) 三轮式：前面装有万向的导向轮，后面装有两个驱动轮，由于具有三点稳定性，可作为外出用途的步行器，并附有刹车及储物筐(袋)。适用于下肢力弱、平衡功能差且步行道路不平坦的患者(图 4-2-18F)。

(3) 四轮式：分为前轮为活动脚轮或四轮均为活动脚轮两种类型。具有：①转弯半径小，移动灵活的特点；②手闸可分别用于行进中遇有坡道或障碍物时的暂短制动和停止行进时的后轮锁定；③其设计也非常人性化，装有座垫、储物筐以方便患者休息或存放物品。特别适用于老年人出行时使用(图 4-2-18G)。

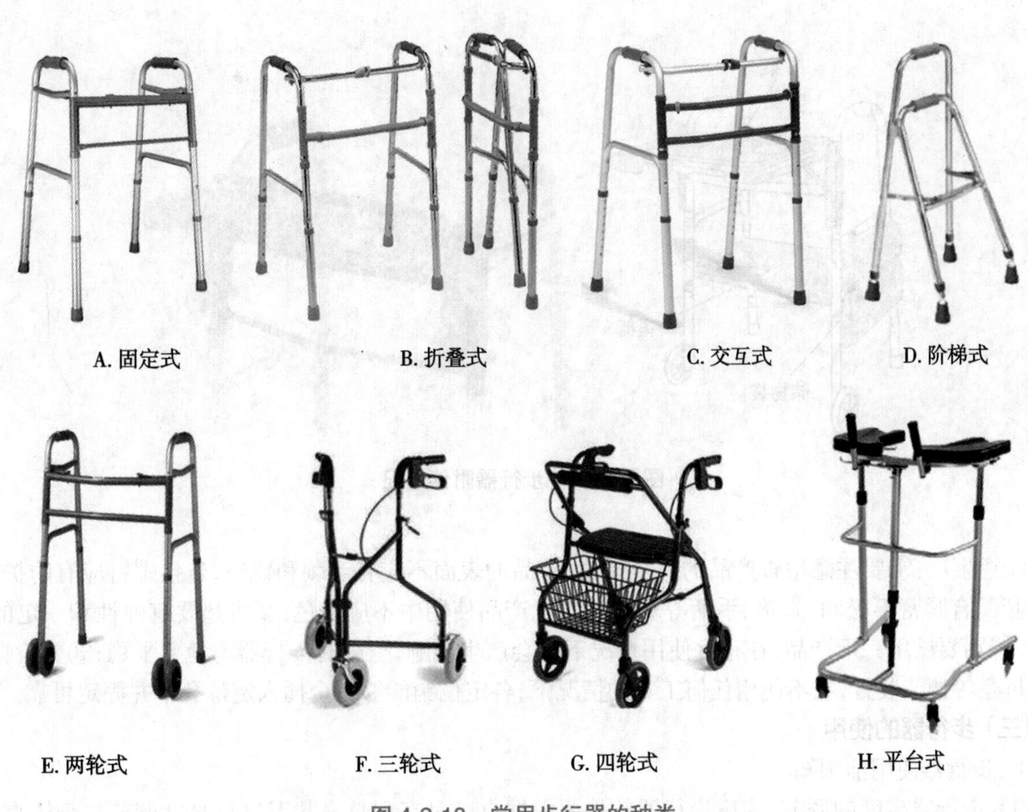

图 4-2-18　常用步行器的种类

(4) 平台式：带有臂支撑平台、两个活动脚轮和两个固定脚轮，其特点是支撑面积大，稳定性能更好。步行器的高度应以身体直立，在肘屈曲近 30° 的状态下，将前臂放在平台上为宜。因为是利用步行器带动身体向前行进的，适用于全身肌力低下者，脑血管疾病引起的步行障碍者，慢性关节炎患者以及长期卧床者的步行训练等(图 4-2-18H)。

(二) 步行器的选配

常见的步行器有适合室内使用的，也有适合室外的；有轻质金属制成方便提举，也有较重但带轮子方便推行的。

1. 步行器类型的选配　步行器的支撑面积大，较拐杖的稳定性高，但只能在室内使用。其类型的选配具体如下：

(1) 下肢因素：①患腿无法负重者，可以选配无轮的步行器。它的优点是支持牢固，不易滑动，但行走速度相对较慢。适合术后早期训练。②患腿部分负重者，选配两轮步行器比较适合。没有轮子的两只脚可以防止步行器滚动滑走，带轮子的脚方便推行。使用前提是必须有一定的活动能力，能够维持正常行走步态。③患腿可以负重者，不需要完全依靠步行器来维持步态，可以负重行走，四轮的步行器较为适合。它的优点在于行走效率较高，速度快。但是行走要求高，一般仅用来稍稍维持平衡，适当借力保护。适合老年人步行外出，不适合术后患者早期使用。四轮步行器通常带有手刹，方便在坡面上行走。

(2) 上肢因素：①双上肢肌力差、不能充分支撑体重时，应选用腋窝支持型步行器；②上肢肌力较差、提起步行器有困难者，可选用前方有轮型步行器；③上肢肌力正常、平衡能力差的截瘫患者，可选用交互型步行器。

2. 步行器扶手选配　要以防滑为原则，保证扶手抓握松软舒适，防止手部磨损。如果手部抓握有困难，宜更换宽厚、适合手形的扶手。也可以自行裹以毛巾等织物，增厚增加舒适度。

3. 步行器附件选配　有些步行器增加了一些附件，如托板，可以放置物品、挂钩挂袋可以方便携带物品，也有设置座椅、篮子之类的，方便出行时休息和摆放东西。附件可以根据需要来选配。但是要把握分寸，步行器的目的是助步行走，不能当作手推车。适当携带少量物品是可以的，放置物不要过多过重，否则可能影响步行器平稳性，容易摔倒，反而得不偿失(图 4-2-19)。

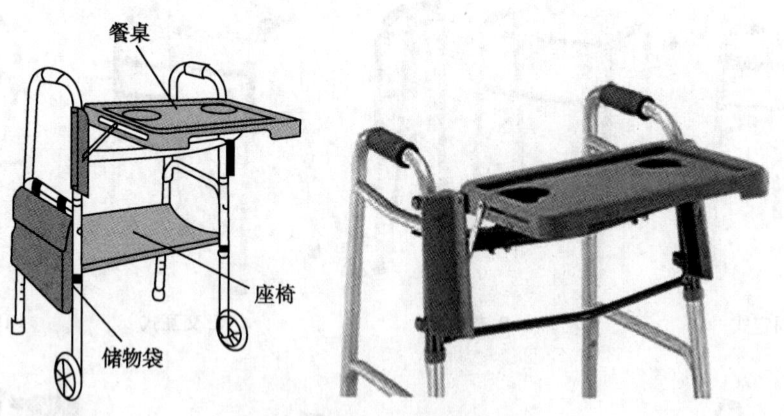

图 4-2-19　步行器附件选配

注意事项：①要注意检查产品的外观质量，产品的表面不应有毛刺和锐边，连接螺钉应有防护帽，手柄套配合紧密不松动，脚垫、手柄等塑胶和着色产品使用中不应掉色；②脚垫要有弹性和一定的摩擦力，特别要试用一下产品，在正常使用情况下不会产生异响，空载时步行器着地要平稳；③要检查高度和折叠等调节装置，在不使用任何工具的情况下，各定位销能够完全插入定位孔中并固定可靠。

(三) 步行器的使用

1. 步行器使用前须知

(1) 步行器高度的调节：使用步行器首先要根据自己身高和自身状况进行高度调节。身体直立，

以肘关节屈曲 15°~30° 的状态手持步行器，使步行器的高度与身体大转子（关节突起部位）保持水平位置。步行器的高度是通过腿部的伸缩杆来进行调节的（图 4-2-20）。

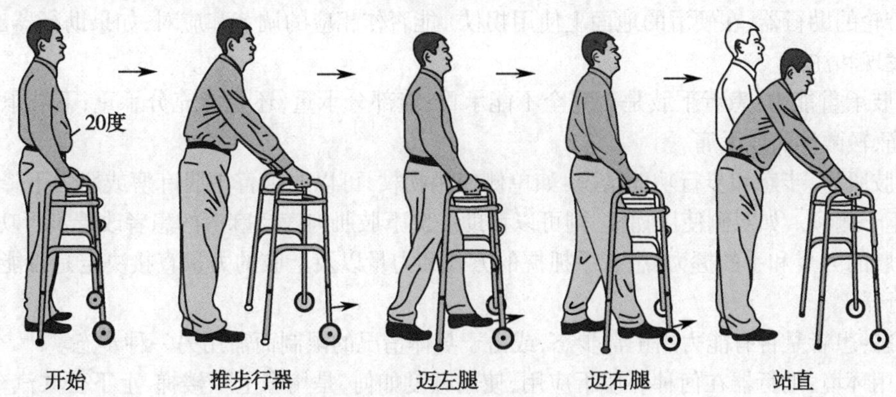

图 4-2-20 步行器的使用

(2) 正确姿势：①行走前先穿好鞋；②身体站直站稳，双目视前；③将步行器置于面前，人站框中，左右两边包围保护；④两手握住步行器的扶手；⑤将步行器高度调整为：双臂自然下垂时，双肘可以稍弯屈，手柄恰在手腕高度，这样行走时可以降低肩背部负重受力，减少劳损。

可以选择以下列的患腿负重方式。①不负重：即患腿不受力，也就是保持患腿离开地面；②轻负重：可以用脚趾点地来维持平衡；③部分负重：可以将身体部分体重分担到患腿上；④可忍耐负重：将大部分体重甚至所有重量负担到患脚，能忍耐即可；⑤完全负重：患脚完全负重，只要不痛。

注意事项：①使用步行器前，应先检查步行器有否伤痕，折叠关节、调节钮、脚垫和脚轮是否完整牢靠，以保证安全；②行走前检查步行器的脚垫是否老化磨损，发现问题须及时更换；③检查步行器的四个脚是否同样高度，确保平稳；④行走时不要穿拖鞋或高跟鞋，尽量穿着有牢固保护的鞋子；⑤行走时不要把步行器放得太靠前，否则容易摔倒，一般以正常行走一步的距离为宜；⑥坐下和起身时不要倚靠压在步行器上，否则容易使步行器翻倒；⑦避免在湿滑的路面上行走，如果不可避免，应放慢步伐；⑧地面上如有地毯、电线之类的东西，容易拌倒摔跤，应避免在这些东西上行走；⑨定期对步行器及其附件（轮子、螺丝、橡胶垫等）进行检查，及时发现问题，及时更新。

2. 步行器的使用方法

(1) 固定式或轮式步行器的使用：类似拐杖的三点式步态，先推步行器向前，再移动患肢，然后移动健肢。

(2) 交互式步行器的使用：可选用两点式步态，左手右脚或右手左脚同时迈出；或是四点式走法，健侧手先出去，再跨出患脚，接着患侧手出去，健脚跟着迈进。

注意事项：①虽然步行器能提供更宽、更稳的支持面，但因其体积较大，且会妨碍正常交替步态的发展，所以多在康复初期功能障碍较严重的情况和有可能诱发其行走潜能时使用。对于各种步行器，如果真的有必要长期使用，也应注意不要过度依赖它。②使用步行器在行走时速度要慢，而且不适合在室外及上下楼梯使用。③最好是穿着适合的鞋子，如网球鞋及系鞋带的橡胶鞋底最好，避免穿着容易松脱的拖鞋、高跟鞋等。

(3) 使用步行器时，一定要站立平衡后再进行行走。切记，站立之初的轻微头晕并非异常。但头晕未改善或加剧时，一定不能移动，应尽快坐下，寻求协助。

3. 影响助行器选配和使用的因素　目前市场上的助行器种类繁多，只有选配合适的助行器，才能给患者的生活带来最大的方便。无动力式助行器结构简单、价格低廉、使用方便，是最常用的助行器。影响助行器选配和使用的因素具体如下：

(1) 身高、体重和年龄：决定助行器的规格大小、重量和耐用程度。

(2) 全身情况、疾病情况：决定患者何时需要应用助行器及何时进行辅助器具的改变。

(3) 患者平衡能力:平衡能力的好坏决定了患者是否允许不用拐;是否可以仅用一根手杖,还是需要提供更多更好的支持。

(4) 认知能力:患者是否可以学会正确的应用助行器;是否认识到在应用时可能发生危险(如在斜坡上使用带轮的助行器、在硬滑的地面上使用拐杖),能否作相应的调节和应对;如果助行器出现缺陷,患者能否发现和注意。

(5) 下肢承重能力:患者下肢是否完全不能承重;能部分承重,还是能充分承重;下肢承重时是否有明显疼痛、轻微疼痛或无痛。

(6) 下肢肌力、步态和步行功能情况:如单侧使用拐杖,可以改善臀中肌麻痹或肌力下降的患者在步行中的躯干侧倾。如双侧使用拐杖,则可以帮助一侧下肢肌肉广泛麻痹的患者改善步行功能。

(7) 上肢的力量和手的握力:患者手抓握的方式和力量以及上肢的力量直接决定是否能使用和如何使用助行器。

(8) 步态:患者是否有能力用正常步态,或由于身体情况的限制而需用另一种步态。

(9) 使用环境:助行器在何种环境下应用,使用频度如何,是用来上下楼梯、上下公共汽车、上下小汽车,还是用在狭窄的通道上行走。

(10) 生活方式:患者的活动范围和活动频率如何,是否需要将助行器和轮椅或汽车结合应用于日常生活。

(11) 应用助行器的理由:患者使用助行器是用于克服特别的身体困难,还是仅仅用于支撑,或是想表明自己行走不稳。

(肖晓鸿)

思考题

1. 解释助行器的定义。
2. 简述助行器的分类。
3. 简述助行器的功能。
4. 简述常用助行器的种类和特点。
5. 简述常用助行器的正确选配和使用方法。
6. 简述影响助行器选用的因素。

第三节 姿势辅助器

一、姿势辅助器概述

(一) 姿势辅助器定义

姿势辅助器(positioning aids)又称姿势保持器或摆位辅助器具(简称摆位辅具),是帮助患者随时保持日常生活活动中的正确姿势,矫正不良姿势,预防畸形,使患者发挥最大功能的康复辅助器具。在正常情况下,神经肌肉系统会自动地调整人体的张力,以保持人体一个良好的姿势。但对于神经肌肉系统受损的患者而言,就无法提供这些张力的变化,所以需要靠外在的支撑力来达到或保持日常生活活动中必需的姿势变化。

(二) 姿势辅助器分类

常见的姿势辅助器依姿势分为卧姿辅助器、坐姿辅助器和站姿辅助器三类。

1. 卧姿辅助器 又称卧姿摆位辅具,是一类用于辅助患者保持卧姿的康复辅助器具。卧姿一般有三种,即仰卧位、俯卧位和侧卧位。卧姿辅助器的基本功能有:①仰卧位是患者最常用的休息姿势,也是帮患者换尿布、清洁和更衣最常采用的姿势,仰卧时最需要注意的是减低伸直张力的影响,避免姿势异常;②矫正的俯卧位姿势有利于头部、躯干的控制、近端稳定度与眼手协调的发展;③侧卧位可

避免过度弯曲与伸直，减少异常姿势的产生。常用的卧姿辅助器有滚筒、楔形垫、侧卧板等(图 4-3-1)。

2. 坐姿辅助器　又称坐姿摆位辅具，是一类用于辅助患者躯干保持坐姿稳定的康复辅助器具。坐姿是直立姿势的开始，坐姿辅助器通常配合椅子或轮椅使用，主要适用于重症的肢残患者，用以保持适当的坐姿，解放双侧上肢，有利于患者完成日常生活活动和保持身心健康。良好的坐姿是指骨盆维持在正中水平的位置，身体直立，两侧对称，腰部稍微前曲，髋、膝、踝等关节都弯曲呈 90°。坐姿辅助器的基本功能有：①提供适当的承托，以获得最大的稳定性和平衡性，增进头部与上躯干的控制；②帮助矫正坐姿，比起卧姿，更能增加患者的视野；③防止脊髓骨骼变形和挛缩的情况恶化；④减低不正常反射，促进正常发育；⑤有助于体能发展及在生活训练中发挥效用，坐姿可以让患者把双手空出来做功能性活动，且坐姿是饮食最重要的姿势，可以提供给患者更多参与社会互动的机会。常用的坐姿辅助器有各式各样的坐姿椅、移位椅、轮椅、喂食椅、倾斜桌、三角椅等。坐姿辅助器的种类如下：

(1) 按形式分类：坐姿辅助器分为普通式、躺椅式和立式坐姿辅助器等(图 4-3-2)。

(2) 按控制身体的部位分类：坐姿辅助器分为躯干坐姿辅助器、头躯干坐姿辅助器、躯干下肢坐姿辅助器、头躯干下肢坐姿辅助器、躯干下肢足坐姿辅助器、头躯干下肢足坐姿辅助器(图 4-3-3)。

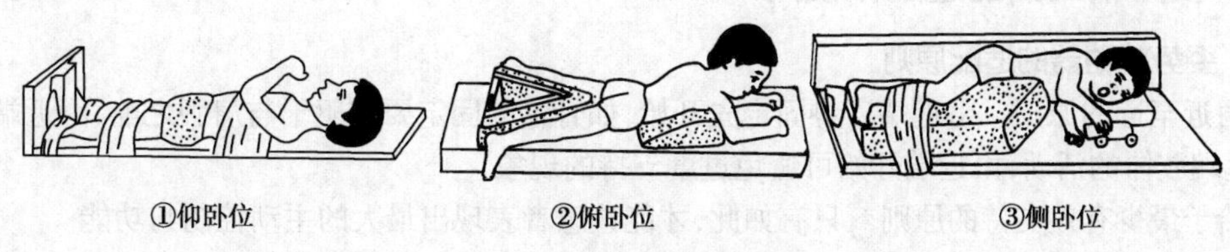

图 4-3-1　卧姿辅助器

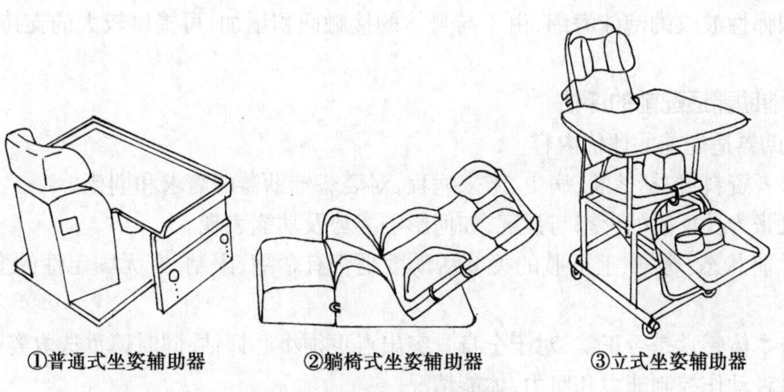

图 4-3-2　坐姿辅助器按形式分类

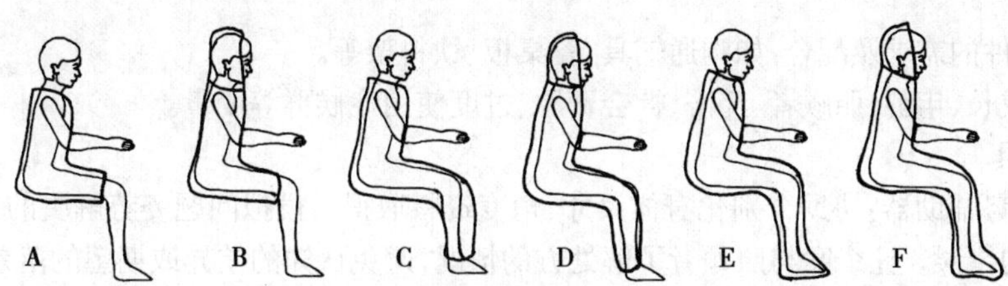

图 4-3-3　坐姿辅助器按控制身体的部位分类

A. 躯干坐姿辅助器　B. 头躯干坐姿辅助器　C. 躯干下肢坐姿辅助器　D. 头躯干下肢坐姿辅助器　E. 躯干下肢足坐姿辅助器　F. 头躯干下肢足坐姿辅助器

3. 站姿辅助器 又称站姿摆位辅具或站立架,是一类用于辅助患者保持站立稳定的康复辅助器具。站姿是很重要的直立姿势,站姿辅助器的基本功能有:①在站姿下可以让伸肌群有抗重力、主动、阻力性的收缩,预防失用性萎缩;②让下肢屈肌有被牵拉的机会,维持伸展度;③符合功能、社会性与情绪上的需求;④增加成长中骨骼的致密度;⑤给患者提供站立的机会,保持良好的站立姿势,并让患者可以以站姿从事一些活动;⑥帮助提高头颈控制能力、下肢承重能力,并刺激体内本体感,有助于视觉运动的发展。站姿辅助器分为仰卧式站立架、直立式站立架和俯卧式站立架。

（三）姿势辅助器的功能

1. 有利于患者的身体健康 具体如下:①促进残存的躯干、四肢的神经肌肉系统的功能发挥,有利于提高肢体的代偿功能,有利于减少骨骼肌肉运动系统的失用性萎缩;②配合各种物理治疗、矫形器治疗和手术治疗,可以预防继发性骨关节挛缩、畸形,也有利于预防压疮。

2. 有助于日常生活能力的提高 具体如下:①稳定的姿势可以帮助患者改善从事各种作业的能力;②稳定和较舒服的姿势可以改善患者的耐久力,有助于全面提高患者的日常生活能力。

3. 有助于患者的心理健康 具体如下:①肢体的功能改善有利于促进肢体协调功能的改善,也有助于患者认知功能、学习功能的改进;②稳定姿势可帮助患者扩大生活范围,更好地参与社会活动,提高生活质量。

二、姿势辅助器的选配和使用

（一）姿势辅助器的适配原则

1. 由近至远的原则 由近端姿势固定先开始,如骨盆的固定要在躯干与肩胛之前,因近端的固定会影响远端肢体的活动,由近端开始可避免过度支持的现象。

2. 给予最少有效支持的原则 只有如此,才能让患者表现出最大的主动控制与功能。

3. 矫正功能性畸形的原则 选择材质较硬,如木头或塑胶包上泡沫海绵,可以有矫正功能。为了更好地发挥效果,矫正力量须大于异常张力。

4. 顺应结构性畸形的原则 若已发生无法矫正的畸形,可以采用由硬质的泡沫海绵制成的一体成形造型层,如弹性波纹的泡沫海绵,由于与身体的接触面积增加,可提供较大的支持力,以避免身体进一步的变形。

（二）姿势辅助器适配前的评估

1. 姿势辅助器适配前的评估内容

(1) 搜集患者资料:包括诊断、病史、未来病程、对姿势辅助器的需求和期望。

(2) 了解肌张力及反射的形态与强度,如何影响姿势及功能表现。

(3) 肌肉骨骼状态:脊椎、上下肢的关节活动度是否有挛缩、限制,有无固定性的变形或可矫正的变形。

(4) 皮肤与本体感觉是否正常,对于全身骨突出点更须小心评估,同时慎重选取姿势压垫的材质。

(5) 了解患者动作控制能力和肌力、体能情况。

(6) 视知觉及认知能力:评估视野、空间概念及代偿能力。

(7) 居家环境:包括家庭、学校、职场、交通工具等,都须考量姿势辅助系统与环境的兼容性及使用者的操控性。

(8) 辅具附件的需求及配合:如沟通辅具、餐桌板、饮料架等。

(9) 其他:成长、年龄、照顾者、经济、社会资源、过度使用症候群等变量。

2. 评估工具

(1) 评估姿势辅助器:协助个别化身体尺寸、角度资料取得。模拟问题姿势解决的方法,避免凭空想象可能产生的错误。让个案与照顾者了解处方的情况,避免认知的差异或期望的落差。

(2) 测量及取模系统:利用电子数位讯号辅助测量身体轮廓,计算机控制泡沫海绵切削成形,最能满足严重变形个案摆位与减压的需求,可完全依照患者身体的形状与摆位的需求而量制。

(3) 压力测试仪:测试所使用的坐垫材质的分压效果,以便考虑是否需要调整处方。

（三）卧姿辅助器的选配和使用

1. 卧姿辅助器的适配原理

（1）仰卧摆位：最需要的是减低伸直张力的影响，避免不对称的姿势产生，为此须借助于一些卧姿辅助器如楔形垫、滚筒，或更精密的摆位组合如蝌蚪摆位组合、草上精灵摆位组合及多功能摆位系统，来达到较好的仰卧姿势。

（2）俯卧摆位：即让患者趴在撑起的前臂或楔形垫上，有利于头部、躯干控制、近端稳定度与眼手协调的发展。在胸下垫高是俯卧摆位较容易实行的方法，可以利用枕头、滚筒或楔形垫来做。对于弯曲张力太强的患者，可以加上安全带来固定骨盆、胸部，如带安全带的楔形垫。为使俯卧摆位能成为一个功能性的姿势，须提供给患者一个适当高度的游戏或工作平台，让患者的手可以操作。一些较精致的组合摆位板如双向楔形垫、治疗用楔形垫组合、蝌蚪摆位组合、草上精灵摆位组合、多功能摆位系统等就可以满足这样的需求。

（3）侧卧摆位：可避免患者过度弯曲与伸直，降低很多不良姿势的产生。侧卧摆位时头要微向前弯，转向中间；双肩与手臂要向前伸并摆向中线，以利眼手协调的发展；在上方的腿，要用摆位板垫起来，保持髋与膝微弯的姿势，下方的腿则要伸直。这样的姿势通常要借助姿势辅助器以对抗重力的拉力才可得到，有一些特别设计的姿势辅助器如侧卧板、特殊侧卧板、草上精灵摆位组合、蝌蚪摆位组合、多功能摆位系统皆可使用。

2. 常用卧姿辅助器的选配和使用

（1）滚筒（roller）：滚筒主要是提供“滚动”及“摇动”的动作，通常最适合用在牵伸、协调训练、肢体和躯干张力控制训练时的摆位；此外，滚筒也是感觉统合中前庭刺激最好的工具。其种类有：①按结构可分为实心和空心；②按形状可分为圆形、半圆形和T形等；③按材质可分为泡沫海绵型、充气型、凝胶型、木制型和复合型等。特点：①颜色鲜艳、柔软但坚固、使用舒适；②形状有利于摇动与滚动的产生，适合于摆位与协调能力训练；③除10cm大小的滚筒外，一般有硬轴在内，以防止塌陷，外层无接缝，不渗水，易清洗。功能：①预防关节挛缩；②矫正身体畸形；③预防压疮；④控制关节强直；⑤减轻相关的背部疼痛等。适用于运动治疗室、康复中心、特教教室、感觉统合治疗室、家庭康复等进行摆位辅助与协调训练，改善躯干、上肢及下肢间的肌张力与肌力。

1）T形滚筒：用于控制身体在仰卧摆位的卧姿辅助器（图4-3-4）。

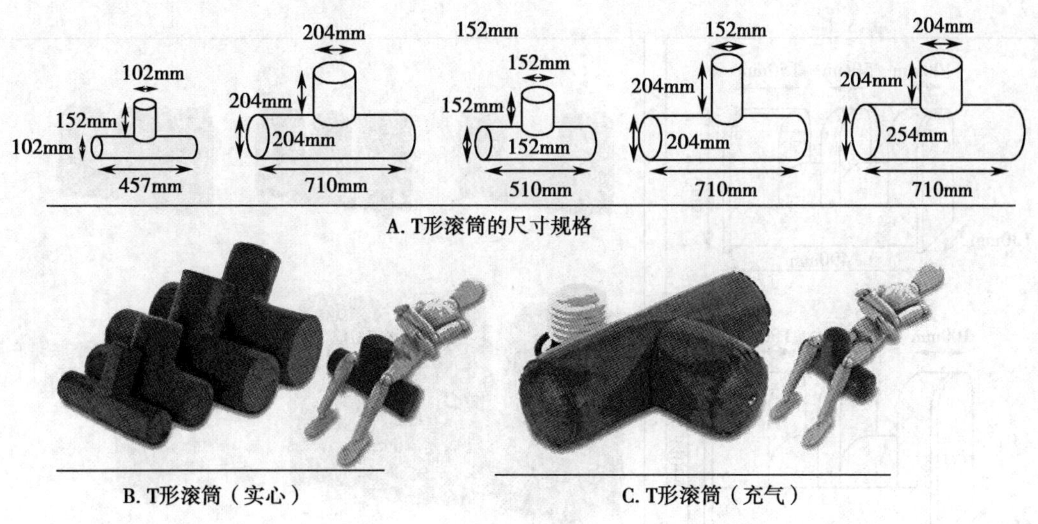

图4-3-4　T形滚筒

2）圆形滚筒：用于控制身体在仰卧摆位和侧卧摆位的卧姿辅助器（图4-3-5）。

3）间隔式滚筒（alternative positioning rolls，APR）：用于控制仰卧摆位的卧姿辅助器。如果需要调节控制下肢外展的力量，可以调节间隔滚筒的间隔之间的挡块宽度（图4-3-6）。

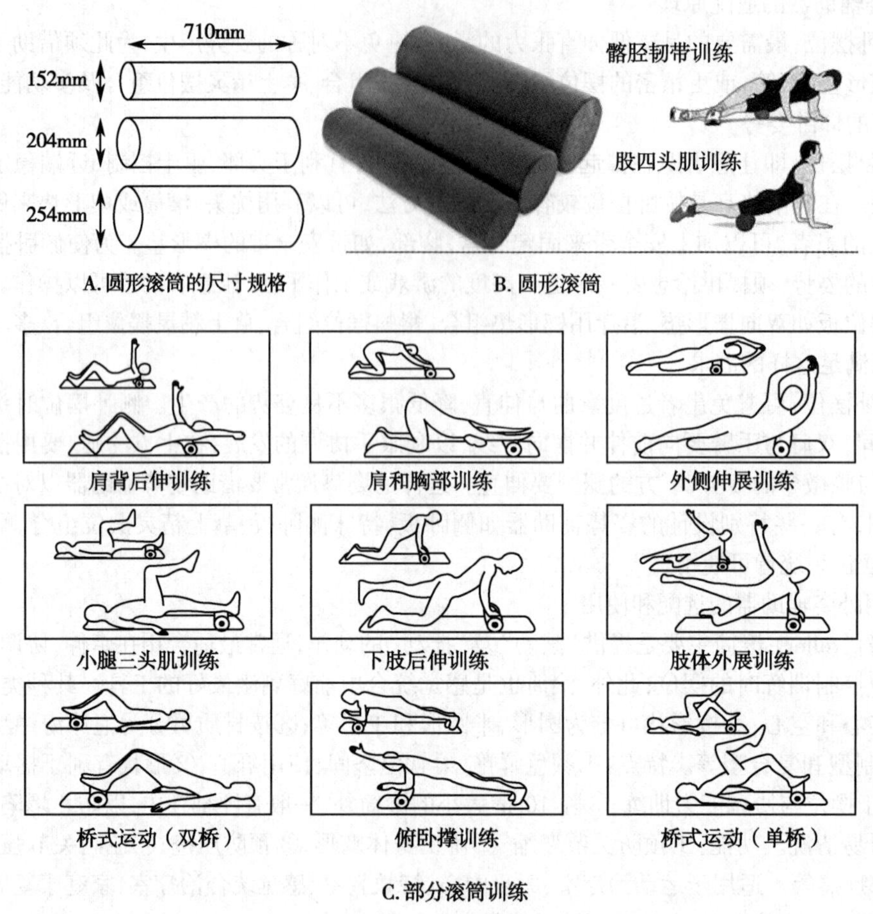

图 4-3-5　圆形滚筒

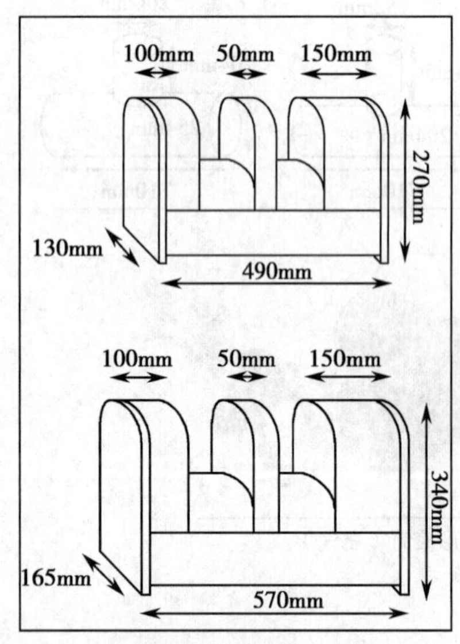

A. 间隔式滚筒的尺寸规格

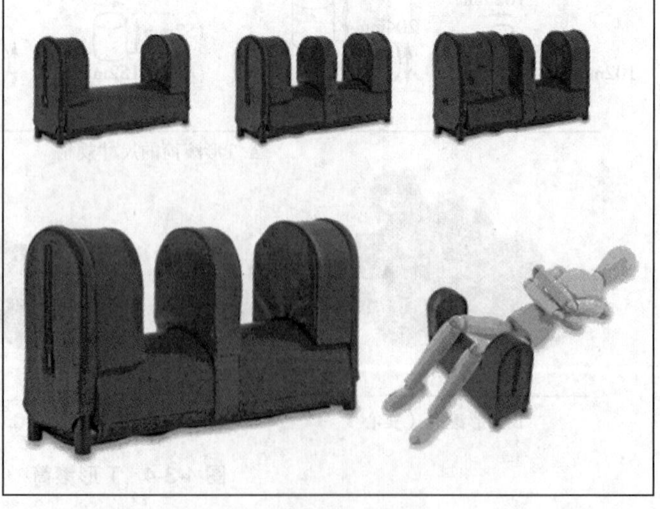

B. 间隔式滚筒

图 4-3-6　间隔式滚筒

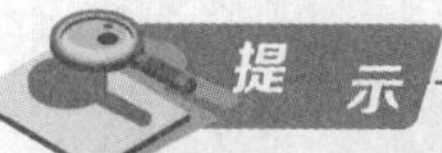

若控制下肢内收挛缩，最好选用T形滚筒。在某些情况下，间隔滚筒比圆形滚筒控制能力更好。

4）单面滚筒：既具有滚筒的特性，又有楔形垫的稳定度，增加了摆位选择，如跨坐、侧卧或俯卧摆位时，都可提供一个稳定的基面。小型的单面滚筒可用来做膝或踝弯曲及颈部拉长。底部的粘接扣带可在主动或被动治疗时用来维持滚筒的适当位置（图4-3-7）。

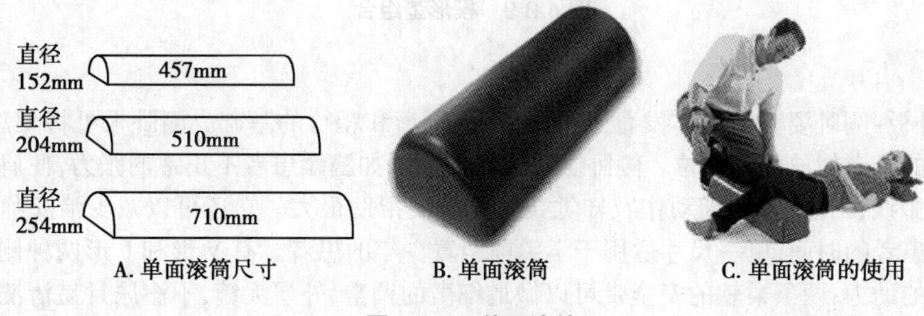

图4-3-7　单面滚筒

（2）楔形垫（wedge pad）：当患者头部控制不好、坐姿平衡差及调整躯干能力差时，可利用楔形垫在半坐卧的姿势下训练，也可适用于一些大动作活动及翻滚活动。楔形垫的形状是为了提供患者被动支持，让功能障碍患者得到适当的体位和姿势。有些楔形垫上附有安全带，起到摆位时的固定作用。楔形垫的选择根据患者的体型来决定，一般患者趴在上面时，垫面的长度能涵盖其胸骨至膝盖；另外，还可以根据患者的情况用楔形垫组合作适当的摆位。不过楔形垫的使用方法及选择还是以治疗师做治疗时的需要而定。适用于智力低下、脑瘫和神经肌肉功能障碍患者（图4-3-8）。

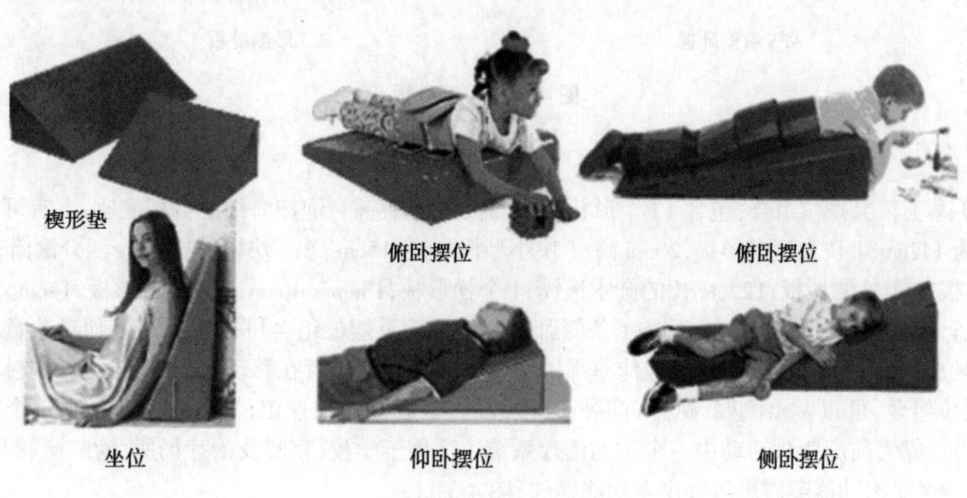

图4-3-8　楔形垫

（3）楔形垫组合：是由两块大楔形垫和两块小楔形垫组合而成的，并附带有固定带。它具有多种造型和组合，可用来做体能活动，如翻身、翻筋斗、上下斜坡，或创造出一个舒适的阅读和工作环境；当患者缺少头控制、平衡或躯干控制能力时，也可作为其他摆位选择。适用于智力低下、脑瘫和神经肌肉功能障碍患者（图4-3-9）。

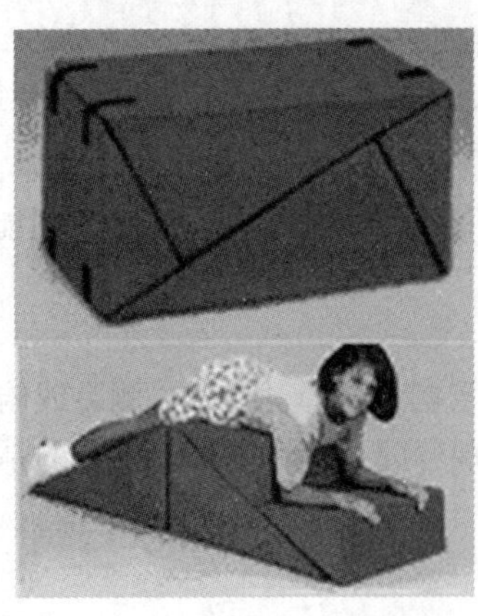
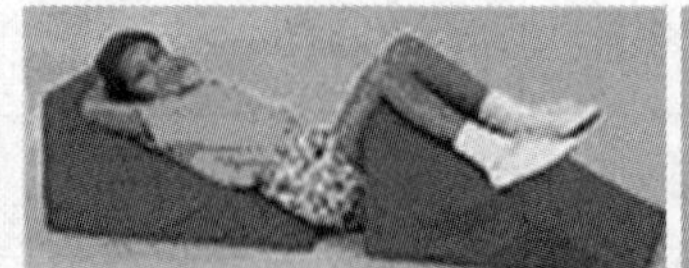
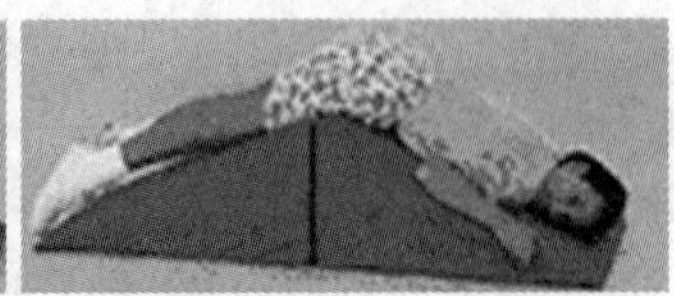
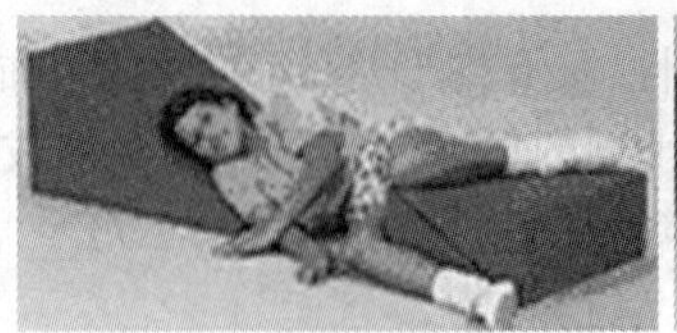
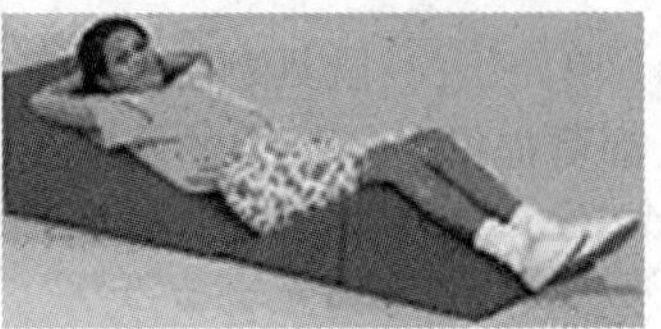

图 4-3-9　楔形垫组合

(4) 侧卧板：侧卧姿势是人体发育过程中翻身、平衡和爬行的基础。侧卧板可将无法自主维持在侧卧姿势的患者摆放成侧卧位。侧卧摆位可帮助降低如脑瘫患者不正常的张力，使肩膀向前，双手可以摆到中线，对患者粗、细动作及知觉技巧的发展帮助很大。它还可以减少治疗师、家长和老师监护脑瘫患者的时间，单一尺寸适用于学龄前至青少年的患者。有 V 形和 L 形两种侧卧板，重力可成为摆位的助力；两条柔软的安全带可以做最细微的调整，外层无缝，不渗尿且易清洗；附带两块 8cm × 13cm × 28cm 的板块，可作头枕板与腿靠板使用。主要功能：①降低过度伸直与弯曲的动作形态；②诱发头部向前与双上肢的中线定位；③诱发眼手协调的发展。适用于脑瘫与其他神经肌肉功能障碍患者(图 4-3-10)。

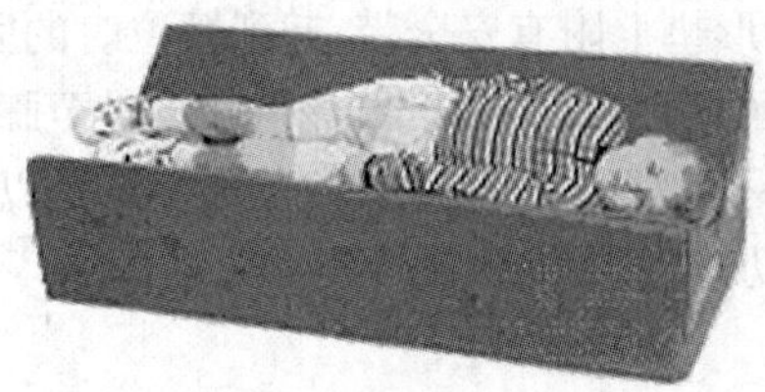

A. V形侧卧板

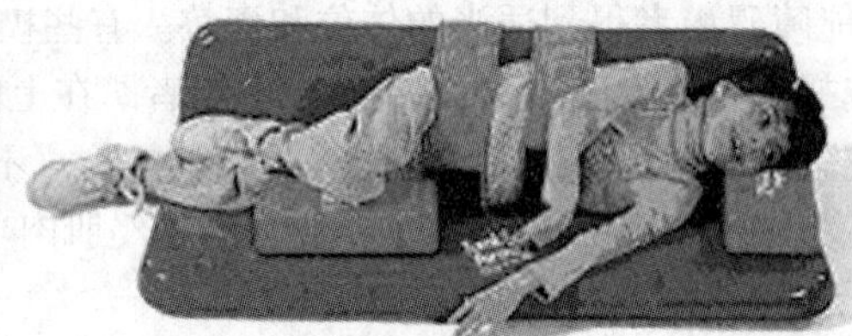

B. L形侧卧板

图 4-3-10　侧卧板

(5) 草上精灵摆位组合：包含 17 个形状不同的板块：1 块铺有泡沫海绵的橇板底座，上有可固定脚轮，长为 142cm；1 块大型楔形垫，20cm 高；1 块小型楔形垫，15cm 高；1 块楔形板；2 个四分滚筒；1 个中央外展板；2 个外侧展板；122cm 长的圆木滚筒；1 个梯形板，13cm × 46cm；1 个长方形板，14cm × 28cm；2 条安全带；1 条髋部带；1 条拉动带；1 条侧卧带。草上精灵摆位组合可以解决治疗师对儿童至青少年的摆位需求。主要功能：①铺有泡沫海绵的滑板底座可以让患者在移动时仍维持适当的支持；②利用此摆位组合，可以做出侧躺、趴卧、仰卧、长坐、滚筒坐姿等几个摆位；③若在底座加上一个圆木滚筒，还可以成为前庭刺激活动中一个主动治疗系统。适用于学校、家庭及治疗场所，为脑瘫、智力低下或其他神经肌肉功能障碍患者提供多功能摆位(图 4-3-11)。

(6) 蝌蚪摆位组合：是专为 0~3 岁早期介入计划设计的幼儿摆位组。多用途组合可以有很多有创意的摆位方法。①俯卧摆位：利用单面滚筒及两个侧支持板，可以诱发出主动的身体伸直、头部前弯、胸部抬起及双手前撑以得到手接触中线的功能。另一个有镜面的组件可以用来引发患者在此姿势下的好奇探索。若在底面加上一个圆木滚筒，可以用来做前庭活动。②坐姿摆位：利用底座加上不同的楔形垫可以作出长坐与滚筒跨坐的摆位，依坐姿需求选择楔形垫的两面。再加上桌架，可以当成额外的支持面，也可用来做眼手协调活动。③侧卧摆位：将圆形滚筒固定在底座上，让患者侧卧，可诱发头

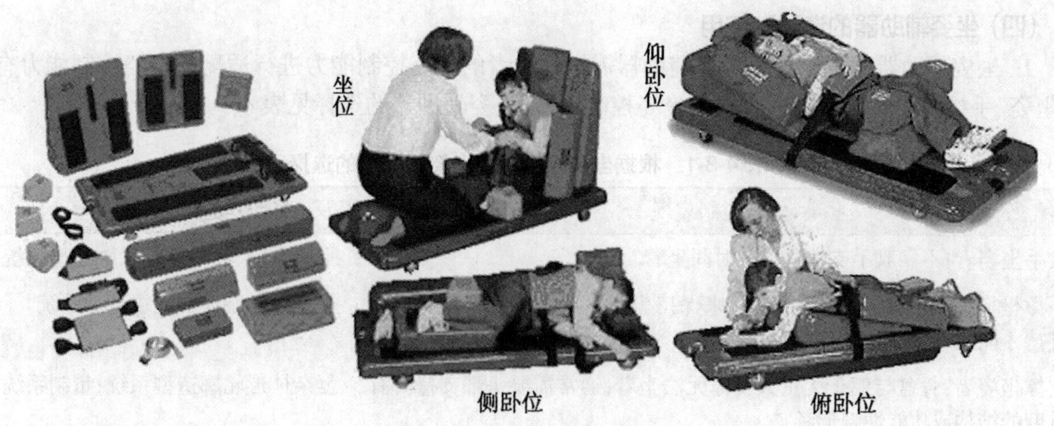

图 4-3-11　草上精灵摆位组合

和躯干动作的控制。将底座近脚部抬高,可以得到改善呼吸的姿势。主要功能为提供患者俯卧、坐姿、侧卧的摆位。适用于脑瘫、智能低下、神经肌肉功能障碍及其他发展迟缓患者使用(图 4-3-12)。

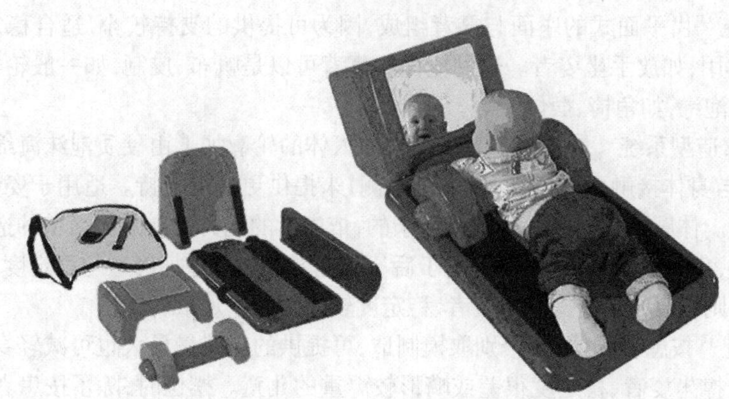

图 4-3-12　蝌蚪摆位组合

(7) 其他卧位摆位组合:是为了保持患者在床上正确卧位,并能够缓解患者危险区域压力的一种卧位辅助器组合。它可以显著降低患者因长期卧位情况下导致的压疮风险,并能够为肢体提供一定的支撑、固定和按摩作用。每个垫子设计成双层,外套可拆卸、清洗。此种卧位摆位组合易于使用、快速定位和组合,每一个垫子也可以单独使用(图 4-3-13)。

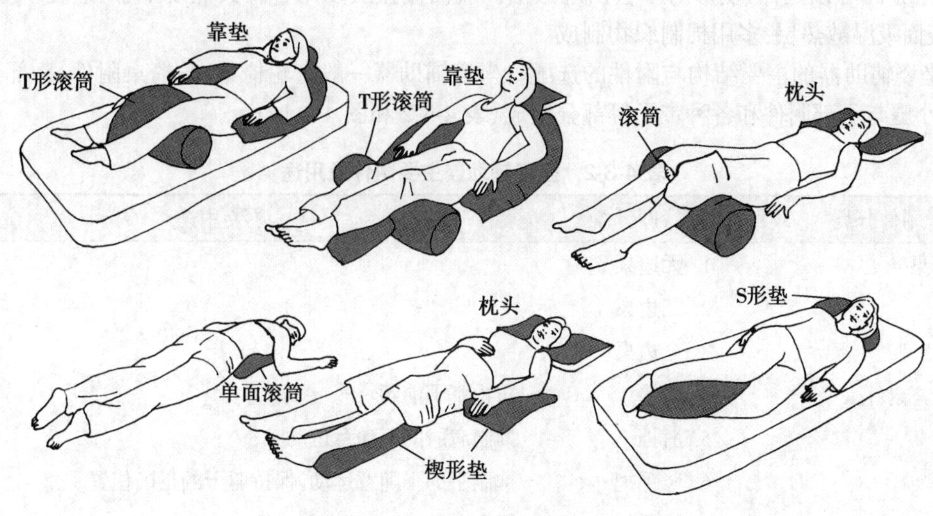

图 4-3-13　其他卧位摆位组合

(四)坐姿辅助器的选配和使用

1. 坐姿辅助器适配原理 坐姿辅助器需根据患者的坐姿控制能力进行适配。坐姿控制能力有放手坐姿、手撑坐姿和支撑坐姿。根据坐姿控制能力,坐姿辅助器的选择见表4-3-1。

表4-3-1 根据坐姿控制能力坐姿辅助器的选择

坐姿控制表现	坐姿辅助器的选择
放手坐姿者:不靠双手支撑可以长时间坐着	平面系统;简单体形轮廓造型系统
手撑坐姿者:须靠一手或双手支撑来保持坐姿。需靠某些骨盆或躯干支持才能用双手来从事日常生活活动	简单至复杂体形轮廓造型系统
支撑坐姿者:骨盆与躯干无重大支撑无法坐着,通常需要头部支持。有重度的结构或功能性畸形者	复杂体形轮廓造型系统;量制系统

坐姿辅助器根据所能提供的支持量由低至高可分为三类:

1. 平面系统 由平面式的座面与靠背组成,因为可提供的支持较小,适合稳定度较好、畸形较轻微的儿童使用,如放手坐姿者。这种座面与靠背可以是帆布、皮制,如一般轮椅的座面,也可以是硬板再包上泡绵,如角椅、摆位椅等。

2. 体形轮廓造型系统 座面与靠背表面按照人体的轮廓加上由硬质泡沫海绵制成的一体成形造型层,借助与身体接触面的增加(尤其是两侧)来提供更多的支持。适用于姿势能力尚可、具中度畸形的患者。体廓造型可以是简单或复杂的,依患者的能力来增减。简单的造型如喂食椅可用于手撑坐姿者,也可用于放手坐姿者,用于后一类主要是为了增加舒适与稳定度;而复杂造型者如凯立系统座椅则可以给某些支撑坐姿者、稳定度较差的儿童足量的支持。

3. 量制系统 按患者的体形,个别取模制造,可提供的支持量最大也可减轻身体各突出面的压力。适用于支撑坐姿者、稳定度很差或畸形较严重的儿童。摆位时,除了按患者的坐姿需求来选择座椅,还须按维持良好身体基准线的需要加入附件,如头部支持板、躯干、髋部及膝部的侧支持板、膝部的内支持板、足挡板、桌面及各部位的安全带等。

2. 坐姿辅助器设计制作要求 ①支撑壳体:是保持身体姿势的主体,要求具有足够的刚性、支撑性能,多用木板、塑料板、钢管制成。②缓冲层:主要作用是分散压力,多使用塑料海绵制作。③表面覆盖层:主要起保护作用。一般要求表面覆盖层具有防水性能,易清洁,抗细菌、真菌,不会引起皮肤过敏,四个方面可以延伸,变形时不会出现皱褶。表面覆盖层多用各种天然皮革、人造皮革等材料制成。④表面吸湿散热层:多用棉制织物制成。

3. 坐姿辅助器的主要结构与附件的选配 坐姿辅助器一般有轮椅桌、轮椅桌附件、头部附件、胸部附件、小腿与足部附件和各种带子等部分组成(表4-3-2和图4-3-14)。

表4-3-2 坐姿辅助器主要附件及用途

附件分类	品种名称	主要用途
轮椅桌	1. 无边桌	
	2. 三边桌	
	3. 全边桌	
轮椅桌附件	4. 胸垫	防止躯干前倾
	5. 肘挡	抑制肩肘的不随意运动
	6. 竖手把	抑制手的不随意运动,保持躯干的正确位置
	7. 横手把	同上

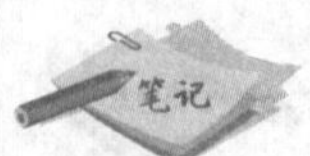

续表

附件分类	品种名称	主要用途
头部附件	8. 头托	保持头部于正中位置
	9. 头托附件	同上
	10. 颈托	同上
胸部附件	11. 肩垫	防止肩部上抬,防止躯干前倾
	12. 肩胛垫	抑制肩胛骨向中线靠拢
	13. 腰垫	支持腰部
	14. 骨盆挡	固定骨盆
	15. 外展挡	防止髋关节外展
	16. 内收挡	防止髋关节内收
	17. 胸挡	防止躯干前倾
	18. 侧板	防止躯干的侧向移动
	19. 骶部垫	防止骨盆向后移动
	20. 躯干挡	防止躯干的侧向移动
小腿与足部附件	21. 小腿托板	托小腿
	22. 足踏板	支撑双足
	23. 膝部垫	防止膝部向前移动
	24. 足隔板	防止足交叉
	25. 足套	帮助足底的全面接触,预防和矫正马蹄足
各种带子	26. 胸带	防止躯干前倾
	27. 肩胸带	防止躯干前倾,保持躯干正中位
	28. Y 字形带	同上
	29. V 字形带	同上
	30. 髋带	防止骨盆的前移
	31. 膝带	防止膝部前移,防止膝部伸展,固定骨盆
	32. 踝带	防止膝部伸展,防止足部的横向移动
	33. 腕带	抑制手不得随意运动

4. 常用的坐姿辅助器的选配和使用

(1) 万能泡沫海绵坐姿辅助器:使用容易,坐起来舒适,是坐姿摆位的选择之一。宽广的底座可预防伸肌反冲时的翻倒,椅座上的外展柱可用来支持桌板。利用髋部摆位带及 H 形鞍带得到适当摆位后,有垫的椅座可增加坐姿的舒适感。弹性泡沫海绵外层美观、舒适且易清理,桌面可抬高至水平以上 30°。底座大小为 50cm×71cm,椅背高度 48cm,单一尺寸适用于身高 152cm 以内的儿童与青少年。主要功能:①平面坐姿支持;②环形椅背,提供躯干两侧支持;③抑制伸肌反张;④增加坐姿的平衡。适用于智力低下、脑瘫及其他神经肌肉功能障碍患者(图 4-3-15)。

(2) 角椅:角椅靠背为三角形,为患者提供躯干支持,底部为一平面座椅,可增加坐位的稳固性,座椅附带有安全带,可稳固骨盆和躯干,并可协助抑制过度伸直的动作,对痉挛性麻痹或徐动型脑瘫患者很有帮助。患者坐着有稳固的支撑,可以用双手做两侧性动作、精细动作技巧及手眼协调训练;另一方面也使下肢可以均匀承重,可促进头与躯干的控制。其结构形式有固定式、可调式和移动式等。主要功能:①平面式坐姿支持;②三角形椅背,提供躯干侧支持;③抑制伸肌反张;④增加坐姿的平衡。适用于智力低下、脑瘫及其他神经肌肉功能障碍的儿童(图 4-3-16)。

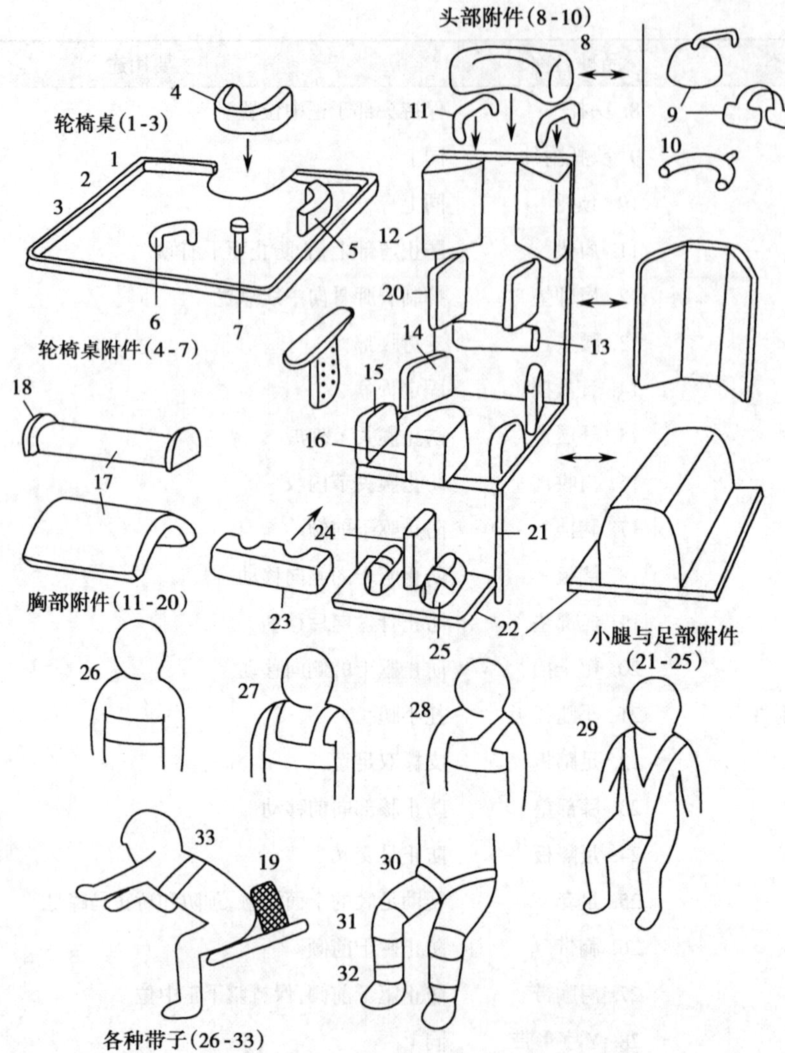

图 4-3-14 坐姿辅助器的基本结构

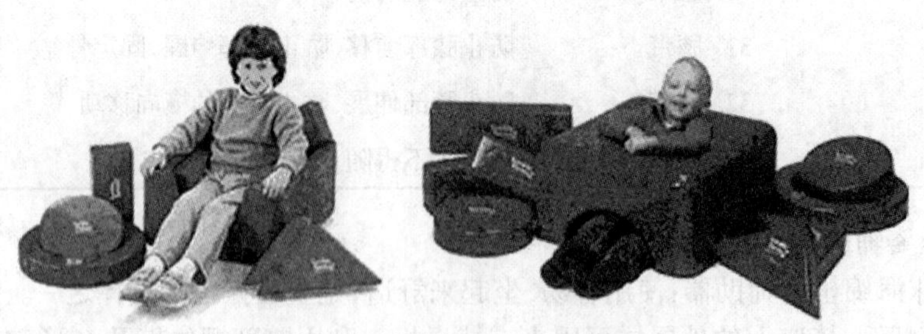

图 4-3-15 万能泡沫海绵坐姿辅助器

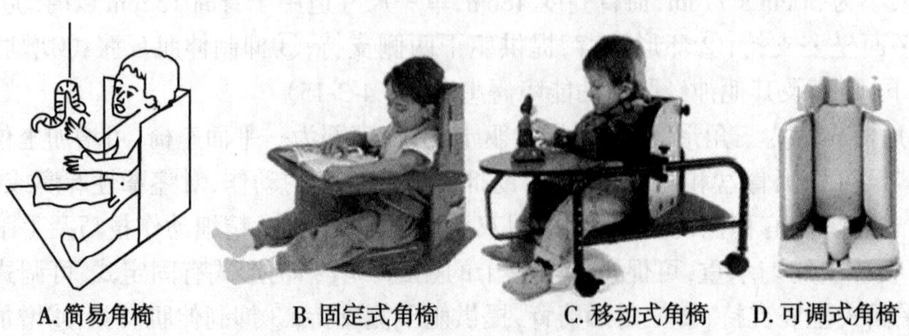

A. 简易角椅　B. 固定式角椅　C. 移动式角椅　D. 可调式角椅

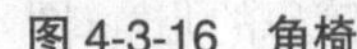
图 4-3-16 角椅

(3) 滚筒座椅：有助于降低下肢张力，椅背及桌面可增进躯干的伸直。平底加坐垫的滚筒凳集舒适、稳定、对称与抑制张力等多项功能于一身。主要功能：①平面式坐姿支持；②跨坐摆位，降低下肢伸直张力。适用于脑瘫、神经肌肉功能障碍患者(图 4-3-17)。

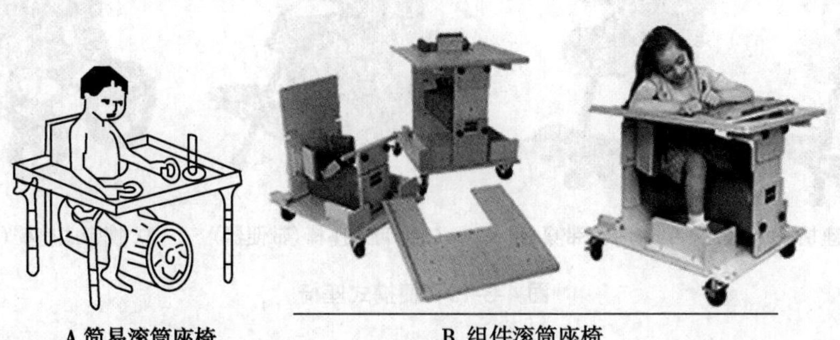

图 4-3-17　滚筒座椅

(4) 喂食椅：可以提供喂食时候对孩子的摆位控制，特别对于坐姿平衡差、头与口腔控制不良的脑性麻痹患者有相当大的帮助。稍向后倾的喂食椅方便口腔控制不良的患者进食，椅子上的胸带与腰带可以提供适当的摆位，让患者骨盆紧贴椅子且使背部与椅座形成 90° 的良好姿势。喂食椅组合是喂食椅再配上适当的桌子，可方便患者休息、游戏、学习和工作。另外，还有轮式喂食椅是在喂食椅上加装了有轮子的活动型椅座，摆位之后方便移动，且借助移动有助于患者了解身体所处的空间方位及熟悉所处的环境。主要功能：①简单的体廓造型坐姿支持；②增进头部控制与坐姿平衡。适用于脑瘫、神经肌肉功能障碍患者等(图 4-3-18)。

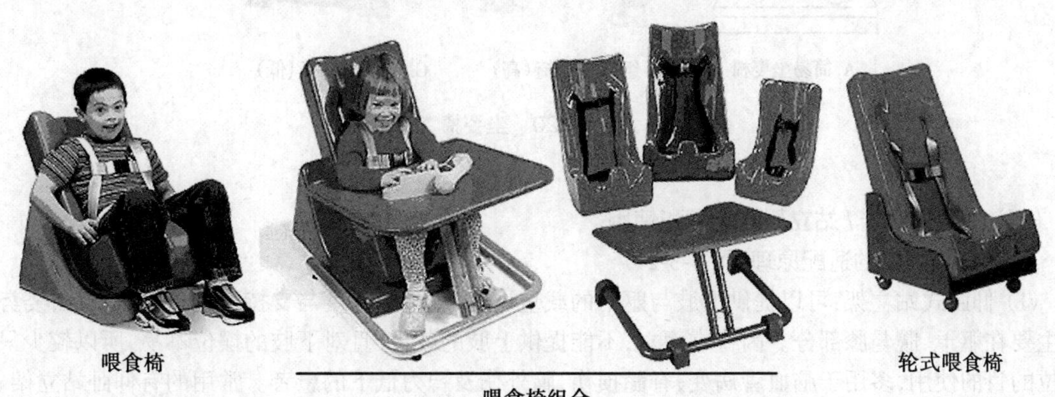

图 4-3-18　喂食椅

(5) 便携式座椅：附有可调整脚踏板、C形头靠和桌板，椅背设计倾斜 120° 以顺应不正常的躯干张力。附有固定带装置可用来将便携式座椅固定在普通椅子或汽车椅座上。可在家、学校、工作单位或要用车接送患者时使用，方便地解决了患者日常生活的坐姿问题。椅子外形符合人体曲线，同时也提供躯干侧面的支撑。另外，目前还有附带便器的便携式座椅和轮式便携式座椅，增加了患者日常生活的便利性。主要功能：①复杂体廓造型坐姿支持；②提供坐姿时由头至脚的整体摆位；③增加坐姿的支持与稳定度；④为患者学习工作和转移提供安全保障和便利。适用于脑瘫和其他神经肌肉障碍患者(图 4-3-19)。

(6) 坐姿椅：可调整坐深、被靠倾斜角度及脚踏板高度，提供适当的稳定性与正确的摆位。有许多附件，如活动式桌板等，另外也可与倾斜桌搭配使用。它按照效率、功能与舒适的严谨设计，椅座与椅背皆包有海绵垫。椅背可在 90°~70° 调整。有凸边的桌面是一个功能性附件，可创造出一个安全的工

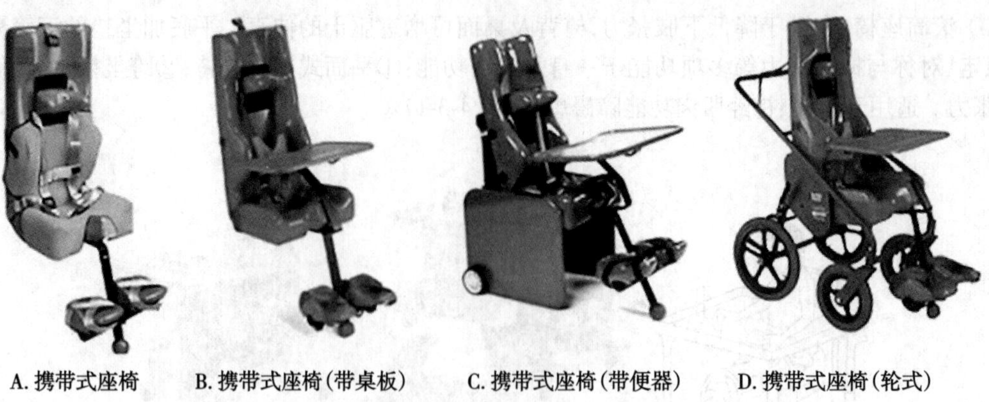

A. 携带式座椅　B. 携带式座椅（带桌板）　C. 携带式座椅（带便器）　D. 携带式座椅（轮式）

图 4-3-19　便携式座椅

作台面。主要功能：①平面式坐姿支持；②增加坐姿的稳定度与舒适感；③提供安全的学习和工作台面。适用于智力低下、脑性瘫痪及其他发展迟缓儿童（图 4-3-20）。

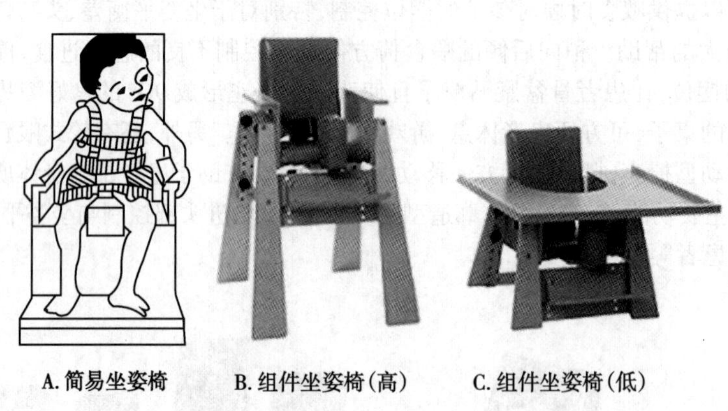

A. 简易坐姿椅　B. 组件坐姿椅（高）　C. 组件坐姿椅（低）

图 4-3-20　坐姿椅

（五）站姿辅助器 / 站立架的选配和使用

1. 站姿辅助器的适配原理（图 4-3-21）

（1）仰卧式站立架：可以提供下肢与躯干的载重训练，载重的程度与支持面的角度成正比，姿势固定主要在躯干、髋与膝部分。因背靠而立，不能提供上肢的载重，且对下肢的摆位不易，所以较少只因摆位的目的使用，多用于脑血管病变，脊髓损伤、脑外伤及智力低下的患者。常用的有仰卧站立架、倾斜床等。

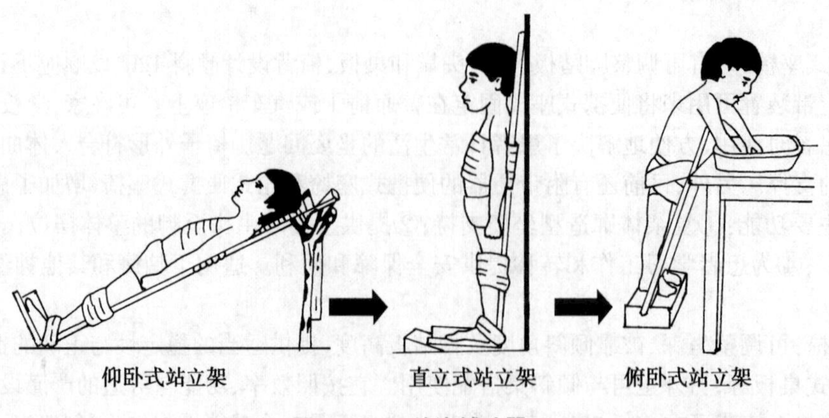

图 4-3-21　站姿辅助器

⑵ 直立式站立架：通常适用于手与躯干控制较好但仍无法独立站立的患者。姿势支持主要靠胸与臀的宽形固定带及膝泡沫海绵板、可调式的脚踏鞋或足挡板，附加的桌面可用于增加躯干的支持、手部或其他如学习活动的进行。为了使用安全，较小的患者可以使用底面积小的垂直站立架，较大的患者或成年人则必须加大支持面才能防止倾倒。常用的有直立式站立架、直立式站立桌等。

⑶ 俯卧式站立架：对于张力不足、头与上半躯干控制较差或近端稳定度不佳的患者，如脑瘫与智力低下儿童，适合使用此种站立架。它可以提供不同倾斜度至垂直角度的站立，姿势控制主要靠胸托及侧面挡板，如骨盆托与膝部挡板、外展鞍板与足挡板。桌面的使用则有助于对上半身的支持、对称性与手部活动的进行。常用的有俯卧站立架、俯卧站立车等。

2. 常用的站姿辅助器选配和使用

⑴ 倾斜床：是可将患者固定在一定角度的仰卧姿势并可调整 0°~90° 角度的平板床。主要功能：①可以适度地使患者部分承重，让患者的肌群有抗重力、主动的收缩，适度诱发肌肉活动；②对刚下床或卧床过久的患者，可以增加其直立的机会，以增进呼吸、循环系统的功能，治疗姿势性低血压；③对于意识不清的患者（如车祸脑伤昏迷者），倾斜床也可让患者感受到一些外来刺激；④对于骨折患者或下肢功能障碍的患者，适度的承重有助于增加骨质密度。适用于卒中、脑颅伤、脊髓损伤的患者或下肢功能障碍的患者（图 4-3-22）。

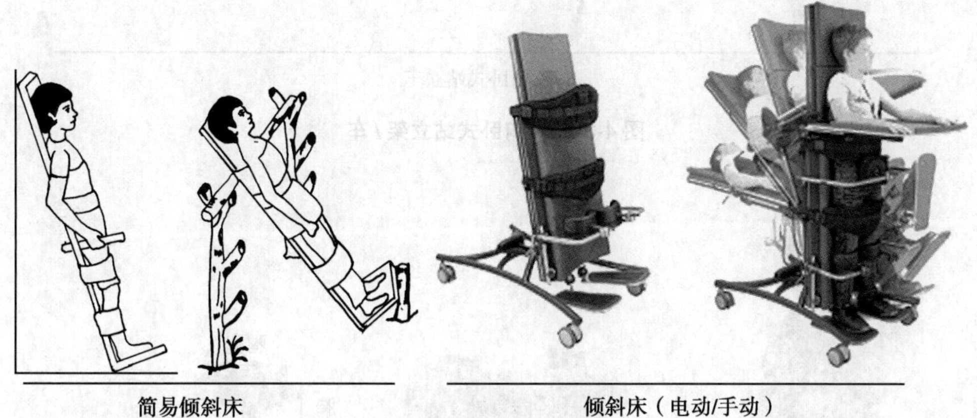

简易倾斜床　　倾斜床（电动/手动）

图 4-3-22　倾斜床

⑵ 俯卧式站立架 / 车：可让患者保持在俯卧站姿位的站立架 / 车上。胸部挡板、膝部挡板可调整与足踏板完全垂直。调节支持杆的长度可移至任何所需的位置。脚踏板上的可调尼龙搭扣式摆位鞋板，用以控制下肢内旋 / 外旋及外展 / 内收。站立车带刹的小脚轮既移动方便，又可预防滚动或旋转。较小患者或幼童使用时，可将膝板取下。站立架另有许多附加器具，可依患者需求选用，如多功能桌面、活动直立靠板、腿部分隔板、安全带、膝部托板（防止膝盖弯曲）等。主要功能：①提供俯卧站立的机会，使下肢承重以利于骨骼、肌肉成长发育；②增进躯干、上肢和下肢的载重；③可控制下肢异常的外 / 内旋和外展 / 内收的姿势；④卧床时间过长以增加活动视野及体能；⑤长期卧床活动量不足，需稳定血压及促进肠胃功能；⑥肌张力高，需正确站立摆位防止肌肉紧缩、关节挛缩、变形；⑦加强前庭平衡感觉的刺激。适用于智力低下、脑瘫、偏瘫和截瘫患者等（图 4-3-23）。

⑶ 垂直站立架：可让患者保持在直立站姿位的站立架。它一般有胸托、臀托、膝部挡板和站立板，臀托上带有可调式髋部垫，增加了对患者的支持力量和舒适度，尼龙布制成的固定带，使用钢环与尼龙搭扣固定，提供臀部、胸与膝部的支持。侧方附带有扶手或支持板，膝部挡板用合成橡胶或泡沫海绵做成，可以固定及舒适地支持双腿，并可调整腿的外展或内收，站立板上有可调式鞋板，可使踝关节背屈或跖屈。底座可固定横杆形成一个更稳定的底面。主要功能：①提供垂直站立的机会，减少各种坐卧所造成的并发症；②增进站立学习与活动的丰富性。适用对象：智力低下、脑瘫及其他神经肌肉功能障碍患者（图 4-3-24）。

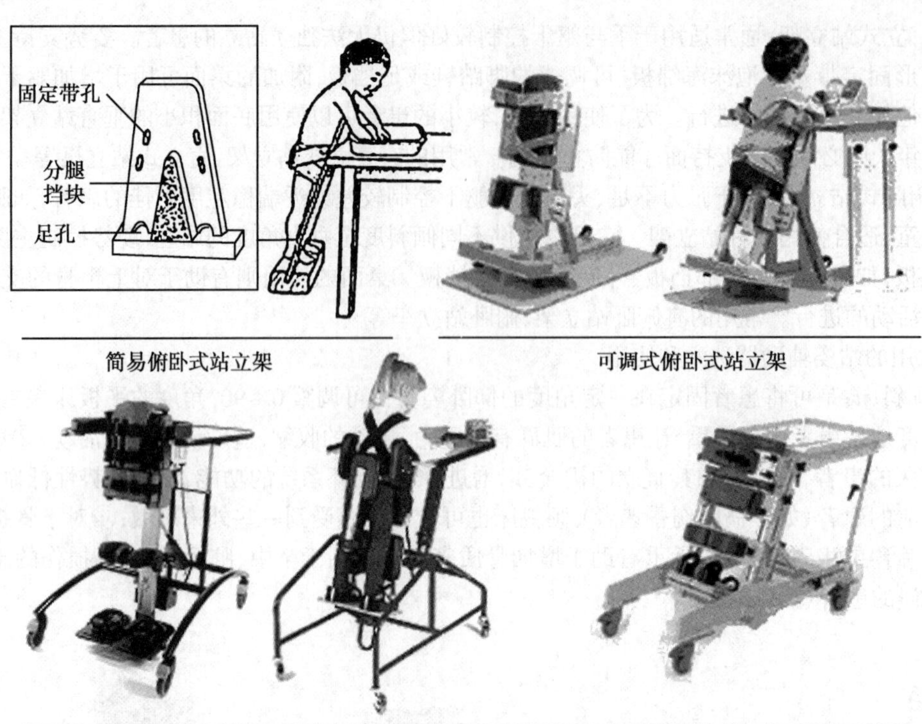

图 4-3-23　俯卧式站立架 / 车

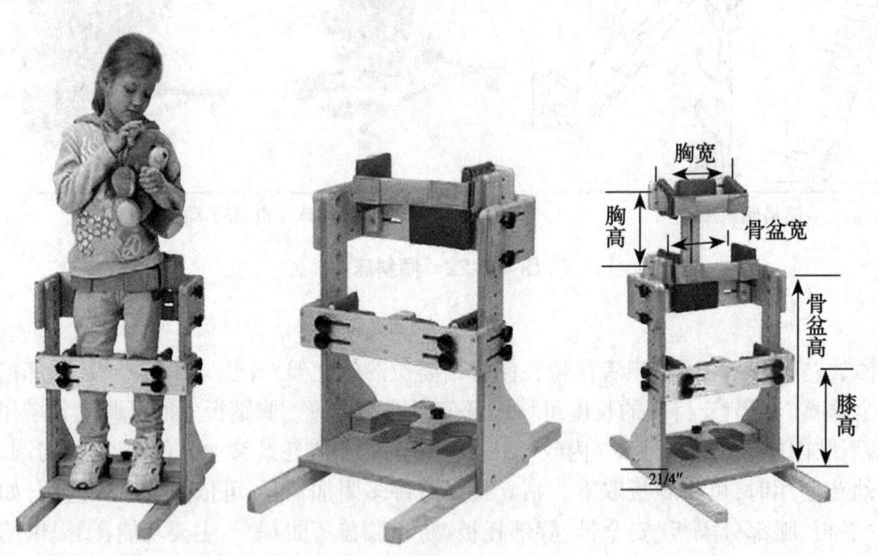

图 4-3-24　垂直站立架

(4) 站立桌：类似站立架功能的桌子。目前也有电动站立桌，可辅助患者由坐姿到站姿。主要功能：①可提供垂直站立的机会，增进躯干、上肢和下肢的承重；②可控制下肢外、内转与外、内展的姿势；③方便患者在站立的姿势下学习与从事各种上肢的活动。适用对象：智力低下、脑瘫及其他神经肌肉功能障碍患者(图 4-3-25)。

(5) 站立架 / 车：可提供头、躯干、骨盆、膝与足部的支撑。使用手调节杆可将站立架简易又安全地调在水平与垂直间的任意角度。对于头部控制良好的患者，可将顶端 35.6cm 长的头枕板取下。扶手可向下折叠，便于放入及调整桌面的倾斜度。伸缩架脚，使用时可伸长增加稳定度，也可回缩方便储放。足踏板可以向上折叠收起。站立车的双重带刹的小脚轮既移动方便，又可防止站立车滚动及旋

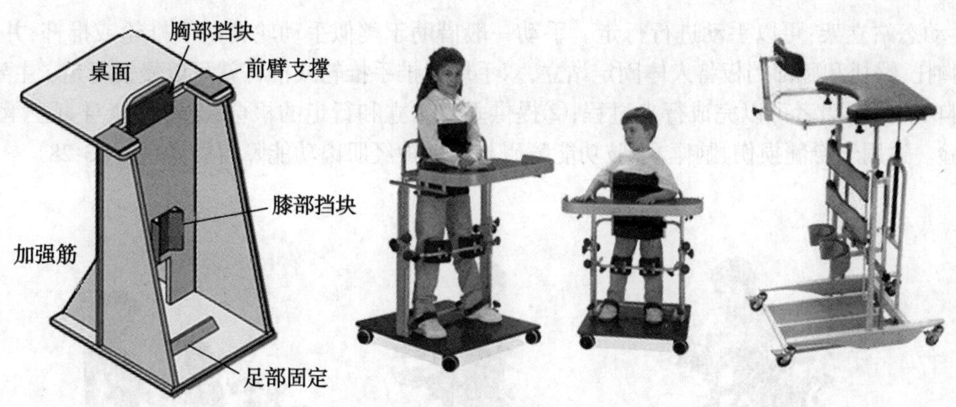

图 4-3-25　站立桌

转。背后的挡板内含垫子、足踏板、可调式扶手、两条 10cm 宽的腿部固定带、一条 10cm 宽的髋部固定带、一条 10cm 的胸部固定带及两个对侧支持板。主要功能：提供各种角度平躺站立的机会；提供下肢载重训练；丰富站立活动的经验。适用于智力低下、脑瘫、脊髓损伤与脑血管病变的患者等(图 4-3-26)。

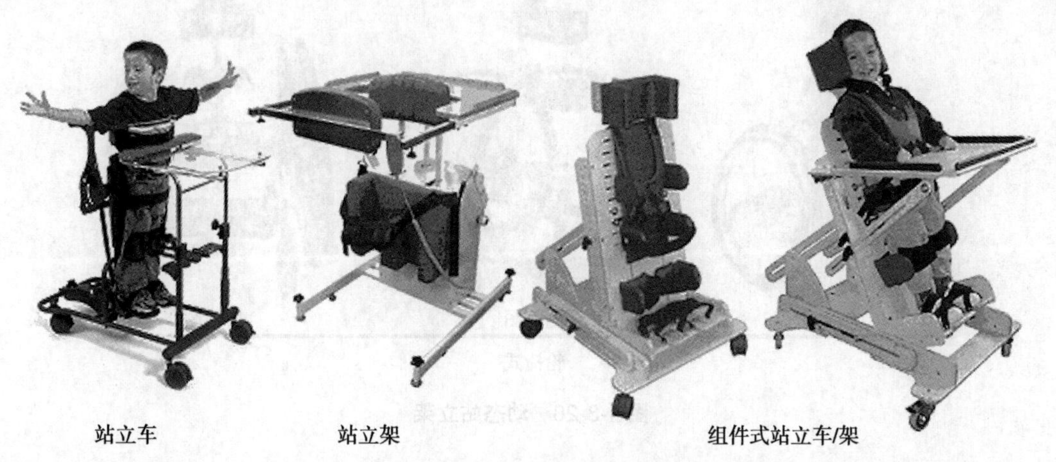

图 4-3-26　站立架 / 车

(6) 多功能站立架：是可做垂直、俯卧与仰卧等多站姿摆位的多功能站姿辅助器。调节倾斜杆可使站立架角度在 15°~90° 范围内进行调整。躯干、髋部、膝部和足部均有可调式的靠垫固定。另有高度与倾斜度都可调整的桌架以供选用。主要功能：提供平躺、仰卧与垂直位的多种站姿；增加站立学习与活动的丰富性。适用于智力低下、脑瘫和其他神经肌肉功能障碍患者等(图 4-3-27)。

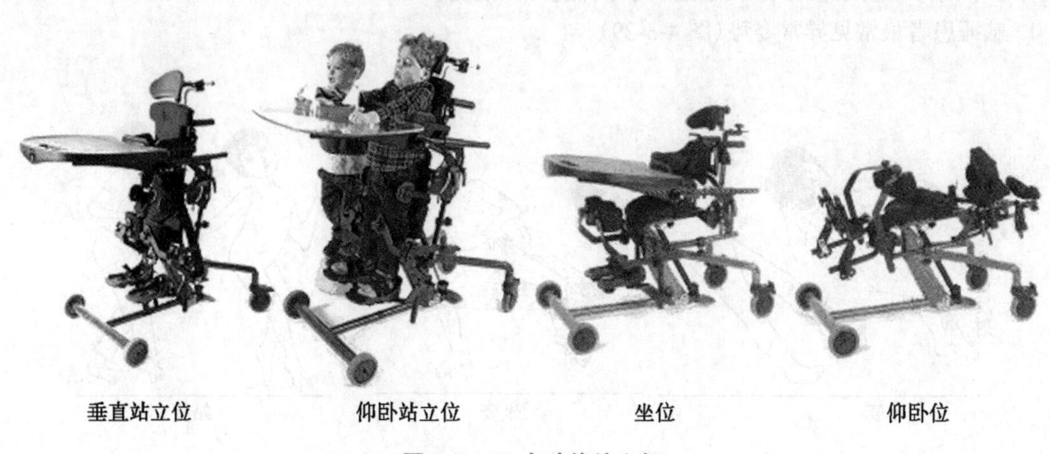

图 4-3-27　多功能站立架

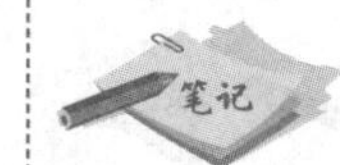

(7) 动态站立架:可以手动进行行走。手动一般借助于类似手动轮椅的手推轮或推杆,并依靠站立架的胸托、臀托和膝部挡板将人体固定站立,双手用力推手推轮或推杆就可以慢慢行走。主要功能:①利用自身力量,患者可以完成行走过程;②提供垂直站立和行走的机会;③增进全身直立承重和行走的经验。适用于脊髓损伤、脑瘫、下肢功能障碍与其他神经肌肉功能障碍患者(图 4-3-28)。

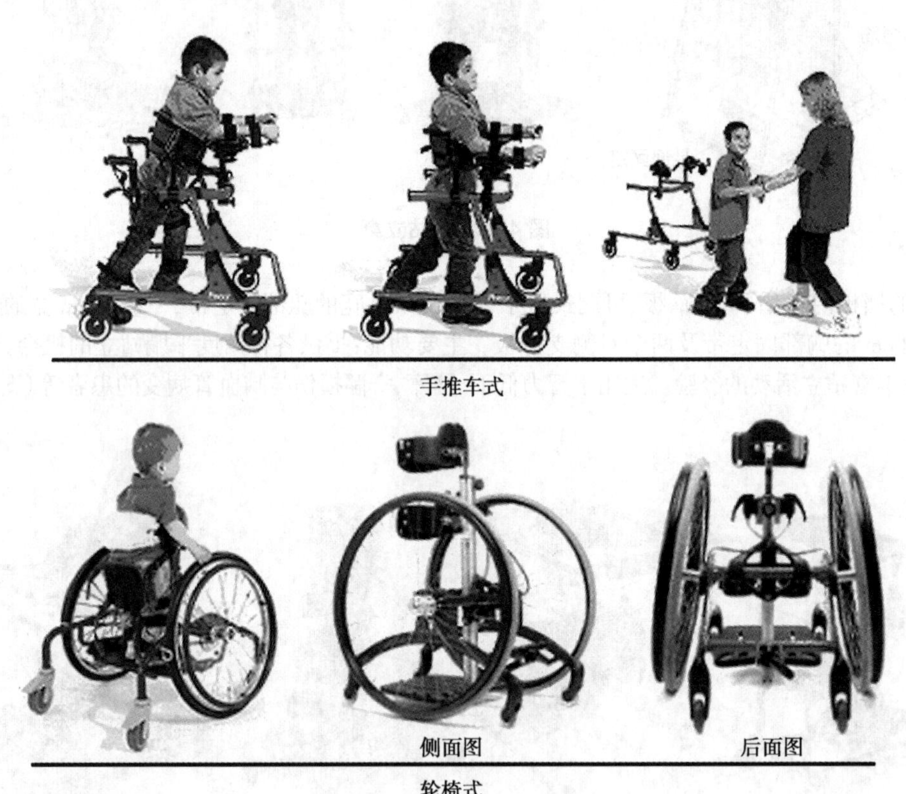

图 4-3-28　动态站立架

(六) 姿势辅助器的综合选配和使用

良好正确的姿势,可使肌张力正常,这样才会有正常的动作。对于脑瘫患者而言,康复治疗最重要的是姿势要正确。由于脑神经系统的病变,脑瘫患者身上表现出肌肉张力异常(过高或过低),导致运动障碍和姿势异常。因此,要维持一个正确而有用的姿势对于脑瘫患者来说是相当不容易的。而在日常生活活动中都必须要有正确的姿势才能让骨骼肌肉正常收缩,带动关节活动,进而产生想要做的动作。下面介绍脑瘫患者姿势辅助器的综合选配和使用:

1. 脑瘫患者最常见异常姿势(图 4-3-29)

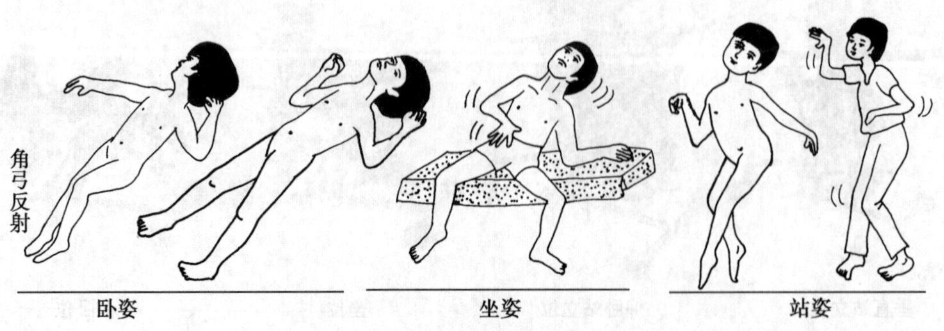

图 4-3-29　脑瘫患者最常见的异常姿势

(1) 卧姿:仰卧位时角弓反射,全身僵直,不易弯曲,身体不对称。俯卧位时全身蜷曲,头抬不起来,手撑不起来。

(2) 坐姿:背挺不起来,侧坐困难,骨盆后斜,坐在椅子上,双脚蹬直,常易溜下椅子。

(3) 站姿:上半身前倾,腰背部无法挺直,下肢弯曲呈剪刀形,脚跟不能着地。

2. 脑瘫患者常用的姿势辅助器　姿势矫正用的姿势辅助器大致分静态摆位辅助器具与动态行动辅助器具两类,其功用主要是维持正确的姿势,减低肌张力,使患者能做出正确的动作与行动自由。

(1) 静态摆位辅具:①侧卧位:用侧卧板,适用于较严重的患者,可以使患者较容易放松,同时鼓励孩子将双手合用;②俯卧位:用楔形垫或摆位组合,可训练患者抬头、挺胸、收背的能力;③仰卧位:用楔形垫、仰卧架或吊床,矫正角弓张力太强的患者;④坐位:用滚筒座椅、三角座椅、矫正椅、汽车椅、轮椅和喂食椅等,主要功能是维持良好的坐姿,有利于提高患者日常生活活动及学习能力;当孩子斜靠在轮椅内时,利用楔形垫使髋关节保持弯曲 90°,并利用"H"形带来固定躯干,以增加患者在轮椅上的安全度;⑤站立位:用站立桌、站立训练架、直立站立架或俯卧站立架等,用以帮助患者维持正常的站立姿势,帮助头、颈、腰背部伸直能力(图 4-3-30)。

(2) 动态摆位辅具:协助患者在正确的姿势下自由行动,主要包括俯卧姿势用的滑板与滚筒、坐姿用的轮椅及助行器等(图 4-3-31)。

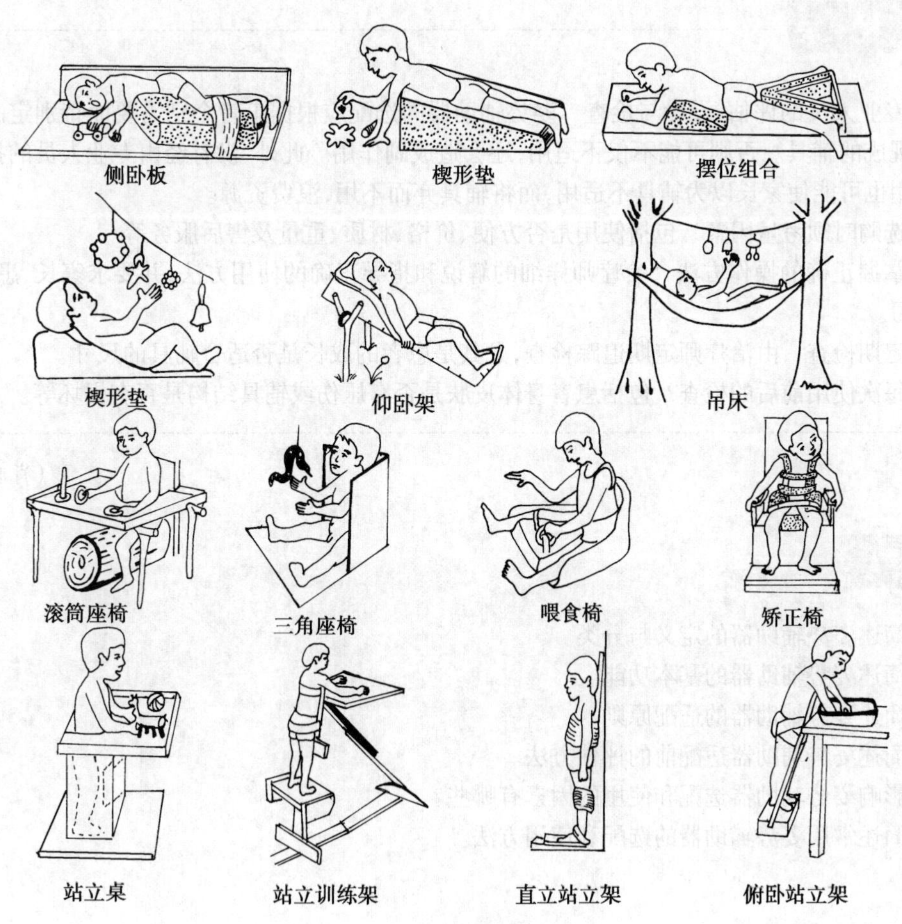

图 4-3-30　静态摆位辅具

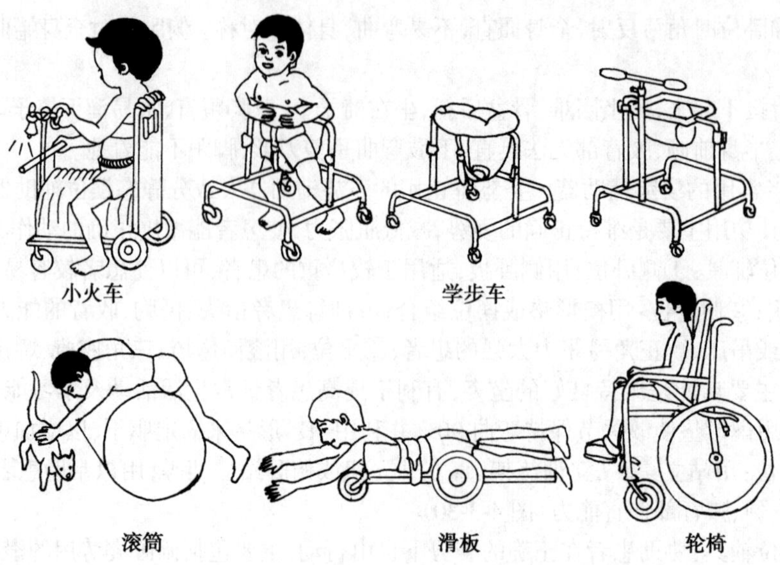

图 4-3-31　动态摆位辅具

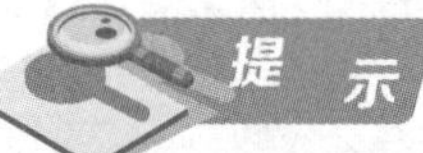

1. 专业人员的评估、设计与检查　姿势辅助器的选配应根据患者个别需要而特别定制，而不是购买现成的辅具。否则可能不仅不适用，还会造成副作用。此外，没有经由专业人员的指导，错误的使用也可能使家长以为辅具不适用，而将辅具弃而不用，浪费资源。

2. 选购时须考量因素　包括使用是否方便、价格、材质、重量及售后服务等。

3. 掌握正确的操作方法　治疗师详细的解说和指导正确的使用方法，并要求家长、患者反复操作练习。

4. 定期检查　由治疗师定期追踪检查，尤其是患者的成长是否适合辅具的尺寸。

5. 每次使用前后的检查　包括患者身体皮肤是否有压伤或辅具结构是否有损坏等。

（肖晓鸿）

思考题

1. 简述姿势辅助器的定义与分类。
2. 简述姿势辅助器的基本功能。
3. 简述姿势辅助器的适配原则。
4. 简述姿势辅助器适配前的评估方法。
5. 影响姿势辅助器选配和使用的因素有哪些？
6. 简述常用姿势辅助器的选配和使用方法。

第四节　自　助　具

一、自助具概述

（一）自助具定义

功能障碍患者部分功能已丧失，不能独立地进行各种日常生活活动，为了帮助他们解决困难，需

设计一些专门的器具或器械来加强其减弱的或代偿其已丧失的功能，这些器械统为功能辅助性器具（functional assistive devices）。根据其复杂程度可分为技术性辅助装置（technical assistive devices）和自助具（self-help devices）。

自助具是指为了提高患者的日常生活自理能力，使其较省力、省时地完成一些原来无法完成的日常生活活动，从而增加了生活独立性的辅助装置。自助具的使用有助于树立患者的自信心，同时也是一种积极的治疗手段。使用自助具可达到以下目的：①代偿因关节活动受限、肌肉无力或瘫痪所导致的部分运动功能障碍；②代偿因不自主运动所导致的运动功能障碍；③代偿部分感觉功能障碍；④增加物体或器皿的稳定性以便于使用；⑤在各种不同的体位对患者的身体给予支持；⑥帮助患者进行信息交流及社会交往等。

（二）自助具的种类和特点

自助具的品种种类很多，从简单的日用器皿到较复杂的电动装置以及计算机控制的遥控系统等。根据使用的用途可分为：①进食类；②梳洗修饰类；③穿着类；④沐浴类；⑤阅读书写类；⑥通信交流类；⑦烹饪炊事类；⑧取物类；⑨文娱休闲活动；⑩职业活动及其他等。

1. 饮食类自助具

(1) 筷子、叉、匙子类自助具

1）弹簧筷子：在两根筷子间装有弹簧片，松手后由弹簧的张力而自动分离，易于开合使用。适用于手指伸肌无力或力弱不能使用筷子的患者。

2）粗手柄勺、叉：加粗手柄易于握持的勺叉。适用于指屈曲受限或握力不足的患者。

3）弯柄勺、叉：勺、叉的手柄呈弯形，带角度的、不同宽窄的、可弯折的或成其他角度及形状。适用于患者手关节僵直、变形，前臂和腕手关节活动受限，取食或进食困难者。

4）掌套式勺、叉：将叉勺加装手掌套或尼龙搭扣。适用于手曲屈痉挛、手指变形、握力丧失者。

5）掌持式勺、叉：将叉勺加装易于手掌握持的有一定角度的直柄。适用于手屈曲痉挛、手指变形、握力丧失者使用（图 4-4-1）。

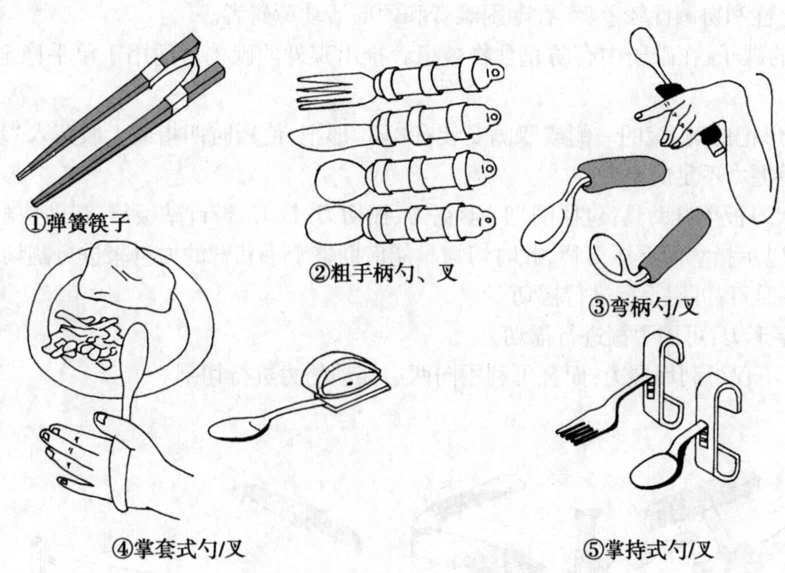

图 4-4-1　筷子、叉、匙子

(2) 碟、盘和杯类自助具（图 4-4-2）

1）带吸管夹及吸管的杯子：将吸管固定器置于杯沿，再用带吸管夹及吸管吸取杯子中的饮料。适于协调能力较差的患者使用，当患者的手根本无法持杯时，可使用吸管且角度可随意调整。

2）“C”形把的碗：碗的一侧或双侧安装有“C”形把。适用于握力不足的患者，用时四指一起穿入“C”形的中空部分。

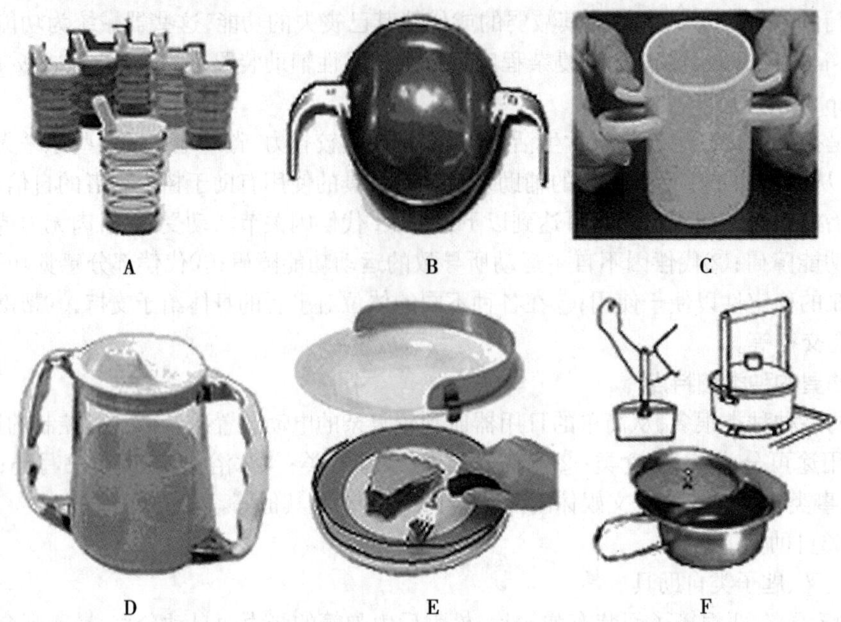

图 4-4-2 碟、盘和杯类

A. 带吸管夹及吸管的杯子 B. "C"形把的碗 C. 双柄的杯子 D. 双"环"形把的杯子 E. 带碟档的碟子 F. 带"环"形把的碗

3) 双柄的杯子:在杯子的两侧装有双手柄。适用于单手的稳定性和协调性较差者、吞咽困难者和颈部活动障碍者。

4) 双"环"形把的杯子:在杯子的两侧装有环形把柄,使用时四指一起穿入"环"形的中空部分。适用于单手稳定性和协调性较差者、吞咽困难者和颈部活动障碍者。

5) 带碟档的碟子:在碟子中有防止食物被患者推出碟外的碟档。适用于单手稳定和协调性较差的患者。

6) 带"环"形把的碗:碗的一侧或双侧安装有"环"形把,使用时四指或上肢穿入"环"形的中空部分。适用于单手握力不足的患者。

(3) 厨房刀、刀板类自助具:包括倒"T"形锯刀、摇切刀、锯刀、带钉砧板等,帮助切割食物。适用于手指力弱,不能以示指掌面下压刀背,此时切物只能借助整个手和臂的力量来进行割切(图 4-4-3)。

1) "T/L"字形刀:可用手握进行摇切。

2) 反"L"字形刀:可用手握进行摇切。

3) 摇切刀:不仅可利用握力,而且可利用向两边摇动的力进行切割。

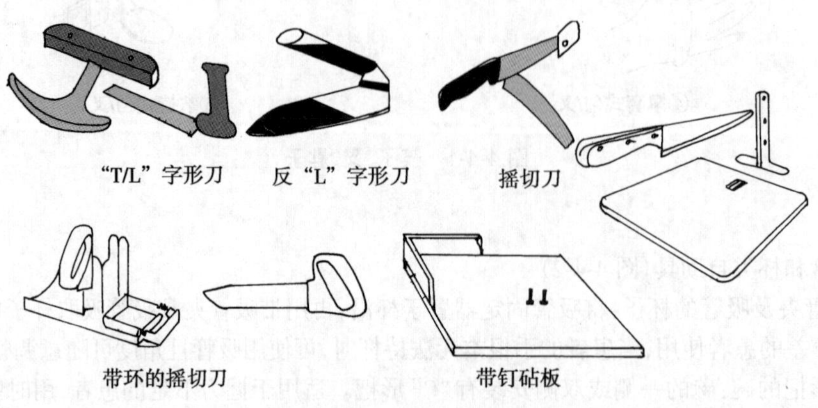

图 4-4-3 厨房刀、板类

4）带环的摇切刀：不仅可利用握力，而且可利用向两边摇动的力进行切割操作。

5）带钉砧板：带有侧面挡板，且在砧板上有两颗钉子，用以固定蔬菜、瓜果等。

2. 穿着类自助具　可分为穿衣自助具和穿鞋袜自助具两类（图 4-4-4）。

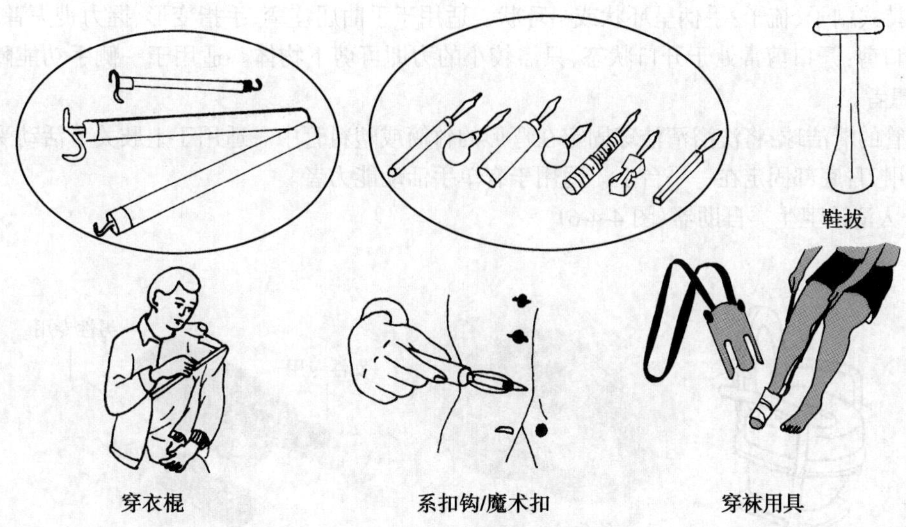

图 4-4-4　穿着类自助器

（1）穿衣棍：用木棒制成，一端装上倒钩，另一端上胶塞，使外衣、T 恤衫易于脱离肩部。适用于关节活动受限者。

（2）系扣钩 / 魔术扣：可以代替 T 恤衫外衣的钮扣，便于手指不灵活者穿衣。适用于手指功能障碍者。

（3）鞋拔：一端手握持，另一端为薄扁弧形，利于患者穿鞋。适用于穿鞋弯腰不方便者。

（4）穿袜用具：用一张硬壳纸或两条线带制成，帮助穿袜子。适用于大腿关节不灵活或不能举肩者。

3. 个人卫生类自助具

（1）梳洗修饰类自助器（图 4-4-5）

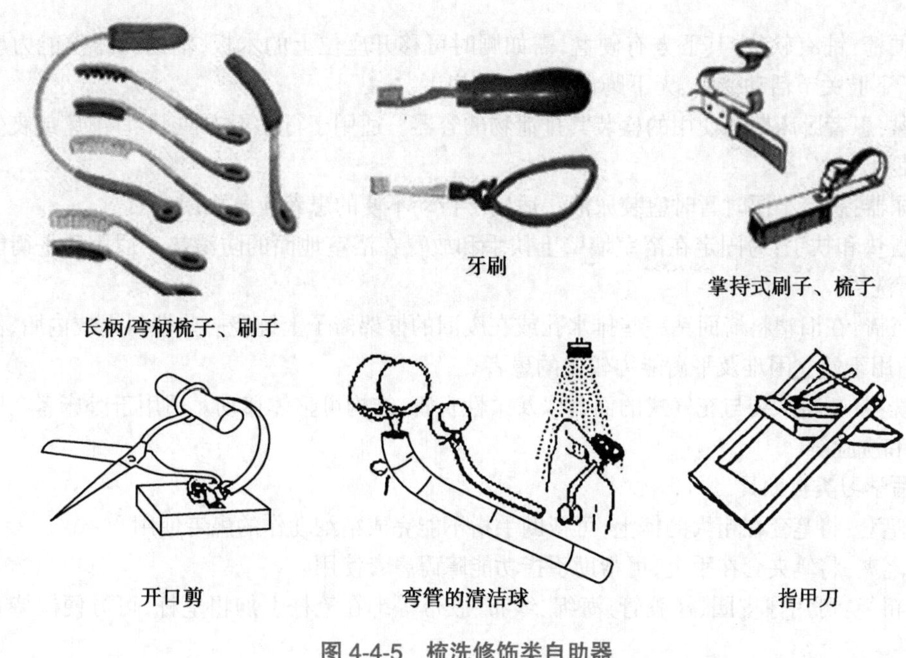

图 4-4-5　梳洗修饰类自助器

1) 长柄/弯柄梳子、刷子:梳子或刷子的手柄呈弯形或明显加长。适用于上肢活动受限者、抓握能力较差或无抓握能力者。

2) 牙刷:手柄部加粗或呈环状。适合于上肢功能障碍者使用的牙刷,包括抓握能力较差者使用的粗柄牙刷、无抓握能力者使用的手掌套式牙刷等。

3) 掌持式刷子、梳子:手柄呈环状或半环状。适用于手曲屈痉挛、手指变形、握力丧失者。

4) 开口剪:开口剪常处于开口状态,只需较小的力即可剪下物体。适用于一侧手功能障碍、手关节变形的患者。

5) 弯管的清洁球:将洗浴清洁球固定在弯形的竹筒或塑料管中。适用于上肢关节活动受限者。

6) 指甲刀:底部固定在一平台上。适用于有单手活动能力者。

(2) 个人清洁卫生类自助器(图 4-4-6)

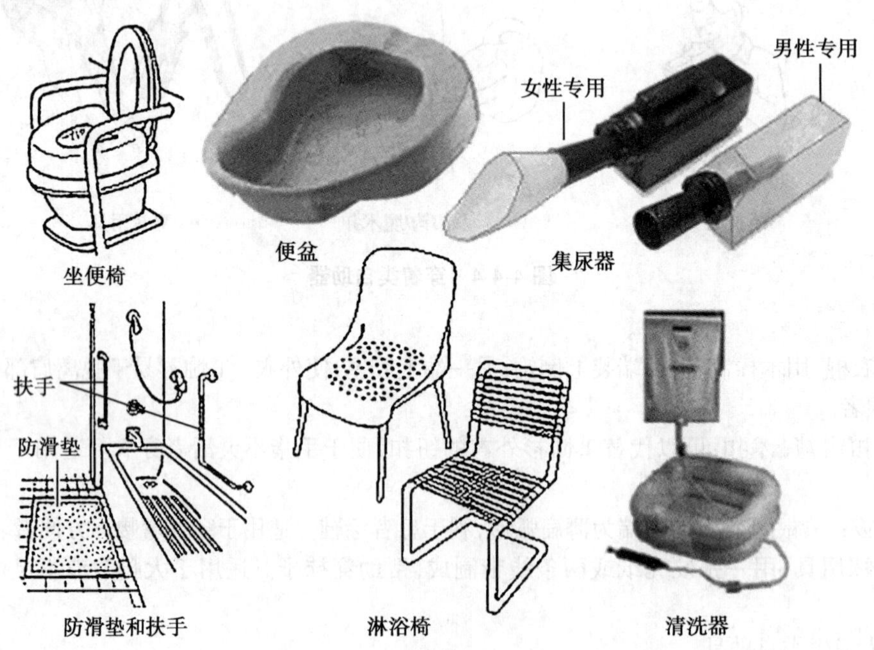

图 4-4-6 清洁卫生自助器

1) 坐便椅:铺有软垫,其下方有硬盆,需如厕时可移开座位上的木板,辅助无蹲位能力患者如厕用。适用于下肢关节活动受限、无下蹲如厕能力的患者。

2) 便盆:患者卧床期间使用的盛装其排泄物的容器。适用于行动不方便、不宜下床或丧失自理能力的患者使用。

3) 集尿器:患者小便时暂时盛装尿液。适用于行动不便的患者应急之用。

4) 防滑垫和扶手:为固定在浴室墙壁上扶手和放置在浴室地面的防滑垫。适用于平衡能力较差的患者进行洗浴。

5) 淋浴椅:在旧塑料椅面钻一些排水孔或在废旧的框架椅子上缠绕一些塑料绳或内胎,便可做成淋浴椅。适用于站立困难及平衡能力较差的患者。

6) 清洗器:塑料水袋与充气式的面盆以及柔性长管,结构可整体移动。适用于卧床者在床上躺着洗发、洗手和洗脸等。

4. 书写学习类自助具

(1) 握笔套:将笔套在粗大的柄上,可帮助手指不能完成精细动作的患者使用。

(2) 握笔夹:将笔夹套在手上,可帮助手指功能障碍患者使用。

(3) 加粗笔:可用橡皮圈、橡胶管、海绵、纱布、胶带等绑在笔杆上加粗笔杆,可方便握持有困难患者使用。

(4) 书夹：两个夹扣夹住书的边缘，方便手指功能障碍患者的阅读。

(5) 口棍及附件：利用口的咬合能力代替手的部分精细功能。适用于上肢功能瘫痪或缺失的患者(图 4-4-7)。

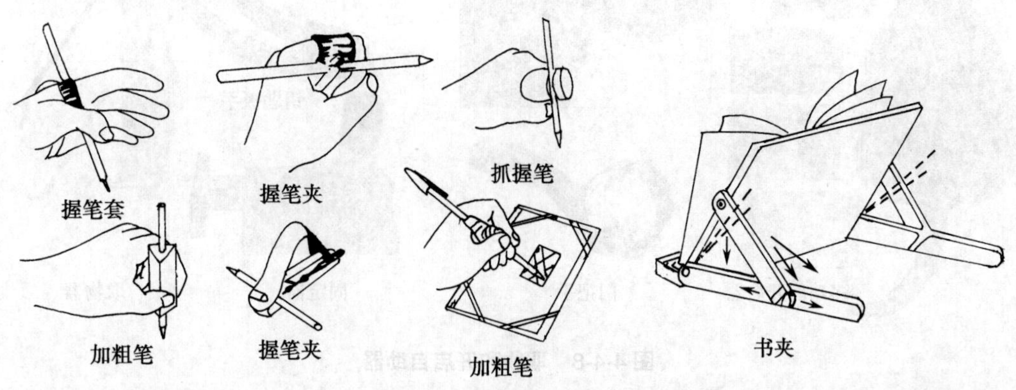

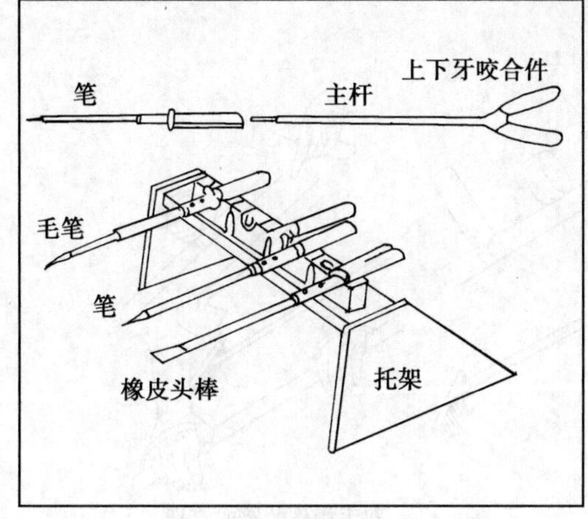

口棍及附属结构

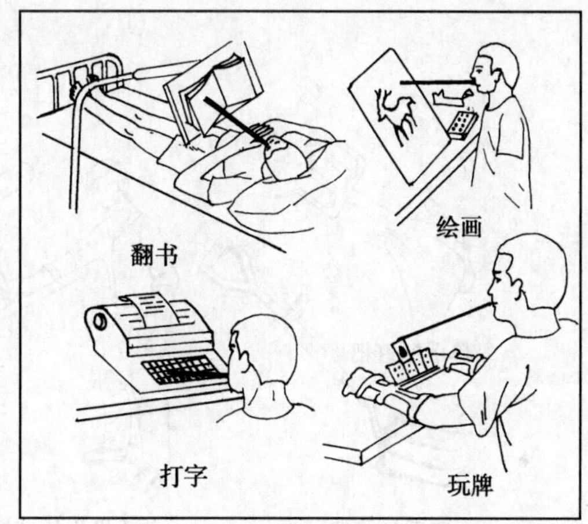

口棍的使用

图 4-4-7　书写学习自助具

5. 取物和开启类自助器

(1) 开启器：可利用开启器，以较小的力量开启瓶子、罐头等容器的盖子。适用于手握力不足者。

(2) 门把手：内衬加大摩擦的材料，省力且易于转动的扳手。适用于手无力者和老年人开闭房门。

(3) 钥匙扳手：用钥匙扳手夹住钥匙，以增大力臂，辅助开关门锁。适用于手握力不足、手功能障碍者。

(4) 固定器：固定开启物品，以利用健手操作，如开启瓶子等。适用于偏瘫等单侧手功能障碍患者。

(5) 取物器：取物器的前端有夹子，便于抓取物品。适用于移动和站立困难者(图 4-4-8)。

6. 园艺类自助具　肢体功能障碍患者借助一些劳动或工作自助具能够从事力所能及的工作或劳动，不仅有利于患者提高生活自理能力，提高生活质量和回归社会，而且还可以促进患者肢体更好更快康复。以园艺自助具为例，见图 4-4-9。

7. 通信与娱乐类自助具　有挂钩的或大号数码电话、有牌夹的扑克都是手精细功能有障碍的患者通信或娱乐方面的自助具。类似这样的自助具很多，有时只要将生活中一般性的物品加以改造，就可以成为患者非常实用的自助具(图 4-4-10)。

8. 电脑辅助类自助具　又称电脑辅助器具(computer aids)，简称电脑辅具，是帮助一些身心功能障碍患者弥补肢体、感官、行动或其他身体功能的缺陷，以方便他们操作和使用计算机而专门研发设计的辅助器具。随着科学技术的发展，电脑技术和信息化建设也不断发展，互联网技术融入视听媒体所呈现的文字、动画、语音与影像等，界面的操作日趋简单化、人性化，使得电脑的应用更加丰富多彩

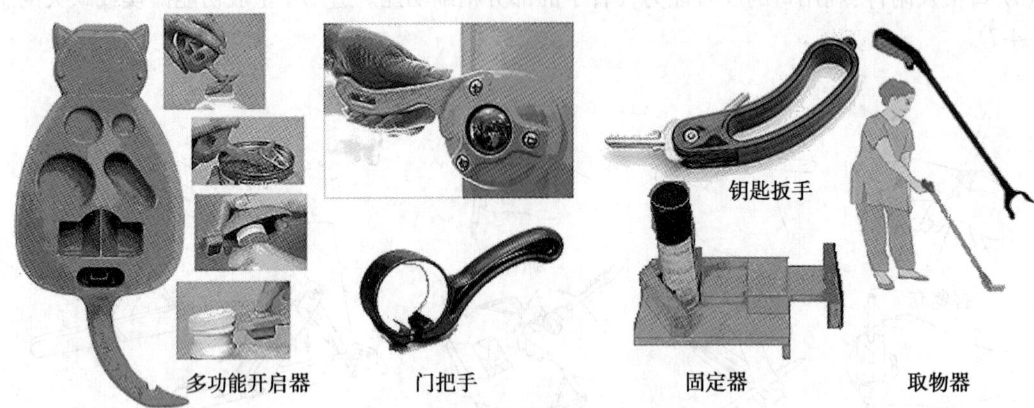

图 4-4-8　取物和开启自助器

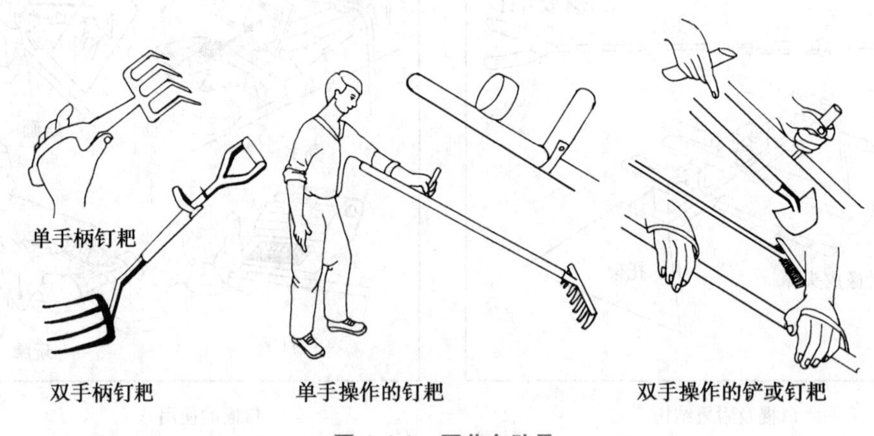

图 4-4-9　园艺自助具

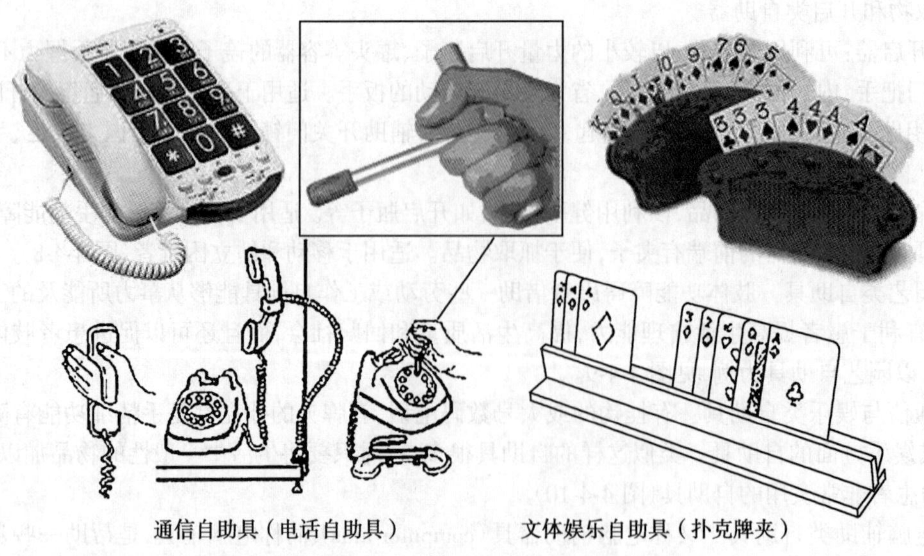

图 4-4-10　通信与娱乐自助具

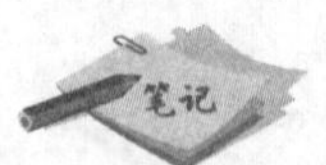

和不可取代，尤其是互联网技术的运用为身心功能障碍患者开启了平等参与社会的大门，极大地拉近了他们与外界的距离，为他们全面融入社会创造了有利的条件。同时电脑信息技术具有迅速、及时和准确等特点，身心功能障碍患者通过使用电脑，也可以做出与健全人同样的工作成绩，享受同样的生活乐趣，对身心功能障碍患者共享社会资源、融入社会具有不可估量的作用。但是很多身心功能障碍患者由于生理或心理上的缺陷，无法像正常人一样自如地操作和使用电脑，从而失去了享受生活乐趣和参与社会的机会。常用的电脑辅助器具的种类及选配如下：

(1) 特殊键盘：键盘输入是最基础的计算机输入方式（图 4-4-11）。

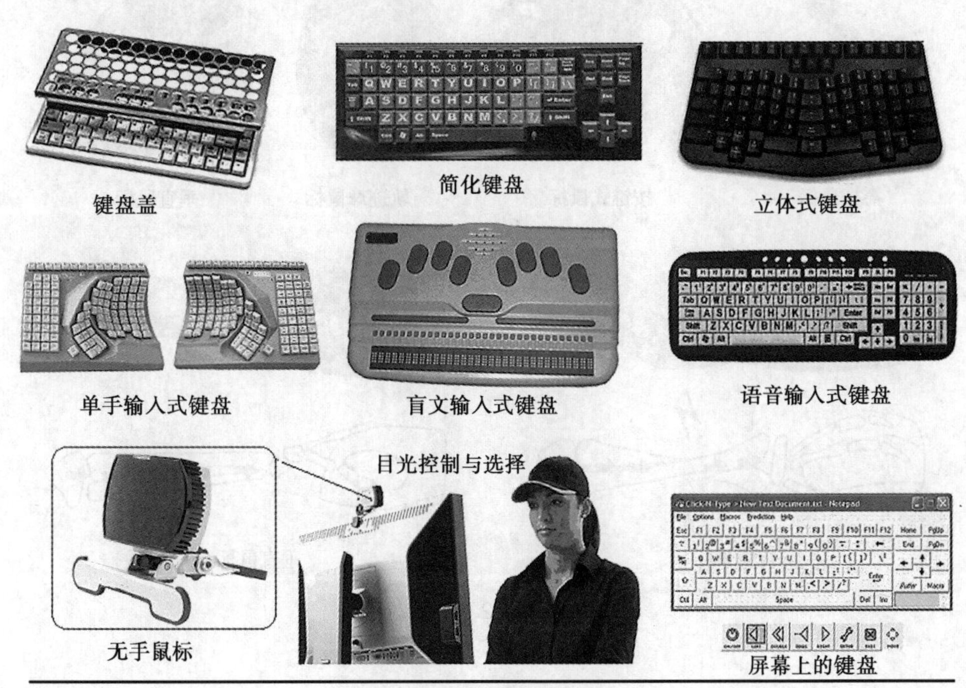

屏幕上的键盘

图 4-4-11　键盘

1) 键盘盖：又称洞洞板，是在键盘外面盖上一块表面打了许多键盘洞的盖子，这样可以降低键盘的敏感度，对于手不协调的人是个很大的帮助。适用于一些无法悬空打字或精细动作不良的患者，如截瘫、偏瘫、脑瘫、帕金森病等患者。

2) 简化键盘：对于某些人而言，键盘上过多的文字、符号、字母易造成认识及使用上的困难。因此，简化按键的外观或特定颜色，来避免不必要按键的碰触或加深某些按键的学习。适用于智力低下或一些认知能力较差的患者。

3) 立体式键盘：其键盘根据人体工程学原理进行设计，能够有效缓解患者腕管综合征、腱鞘炎和其他腕关节疲劳性损伤的疼痛症状。

4) 单手键盘：是专门为只能单手操作的患者提供的单手快速、舒适进行电脑操作的键盘。

5) 盲文输入式键盘：这种键盘具有：①单手操控模式；②文档可点显、可打印；③高质量的语音功能；④内置调制解调器等。适用于盲人患者。

6) 语音输入式键盘：这种键盘具有：①一键式操作即可进入主菜单和在线帮助；②两键控制音量和速度；③盲文输入模式；④单手操作模式；⑤文档可点显、可打印；⑥高质量的语音功能；⑦内置调制解调器等。适用于视力功能障碍患者。

7) 屏幕上的键盘：可为那些严重残疾、无法正常使用标准键盘的患者提供一种替代方案。这类电脑辅助器具在计算机屏幕上提供一个特定的键盘模式，并包括扫描和可输入开关。患者通过目光移动选择屏幕上键盘的按键，并独立使用和控制按键进行上网。

(2) 特殊鼠标：操作鼠标看似简单，但对于手臂、手指功能受限甚至是完全瘫痪无力的重度肢体功能障碍患者而言却是困难重重，即使在触控式电脑盛行且价格低廉的今天，仍然无法减轻重度肢体功能障碍患者使用计算机的困难。鼠标要求滑动灵敏度应适度降低，一般的二键或三键的鼠标可简化成单键鼠标或使用轨迹球来替代鼠标，在软件上当然要配合，避免使用多键的设计。另外，鼠标在画面上的游标应力求放大及明显标示(图 4-4-12)。

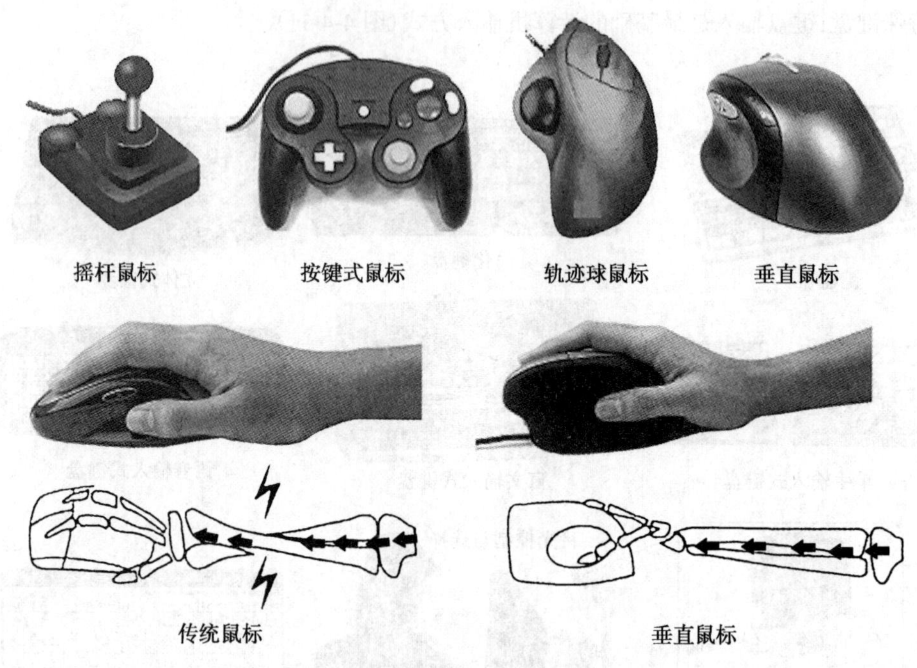

图 4-4-12　鼠标

1) 摇杆鼠标：将一般鼠标功能通过摇杆及按键来操控，操纵摇杆能控制游标方向，其他所有功能如点击、双击、拖曳、横向 / 直向移动及速度均可以按钮控制。只需要在短时间内加以练习，就可以掌握其操作方法。适用于掌指功能等精细动作缺损、能以手或脚操作摇杆及按键患者。

2) 按键式鼠标：将一般鼠标功能透过按键来操控，按压按键就能控制游标方向，其他所有功能如点击、双击、拖曳、横向 / 直向移动及速度均可以按钮控制。只需要在短时间内加以练习，就可以掌握其操作方法。适用于无法使用一般鼠标、但能以手的任一部位按按键的患者。

3) 轨迹球鼠标：独特的造型手感舒适，不用移动鼠标，用手掌或脚掌就可以自由的轻轻转动轨迹球即可完成操作。适用于手的精细功能障碍患者。

4) 垂直鼠标：人体工程垂直设计，使用时手腕直立在桌面上，符合经络原理，避免使用普通鼠标时前臂扭曲。鼠标脊背弧形环设计，紧贴并支撑起手掌。长期使用手部也不会产生酸楚、麻累的感觉，能更好地减缓手部疲劳，有效预防鼠标手和肩周炎等职业病。

传统鼠标使用时，前臂扭曲，手指悬空，长期以往，手腕肌肉易疲劳、疼痛和手部关节变形，引起“鼠标手”和肩周炎等职业病。

(3) 操作系统(图 4-4-13)

1) 前臂支撑器：在电脑桌上固定一个可以调节的前臂支撑托，上肢便可随意转动。适用于上肢肌力麻痹患者。

2) 鼠标辅具：根据手掌功能障碍而特殊设计的放置在鼠标上的手掌支撑托。适用于手掌活动受

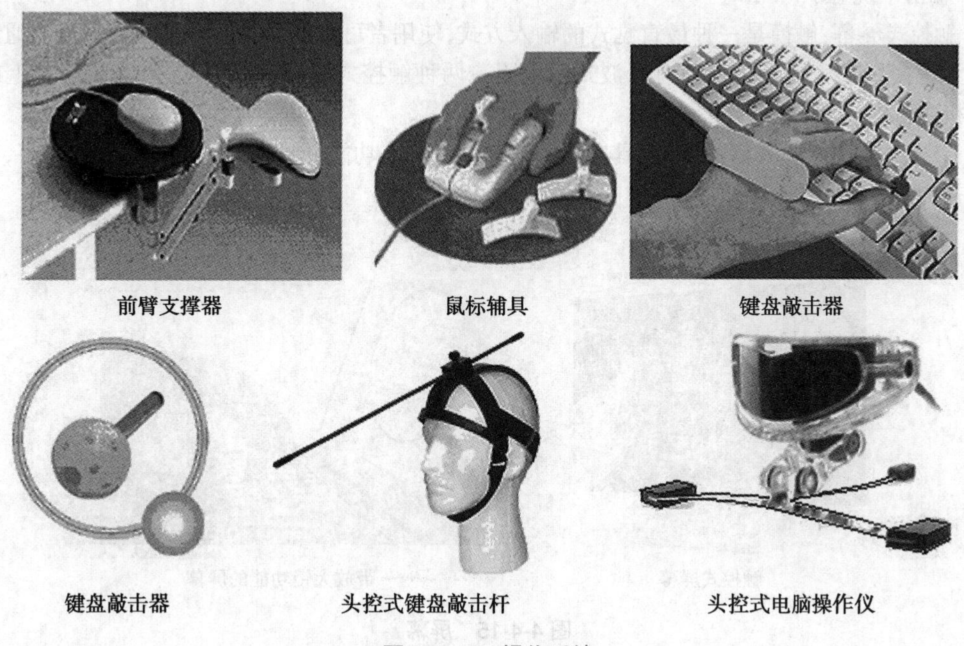

前臂支撑器 鼠标辅具 键盘敲击器

键盘敲击器 头控式键盘敲击杆 头控式电脑操作仪

图 4-4-13 操作系统

限患者。

3) 键盘敲击器:根据需要患者手部的功能障碍而设计的各种键盘敲击器,用此敲击键盘,从而实现电脑操作。其种类有掌套式可调锤形键盘敲击器、掌套式锤形键盘敲击器、尺侧套式锤形键盘敲击器、掌握式锤形键盘敲击器、腕套式指压形键盘敲击器等。适用于上肢周围神经损伤及手指活动受限的患者。

4) 头控式键盘敲击杆:采用一个带有敲击杆头套,套在患者的头部,用头控制与操作键盘。适用于上肢完全丧失功能的患者。

5) 头控式电脑操作仪:利用红外线智能传感器,使用者可以将反光材料片直接贴在额头部位或固定在帽沿上等任何可使反光材料片缓慢移动的部位,也可使用反光指环等方法来控制光标的指向与操作。适用于上肢完全丧失功能的患者。

(4) 特殊控制开关:简单的开关只能产生开、关的选择,数个开关可组合出较多的选择,可帮助某些患者进行较简单的计算机操作。①大按钮开关:开关采用大按钮设计。适用于上肢精细功能障碍患者。②臂压按键式开关,含 6 个圆形开关按键,分别控制游标上下左右滑动,用臂按压开关来控制游标移动,从而达到操作计算机的目的。适合上肢手部功能障碍但可以控制臂膀移动患者。③脚踏式开关:开关采用脚踏方式来控制电脑开合、游标移动,从而达到操作计算机的目的。适用于上肢功能障碍而下肢功能正常的患者(图 4-4-14)。

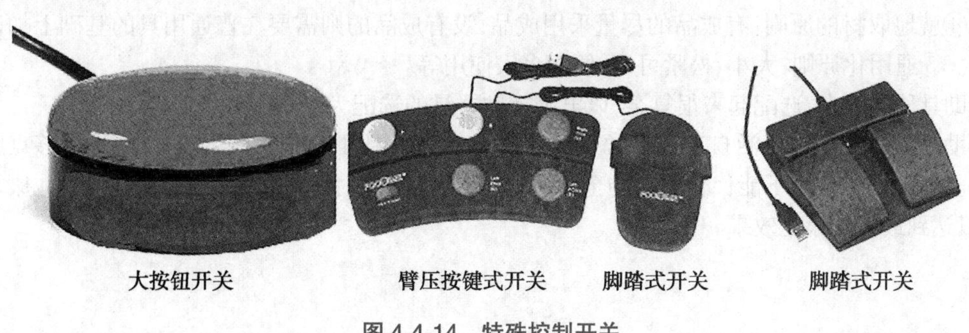

大按钮开关 臂压按键式开关 脚踏式开关 脚踏式开关

图 4-4-14 特殊控制开关

(5) 输出系统(图 4-4-15)

1) 触控式屏幕:触摸是一种最直觉式的输入方式,使用者可以用手指着屏幕与计算机沟通。在设计时可考虑使用较大屏幕。目前有音波式及电阻式两种触控式屏幕,可外挂于计算机屏幕上或内含于计算机主机内,但内含式效果较佳。

2) 带放大镜功能的屏幕:屏幕上具有放大镜和色彩调节功能,能显示大的、高对比的文字,以便弱视和低视力患者阅读。

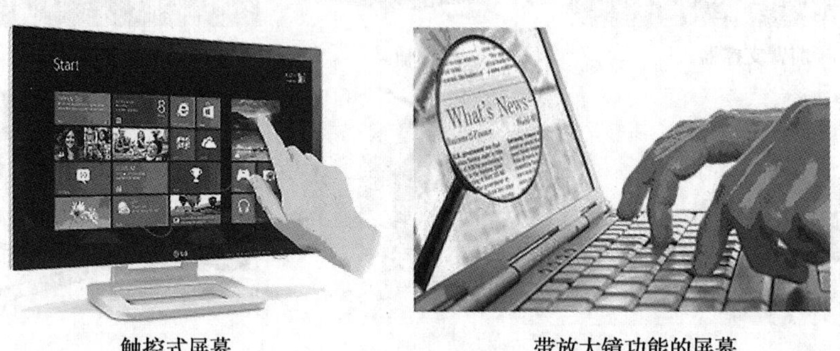

触控式屏幕　　带放大镜功能的屏幕

图 4-4-15　屏幕

(6) 其他电脑辅助器具:①麦克风或语音辨识系统:对于言语功能正常而电脑操作障碍的患者,可以透过声音来操控电脑。②音效系统:针对许多无法辨识文字的智力功能障碍患者或感官功能缺陷的视力功能障碍患者,语音输出功能是相当重要的一环,所以在每个步骤的操作说明及画面之间的转换都必须有语音说明。③文字辨识系统:当患者因功能障碍而打字有困难时,可以利用扫描器将印刷稿件读入,利用文字辨识系统转换成文字,患者只要校正少数辨识错误的字即可,甚至交由校稿软件校正,尤其新型的扫描器都内建快速启动文字辨识,所需要的训练也比传统练打字简单许多。④打印机:基本上,打印机并非操作一般软件所必须的,但利用计算机的文书处理能力和点字打印机打印点字可供视力功能障碍患者阅读,就一般的患者而言,从打印机打印出他们的一些操作作品,如平面设计等,往往可带给他们很大的成就感。

总之,除了上面介绍的常用的这些自助具外,还有许多其他的类型,如专门为盲人设计使用的盲人写字板、盲人电脑、触摸式手表等,而且随着科技的进步和发展,自助具这一家族还将越来越壮大。

二、自助具的选配和使用

治疗师根据患者的需要选择自助具,并指导患者正确使用。选用以实用、经济、可靠为原则,可以利用患者现有的生活用具和日常用品,适当加以改造就可以制作成简单的自助具。例如,将普通的勺子加长、加粗,或将把柄变弯,便于患者进食使用。选用和制作应遵循的以下原则。①性能可靠的原则:既能达到使用目的,又能够改善患者的生活自理能力。②物美价廉的原则:外形美观,坚固耐用,轻便舒适,经济实惠,易购买。③使用方便原则:简便,易制作,易掌握,易打理,可以调节,方便随身携带等。④就地取材的原则:有成品的尽量采用成品,没有成品的则需要在普通用具的基础上加以改造或自制。⑤通用化原则:大小、松紧可调,便于多人使用等。

自助具种类很多,选配起来很复杂,以电脑辅助器具的选配为例(表 4-4-1)。

自助具的适应证是生活自理和日常生活活动有一定的困难,但使用相应的自助具能够克服困难的患者。自助具的使用不能代替患者的全面康复,所以无论暂时还是长期使用,均应与其他康复治疗配合,以达到最佳的康复效果。

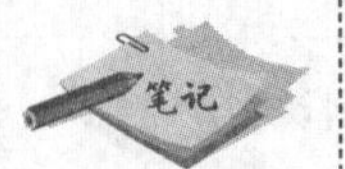

表 4-4-1　电脑辅助器具的选配

功能障碍患者		电脑辅助器具的选配
脊髓损伤	C4 平面损伤	①通过康复训练后，可使用头控式电脑操作仪、屏幕上键盘、吹气开关、垂直鼠标等仅用头部或口驱动的电脑操控辅具；②此类患者坐位时躯干不稳定，可以通过电脑操作姿势评测后，在其轮椅上安装坐姿保持器，稳定躯干，同时可以使用上肢支撑器，防止无肌力的上肢受重力的影响；③使用可调高度电脑桌，随时调整，配合头控装置的使用；④若患者在提供支持下仍无法维持坐姿平衡或者不适于坐姿操作电脑，就应采用其他适宜的姿势来操作电脑。如平躺姿势，要配用床上桌、床边桌；侧躺姿势，要配用侧躺板；俯卧姿势，要配用楔形板；半坐卧姿势，要配用坐卧躺椅
	C5、C6 平面损伤	此类患者除可以有能力使用上述 C4 平面损伤者的电脑辅具外，也可以利用上肢支撑器增强双上肢耐力，同时使用摇杆鼠标，利用前臂或手腕的粗大移动功能来拨动摇杆
	C7 平面损伤	①此类患者通过康复训练后，手上戴键盘敲击器，在键盘表面罩上键盘护框(洞洞板)，用敲击器通过洞洞板上的洞点击按键，以增加输入的正确性；②除了使用摇杆鼠标和按键式鼠标外，也可以使用增大轨迹球鼠标或一般轨迹球鼠标来提高鼠标的操控能力；③可以选择上肢支撑器，以减轻上肢抗重力活动的疲劳感和坐姿矫正辅助器保持良好姿势为佳
	C8~T12 平面损伤	由于姿势的稳定对于操作电脑很重要，所以要选用的辅助器具为坐姿矫正辅助器具，可以维持坐姿平衡
脑性瘫痪	痉挛型	选用坐姿保持器，保持稳定的坐位姿势比较好
	手足徐动型、震颤型、共济失调型等	可以选择合适的摇杆鼠标、按键鼠标、键盘辅助敲击器，再配上洞洞板等
脑血管意外和颅脑损伤		要在康复训练后根据障碍情况选择电脑辅具。以偏瘫患者为例，具体如下：①患肢体功能障碍较重，可以通过戴肩吊带、分指板等保持患肢的良好肢位，同时加强健手的代偿活动，达到操作电脑的目的；②患肢体功能障碍较轻，肩、肘关节等近端粗大运动存在，但手部抓握功能丧失，可选用上肢支撑器承托患肢，并使用不要求抓握动作的摇杆鼠标、按键式鼠标、轨迹球鼠标、键盘敲击器等，辅助健手来操作电脑
帕金森病		选择按键式鼠标、轨迹球鼠标、键盘敲击器、洞洞板，以减少手部动作不灵活、不协调带来的干扰，提高操作电脑的速度、精确性
上肢肌肉萎缩		可以通过上肢支撑器承托，增加上肢耐力，选择活动范围小的轨迹球鼠标，通过手指驱动来操控。如果肌力下降到四肢不能活动的情况，可以使用垂直鼠标、头控式电脑操作仪等电脑辅助器具
截肢	手部截肢	可以使用摇杆鼠标、轨迹球鼠标、键盘敲击器等
	腕关节离断	要对鼠标做一些改装，使用外接开关鼠标，外接手腕式水银开关、发夹式水银开关或脚踏开关，利用抖腕、抬头、踏脚的动作来“点击”鼠标左右键
	双上肢截肢	轨迹球鼠标、摇杆鼠标、按键鼠标等都可以用来操控，头控式电脑操作仪和屏幕上的键盘更是不错的选择
视力障碍		盲用软件：专为盲人设计，主要具有两大功能。①读屏器：将电脑屏幕的信息以语言的方式传递给盲人操作；②语音识别器：让电脑识别操作者发出的声音，自动完成常规的文字输入和常规的电脑操作，读屏器软件鼠标点到之处可以出现语音朗读
		屏幕放大器：为低视力患者服务，起到了助视器的作用，可与系统程序或应用程序同时使用，包括文书处理、试算表、互联网及电子邮件。此放大软件放大后，文字及影像可保持顺畅清晰，不会扭曲文字，如 ZoomText 软件

（肖晓鸿　孙　航）

思考题

1. 简述使用自助具的目的。
2. 简述自助具的种类。
3. 简述自助具的选配原则。
4. 简述各类自助具的选配。

第五节　助　视　器

一、助视器概述

（一）助视器定义

凡是能够帮助改善或提高视力功能障碍患者（尤其是低视力患者）的视觉能力，增强其活动能力，扩大其活动范围的任何工具、装置或设备通称为助视器（vision aids）。助视器与助听器相似，助听器能使听力差的人听到他原来听不到的声音，而助视器可以使低视力患者能看清楚他本来看不到或看不清的东西。

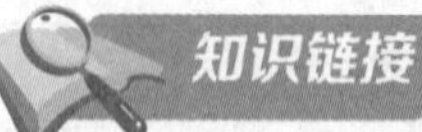

视力残疾的分级

视力残疾一般分盲和低视力两类（表 4-5-1）。

表 4-5-1　我国视力残疾的分类标准与世界卫生组织（WHO）制订的标准对照

中国标准		WHO 标准		最佳矫正视力值（a）
类别	级别	类别	级别	
盲	一级盲	盲	5	无光感
			4	0.02>a≥光感或视野半径<5°
	二级盲		3	0.05>a≥0.02或视野半径<10°
低视力	一级低视力	低视力	2	0.1>a≥0.05
	二级低视力		1	0.3>a≥0.1

注：①盲或低视力均指双眼而言，若双眼视力不同，则以视力较好的一眼为准；②如仅有一眼为盲或低视力，而另一眼的视力达到或优于 0.3，则不属于视力残疾范围；③最佳矫正视力是指以适当镜片矫正所能达到的最好视力，或以针孔镜所测得的视力；④视野 <10° 者，不论其视力如何均属于盲。

助视器的作用原理主要是：①调整焦点或成像的清晰度；②调整视网膜成像大小；③调整亮度和对比度。光学助视器是助视器中应用最多的，它主要是将目标外观予以增大，即增大目标在视网膜上的成像，从而提高辨别能力。有四种方法可以增大视网膜成像，即产生放大作用（图 4-5-1）。

（1）相对体积的放大作用：在这种放大中，是目标实际的体积或大小增大了。当目标成倍增大时，视网膜上的成像亦随之增大，视网膜上较多的视细胞受刺激而兴奋，即有更多的神经冲动由视神经传入大脑，使大脑获得更多的视觉信息，能够辨认目标。因此，当外界目标增大时，视网膜成像亦随之增大，两者的关系是正比关系，即目标增大几倍。视网膜成像也增大几倍。相应的例子有大字书、大字报等。

（2）相对距离放大作用：也叫移近放大作用，即将目标如书本向眼前移近而产生放大作用。当目

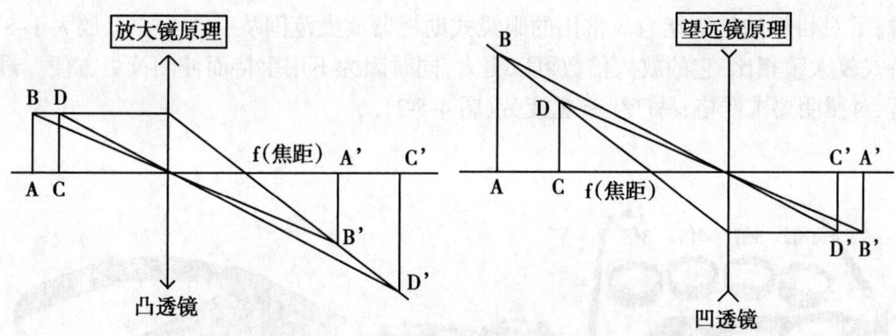

图 4-5-1　光学助视器的工作原理

标向眼前移近时，视网膜成像亦随之增大。如目标从原来位置向眼前移近 1/2，则视网膜成像亦随之增大 2 倍。相应的例子如一般的眼镜助视器，由于镜片的焦点很近，能够把物体放在近处看清，也就是移近放大作用。

(3) 角性放大作用：是指目标通过光学系统后视网膜成像大小与不通过光学系统视网膜成像大小之比。其最常见的光学设备是望远镜，当目标离眼太远或目标无法向眼前移近时，都可以利用角性放大作用。

(4) 投影放大作用：即把目标放大投影到屏幕上，如电影、幻灯以及闭路电视等，都可以称为投影放大，这实际上也是一种线性放大。

(二) 助视器的种类和特点

助视器按工作原理可分为光学助视器、非光学助视器和电子助视器。①光学助视器：是一种借助光学原理以帮助提高视觉活动水平的设备或装置。光学助视器按功能可分为近用和远用助视器两类，如放大镜、望远镜等。②非光学助视器：不是通过凸透镜或光学系统的放大作用，而是通过改变周围环境来提高患者的视力，它的种类很多，如大字印刷品、改善照明的护眼台灯等。③电子助视器：是运用投射放大的原理达到高倍放大的效果，如闭路电视放大器、特殊的计算机辅助软件等(表 4-5-2)。

表 4-5-2　助视器的分类

助视器	光学性助视器	远用(望远镜系统)	单筒手持望远镜、夹式望远镜、卡式望远镜、双眼眼镜式、双焦望远镜等
		近用	眼镜助视器、近用望远镜、立式放大镜、手持放大镜、闭路电视助视器等
	非光学助视器(包括非视觉性的辅助设备或装置)	太阳帽、眼镜遮光板(控制光线传送)、照明改善、阅读裂口器(控制反光)、滤光镜片(加强对比度)、大体印刷品(相对体积放大)、阅读支架、盲杖、导盲犬、触觉阅读器、水杯报警器、自动穿线器等	
	电子助视器	闭路电视放大器、电子阅读机、低视力增强系统(LVES)、全球定位系统(GPS)等	

1. 光学助视器　可以是凸透镜、凹透镜、棱镜片、平面镜或电子设备等。透镜可以改变目标的大小，改变程度取决于该透镜屈光度的大小；棱镜片或平面镜可以改变目标在视网膜上的成像位置。光学助视器的种类很多，它主要分远用、近用和远近两用三类。远用助视器在低视力康复中常用的是单筒望远镜、双目望远镜、指环式望远镜。近用助视器主要包括眼镜正透镜助视器、近用望远镜助视器、手持放大镜、手持照明放大镜、立式放大镜、可折叠近用助视器、胸挂式放大镜、球形放大镜等，最常用的是眼镜正透镜助视器和手持式放大镜。常用的光学助视器种类及特点具体如下：

(1) 近用眼镜式助视器：近用助视器又称放大镜，是将所看物体放在它的物距处，即可使所看物体被放大的正立虚像处于人眼的明视距离附近。近用眼镜式助视器是放大镜的一种，它的外观和原理和普通老花镜基本一致，只是度数更高一些，主要是用于帮助低视力患者看清近处物体。如在日常学习和生活中看书、看报、写字等。由于凸透镜的屈光作用缩短了物距，从而增大目标在视网膜上的成

像，从而提高了对目标的辨别能力。常用的眼镜式助视器放大范围从 +4°~+32°（放大 1~8 倍）不等，与普通手持式放大镜相比，它的放大倍数可以更大，同时因为不用手持而使阅读更方便。最大缺点是阅读距离近，对照明要求严格，易产生视觉疲劳（图 4-5-2）。

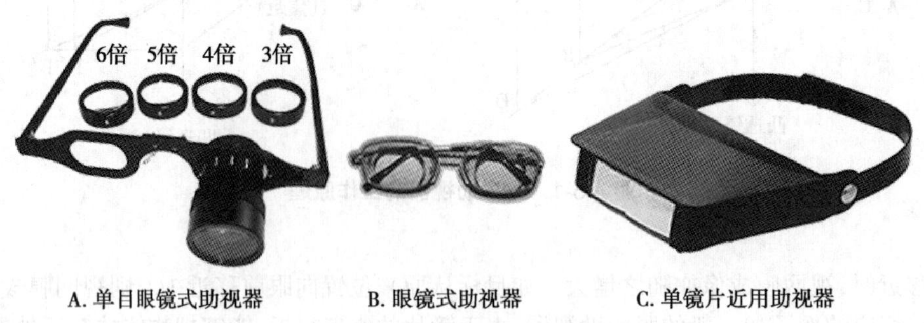

A. 单目眼镜式助视器　B. 眼镜式助视器　C. 单镜片近用助视器

图 4-5-2　近用眼镜式助视器

(2) 近用望远镜：在望远镜的物镜上加一个不同度数的正透镜，称为“阅读帽”。优点：①不加阅读帽时看远，加了阅读帽时看近或中距离使用，无需占用双手；②比同样大倍数的眼镜助视器的阅读距离或工作距离远；③中距离望远镜适合一些特殊工作，如低视力学生进行电脑操作、手工、劳动技术操作，以及低视力人士阅读乐谱、画图、修理工作等。缺点是视野范围比较小，找寻目标比较困难（图 4-5-3）。

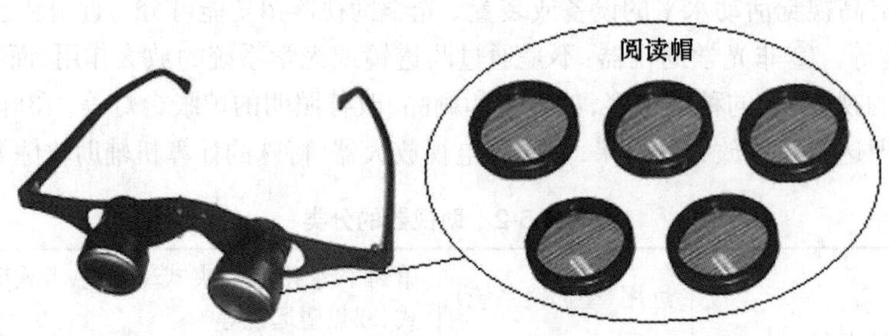

图 4-5-3　近用望远镜

(3) 各类放大镜：放大镜主要分手持式、立式等几种。有的放大镜还带有灯光辅助照明，在学生阅读时能起到良好的辅助作用。①手持放大镜：由镜片和手柄构成，有多种放大的倍数和形状，常用放大倍数从 2.5~10 倍不等。优点：可根据使用者的情况任意改变阅读距离，移动灵活，使用方便，可用来看较小的字，如注释、公式、字典等。目前有的手持助视器考虑到照度的问题，还加装了光源，以便阅读时的效果更好，但使用时需注意调整光源，避免光线直射入眼或产生眩光、暗影等影响视物效果。缺点：必须放在正确的焦距才能获得最好的放大效果，阅读速度慢；需单手使用，不适用于手震颤者。使用技巧：把手持放大镜放在阅读物上，慢慢离开阅读物，直到影像周边变形最轻为止，患眼与放大镜之间的距离自行调整到最佳。②立式放大镜：其放大倍数同手持放大镜，但它有固定的焦距，有利于以最佳的距离固定地放置在读物上移动，容易维持清晰的图像，用手扶不必手持，比较适合视野小的和一些肢体运动能力较差、不能保持物体与放大镜之间距离的视力残疾儿童，也比较适合一边阅读一边书写的需要。但如果书页不平，在读物上移动时会影响成像的清晰度（图 4-5-4）。

(4) 远用单筒望远镜：单筒望远镜式助视器由目镜、镜筒和物镜三部分组成，一般还有挂绳。单筒望远镜式助视器的基本原理是当观察者与目标之间的距离固定不变的时候，缩短低视力者与目标间的视觉距离，放大视网膜影像，使所观察的物体变大变近，借此提高远视力。常用的单筒望远镜为调

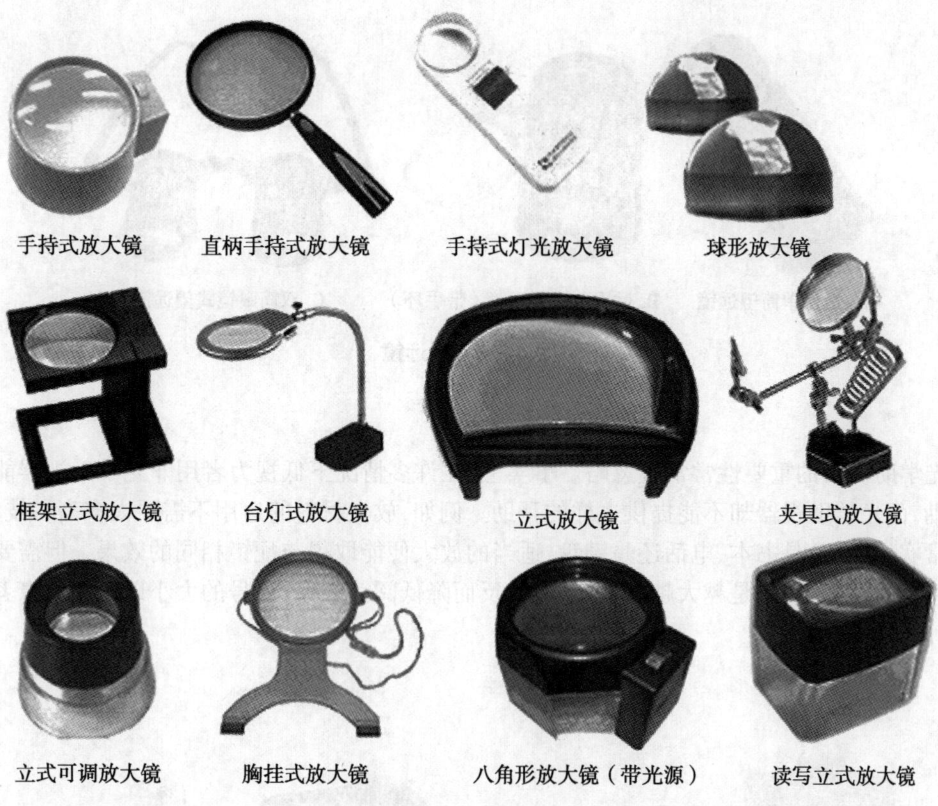

图 4-5-4　各类放大镜

焦式望远镜，放大倍数一般是 4~6 倍，最大可达 10 倍。视力范围从 33cm 到无限远。在望远镜镜筒上常常标明放大倍数、视野大小，如镜筒上标明 6×16、9.50，说明该望远镜可以使目标放大 6 倍，望远镜的物镜直径为 16mm，通过望远镜看到的最大视野是 9.50。目前常用的有 4×12、12.50，视距范围为 23cm 至无限远；6×16、9.50，视距范围为 30cm 至无限远；8×21、7.20，视距范围为 40cm 至无限远。它可使远处目标移近放大，当镜筒调短时可以看远处，镜筒调长时可以看近处，调到中间位置时看中距离目标。由此可见，望远镜对于低视力患者来说既可看远也可看近，单筒望远镜可以帮助他们阅读板书、观看投影和演示试验等。此外，还可以帮助低视力患者看远处景物，如看车牌、标志、公交车线路、楼号等户外标志等有非常实用的价值。优点：①单筒望远镜比较小巧，便于随身携带使用；②增加了阅读距离；③而且由于大部分低视力者都是一只眼睛优于另一只眼睛，使用时一般用视力较好的一只，所以单筒更适合他们。缺点：①视野狭小、景深短，且放大倍数越大，视野越小，不利于寻找目标；②同时目标因变近、变大而容易使低视者难以估计与目标的实际距离和所看物的真实大小；③手持使用，长时间易疲劳。

（5）双筒眼镜式望远镜：可调焦距，可调焦范围是 -5D~+5D，调距范围是 0.5m 到无限远，常用的望远镜放大倍数为 2.5、2.8 倍。它可套在普通眼镜上使用，（有屈光不正者）也可单独使用；用于看远处物体，如黑板、体育比赛、交通路标、看电视电影等，也适合看静物。优点：①由于调焦后可以不再使用双手，所以双手可自由活动，减少了身体的疲劳；②价格便宜。缺点：①外形欠美观，较笨重且视野小，使用不方便；②视野不足，低倍率，不适合移动中配戴（图 4-5-5）。

2. 非光学助视器　不是通过光学系统的放大作用，而是通过改善周围环境的状况（如照明、控制反光、控制光线传送、加强对比度）来增强视功能的各种设备或装置。可以单独应用，也可以与各种光学性助视器联合运用。视力残疾儿童常使用的非光学助视器包括特殊照明装置（如台灯）、阅读架、加强对比度装置（如阅读裂口器）、滤光镜、颜色器、（彩色）大字体印刷材料、大字键盘、大字键电话、粗线笔、粗黑线条纸、写字板、护目镜、侧面遮光眼镜、太阳镜 / 帽、眼镜护板、签名和书写定行器及非视觉性的辅助设备或装置，如盲杖、导盲犬、触觉阅读器、水杯报警器、自动穿线器等。

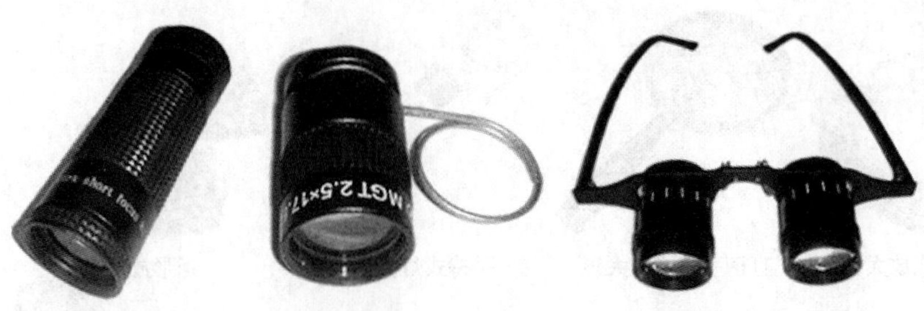

图 4-5-5　望远镜

非光学助视器的重要性常常被忽略。事实上，在许多情况下低视力者用非光学助视器能得到更大的帮助，而光学助视器却不能提供这样的帮助。例如，放大材料的运用不需要太多高科技和成本，但却非常实用，不论是书本、电话还是键盘，适当的放大便能取得与配镜相同的效果。但需要注意的是，材料放大的字号并不是越大越好，字号太大反而降低阅读效率，字号的大小以低视力患者能看清为原则(图 4-5-6)。

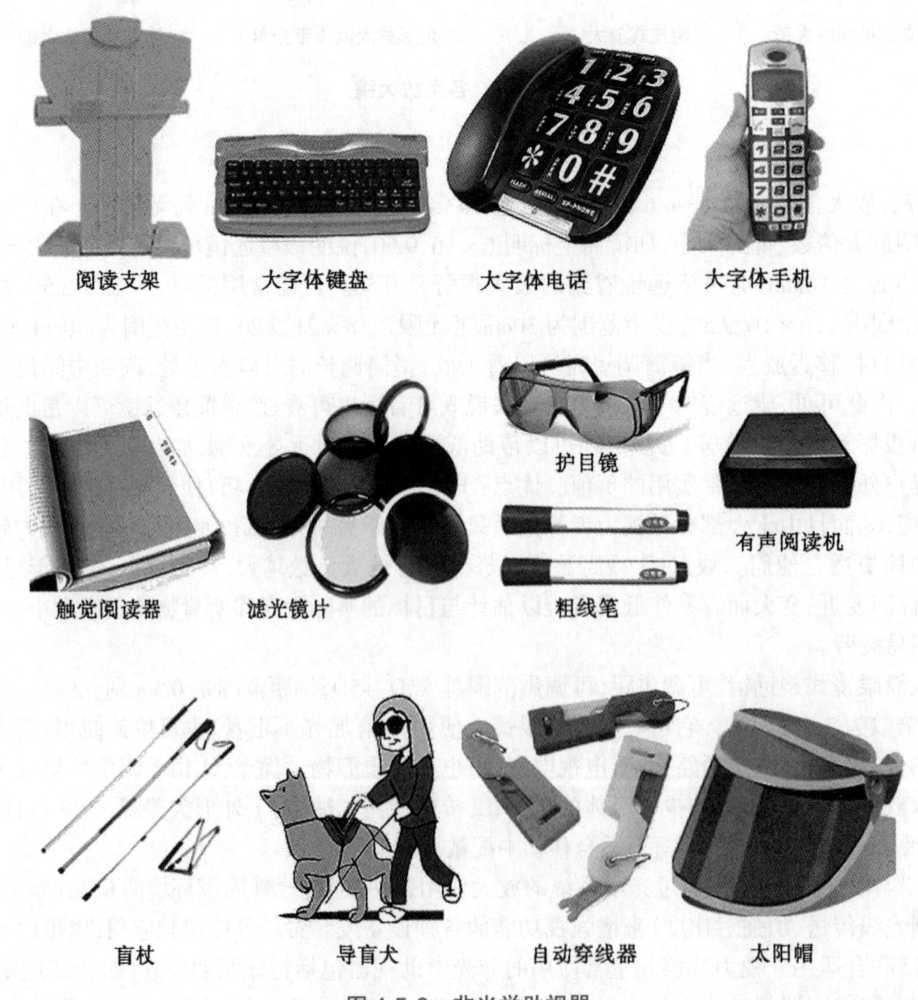

图 4-5-6　非光学助视器

太阳镜 / 帽也是助视器，因为它们能改善低视力患者的视觉功能，因而是一种重要的非光学助视器。太阳镜 / 帽的主要颜色及其主要功能如下：①灰色（浅灰 ~ 深灰）：100% 阻止紫外线进入眼内防止眩光，看外界景物为自然色；②琥珀色（浅琥珀色 ~ 深琥珀色）：100% 阻止紫外线及 92%、98% 或 100% 阻止红外线，85%、90%、100% 阻止蓝光，适合于室内及阴天戴，可防止眩光及提高视力；③黄色（淡黄 ~ 深黄）：100% 阻止紫外线，50% 或 100% 阻止红外线，50% 或 100% 阻止蓝光，防眩光，可因提高对比度而提高视力；④橘黄色（浅橘黄 ~ 深橘黄）：100% 阻止紫外线，100% 或 50% 阻止红外线，100% 或 84% 阻止蓝光，可防止眩光，因提高对比度而提高视力；⑤绿色（浅绿 ~ 深绿）：100% 阻止紫外线，90%~100% 阻止蓝光及红外线，可防眩光仅对光敏感者，由于颜色过深，可见光进入眼内减少，可使视力下降；⑥红色（粉红 ~ 红色）：适合于色盲患者。

3. 电子助视器　现代的电子助视器主要由电脑及系统、图像放大处理软件、摄像系统、X/Y 滑动台等部分构成。它是用摄像机将物体摄入放大后在显示器上显示出来，实际是投影放大作用的原理。由于放大倍数高、视野大，可在正常阅读距离，对比度可以改变，并且随着多媒体信息技术的进步，各种信息都可以放大后显示出来。电子助视器包括影像放大器、闭路电视（closed circuit television，CCTV）及多种便携式电子助视设备等。该类助视器在功能上既有单纯近用的，又有近用和远用两种功能的；在形式上有一体机、折叠式、便携式等多种形式。这类助视器性能稳定、功能先进，能够较好地弥补低视力患者的视力功能缺陷，为患者提供很大的帮助，使独立阅读变得更简单可行。但是价格较为昂贵。

(1) CCTV 助视器（闭路电视助视器）：是目前在国内最常见的低视力电子助视器。优点：①普通近距离低视力助视器的最高倍率为 10 倍，超过 10 倍就会出现视野缩小、工作距离过短、视野景深变浅及光学像差程度加大一系列不良反应，而电子助视器则能很好地克服这些问题，其放大倍数高可放大 60 倍以上，无任何光学变形现象；②视野大；③有利于严重视力及视野损害患者，如视力在 0.01~0.02，光学性助视器难以提高视力时；④有正常的阅读距离，可以较长时间保持舒适的体位；⑤有图像反转的改变，可以选择一般书刊的黑底白字，或者变换成黑底白字，不易产生视疲劳；⑥对比度、亮度可以根据需要改变；⑦对于有严重视野缩小者更为适用，比如晚期青光眼或视网膜色素变性患者；⑧阅读时不需要过度集合，可以保持双眼同时视；⑨有利于教学，尤其对低视力儿童的学习教育最有益；⑩可借以从事其他工作，如集邮、看照片、辨认药瓶上的小字、绣花、织毛衣等。缺点：①如放大倍数高时，阅读容量减少，阅读速度降低；②体积较大不易携带，价格也较昂贵。随着科学技术的发展，更加小巧便携的各类电子助视器也即将出现（图 4-5-7）。

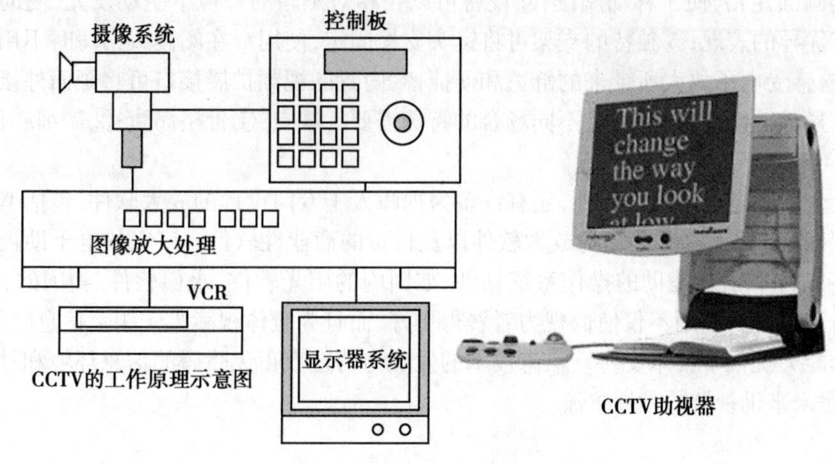

图 4-5-7　CCTV 助视器

(2) 鼠标式电子助视器：是专为广大中、老年人及弱视群体为解决读书看报而精心设计的电子助视产品，是提高弱视儿童阅读兴趣的最大工具。该助视器可连接带 AV 接口的显示器及电视机等显示设备，将所摄取的内容直接在显示屏上进行放大。优点：①经济实用，调整放大倍数更方便；②体积小，节省工作空间；③三种显示模式可互相转换：白底黑字、黑底白字、彩色；④采用 LED 补光，不受光源限制；⑤防抖动定格功能；⑥产品设计符合人机工程学，手感更加舒适(图 4-5-8)。

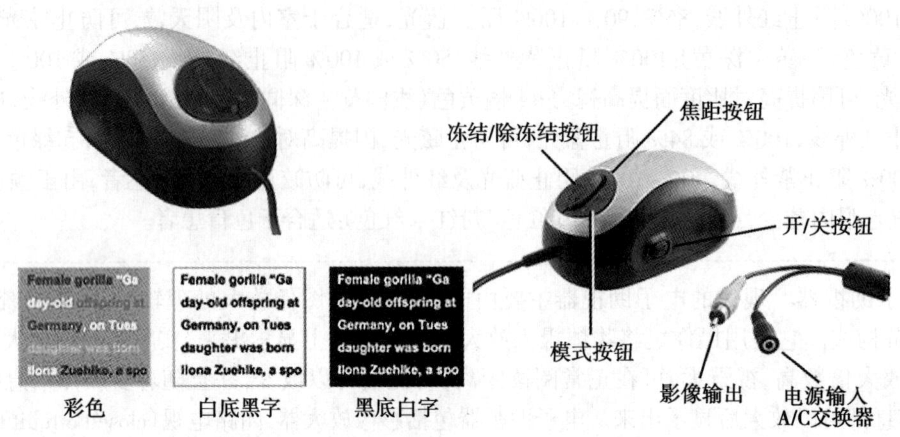

图 4-5-8　鼠标式电子助视器

使用方法：①插上电源，连接 VIDEO 线到显示设备，包括电视、显示器；②按下模式按键 3 秒钟不动，开机，开机响一声为放大的彩色图像；③再按一下，响两声为黑白模式的图像；④再按一下，响三声为白底黑字、高对比度的图像(去掉黑色杂质，观看的字体为白底黑字)；⑤再按一下，响四声为黑底白字、高对比度的负片图像(去掉白色杂质，观看的字体为黑底白字)；⑥长按 3 秒，关机。

注意事项：①禁止在高温、高湿的环境下使用，尤其是不要在高温的冲凉房中使用，本机最佳工作温度约为 -10~40℃；②请避免将机器放置于阳光直射的地方(如停在空旷地带的车辆、沙滩上等)；③请勿使用稀释剂或其他化学洗涤剂擦拭此机；④仅限使用指定的 AC 适配器及电源；⑤请勿使用其他的电源，以免引起此产品严重的损伤；⑥当不使用此产品时，请关闭电源；请勿擅自拆卸本机。

(3) 便携式电子助视器：这是一款在图像定格状态下可以调整放大倍数和色彩模式的助视器产品。它既可看远又可看近，在室内看近，可读书看报、写字、看电视、操作电脑等，户外可以看远处景物等。优点：①将光学放大与电子放大相结合，图像画面清晰锐利，无网格锯齿和毛刺，最高可放大32倍；②画面全真色彩显示，并有黑底白字、白底黑字和色盲校正等高对比配色方案选择；③只需一个按键，即可将显示的画面定格，便于移动阅读；④设备可以在相对黑暗的环境下主动发光，使助视器在各种场合下都拥有优异的表现；⑤独特的支架可将镜头支撑固定，使用户在阅读或书写时不用长时间手持放大设备，轻松感受电子放大所带来的舒适和便捷；⑥内置的视频扩展接口可将画面外接至电脑屏幕或其他大屏幕显示输出设备上，满足不同场合的特殊需要。缺点：①价格昂贵；②需细心保管，防止受潮和受热(图 4-5-9)。

除了以上介绍的电子助视设备外，还有许多为视障人士专门设计的放大软件，包括 Windows 系统自带的“放大镜”、有网上资源共享的放大软件以及付费的商业性软件。广义的电子助视器还包括用于阅读的语音软件和语音辅助的操作系统软件(如国内的阳光软件、永德软件、美国的 JAWS 系统)。这些助视设备和软件的应用不仅使低视力者看得更好，而且为全体视障人士跟上信息时代的步伐、提高生活和工作能力提供了技术支持。信息技术的发展为营造真正无障碍的信息环境和社会环境提供了可能，所以是未来助视器的发展主流。

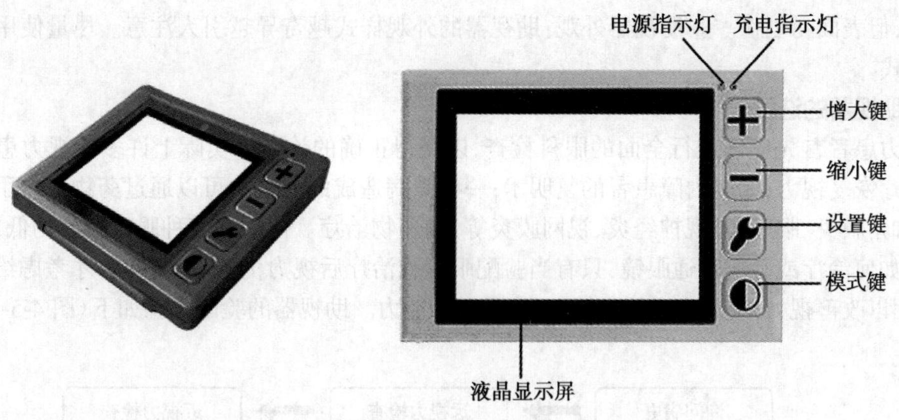

图 4-5-9　便携式电子助视器

二、助视器的选配和使用

（一）助视器的选配和使用原则

各式助视器各有优劣，应该根据低视力患者的视觉能力，尤其是视力的需要，遵循实用的原则来选配。影响助视器适配的因素具体如下：

1. 患者的剩余视觉能力和需要　①须在检查患者的视力和其他视觉能力后，再根据患者的需要去决定为患者选配什么类型和什么倍数的助视器，如写字的时候用眼镜式放大镜，看书阅读的时候用立式放大镜，查看字典时用高倍数的手提式放大镜；②外借助视器给患者试用，如根据患者在家里、户外或学校试用后的效果再决定选配哪些助视器较为理想。

2. 患者不同的视觉能力　①当视力较好的时候，用倍数较低的助视器，当视力较差时，用倍数较高的助视器；②影响助视器选择的因素还有眼睛的屈光度、调节能力、眼病的情况、对比敏感度、光暗的适应能力和视野等。

3. 目标的大小和目标与眼睛的距离　①如果剩余视力是 0.1，要看的字需要 1.0 的视力，那么就要用 1.0 ÷ 0.1 等于 10 倍的放大镜。如果要看的字需要 0.5 的视力，那么需要 0.5 ÷ 0.1 等于 5 倍的放大镜。字越大需要的视力越小，字越小需要的视力越大，所以一样的视力，可能一个幼儿园的学生不用放大镜，但是中学生就要用放大镜，这是因为他们课本上字的大小不同。②由于不同工作要求的工作距离不同，如弹钢琴和写字比较，弹钢琴比写字要有更远的距离，所以不能用一般的眼镜，要用装了望远镜的眼镜，因为弹琴时要用双手，也不能用立式或手提式的放大镜。

4. 患者的工作性质、剩余视力和使用环境　①用哪种助视器也要根据工作的要求、使用者的剩余视力，还有助视器的设计和使用限制。如写字要求的距离较远，要预留一些空间给铅笔，还要双手同用，所以眼镜较立式和手提式放大镜更合用。但是用来写字的放大镜倍数不高，一般是 1~4 倍，所以若视力较差，要用高倍数，如 5 倍的时候，就要用近看的望远镜来增加距离。②由于望远镜的视野范围较小，只适合比较固定、移动范围较小和移动速度较慢的工作，所以通常都不是一个合适的阅读器材。③有些助视器需要调校和增加光源去提供足够的光线，尤其是高倍数的放大镜，还有立式的放大镜因为底座和拿镜的手指会阻挡或减少光线，所以要调校光源。患者若是用右手持镜，光线要从左边射来，如果用左手持镜，光线要从右边射来。

5. 助视器的特性　在助视器的适配过程中，患者需了解助视器的性能。助视器的主要基本特性具体如下。①放大率：放大率越大，放大倍数越大，放大能力越强，但同时也令使用的难度增大。助视器适配时应本着能满足其需求的条件下，尽量选用放大率较小的助视器。②工作距离：工作距离越短，即镜片离眼越近，则视野越大，观察的范围也越大。但实际最佳工作距离要看患者在什么距离阅读时眼睛最舒服。③焦距：焦距越小，放大能力越强，使用难度就越大。可以先使用焦距较小的助视器，使低视力逐渐习惯于特定的距离使用，然后过渡到能使用焦距较大的助视器。④助视器的重量：助视器越重使用越不方便。如儿童常常要长时间使用助视器来读书，所以助视器不能太重。塑料透镜比玻

璃透镜轻，但表面易划伤。⑤助视器外观：助视器的外观样式越奇异越引人注意。尽量使用不太惹人注意的样式。

（二）助视器的选配

低视力患者首先应该进行全面的眼科检查，以获得正确的诊断。实际上许多低视力患者可以通过手术治疗恢复视力，如白内障患者的复明术；一些眼病造成的低视力可以通过药物或非手术疗法提高视力，如角膜炎、眼底病（视神经炎、视网膜炎等）的药物治疗。但无论何种眼病造成的低视力，首先应该考虑如何治疗或验配普通眼镜，只有当验配眼镜或治疗后视力仍不见改善时，才考虑给患者配戴助视器，用以改善视力，提高患者的生活、工作及学习能力。助视器的验配步骤如下（图 4-5-10）：

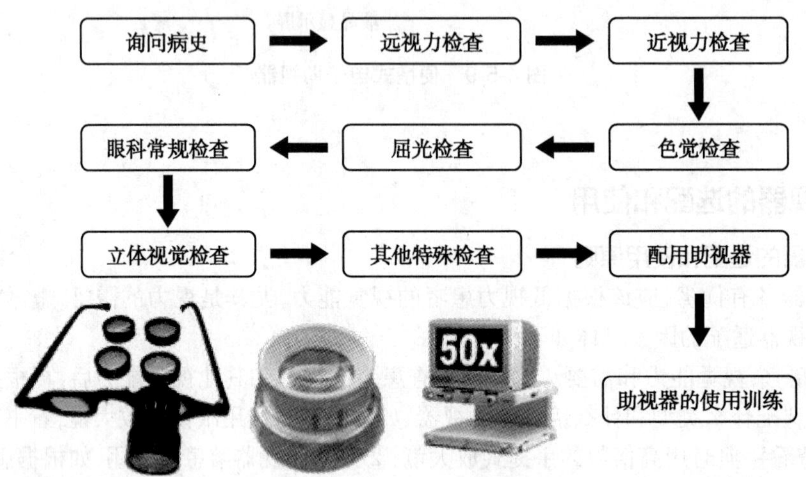

图 4-5-10　助视器的验配步骤

1. 询问病史　了解患者视力下降的时间、起因及治疗经过，并了解患者就诊的目的、要求。对儿童患者，应特别重视母亲孕期的健康状况、分娩的情况、新生儿期有否全身疾病及先天性遗传性眼病的家族史等。

2. 远视力检查　成人采用国际标准远视力表，也可用为低视力患者设计的低视力表。视力低于0.9，可进行试镜矫正，并记录裸眼及矫正视力。儿童适合用图形视力表检查，且应时常变换图形，以引起儿童兴趣和配合。在低视力筛查中测得的双眼矫正视力仍小于 0.3 者，对患无治疗方法的进行性眼病患者，才是进行功能性视力训练及指导使用助视器进行康复的对象。

3. 近视力检查　测近视力的目的是为了鉴定患者能否适应近距离工作，工作或环境是否需做某些改变，或是否有必要配戴助视器。如通过“汉字阅读近视力表”检查的测试结果，得出患者使用近用助视器的主观放大率或放大倍数。

如果低视力患者通过验光已配戴普通眼镜，视力达到 0.3 或以上时，已不属于低视力，一般情况下就不需要再使用助视器。但如果在工作学习上要求比 0.3 更佳的视力，则可根据患者需要选用助视器。如果配戴普通眼镜后，视力仍然达不到 0.3，则会对患者的学习、生活、工作带来困难，而且视力越低困难也会越大。这些低视力患者就需要使用助视器。

4. 眼科常规检查　包括裂隙灯、检眼镜等检查。重点在于决定诊断及确定病变进程，是否还有药物或手术治疗的机会。

5. 屈光检查　在低视力康复工作中验光（验光师）起着至关重要的作用。每个患者来到低视力康复机构首先是要检查视力，若视力低于 5.0（1.0）者，均要进行屈光的测定（验光）。因为低视力患者的视力损害不一定全部是由某些眼病所致，也可能与屈光不正有关，所以屈光的测定不容忽视。经过仔细的屈光检查，约 20% 的低视力患者视力均可有不同程度的提高或较明显的改善。屈光检查包括散瞳验光、角膜曲率计检查等。角膜曲率计可用于某些低视力患者的屈光检查，以确定散光轴及屈光度。

6. 色觉检查 包括色盲本检查法和 D-15 色觉检查法等。

7. 视野检查 是视功能检查的主要手段，不仅对眼底病与视路病的诊断有重要意义，而且可以区分一个患者属于盲还是低视力，同时对低视力患者视功能的评估及康复训练也十分重要。

8. 立体视觉检查 包括同视机、颜氏立体视觉检查图等。

9. 其他检查 对比敏感度、眩光、视觉电生理检查、眼底血管荧光造影检查等。

10. 配用助视器 根据上述检查的情况，考虑患者生活、工作、学习的需求，针对性选配助视器。低视力患者可以通过应用助视器（眼镜式、手持式望远镜和立式、手持式放大镜）、电子助视器等，并经过康复训练来提高视力和生活自理能力，参与正常的社会活动。

11. 助视器的使用训练 低视力康复训练主要是针对低视力患者的具体情况进行的助视器使用训练和配戴助视器后的功能性视力训练。①低视力儿童的康复训练包括视觉训练、听觉、触觉或触-运动知觉、嗅觉与味觉、自我照顾或独立生活能力、运动发育等方面的训练。②老年低视力者的康复训练包括日常生活能力的训练、定向和活动的训练、助视器的使用与保养。

（三）常用的助视器使用训练

国内助视器使用训练一般都在低视力门诊进行。作为训练用的房间，应该安静、简单、整洁、照明良好，墙为浅色，地面为深色，以使对比度良好。指导者进行训练时，应遵循循序渐进的原则，由简单到复杂，由室内到室外，先用低倍数的助视器后用高倍数的助视器。在训练过程中记录下患者使用助视器时的困难并帮助解决，在患者掌握基本技术之后，每次训练的间隔患者都应在家中自行练习。

1. 远用助视器的使用训练 主要有下列几种方法：

(1) 目标定位训练：望远镜要用带子连接在手腕上或挂在胸前，目标固定时可用三脚架。指导者先以患者为目标，相距 2~3m，调节焦距看清患者，然后两者交换位置，反复多次后患者就能掌握这种简单的定位目标。如有中心暗点，则让患者训练旁中心注视，由于视网膜最佳区域可能在上方 20° 处，所以患者需向下注视 20° 左右。先用裸眼训练旁中心注视，再用助视器进行。

(2) 注视训练：注视训练是以目标定位为基础的。开始训练时，患者面墙而坐，距离 2~2.5m，墙上挂有目标，然后让患者讲看到了什么。患者开始因不会调焦而看不清目标，指导者可做调焦动作，让患者观察，然后患者自行练习调焦，但不对准目标，熟练之后对目标进行调焦训练，并渐渐提高寻找目标的难度。

(3) 定位注视联合训练：包括先不用望远镜找目标，再用望远镜找目标，使目标与眼成为一条线中的两点，然后对目标进行调焦，直到看清楚为止。

(4) 跟踪训练：指导者在黑板上画一条直线，此线全都在患者视野之中。先不用望远镜看到此线，然后使用望远镜看到此线。再画一条更长的线，练习用眼从线的开始看起，沿着线看下去，直到末端，患者可以控制自己的头部（不是眼）慢慢均匀运动来实现。进一步可以练习看几何图形及不规则图形。

(5) 追踪训练：跟踪训练是跟踪一个静止目标，而追踪训练是追踪一个运动的目标。由于患者无法控制目标运动的速度，而患者头部（眼前有望远镜）的运动速度及方向完全取决于目标的运动速度和方向，所以比跟踪目标更难一些。可先训练看直线运动的目标，再训练看曲线运动的目标。

(6) 搜寻某一目标的训练：是用望远镜在周围环境中搜寻某一目标的训练。具体方法是患者戴上望远镜式助视器，面对黑板，其上画一个搜寻图形，患者练习跟踪此图方向由左到右，由上到下地搜寻目标。熟练之后是实地训练，在拥挤的人群中搜寻所熟悉的人、十字路口的红绿灯、街道牌甚至天空的飞鸟等。

2. 近用助视器的使用训练 基本上也是按照上述的步骤来进行，只是近用助视器的种类很多，训练一般在桌面上进行。

(1) 近用眼镜式助视器的使用训练：①把读物移近和移远，去找到焦距，焦距是由放大镜的度数决定的，如 100.00 度的焦距是 10cm，20.00 度的焦距是 5cm；②如果需要的话，用手指作为指引，以方便找寻目标；③或用黑色的直尺或是裂口器帮助阅读；④注意光线充足，调校光源避免反光和暗影。

注意事项:①这种眼镜一般只在阅读时使用,而在其他活动时不要配戴;②使用时的阅读距离一般都很短,但不会因此而造成眼睛的近视;③当眼镜的度数较高时(10D以上),由于眼睛和阅读面的距离很近,双眼所看的事物无法重合,因而会产生互相干扰的问题。这种情况下应当使用单眼阅读,如果两只眼睛视力差别较大,在配镜和使用时往往只考虑优眼的情况。有人可能会担心,低视学生经常使用一只眼睛会不会造成被遮挡眼睛视力变差,这种担心不太必要,因为这些儿童读书的时间是有限的。

(2) 手提式放大镜的使用训练:①把放大镜从读物上慢慢提高到取得满意的放大率;②可以把持镜的手放在读物上,帮助固定镜和读物之间的距离;③然后慢慢把镜和读物一同移近或移远,以取得最满意的视野;④要留意光线是否充足,可以用有内置光源的手提式放大镜,或是调校光源去避免光线直射入眼及反光和暗影,以取得最满意的效果。

(3) 立式放大镜的使用训练:①要配戴合适的眼镜,以提供足够的调节力;②把镜放在一个倾斜的桌面上,以取得最舒服的坐姿;③改变眼睛和镜面的距离,以取得最满意的视野;④如果需要的话,可以用有内置光源的立式放大镜;⑤或调校光度和光源以提供足够光线,避免反光、光线直射入眼和暗影等。

(4) 近用望远镜的使用训练:①要选择合适倍数的望远镜,不需要太高的倍数,因为倍数越高,视野越小,寻找目标越困难;②使物镜面向目标,目镜面向眼睛,切勿倒置,否则被看的目标会缩小而不是放大;③用拿镜的手顶着额头去稳定望远镜;④调校焦距以看清楚目标;⑤如果寻找目标时有困难,可以用拿望远镜的手的手背遮挡另一只眼的视线,如右眼看则用左手拿镜,右手拿镜则左眼看;⑥使用近用望远镜时,尽量把望远镜和读物之间调成一个直角;⑦近用望远镜分为可变焦和不可变焦,使用可变焦望远镜时,可先把读物放在最理想的位置,然后再调校焦点。

注意事项:①近用望远镜需在专业人士的指导下选配合适的屈光度,并在低视力训练教师的指导下进行训练后使用;②使用时要注意焦距的调节技巧,要避免长时间使用而造成视觉疲劳。

(四) 助视器的保养

许多光学助视器是由玻璃或塑料透镜制成的。塑料制品比玻璃制品在耐磨及抗划伤性能方面都要差一些,即便是玻璃制成的透镜如放大镜、望远镜,由于镜头长期磨损,透明度也会变差,像"毛玻璃"似的,从而影响了助视器的性能。因此,无论是放大镜、眼镜或望远镜式助视器,使用时除应保持镜片或镜头的清洁外,还要注意不使镜片或镜头与其他物体接触,以免磨损。眼镜助视器使用后应放入镜盒内,通常不要把镜片朝下放在桌面上或其他物体上,以可保护镜头不被磨损。另外,无论是眼镜式助视器或望远镜,均应系上一条带子,不用时可套在颈部,以免摔坏。

(肖晓鸿)

思考题

1. 简述助视器的定义及分类。
2. 简述助视器的作用原理。
3. 简述常用助视器的功能和特点。
4. 简述影响助视器适配的因素。
5. 简述助视器的验配步骤。
6. 简述常用的助视器使用训练方法。
7. 简述助视器的保养方法。

第六节 助 听 器

一、助听器概述

(一) 助听器定义

助听器(hearing aids)是指一切有助于听力功能障碍患者改善听觉障碍,进而提高与他人会话交际

能力的工具、设备、装置和仪器等。助听器是帮助人聆听的工具，不能使患者的听力恢复正常，但能将声音放大到患者能听到的水平。其功能是：①使患者改善听力，克服交流的困难，提高生活质量，享受生活；②有效地保护患者残余听觉功能，防止语言分辨力进一步下降。

听觉的产生

人的听觉系统由听觉器官、听觉传导路和听觉中枢构成，其中听觉器官又分为外耳、中耳、内耳。外耳包括耳郭及外耳道，主要作用是收集声音并有一定程度的放大。鼓膜将外耳与中耳分开，中耳腔内有由三块听小骨（锤骨、砧骨和镫骨）组成的听骨链，可以将声波振动传导到内耳。中耳腔与口腔有一个连通管道，称为耳咽管，可保证中耳腔内的气压与外界大气压相同，鼓膜保持在较松弛的状态。内耳中有一个形状类似蜗牛的结构，称为耳蜗。声波振动驱动耳蜗中的液体振动，耳蜗中的毛细胞上的纤毛偏折，产生神经冲动，并由听神经向大脑皮质颞叶部传导，颞叶部的听力中枢对声音产生的刺激信号加以分析处理，然后人体根据听到的声音做出相应的反应。简单地说，听觉的产生途径是：声音→外耳→中耳→内耳→听神经→听觉传导路→听觉中枢→产生听觉。

（二）助听器的种类和特点

1. 按助听器外形分类　有盒式、耳背式、耳内式、耳道式、深耳道式（图 4-6-1）。

(1) 盒式助听器：又称口袋式或袖珍式助听器，比火柴盒略大，可装在衣袋里，耳机戴在耳朵上，两者由一根导线相连。优点是功率很大，操作简单，价格低廉，适用于极重度聋或因手眼不便而不能使用较小助听器的患者。缺点是导线较长，外形太大，使用不便，不够美观，而且功能较少，噪声大，尤其

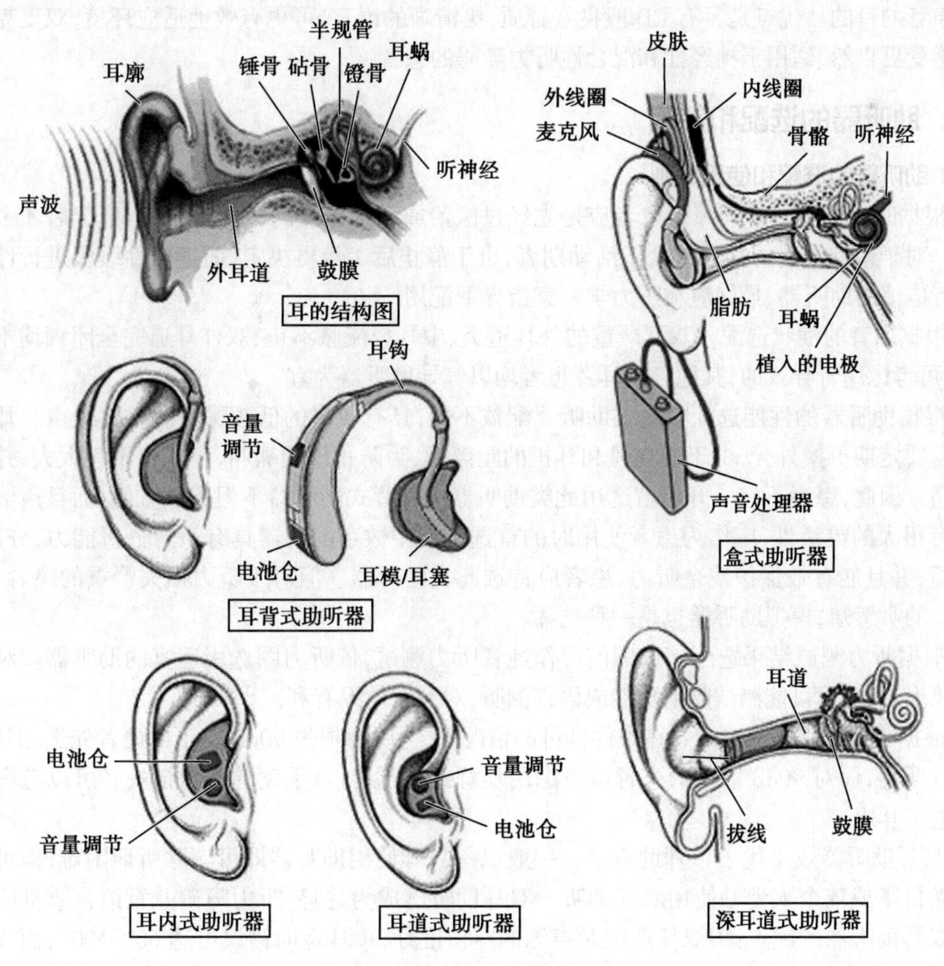

图 4-6-1　助听器的种类

是患者自身衣物的摩擦声也被放大。

(2) 耳背式助听器:外形似香蕉,配戴于耳朵背后,外形比较小巧,轻便,一般长 4~5cm。耳背式助听器有多种档次和不同功能,适合各种程度、各种性质的听力功能障碍。它的功率可以很大,还可以配接其他听觉辅助装置,使患者在看电视、听课时获得更好的聆听效果。由于性能优良,机壳可制成各种肤色,伏于耳后为头发所隐蔽,难以被外人发现,可以满足配戴者的心理要求,目前得到广泛的应用。

(3) 定制式助听器:是"耳内式助听器"、"耳道式助听器"和"深耳道式助听器"的统称,需要按照患者的耳朵形状定做,助听器分别位于耳郭内、耳道内及耳道深部,体积依次减小,但功率也随体积逐渐减小,只适合轻度到中度听力损失。优点:①外形小巧,美观隐蔽;②能充分利用外耳的声音收集功能,可以用正常的方式接听电话;③按照耳道形状定制,配戴舒适,不会掉;④不易进水、进汗,利于助听器保养。缺点:①手眼活动不便的人不易操作;②价位也相对较高。

2. 按助听器扩音的传导方式分类　可分为气导助听器和骨导助听器两种。其中气导助听器最为常用,它借助耳塞或特别制作的耳模将声音通过外耳道传导到中耳。气导助听器又可分为耳背式、盒式、耳内式、眼镜式等。

3. 按助听器技术线路的选择分类　有模拟助听器、编程助听器和全数字助听器三种。

(1) 模拟助听器:采用模拟的声音信号,功能简单,价格较便宜,主要起声音放大的作用。适合于传异性耳聋,原则上神经性耳聋患者禁用。

(2) 电脑编程助听器:运用集成电路芯片技术,通过编程器调节助听器的频响来精确补偿听力。优点是调节范围广、余地大且调节准确迅速,可随听力损失改变而进行相应的调节,能自动对输入声信号进行处理,能适应多种不同的听力环境的需要,不需要很多选配设备。

(3) 数字助听器:有一个数码转换器,可以将声音转化成数字信号,通过进行一系列运算,从而达到放大声音的目的。优点是具有 CD 般良好音质,更清晰的语言,可更有效地适应环境,双麦克风让患者听觉感受更自然,适用于神经性和混合性听力障碍的患者。

二、助听器的选配和使用

(一) 助听器的选配和使用原则

1. 根据时机选配　听力障碍患者应是先经过医治或手术无效的,病变已完全稳定后才考虑配用助听器。对于最近发生的耳聋或处于活动期者,可于静止后 1 年再决定,而遗传性缓慢进行性的听力障碍患者应慎用助听器,最好应在听力学专家指导下配用。

2. 根据患者的症状选配　双耳严重的外耳道炎、中耳炎流脓不止、双外耳道完全闭锁均不用气导助听器,可考虑用骨导式的,其他各类耳聋患者均以气导助听器为宜。

3. 根据助听器的性能选配　盒式助听器配戴不便,具有较多的低频噪声和摩擦噪声。耳内式和耳道式需要定期更换外壳,由于麦克风和耳机的距离近,为防止反馈啸叫,声输出不宜太大,并且价格相对较高。因此,患者不宜一开始就选用此类助听器。耳背式助听器不但配戴方便,而且声输出的设计上具有很大的灵活性,应作为患者使用时的首选。其中数字助听器具有声音分析能力,分辨力高,配戴舒适,并且能有效保护残余听力,患者应首选此类助听器。但对于听力损失严重的患者,为保证其对声音的听感知,模拟助听器也是一种选择。

4. 根据听力测试结果选配　选配前应作纯音听力测试,依听力图选用适宜的助听器。对感音神经性耳聋患者,应尽可能测试阈上功能或语言测听,对判定效果有利。

5. 根据听力障碍程度选配　在条件许可的情况下,为听力损失 90dB 以下的患者先选用耳背式或耳内式助听器,而对 90dB 以上的患者可考虑用耳背式助听器,极重度的听力损失者可以考虑采用手术植入电子耳蜗。

6. 双耳助听器效果优于单耳助听器　一般以一只耳使用助听器即可解除听话困难,但可在条件许可的条件下或依个人爱好使用双耳助听。双耳助听已成为趋势,听力障碍儿童语言康复应普遍推广使用双耳助听器。优点:①双耳选配对声源的定位度好,单耳定向错误可达 60°~100°,而双耳却小于 20°;②双耳听力有响度总和效应,双耳选配有助于对言语信号的察觉和分辨;③双耳听力有减少噪

声的作用；④双耳听力能消除头颅的阻隔作用；⑤双耳听力的音质好、更饱满、更自然，且平衡听力，有立体声效果，使助听器配戴者获得更轻松的听觉。

7. 保证助听器的试用期 应为助听器使用者提供2~3周的试用期，有些国家已成为常规。这样可让听力障碍者在专业人员的指导下反复调整各项控制旋钮，选配最适宜的助听器，而获得满意效果。

(二) 助听器的选配

1. 按助听器的类型选配助听器 聋幼儿最好选择耳背式、盒式两种助听器。耳背式助听器属于耳级助听器，比盒式助听器更接近生理状态，辨别声音的方位优于盒式，而且配戴方便，便于固定。盒式助听器价格比耳背式便宜，但是体积较大，并且带有导线，配戴后活动不方便，导线容易损坏。

2. 按价格选配助听器 目前市售的助听器有进口的也有国产的，价格不一，价高的相当于一台电视的价格，价低的只需几百元钱。是不是越贵的助听器就越好呢？当然不是。从康复治疗的角度来看，最适合的助听器才是最好的。康复治疗师应根据耳聋的具体情况精心选配，这是一件细致耐心、技术性很强的工作，尤其各类助听器产品市场竞争激烈，途径不同，价格差距也很大，所以价格高低绝不是选择助听器的唯一和主要标准。

3. 按功率选配助听器 所谓助听器功率，是指助听器扩大声音的能力。不同功率的助听器适合不同程度耳聋的患者，这是选配助听器的关键。一般认为：① 0~25dB为正常；② 26~40dB为轻度耳聋，不需要配戴助听器；③ 41~55dB为中度耳聋，可以配戴小、中功率的助听器；④ 56~70dB为中度耳聋，可以选配中、大功率的助听器；⑤ 71~90dB为重度耳聋，可以选配大功率助听器；⑥ 110dB以上为全聋，可以配戴特大功率助听器；⑦少数聋儿由于没有残余听力，听觉动态范围窄，不适合配戴助听器。聋儿配戴助听器的意义与老人不同，不仅要扩大环境声、语声，更重要的是通过助听器听清语声，学习语言，具体要求比老年人更严格。聋幼儿选配助听器，音量的开关不能开到最大位，否则虽然声音得到足够地放大，但是不希望听到的噪声也大量进入，会影响聋儿学语，音量开关放在1/2或1/3处比较合适。助听器功率过小，达不到听力补偿的作用；助听器功率过大，可能引起内耳声损伤。因此，聋幼儿选配助听器，功率选择应留有余地。

4. 按性能选配助听器 助听器除了音量开关调钮以外，还有音调调节、最大声输出调节。除音量开关可以由聋儿和家长调动外，音调和最大声输出调钮要请专科医生等根据聋幼儿的耳聋状态加以调节，聋儿和家长不应随意调动。正常人耳听取声音的频率范围很宽，大约为20~20 000Hz，但人的语言频率范围却没有那么宽，仅仅为250~5 000Hz，助听器扩大声音的频率范围也在此范围之间。由于每一名聋儿听力损失的频率不同，即大多数为高频损失严重、低频损失较轻；但也有听力损失呈水平型者，高、中、低频都很平均；个别也有低频损失严重、高频损失较轻者。医生可以根据听力损失图形，通过音调调钮(高低中调分别标示H、L、N)加以调节，使聋儿得到较理想的听力补偿。

聋儿在戴助听器时，有时会出现以下情况：声小听不到，声音大又怕吵，甚至引起哭闹、不适，以至于拒绝配戴助听器。这是由内耳的重振引发的，是一种对增大到一定强度的声音的敏感状态。为此，有些助听器专门设置了自动削峰和自动增益(AGC)装置。自动削峰是指将不希望提音的声音削去，如低频过强，可以将低频声音削减下去，使听到的声音更合适；自动增益就是声音扩大，这也不是无限的，达到了一定强度会自动衰减。这些功能可以使助听器更适合于聋儿，更有利于配戴者学习语言。

总之，买一台助听器不同于买一件普通商品，不是随便在商店里挑挑就行了，而应当像验光配镜一样，要到专业的验配机构，进行听力检查，选配合适的助听器，这样患者才能达到最佳的听力补偿，为进一步的听力语言训练打下良好的基础。

(三) 选配助听器的适应证与禁忌证

1. 适应证 以下几种情况的听力障碍者可选配助听器。①年龄：使用助听器无严格的年龄限制，从3个月的婴儿到95岁或以上的老年人皆可使用(学龄前儿童应及早选配助听器，以利于语言学习)。②耳聋程度：一般来说，听力丧失小于30dB(分贝)者不需配助听器，丧失30~45dB者可以考虑配助听器，丧失45~60dB者效果最好，丧失60~90dB者效果较好，丧失90~110dB者效果可疑，丧失110dB以上者无效。③听力无波动3个月以上的感音神经性聋，如先天性聋、老年性耳聋者，听力损失超过90dB的，配戴助听器对提高语言听力的作用下降，但可使患者感知某些警告信号，如汽车喇叭声、关门

声、铃声等，同时有助于提高其“看话”能力，消除患者的孤独感。④噪声性聋、外伤性聋和中毒性聋的稳定期、突聋的稳定期等。⑤传导性聋或混合性聋听力损失在40~60dB者，配戴助听器效果好。因此，当粘连性中耳炎、耳硬化症、慢性化脓性中耳炎患者不具备听力重建条件时，可以选配合适的助听器。⑥对有重振或言语识别率低的耳聋患者，应选配具有自动增益控制、大输出限制或全动态压缩的助听器，以提高患者的环境适应能力和语言听力，并保护患者的现有听力。

2. 禁忌证　并非所有的听力障碍者都可选配助听器，以下几种情况不宜立即选配助听器：①明显的先天性或外伤性畸形；②近3个月内有急性中耳溢液史，或近3个月内耳聋突然或迅速加重的；③近3个月内突发性单侧耳聋、眩晕的；④耳内有异物或耵聍栓塞的；⑤耳痛或耳部不适的。上述患者应该先经过医生采取适当诊疗措施，排除危险因素后方可选配助听器。

听力残疾的分级标准

表4-6-1　中国与国际听力残疾的分级标准对比

中国标准		国际标准		听力损失程度（dB）	沟通能力
类别	分级	分级	程度		
重听	二级	A	正常	0~25	对一般的声音及语言分析清楚
		B	轻度	26~40	对细小的声音难以分辨，如树林风吹声
		C	中度	41~55	对日常语言有听觉上的困难，与人交谈感到模糊不清，开始需要借助助听器的帮助
	一级	D	中重度	56~70	对于较大的谈话声、汽车声仍感模糊，助听器帮助较大
聋	二级	E	重度	71~90	对于叫喊声及洪亮的声音，如汽车喇叭声、鼓声才有反应，助听器帮助较大
	一级	F	极重度	91~110	需要靠助听器的辅助才能感受到声音的振动
		G	全聋	>110	根本听不见

（四）助听器的选配步骤

助听器不是普通商品，应该遵循科学的选配步骤进行。

1. 听力资料准备　选择助听器最首要的是掌握准确的听力资料：①了解患者听力障碍的病因、病程、发病情况及伴随症状，对声音的反应、言语表达能力等情况，注意有无地域性聋和遗传性聋的倾向；②进行详细的耳科和相关系统的检查，重点是听觉功能和平衡功能的系统检查。其中行为测听、言语测听、声导抗测试应列为必查项目，必要时还应做听性脑干反应、学习能力测试等的检查。

2. 选择助听器的类型

（1）配戴耳选择：对于双耳均需助听器帮助的患者，原则上应双耳选配。这不仅符合听觉生理要求，也符合听觉心理要求，使患者听到的声音更为自然、均衡、清晰。如果因某种原因一时难以做到，助听器应戴在听觉动态范围大的一侧耳上。另外，如果双耳的平均听力损失均不超过60dB，则应戴在听力损失较重的一侧；如果双耳听力损失均超过60dB，则应戴在听力损失较轻、听力曲线较平坦的一侧。

（2）助听器种类选择：选定助听器的功率和频响范围，介绍助听器的种类及其优缺点。根据经验，耳背式助听器较适合聋儿使用。如有条件，可选择数字助听器或定制耳内式助听器。

（3）预调助听器：对助听器的音量、音调、最大输出及自动增益做调试，使之处于理论上的最佳状态。

3. 定制耳模　助听器须与耳模一起使用，没有耳模的助听器是不完整的助听器，一个合适的耳模对助听器的效果起到近50%的作用。根据制作材料的不同，耳模可分为软耳模、半软耳模和硬耳模三

种。软耳模与耳郭和外耳道软组织相容性好，不容易造成损伤，为患者使用助听器时的首选。耳模的形状与听力损失的程度有关。一般情况下，极重度和重度聋，选择密封性好的壳式耳模；重度和中重度聋，选择框架式耳模；中重度和中度聋，选择半框架式耳模；中度和轻度聋，选择耳道式耳模。耳模的作用为：①固定作用；②防止啸叫；③提高声学效果。在耳模上打一平行孔可均衡耳道内外的压力，配戴起来更舒适。

4. 助听器适应性训练　患者戴上助听器后，需要经过一段时间的适应性训练才能对声音产生认识。适应训练的成功与否，是决定助听器验配周期长短的重要环节。训练期间应认真观察患者配戴助听器的反应，尤其是不适反应。部分患者初戴助听器会不习惯，这是因为：①刚使用助听器所听到的声音和原有听力听到的声音存在差异，需要适应一个阶段。一般需要 1~3 个月的适应期。②助听器放大所有声音，听力障碍患者长期生活在“安静”中，一旦听到外界的各种声音，一时不能适应，觉得吵而厌烦。因此，配戴者必须再次学会排除不需要的背景声音。最初阶段，需要有耐心，助听器的配戴时间应慢慢加长，音量一开始应调小些，待习惯后再逐渐加大。③混合性耳聋、神经性耳聋患者对声音的分辨力较差，除需使用高清晰度及带特殊电路的助听器外，还需要一个训练过程，越早配戴助听器所需的适应时间越短。

5. 助听效果评估　进行助听效果的数量评估，要从 250Hz 到 4kHz 每一倍频程对患者的听阈测试，精确地调试助听器的音量、音调，使患者配戴助听器后的听阈在正常的“香蕉图”内，听力损失得到最佳补偿。另外，还须依据患者听觉动态范围调试助听器的自动增益和声输出控制，保护患者残余听力不受损害。

6. 听力和言语的康复训练　助听器配戴的目的是声音的听取和语言的学习，为达此目的，应根据患者的听力损失程度、学习能力水平、助听器配戴效果、家庭配合程度等制订相应的听觉语言训练计划和阶段目标，由言语治疗师与患者的家人共同实施。

（五）配戴助听器后的注意事项

患者戴上助听器后，不要期待马上就能听到声音并理解所有的话语，这需要一个适应的过程。下面介绍配戴助听器后应注意的事项：

1. 培养患者戴助听器的兴趣　初戴时同戴眼镜、镶义齿一样，开始会感到不舒服。有的患儿一戴上助听器就又哭又闹或者用手去抓，家长应想办法转移孩子的注意力，或给孩子做示范动作，让其感觉戴上助听器后高兴且舒适，培养孩子戴助听器的良好习惯。

2. 先在安静的环境中使用　患者初戴助听器时，不要到闹市区或马路上，因为这样会感到耳内嘈杂、不舒服。应先在熟悉、安静的环境中使用，练习聆听熟悉的声音，如流水声、关门声、电话铃声等，逐步过渡到多样化的声音环境中，以培养患者适应各种声音的能力。

3. 初戴时间不宜过长　患者初戴助听器往往感觉不舒服，这需要一个适应的过程，一般在 2 周左右。开始戴时音量不要开太大，应逐渐增高，第一天戴 1~2 小时，第二天戴 2~3 小时，逐步延长时间。如果患者感到疲倦或不舒服，应立刻取下来。这样经过一段时间的适应和锻炼，患者就会习惯戴助听器。

4. 对双耳均有听力损失的患者来说，双耳选配助听器是最科学的方案，但实际生活中往往有许多原因导致无法双耳选配，此时应参照双耳听力图，选择听力比较好的耳朵选配。这样对听力较好侧的耳朵起到尽早保护的作用，且能提高言语识别率。对于高频听力损失严重但低频尚好的听力损失者，应选择高频补偿较好、降噪效果较好的数字式助听器。数字式助听器可以有效提高患者的言语分辨率。听力损失的耳部如果存在炎症等情况时，应先解决炎症，再配戴助听器。

5. 对患者进行听力语言训练　大多数患者在理解别人说话和表达自己的意愿时都会存在一些困难，发音口齿不清，所以进行听力语言训练是非常关键的。首先让患者理解语言，训练患者对各种声音的辨别力，如听开门声、铃声、电视机声、狗叫声等，还可以让患者边听边用手触摸发音物体来感觉声音的振动。然后是发展语言能力，先从单词开始，然后是词组、简单的句子，逐步地提高。在这一过程中还应培养患者看口型说话的习惯，让患者在正常的环境中生活，这些都有助于患者理解和学到更多的语言。

6. 儿童选配助听器　应考虑到儿童的耳道较成人短、平、宽的特点，在设置助听器的增益值和最大声输出值时要比成人略小。由于儿童的耳道尚在发育期，为了防止助听器发生啸叫，应定期更换耳模。

7. 助听器的保养　助听器是一个小型集成电路，如果保养不当，会影响其工作运作和使用寿命。

助听器的保养具体如下:①在表面柔软的地方(如床、沙发等)配戴或摘下助听器,切勿让助听器跌落在硬的表面上;②切勿让助听器接触高温物品,避免阳光直射,同时要远离辐射,勿尝试自行修理助听器;③在淋浴、进入浴缸或游泳之前,须先除去助听器,经常保持助听器干爽,除去助听器的湿气。若助听器受潮,不要用微波炉或阳光干燥,而是除去电池,打开电池仓,用柔软的布擦拭助听器;④助听器不用时,应放在小儿和宠物够不着的地方;⑤小儿睡觉时应取下助听器或耳模,因为其较坚硬,可把耳道压疼、压伤;⑥切勿让助听器接触到喷胶、油等,如在每日化妆前切勿配戴助听器;⑦保持耳道清洁卫生,如助听器外有耳垢,可用干布或小刷子清洁,切勿使用酒精、清洁剂。

(肖晓鸿)

思考题

1. 简述助听器的定义及分类。
2. 简述助听器的基本构造及工作原理。
3. 简述助听器的性能及指标。
4. 简述助听器的选配原则及选配助听器的适应证与禁忌证。
5. 简述助听器的选配步骤。
6. 简述配戴助听器后的注意事项。

第七节 康复训练辅助器具

一、康复训练辅助器具概述

(一) 康复训练辅助器具定义

康复训练辅助器具(rehabilitation training equipment)又称康复训练器具,是指通过使用、训练、代偿因损伤或疾病导致的功能障碍和功能低下,达到预防、改善、恢复功能障碍和自身能力的康复辅助器具。康复训练是实施医疗康复活动的基本手段和主要内容,针对各种原因(如偏瘫、脑瘫、脊髓损伤等)引起的肢体功能障碍,运用功能训练的方法使患者残存的功能得到最大程度的改善或恢复,以提高生活自理能力,达到回归社会甚至重返工作岗位的目的。

在开展康复训练时,治疗师通常要借助相应的康复训练辅助器具来对患者进行训练,或是由治疗师帮助、指导患者利用康复训练辅助器具进行训练。

(二) 康复训练辅助器具的分类

目前国内市场上所能见到的康复训练辅助器具有 80 多种,对于规模较大的专业康复训练机构所必备的康复训练辅助器具一般在 40 种以内,常用的康复训练辅助器具有 20 多种。根据不同的分类标准,康复训练辅助器具可以有不同的分类方法。

1. 按主要训练的身体部位分类　包括上肢运动训练类、下肢运动训练类、全身运动训练类、康复治疗辅助训练类、儿童康复训练类;特殊康复训练类包括感统训练、听力训练、吞咽训练等。

2. 按功能分类

(1) 卧、坐位训练辅助器具:用来训练患者卧位和坐位的各种肢体功能。常用的有训练台、运动垫、平衡板、姿势矫正椅、梯椅、滚筒、楔形垫、姿势镜等。

(2) 站立训练辅助器具:用来改善站立功能障碍和因为站立功能障碍所导致的身体并发症。常用的有站立架、倾斜台、踝关节站立矫正板、平行杠、钻滚筒、平衡板、肋木等;另外还有辅助站立轮椅、下肢矫形器等。辅助站立轮椅平常作为普通轮椅使用,患者不论乘轮椅到哪里,都可随时控制轮椅从坐位转变为站立位,并进行站立训练;或用于帮助患者进行只有在站立状态下才能进行的活动,又可随时恢复成坐位状态。

(3) 步行训练辅助器具:用来训练患者的步行能力。常用的有平行杠、阶梯、步行训练斜板、姿势

镜、抽屉式阶梯等；另外还有步行器、拐杖、保护头盔、保护腰带、下肢假肢、下肢矫形器等。

(4) 矫正姿势、防止畸形的训练辅助器具：通过帮助肢体保持在正常的功能位，或通过给肢体施加矫正力，从而起到矫正姿势、防止畸形的作用。常用的有肋木、姿势镜、姿势矫正椅、踝关节矫正站立板、分指板、训练球、楔形垫、滚筒、钻滚筒、站立架、倾斜台、砂袋、悬吊架、墙壁拉力器、训练台、运动垫等；另外还有肩吊带、握木、握球、内旋矫正板、内收矫正板、内翻矫正板、外翻矫正板、矫形器等。上述康复训练辅助器具有的起直接作用，有的则起辅助作用。

(5) 肌力、耐力训练辅助器具：让患者通过肢体进行抗阻力或主动运动等来训练其肌力和耐力。常用的有支撑器、砂袋、哑铃、悬吊架、墙壁拉力器、股四头肌训练器、手指肌训练台、平行杠、肋木、阶梯、步行训练斜板、抽屉式阶梯、砂磨台、肩关节旋转运动器、前臂内外旋运动器、腕关节旋转运动器、训练台、运动垫等；另外还有滑轮训练器、挂式砂袋、粘木、腕关节掌屈运动器、腕关节旋转运动器、踝关节跖屈背伸运动器；多功能组合运动器，如划船器、功率自行车、跑步机、肩梯、手持拉力器等。

(6) 关节活动度训练辅助器具：用于肢体围绕功能障碍的关节，按一定规律进行被动或主动运动，可以起到训练关节活动度的作用。常用的有肩关节旋转运动器、前臂内外旋运动器、腕关节旋转运动器、肩梯、手指阶梯、体操棒、滚筒、砂磨台、平行杠、肋木、套圈、抽屉式阶梯、训练台、运动垫、悬吊架、墙壁拉力器、股四头肌训练器、手指肌训练台、训练球、钻滚筒、阶梯、步行训练斜板、木钉盘、铁棍插盘、手功能综合训练板、梯椅等；另外还有腕关节掌屈运动器、髋关节旋转运动器、踝关节趺屈背伸运动器、多功能组合运动器、滑轮训练器、偏瘫综合康复器、划船器、功率自行车、跑步机、粘木、爬行架、钻笼、蹦床、球池等。

(7) 平衡、协调性训练辅助器具：用来训练患者的平衡能力和动作的协调、控制能力。常用的有平衡板、木钉盘、铁棍插盘、手功能综合训练板、套圈、砂磨台、滚筒、钻滚筒、楔形垫、训练球、姿势镜、平行杠、训练台、运动垫、梯椅等；另外还包括粘木、生活自助具、取物器、穿衣板、防洒碗、玩具等。

(8) 综合基本动作训练辅助器具：综合基本动作康复训练要调动全部上肢、下肢甚至躯干共同完成，需要同时面对多处、多方面的功能障碍。这种训练与日常生活活动训练是有区别的，综合基本动作是日常生活活动动作的预备性、基础性动作，而不是日常生活活动动作本身。常用的有训练台、运动垫、抽屉式阶梯、支撑器、梯椅、手功能综合训练板、训练球、滚筒、钻滚筒、楔形垫、平行杠、阶梯、步行训练斜板、砂磨台、套圈、木钉盘、铁棍插盘、手指阶梯、肩梯、体操棒、悬吊架、手指肌训练台等；另外还包括爬行架、钻笼、蹦床、球浴、玩教具、粘木、滑轮训练器、划船器、功率自行车、跑步机、拐杖、假肢、矫形器等。

(9) 辅助治疗训练辅助器具：在针对某种功能障碍所进行的训练中，辅助治疗训练辅助器具对改善这一障碍所起的作用是间接的、辅助性的，但同样是重要的、不可缺少的。常用的有 PT 凳、训练台、运动垫、平行杠、肋木、姿势镜、滚筒、楔形垫、抽屉式阶梯、体操棒、支撑器、砂袋、梯椅等；另外还包括治疗台、固定带式训练台、训练枕、轮椅、轮椅桌、轮椅垫、拐杖、保护头盔等。

(10) 日常生活活动训练辅助器具：日常生活活动训练是在单项功能训练及综合基本动作训练的基础上进行的，涉及日常生活的各个方面，所用器具范围很广，许多器具不是典型的康复训练辅助器具，而是典型的残疾人日常生活辅助器具及普通的日用品。严格来说，卧位坐位训练、站立训练、步行训练都属于日常生活活动训练，因为具有一定的重要程度，内容丰富而相对完整，所以分别独立出来，作为与日常生活活动训练并列的专门训练门类。常用的有训练台、运动垫、手功能综合训练板、支撑器、姿势矫正椅、梯椅、抽屉式阶梯、楔形垫、生活自助具、取物器、穿衣板、防洒碗、轮椅、轮椅桌、轮椅垫、步行器、腋杖、肘杖、手杖、四脚手杖、功率自行车、爬行架、保护头盔、个人卫生用具、如厕训练装置、假肢、矫形器等。

(11) 儿童康复训练辅助器具：专门用于残疾儿童康复训练的器具。常见的有爬行架、坐姿矫正椅、手眼协调能力玩具、木楞床、儿童安全椅、平衡训练器具、钻笼、钻滚筒、直角梯、滑梯、认知玩具、儿童蹦跳器、球池、矫形带、儿童运动保护用品。

(三) 康复训练辅助器具的主要功能

根据康复训练辅助器具不同的种类和使用的部位，它们的作用也有所区别，主要分为代偿功能、辅助生活、康复训练等。

1. 代偿功能　部分代偿患者所丧失的功能。如轮椅是肢体残疾人的代步工具，借助轮椅他们可

以走出家门，参与社会生活。

2. 辅助生活　帮助患者完成一些日常生活活动，从而达到辅助生活的目的。

3. 康复训练　可以帮助患者锻炼和恢复部分功能。例如，各类训练肌力的器具可帮助偏瘫、脑瘫的患者训练体能，各类智力玩具可帮助智力残疾人训练基本生活技能等。

4. 促进早日康复　康复训练辅助器具一方面可以帮助患者提高个人能力，另一方面可以创造无障碍环境，以降低患者参与社会生活的难度，从而满足个人生存的需求，达到促进康复的目的。

（四）常用的康复训练辅助器具的种类和功能

1. 上肢康复训练辅助器具　是指用于肩关节、上臂、前臂和手部的康复训练器具。

(1) 肩抬举训练器：①用于提高上肢抬举能力的训练；②通过将棍棒放置于不同高度，训练上肢抬举功能；③可在棍棒两端悬挂沙袋，以增加抗阻力（图 4-7-1A）。

(2) 肩梯：①用于各种原因引起的肩关节活动障碍患者的训练；②通过手指沿着阶梯不断上移，逐渐提高肩关节的活动范围，减轻疼痛（图 4-7-1B）。

(3) 肋木：①用于上下肢的关节活动和肌力训练，坐、站、立训练，平衡及躯干牵伸训练，也可与肩梯同用；②矫正驼背、脊柱侧弯、帕金森病等前屈姿势；③肌力、耐力和平衡训练；④肩周炎等关节活动受限者的关节活动度训练；⑤不能独立的脊髓损伤者进行稳定膝关节和站立训练（图 4-7-1C）。

(4) 上肢推举训练器：①用于上肢肌力、协调活动力的训练；②提高上肢伸肌肌力；③提高上肢关节活动度（图 4-7-1D）。

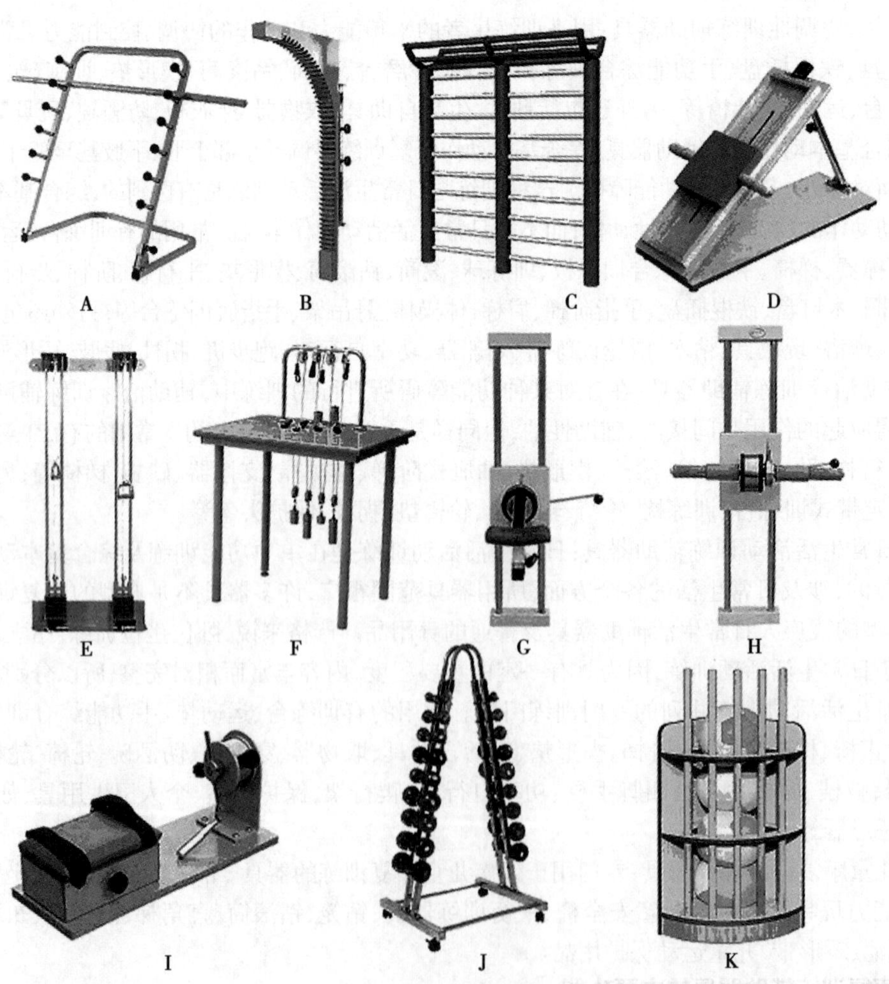

图 4-7-1　上肢康复训练器具

A. 肩抬举训练器　B. 肩梯　C. 肋木　D. 上肢推举训练器　E. 复式墙拉力器　F. 手指肌力训练桌　G. 前臂旋转训练器　H. 腕关节屈伸训练器　I. 腕关节旋转器　J. 系列哑铃　K. 体操棒与抛接球

(5) 复式墙拉力器:①用于全身肌肉、关节的训练;②肌力训练,通过抗阻主动运动提高肌力;③关节活动度训练,预防畸形,关节活动受限者通过训练活动关节,防止、矫正畸形(图 4-7-1E)。

(6) 手指肌力训练桌:①用于对手指活动、手指肌力和关节活动度的训练;②手指屈伸肌抗阻训练;③改善关节活动范围(图 4-7-1F)。

(7) 前臂旋转训练器:①用于前臂内外旋转运动的训练;②关节活动度训练,预防和改善前臂旋转功能受限;③肌力、耐力训练,通过患者在不同阻力下的抗阻运动实现(图 4-7-1G)。

(8) 腕关节屈伸训练器:①用于腕关节的屈伸训练;②改善腕部关节活动范围及肌力训练(图 4-7-1H)。

(9) 腕关节旋转器:①用于腕关节功能的训练;②训练腕关节旋转,改善关节活动度;③增加肌力、耐力(图 4-7-1I)。

(10) 系列哑铃:①用于增强肌力和耐力;②适用于肌肉麻痹等肌力低下者训练;③可用于单一肌肉训练,也可作为肌肉复合动作训练(图 4-7-1J)。

(11) 体操棒与抛接球:提高上肢活动范围,提高肢体协调控制能力和平衡能力,通过带棒做操和抛接球活动来实现(图 4-7-1K)。

2. 下肢康复训练辅助器具　是指用于训练下肢的康复训练器具。

(1) 髋关节旋转训练器:①用于髋关节旋转的训练;②通过足的画圈运动,改善髋关节的旋转功能;③适用于髋关节受限者(图 4-7-2A)。

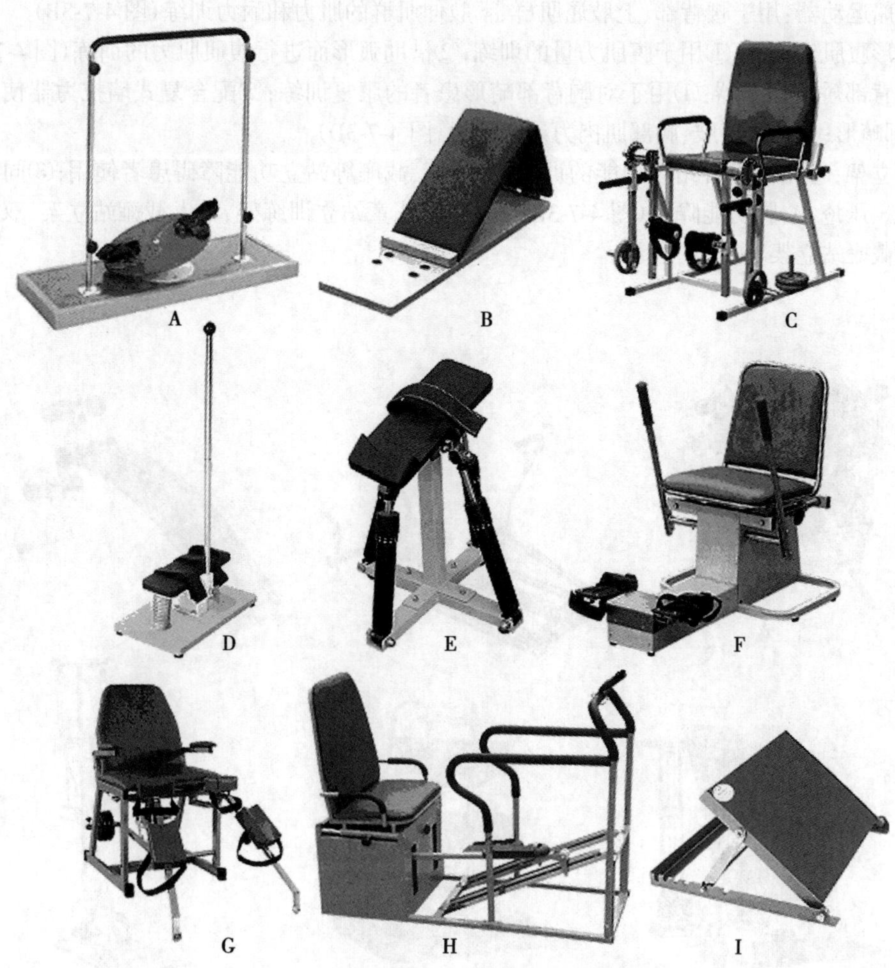

图 4-7-2　常用的下肢康复训练器具

A. 髋关节旋转训练器　B. 股四头肌训练板　C. 股四头肌训练椅　D. 踝关节屈伸训练器　E. 踝关节背屈训练器　F. 坐式踝关节训练器　G. 重锤式髋关节训练器　H. 下肢康复训练器　I. 踝关节矫正板

(2) 股四头肌训练板:用于膝关节活动受限者进行股四头肌的主动运动训练(图 4-7-2B)。

(3) 股四头肌训练椅:①用于大腿股四头肌的训练;②肌力训练:患者坐在座椅上,调整主轴与膝关节轴线一致,调整足挂的位置与小腿的长度相适应,根据所需阻力大小调整重锤的位置、重量以及运动杆、抵抗杆之间的夹角,然后用小腿的前面分别驱动两侧运动杆,克服重锤阻力,可以进行股四头肌的抗阻力主动运动,把运动杆调到上方,用手拉运足挂,可以进行上肢的抗阻力主动运动;③关节活动度训练:膝关节运动受限者进行股四头肌的抗阻力主动运动,同时也进行了膝关节的关节活动度训练(图 4-7-2C)。

(4) 踝关节屈伸训练器:①用于矫正下肢姿势,防止畸形的训练器;②偏瘫等踝关节肌肉控制异常者矫正姿势时使用,矫正足下垂、足内外翻等;③对站立功能障碍者的站立功能训练(图 4-7-2D)。

(5) 踝关节背屈训练器:①用于踝关节活动度的训练;②踝关节屈伸训练和踝关节活动范围主动性训练(图 4-7-2E)。

(6) 坐式踝关节训练器:①固定下肢姿势,防止出现畸形的装置;②矫正姿势,防止足下垂、足内/外翻等畸形;③站立训练(图 4-7-2F)。

(7) 重锤式髋关节训练器:用于髋关节内收、外展肌力的训练(图 4-7-2G)。

(8) 下肢康复训练器:用于改善下肢关节活动范围和协调功能的训练(图 4-7-2H)。

(9) 踝关节矫正板:用于矫正防止足下垂、足内翻、足外翻等畸形(图 4-7-2I)。

3. 综合康复训练辅助器具　是指用于同时上肢下肢、肩背肌肉、关节等多部位的训练器具。

(1) 系列沙袋:用于肌力训练、关节活动度训练和关节屈伸的训练(图 4-7-3A)。

(2) 划船运动器:用于腰背部、上肢屈肌群、下肢伸肌群的肌力和耐力训练(图 4-7-3B)。

(3) 弧形腹肌训练器:①用于腹肌力量的训练;②借助弧形面进行腹肌肌力的训练(图 4-7-3C)。

(4) 胸背部矫正运动器:①用于对胸背部畸形患者的康复训练;②配合复式墙拉力器使用,防止、矫正胸背部畸形;③训练上肢、胸部肌肉力量和耐力(图 4-7-3D)。

(5) 站立架:①用于患者站立功能的训练;②脑瘫、截瘫等站立功能障碍患者使用;③同时预防改善骨质疏松、压疮、心肺功能降低(图 4-7-3E)。有脑瘫儿童站立训练架、单人截瘫站立架、双人截瘫站立架、四人截瘫站立架等。

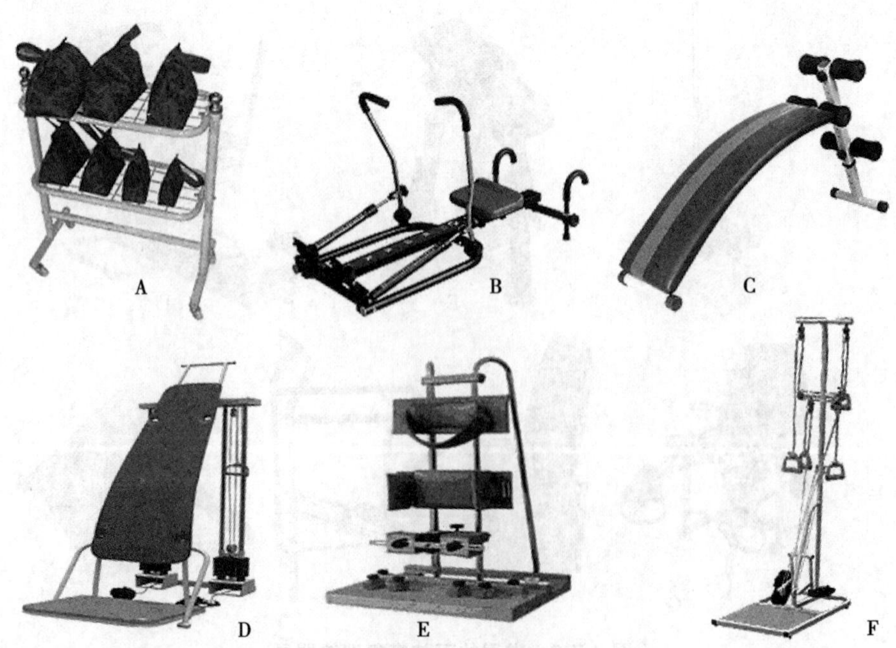

图 4-7-3　常用的综合康复训练器具

A. 系列沙袋　B. 划船运动器　C. 弧形腹肌训练器　D. 胸背部矫正运动器　E. 站立架　F. 偏瘫康复器

(6) 偏瘫康复器:①用于偏瘫患者对患侧肢体的训练;②利用健肢帮助患肢进行功能训练(图 4-7-3F)。

4. 平衡及步行训练辅助器具　是指用于进行身体平衡功能和步行的训练器具。

(1) 抽屉式阶梯:①简易的训练阶梯;②功能同训练用阶梯;③还可作为不同高度的坐具(图 4-7-4A)。

(2) 训练用阶梯:①用于患者步行功能训练,阶梯扶手的高度可根据患者需要进行调整;②利用阶梯扶手或拐杖进行上下阶梯的步行训练;③上下阶梯可以锻炼和增强躯干和下肢肌力,活动下肢关节;④利用上下阶梯可提高偏瘫、截瘫患者屈膝、屈髋的能力。有双向和三向两种(图 4-7-4B)。

(3) 步行训练用斜板:用于患者进行上下楼梯和步行训练(图 4-7-4C)。

(4) 辅助步行训练器:①是神经骨关节系统损伤患者的室内外代步工具;②增加上肢支撑面积,提高辅助步行的效果。有普通、带刹带座和可折叠式三种类型(图 4-7-4D)。

(5) 平衡杠:①站立训练:帮助已完成坐位平衡训练的患者,从座位上站立起来,训练立位平衡和直立感觉,提高站立功能;②步行训练:用于所有步行功能障碍者,如偏瘫、截瘫和其他下肢麻痹患者,截肢患者,类风湿、下肢骨折、外伤等下肢疼痛者,以及步态失调患者,练习步行时手扶杠体,可以帮助下肢支撑体重,保持身体稳定性或减轻下肢负重,在患者拄拐步行的初期,为防止跌倒,可以让患者先通过平行杠练习行走;③肌力训练:利用平行杠做身体上举运动,可以训练拄拐杖步行所需要的背阔肌、上肢伸肌肌力,也可用于步行所需臀中肌、腰方肌肌力的训练;④关节活动度训练:下肢骨折、偏瘫等患者,用健足登在 10cm 高的台上,手握住平行杠,前后左右摆动患侧下肢,做保持或增大髋关节活动度的训练;⑤训练辅助:与平衡板、内翻矫正板、外翻矫正板等配合使用,在相应的训练中起辅助作用(图 4-7-4E)。

(6) 平衡板:①用于患者平衡功能的训练;②适用于偏瘫、脑瘫等运动失调者的平衡训练;③可与平行杠合用,在平衡板上进行中心转移、肢体负重和平衡练习。有带扶手和不带扶手两种(图 4-7-4F)。

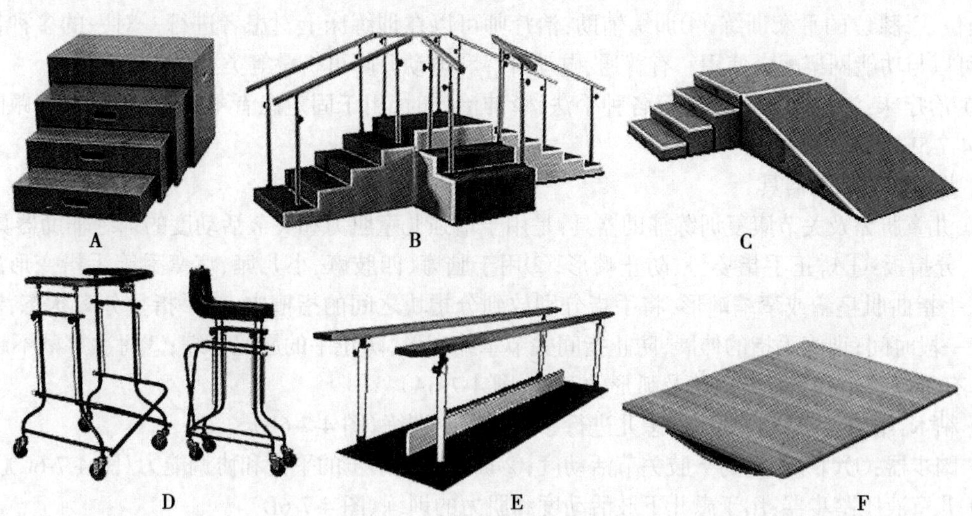

图 4-7-4　常用平衡及步行训练器具

A. 抽屉式阶梯　B. 训练用阶梯　C. 步行训练用斜板　D. 辅助步行训练器　E. 平衡杠　F. 平衡板

5. 辅助治疗训练辅助器具　是指治疗师为患者做康复训练时所用的辅助器具。

(1) 楔形垫:①用于基本功能的综合训练;②适用于头不能自控、坐不稳、自动调节体位能力低下的患者(图 4-7-5A)。

(2) 组合软垫:①用于患者各种垫上运动的训练;②基本动作训练,包括卧、跪等;③长坐位平衡及耐力训练;④与肋木配合,进行站立、蹲起等训练;⑤防护作用。还有组合皮软垫及高级防潮软垫(图 4-7-5B)。

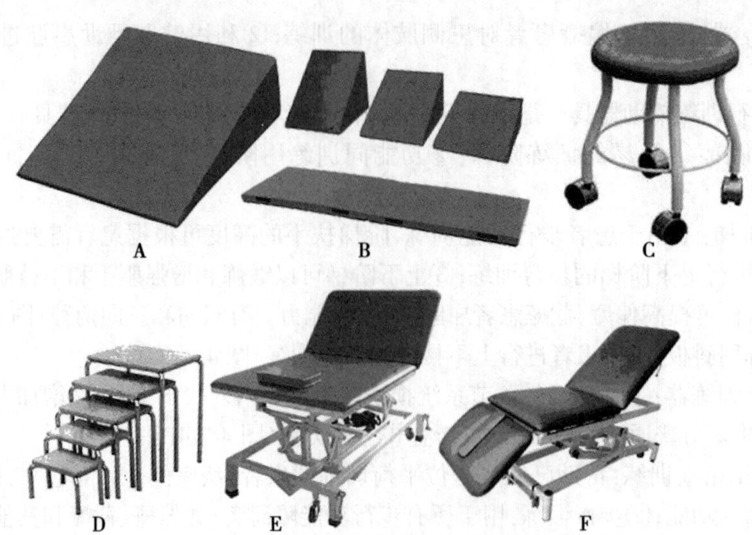

图 4-7-5　常用辅助治疗训练器具

A. 楔形垫　B. 组合软垫　C. PT 凳　D. 组合套凳　E. PT 训练床　F. 治疗床

(3) PT 凳：是治疗师对患者进行手法治疗时坐的可移动坐具（图 4-7-5C）。

(4) 组合套凳：①治疗师进行手法治疗时的坐具；②按需要有不同的高度；③也可作为患者上肢锻炼的工作台面（图 4-7-5D）。

(5) PT 训练床：①进行基本动作的训练，卧、坐位训练，并可与悬吊架配合使用；②综合基本动作训练：用于截瘫、偏瘫、四肢瘫、小儿脑瘫、类风湿关节炎等四肢活动不便的患者，可以在训练床上进行仰卧位前后左右移动、翻身、起坐、俯卧位移动，还可以训练从轮椅到床上的转移动作；③平衡训练：可以进行坐位、手膝位的平衡训练；④训练辅助：治疗师可以在训练床上对患者进行一对一的多种徒手训练，也可以与功能网架配合使用。有普通、电动升降和电动升降可折叠等类型（图 4-7-5E）。

(6) 治疗床：治疗师对患者进行各种手法，牵伸治疗时，用于固定患者不同部位，防止其跟随性动作（图 4-7-5F）。

6. 儿童训练辅助器具

(1) 儿童肌力及关节康复训练辅助器具：是用于增强儿童肌力和关节活动度的训练辅助器具。

1) 分指板：①矫正手指姿势、防止畸形；②用于脑瘫、四肢瘫、小儿瘫、痉挛手等手指变形患者进行矫正手指曲肌痉挛或挛缩畸形，将手指分别放到分指块之间的指槽内，使手指呈分离状态，固定手掌保持一段时间；训练手指的伸展，防止指间关节挛缩变形，防止手的屈肌挛缩；③每次穿戴不超过 20 分钟。有带方向轮和不带方向轮及弧形的三种（图 4-7-6A）。

2) 粘木：用于上肢肌力低下的患儿进行手指抓握的训练（图 4-7-6B）。

3) 踏步器：①训练儿童的下肢关节活动度；②训练儿童踏步的平衡和协调能力（图 4-7-6C）。

4) 儿童液压踏步器：用于患儿下肢活动度和肌力的训练（图 4-7-6D）。

5) 儿童股四头肌训练椅：用于大腿股四头肌的训练。①肌力训练：调整重锤的位置、重量来进行股四头肌的抗阻主动运动；②关节活动度训练：适用于膝关节受限（图 4-7-6E）。

6) 儿童坐式踝关节训练器：用于踝关节屈伸功能的恢复，可做主动和被动训练（图 4-7-6F）。

7) 儿童沙袋：用于肌力训练、关节牵引。分绑式和挂式两种（图 4-7-6G）。

(2) 儿童平衡及步行训练辅助器具：是指用于儿童训练身体平衡能力和步行能力的辅助器具。

1) 儿童滚筒：用于偏瘫、脑瘫等运动失调的平衡、协调训练（图 4-7-7A）。

2) 爬行架：用于脑瘫或发育迟缓的患儿的上肢支撑和爬行训练（图 4-7-7B）。

3) 儿童蹦跳器：用于下肢肌力和平衡能力的训练。有带扶手和不带扶手两种类型（图 4-7-7C）。

4) 儿童梯椅：用于患儿坐站转移、站立和平衡训练（图 4-7-7D）。

5) 儿童安全椅：残疾儿童的安全座椅，并有一定的姿势矫正作用（图 4-7-7E）。

6）坐姿矫正椅：用于2~6岁脑瘫患儿进行坐位保持、坐位平衡、矫正姿势，防止和治疗畸形（图4-7-7F）。

7）儿童站立架：用于下肢瘫痪者的站立训练（图4-7-7G）。

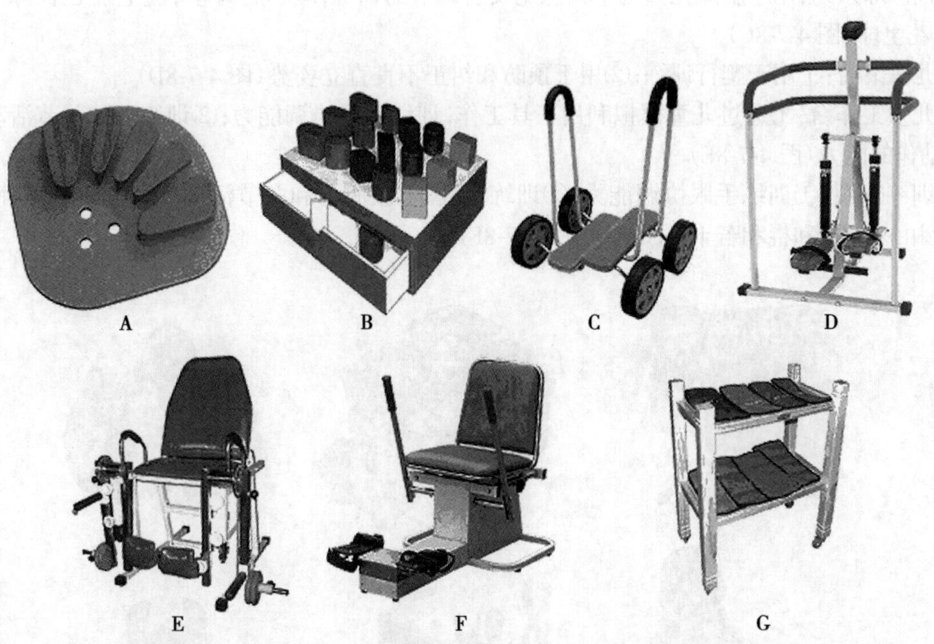

图4-7-6 常用儿童肌力及关节训练器具

A.分指板 B.粘木 C.踏步器 D.儿童液压踏步器 E.儿童股四头肌训练椅 F.儿童坐式踝关节训练器 G.儿童沙袋

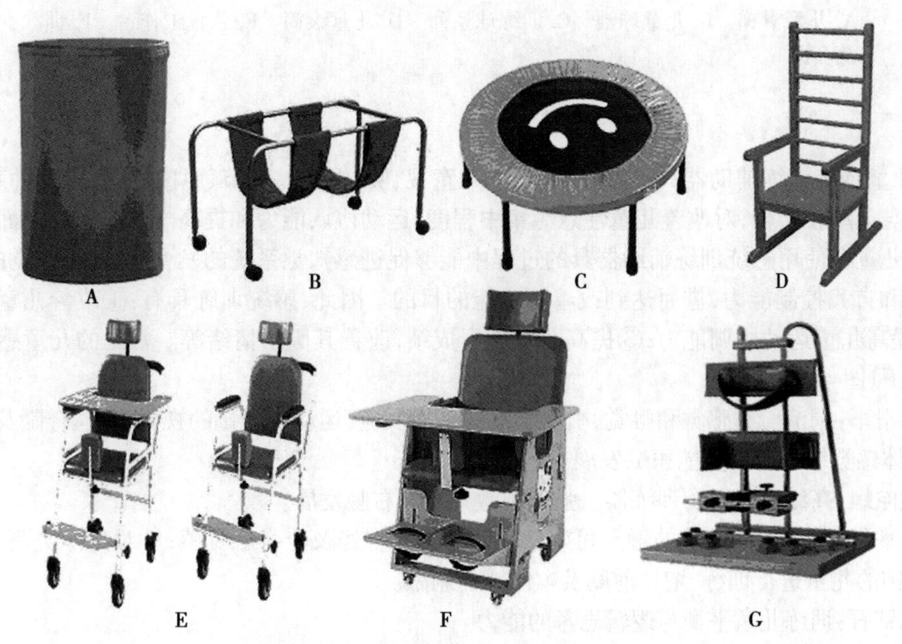

图4-7-7 儿童平衡及步行训练器具

A.儿童滚筒 B.爬行架 C.儿童蹦跳器 D.儿童梯椅 E.儿童安全椅 F.坐姿矫正椅 G.儿童站立架

(3) 儿童综合治疗训练辅助器具:是指用于儿童多部位、综合性的训练器具。

1) 儿童滑梯:用于平衡能力的训练(图 4-7-8A)。

2) 儿童球池:通过在池内进行各种运动,利用触觉、色觉等刺激促进感觉和运动功能的恢复(图 4-7-8B)。

3) 训练球系列:用于脑瘫儿童的平衡感觉反射调节的训练,缓解肌肉痉挛。包括巴氏球、圆柱球、弹跳球、花生球(图 4-7-8C)。

4) 儿童滚筒:①用于爬行训练;②用于预防和纠正不良直立姿势(图 4-7-8D)。

5) 儿童工作台:①通过儿童模拟利用工具工作,训练手眼协调能力;②训练上肢关节活动度和手指精细动作的能力(图 4-7-8E)。

6) 训练套圈:①训练手眼协调能力;②训练上肢、下肢肌力和关节活动度;③具有多样性和趣味性。套圈由一个靶和棍和若干环圈构成(图 4-7-8F)。

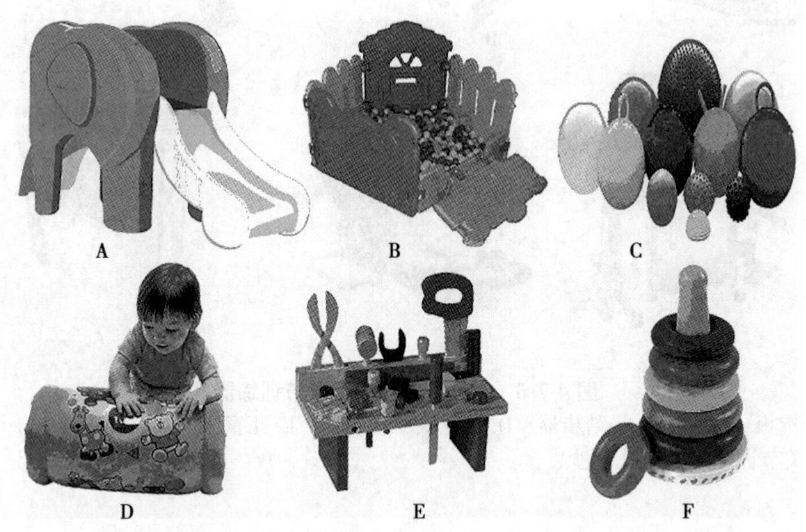

图 4-7-8 常用儿童综合治疗训练器具

A. 儿童滑梯 B. 儿童球池 C. 训练球系列 D. 儿童滚筒 E. 儿童工作台 F. 训练套圈

(4) 儿童感统训练辅助器具:是指同时给予儿童视、听、嗅、触、关节、肌肉、前庭等多种刺激,并将这些刺激与运动相结合,对改善儿童注意力集中程度、运动协调能力和提高学习成绩等方面都具有明显效果。儿童在使用感统训练辅助器具的过程中能够促进感知觉系统的发育,促进感知觉的协调,增强自信心和自我控制能力,进而达到改善脑功能的目的。因此,感统训练具有:①改善儿童脑功能的作用;②提高儿童运动协调能力;③提高儿童学习成绩,改善其厌学情绪等。常见的儿童感统训练辅助器具如下(图 4-7-9):

1) 滑滑车:调节前庭感觉和触觉,引发丰富的平衡反应,运动中大量的视觉情报、脊髓及四肢的本体感使整体感觉统合运动功能积极发展。

2) 大陀螺:高级前庭平衡训练器。强力刺激儿童左右脑发展。

3) 平衡板:各种不同形状的触点可刺激儿童的脚部神经及全身触觉感;针对身体协调不良、触觉敏感或迟钝的儿童进行训练,增加前庭及本体感的刺激。

4) 踩踏石:训练儿童平衡与逻辑思考的能力。

5) 独脚凳:练习伸展和保持平衡。协调身体,控制重力感,建立前庭感觉功能。

6) 跳袋:通过在跳袋内向前后左右跳跃,可帮助儿童克服本体感不足及触觉敏感或不足。

7) 平衡踏板车:训练儿童关节、肌肉信号输入加强,培养协调能力及信心。

8) 上下转盘:将球放置在轨道上并慢慢地转动转盘,令球在轨道上持续滚动。训练儿童的手眼协

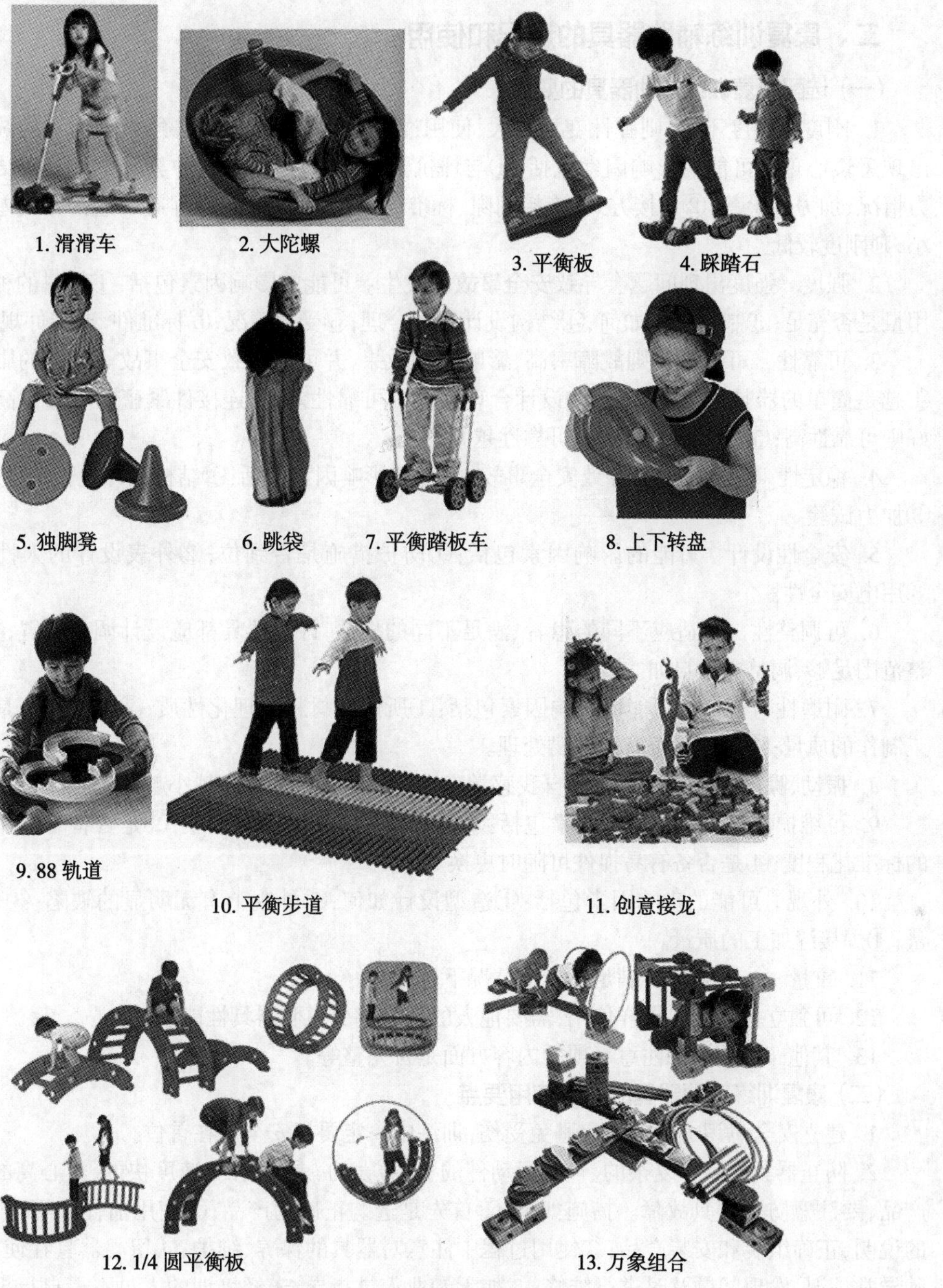

1. 滑滑车 2. 大陀螺 3. 平衡板 4. 踩踏石

5. 独脚凳 6. 跳袋 7. 平衡踏板车 8. 上下转盘

9. 88 轨道 10. 平衡步道 11. 创意接龙

12. 1/4 圆平衡板 13. 万象组合

图 4-7-9 儿童感统训练辅助器具

调能力、专注力及动作的灵活反应。

9) 88 轨道:训练儿童的手眼协调能力、专注力及动作的灵活反应。

10) 平衡步道:由塑柄横杆组成的步道,每组 4 串 4 种颜色,可相互串边,让儿童在上面尽情爬、走、跑、跳,刺激儿童脚底神经及全身触觉感应。

11) 创意接龙:组合各种多变造型,鼓励儿童自行创意表现,乐趣无穷。

12) 1/4 圆平衡板:不同的变化做不同玩法,为儿童提供难度较高的动作,并提升平衡能力。

13) 万象组合:分种组件,分开使用可促进儿童基本动作发展,混合使用时则能增进较多变化的身体协调统合。组件种类多,兼顾儿童感官、肌体、前庭平衡、精细动作及创作游戏互动等各种能力开发需要,适用于动作计划、训练更高层次的运动。

二、康复训练辅助器具的选配和使用

（一）选配康复训练辅助器具的要点

1. 刚度　刚度不好，则弹性变形过大，使用过程中可出现晃动、震颤，影响训练的效果，患者还会出现恐惧心理。可能的影响因素包括：①与评价强度类似，包括材料种类、材料用量、结构合理性、受力情况、加力试验等；②连接方式、连接间隙、标准连接件。如果连接间隙大、连接方式差、连接件规格小，则刚度较低。

2. 强度　强度出现问题会导致安全事故的发生。可能的影响因素包括：①材料的种类；②材料的用量是否充足；③制作工艺如何；④结构设计是否合理；⑤受力情况；⑥标准件、连接件规格。

3. 可靠性　可靠性差则故障率高，影响使用效果，并可能导致安全事故。可能的影响因素包括：①越是简单的器具越可靠；②结构设计合理性差则可靠性差；③连接件紧密则可靠性高；④焊接质量好则可靠性高；⑤强度、刚度越好，可靠性越高。

4. 稳定性　稳定性差会导致安全事故。可能的影响因素包括：①结构设计是否合理；②受力情况；③加力试验。

5. 安全性设计　可能的影响因素包括：①防护措施是否到位；②外表设计的人性化程度如何；③用电安全性。

6. 可调整性　为适应不同的患者、满足不同的病情，许多器具都应设计调整装置，并且还要求调整范围足够、调整方便自如。

7. 耐磨性与寿命　可能的影响因素包括：①所使用材料的理化性质；②结构设计是否合理；③加工制作的质量；④表面是否有做防腐处理。

8. 振动、噪声和平稳性　依靠自我感觉来进行评价，振动、噪声越小越好，运动越平稳越好。

9. 可维护性　可能的影响因素包括：①是否容易进行拆卸和安装；②是否备有专用工具；③工艺的标准化程度；④是否备有易损件可随时更换。

10. 外观　可能的影响因素包括：①造型设计如何；②外观上有无明显的缺陷；③表面处理的质量；④焊接缝加工的质量。

11. 重量　一般要求在满足功能的情况下越轻越好。

12. 可独立操作性　同样使用，需要他人的帮助越少说明器具性能越好。

13. 其他　说明书和注意事项的内容方面是否完整等。

（二）康复训练辅助器具的安全使用要点

1. 建立安全意识　残疾人应避免受伤，训练中一定要把安全放在首位。

2. 防止器具故障　复杂的、含有运动件的、受力大的、重量大的、速度快的、重心高的、含有电器的产品，要注意防止器具故障。措施如下：①首先是选购正确的产品；②使用前仔细阅读有关器具安装的说明，正确组装和安装产品；③使用过程中注意对器具的保养、维护；④留心器具在使用中出现的各种异常情况，发现问题及时进行维修；⑤如无专业人员指导，未经培训的人员不得自行拆卸器具，以免造成损坏；⑥注意与生产厂家保持联系，如有解决不了的问题，应及时请厂家协助。

3. 使用方法要得当　因为使用者都存在一定的身体障碍，所以出现安全问题的概率比健全人高。措施如下：①新购置的器具应先仔细阅读使用说明书，然后由健全人试用，在确认没有问题后才能交给身体障碍者使用。②残疾人使用前应接受一定的培训和指导，对使用中的注意事项要予以强调和重视，应通过培训能熟练操作后才可以让其单独使用。③器具的使用要循序渐进，尤其是重症患者，体位、载荷的突然变化有可能导致危险。以站立床为例，先应采取较小的倾斜度，然后逐渐加大到90°，否则许多患者是无法承受的。④正确使用固定带和防护带。⑤训练中要着装简洁，特别是女性患者使用复杂器具时头发应盘起或放在帽子里，以防止头发被机械挂扯而造成损伤。⑥儿童、情感认知障碍者进行器具训练时，旁边应有大人或专业人员陪伴并进行指导；⑦训练中应减少无关人员进出和走动，以免伤及他人。

4. 应具备必要的环境条件　措施如下：①场地要足够大，所使用的训练器具与其他器具、墙壁、障碍物之间要留有足够的空间，防止使用者同器具的磕碰损伤；②有必要的照明条件，防止因看不清楚

而导致误操作；③训练场所要相对清静，防止使用者发生注意力转移而导致误操作。

5. 注意用电安全　措施如下：①要检查供电线路的电压电流是否能满足器具供电要求；②开关、电线的安装和布置应在使用者身体的可触及范围之外；③要懂得一些用电的基本常识，尽早发现问题尽早解决。

6. 要注意使用者的身体、精神状态　精神和身体状态不佳者应避免进行器具训练，以防因误操作而发生意外。

本章小结

本章节主要介绍了其他常见的康复辅助器具的定义、种类和功能，重点讲述了这几种康复辅助器具的性能和特点，特别强调了康复训练辅助器具的选配与安全使用要点。

（肖晓鸿　千怀兴）

思考题

1. 简述常用康复训练辅助器具的名称及主要功能。
2. 简述选配康复训练辅助器具的要点。
3. 在你生活的小区、校园等地方还有哪些康复训练辅助器具？
4. 简述康复训练辅助器具的安全使用方法。

扫一扫，测一测

思路解析

第五章　康复辅助器具新技术

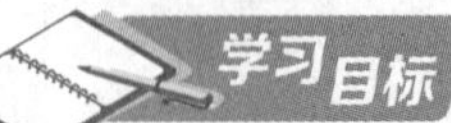

1. 了解：康复机器人、功能性电刺激、假肢矫形新技术、肌内效贴扎技术、现实增强技术等康复辅助器具新技术的发展和应用。

2. 能够简单地介绍康复机器人、功能性电刺激、假肢矫形新技术、肌内效贴扎技术、现实增强技术等康复辅助器具领域新技术的发展和应用。

第一节　康复机器人

一、康复机器人概述

康复机器人(rehabilitation robot)是指将先进的机器人技术引入到康复工程技术中的康复医疗机器人，体现了康复医学和机器人技术的完美结合。康复机器人作为机器人的一个重要分支，它的研究贯穿了康复医学、生物力学、机械学、机械力学、电子学、材料学、计算机科学以及机器人学等诸多领域，成为机器人技术在医学领域的新应用。近年来康复机器人迅速发展，成为新兴的康复治疗技术。康复机器人通过带动肢体做重复性的动作，对控制肢体运动的神经系统刺激并重建，对形成正确感觉和运动回路有很大帮助。作为机器人与医工技术结合的产物，康复机器人的目标是实现替代或者辅助治疗师，简化传统"一对一"的繁重治疗过程，同时帮助患者的行动障碍，重塑中枢神经系统。作为社会与行动障碍的干预与治疗，未来还将向促进原居安老以及延缓老年痴呆等方向发展。目前，康复机器人的研究主要集中在康复机械手、医院机器人系统、智能轮椅、假肢、矫形器和康复治疗机器人等几个方面。康复机器人主要应用于老年人、残疾人、慢性病患者、亚健康以及创伤需恢复等人群。

康复机器人是工业机器人和医用机器人的结合，其原理为在患者和环境之间建立一种"机械臂"，通过这个"机械臂"部分或全部地实现患者力所不能及的操作功能。第一次尝试把为残疾人服务的机器人系统产品化是在20世纪60~70年代。80年代是康复机器人研究的起步阶段，美国、英国和加拿大在康复机器人方面的研究处于世界领先地位。1990年以后康复机器人的研究进入到全面发展时期。在医疗机器人应用中，手术机器人占比最高，但康复机器人增长速度却是最快的，预计未来五年广义康复机器人复合增长率约为37%，其中康复机器人复合增长率约为21%。随着机器人在医疗行业的不断应用，数据显示2015年全球康复机器人销售额达5.77亿美元，以其发展趋势来看，预计2020年其市场销售额将高达17.3亿美元，年增长率约为24.5%。

从产品功能上来看，康复机器人分为四类：①功能替代型，如智能假肢和智能轮椅；②功能辅助型，如代步车；③功能恢复型，如行走训练和手臂训练；④功能恢复与辅助复合型，如助行机器人。

康复机器人设计需要满足安全性、有效性和舒适性的要求。①安全性:体现了安全第一的设计准则。②有效性:体现了康复机器人的设计目的。③舒适性:则是面向应用的关键因素。

按机械臂的安装位置划分,康复机械手可分为以下 3 类:

(1) 基于桌面工作的机械手:这种机械手安装在一个彻底结构化的控制平台上,在固定的空间内操作。目前此类机器人已经达到了实用化。此种类型的机械手是早期的工业机器人在康复领域的一次成功应用。1987 年英国人研制了 Handy1 康复机器人样机,使一个患有脑瘫的 11 岁男孩第一次能够独立就餐。随后样机的人机界面进行了改造,并且又研制了能满足更多用途的配套器械,从而发明了历史上最成功的康复机器人(图 5-1-1)。

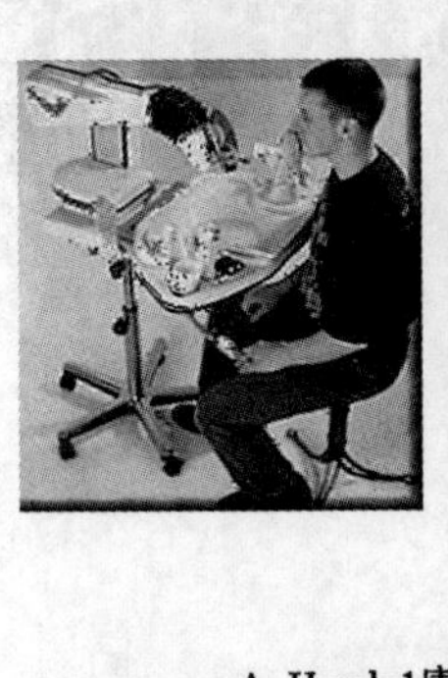
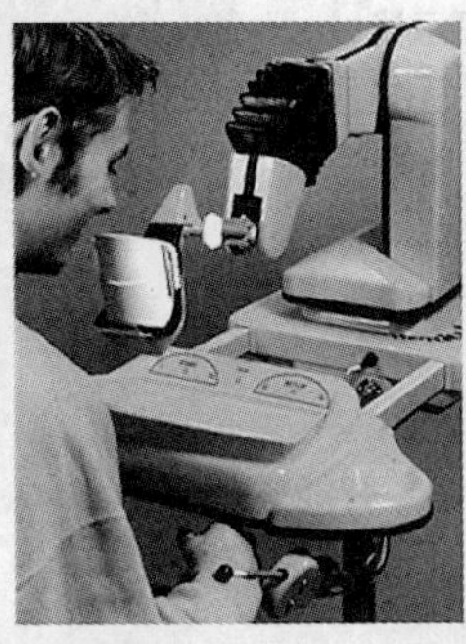

A. Handy1康复机器人

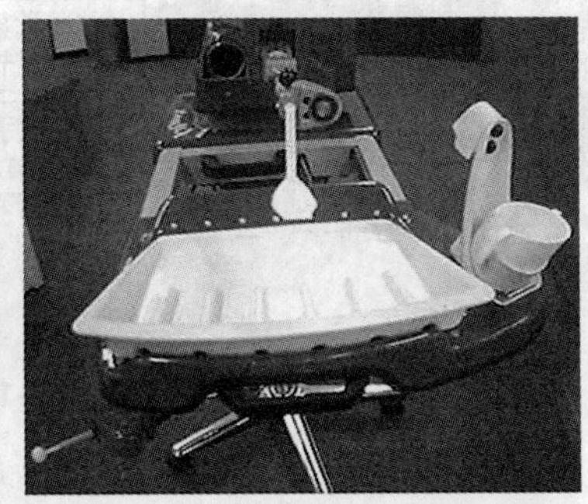

B. 吃/喝托盘

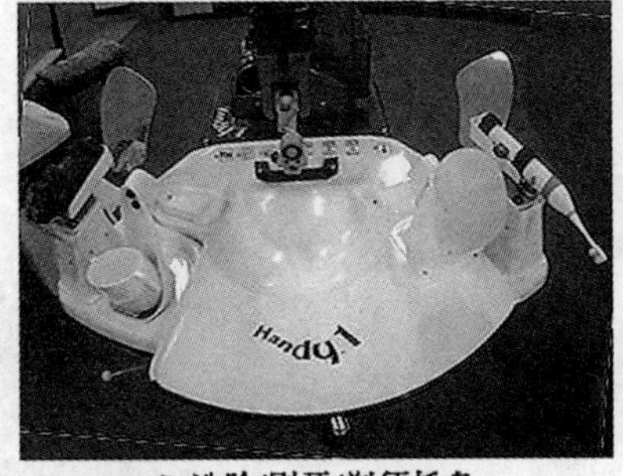

C. 洗脸/刷牙/剃须托盘

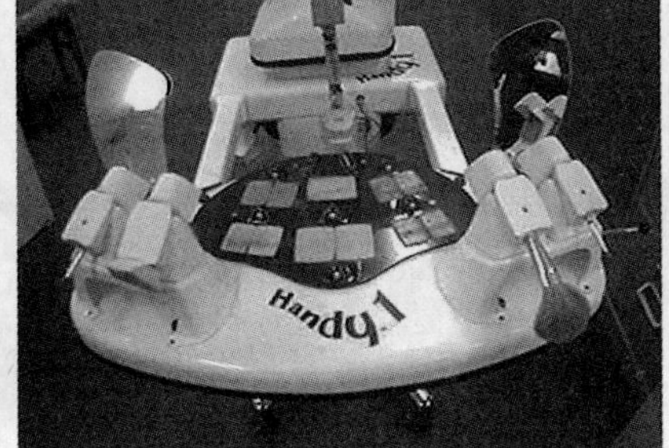

D. 化妆托盘

图 5-1-1 Handy1 康复机器人原型机(基于桌面工作的机械手)

(2) 基于轮椅的机械手:这种机械手安装在轮椅上,通过轮椅的移动而扩大机械手的操作范围,同时由于安装机座的改变导致了机械手刚性下降和抓取精度降低,而且这种机械手只适用于可以用轮椅的患者。智能轮椅作为下肢残废者和失去行走能力的老年人的主要交通工具,近年来发展非常迅速。智能轮椅是将智能机器人技术应用于电动轮椅上,融合了机构设计、传感技术、机器视觉、机器人导航和定位、模式识别、信息处理以及人机交互等先进技术,从而使轮椅变成了高度自动化的移动机器人,也称智能轮椅式移动机器人。自 1986 年英国开始研制第一辆智能轮椅以来,包括美国、法国、德国、加拿大、西班牙、日本等许多国家投入大量资金研究智能轮椅,中国"863 计划"也制定了智能机器人智能轮椅项目。随着机器人控制技术的发展,移动机器人技术大量应用于轮椅,智能轮椅在更现实的基础上有了更好的交互性、适应性和自主性。智能轮椅一般由以下 3 部分组成:环境感知和导航系统、运动控制和能源系统以及人机接口(图 5-1-2)。

(3) 基于移动机器人的机械手:这类机械手是目前最先进的康复机械手,安装在移动机器人或自动 / 半自动的小车上,同时扩大了机械手的活动空间并提高了抓取精度。日本研制了移动式康复机器人 MELDOG,作为"导盲狗"帮助盲人完成操作和搬运物体的任务。法国研制了移动式康复机器人 ARPH,使用者可以从工作站实施远程控制,使移动机器人实现定位和抓取操作。这种机械手系统一般要由视觉、灵巧操作、运动、传感、导航及系统控制等子系统组成(图 5-1-3)。

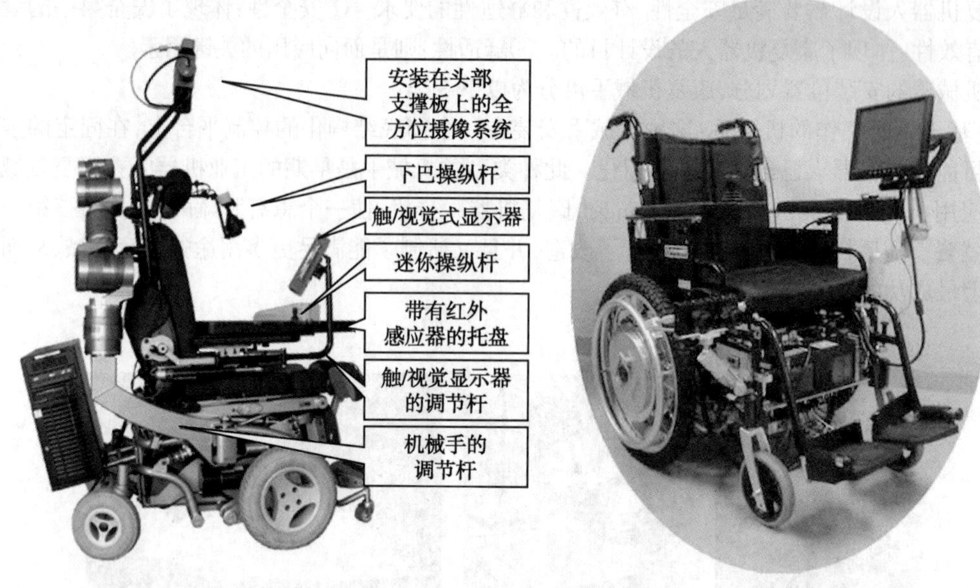

图 5-1-2　智能轮椅

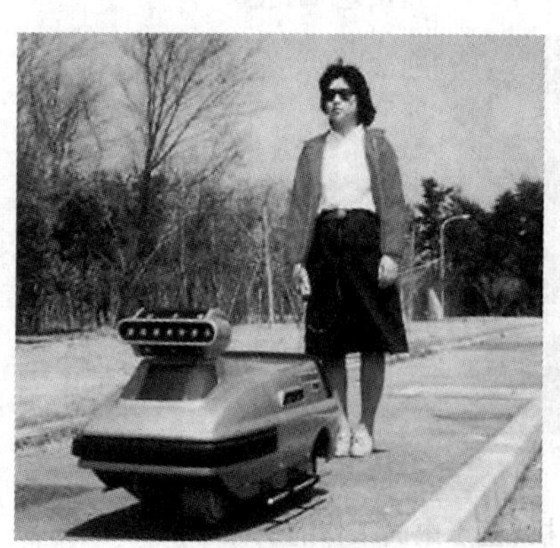

A. MELDOG机器人

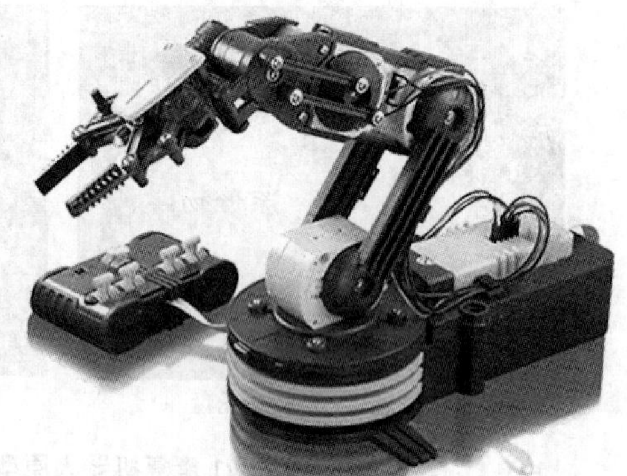

B. ARPH机器人

图 5-1-3　基于移动机器人的机械手

二、康复机器人的临床应用

康复机器人是康复医学和机器人技术的完美结合，不仅把机器人当作辅助患者的工具，而且把机器人和计算机当作提高临床康复效率的新型治疗工具。由于在运动控制的稳定性、准确性和快速性以及操作的可靠性方面有出色的表现，康复机器人在康复领域得到了广泛的应用，也取得了很好的临床效果。

1. 医院机器人系统　主要是指医院内部的移动机器人，其主要功能是完成医院内部类似提升患者、然后搬运患者去卫生间或更换床单等工作，从而把医护人员从繁重的体力劳动中解放出来。医院机器人系统也可以用来运送食物、药品及一些医疗器械、患者病例档案等。2009 年 3 月日本成功研制出康复机器人“RI-MAN”，身高 158cm、重 100kg，一些关键技术如停靠、行走、抓取、液压执行器、能源供给及人机界面等都已解决。该机器人不仅具有视觉、听觉、嗅觉等能力，而且还可以轻松平稳地将患者从床上托起，并将其送往卫生间、浴室或餐厅等地，能够照顾老年人。美国研制的 Help-Mate 机器人是设计用来满足医院点对点传送物品的需要的，这种机器人不但能够 24 小时在医院内完成运送食品和药品的工作，而且可以在基于传感器和路径规划算法的基础上实现自主行走，同时系统也能发现

并避开障碍物。目前这种机器人已经在多家医院使用，类似的机器人也在进一步研发中，功能更加全面和智能，服务也更加人性化，在未来五年都将陆续上市（图 5-1-4）。

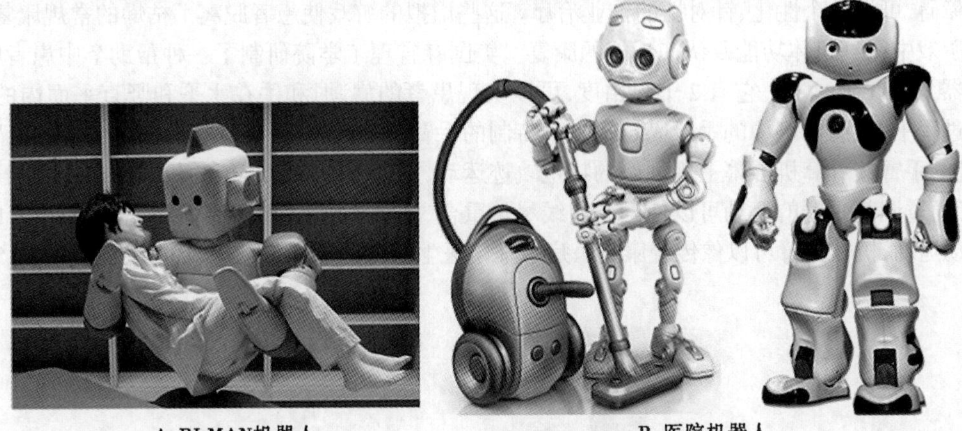

A. RI-MAN机器人　　B. 医院机器人

图 5-1-4　医院机器人

2. 康复治疗机器人

（1）手功能康复机器人：卒中后大约有 65% 患者伴有手功能障碍。由于手部解剖精细、复杂，手指的自由度多达 20 余个，手部在大脑皮质躯体感觉及躯体运动功能区中都占有相当大投射区域，因此手功能受损后恢复的难度较大、致残率高，严重影响患者的日常生活和工作能力。手功能康复机器人是具有运动想象疗法、镜像疗法、以任务导向的功能性训练、协同运动等功能，其中通过单指、握拳、拿捏、数数、挥手、握手柄、抓取物体、紧握物体、移动物体等功能性训练，有效地恢复患者的手部肌力、关节活动度、深浅感觉、手指的灵活性及协调性。患者通过手功能康复机器人功能性训练后，可直接获得喝水、抓筷子、握东西等日常生活能力。早在 20 世纪 60 年代初期，就有医学团体运用 CPM（continuous passive motion）机进行了术后康复治疗的医学实践，此后也有用于膝、肩、肘关节等康复的 CPM 机出现。但由于受技术水平的限制，这类 CPM 机长期停留在“大关节”康复的范围内。目前市场上已经有了用于腕关节和手指关节这样的“小关节”康复的 CPM 机，但还不能像“大关节”CPM 机那样实现精确控制，不能对手指抓握等精巧的动作进行训练，治疗的效果还有待提高（图 5-1-5）。

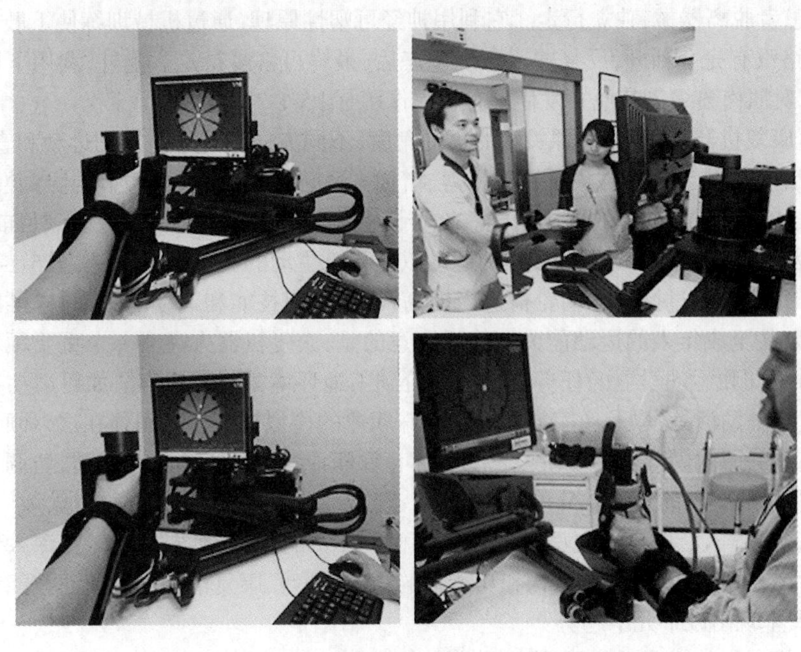

图 5-1-5　Rolyan 公司的手关节和腕关节 CPM 机

(2) 上肢康复机器人：可使患者将上肢训练和认知训练相互结合，并可模拟实景，患者通过机器人手臂“摘苹果”“切水果”“煎鸡蛋”等进行训练，对患者可进行肩关节、肘关节、腕关节以及手的握力大小进行锻炼，达到康复训练的目标。游戏康复的新技术理念正在深入人心，针对患者评估得到的不同功能障碍，可设计个性化、针对性的作业治疗。这些虚拟的游戏使患者脱离了枯燥的常规康复训练，在娱乐游戏中得到机体功能及认知功能的康复。美国麻省理工学院研制了一种帮助卒中患者康复治疗的机器人 MIT-MANUS，它有 2 个自由度，可以实现患者的肩、肘和手在水平和竖直平面内的运动。在治疗过程中，把患者卒中的手臂固定在一个特制的手臂支撑套中，手臂支撑套固定在机器人臂的末端，患者的手臂按计算机屏幕上规划好的特定轨迹运动，屏幕上显示出虚拟的机器人操作杆的运动轨迹，患者通过调整手臂的运动可以使两条曲线尽量重合，从而达到康复治疗的目的。如果患者的手臂不能主动运动，机器人臂可以像传统康复医疗中临床医生的做法那样带动患者的手臂运动(图 5-1-6)。

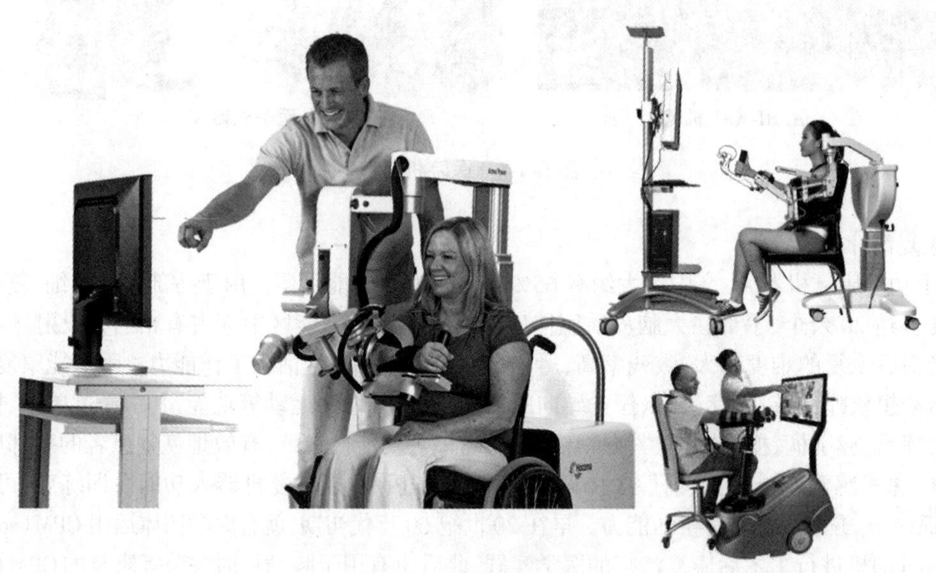

图 5-1-6　上肢康复机器人

(3) 下肢康复机器人：可以帮助下肢瘫痪的患者完成行走训练，并对速度、角度、强度等进行设定，最终目标是让患者脱离器械，独立行走。它利用神经可塑性原理，通过机械训练使下肢产生记忆。只要患者神经通路没有完全断开，反复输入正确步态后，最终可恢复行走。此外，利用下肢康复机器人进行步态训练，对肌肉萎缩等其他并发症也有减缓作用(图 5-1-7)。

(4) 踝关节康复机器人：通过对踝关节的不同角度、不同方向做环形主被动运动和直线主动运动，达到改善关节活动范围、提高肌力、缓解肌张力、增加本体感觉输入、提高关节的协调性、灵活性和运动速度的目的，从而提高踝关节的运动功能。这个设备已经取得了显著的成效。到目前为止，还没有其他设备能够为踝关节提供如此复杂多样的运动以及积极主动的关节功能恢复(图 5-1-8)。

研究表明，儿童能通过操作电动轮椅适当提高视觉、空间技能和运动能力，同样可以用类似的器械来提高老年人甚至成年人的运动能力。值得注意的是，康复机器人还有一个重要领域——职业训练，涵盖了从对感知和运动学习的任务训练的评价到工地环境模拟的内容。如对运动员运动损伤的康复治疗、针对性辅助训练，以及像宇航员这种特殊职业的模拟训练等。国外在这一领域已经有了较广泛的研究和应用，国内尚处于起步阶段。随着体育和职业教育两大产业的发展，协调运动训练康复机器人在这一领域的应用前景将十分广阔。

3. 未来康复机器人　随着康复医学的发展和相关技术的进步，机器人技术将深入到医学康复的更多领域，包括在人体的四肢、器官结构和功能上的重建、助残、康复治疗以及职业技能训练等诸多层面。其未来发展呈现出以下几个趋势：

(1) 先进的机器人技术广泛应用到康复领域：轻型臂和灵巧手在灵巧性、柔顺性和动态响应特性

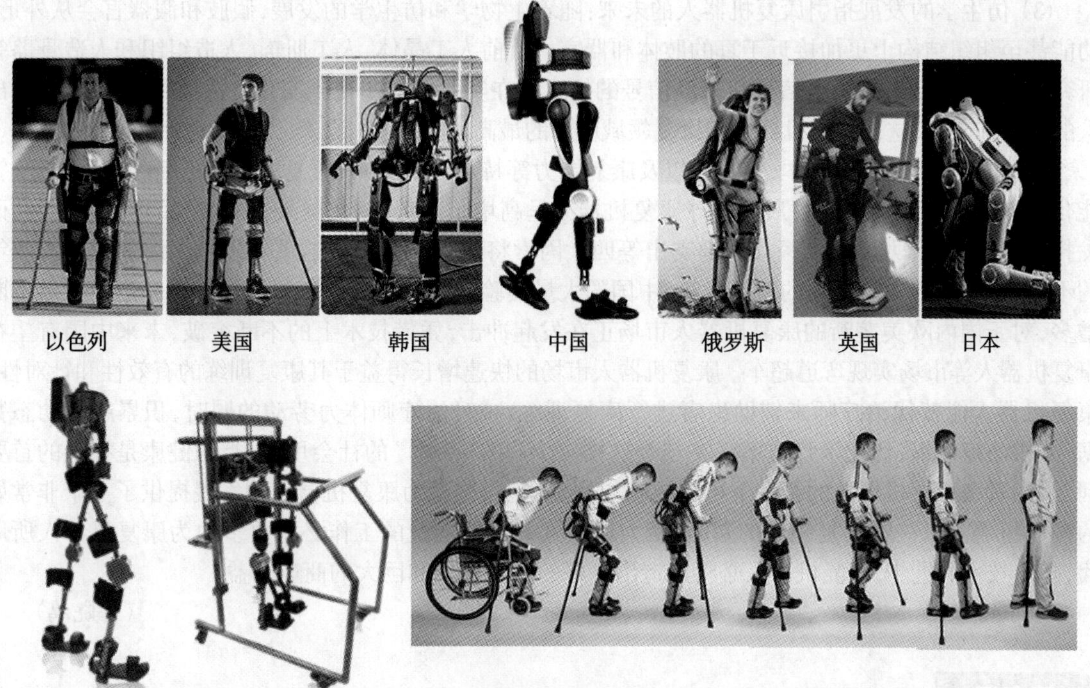

图 5-1-7 各国下肢康复机器人

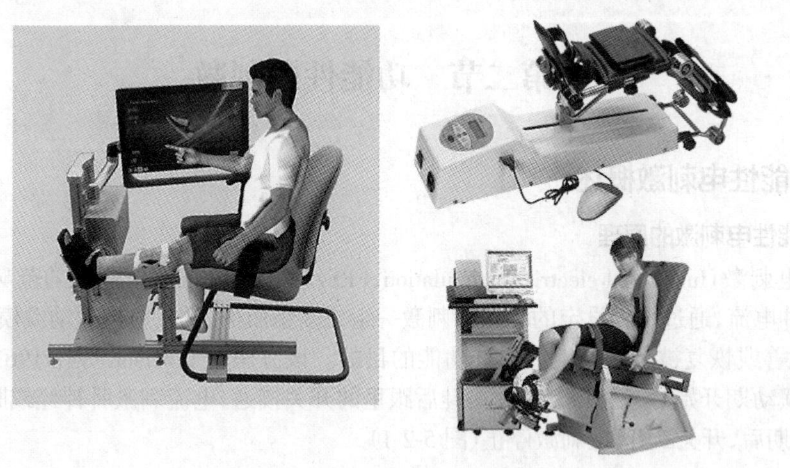

图 5-1-8 踝关节康复机器人

等方面要远远优于现有的康复机器人的手臂和手爪,它们应用到康复领域将会极大地提高康复机械手和假肢的操作能力和控制水平;目前传感技术、导航技术和避障技术等移动机器人技术已经开始应用于康复领域,它们在康复机械手、医院机器人系统和智能轮椅等领域的应用将会增强康复机器人的自制能力,扩大患者的作用空间;计算机技术和虚拟现实技术已经在康复治疗机器人中得到应用。另外,随着各种先进的机器人控制技术、人机接口技术、电子产品集成技术、遥控操作技术、微驱动与微操作技术等引入康复领域,康复机器人的技术水平将会得到迅速提高。

(2) 康复理论的发展催生新的康复机器人:用于运动学习方面的康复治疗机器人的发展是基于运动学习理论的发展而发展的。运动学习理论目前有很多的学说和流派,而不同的理论就可能对应制造出不同的康复治疗机器人,因而运动学习理论的丰富和发展也为相应的康复治疗机器人的发展提供了发展的潜力。

(3) 仿生学的发展指引康复机器人的未来：随着生物学和仿生学的发展，假肢和假器官会从外形、功能甚至组织结构上更加接近于真的肢体和器官。目前人工晶体、人工肌肉、人造组织和人造骨骼等研究已相当深入，人体肌电信号和神经信号的提取已在实验室初步得到实现。人类将来会“克隆”出人的肢体和器官，这也许是机器人在康复领域应用的最高境界。

根据人力成本、物力成本、稳定性以及康复能力等特点分析可知，康复医疗正不断朝着无人化、智能化以及物联网化的方向发展。全球康复机器人呈高增长态势，相比国外，国内产品接受度、厂商研发投入、政府支持力度以及医疗保健支出等四大因素将成为未来发展的重要阻碍。但随着国家政策的不断推动，加之中国巨大的市场优势，中国的大量实验应用数据以及康复机器人专利申请数量不断增多，对于国内欧美垄断的康复机器人市场正在发起冲击，凭借技术上的不断突破，未来中国有望在康复机器人等市场实现弯道超车。康复机器人市场的快速增长得益于其康复训练的有效性和针对性，康复机器人能替代治疗师来辅助患者进行康复训练，减轻治疗师体力劳动的同时，积累患者动态数据、分析治疗效果、优化治疗方案。在当今这样一个“以人为本”的社会里，人类的健康是社会的首要问题，患者在康复机器人的帮助下可以更快更好地康复，这就为康复机器人的发展提供了一个非常好的发展机遇。以往在康复领域的费时、费力以及人力所不能及的工作必将更多地为康复机器人所取代，随着技术的进步，康复机器人必将创造出良好的医疗效果和巨大的商业利益。

（肖晓鸿）

思考题

1. 简述康复机器人的工作原理及种类。
2. 简述康复机器人的临床应用。

第二节 功能性电刺激

一、功能性电刺激概述

（一）功能性电刺激的原理

功能性电刺激(functional electrical stimulation，FES)属于神经肌肉电刺激的范畴，是利用一定强度的低频脉冲电流，通过预先设定的程序来刺激一组或多组肌肉，诱发肌肉运动或模拟正常的自主运动，以达到改善或恢复被刺激肌肉或肌群功能的目的。该方法是Liberson等在1961年发明的，其原理是在患侧摆动期开始时，足跟离地，放在鞋后跟里的开关接通，电流刺激腓神经或胫骨前肌，使踝背屈；进入站立期后，开关断开，电刺激停止(图5-2-1)。

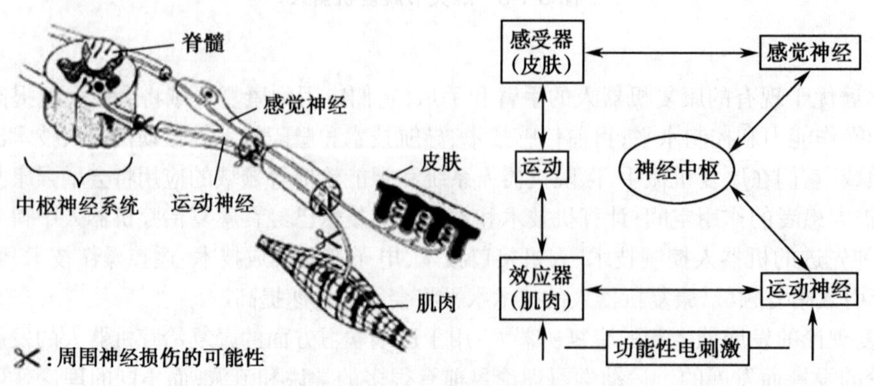

图5-2-1 功能性电刺激原理

功能性电刺激产品已发展了 40 多年,市场上也有许多小型的家用电刺激装置出售。国外的新产品多是与计算机技术结合的计算机化的 FES 系统,可以同时协调地刺激多块肌肉,使肢体产生协调动作。但单独的 FES 只能使肌肉收缩,对改善神经肌肉系统效果不大。FES 系统与生物反馈(肌肉电信号)的结合,也就是将电刺激产生的运动和自主运动结合起来,随着康复进程,自主运动的成分逐渐加大,是进行神经肌肉康复的重要途径(图 5-2-2)。

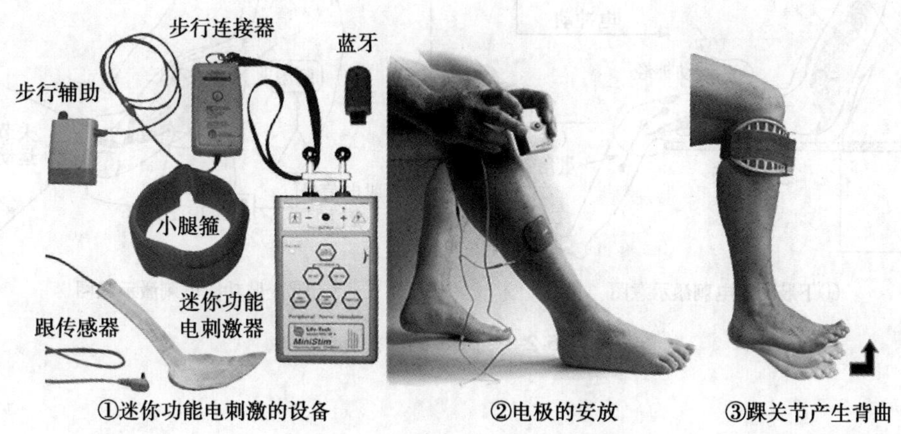

图 5-2-2　小型功能性电刺激装置

(二) FES 的物理特性

1. 频率　理论上 FES 的频率为 1~100Hz。

2. 脉冲　常在 100~1 000mV 之间,多使用 200~300mV。

3. 占空比　大多数为 1∶(1~3)之间。

4. 波升 / 波降　波升是指达到最大电流所需要的时间,波降是指从最大电流回落到断电时所需的时间。波升、波降通常取 1~2 秒。

5. 一般 FES 使用表面电极时,其电流强度在 0~100mA 之间。使用肌肉内电极时,其电流强度在 0~20mA 之间。

(三) FES 的机制

1. 周围神经系统机制　促进提高肌力、肌肉的长度、肌肉的紧张度。

2. 中枢治疗机制　皮质重组、中枢的可能作用、损伤节段的重组、神经电活动的传导、Hebb 突触循环的建立、对锥体束和前角细胞 Hebb 突触循环的作用等。

(四) FES 的治疗作用

1. 功能替代或矫正　替代或矫正肢体和器官已丧失的功能。

2. 功能重建　FES 在刺激神经肌肉的同时也刺激传入神经,加上不断重复的运动模式信息,传入中枢神经系统在皮质形成兴奋痕迹,逐渐恢复原有的运动功能(图 5-2-3)。

二、功能性电刺激的临床应用

(一) 上运动神经元瘫痪

上运动神经元瘫痪包括脑血管意外、脑外伤、脊髓损伤、脑性瘫痪、多发性硬化等。功能性电刺激(FES)治疗的目的是帮助患者完成某些功能活动,如步行、抓握,协调运动活动,加速随意控制的恢复。

1. 辅助站立、行走和下肢功能训练　最早应用单侧单通道刺激,用以纠正足下垂。对截瘫患者可用 4 通道刺激:在双站立相(即双足同时站立时),刺激双侧股四头肌;在单侧站立相,一个通道刺激同侧股四头肌,同时对侧处于摆动相,一个通道刺激胫骨前肌;后来在此基础上,再增加两个通道,分别刺激双侧臀中肌或臀大肌,控制骨盆活动。这样患者使用 FES 可以站立、转移、行走。

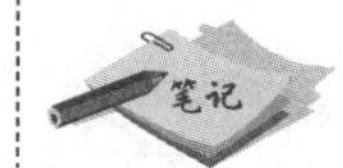

1986 年 Petrofsky 等设计了一个 FES 系统与交替迈步矫形器(RGO)配合使用,能使患者行走的效

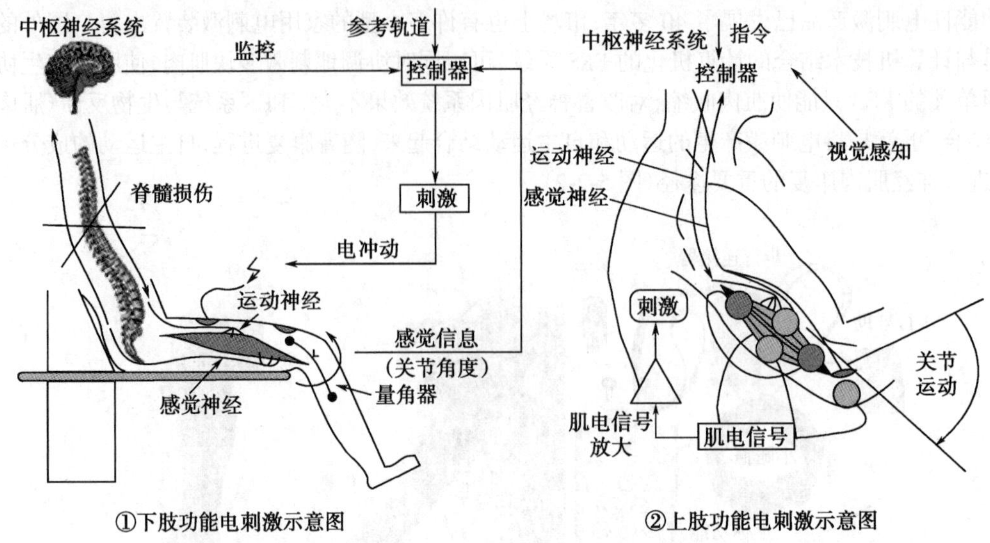

图 5-2-3 FES 的治疗作用

率、速度均有所提高，也减少了能量消耗。1987 年 Peckham 等成功设计了多达 26 通道的 FES 系统，控制整个下肢。它的程控化很高，能使患者上、下楼梯。以后各种高科技的功能性电刺激下肢功能训练器材相继应运而生（图 5-2-4）。

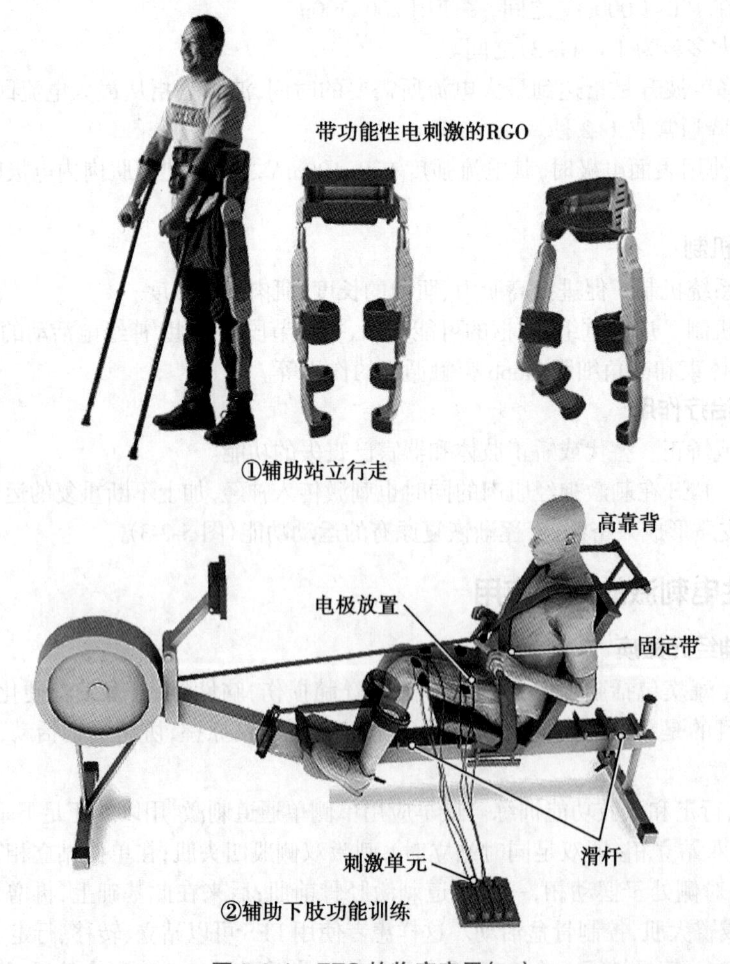

图 5-2-4 FES 的临床应用（一）

2. 控制上肢运动　上肢的运动比下肢复杂许多。应用4~8通道的FES系统刺激手和前臂肌肉，可使患者完成各种抓握动作。因为手和前臂肌肉较小，一般用植入式电极，通过同侧肩部肌肉或对侧上肢来控制开关。1988年Cooper等发明了声控的FES系统，他们先将上肢运动程序输入电脑，然后训练电脑识别10~25个词的发音，这些词是用来控制上肢运动的。患者为C5~C6脊髓损伤的四肢瘫，经训练后能较好地完成手抓握、放松等动作(图5-2-5)。

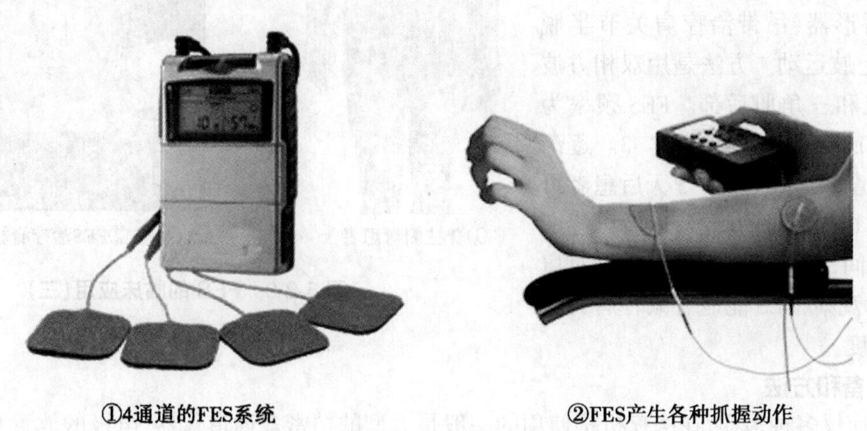

①4通道的FES系统　　②FES产生各种抓握动作

图5-2-5　FES的临床应用(二)

(二) 呼吸功能障碍

用于控制和调节呼吸运动FES系统为膈肌起搏器。一对植入电极埋入双侧膈神经上(亦可用体表电极置于双侧颈部膈神经运动点上)，与固定于胸壁上的信号接收器相连。控制器发出无线电脉冲信号，由接收器将其变为低频电流，经电极至麻痹的呼吸肌。

(三) 排尿功能障碍

1. 尿潴留　当骶髓排尿中枢遭到破坏或S2~S4神经根损伤后，膀胱逼尿肌麻痹，出现尿潴留。当损伤部位在骶髓以上，则出现反射性膀胱，排尿不能受意识控制。

FES对尿潴留的治疗都是采用植入式电极刺激逼尿肌，使其收缩，并达到一定的强度，克服尿道括约肌的压力，使尿排出。电极植入的位置和刺激部位有以下几种：①直接刺激逼尿肌；②刺激脊髓排尿中枢；③刺激单侧骶神经根；④刺激骶神经根的部分分支。典型的刺激参数是频率20Hz，脉冲宽度1毫秒。

2. 尿失禁　由于下运动神经元损伤，尿道括约肌和盆底肌无力，出现排尿淋漓不尽，或腹压轻微增高就排尿。FES刺激尿道括约肌和盆底肌，增强其肌力。对男性患者可用体表电极或直肠电极，对女性患者可用阴道电极。刺激参数为频率20Hz，波宽0.1~5毫秒，通断比为8∶15，波型为交变的单相方波或双相方波。FES治疗尿失禁有效率为60%~70%。

(四) 特发性脊柱侧弯

本病常见于青少年，病因不明。传统的治疗方法是配戴脊柱侧弯矫形器。但因配戴时间太长(每天需23小时)，矫形器限制患者的活动，使患者感觉不舒服，也影响形象，患者往往不愿配戴，从而影响治疗效果。

20世纪70年代开始对用电刺激替代矫形器的研究。这种能替代矫形器的FES称为“电子矫形器”。由于植入电极有危险性和副作用，80年代以来改用体表电极。方法：用双通道仪器，电极置于侧弯的两个曲线最高的顶椎旁，刺激背阔肌、竖棘肌、肋间肌和腰肌。每晚睡觉后治疗，每天8~10小时。电流强度以引起肌肉强收缩而又不引起疲劳为限。电流参数：频率25Hz，脉冲宽度0.2毫秒，通断比6∶6，上升时间1.5秒，下降时间0.8秒，强度60~80mA。连续治疗6~42个月，或直到患者的骨骼成熟为止。疗效：与矫形器的效果一致。患者的年龄、弯曲的位置和程度、是否有并发症等可影响疗效。一般来说，Cobb角在20°~40°的进行性侧弯适合FES治疗(图5-2-6)。

（五）肩关节半脱位

肩关节半脱位常见于脑血管意外、四肢瘫、吉兰-巴雷综合征，是由于冈上肌、三角肌无力所致，可出现疼痛、上肢肿胀等症状。本病的治疗多用矫形器、吊带来托住上肢，但这会限制上肢的活动。FES可以替代矫形器、吊带治疗肩关节半脱位，不影响上肢运动。方法是用双相方波刺激冈上肌和三角肌后部。FES频率为20Hz，波宽0.3毫秒，通断比1 ∶ 3。逐渐增大电流强度和治疗时间。5天后患者可以耐受连续6~7小时的刺激，以后再逐渐增加通电时间，减少断电时间。通过对肩关节X线片观察，FES能显著减轻肩关节半脱位的程度。

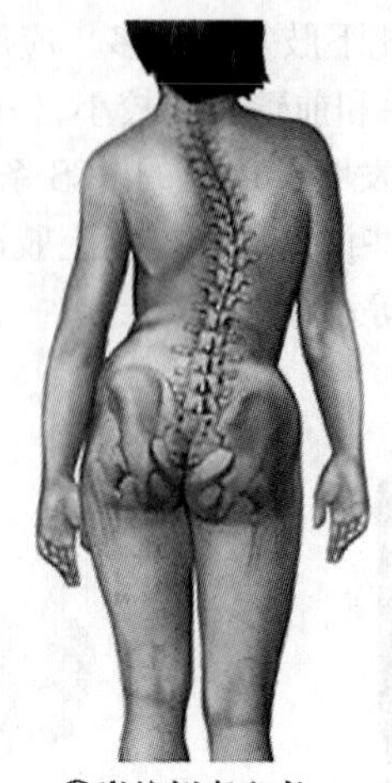

①脊柱侧弯患者

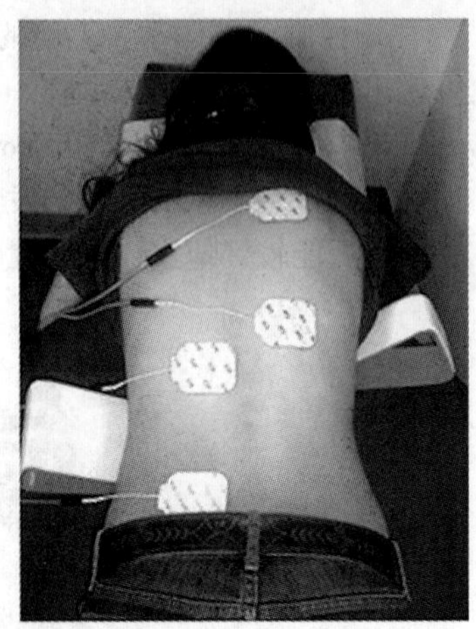

②FES治疗脊柱侧弯

图 5-2-6 FES 的临床应用（三）

（六）设备和方法

FES治疗仪多种多样，在医疗机构使用的一般是大型的精密多通道仪器，电极的放置和仪器操作较复杂。还有一种便携式机，一般为单通道或双通道输出，患者可以戴着仪器回家治疗或一边工作一边治疗。操作时治疗参数的选择，已如前述，必须因人因病而异，循序渐进，持之以恒（图 5-2-7）。

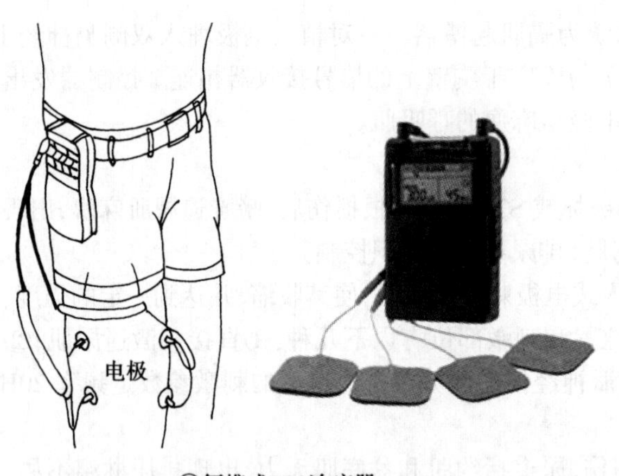

①便携式FES治疗器

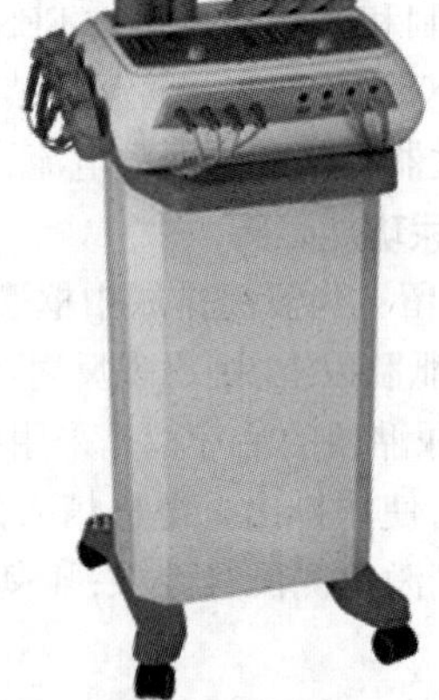

②大型FES治疗机

图 5-2-7 FES 治疗设备

（肖晓鸿）

思考题

1. 简述功能性电刺激的原理。
2. 简述功能性电刺激的临床应用。

第三节 假肢矫形新技术

一、智能假肢

(一) 智能下肢假肢

智能假肢(intelligent prosthesis)是20世纪最后10年发展起来的具有高性能的新一代假肢。与普通假肢相比,其主要功能特点是能根据外界条件变化和工作要求,自动调整假肢系统的参数,使其工作可靠、运动自如,具有更好的仿生性(图5-3-1)。

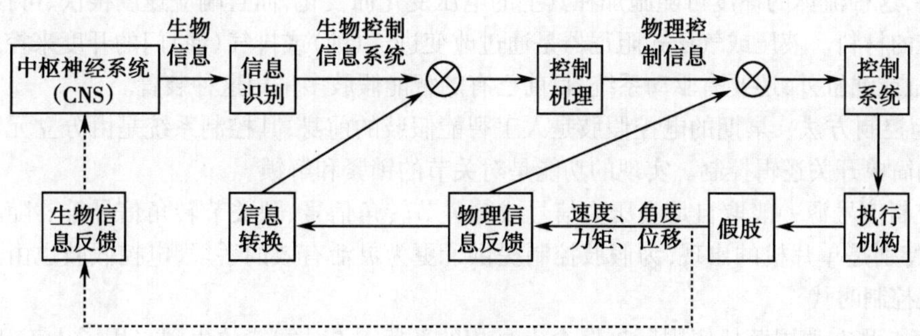

图5-3-1 智能假肢的控制模式(一)

1. 智能假肢的组成 除了假肢本体以外,还应有以下组成部分:

(1) 敏感元件:即各种传感器,作用是将外界条件变化转换成可提取的信号,一般为模拟电信号。

(2) 信息处理单元:通常是微型计算机,作用是读取敏感元件发出的信号,进行识别和决策,发出控制指令给可控制元件。

(3) 可控制元件:一般安装在假肢本体内部,用于调整假肢运动参数、力参数、结构参数等。使假肢按要求工作。

目前已开发出的或正在研究的智能假肢有下肢智能假肢和上肢智能假肢两大类。上肢假肢的智能主要体现在假手抓持物体时对物体形状和力的自适应控制能力,下肢假肢的智能主要体现在膝关节力矩控制和对外界冲击及时反应等能力。

2. 以智能膝关节为例 膝关节是膝上假肢系统的核心部件,是保证截肢者能站立和行走的关键所在。随着对假肢性能要求的不断提高,下肢假肢不仅要满足能够站立和行走两个基本功能,还要求步态自然,与健侧对称性好;能适应步行状态的变化,如步行速度变化、路况(坡道、楼梯)的变化等;此外,还要在使用者可能被障碍物绊倒的紧急情况下保证安全等。这些功能是普通假肢无法实现的,解决这些问题的途径就是使膝关节"智能化",人在步行时可以由视觉、触觉等反馈信息,通过大脑控制肌力,使肢体运动适应不同的情况(图5-3-2)。

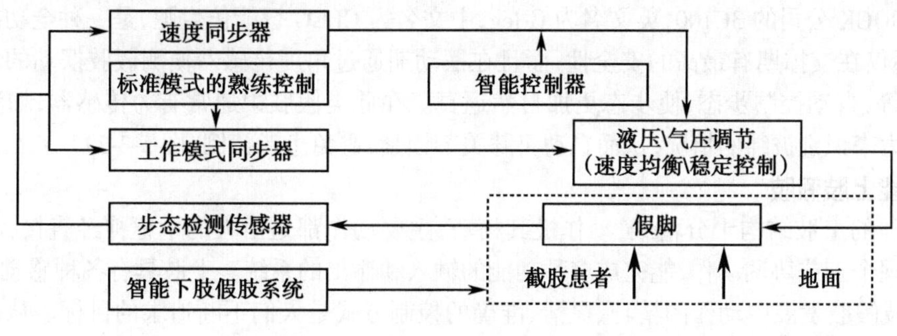

图5-3-2 智能假肢的控制模式(二)

(1) 膝关节力矩变化模式:在假肢膝关节中,人们是用膝关节力矩来控制小腿的运动。膝关节力矩包括助伸力矩和阻尼力矩两个部分。助伸力矩是使小腿摆动的主动力,可以由助伸弹簧或其他液动、气动机构提供。阻尼力矩的作用是使小腿运动柔和,特别是在摆动期后期,为了减少脚跟触地时的冲击力,需要小腿速度很快降下来。因此,膝关节力矩是需要改变的,摆动期的初期需要助伸力矩,摆动期的后期则需要大的阻尼力矩。不仅如此,膝关节力矩还与步行的速度、路面状态有关。例如,步行速度快时,助伸力矩要大,以便小腿能跟上步行速度;否则小腿摆不出去,就不能快速行走;为了减少冲击力,快速行走时,阻尼力矩也应相应加大。

(2) 力矩可控装置:类型有变机械摩擦式、液压式、气动式、磁粉离合器式、电流变液阻尼式等。变摩擦式阻尼与摩擦离合器原理相似,通过一定的机械装置改变离合器两边相接触面的正压力来控制摩擦力矩的大小。磁粉离合器可通过改变加在磁场上的电压来改变传递的力矩。电流变液是一种新型智能材料,这种流体的黏度可随施加在其上的电压变化而变化,而且响应速度很快、可控性好,可作为力矩可控的材料。液压或气压式阻尼器是通过改变进气(油)或排气(油)门的开度来控制输出力矩的,除了气缸或油缸外,还要有驱动系统,目前已有的智能假肢多采用这种装置。

3. 力矩控制方法　早期的电控假肢是人工智能假肢的前身,其控制系统是由分立元件和逻辑门电路组成的简单开关逻辑控制。实现的功能是对关节的锁紧和解锁。

开关控制信号源一般取自足底压力信号或膝关节转角信号、踝关节转角信号等。随着微处理器性能提高,特别是单片机的出现,为假肢控制提供了更为灵活有效的手段,电控假肢也由开关控制时代进入微机控制时代。

2006 年 5 月在德国莱比锡国际展览会上亮相的新版 C-Leg 智能仿生腿采用了人工智能原理,整合计算机科学、仿生学、力学、机械学等一系列相关学科的内容,不仅可以实现普通假肢代偿下肢站立行走的功能,保证行走的稳定性、安全性和动态性能,而且由于“人工智能”的应用,突破了机械产品的局限性,具有“思考”和反馈的功能,可以更好地配合人体的功能需求,就像截肢者长出新的肢体一样。

智能假肢的最大特点是具有识别功能,即在运动中随时测量与步速或环境有关的参数,利用测量信息进行辨识,根据辨识结果对膝关节力矩不断进行调整。这种控制方法能很好地解决假肢的自适应性,对改善步态、提高步行速度和降低体能消耗有很大的潜力,已成为各国假肢研究的方向。

日本 Hyogo 康复中心于 1995 年研制成功的气流阀式摆动期控制智能膝关节是世界上首先投入使用的人工智能下肢假肢,具有跟踪步态速度变化的力矩控制系统。这样就实现了假肢对步行速度的适应性,具有人工智能假肢的特性。很显然,有了这种控制系统,患者步行时可以快慢自如,不会出现使用普通假肢想快走时假肢甩不出去,想慢时假肢又快速摆动的尴尬局面。

4. 假肢控制的信息源　可分为两类,一类是与运动信息有关的物理量,如足底压力、步态周期、关节角度等,另一类是与人类生物信息有关的物理量,如肌电信号、脑电信号等。目前的智能下肢假肢主要用前者作为信息源。20 世纪 90 年代后期随着信号处理技术和电子技术的发展,人们开始关注肌电控制的下肢假肢,因为在对路况的辨识方面采用其他信息源难以实现。清华大学在利用大腿肌肉的肌电信号识别不同路况(包括上 / 下坡道、上 / 下楼梯)方面取得了成功,从而为发展具有路况识别功能的智能假肢打下基础。

5. 支撑期控制原理与方法　摆动期的智能控制主要影响步速、步态。支撑期的控制对于使用安全性十分重要。特别是在发生意外情况如脚遇到障碍物有绊倒危险时,应实现膝关节的自动锁紧。德国 OTTO BOCK 公司的 3C100,英文名为 C-leg,中文名为 CLEG 智能仿生腿,是一种全功能的智能大腿膝关节,不仅在支撑期有最高的安全性,而且在摆动期通过角度传感器侦测假肢摆动的角度、速度、假脚的高度等,自动控制步态,使步态更加自然逼真。在此类假肢中通常有力传感器,如测量踝关节处的瞬时压力来识别被绊的情况,从而自动将膝关节锁紧,避免患者摔倒(图 5-3-3)。

(二) 智能上肢假肢

由于人类的上肢结构十分精细,动作极其精巧,主要动作都是由人的中枢神经直接控制的,按照人的意志实现个别或协调动作,能完成多种功能的输入和输出的系统。上肢具有各种感觉(触、压、痛、热等),在上肢假肢发展中动作的精巧、灵活、准确的控制方式是人们不断追求的目标。从康复工程的角度来看,人们始终致力于完善功能,使运动和控制方法仿生性更好和提高其可靠性。肌电控制上肢

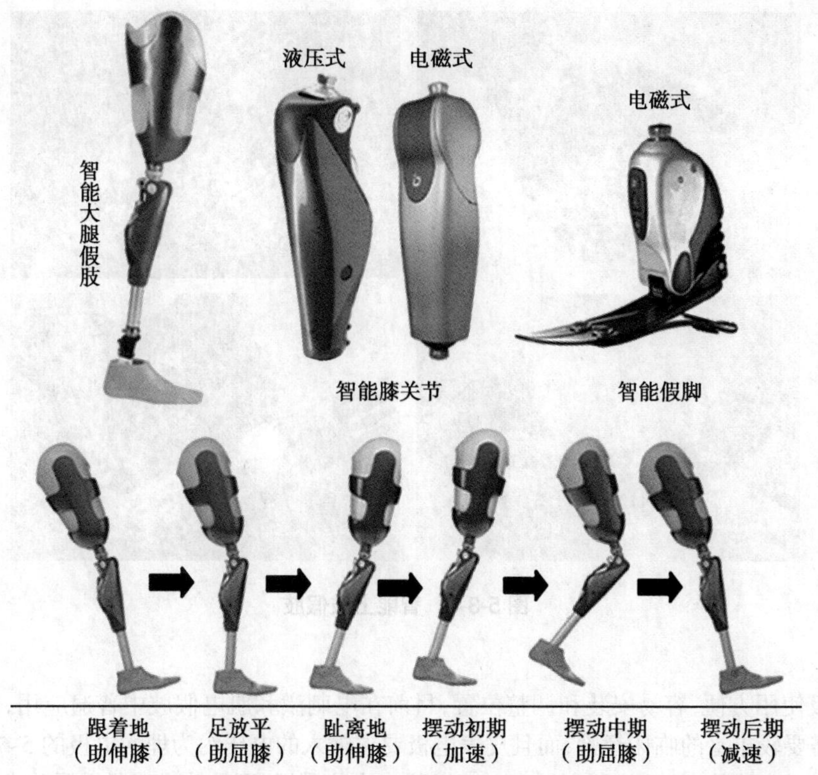

图 5-3-3 智能下肢控制原理与方法

假肢就是由于运动控制仿生性能好而受到青睐。

近几十年来肢体表面记录的肌电信号被广泛用于上肢假肢的控制中。但是肢体截肢后，肌电信息源是有限的，截肢的程度越高，残留的肢体肌肉越少，而需要恢复的肢体动作就越多，传统的肌电控制方式不能实现假肢的多自由度控制。另外，目前的肌电假手操控方法也不符合人们“自然”使用肢体的方式。因此，目前的肌电假手存在着训练过程漫长、动作笨拙、患者存在精神负担大等不足。据统计，在拥有肌电假手的患者中只有不到 50% 的人经常使用他们的假肢。

智能上肢假肢又称智能假手或智能手，是将微电子技术、计算机控制技术与生物医学工程技术以及传感器技术等一系列高新技术融合在一起，制作出能够模仿人手的感觉和动作的仿生手。其主要特点是能够根据外界环境的变化自动调整运动参数，使其按照要求进行工作和感知。普通假手取物时，使用者通过视觉观察取物状态，以确认物品是否被抓住。这种假手在可靠性方面存在一定缺陷。目前智能上肢假肢主要用于保证握物的可靠性，实现的方法是在假手与被握物体接触部分装上滑觉传感器，这种传感器通常由阻敏材料或压敏材料制成，可在物体与手部接触面之间产生相对滑动时输出相应信号，当微型计算机接收到此类信号时，发出指令，使假手的驱动电机动作，以增加握取力。它具有适应性强和很好的仿生性。随着新材料、新技术的发展，对假手的研究将不断完善，智能假手研究的最终目标是使其外形与人手相仿，功能与人手接近，具有类似人手皮肤的感觉，能对抓取动作进行实时的控制。以神经控制上肢假肢为例，即在中枢神经系统和周围神经系统上植入电极，提取神经信号，将信号传给假手，从而控制假手的运动。该方法的理论（神经电生理）基础是运动神经信息可以通过对肌电信号（EMG）解码得到（图 5-3-4）。

二、神经控制上肢假肢

神经控制上肢假肢与功能性电刺激有密切联系，但并不等同。功能性电刺激（FES）和肌电（EMG）假肢技术已发展相当成熟，并在康复治疗中得到普遍应用。传感器或电极是这两项技术中不可缺少的关键装置，是电刺激器或假肢控制器与肌体之间的连接环节。电极形式及其位置的选择和定位将直接影响康复治疗效果，在电刺激技术中可使用的电极有皮表电极、经皮电极和埋入电极三种形式。

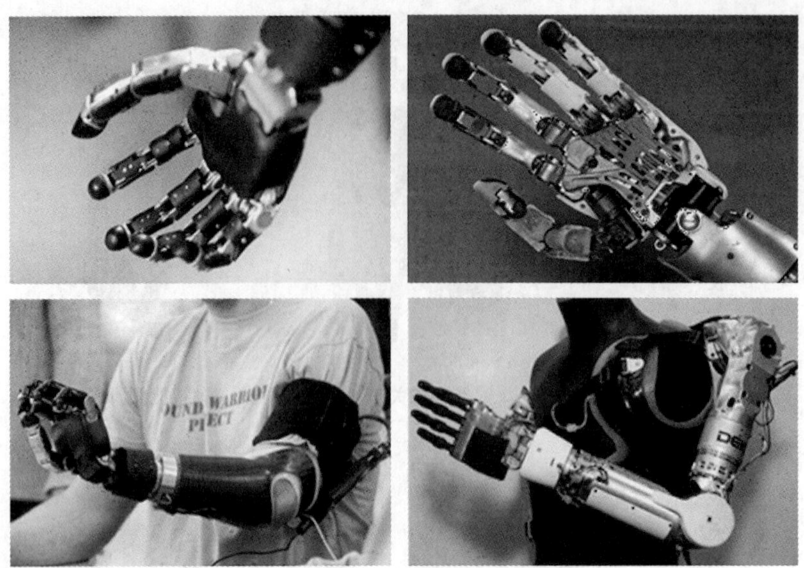

图 5-3-4　智能上肢假肢

由于皮表电极使用方便，容易安装和调整位置，目前在电刺激和肌电假肢中普遍应用，但要准确确定电极位置却需要较丰富的临床经验，而且皮表电极要求输入的电压约为埋入电极的 5~7 倍，长时间使用时电极贴附于皮肤的表面积至少应有 $4cm^2$，以防止皮肤受损，而骨植入式肌电假肢皮表电极也给安装和固定带来不便（图 5-3-5）。

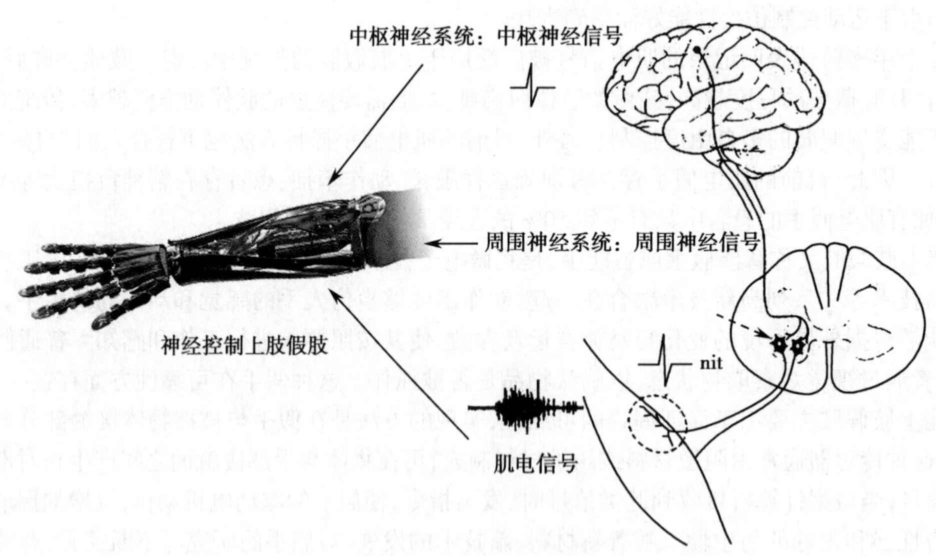

图 5-3-5　神经控制上肢假肢（一）

目前随着微型技术的发展，将微传感器、微电极和高密度电路与医学相结合，给神经系统的康复带来革命性的变化。利用这些微系统建立与损伤神经之间精确直接的接口，可直接接收由周围神经甚至中枢神经传出的信号。运用这些信号控制 FES 系统，可使神经肌肉系统功能恢复达到更高的层次。围绕这种康复技术，一些关键装置已开始形成产品，特别是与生物相容性材料相结合的、能方便植入体内的微型电极及其处理系统，已由美国 Chronic 公司开发成功。这种电极为针板式，其基板由 4.2mm × 4.2mm、厚 0.25mm 的薄硅片制成，板上有按阵列分布的 16~100 根长 0.2~1.5mm 的硅针电极，针尖直径 1~3μm，镶钛。这种密集型针板电极，由于触点多、材料生物相容性好、体积微小易于固定，

可用于感觉皮层和运动皮层，也可用于脊髓和周围神经纤维，能够提取微弱的神经信号，还可用于视网膜。

脑电控制上肢假肢是利用脑 - 机接口（brain-computer interface，BCI）方法，直接从大脑皮质测量神经电信号，或从头皮表面测量脑电信号，作为假肢控制信号；周围神经控制上肢假肢是利用周围神经接口（peripheral nerve interface，PNI）方法，通过植入肢体内的电极 / 阵直接测量周围神经所传输的神经电信号，并将测量的信号传输到体外作为假肢控制信号（图 5-3-6）。

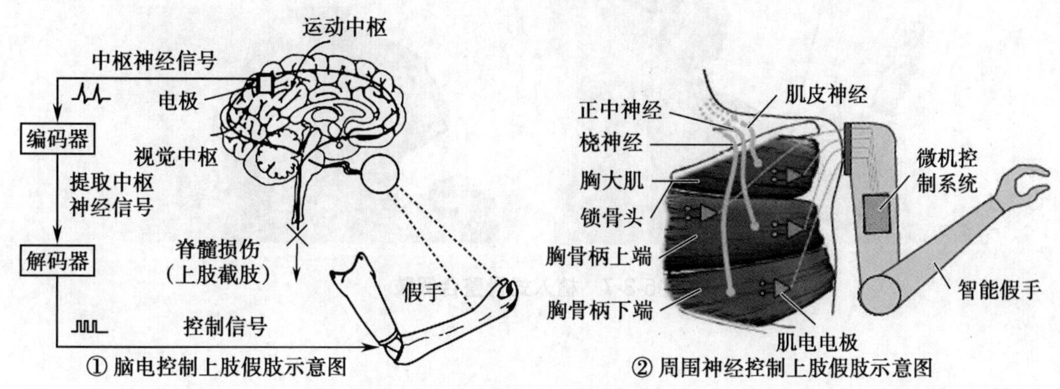

图 5-3-6 神经控制上肢假肢（二）

当截肢患者通过想象，用他们的“幻觉（phantom）”肢体做不同动作时，来自大脑的运动神经信号使残存肌肉收缩产生肌电（EMG）信号；用体表电极记录 EMG 信号，并用模式识别方法解码，得到截肢患者想要做的肢体动作类型；根据识别的动作类型，操控假肢完成相应的动作。利用这种控制方法，截肢患者可以自然而直接地选择和完成他们想要做的各种不同肢体动作。因此，该控制方法可以克服传统肌电假肢控制的不足，实现有直觉、多自由度假肢的仿生控制。基于肌电解码的多功能假肢控制系统主要由 EMG 特征提取和动作分类两个级联的部分组成。特征提取是从 EMG 信号中提取一组特征信息，描述 EMG 模式；动作分类是通过解码 EMG 特征信息，预测动作类型。首先用 EMG 特征信息训练一个基于模式识别算法的动作分类器，然后用训练后的分类器实时解码 EMG 信号。在肌电假肢实时操控中，用分类器的输出选择假肢的动作类型，而用 EMG 的幅值大小来调控完成假肢动作的速度。

综上所述，人工智能假肢是现代高科技与假肢技术相结合的产物。它的发展可为患者提供性能优良、安全可靠、更加具有仿生性的假肢产品。由于我国各方面能力有限，研究和开发适合我国国情的智能假肢是一个艰巨的任务，需要各方面共同努力，以为我国广大患者造福。

三、植入式骨整合假肢

随着生物工程和生物材料技术的发展，一种具有革命意义的假肢装配新概念于 20 世纪末开始冲击沿袭了半个多世纪的传统假肢装配技术。它提出，甩掉不符合人体生物力学规律、受力不合理的人 - 机接口，接受腔利用生物活性材料将假肢与残肢骨直接连接，实现经皮骨植入式的假肢装配技术——这就是植入式骨整合假肢。根据解剖学原理，人体主要通过骨骼和肌肉承受体重和传受外力，而传统假肢是通过软组织和接受腔传力，不仅受力不合理，而且给患者带来一系列的不适。植入式骨整合假肢可在进行截肢手术的同时，将由生物相容材料制成的中间植入体植入残肢骨腔内，伸出端采用生物活性材料作经皮密封，植入体内的一端与患者残端骨骼长成一体，另一端在体外与假肢连接。植入式骨整合假肢系统可实现人工植入体与截肢者残端骨部分的整合（即生长在一起），没有原来接受腔安装带来的受力不合理、透气性不好、制作复杂等缺点，还有许多可进一步开发的技术潜力，如实现神经控制等。目前这种装配技术已在瑞典和英国进行试装配，取得了初步成果。但还存在一些需要进一步研究解决的问题，主要是经皮密封的可靠性和植入式假肢结构设计问题还存在若干关键技术有待解决（图 5-3-7）。

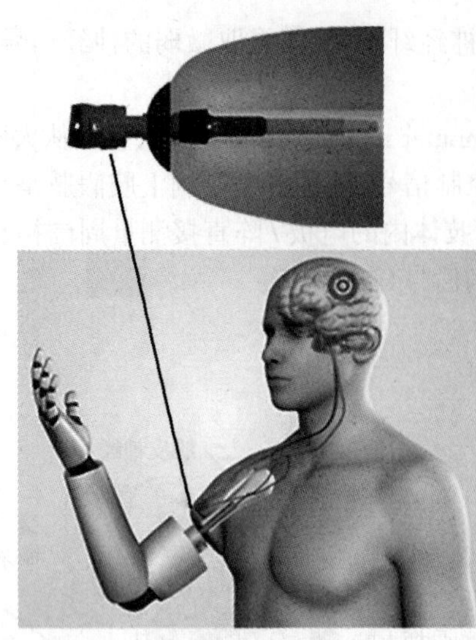
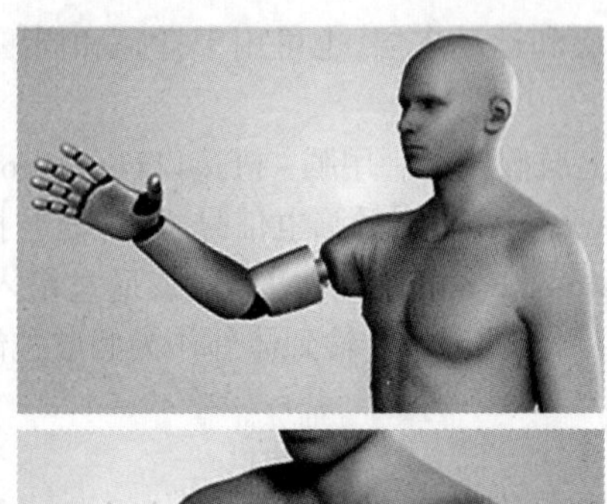
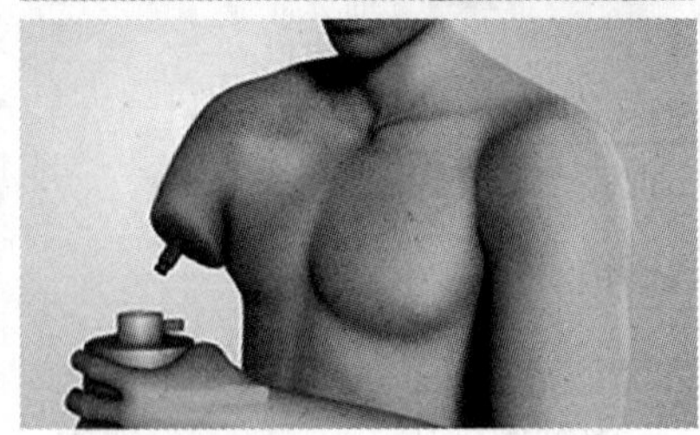

图 5-3-7 植入式骨整合假肢

四、人体仿生硅胶材料

自然界中存在的天然生物材料经过了亿万年的进化，有着人工材料无法比拟的优越性能。1960年9月在美国召开的第一届仿生学国际会议上，J.Steele 正式提出了仿生学这一概念。仿生材料是受生物启发或模仿生物的结构、功能以及形成过程而开发的材料。近年来仿生材料已成为材料科学与工程发展的重要研究发展方向之一。

仿生材料的一个重要应用领域就是生物医用材料。生物医用材料要求具有安全无毒、组织相容、血液相容和一定的机械强度等性能，而这些都是天然生物材料所特有的。因此，从材料的角度来研究天然生物材料的结构和性质，再对其模仿，进行仿生设计，研发仿生材料，如仿生骨、仿生皮肤、仿生肌腱和仿生血管等。

在众多的合成橡胶中，硅橡胶是其中的佼佼者，具有无味无毒、不怕高温和抵御严寒的特点，在300℃和 -90℃时“泰然自若”、“面不改色”，仍不失原有的强度和弹性。硅橡胶还有良好的电绝缘性、耐氧抗老化性、耐光抗老化性以及防霉性、化学稳定性等。由于具有了这些优异的性能，使得硅橡胶在现代医学中广泛发挥了重要作用。

近年来人体仿生硅胶材料广泛应用在假肢与矫形器技术中。如用其制作的大腿和小腿假肢的硅胶接受腔，穿着舒适，可为骨突、敏感部位、残肢疼痛部位提供缓冲减震作用，帮助残肢实现全面接触和固定形状；因其具有弹性并能释放硅油，在与残肢接触过程中可改善残肢的血液循环，减轻残肢肿胀；因其表面光滑，与皮肤附着能力较强，可减少与皮肤的相对移动，防止假肢脱落，增强对假肢的悬吊能力，还可以对皮肤和新增或敏感的皮肤瘢痕起到重要的保护作用。人体仿生硅胶材料还广泛应用于其他医疗用品方面(图 5-3-8)。

(1) 硅橡胶防噪声耳塞：配戴舒适，能很好地阻隔噪声，保护耳膜。

(2) 硅橡胶胎头吸引器：操作简便，使用安全，可根据胎儿头部大小变形，吸引时胎儿头皮不会被吸起，可避免头皮血肿和颅内损伤等，能大大减轻难产孕妇分娩时的痛苦。

(3) 硅橡胶人造血管：具有特殊的生理功能，能做到与人体“亲密无间”，人的机体也不排斥它，经过一定时间就会与人体组织完全结合，稳定性极好。

(4) 硅橡胶鼓膜修补片：其片薄而柔软，光洁度和韧性良好，是修补鼓膜的理想材料，且操作简便，效果颇佳。

(5) 其他：还有硅橡胶假眼、美容手、假乳房、假鼻子、假臀部、假耳朵、人造气管、人造肺、人造骨、硅橡胶十二指肠管等，功效都十分理想。

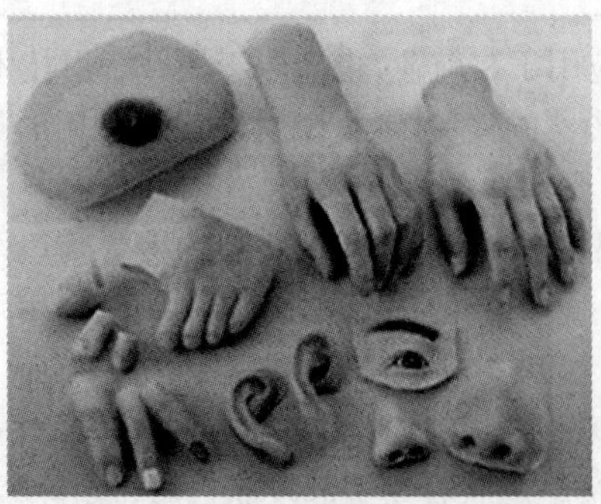
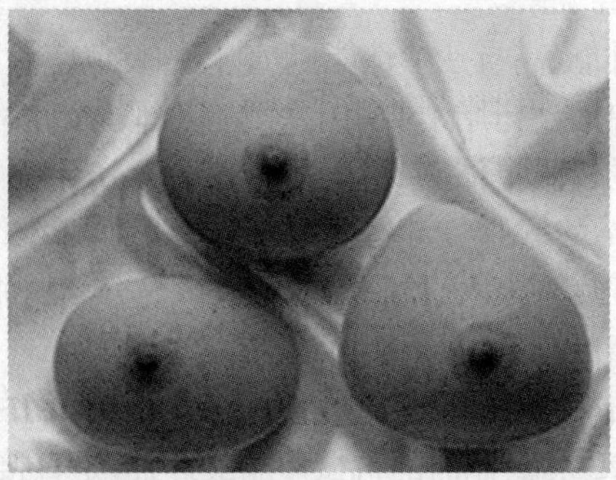

图 5-3-8　人体仿生硅胶材料的部分应用

假肢矫形技术常用的材料

制作任何物品都需要使用材料，假肢矫形技术也不例外。制作假肢与矫形器的材料种类繁多，有金属材料、高分子复合材料、木材和皮革材料等。但是由于假肢与矫形器是患者贴身使用的体外装置，所以其所应用的材料必须具备以下特性：①在保证材料的强度、刚性的前提下，重量要轻；②能抗腐蚀，耐磨损，抗冲击；③无毒，无刺激，无皮肤过敏反应，透气性好，容易清洁；④支撑性能好，不会发生突然断裂，安全可靠；⑤便于加工、临床检查、穿戴，容易调整。

由于假肢矫形技术的不断发展，人们在假肢与矫形器上开发的新功能和新装置越来越复杂，这就造成假肢与矫形器重量的增加。如何减轻假肢与矫形器的重量，就成为当代假肢矫形技术研发的一个重要课题。在减轻假肢与矫形器重量的研发过程中，首先便是采用强度高、质量轻的材料来制造假肢与矫形器零部件，其中高强度铝合金、钛合金、碳纤维复合材料是当代假肢矫形技术中采用最广泛的。其中，碳纤维不仅可作为假肢与矫形器接受腔的增强材料，也可应用于与树脂混合后在高温高压下通过模具压塑成形，制作成假肢与矫形器的支撑构件或支撑管。下面简要介绍金属材料、高分子复合材料和皮革材料等在假肢矫形技术方面的用途：

1. 金属材料　制作假肢、矫形器的金属材料有钢和有色金属两大类。

(1) 钢：是含碳量在 1.35% 以下的铁碳合金，基本优点是强度高、延展性好、抗疲劳、寿命长、易于加工。钢可分为碳素钢、合金钢和不锈钢。

合金钢除了拥有钢的基本特性外，还具有耐磨、耐腐蚀、无磁性等特点。不锈钢属于特种合金钢，主要性能特点是表面具有良好的防锈功能，而一般碳素钢制品表面都需要防锈处理。钢在假肢与矫形器中多用于制造关节体、连接件、支条、铰链、冲压件和控制索等部件。

(2) 有色金属：除了钢以外均称为有色金属。

1) 铝合金：是常见的、具有代表性的轻金属。高强度铝合金加工性能好、塑性好、抗腐蚀、比重轻、有光泽、耐腐蚀，常用来制造飞机，也是当代假肢矫形技术中采用最广泛的材料之一。高强度铝合金可用于制造假肢与矫形器的关节体、支条、连接件等。

2) 钛合金：钛合金具有密度小、比强度高、抗腐蚀性强、耐用性好、耐高温、耐低温、无磁性等诸多优点。其强度和钢大致相同，但比重只有钢的 2/3。钛合金既是宇航业的贵重金属，也是制作假肢与矫形器的理想材料。目前国际上假肢与矫形器高档产品的金属构件大量采用钛合金制造。钛合金是假肢与矫形器实现高性能的重要材料，前景广阔。但是由于钛的冶炼和加工难度较高，价格昂贵。

2. 塑料（高分子材料）　按照成形工艺性能，塑料分为热固性塑料和热塑性塑料。

(1) 热固性树脂增强塑料：亦称层叠塑料，是由热固性树脂与纤维织物交联固化而成。热固性树脂增强塑料的机械性能取决于增强材料的机械性能，常用的增强材料有腈纶袜套、涤纶袜套、玻璃纤维套和碳纤维织物等。在热固性树脂增强塑料中，碳纤维复合材料以其高强度、高弹性模量、

高抗冲击性能、高抗疲劳性能、重量轻的特色广泛应用于宇航业，也应用于假肢矫形技术。

增强热固性树脂主要用于制造各种假肢与矫形器的接受腔、零部件。目前常用的热固性树脂增强塑料的树脂单体主要有三种：

1）丙烯酸树脂（PMMA）：配合各种增强纤维织物，用于制造各种残肢的接受腔。丙烯酸树脂制品机械强度好，对人体很少产生过敏。分软树脂、硬树脂两种，不同比例的混合使用可以制成不同硬度的塑料制品。

2）不饱和聚酯树脂：基本性能、用途与丙烯酸树脂相近，但是操作中毒概率较高。

3）环氧树脂：制品的机械性能最好，但是直接接触皮肤容易引起皮肤过敏，操作中毒概率高。

(2) 热塑性塑料板材：假肢与矫形器中使用的热塑性塑料以板材为主。这类板材的特点是有良好的变形性能，经过一定温度加热以后变得透明、软化，通过抽真空系统在石膏阳型模具上负压模塑成形，可以制造出与石膏阳型模具非常伏贴的接受腔。制作假肢矫形器的板材有以下几种：

1）聚乙烯板（PE）：有高分子量、中高分子量、低分子量之分。目前最为常用的是低分子量聚乙烯板，呈乳白色、半透明，有良好的柔韧性，成形温度约 165℃，主要用于制造膝上假肢软性内接受腔。中高分子量聚乙烯由于具有良好的机械性能，可用于制作假肢的接受腔、上肢、下肢与脊柱矫形器，成形温度约 185℃。

2）聚丙烯板（PP）：强度、硬度和刚性好于聚乙烯板，主要用于制作假肢接受腔和下肢矫形器，成形温度约为 185℃。

3）低温热塑板：是一类低温（60~80℃）下即可塑化的热塑板材，并可被任意成形的一种外固定材料。根据其性能可分为：①可塑性板材（K 板）：适合于四肢及腰背部位需较高强度的矫形器制作；②记忆性板材（P 板）：适合于上肢及手部矫形器的制作。根据其结构可分为有网眼和无网眼两大类，有网眼的透气性好。低温热塑板材重量轻、塑性好、弹性佳、强度适中、穿着舒适，具有形状记忆能力，完全透射线，利于观察愈合情况，容易清洁。正因为具有上述特性，所以其制成品制作工艺简单、快速，易于加工、修改。

低温热塑板在 60~80℃温度下加温 3~5 分钟即可软化，然后直接在肢体上塑型，在室温下冷却 5 分钟后即可硬化成形。但是低温热塑板的耐用性能、抗压性能、抗变形性能较差，不能承受负重压力，与高温矫形器及传统石膏绷带相比，优点是制作简单快速，方便调整，轻、舒适、透气性好。缺点是强度相对较小。因此，主要用于制作不负重或负重力小的上肢、躯干矫形器以及临时性假肢接受腔。

(3) 聚乙烯（PE）塑料泡沫板：多为聚乙烯经发泡、切片成形后的板材，质轻，多为肤色，可以热塑成形，热塑成形温度约为 110℃，主要用于制造假肢与矫形器的软性内接受腔、衬垫、鞋垫和压力垫。

(4) 乙烯 - 醋酸乙烯聚合物（EVA）泡沫板：与聚乙烯泡沫材料相比，乙烯 - 醋酸乙烯聚合物泡沫材料在较宽的温度范围内具有良好的柔软性、耐冲击性、耐环境应力开裂性、耐低温及无毒特性。将其制成发泡材料具有一定的硬度，在假肢矫形技术中应用广泛，可以制作内衬套、软垫、矫形鞋垫等。EVA 硬质发泡材料可以制成硬质热塑性材料，用于制作各种压力垫和足垫，其支撑负荷大，加工方便。

(5) 聚氨酯（PU）泡沫塑料：以树脂为主要原料制成的内部具有无数微孔的塑料。质轻、绝热、吸音、防震、耐腐蚀。有软质和硬质之分。

1）硬质聚氨酯泡沫塑料：为两组分的模型材料。制作时，置两组分的液体于干燥杯中，常温下混合、浇注、发泡成形。主要用于制造膝下假肢接受腔与踝足部件、膝上假肢接受腔与膝关节部件之间的连接体，具有重量轻、加工性能好的特点。

2）软质聚氨酯泡沫塑料：俗称海绵，是一种密度很低的、开孔的泡沫塑料，呈块状或肢体形状，有良好的回弹性，重量很轻，是假肢外形塑造材料。

(6) 聚乙烯醇（PVA）薄膜：无色、透明，易溶于水，可用其水溶液黏合边缘，再用热熨斗热合制成聚乙烯醇薄膜套。这种套子放在湿手巾内 20 分钟后即可具有良好的延伸性能，主要用于假肢

与矫形器层叠塑料接受腔真空成形制造中的分离层。

3. 纤维织物　假肢与矫形器的制造、装配、穿用需要应用各种类型的纤维织物。这里介绍常用的纤维织物。

(1) 涤纶、丙纶、尼龙、棉等纤维织物，常用于制造悬吊带、取型袜套。

(2) 腈纶、丝绸、麻棉等纤维织物，常用于制造残肢袜套。

(3) 涤纶、丙纶、尼龙、玻璃纤维和碳纤维等纤维织物均是制作接受腔的增强材料。碳纤维的抗拉强度非常高，甚至超过了钢，由其制成的复合材料的比强度、比模量综合指标在所有纤维复合材料中最高。碳纤维复合材料的制成品与铝合金相比，重量轻 1/2，现在广泛地应用于制作假肢与矫形器的接受腔和零部件。使用碳纤维材料可以最大程度地实现假肢和矫形器轻量化，在大大减少患者身体负担的同时还能达到高强度要求。

(4) 尼龙、莱卡纤维等织物，多用于制作假肢装饰袜套，如果在装饰性外套织物的外面再喷涂一层弹性的聚氨酯树脂，则假肢可以具有良好的防水性能。

(5) 尼龙搭扣，主要用于悬吊装置的搭接。

4. 石膏模型材料　石膏是气硬性胶凝材料，分散在水中搅拌后初为浆状物质，逐渐凝固、硬化后成为具有一定强度的固体。石膏是制作假肢与矫形器接受腔模具的模塑材料，有石膏粉与石膏绷带之分，制作假肢与矫形器阳型模具用的是模型石膏粉，制作假肢与矫形器阴型腔体的是石膏绷带。石膏绷带是将石膏溶液浸入纤维织物内而成的。

石膏阳型模具的制取工艺流程：首先，用石膏绷带在患者的残肢上制取石膏模型腔体（称为石膏阴型）；然后，往已取得的石膏阴型里浇灌由石膏粉末掺水搅拌而成的石膏浆，待石膏浆凝固、硬化后剥去阴型，即得到石膏阳型粗坯；最后，按处方要求对阳型粗坯进行技术处理，修整出适合患者使用的、用于制作接受腔的石膏阳型模具。

5. 弹性橡胶　分为天然橡胶和合成橡胶。天然橡胶在假肢制造中主要用于制造假脚和踝部活动的缓冲部件、矫形器的鞋底、鞋垫和缓冲制品。这类制品便宜、耐用，但是都比较重。

合成橡胶种类繁多，在假肢矫形器制造中应用最多的是聚氨酯合成橡胶。聚氨酯合成橡胶弹性体可以用于制造假肢与矫形器的弹性部件、关节铰链的缓冲部件。聚氨酯合成橡胶的泡沫体不但重量轻，而且具有相当良好的耐磨、耐拉伸性能，应用于制作假肢的外装饰体。

硅橡胶是众多合成橡胶中的佼佼者，具有无毒无味、抗张强度高、伸长率高、不怕高温和抵御寒冷的特点，可以制成半透明的、具有良好屈服性能的弹性体，柔软、舒适、易清洁。医用硅橡胶由于具有优良的生物相容性，与皮肤接触具有卫生、不刺激等特点，对身体没有影响，广泛应用于整形外科、假体制作，如假乳房、假眼睛、假耳郭、假鼻梁；在假肢与矫形器中主要用于制造假手的外部手套、假手指、残肢套、内接受腔、残肢末端和骨凸起的均压垫，以及矫形器的鞋底、鞋垫、衬套、均压垫。

6. 皮革材料　皮革是一种良好的天然材料。皮革分为面皮、里皮、带子皮，具有天然的材质特性，色泽优美，感觉舒适，透气、透水，而且经久耐用。在假肢矫形技术中用于制作接受腔、内衬、背带、吊带等。对于直接与皮肤接触的皮革，要求对皮肤无刺激性，有较好的透气性，易清洁。对制作背带和吊带的皮革，要求有较好的强度和耐磨性。

7. 木材　是一种良好的天然材料，具有好加工、透气吸汗性能好、容易雕刻、重量轻的特点，是传统假腿、假手制造的常用材料。现代假肢矫形器技术中，木材主要用于制造假肢的膝、踝足部件和假脚的龙骨。

8. 胶粘剂　又称粘合剂，能使一个物体的表面与另一个物体的表面结合在一起。现代假肢与矫形器中使用的粘合剂主要是以高分子化合物为基础的合成粘合剂，如聚氨酯胶、氯丁胶、聚丙烯酸酯胶和环氧树脂胶等。

聚氨酯胶可用于金属、塑料、玻璃、陶瓷结构连接，以及皮革与橡胶、皮革与聚氨酯鞋底的粘合；氯丁胶主要用于皮革与皮革、皮革与橡胶、皮革与纺织物、橡胶与纺织物之间的粘合，有一定的毒性；聚丙烯酸酯胶（常用的有 501、502）在常温下固体速度快，常用来粘结面积小的结构；环氧树脂胶对许多金属和非金属材料具有良好的粘结性能，有万能胶之称，使用时需加入固化剂。

五、3D 打印技术在假肢矫形技术的应用

3D 打印(3 dimensional printing,3DP)技术是快速成形技术的一种,是一种以数字模型文件为基础,运用粉末状金属或塑料等可粘合材料,通过逐层打印的方式来构造物体的技术。3D 打印技术被公认为是推进第三次工业革命的技术之一,在珠宝、鞋类、工业设计、建筑、工程和施工(AEC)、汽车、航空航天、牙科和医疗产业、教育、地理信息系统、土木工程、枪支以及其他领域都有所应用。康复医学也是 3D 打印技术推广应用的领域,尤其是康复辅助器具技术的多样性和个体化更需要 3D 打印技术。

(一) 3D 打印技术的原理

3D 打印技术出现在 20 世纪 90 年代中期,我国科研人员在开展个体化骨科植入物 CAD/CAM 技术研究中及时引入 3D 打印技术,并在 2004 年获得国家科技进步奖二等奖。它与普通打印工作原理基本相同,3D 打印机内装有金属、陶瓷、塑料、砂等不同的"打印材料",是实实在在的原材料,打印机与电脑连接后,通过电脑控制可以把"打印材料"一层层叠加起来,最终把计算机上的蓝图变成实物,这打印技术称为 3D 立体打印技术。3D 打印存在许多不同的技术,它们的不同之处在于可用的材料的方式,并以不同层构建创建部件。3D 打印常用材料有尼龙玻纤、聚乳酸、ABS 树脂、耐用性尼龙材料、石膏材料、铝材料、钛合金、不锈钢、镀银、镀金、橡胶类等材料。

(二) 3D 打印过程

1. 3D 打印技术的设计过程　先通过计算机建模软件建模,再将建成的 3D 模型"分区"成逐层的截面,即切片,从而指导打印机逐层打印。

设计软件和打印机之间协作的标准文件格式是 STL 文件格式。一个 STL 文件使用三角面来近似模拟物体的表面。三角面越小,其生成的表面分辨率越高。PLY 是一种通过扫描产生的 3D 文件的扫描器,其生成的 VRML 或者 WRL 文件经常被用作打印的输入文件。

2. 切片处理　打印机通过读取文件中的横截面信息,用液体状、粉状或片状的材料将这些截面逐层地打印出来,再将各层截面以各种方式粘合起来,从而制造出一个实体。这种技术的特点在于其几乎可以造出任何形状的物品。

打印机打出的截面的厚度(即 Z 方向)以及平面方向即 X-Y 方向的分辨率是以 dpi(像素每英寸)或者微米来计算的。一般的厚度为 100 微米,即 0.1 毫米,也有部分打印机可以打印出 16 微米薄的一层。而平面方向则可以打印出跟激光打印机相近的分辨率。打印出来的"墨水滴"的直径通常为 50~100 个微米。用传统方法制造出一个模型,通常需要数小时到数天,还要根据模型的尺寸以及复杂程度而定。而用 3D 打印的技术则可以将时间缩短为数个小时,当然是由打印机的性能以及模型的尺寸和复杂程度而定的。

传统的制造技术如注塑法可以以较低的成本大量制造聚合物产品,而 3D 打印技术则可以以更快、更有弹性以及更低成本的办法生产数量相对较少的产品。一个桌面尺寸的 3D 打印机就可以满足设计者或概念开发小组制造模型的需要。

3. 完成打印　3D 打印机的分辨率对大多数应用来说已经足够(在弯曲的表面可能会比较粗糙,像图像上的锯齿一样)。要获得更高分辨率的物品,可以通过如下方法:先用当前的 3D 打印机打出稍大一点的物体,再稍微经过表面打磨即可得到表面光滑的"高分辨率"物品。

3D 打印技术可以同时使用多种材料进行打印,在打印的过程中还会用到支撑物。例如,在打印出一些有倒挂状的物体时,就需要用到一些易于除去的东西(如可溶的东西)作为支撑物。

(三) 3D 打印技术在假肢矫形技术的应用

假肢和矫形器制作比较复杂,传统的工艺必须由有经验的技师逐个定制。工艺顺序为:石膏绷带取模型→石膏阴型的灌注→石膏阳型修型→假肢和矫形器成形→假肢和矫形器试样和拍片→完成假肢和矫形器。在传统的工艺过程中,工艺过程复杂,精确性较差,假肢和矫形器的舒适性和适配性完全依靠假肢师和矫形师的经验和水平,同时制作出来的假肢和矫形器成品透气性不好,患者尤其孩子一般较难配合穿戴和使用。如何通过 3D 打印技术制作假肢和矫形器呢?具体如下:

首先,将患肢的肢体几何形状和尺寸通过数据采集与输入系统输入计算机后,模型设计软件根据相关的生物力学原理自动生成患肢的模型。该软件还提供人机互动界面,技术人员可以利用模型设

计软件在计算机上对模型进行加工与修型，直至得到一个理想的模型。最后将模型数据传给 3D 打印机，3D 打印机直接将数字化的接受腔加工成实物的接受腔。这个过程取代了传统的石膏取型、修型和接受腔成形等过程。

第一步　测量数据：3D 扫描、拍照（图 5-3-9）。

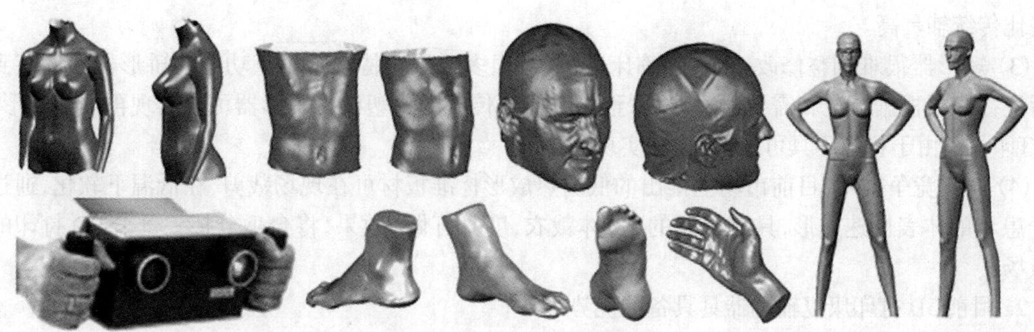

图 5-3-9　3D 人体扫描

第二步　数据输入：将 3D 扫描测量数据输入计算机系统，从接受腔参考形状库中选择接受腔的基本形状，建立患者的接受腔模型。

第三步　人机交互：通过人机交互平台进行接受腔的修型和调整。

第四步　数据输出：处理完成后的模型数据发送到数控机床，铣出接受腔的阳型，并通过真空成形制作出来，或将设计好的接受腔阳型的形状和数据输出给 3D 打印机，直接进行接受腔的打印加工。

第五步　接受腔成形：将 3D 打印好的接受腔进行人工精加工和配件安装，交付患者试样或试穿。

以脊柱侧弯矫形器的 3D 打印技术为例：①首先要建立完善的人体数字化矫形器模型；②3D 扫描仪扫描患者身体，并身体拍照，建立健全患者资料；③人机交互——进行矫形器模型设计；④3D 打印设计好的模型；⑤最后将打印好的矫形器试样后精加工，安装配件后交付患者（图 5-3-10）。

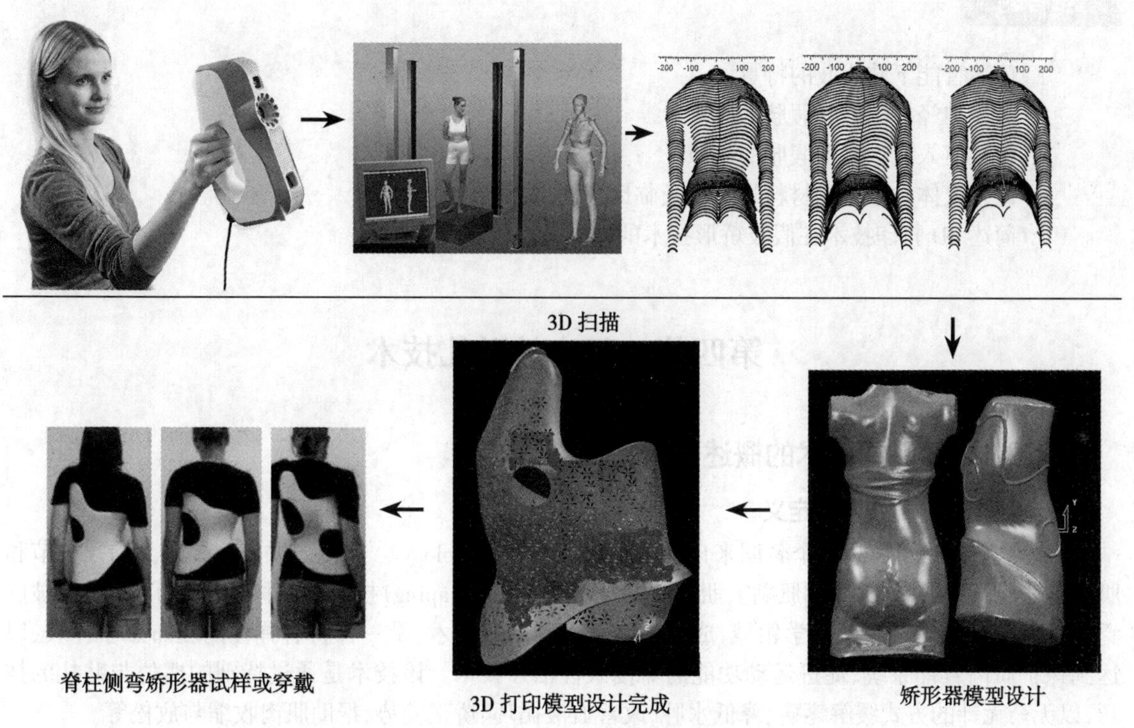

图 5-3-10　3D 打印脊柱侧弯矫形器

（四）存在的问题和发展

1. 目前3D打印康复辅助器具存在的问题

(1) 对临床需求的反应速度：与手术模型和导板相比，康复辅助器具对打印制作的时间要求通常较为宽裕，但在有些场合反应速度输于传统方法。

(2) 辅具的强度：与现在传统辅具材料相比，3D打印辅具通常需要采用增强尼龙材料，这导致其价格比传统辅具高。

(3) 矫形器很难调整修改：在实际临床应用中，很多矫形器特别是矫正功能的矫形器在安装到人体后往往需要根据情况和需要对矫形进行局部调整，传统的热塑板材矫形器可以实现再加热塑形，而3D打印材料由于材料不具可塑性，无法实现调整。

(4) 存在竞争技术：目前市场上推出的低温热成形标准板材可在现场裁剪，在低温下软化，通过贴敷于患者的体表快速成形，具有极好的"量体裁衣，度身订做"效果，将会瓜分掉一部分3D打印的辅具市场。

2. 目前3D打印康复辅助器具具备的优势

(1) 物美价廉：相比传统工艺制作的假肢和矫形器而言，3D打印技术制作的假肢和矫形器适配性好、重量轻、价格低廉、技术水平要求低，能够实现远程操作，还具有更加美观、透气、隐蔽、小巧等特点，患者尤其孩子愿意配合配戴和治疗，最后的康复效果也得到保证。

(2) 高效快捷：3D打印技术提高了假肢与矫形器的设计与制造效率，一旦3D扫描患肢得到尺寸和形状，即可以进行修型、成形，大大降低了生产与制作成本。一是因为它可以远距离进行加工，无须患者亲自前来；二是制作者可以省掉中间的取型、修型和成形等加工过程。

虽然3D打印技术制作的辅具的透气性、尺寸紧凑性、美观性等是传统石膏取型技术无法取代的，但值得注意的是，许多假肢师与矫形器师仍然倾向于使用传统的制作方法，主要因为在他们看来，3D打印技术系统不能给他们提供更多的信息，尤其在最为关键的模型修型和成形等方面仍需要依赖于个人的经验积累和主观判断，而计算机和3D打印机不可能做到这一点。可以预见的是，3D打印技术是未来康复辅助器具制作的发展方向，将给康复辅助器具技术和其他制造业带来技术性的革命。

（肖晓鸿）

思考题

1. 简述智能下肢假肢的特点。
2. 简述神经控制上肢假肢的原理。
3. 简述植入式骨整合假肢的特点。
4. 简述人体仿生硅胶材料的特点及临床应用。
5. 简述3D打印技术在假肢矫形技术的应用特点。

第四节　肌内效贴扎技术

一、肌内效贴扎技术的概述

（一）肌内效贴扎技术的定义

肌内效贴布(kinesio)这个名词来自于运动功能学(kinesiology)。肌内效贴布主要是为治疗关节和肌肉疼痛而开发的贴布，简称肌贴。肌内效贴扎(kinesiology taping)技术又简称贴扎技术，目前已被广泛使用在康复医学及运动医学领域，成为一门新兴的治疗技术，是一种将有弹性的胶布贴于体表，以达到保护肌肉骨骼系统、促进运动功能的非侵入性治疗技术。该技术是通过特别的摆位与贴扎的技巧，以无药无针的方式缓解疼痛、降低水肿、改善血液循环、矫正姿势、帮助肌肉收缩与放松等。

肌内效贴布是一种弹性贴布，本身并不是像传统膏药或药布有药性，不容易造成皮肤过敏或适应

不良的情形。而它的最主要的神奇功效是来自于本身具有拉力与弹性的设计,无论是贴布本身上层的“布”或是下层贴于皮肤的“胶”,均依照生物力学以及生理机制设计出来的,所以品质的好坏对于治疗的效果影响甚大。除了贴布本身之外,决定贴扎治疗效果的最重要因素取决于治疗师的经验与技术,同样的一卷贴布,即使有样学样的贴扎,看起来外观似乎相似,但对于治疗效果可能天差地远,更何况依照不同患者不同的症状所做的贴扎时的“设计”与“微调”。治疗师部需考虑到的有皮下筋膜组织、肌肉组织、关节、血液与淋巴循环、神经组织等的整体治疗观念与技术,才能发挥贴布的神奇治疗效果。这种贴布多用于运动员身上,因为他们一旦出现关节扭伤、肌肉拉伤,还不得不运动,只能进行贴扎。这种贴布对于非运动员遇到肌肉酸痛、劳损等情况也可以使用。

肌内效贴是由日本整脊治疗师加濑建造博士在20世纪70年代创用,起初常应用于运动损伤的防治,80年代后期日本排球运动员正式开始使用肌内效贴,90年代被引入欧美及中国台湾地区。肌内效贴经过近四十年的发展,已经广泛地被运动医学科的医生、物理治疗师所使用。2008年北京奥运会上50 000卷肌内效贴布被赠予58个国家的代表队。从此肌内效胶布开始在一些著名运动员身上出现,如赛琳娜·威廉姆斯、贝克汉姆等。2012年伦敦奥运会上肌内效贴布被广泛应用。近年来肌内效贴布的应用越来越普遍,已有完整的理论与应用体系。

(二)肌内效贴扎技术的作用

肌内效贴布背部采用水波纹设计,粘贴后能引起皮肤皱褶,皱褶的空间能维持皮下淋巴液的正常循环。根据肌动学及生物力学的原理,借助肌内效贴布产出的水平拉力和垂直应力,能够减轻疼痛与水肿,进而维持组织的正常排列,达到提高肌肉表现,增加关节活动与预防伤害的功能。其原理是:①肌内效贴扎可增加皮肤与肌肉之间的间隙,促进淋巴及血液循环,减少导致疼痛的刺激物质;②其张力可以减轻肌肉紧张及疲劳,支撑软弱的肌肉组织;③如配合正确的部位贴法使用,可减轻疼痛、肿胀,促进康复功能及增进运动表现等效果。

肌内效贴扎主要影响人体5大生理系统:①皮肤;②筋膜;③循环/淋巴系统;④肌肉;⑤关节。主要作用:①缓解疼痛;②改善循环;③减轻水肿;④促进愈合;⑤支持软组织;⑥放松软组织;⑦训练软组织;⑧矫正姿势;⑨改善不正确的动作型态。具体如下:

1. 肌贴作用于皮肤　皮肤是人体表面积最大的器官,具有一定的韧性和弹性,表皮的角质层能抑制细菌和微菌的生长。皮肤层内亦有许多感觉受器(如触觉、压力、疼、冷、热),毛根神经丛(机械)以及环层小体(深部压力)感受侦测外在环境的刺激,并把这些刺激传达到大脑形成知觉(图5-4-1)。

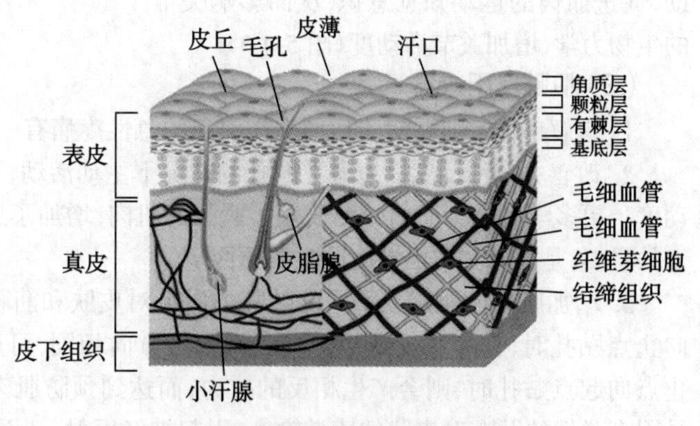

图5-4-1　人体皮肤结构

肌贴作用于皮肤和浅筋膜而调节疼痛:肌贴产生压力刺激机械性感受器,而去除压力则减少感染和减轻机械性感受器的刺激,两者均可减轻疼痛;根据门阀控制理论,肌贴施用于皮肤上所提供的触觉感觉输入能有效减轻疼痛(图5-4-2)。

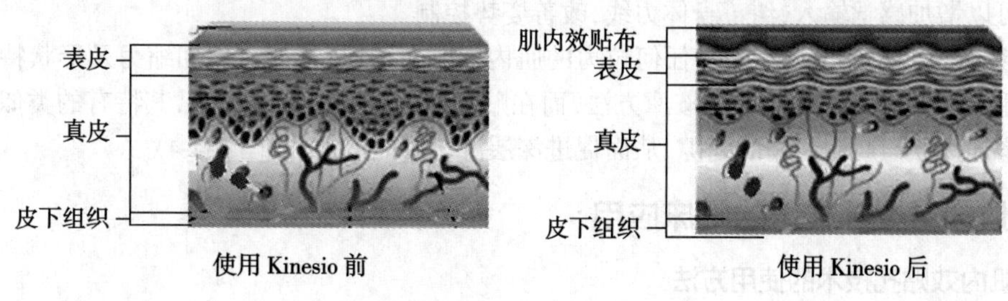

图5-4-2　肌贴作用于皮肤

2. 肌贴作用于筋膜　皮下筋膜组织可分为浅层皮下筋膜及深层皮下筋膜。浅层皮下筋膜位于皮肤层及肌肉层之间，其中交织着不规则网状分布的微血管、淋巴管及末梢神经，富含胶状基底质及组织液。它不仅能维持皮肤与肌肉间的正常活动，适时移除组织间因活动产生的摩擦热，亦可抵抗入侵的异物，故炎症反应多在此区域发生，是建构人体的防御系统的重要角色，同时也是营养供给、代谢废物的重要转运站。深层皮下筋膜主要是提供体内个别肌肉、神经与脏器之间的区隔和支撑，并有固定及保护的作用。

肌贴作用于筋膜产生褶皱和引流效应。①褶皱效应：肌贴所形成的间隙会影响皮肤及筋膜走向。②引流效应：肌贴施于皮肤增加淋巴液流动的间隙，促进组织层的液体交换，减轻水肿和疼痛，均衡体温，促进体内平衡。

3. 肌贴作用于肌肉　肌肉在一定范围内不断地过度收缩与拉长，会因无法立即回复而发炎，导致肿胀，此时皮肤与肌肉或筋膜间的空隙会缩小，进而阻碍淋巴系统的正常工作，而皮下的感觉受器也会被挤压，引发出痛觉。

肌贴作用于肌肉产生抑制和促进效应。①抑制效应：肌贴由远端向近端贴（肌肉止点向起点），贴布可向起点弹回来抑制肌肉。②促进效应：贴布由近端到远端贴（肌肉起点到止点），那么贴布可向起点弹回来促进肌肉。

肌内效贴布对肌肉的作用有减轻疼痛，改善长度/张力比率而产生最佳的力量，加速组织的恢复，减少疲劳。

4. 肌贴作用于关节　肌肉一般都以两端的肌腱附着于骨头上，中间跨越一至数个关节。肌肉收缩时，通常是一骨的位置相对固定，另一骨的位置相对移动，从而产生动作。肌贴可改善主动肌与拮抗肌之间的失衡，减少肌肉防护性的防御和疼痛，为韧带和肌腱提供辅助，促进肌肉的运动知觉意识，从而影响关节的生物力学，增加关节活动度（图 5-4-3）。

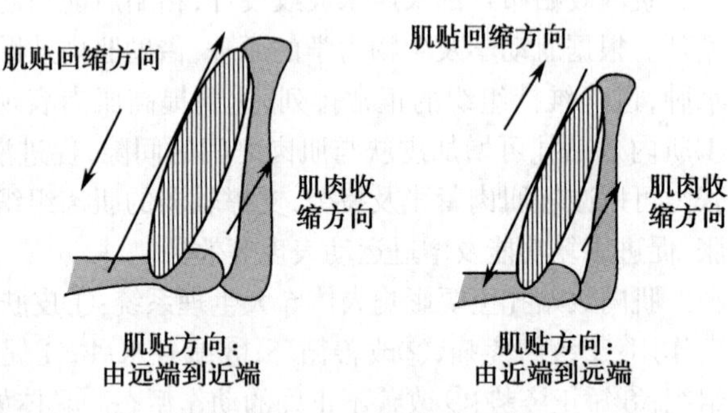

图 5-4-3　肌贴作用于关节

（三）肌贴作用效果

1. 缓解疼痛　肌贴对于运动损伤引起的急性疼痛有一定的疗效，在贴扎后效果即时显现。

2. 改善关节活动度　患者在贴扎的情况下主动活动，贴扎部位的血液循环加快，从而改善关节活动度。更多学者认为肌内效贴放松了紧张的肌肉，增加了患处的感觉输入，减轻了患者的疼痛和心理上的恐惧，是改善关节活动度的主要原因。

3. 增加肌力　肌贴在不同的贴扎方向下对皮肤和筋膜会产生不同方向的作用力，自肌肉的起点向止点贴扎时，作用在皮肤拉力和肌肉收缩方向相同，可产生促进肌肉收缩的效果；反之，由肌肉的止点向起点贴扎时，则会产生相反的拉力，而达到预防肌肉挛缩、促进伸展的效果。增加肌力还可能是因有弹性的贴布对皮肤的感觉输入，引起神经反射，从而在肌进行最大力收缩时能募集更多的运动单元。

4. 增强本体感觉　无弹性的固定贴布通过对皮肤的压力刺激，可以增加局部的感觉输入，改善本体感觉。有弹性肌贴通过对皮肤的压力和拉力，刺激皮肤机械感受器，从而增强关节的位置觉和运动觉。肌贴可以增加感觉输入，纠正身体力线，改善姿势控制。

5. 消除水肿　多爪形且不施加任何拉力的肌内效贴布，其持续的自然回缩力及形状特性类似于治疗师双手在患处进行轻柔的淋巴按摩方法，而在贴扎期间内又可持续作用，其特有的类似皮肤的材质能适度增加皮肤与肌肉之间的间隙，从而促进深层淋巴及血液循环（图 5-4-4）。

二、肌内效贴扎技术的临床应用

（一）肌内效贴扎技术的使用方法

肌内效贴扎技术在长期临床实践中形成一些专有名词和术语，需要点掌握其中“锚”、“尾”、延展

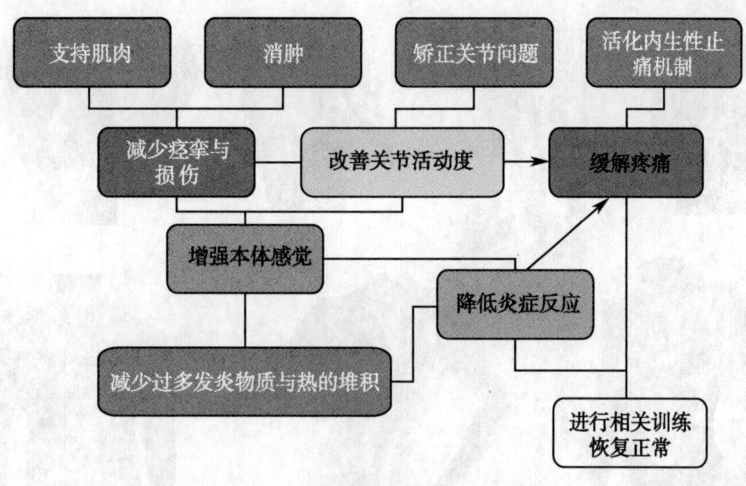

图 5-4-4　肌贴作用效果

方向与收缩方向等概念。

锚是指贴扎起端，为最先贴扎端、固定端。

尾是指固定端贴妥后，远离固定端向外延伸的一端，或称尾端。

延展方向是指“锚”固定后，尾端继续延展贴扎的方向。

回缩方向是指贴布“尾”向“锚”弹性回缩的方向。

自然拉力是指对贴布不施加任何外加拉力或仅施加小于 10% 的拉力（理论上讲，淋巴贴布 0~10%，肌力贴布 7%~10%）。

中度拉力是指对贴布施加 10%~30% 的拉力（理论上讲，筋膜矫正 10%~20%，软组织支持 20%~30%，瘢痕塑形 30%）。

极限拉力是指对贴布施加超过 30% 的拉力（理论上讲，可用于关节矫正，但此时不如用“白贴”）。

在使用肌贴前，先应确定贴布的固定端（锚点）、延展方向以及拉力大小。锚点不应施加任何拉力，贴于皮肤上，其余贴布则会因施加的拉力不同及本身的弹性，从尾端向锚点回缩。使用肌贴时，因根据贴扎部位的解剖特点以及位置、目的的不同，采用不同形状的贴扎方法，具体如下（图 5-4-5、图 5-4-6）：

（1）“I”形：贴布不裁剪，或在脐眼等特殊解剖位置处镂空，依需求决定宽度及“锚”的位置。①给软组织明确的促进动作指令，促进肌肉运动及支持软组织。②针对关节活动面或拉伤的软组织进行不用程度的固定。

（2）“Y”形：促进或放松较次要或较小的肌群。可针对特殊形状的肌肉（如放松腓肠肌时）或包绕

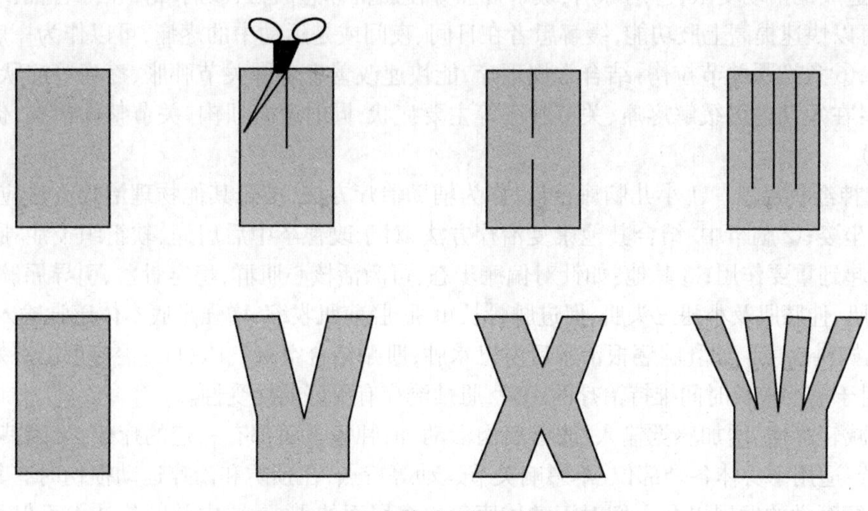

图 5-4-5　肌内效贴扎技术的不同形状

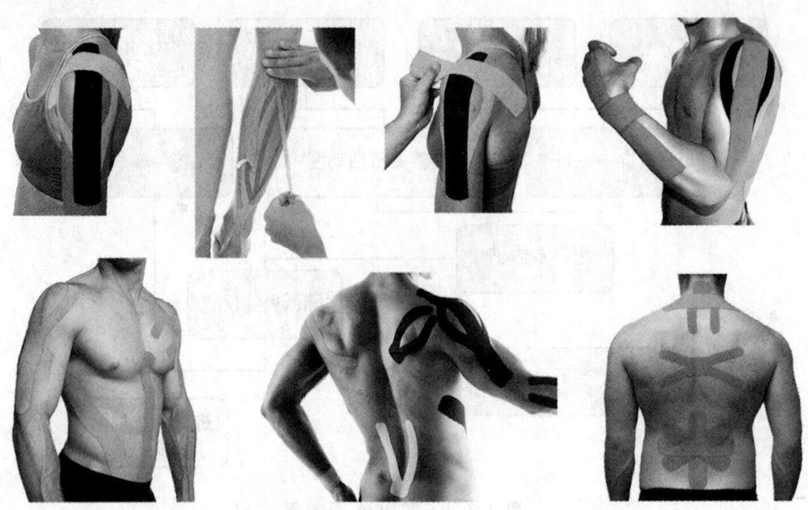

图 5-4-6 肌内效贴扎技术的贴扎

特殊解剖结构时使用。

(3) “X”形:可促进“锚”所在位置的血液循环及新陈代谢,达到止痛的效果,也就是所谓的“痛点提高贴布”(某些特殊部位如胸部的丰胸贴扎也可采用“X”形)。

(4) 爪性(即散形、扇形):①消除肿胀,促进淋巴液、血液循环;②爪行贴布需尽量包覆组织液滞留的肢体或血液淤积的区域;③增加感知觉的输入。

(5) 灯笼形:贴布两端不裁剪,中段裁剪为多分支,也就是两个散形结合体。①贴布两端均为固定端,故稳定效果良好(临床经验:大的关节多用两个“Y”形贴布实现);②灯笼形贴布兼具爪形的特征。

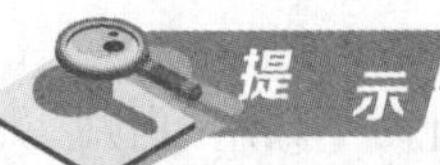

以上贴布若有重叠多层贴扎,一般是裁剪得越多贴在越里层(即从里到外为爪形 / 灯笼形→“X”形→“Y”形→“I”形)。在同一解剖部位,不应贴扎层次过多,以免给予软组织的“指令”太杂甚至相互矛盾,或隔离太厚影响疗效。

(二) 肌内效贴扎技术的临床应用

1. 常见骨科疾患及运动损伤 ①腰部肌肉拉伤:放松腰部拉伤肌肉,增加感觉输入,减轻疼痛,促进核心稳定;②急性颈椎关节周围炎:减轻疼痛,放松紧张肌肉;③手腕部腱鞘炎:促进局部血液循环,减轻因疼痛造成的活动受限;④网球肘:缓解疼痛并使肌群休息放松;⑤肩峰撞击综合征:与传统物理治疗相比,可以快速提高上肢功能,缓解患者在日间、夜间或是运动中的疼痛,可以作为一般理疗方法的替代治疗;⑥急性踝关节拉伤:结合常规理疗,能快速改善患者踝关节肿胀、疼痛等症状;⑦膝关节骨性关节炎:在短期内可缓解疼痛、关节肿胀等主要症状,同时改善肌肉、关节整体情况,促进日常活动(图 5-4-7)。

2. 常见神经科疾患 ①小儿脑瘫:可以作为辅助治疗方法,结合其他物理治疗方法应用,有利于改善患儿的坐姿;②脑卒中:结合其他康复治疗方法,对于改善卒中后肩痛、软组织炎症、肌肉力弱以及姿势不良起到重要作用;③其他:如针对偏瘫步态,可激活核心肌群,稳定骨盆,引导屈髋肌肉收缩,放松髋内收肌、伸膝肌及小腿三头肌,促进腓骨长短肌、胫前肌收缩,增强足底本体感觉输入。

3. 常见妇科疾患 如乳腺癌根治术后淋巴水肿,肌贴结合空气气压(PC)治疗可以有效消除术后肿胀,尤其对于需要较长时间维持治疗的患者,肌贴治疗有更好的接受性。

肌贴在减轻疼痛、增加感觉输入、改善肌肉活动、消肿等方面都有一定的疗效,又因其操作简单、安全、无痛苦、适用于身体各个部位、不影响关节运动等特点,在预防和治疗运动损伤时有其独特的优势。随着康复医学的发展以及人们对于整体康复更多层面的需求,肌内效贴扎技术不仅可以作为康

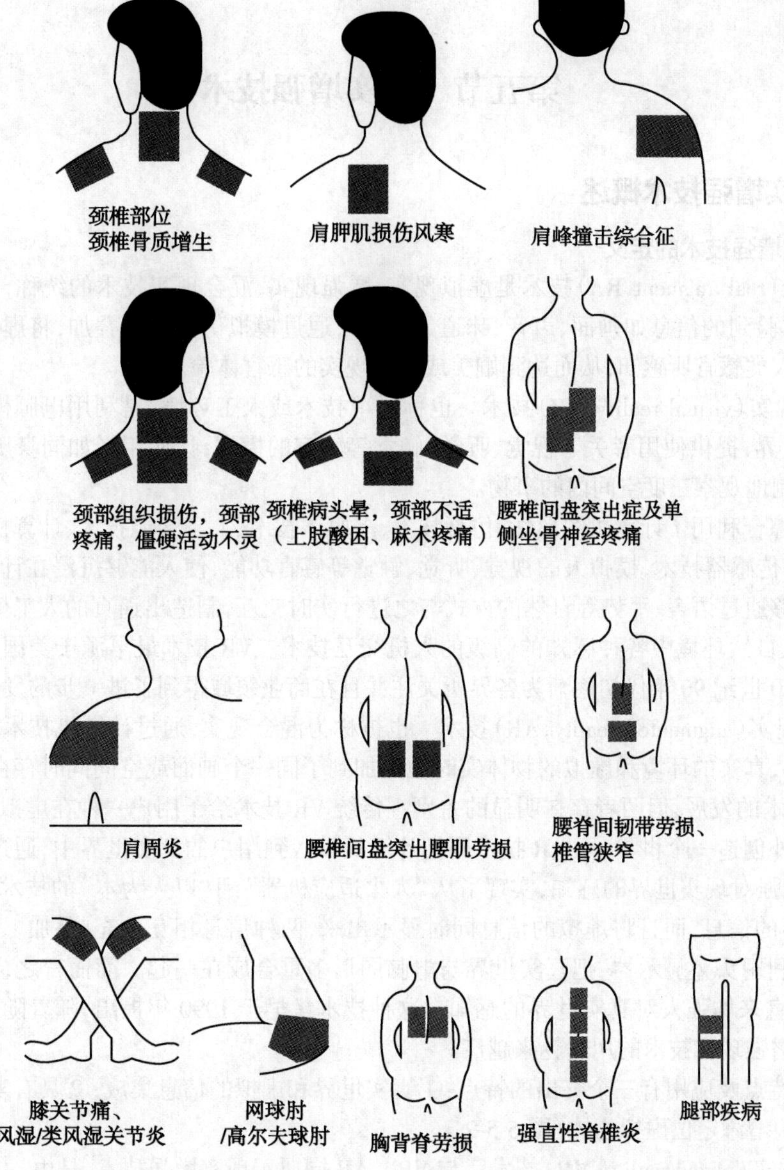

图 5-4-7　肌内效贴扎技术在常见的骨科疾患及运动损伤应用

复科常见疾病的治疗技术，还可以为患者家庭自我治疗提供一个有效的选择。

注意事项：①肌内效贴布使用范围为“肌肤”，如遇有毛发部位请避开；②肌肤如有发炎或伤口，请避免直接贴于该部位肌肤；③使用中如有发红之症状，请暂时停止使用，应先使发红症状消退；④如肌肤持续发红不退，请立刻就医；⑤使用贴布前，务必先清洁肌肤表面；⑥切勿在贴布上粘贴不透气的物质；⑦撕除贴布时，请以轻缓的速度撕开，勿造成肌肤的挫伤；⑧孕妇勿直接使用于腹部。

（肖晓鸿　赵　彬）

思考题

1. 解释肌内效贴扎技术的含义。
2. 简述肌内效贴扎技术的作用。
3. 简述肌内效贴扎技术的应用和注意事项。

第五节 现实增强技术

一、现实增强技术概述

(一) 现实增强技术的定义

现实增强(real augment,RA)技术是虚拟现实、增强现实、混合现实技术的统称,它们可以将现实世界中很难体验到的信息如画面、声音、味道、触觉等,通过模拟仿真后再叠加,将虚拟的信息应用到真实世界,被人类感官所感知,从而达到媲美或超越现实的感官体验。

1. 虚拟现实(virtual reality,VR)技术　也称灵境技术或人工环境,是利用电脑模拟产生一个3D空间的虚拟世界,提供使用者关于视觉、听觉、触觉等感官的模拟,让使用者如同身历其境一般,可以及时、没有限制地观察三度空间内的事物。

VR技术综合利用了计算机图形学、仿真技术、多媒体技术、人工智能技术、计算机网络技术、并行处理技术和多传感器技术,模拟人的视觉、听觉、触觉等感官功能,使人能够沉浸在计算机生成的虚拟境界中,并能够通过语言、手势等自然的方式与之进行实时交互,制造出逼真的人工模拟环境,并能有效地模拟人在自然环境中各种感知的高级的人机交互技术。VR技术最早源于美国空军训练和作战的模拟系统,20世纪90年代初逐渐为各界所关注并且在商业领域得到了进一步的发展(图5-5-1)。

2. 增强现实(augmented reality,AR)技术　也被称为混合现实,通过计算机技术将虚拟的信息应用到真实世界,真实的环境和虚拟的物体实时地叠加到了同一个画面或空间同时存在。AR技术的出现源于VR技术的发展,但两者存在明显的差别。传统VR技术给予用户一种在虚拟世界中完全沉浸的效果,是另外创造一个世界;而AR技术则把计算机带入到用户的真实世界中,通过听、看、摸、闻等虚拟信息来增强对现实世界的感知,实现了从“人去适应机器”到“以人为本”的技术转变。它不仅展现了真实世界的信息,而且将虚拟的信息同时显示出来,两种信息相互补充、叠加。在视觉化的增强现实中,用户利用头盔显示器,把真实世界与电脑图形多重合成在一起。简而言之,就是用计算机实时产生3D信息来增强人对真实世界的感知。这种技术最早于1990年提出,随着随身电子产品运算能力的提升,增强现实技术的用途越来越广。

AR技术特点及应用有三个突出的特点:①真实世界和虚拟的信息集成;②具有实时交互性;③在3D尺度空间中增添定位虚拟物体(图5-5-2)。

3. 混合现实(mixed reality,MR)技术　与VR、AR同属于现实增强技术,是由“智能硬件之父”多伦多大学教授Steve Mann提出的介导现实。它是虚拟现实技术的进一步发展,该技术通过在虚拟环境中引入现实场景信息,在虚拟世界、现实世界和用户之间搭起一个交互反馈的信息回路,以增强用户体验的真实感。系统通常采用三个主要特点:①它结合了虚拟和现实;②在虚拟的三维(3D注册);③实时运行。VR是纯虚拟数字画面,而AR是虚拟数字画面加上裸眼现实,MR是数字化现实加上虚拟数字画面。从概念上来说,MR与AR更为接近,都是一半现实一半虚拟影像,但传统AR技术运用棱镜光学原理折射现实影像,视角不如VR视角大,清晰度也会受到影响。MR技术结合了VR与AR的优势,同时也摒除了两者大部分缺点,能够更好地将AR技术体现出来(图5-5-3)。

随着电子产品的普及和广泛应用,现实增强技术的前途无可限量。它与传统的计算机人机界面(如键盘、鼠标器、图形、用户界面以及流行的Windows等)相比,虚拟现实/增强现实/混合现实技术无论在技术上还是思想上都有质的飞跃。传统的人机界面将用户和计算机视为两个独立的实体,而将界面视为信息交换的媒介,由用户把要求或指令输入计算机,计算机对信息或受控对象作出动作反馈。现实增强技术则将用户和计算机视为一个整体,通过各种直观的工具将信息进行可视化,形成一个逼真的环境,用户直接置身于这种3D信息空间中,自由地使用各种信息,并由此控制计算机。它具有以下特点:①计算机提供“环境”,不是“数据/信息”,改变了人机接口的内容;②操作者由视觉、听觉和力觉感知环境,由自然的动作操作环境,而不是通过屏幕、键盘、鼠标和计算机交互,改变了人机接口的形式;③逼真的感知和自然的动作,使人产生身临其境的感觉,改变了人机接口的效果。这样用户

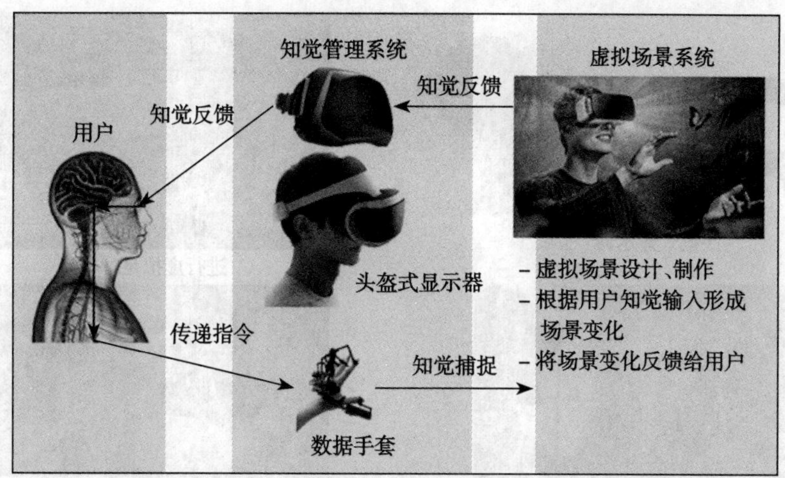

①虚拟现实技术基本原理

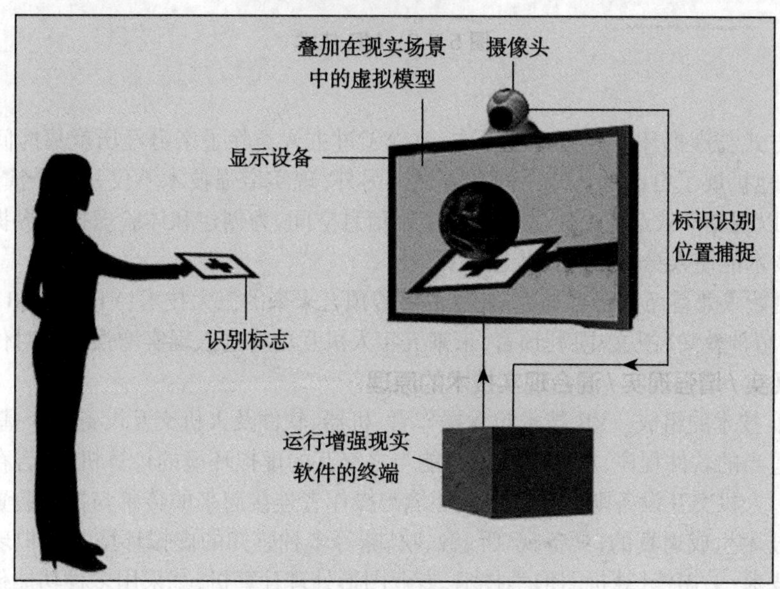

②增强现实技术的基本原理

图 5-5-1 VR 技术

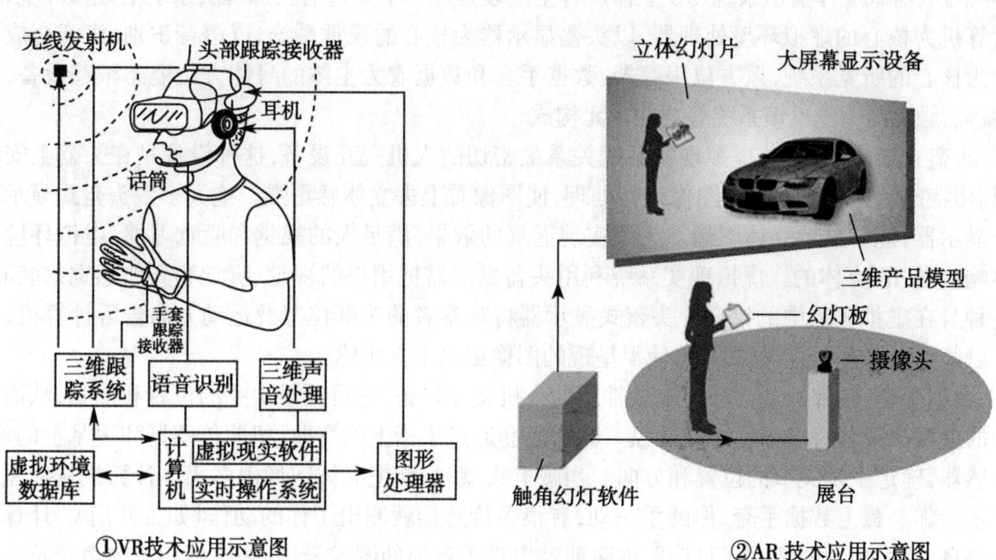

①VR技术应用示意图　　②AR 技术应用示意图

图 5-5-2 AR 技术

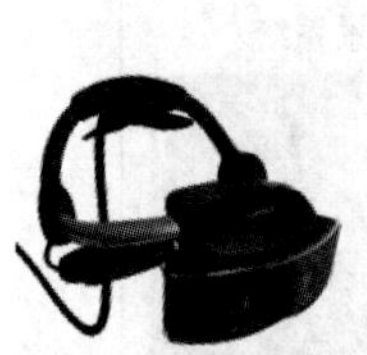
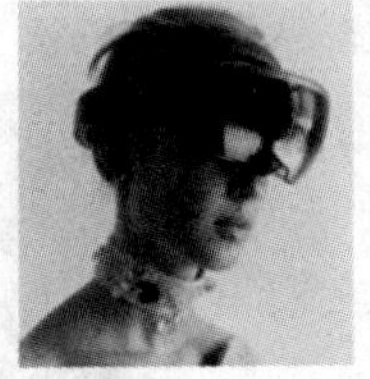

头盔式显示器

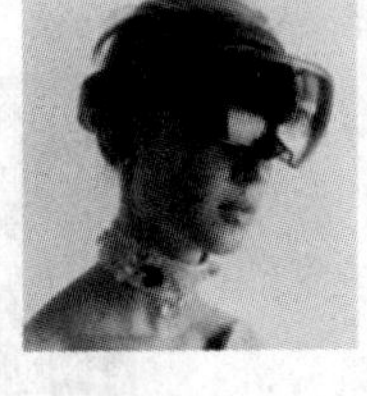

进行虚拟足球赛

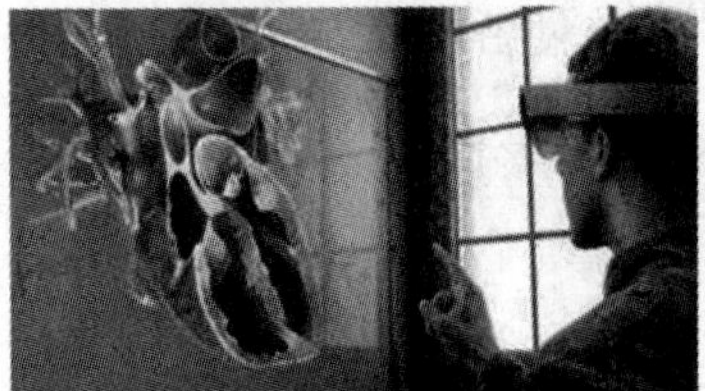

心脏虚拟解剖

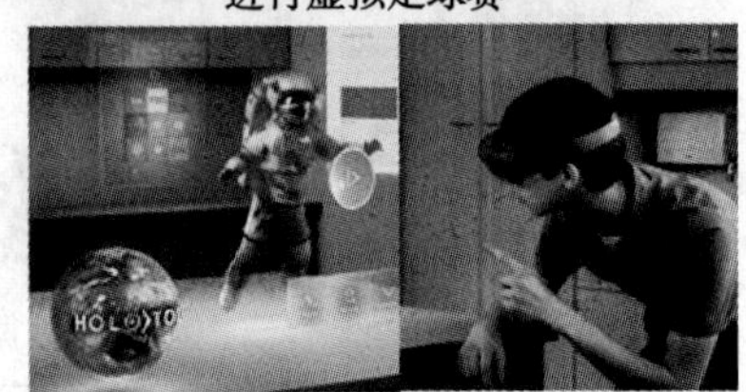

虚拟太空旅行

图 5-5-3 MR 技术

就可以用自然方式与虚拟环境进行交互操作，改变了过去人类除了亲身经历就只能间接了解环境的模式，从而有效地扩展了自己的认知手段和领域。另外，现实增强技术不仅是一个演示媒体，还是一个设计工具，它以视觉形式产生一个适人化的多维信息空间，为创建和体验虚拟世界提供了有力的支持。现实增强技术能使人身临其境和梦想成真。

Facebook 创始人兼首席执行官马克·扎克伯格曾预言未来的三大技术：VR/AR/MR 技术、人工智能和视频。硅谷“精神教父”凯文·凯利预言，未来五年人机互动将进入现实增强技术时代。

（二）虚拟现实 / 增强现实 / 混合现实技术的原理

1. 虚拟现实技术的组成　VR 技术包含操作者、机器、软件及人机交互设备四个基本要素，其中机器是指安装了适当的软件程序，用来生成用户能与之交互的虚拟环境的计算机，内含存有大量图像和声音的数据库。人机交互设备则是指将虚拟环境与操作者连接起来的传感与控制装置。虚拟现实技术利用计算机技术生成逼真的，具备视、听、触、嗅、味等多种感知的虚拟环境。虚拟现实技术须具有以下 3 种基本技术：① 3D 计算机图形学技术，专业图形处理计算机；②采用多种功能传感器的交互式接口技术，应用软件系统、输入设备；③高清晰度显示技术，2D 或 3D 演示设备等。

不同的项目可以根据实际的应用有选择地使用这些工具，主要包括头盔式显示器、跟踪器、传感手套、屏幕式、房式立体显示系统、3D 立体声音生成装置。一个完整的虚拟现实系统由虚拟环境，以高性能计算机为核心的虚拟环境处理器，以头盔显示器为核心的视觉系统，以语音识别、声音合成与声音定位为核心的听觉系统，以方位跟踪器、数据手套和数据衣为主体的身体方位姿态跟踪设备，以及味觉、嗅觉、触觉与力觉反馈系统等功能单元构成。

(1) 头盔式显示器：是与虚拟现实系统关系最密切的人机交互设备，这种设备是在头盔上安装显示器，利用特殊的光学设备来对图像进行处理，使图像看上去立体感更强。绝大多数头盔式显示器使用两个显示器，能够显示立体图像。为了实现逼真的效果，满足人的视觉和听觉习惯，虚拟环境的图像和声响应是 3D 立体的。虚拟现实系统利用头盔显示器把用户的视觉、听觉和其他感觉封装起来，产生一种身在虚拟环境中的错觉。头盔式显示器将观察者的头部位置及运动方向告诉计算机，计算机就可以调整观察者所看到的图景，使得呈现的图像更趋于真实感。

(2) 数据手套：是虚拟现实系统中最常用的人机交互设备，它可测量出手的位置和形状，从而实现环境中的虚拟手及其对虚拟物体的操纵。数据手套通过手指上的弯曲、扭曲传感器和手掌上的弯度、弧度传感器，确定手及关节的位置和方向。当戴上头盔时，就把立体图像由多媒体计算机从头盔的显示器显示给你。戴上数据手套，你的手一动，有很多传感器就测出了你的动作(如去开门)。计算机接到这一信息，就去控制图像，使门打开，你眼前就出现了室内的图像景物，并给出相应的声音及运动感觉。当你的妻子恰巧在房中，看到你的出现，她张开双臂亲昵地向你飞奔而来，随之你的腰被紧紧地

搂住。切记,此时仅是数据紧身服在收缩罢了,只是这一切那么自然,那么逼真,那么不露痕迹。数据服也是虚拟现实系统中用的人机交互设备。一件虚拟现实的数据紧身服可使人有在水中或泥沼中游泳的感觉。

(3) 软件系统:一般有 Unity3d、Quest3d、Virtools 和 Flalsh3d 等(图 5-5-4)。

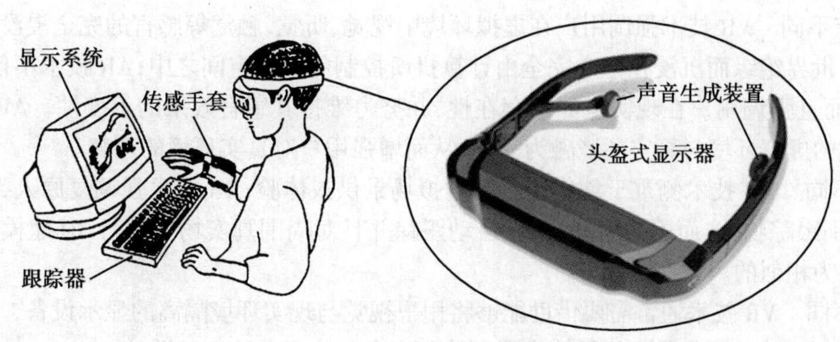

图 5-5-4 VR 技术系统的基本原理

2. 增强现实技术的组成 增强现实技术借助计算机图形技术和可视化技术产生现实环境中不存在的虚拟对象,并通过传感技术将虚拟对象准确"放置"在真实环境中,借助显示设备将虚拟对象与真实环境融为一体,并呈现给使用者一个感官效果真实的新环境。AR 技术的几个基本设备:①摄像头,用来捕捉标记图案;②可识别的唯一图案;③现实设备;④处理器(就是用于合成图像的计算机)。AR 技术的特点:①实现了 3D 动画的实时叠加;②实现了 3D 动画与手势动作的实时互动;③开放性的硬件接口,适用于任何场合下的 AR 应用。增强现实技术主要运用了 3D 显示系统、移动计算、无线网络等技术,它的出现与下述科技进步密切相关:

(1) 计算机图形技术:增强现实的用户可以戴上透明的护目镜,透过它看到整个世界连同计算机生成而投射到这一世界表面的图像,从而使物理世界的景象超出用户的日常经验之外。这种增强的信息可以是在真实环境中与之共存的虚拟物体,也可以是实际存在的物体的非几何信息。

(2) 折叠空间定位技术:为了改善效果,增强现实所投射的图像必须在空间定位上与用户相关。当用户转动或移动头部时,视野变动,计算机产生的增强信息随之做相应的变化。这是依靠 3D 环境注册系统实现的。这种系统实时检测用户头部位置和视线方向,为计算机提供添加虚拟信息在投影平面中映射位置的依据,并将这些信息实时显示在荧光屏的正确位置。

(3) 人文智能:以将处理设备和人的身心能力结合起来为特点。它并非仿真人的智能,而是试图发挥传感器、可穿戴计算机等技术的优势,使人们能够捕获自己的日常经历、记忆所见所闻,并与他人进行更有效的交流。在这一意义上,它是人的身心的扩展。作为智能,它基于用户在计算过程中的反馈,并不要求有意识的思考与努力。

AR 技术的应用范围:①展览展示领域:人们在浏览、翻阅产品画册的时候,同时在荧幕中所拍摄到的画册上会如魔术般出现 3D 的产品模型或 3D 动画等更直观的信息呈现;②军事领域:部队可以利用增强现实技术进行方位的识别,获得目前所在地点的地理数据等重要军事数据;③电视转播领域:通过增强现实技术可以在转播体育比赛时实时地将辅助信息叠加到画面中,使得观众可以得到更多的信息;④娱乐、游戏领域:增强现实游戏可以让位于全球不同地点的玩家共同进入一个真实的自然场景,以虚拟替身的形式进行网络对战。

3. 混合虚拟现实技术的组成 MR 与 AR 更为接近,都是一半现实一半虚拟影像,但传统 AR 技术运用棱镜光学原理折射现实影像,视角不如 VR 视角大,清晰度也会受到影响。为了解决视角和清晰度问题,新型的 MR 技术将会投入在更丰富的载体中,除了眼镜、投影仪外,目前研发团队正在考虑用头盔、镜子、透明设备做载体的可能性。总之,MR 设备给到人的是一个混沌的世界:如数字模拟技术(显示、声音、触觉)等,难以感受到两者差异。正因如此,MR 技术更加有想象空间,它将物理世界实时并且彻底地数字化了,又同时包含了 VR 和 AR 设备的功能。

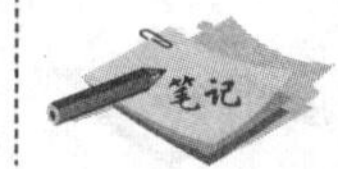

传统的VR技术是纯虚拟数字画面，如通过戴上智能眼镜就可以看电影，完全不需要任何现实设备支持；而AR技术是虚拟数字画面加上裸眼现实，通过投影仪在桌子上投射出一个舞者，这就是AR的初步技术；MR则是数字化现实加上虚拟数字画面。简单来说，MR和AR技术的区别在于：MR技术能通过一个摄像头让你看到裸眼都看不到的现实，AR技术只管叠加虚拟环境而不管现实本身。

（三）虚拟现实与增强现实技术区别

1. 侧重点不同 VR技术强调用户在虚拟环境中视觉、听觉、触觉等感官的完全浸没，强调将用户的感官与现实世界绝缘而沉浸在一个完全由计算机所控制的信息空间之中；AR技术不仅不隔离周围的现实环境，而且强调用户在现实世界的存在性，并努力维持其感官效果的不变性。AR系统致力于将计算机产生的虚拟环境与真实环境融为一体，从而增强用户对真实环境的理解。

2. 技术不同 VR技术侧重于创作出一个虚拟场景供人体验；AR技术强调复原人类的视觉的功能，如自动识别跟踪物体，而不是手动指出，自动跟踪并且对周围真实场景进行3D建模，而不是照着场景做一个极为相似的。

3. 设备不同 VR技术通常需要借助能够将用户视觉与现实环境隔离的显示设备，一般采用浸没式头盔显示器；AR技术需要借助能够将虚拟环境与真实环境融合的显示设备。

4. 交互区别 VR技术是纯虚拟场景，所以VR装备更多的用于用户与虚拟场景的互动交互，更多的使用位置跟踪器、数据手套、动捕系统、数据头盔等；AR技术是现实场景和虚拟场景的结合，所以基本都需要摄像头，在摄像头拍摄的画面基础上结合虚拟画面进行展示和互动，如Google Glass。

5. 应用区别 VR技术强调用户在虚拟环境中的视觉、听觉、触觉等感官的完全浸没，对于人的感官来说，它是真实存在的，而对于所构造的物体来说，它又是不存在的。因此，利用这一技术能模仿许多高成本的、危险的真实环境。因而其主要应用在虚拟教育、数据和模型的可视化、军事仿真训练、工程设计、城市规划、娱乐和艺术等方面。AR技术并非以虚拟世界代替真实世界，而是利用附加信息去增强使用者对真实世界的感官认识。因而其应用侧重于辅助教学与培训、医疗研究与解剖训练、军事侦察及作战指挥、精密仪器制造和维修、远程机器人控制、娱乐等领域。

二、现实增强技术的临床应用

康复医学是一门涉及物理医学、医疗体育、康复工程学、心理学、护理学、老年学、社会学及建筑学等多种学科的一门新兴学科。康复治疗旨在通过物理疗法、作业疗法、康复工程、言语疗法、文体疗法、心理疗法和职业技能培训等多种手段，使老弱病伤残患者得到最大限度的功能改善，使身体的部分或全部功能得到最充分的发挥，以达到最大可能的生活自理、劳动和工作等能力，最终回归社会，实现人生的意义和价值。康复治疗师们已在帮助患者恢复功能方面做了很多工作，但由于客观技术条件的限制，在康复工程方面还存在一些不尽如人意的缺憾。现在的康复治疗过程虽然也采用了运动疗法、作业疗法、功能评测和心理治疗等手段，在治疗过程中也较注意心理治疗的重要性，但由于现有康复器械的局限，还不能将功能评测、运动治疗（或作业治疗）及心理治疗这三方面有机地贯穿在一起，尤其无法将心理治疗贯穿康复治疗的始终。在传统的运动疗法中，患者处于被动的地位，训练过程中的动作反复、单调枯燥，很容易使患者产生厌烦情绪，在一定程度上延缓了治疗的进行，不利于治疗的继续和深入。同时在每次治疗前又不可能对受损部位的功能作一个客观的评定，以便有的放矢地制订康复训练指标的数值。

在康复人-机-环境系统中，患者可利用尚有或残存的能力直接同社会环境、自然环境、健全人用机器设备相互联系、相互作用、相互沟通，实现物质、能量和信息的交流。当力所不能及时，则需要依赖特殊界面/接口的辅助，来实现他们的生存和发展。现实增强技术就是用计算机生成的一种特殊环境，人可以通过使用各种特殊装置将自己“投射”到这个环境中，并操作、控制环境，实现特殊的目的，即患者就是这种环境的主宰。

使用现实增强技术模拟真实的生活场景，可以给患者身临其境的感觉，三维数字图像增强了对空间及感知方面的刺激，在一定程度上能综合地进行运动、感觉、认知等功能训练，简化了患者康复训练任务。同时，人机交互的特点增强康复训练的趣味性，调动了患者进行训练的主动性。

使用现实增强技术可以把真实环境和虚拟物体实时叠加，不仅能够达到超越现实的感官体验，进

一步提升患者的感官感知，还能够大大促进患者的认知能力和想象力的提升，帮助进行脑部功能的恢复训练。目前AR增强现实技术也是特教康复治疗领域的最新、最热门课题和方向，各国科研人员都在积极地开发现实增强技术相关的辅疗产品。

在很多发达国家现实增强技术已被应用到康复治疗中来，并取得了较好的疗效。在康复认知领域，美国利用VR技术进行康复治疗有十余年的历史。例如，美国的“鹦鹉软件”主要用于治疗语言障碍、注意力障碍、记忆缺失、认知能力低等问题；加拿大研发的大脑训练软件用于进行大脑训练、认知训练，从而提升记忆力、注意力、自控能力等；法国Paris Descartes University的人体记忆及认知研究认为，现实增强技术能促进记忆障碍和认知障碍的功能恢复。现实增强技术在康复医学中的作用具体如下：

1. 在运动疗法中的应用 身体康复训练一般是利用一些器械对肢体进行主动或被动牵引的过程，目前的康复治疗过程过于单调、枯燥，患者很难产生兴趣，效果不理想。虚拟身体康复运动训练是指用户通过输入设备（如数据手套、动作捕捉仪）把自己的动作传入计算机，并从输出反馈设备得到视觉、听觉或触觉等多种感官反馈，最终达到最大限度地恢复患者的部分或全部机体功能的训练活动。虚拟身体康复运动训练有可能实现三个结合。一是游戏和治疗相结合，也就是由屏幕提供一种人工景物，使患者如同置身于游戏或旅游的环境中，使治疗过程充满乐趣，提高患者的积极性。二是心理引导和生理治疗相结合，利用屏幕技术可以用语言和文字对患者进行种种心理提示和诱导，充分调动患者的精神作用，反过来强化生理治疗的作用。三是可以使康复器械产生被动牵引和主动训练相结合的治疗作用，因为康复器械本身已经是一种与电脑屏幕结合成一体的智能系统，可以很方便地实现主动和被动互相转换的效果。

对于康复患者的训练来说，运动量是否合适，运动是否平稳，运动方式是否符合一般的生活习惯，功能训练是否主动参与等，是决定康复训练是否成功的关键。要使训练过程充满乐趣，可以应用现实增强技术使训练能达到预定的效果。这种器械必须能实现康复运动训练过程中所需要的四种运动方式，即被动运动、主动 - 辅助运动、主动运动和抵抗运动。

(1) 现实增强技术在上肢康复训练中的应用：根据现实增强技术能使用户像在真实环境中一样操纵虚拟环境中的对象（或物体）这一作用，现实增强技术可以用于上肢和手的训练。在进行上肢和手的训练时，需要很多如圆锥体、泡沫塑料分指板、大球状把的插桩和把手粗细不同的木图案模等物体。这些物体都可以通过虚拟环境生成虚拟物体来实现，患者可通过对所生成的虚拟物体的抓握或使用，进行手指精细动作的训练，虚拟物体的形状和大小可根据患者手的大小和恢复情况来定。这样需要的训练物体可根据康复情况发生改变，软硬程度也可调整，还可随时对患者的训练情况进行科学评价，不需要平时储存很多训练物品，省去专人管理。

(2) 现实增强技术在下肢康复训练中的应用：如“虚拟跑步器”和“虚拟健身车”等。现实增强技术训练器主要包括如下几个部分（图5-5-5、图5-5-6）：

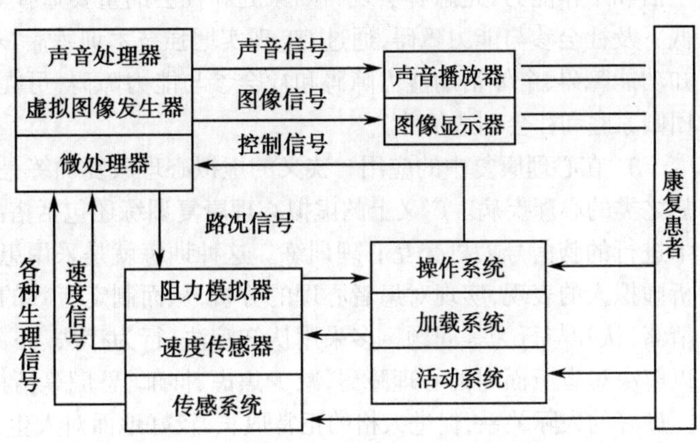

图5-5-5 现实增强技术训练器的组成

1) 主体：这部分由操纵装置、阻力加载系统和运动系统组成。操纵装置是为用户能操纵虚拟环境而设置的，为了让用户在虚拟环境中漫游，操纵装置应能产生上下左右的运动控制信号。阻力加载系统和运动系统是实现康复训练四种运动方式的基础。康复训练器操纵器的设计也是一个比较重要的部分，要能感受使用者所施加的力度和幅度。幅度大则产生的操纵信号强，否则就弱，而且操纵装置的设计也应该考虑操纵的方便和舒适。

2) 处理器系统：这部分由微处理器、图像发生器、声音发生器、图像显示器和声音播放器组成。这部分是实现现实增强技术的核心部分，它将由各种传感器获得的运动控制信号、速度信号加以分析

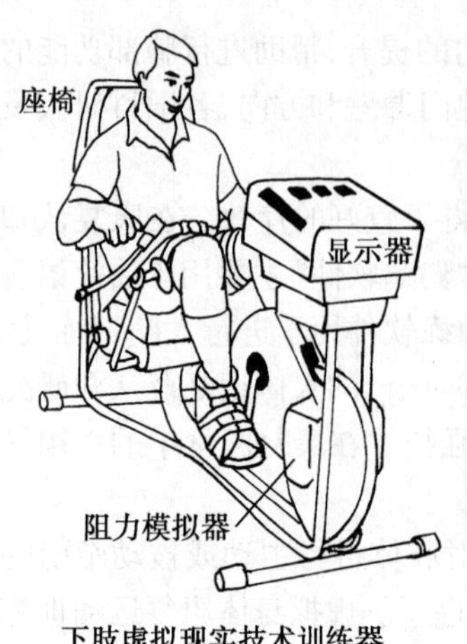

下肢虚拟现实技术训练器

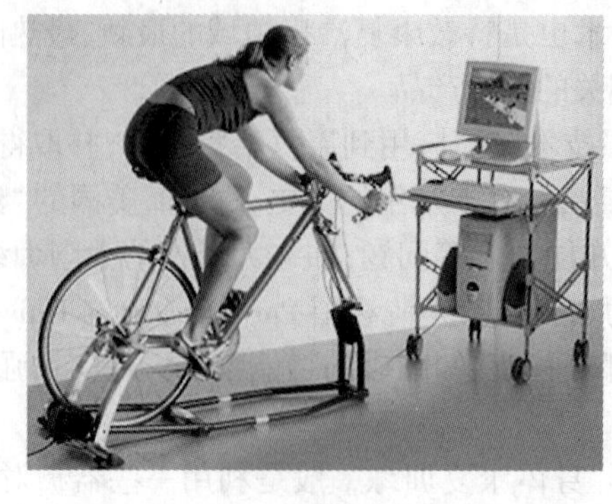
自行车虚拟现实技术训练器

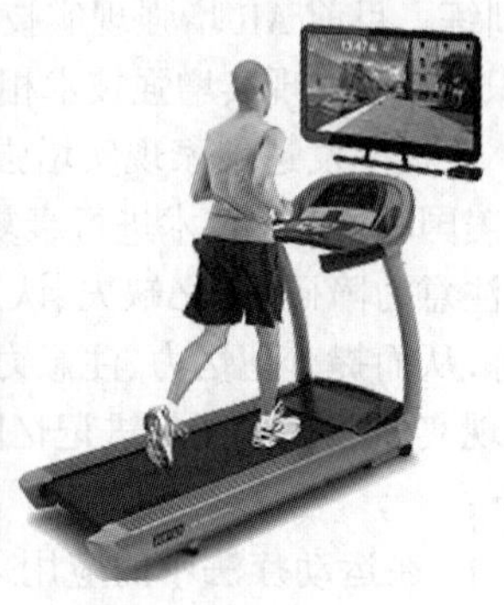
跑步虚拟现实技术训练器

图 5-5-6 现实增强技术训练器

处理，分析操纵者在虚拟环境中的位置及观察角度，并根据已建立的虚拟环境的模型来快速产生图形，最终由图像发生器产生相应的图像，由声音发生器产生各种声响，为使用者创造一个和谐的训练环境。

3）信号分析处理系统：这部分由阻力模拟器和传感器及其处理电路组成。阻力模拟器根据微处理器产生的“虚拟健身车”行驶过程中的不同路况信号发生阻力信号，控制阻力加载系统产生模拟阻力；传感器包括操纵器中的各种传感设备、速度传感器以及各处生理参数测量传感器，这些传感器可以感知操作者的控制信号、速度信号和各种生理信号，并由处理电路处理各种传感器产生的信号，传递给微处理器处理。对于一般患者来说，随着身体情况的变化，在训练过程中所承受的负荷也有所变化。开始训练时，由于患者体力极差，在不能进行主动运动的情况下，为了防止机体功能的退化，可以采用器械主动牵引，患者被动运动的方式。而在以后的训练过程中，这种阻力要随着训练的深入而加大。阻力模拟系统是实现康复训练过程中四种运动方式的关键部分。

2. 在作业疗法中的应用　建立一个与日常生活环境一致的虚拟环境，患者戴上头盔、手套等，采用有目的、有选择性的作业活动(工作、劳动以及文娱活动等各种活动)，使患者在作业中获得功能锻炼，最大限度地促进患者身体、精神和社会参与等各方面障碍的功能恢复，如使用吸尘器打扫房间、用洗衣机洗衣服等，吸尘器、洗衣机等房间中的设备都是虚拟的，在作业中出现失误也不会对患者的身体造成损坏。这种环境可用于慢性病治疗和心理治疗。这种方法着眼于帮助患者尽可能恢复正常的生活和工作能力，是患者实现回归家庭和社会的重要途径。作业疗法治疗的患者多有个体活动能力低下及社会参与能力障碍，通过 OT 现实增强技术训练后，对其有重要影响，特别是运动功能障碍、认知功能障碍、个体活动能力障碍和社会参与能力障碍，可提高患者的生活能力和社会适应能力，为其回归家庭和社会创造条件。

3. 在心理康复中的应用　狭义的虚拟心理康复训练是指利用搭建的 3D 虚拟环境治疗诸如恐高症之类的心理疾病。广义上的虚拟心理康复训练还包括搭配“脑 - 机接口系统”、“虚拟人”等先进技术进行的脑信号人机交互心理训练。这种训练就是采用患者的脑电信号控制虚拟人的行为，通过分析虚拟人的表现，实现对患者心理的分析，从而制定有效的康复课程，治疗患者的各种心理困扰包括情绪、认知与行为等问题。多采用认知疗法、行为疗法、心灵重塑疗法、家庭疗法等进行干预性治疗，以解决患者所面对的心理障碍，减少焦虑、抑郁、恐慌等精神症状，改善患者的非适应社会的行为，建立良好的人际关系，促进人格的正常成长，较好地面对人生，面对生活和很好地适应社会。此外，还可以通过显示设备，把虚拟人的行为展现出来，让患者直接学习某种心理活动带来的结果，从而实现对患者的治疗。这种心理训练方法为更多复杂的心理疾病指明了一条新颖、高效的训练之路。

例如，暴露疗法是治疗恐惧症的疗法之一。路易斯维尔大学的精神病学家已经使用 VR 治疗飞行恐惧和幽闭恐惧症。现实增强技术创造一个虚拟现实操作环境，在这个私人、安全而且可随时停止或重复的环境中，患者可以直视恐惧，练习应对策略，打破逃避心理。冥想是治疗焦虑症的疗法之一，一

款应用程序DEEP能帮助用户学习深度冥想式呼吸。这款程序利用胸部的环带检测呼吸，让用户犹如置身水中，而用户只能通过呼吸转移地点。这款程序的另外一个好处便是不会使用操纵杆或控制器的人也能参与其中。

4. 在言语疗法中的应用　通过现实增强技术对各类言语障碍的成人和儿童进行言语障碍评定、诊断、治疗。言语障碍包括失语症、构音障碍、儿童语言发育迟缓、发声障碍和口吃等。如听力语言训练的方法是通过虚拟的言语治疗师对患者进行一对一的听力训练、发音训练、语言训练等。

5. 在疼痛治疗方面的应用　烧伤患者的疼痛是持续性的，医生希望利用VR分散患者注意力，降低疼痛感。华盛顿大学此前推出一款叫Snow World的VR游戏，患者可以通过向企鹅扔雪球，听Paul Simon的音乐，压制大脑疼痛神经，减轻伤口处理、物理治疗等带来的疼痛感。一份美国军方报告称，处理炸伤士兵的伤口时，Snow World效果比吗啡还好。

截肢患者一般在失去肢体后往往产生幻肢感，甚至是幻肢痛，过去一般采用镜像疗法，患者看着健康肢体的镜像，让大脑与健康肢体和幻肢的运动同步，从而减轻痛苦。利用现实增强技术制作的游戏能减轻幻肢痛，其原理是利用传感器接收大脑信号。这种游戏需要患者用虚拟肢体完成游戏任务，帮助患者获得控制能力，学习如何放松紧握的手指等。

6. 在自闭症治疗中的应用　德克萨斯大学教授Dallas设计出一个项目，训练自闭症患者的社交技能。通过大脑成像和脑电波监测技术，让患者处身工作面试、相亲等情况，学习读懂社交暗示，做出社会可接受的行为。研究表明，患者的脑部扫描显示，在完成培训项目后，与社交理解能力相关的脑部区域活力有所提高。

事实上，现实增强技术除了在康复医学领域大有可为之外，在其他领域也将得到广泛的应用。有人担心，有了现实增强技术，人们只会活在虚拟世界，不再面对现实生活。然而，对于残疾人、老年人等无能力离开屋子的群体，现实增强技术能帮助他们不再受限于房间、床和轮椅上。现实增强技术可以创造了一个虚拟场景，让他们体验外面的世界，如骑自行车、海边散步等。现实增强技术还可以在虚拟场景中调节声音、光线、风力、温度等因素，并在墙上安装一个巨大的显示屏，填充正常的视野范围，让人们足不出户即可以畅游世界各地，进入各种虚拟场景获得实境体验。如果有成熟的外接设备，还可以与虚拟世界进行交互。总之，现实增强技术将改变我们未来的生活和社会。

（肖晓鸿）

本章小结

本章主要讲述了包括：康复机器人、功能性电刺激、假肢矫形新技术、肌内效贴扎技术、现实增强技术等康复辅具新技术的基本原理和临床应用，旨在开拓视野、培养兴趣、增加知识面和展望康复辅助器具技术的新未来和发展方向，培养学习兴趣和不断追求卓越的品质。我们相信随着康复辅具新技术的不断推广和应用，康复医学将会焕发无限的魅力和更加强大的生命力，康复治疗将会更加有的放矢，康复训练的时间将会缩短，康复治疗的效果将更为显著。

思考题

1. 简述虚拟现实 / 增强现实 / 混合现实技术的含义。
2. 简述虚拟现实 / 增强现实 / 混合现实技术的组成和特点。
3. 简述现实增强技术在康复医学中的应用。

扫一扫，测一测

思路解析

实 训

实训一 假肢装配的基本流程

【实训目标】

1. 掌握测量残肢基本尺寸的方法。
2. 掌握残肢体表标记，包括承重区和免荷区。
3. 掌握残肢取型的对线要求和对残肢进行取型的手法。
4. 掌握和了解对残肢石膏模型的修整方法。

【实训时间】

2 课时。

【材料及设备】

材料：残肢尺寸测量图表、记号笔、残肢袜套、凡士林或保鲜膜、石膏绷带、切割防护条、毛巾。

工具：直尺、皮尺、卡尺、石膏剪刀、线锤或对线仪、水盆。

场地设施：石膏取型实训室、水槽、取型椅。

【实训方式】

1. 教师示范测量、取型，指出操作要点和操作技巧。
2. 学生分组，每两名学生为一小组，按要求相互测量、取型。教师巡回查看，随时纠正各种错误。
3. 教师抽查 3~4 名学生进行测量，其他学生评议其测量方法和结果是否正确。
4. 学生展示取型作品，相互评价。
5. 教师点评和总结。布置作业。

【实训内容与方法】

假肢装配需经过十个工作流程（实训图 1）。

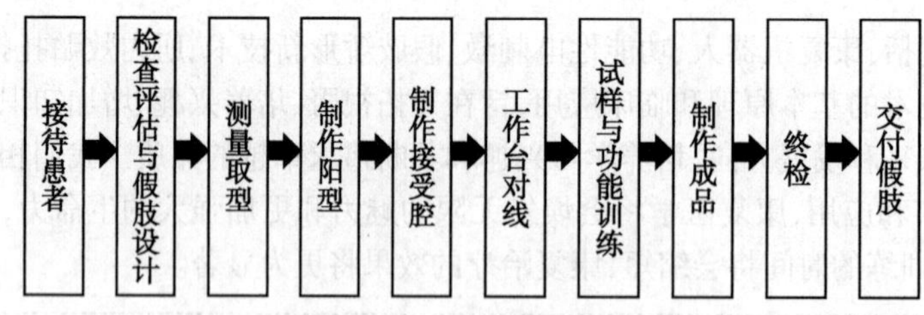

实训图 1 假肢装配流程

1. 接待患者 与患者及家属交谈，了解患者的基本情况和假肢装配需求。

2. 检查评估 重点对患者残肢进行功能检查，评估残肢功能及其对安装假肢的影响，进行假肢设计，确定假肢处方，制订假肢装配方案。

3. 测量取型 测量肢体尺寸，获取残肢三维模型。有两类取型技术，一是石膏取型，一是计算机扫描取型。石膏取型需要专门的手法技术，得到的是实物模型。计算机扫描取型通过扫描残肢的数据，在计算机中形成患者残肢三维图像，得到残肢的三维数字模型。

4. 制作阳型 ①石膏阳型：将所取的石膏阴型翻制成石膏阳型，按照假肢接受腔的原理对阳型进行修补，得到石膏阳型。②数字化阳型：使用计算机软件对残肢三维模型按照接受腔原理进行数字化修改，得到数字化阳型。然后将数据导入数控机床，加工出实物阳型。

5. 制作接受腔　以阳型为基础，用不同的材料加工制作多种形式的接受腔，如内衬板材接受腔（内衬套）、软板材接受腔（柔性接受腔）、聚乙烯板材接受腔、透明诊断接受腔、合成树脂接受腔、定制硅胶衬套等。无论什么形式的接受腔，形状尺寸取决于阳型，区别只在于材料。

6. 工作台对线　依据假肢对线的一般原则，结合截肢者的具体情况和对其进行的测量结果，组装假肢。具体内容有：①确定假肢长度。②确定关节、假脚假手的位置。③确定接受腔的角度（屈曲、内收、旋转）。④确定接受腔相对关节、假脚假手的前后、内外位置关系。⑤确定接受腔相对关节、假脚的旋转角度关系。

7. 试样与功能训练　对假肢进行接受腔检查、静态对线检查和动态功能检查。对假肢不适合的地方进行修改，最大程度地满足患者的功能需求。同时，还要对患者进行基本的功能训练，让患者能基本操作使用假肢。

8. 制作成品　对假肢半成品进行加固、装饰等深加工。

9. 终检　对成品假肢进行最终检验，保障假肢的安全、功能和质量。

10. 交付假肢　将假肢交付患者，告知使用方法、维护及注意事项。

【思考题】

书写一份具体的下肢假肢（小腿或大腿假肢）的制作流程，最好能用 PPT 的形式与同学们进行交流。

（肖晓鸿）

实训二　下肢截肢者的康复评定及开具假肢处方

【实训目标】

1. 掌握与截肢者进行沟通的能力，了解其安装假肢的需求。

2. 掌握截肢者的康复评定方法，对假肢进行全面的评估。

3. 能在康复评定的基础上为截肢者制订假肢装配方案。

4. 能为截肢者书写评估报告和开具假肢处方。

【实训时间】

2 课时。

【材料及设备】

材料：塑胶手套、小腿 / 大腿假肢装配评估表（实训表 1）、患者评估报告和小腿 / 大腿假肢装配方案的撰写要求。

仪器设备：检查床、检查椅、直尺、皮尺、身高体重计。

小腿 / 大腿截肢者：若干名，穿戴假肢与否均可。

【实训方式】

1. 教师进行示范性操作，指出要点和技巧。

2. 学生分组进行练习。根据参与实训教学的截肢者数量进行分组，每组一名截肢者。按要求对截肢者进行检查，记录检查结果。教师巡回查看，随时询问操作情况，纠正操作中的错误。

3. 教师抽查 3~4 名学生汇报评估情况，其他学生评议其方法是否正确、内容有无遗漏。

4. 布置课后作业。每名学生（或每组学生）撰写一份截肢者评估报告和假肢装配方案，做一份 PPT 报告。安排时间抽查学生进行 PPT 汇报。

【实训内容与方法】

1. 准备场地设施　准备好检查床、检查椅、工具，让截肢者坐到检查椅上。

2. 了解截肢者基本情况　通过询问交谈，了解截肢者姓名、性别、年龄、住址、联系方式等信息，给截肢者进行编号归档。进一步了解截肢部位、截肢时间、截肢原因、安装假肢的情况。如果截肢者穿过假肢，了解穿戴过程中的问题。将截肢者基本情况填入实训表 1。

3. 评估截肢者全身状态　测量并记录其身高、体重。根据截肢者的现场活动简单评估其站立和坐位平衡、运动协调性、上肢肌力和躯干肌力、视力等情况。了解截肢者的行走欲望，其他可能影响假肢装配使用的合并疾病、损伤和非截肢侧下肢的运动功能障碍。将评估结论填入实训表 1。

实训表 1 小腿/大腿假肢装配评估表

1. 截肢者基本资料

姓名__________ 性别 □男 □女 出生年月____年____月____日 患者编号:__________

地址________________________________ 邮编__________ 电话__________

截肢侧:□左 □右 截肢时间____年____月

截肢原因:________________________________

第 1 次安装假肢时间____年____月 本次为第____次安装

现穿戴假肢类型________________________________

穿戴假肢过程中的问题________________________________

其他情况________________________________

2. 截肢者全身状态

2.1 身高体重:身高____cm 体重____kg

2.2 站立和坐位平衡:□良好 □较差 □非常不好

2.3 运动协调性: □良好 □不好

2.4 上肢肌力: □良好 □弱

2.5 躯干肌力: □良好 □弱

2.6 视力: □良好 □低下

2.7 行走欲望: □良好 □不足 □无

2.8 影响假肢装配、使用的合并疾病、损伤和非截肢侧下肢运动功能障碍:

____

3. 截肢者居住生活工作环境

3.1 居住地面环境:□平坦 □不平坦 □其他__________

3.2 日常生活: □自理 □护理

3.3 职业:__________,业余爱好与活动:__________

3.4 工作及生活中假肢的主要用途:□坐 □站 □行走 □其他__________

3.5 工作及生活中的主要交通: □步行 □自行车 □轮椅 □公共交通

3.6 影响假肢装配使用的其他情况:__________

4. 残肢功能

4.1 残肢长度类型:□短 □中 □长

4.2 残肢形状: □圆柱形 □圆锥形 □球根形

4.3 骨突起和骨刺:□骨末端有骨刺 □无明显骨突起 □有明显骨突起,部位__________

4.4 皮肤状况:□瘢痕____(位置);□骨粘连____(位置);□色素沉着____(位置);

□皮肤疾病____(位置);□未愈合伤口____(位置);

皮肤痛觉:□正常 □消失 □减退 □过敏;其他__________

4.5 皮下组织:

量:□普通 □少 □过多 硬度:□普通 □软 □硬

4.6 残端承重:□不可接触 □可接触、轻度承重 □中度承重 □良好承重

4.7 残肢水肿:□无 □轻度 □明显

4.8 残端软组织下垂/赘肉:□无 □有,长度____cm

4.9 血运:皮服颜色:□正常 □白 □红 □紫;残肢皮肤温度:□正常 □低 □高

4.10 疼痛:□自发痛 □运动痛;压痛:□无 □轻度 □明显,部位__________

神经瘤:□无 □可触及 □伴有放射性疼痛 部位____;幻肢痛:□无 □轻度 □严重

4.11 理疗:□没有,□有;方法:__________

4.12 关节活动、畸形与功能障碍(选择性填写):

续表

		活动范围（正常与否；若不正常，填写角度）		肌力（正常与否；若不正常，填写级别）	
		左侧	右侧	左侧	右侧
髋关节	屈				
	伸				
	外展				
	内收				
膝关节	屈				
	伸				
踝关节	背屈				
	跖屈				
关节畸形与功能障碍说明					

4.13 残肢其他情况：______

5. 假肢安装目的：□永久假肢 □临时假肢 □运动假肢 □装饰性假肢　□其他______

6. 功能等级：　□ K0　　□ K1　　□ K2　　□ K3　　□ K4

7. 其他：______

评估者：　　　日期：

4. 评估截肢者居住生活工作环境　通过询问交流了解截肢者使用假肢的居住生活和工作环境，包括居住地面环境、日常生活、职业工作、业余爱好与活动、工作及生活中假肢的主要用途、工作及生活中的主要交通工具，以及影响假肢使用的其他情况。

5. 评估残肢功能　具体如下：

(1) 评估残肢长度类型：测量残肢长度，评估其所属类型。

(2) 评估残肢形状：观察残肢形态，必要测量围长，评估其所属类型。

(3) 评估残端骨突起：触、感残肢末端，评估是否有骨突起或骨刺。

(4) 评估皮肤状况：观察、评估残肢皮肤是否有瘢痕、骨粘连、色素沉着、皮肤疾病、未愈合伤口等异常。若有，记录其位置。

(5) 评估皮下组织的量和硬度：通过触感残肢皮下组织并与健侧对比进行评估。

(6) 评估残端承重能力：通过在残肢末端施加压力来进行评估。

(7) 评估残肢水肿状况：通过按压残肢皮肤，观察其反应来评估。必要时需建议请专科医生进行评估。

(8) 评估残端软组织下垂情况：测量残肢骨性末端和体表末端间的厚度来评估。

(9) 评估血运状况：可通过观察对比两侧皮肤颜色、触感对比两侧的皮肤温度来评估。必要时需建议进行专业的体检。

(10) 评估疼痛：通过触、压、询问等方式，了解和评估残肢是否有疼痛、疼痛的表现形式和程度等。对局部疼痛区域应注明位置。

(11) 评估关节功能：对双侧下肢关节的活动范围、功能障碍、肌力进行全面评估。

(12) 评估残肢其他情况。将以上评估结论填入实训表 1。

6. 评估功能等级

(1) 假肢安装目的：通过交流沟通，了解患者希望穿戴假肢达到什么样的水平或者能做什么样的事情。假肢安装目的大致分为永久假肢（或称正式假肢）、临时假肢、运动假肢、装饰性假肢几类。如果患者有其他特殊功能要求，应记录下来，作为确定假肢处方和设计假肢的依据，如淋浴、滑雪、务农等。

(2) 功能等级：截肢者功能等级分为 5 级，从 K0 到 K4。截肢者功能等级是比较客观的评价指标，它不以患者、家属、专业人员的主观意志而转移。需要通过了解患者截肢前运动能力和对假肢预期的功能需求，观察截肢后的运动行为，依据患者身体和残肢检查结论，对患者功能等级做出准确判定。①K0 等级：有或没有辅助器具情况下患者都没有能力或潜力移动。使用假肢不能安全行走并提高他们的生活质量。②K1 等级：使用假肢可以行走在较平坦的地面上，但运动范围局限于家里。如果患者有潜力在住宅周围行走，但没有足够的肌力或者能力通过不平路面或者路面上管道和楼梯,其运动能力就接近于K1等级。③K2等级:使用假肢可以穿越一定的障碍物(如楼梯、水管等)以及不平整的路面。运动范围局限于自身所住村镇或社区。④K3等级:使用假肢可以行走于各种路面。通过作业治疗师的指导或通过简单的练习,利用假肢可以做一些活动性大的运动。⑤K4等级:完全掌握使用假肢运动的基本技巧,具有较好的运动效果和等级。这种假肢主要是针对运动度较强的青年人或运动员。将以上评估结论填入实训表1。

7. 制订小腿/大腿假肢装配方案　小腿/大腿假肢装配方案以临床检查的评估结论为基础,重点是接受腔设计和部件选择。接受腔设计包括确定接受腔类型、材料、工艺方案等内容。部件选择包括选择踝足装置/膝关节及其他特殊功能部件等(实训表2)。

实训表2　小腿/大腿假肢装配方案

姓名		性别		档案编号	
地址				电话	
假肢安装目的(单选): □永久假肢　□临时假肢　□运动假肢　□装饰性假肢　□其他:					
功能等级(单选): □ K0　□ K1　□ K2　□ K3　□ K4					
接受腔描述: 小腿假肢:□带大腿皮围的小腿假肢　□ PTB　□ PTES　□ PTK　□ TSB　□ KBM 大腿假肢:□传统插入式　□四边形全接触式　□ ISNY式　□ CAT-CAM式　□ IRC式　□ MAS式					
假肢接受腔材料: □树脂　□ PP/PE　□木材　□皮革　□铝材　□硅胶　□软内衬套 □碳纤　□柔性板材　□其他:					
假肢结构: □壳式　□骨骼式					
假脚: □ SACH脚　□单轴脚　□多轴脚　□储能脚　□其他:					
附加假肢组件:					
其他:					
设 计 人:			制 作 人:		
设计日期:			制作日期:		

8. 交流讨论　学生交流讨论截肢者评估报告和小腿/大腿假肢装配方案。教师点评总结。

【注意事项及说明】

1. 自始至终保障截肢者安全。
2. 尊重截肢者。

【思考题】

1. 根据实训记录撰写截肢者评估报告或假肢处方。
2. 以评估为基础撰写小腿/大腿假肢装配方案,阐明方案选择的理由。
3. 将题1和题2的内容制作成PPT,以备在全班汇报。

(肖晓鸿)

实训三　矫形鞋垫的制作

【实训目标】

1. 能测量踝足基本尺寸。
2. 能描画踝足体表标记。
3. 能按照对线要求对踝足进行石膏取型。

4. 能对踝足石膏阴型畸形修整。

【实训时间】

2 课时。

【材料及设备】

材料：踝足尺寸测量图表、记号笔、小腿袜套、凡士林或保鲜膜、石膏绷带、切割防护条、毛巾。

工具：直尺、皮尺、卡尺、石膏剪刀、线锤或对线仪、水盆。

场地设施：石膏取型实训室、水槽、取型椅。

【实训方式】

1. 教师示范测量、取型，指出操作要点和操作技巧。
2. 学生分组，每两名学生为一小组，按要求相互测量、取型。教师巡回查看，随时纠正各种错误。
3. 教师抽查 3~4 名学生进行测量，其他学生评议其测量方法和结果是否正确。
4. 学生展示取型作品，相互评价。
5. 教师点评和总结，布置作业。

【实训内容与方法】

矫形鞋垫的定制步骤：

1. 诊断评估　医生了解患者存在的问题，提出解决方案。
2. 足底压力测试　通过客观图像对患者的脚底问题进一步验证诊断。
3. 取型（根据实训室的条件任选一种方法）

方法一：石膏绷带取型法。①取阴型：用石膏绷带取患者的足部模型——阴型，目的是把患者的足底形状转移到模型上面；②灌阳型：灌型出来以后是实体的“阳型”；③修阳型：在阳型上面根据患者情况及生物力学要求进行填补石膏；④成形：根据实际情况选择不同软硬的材料，再根据石膏模型制作鞋垫。

方法二：2D/3D 扫描取型法。①扫描：采用 2D/3D 足部扫描仪对患者的足部扫描，系统会产生一系列的患者足部参考数据和结论，并自动生成原始的矫形鞋垫；②设计：设计者可根据患者足部参考数据和结论在计算机上进行矫形鞋垫的设计，直至产生满意的 2D/3D 矫形鞋垫设计图为止；③2D 雕刻 /3D 打印：将设计好的矫形鞋垫数据传输给 2D 雕刻机 /3D 打印机，一双半成品鞋垫就产生了（实训图 2）。

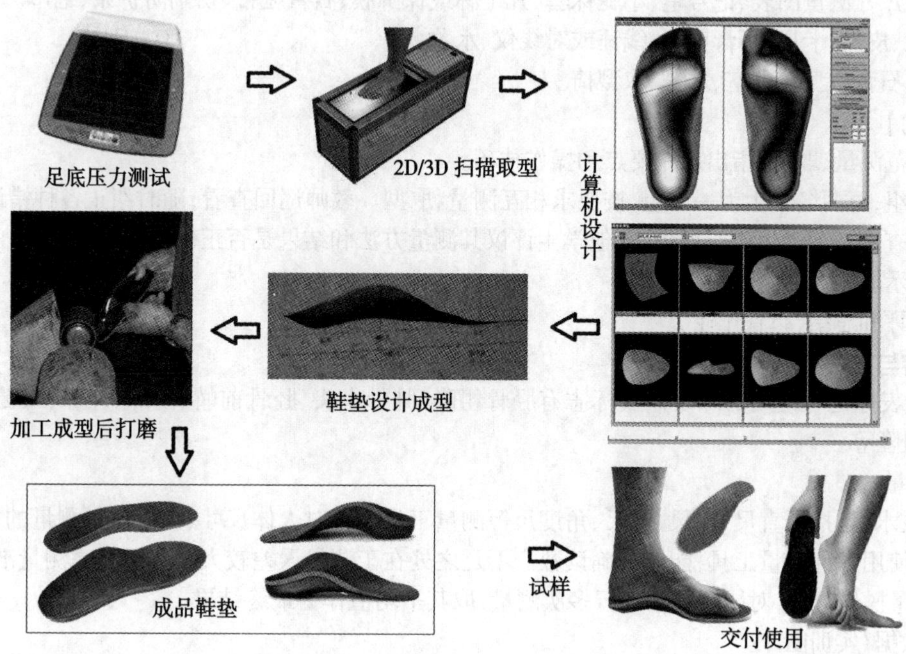

实训图 2　2D/3D 扫描取型法

4. 打磨　把成形后的鞋垫进行加工，做出鞋垫的形状。
5. 试样　患者穿戴试用，反馈信息。

6. 交付使用　根据患者反馈的信息及观察判断，修改后交付使用，并说明注意事项。

【注意事项及说明】

1. 测量技术要点　①测量位置准确；②对同一尺寸测量多次，取平均值。

2. 取型技术要点

(1) 石膏绷带取型法：①所画标记完整、准确；②石膏凝固后，不要挤压石膏；③缠绕石膏绷带时将表面抹光滑，并按抹出肢体、骨突出点、跟腱及足弓形状；④保证踝关节的对线符合要求。冠状面和矢状面内的对线参考线应分别画在石膏型的正前面和外侧面；⑤采用承重取型时，应全足承重；⑥将缠绕石膏的肢体保持在矫正后的对线位置，直至石膏完全凝固；⑦前足部位不能缠绕过紧，以免模型的前足部位宽度不够。

(2) 2D/3D 扫描取型法：①患者须脱掉鞋袜，卷起裤腿；②足应该放在指定位置；③身体自然站立；④每次扫描后须用纯棉布蘸医用酒精擦拭扫描仪表面；⑤每次扫描后，注意保存扫描数据。

【思考题】

学生以两人为一组，相互取型，并亲自动手为自己制作一双矫形鞋垫。

（肖晓鸿）

实训四　踝足矫形器的测量与石膏取型

【实训目标】

1. 能测量踝足基本尺寸。
2. 能描画踝足体表标记。
3. 能按照对线要求对踝足进行石膏取型。
4. 能对踝足石膏阴型畸形修整。

【实训时间】

2 课时。

【材料及设备】

材料：踝足尺寸测量图表、记号笔、小腿袜套、凡士林或保鲜膜、石膏绷带、切割防护条、毛巾。

工具：直尺、皮尺、卡尺、石膏剪刀、线锤或对线仪、水盆。

场地设施：石膏取型实训室、水槽、取型椅。

【实训方式】

1. 教师示范测量、取型，指出操作要点和操作技巧。
2. 学生分组，每两名学生为一小组，按要求相互测量、取型。教师巡回查看，随时纠正各种错误。
3. 教师抽查 3~4 名学生进行测量，其他学生评议其测量方法和结果是否正确。
4. 学生展示取型作品，相互评价。
5. 教师点评和总结，布置作业。

【实训内容与方法】

1. 踝足体表标记　常用的踝足体表标志有胫骨粗隆、腓骨小头、胫骨前嵴、内踝、外踝、跟腱、第一跖骨粗隆、第五跖骨粗隆等。

2. 踝足测量

(1) 测量技术：是指用直尺、皮尺、卡尺、角度尺等测量工具直接对人体尺寸、角度进行测量的方法。要求测量者能够熟练使用各种测量工具，能够准确读数。不足之处在于测量误差较大。为了提高测量准确度，应养成良好的尺寸测量操作习惯，对同一数据进行多次测量，取其平均值作为最终结果。

(2) 测量数据（实训图 3）

1) 长度与高度尺寸：①脚长（L）：脚后跟至脚趾的直线距离；②内踝高度：内踝顶点至地面的垂直距离；③外踝高度：外踝顶点至地面的垂直距离；④有效鞋跟高度（H）：鞋后跟厚度减去鞋前掌厚度；⑤围长标志线高度：围长测量处至地面的垂直距离，用于定位测量围长尺寸的基准；⑥补高高度：测量补高长度时，在短侧肢体脚下垫上一定厚度的木板，直到双侧下肢等长、骨盆水平、脊柱垂直，所垫的木板高度即为需要补偿的长度。

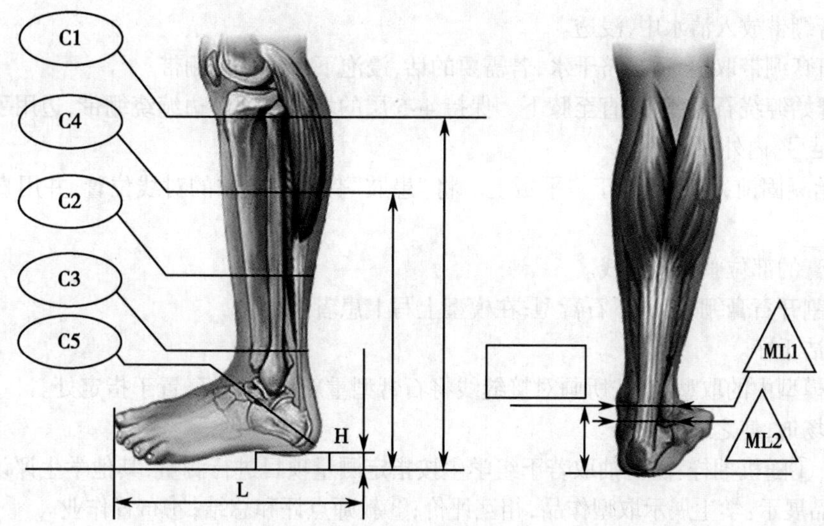

实训图 3 踝足矫形器的尺寸测量

2）宽度尺寸：①内外踝宽度（ML_1）：冠状面内，内踝顶点轮廓和外踝顶点轮廓间的最大宽度；②脚前掌宽度（ML_2）：水平面内，第一跖骨头轮廓和第五跖骨头轮廓之间的宽度。

3）围长尺寸：①小腿围长：小腿上端围长（C_1），在小腿上端腓骨头下方约 2cm 处测量得到的小腿围长；②小腿中部围长（C_2）；③小腿下端围长（C_3）：在小腿下端踝关节上方较细处测量得到的小腿围长；④小腿最大围长（C_4）：在小腿腿腹部最粗处测量得到的小腿围长；⑤跟部围长（C_5）：绕过足后跟和踝背部的围长。注意：测量围长尺寸应画围长标志线。

3. 石膏取型方法和要求

(1) 石膏取型体位和要求：踝足矫形器的取型通常在坐位进行。当需要承重取型时，如有可能，让患者站立。如果患者不便于站立，可以让患者坐着时保持屈膝 90°、足底完全支撑在地面上，用双手向下压住膝关节。

在临床实践中，取型时的体位首先要根据患者情况来确定。在患者条件许可的情况下，应尽量考虑对线、矫正、承重的要求，以达到最佳的取型效果。

本实训项目要求的体位是足平放在地面，小腿无论是在冠状面还是矢状面都与地面垂直。

(2) 石膏绷带缠绕方法：缠绕石膏绷带有两种基本方法。一种方法是完全用成卷的石膏绷带从肢体的一端缠绕至另一端，如从下肢的上端逐步缠绕至足尖。另一种方法是事先准备一些石膏绷带条，贴于肢体的一些特殊部位，再用石膏绷带卷将它们缠绕连接起来。比如，在取踝足矫形器模型时，可事先用石膏绷带条贴于足底和后跟，再用石膏绷带卷缠绕整个小腿。

(3) 石膏取型的一般要求：①光滑：石膏型的内外表面光滑，特别是内表面应尽量光滑，避免出现褶皱和波浪形的凹陷。②厚度均匀适中：石膏绷带的厚度要求均匀、适中。③松紧适度：缠绕石膏绷带时，牵拉石膏绷带的力度要适中。用力过大，缠绕过紧，表面会勒出一道一道的压痕，不能做到光滑。如果足部和手部缠绕过紧，还会使足和手的模型的宽度尺寸变小，制作出的矫形器尺寸不够，挤压足和手。缠绕过松，模型尺寸明显偏大，甚至失真走形，给修型带来困难。④对线符合要求：石膏绷带取型时，应特别注意保持肢体所需要的对线。

4. 石膏取型操作步骤

(1) 取型准备：准备好取型用的工具材料、垫板，以及给“患者”清洗石膏的用品用具。布置好取型工作场地，让“患者”穿着合适的衣着，暴露“患肢”膝关节以下肢体，保持舒适的取型体位。做好取型准备。

(2) 石膏取型操作步骤

1）给患者小腿抹上凡士林 / 或包裹保鲜膜，穿上取型袜。

2）画标记：腓骨头，内外踝，第一、五跖骨粗隆等骨突出点，以及跟腱、压痛点、敏感点等值得注意的地方。

3）放置切割石膏用的防护条或其他防护物品。

4）按足长加 5cm 的长度取一段 4~6 层厚的石膏绷带条，浸透。

5）让患足自然伸直，将石膏绷带条均匀敷在足底，抹平。

6）取1卷石膏绷带放入清水中，浸透。

7）将浸好的石膏绷带取出，适当挤干水；若需要的话，浸泡下一卷石膏绷带。

8）从足远端开始缠绕石膏绷带，直至膝下。保持4~5层的均匀厚度。边缠绕绷带，边用手将石膏表面抹光滑。按抹出跟腱、足弓、内外踝形状。

9）在石膏开始凝固前，将足底置于一平板上。将"患肢"保持在要求的对线位置，并用直尺在石膏表面画出对线参考线。

10）在切割石膏的部位画对接缝线。

11）沿防护条割开石膏绷带，取下石膏型；在模型上写上患者编号。

12）将患者清洁干净。

13）取出石膏模型中的取型袜，按所画对接缝线将石膏型重新对缝绑好，置于指定处。

14）清理工作场地，使之恢复整洁。

5. 交流讨论　①随机抽样：随机抽取若干组学生按指定测量项目进行测量，其他学生评议其测量方法和结果是否正确；②作品展示：学生展示取型作品，相互评价；③教师点评和总结；④布置作业。

【注意事项及说明】

1. 测量技术要点　①测量位置准确。②对同一尺寸测量多次，取平均值。

2. 取型技术要点　①所画标记完整，准确。②石膏凝固后，不要挤压石膏。③缠绕石膏绷带时将表面抹光滑，并按抹出肢体、骨突出点、跟腱及足弓形状。④保证踝关节的对线符合要求。冠状面和矢状面内的对线参考线应分别画在石膏型的正前面和外侧面。⑤采用承重取型时，应全足承重。⑥将缠绕石膏的肢体保持在矫正后的对线位置，直至石膏完全凝固。⑦前足部位不能缠绕过紧，以免模型的前足部位宽度不够。

3. 石膏模型要求　①模型内外光滑，特别是内表面光滑；②壁厚均匀、坚固，厚度适中，不透光；③形状准确；④符合额状面和矢状面内对线要求。

【思考题】

1. 根据操作过程和记录，描写每个尺寸的测量方法和要点。

2. 结合所取的石膏阴型，列出评价踝足石膏阴型质量的条目、标准和技术方法。

（赵　彬）

实训五　用低温热塑板材制作腕手矫形器

【实训目标】

1. 能为制作低温热塑板材矫形器准备工作场地、设备工具、材料。

2. 能根据患者情况和矫形器设计方案进行下料。

3. 能进行成形加工。

4. 能进行半成品加工。

5. 能对半成品进行试样检验和调整。

【实训时间】

4课时。

【材料及设备】

材料：低温热塑板材、白纸、描线笔、热水、尼龙搭扣或帆布带、2mm厚泡沫海绵板材、5mm厚泡沫海绵板材、橡皮筋、钢丝、弹簧、铝合金条、关节铰链、指套、指钩、指帽及导线、万能胶等。

仪器设备：恒温水箱、打磨机、手提式电钻、各种钳工工具、电吹风、电烙铁、量杯、水容器、强力剪刀、普通剪刀、夹子、毛巾、铝条、汽水吸管等。

【实训方式】

1. 由教师做示范性检查，指出检查要点和操作技巧。

2. 学生分组，每两名学生为一小组，按要求进行相互检查，教师巡回查看，随时纠正互相检查过程中出现的各种错误。

3. 教师抽查 3~4 名学生进行实操，其他学生进行评议。

【实训内容与方法】

1. 填写矫形器病历卡（实训表 3）

实训表 3 上肢矫形器病历卡

姓名：＿＿＿＿＿＿ 性别：□男 □女 测量时间：＿＿＿＿＿＿
年龄：＿＿＿＿＿＿ 职业：＿＿＿＿＿＿ 测量者：＿＿＿＿＿＿
现病史：(发病时间、症状、并发症、治疗过程等)
既往史：
诊断：
矫形器类型及附件：
ROM、肌肉的力量：
肩关节：
肘关节：
腕关节：
其他：
尺寸测量：(左 / 右)

注：○——围长 □——长度 △——宽度

(1) 上肢关节取型位（以功能位为例）：上肢关节的功能位是指能充分发挥上肢功能作用的关节固定位置。各关节处于不同位置时，上肢的功能作用及其发挥的程度也不尽相同。

1) 肩关节：成人肩外展 45°~80°，前屈 15°~30°，内旋 15°；儿童外展 70°。

2) 肘关节：一侧关节僵硬屈 70°~90°；如两侧关节僵硬，右侧屈 70°，左侧屈 110°（如生活习惯使用左侧者相反）。

3) 腕关节：背屈 20°~30°。

4) 手指：拇指中度外展对掌，掌指关节屈 45°，远端指间关节屈 25°，半握拳状。

(2) 上肢测量：①长度与周径的测量；②体积的测量。

(3) 上肢局部免负荷部位标注：骨凸起部位、神经表浅位等为免荷部位，在为患者装配矫形器时，应尽量避免对这些部位施压，或采用局部增加软垫的方法免除其压力。

(4) 画上肢轮廓图：以低温塑料板材为材料制作的矫形器大多数都需要获取患肢的轮廓图。

2. 加热、塑形 将已剪好的纸样画到板材上。用强力剪刀或用刀将板材裁剪好（注：低温热塑材料在热水中稍加热后较易切割）。将板材在 50~80℃左右的恒温水箱中加热 1~2 分钟，待材料软化后，用夹子取出，再用干毛巾吸干水滴，稍冷却一会儿感觉到不再烫手后，立即放到患者身上塑形。为加快硬化成形的速度，可用冷水冲。对大型矫形器，必须用宽绷带将矫形器固定，以使矫形器更好地和身体伏贴。

3. 修整、边缘磨滑。

4. 加固。

5. 免压垫　采用软性材料放置在免压部位，减少局部的压力，这类材料通常称免压垫。

6. 附件制作和安装。

7. 安装固定带。

注：①固定带应直接接触皮肤，使患者能感受到均匀、稳定的压力；②根据治疗要求，固定带不应影响所期待关节的运动；③固定带不应跨越关节和骨突部分，避免对骨、关节、皮肤的损伤；④为了不影响血液循环或不引起肢体疼痛，压力应适度；⑤固定带穿脱方便，其颜色尽可能与矫形器颜色相近。

【注意事项及说明】

1. 任何矫形器应尽量合身，以防止压疮和摩擦　穿上矫形器30分钟后应无皮肤过度受压的表现。减轻压力的方法是：①增大受力面积；②扣带不要太紧；③边缘向外翻转并磨滑，铆钉也要磨滑，转角处要削圆；④防止出现扭力。一般不要压住鱼际和骨突。背侧矫形器在设计时应预留一定空间用于加衬垫，以保护手背表浅的骨骼和肌腱。

2. 设计尽量简单、美观　患者易于穿戴和取下。

3. 选择合适的材料和辅件　大矫形器要透气好，可选有孔的材料，或塑形前在板材上打一些孔。

4. 塑形时患者肢体放于合适的位置　手指的功能位是半屈曲状，拇指的功能位是拇外展和对掌，腕的自然位是背伸15°~30°。

5. 注意矫形器的长度　腕矫形器的长度为前臂的近2/3处，宽度为前臂周径的一半。如果要保留手抓握功能，矫形器长度不能超过远端掌横纹，其远端也应与掌横纹的倾斜一致，即桡侧高于尺侧。

【思考题】

1. 设计并用低温热塑板材制作一款静态的腕手矫形器。

2. 认真填写好上肢矫形器病历卡。

（肖晓鸿）

实训六　轮椅的使用

【实训目标】

1. 能测量使用者身体尺寸。

2. 能评估使用者对轮椅的需求。

3. 能为使用者提供合理的轮椅配置建议。

4. 能书写使用者评估报告和轮椅配置建议。

【实训时间】

2课时。

【材料及设备】

材料：直尺、卷尺、白纸和笔。

仪器设备：轮椅、训练用斜板。

【实训方式】（以下为参照形式）

1. 由教师做示范性演示，指出检查要点和操作技巧。

2. 学生分组，每两名学生为一小组，一名学生扮演患者，另一名学生扮演治疗师，交互进行操作，教师巡回查看，随时纠正互相检查过程中出现的各种错误。

【实训内容与方法】

1. 准备工作

(1) 了解轮椅构造：由把手、靠背、扶手、侧垫、坐垫、安全带、刹车、中轴、提升杆、手轮圈、车轮、小前轮、交叉固定轮椅装置、架腿布、脚踏板组成。

(2) 环境布局：事先收拾整理好室内、走廊的通道。乘坐轮椅前，应向患者及其家属说明轮椅的构造、安全性能、车闸的开关、折叠和打开的方法等，并让其实际操作。

2. 操作流程

(1) 患者坐上轮椅后一定要系上安全带。

(2) 一般推行：治疗师站在轮椅的后面，双手握住把手。注意前后左右的情况，慢慢推行，边与患者聊天，边观察其表情，掌握其健康状况。

(3) 刹车：治疗师站在轮椅的侧面，一手握住把手，一手关闭车闸。

(4) 上台阶：治疗师应先告知患者，让患者手抓住扶手，后背紧贴轮椅的靠背。然后脚踩提升杆，抬起前轮，到下一个台阶后放下前轮，继续前进，当后轮撞到台阶时，一边抬起把手，一边向前推(尽可能地减少撞击)。

(5) 下台阶：治疗师应先告知患者，让患者手抓住扶手，后背紧贴轮椅的靠背。背对前进方向，治疗师边抬起把手，边慢慢地平稳落下后轮，后轮下台阶后，脚踩提升杆，抬起前轮，向后方退，前轮轻轻落下。

(6) 上坡：治疗师应先告知患者，让患者手抓住扶手，后背紧贴轮椅的靠背。然后身体前倾，一步步地用力向上推。

(7) 下坡：治疗师应先告知患者，让患者手抓住扶手，后背紧贴轮椅的靠背。下缓坡时，治疗师脸朝前，边观察患者的状态，边下坡。如患者平衡不好，可向上抬起前轮。下陡坡时，治疗师脸朝后，边支撑轮椅，边下坡。

【注意事项及说明】

选用轮椅时注意问题：①座位宽度：测量坐下时两臀间或两股之间的距离，再加 5cm 即坐下以后两边各有 2.5cm 的空隙。②座位长度：测量坐下时后臀部至小腿腓肠肌之间的水平距离，将测量结果减 6.5cm。③座位高度：测量坐下时足跟(或鞋跟)至腘窝的距离，再加 4cm，在放置脚踏板时，板面至少离地 5cm。④坐垫：为了舒服和防止压疮，轮椅的椅座上应放座垫。常见的座垫有泡沫橡胶垫(5~10cm 厚)或凝胶垫。为防止座位下陷，可在座垫下放一张 0.6cm 厚的胶合板。⑤背高度：背越高越稳定，背越低上身及上肢的活动就越大。低背——测量坐面至腋窝的距离(一臂或两臂向前平伸)，将此结果减 10cm；高背——测量坐面至肩部或后枕部的实际高度。⑥扶手高度：坐下时，上臂垂直，前臂平放于扶手上，测量椅面至前臂下缘的高度，加 2.5cm。⑦轮椅其他辅助件：是为了满足特殊患者的需要而设计，如增加手柄摩擦面、车闸延伸、防震装置、扶手安装臂托或是方便患者吃饭(写字等)的轮椅桌等(实训图 4 和实训表 4)。

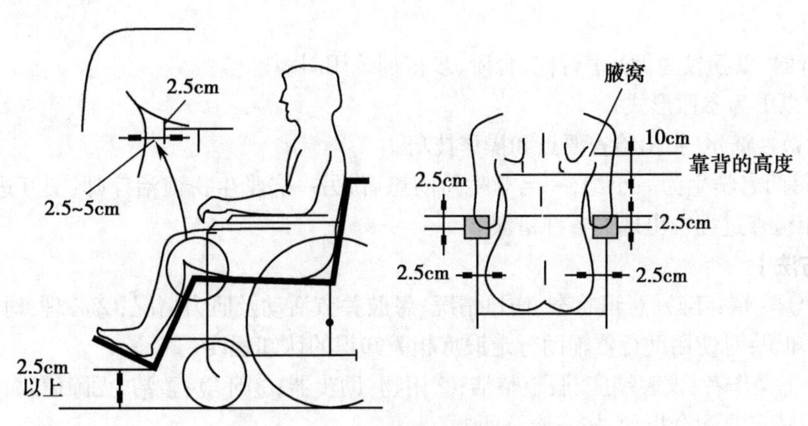

实训图 4　轮椅选择对尺寸的要求

实训表 4　轮椅处方表

姓名：　　　　性别：　　　　　年龄：　　　　　地址：
居住环境：
临床疾病诊断：
功能障碍诊断：
使用者类型：□成年人　　□未成年人　　□儿童　　□普通人　　□截肢者
使用者形体测量：坐宽：□ cm　　坐高：□ cm　　坐长：□ cm
坐位臀足间距离：□ cm　　体重：□ kg
车型：□固定式　　□可折叠式

续表

驱动方式：□手动（双轮、单轮：左、右）　□电动（手控、颊控、气控） 其他（自动、他动） 大轮尺寸：□ 50.8cm　□ 61.0cm　□ 66.0cm 小轮尺寸：□ 12.7cm　□ 20.3cm 轮胎：□实心　□一般充气　□低压充气 座位：□硬座　□软座　□特殊要求 靠背：□普通　□有靠头枕　□靠背可倾　□拉链式 扶手：□普通固定　□可拆卸　□可移动　□可装轮椅桌 制动刹车：□凹口式　□肘节式　□延长杆式 脚踏板：□普通固定　□可拆卸　□可翻转移动　□其他 腿托：□腿托护板　□腿前挡 其他附件：□前臂手托或支撑架　□固定带　□多用托盘　□拐杖存放器　□便桶 治疗师：　　日期

【思考题】

认真填写好轮椅的处方表。

（千怀兴）

实训七　助行器使用

【实训目标】

能够对患者进行肢体功能锻炼的相关指导，减少并发症的发生，促进机体康复。

【实训时间】

2 课时。

【材料及设备】

材料：直尺、卷尺。

仪器设备：助行器（以拐杖为例）、平行杠、台阶、步行训练用斜板。

【实训方式】（以下为参照形式）

1. 由教师做示范性演示，指出检查要点和操作技巧。

2. 学生分组，每两名学生为一小组，一名学生扮演患者，另一名学生扮演治疗师，交互进行操作，教师巡回查看，随时纠正互相检查过程中出现的各种错误。

【实训内容与方法】

1. 康复评估　①病情：年龄、意识状态、伤口情况、患肢关节活动及肌力情况；②心理：对辅助器行走锻炼的反应、合作程度；③知识：对使用助行器辅助行走锻炼相关知识的认知程度。

2. 用物准备　①操作者：仪表端庄、服装整洁；②用物：助步器；③环境：整洁、无障碍物；④患者：查对、解释辅助器的使用方法、特点及配合指导，按需给予便器。

3. 助行器使用指导

(1) 辅助下床：髋关节置换术后应从患侧下床，避免造成脱位。

(2) 调整高度：伸手握住助步器把手时，肘部屈曲 30°。

(3) 观察：患者有无不良反应，保持患者的身体平衡，使患肢行走由不负重到负重的过渡，行走时保持更稳的步态和安全，注意患肢伤口、肿痛等情况。

(4) 助步器平行行走方法：患者身体站直，双眼平视前方，双手紧握把手，先将助步器前移一小步距离，然后患肢跟上，这时患者双手紧握把手，支撑身体重量，使重心前移，健肢跟上，重复小步距离行走锻炼。

4. 拐杖的使用

(1) 拄拐活动须知：切记，双手握住拐杖手柄来支撑体重，不是用腋窝顶在拐杖上，因腋窝有重要的血管神经丛通过，以免受压损伤。注意：医生会根据实际情况，参照以下列举的几种方式，指导使用双拐时选择患腿负重程度。①不负重：即患腿不受力，也就是保持患腿离开地面；②轻负重：可以用脚趾点地来维持平衡；③部分负重：可以将身体部分体重分担到患腿上；④可忍耐负重：将大部分体重甚至所有重量负担到患脚，能忍耐即可；⑤全负重：完全负重，只要不痛。

(2) 拄拐：拐杖是一种腿脚受伤时帮助行走的工具。在进行拄拐活动前必须注意：①双手拄拐站直身体，使拐杖脚旁开脚边约 12~20cm；②调节拐杖到合适长度：一般拐杖顶部距离腋窝约 2~3 指宽，不是把拐杖直接顶到腋窝；③拐杖的手柄位置：需要调节到双臂自然下垂时手腕水平。当使用拐杖支撑时，肘关节可以适当弯曲。

(3) 拄拐行走：①将双拐支撑在双脚两侧，保持身体平稳；②两个拐杖顶部尽量压在双侧肋骨上，不要用腋窝直接顶在拐杖上，伸直肘部，用双手支撑体重；③双拐同时向前移动；④向前移动患腿于双拐之间同一平面；⑤再向前摆动健腿，放在双拐的前方；⑥不断地重复，就可以向前行走了（双拐→患腿→健腿）。提示：行走过程中不要倚靠在双拐顶上。

(4) 起身站立：①在准备站立前，请先确定椅子或床是否稳定牢固；②健腿支撑在地面上，身体向前移动到椅子或床的边缘；③将双拐并拢合在一起，用患腿一侧的手握住拐杖手柄，健侧的手扶住椅子扶手或床缘；④两手一起支撑用力，同时健腿发力站起，保持站稳。注意：在开始行走之前，请先确保已经站稳，然后再将拐杖分置身体两侧。

(5) 坐下：①身体向后慢慢退，直到健腿碰到椅子或者床的边缘；②保持体重在健腿上，将双拐并拢合在一起；③用患腿一侧的手握住拐杖手柄，健侧的手放到椅子或床缘上，然后弯曲健侧膝盖，慢慢坐下；④坐下过程慢慢来。始终保持双拐放在椅子旁边。注意：除非医生允许患腿部分负重，否则下坐过程仍需保持患腿离开地面不受力。

(6) 下台阶或楼梯：如果台阶或楼梯有扶手，尽量利用扶手。将两个拐杖合在一起，用远离楼梯扶手一侧的手握住，另一手扶住楼梯扶手，身体尽量靠近扶手；上下没有扶手的楼梯，根据指导方法，两手各持一拐杖，如同行走时一样。具体步骤如下：

1) 上楼梯（有扶手）：①准备上楼时，移动身体靠近最底层的一阶楼梯；②合并双拐一手持握，另一侧手扶住楼梯扶手，身体尽量靠近扶手；③两手同时支撑，将健腿向前跨上一阶楼梯；④体重保持支撑在健腿上；⑤再移动双拐和患腿上到同一阶楼梯；⑥不断重复，上楼。一阶一阶地上，不要太急。

2) 上楼梯（无扶手）：①准备上楼时，移动身体靠近最底层的一阶楼梯；②两手各持一拐杖，同时支撑，将健腿向前跨上一阶楼梯；③体重保持支撑在健腿上；④再移动双拐和患腿上到同一阶楼梯；⑤不断重复，上楼。一阶一阶地上，不要太急。注意：上楼时如果有人协助，请其站在患者身后保护。

3) 下楼梯（有扶手）：①移动身体靠近待下楼梯的边缘，合并双拐一手持握，另一侧手扶住楼梯扶手，身体尽量靠近扶手；②一手扶住扶手向下，另一手握住双拐移至下一阶楼梯上，同时移动患腿向下；③双手支撑稳定后，再移动健腿下一阶楼梯；④不断重复，下楼。一阶一阶地下，不要太急。

4) 下楼梯（无扶手）：①移动身体靠近待下楼梯的边缘；②两手各持一拐杖，将双拐移至下一阶楼梯上，同时患腿跟上；③双手支撑稳定后，重心下移，再移动健腿下一阶楼梯；④不断重复，下楼。一阶一阶地下，不要太急。注意：下楼时如果有人协助，请其站在患者的前面保护。切记：健腿先上，患腿先下。

(7) 通过门口：请先确保大门有足够的空间允许双足和双拐通过。开门之后，先将靠近门一侧的拐杖脚顶住大门，然后通过。

【注意事项及说明】

1. 请正确使用拐杖，确保不要将腋窝靠压在拐杖顶部。如果感觉腋窝有麻木疼痛不适，请立刻改正拄拐方法。如果使用方法正确，但仍发现腋窝受压，可能是拐杖过长，需要调节缩短。

2. 确定拐杖有橡皮脚垫、厚垫肩托以及手柄。保证这些部件牢固，没有松动，没有严重破损，必要时需要更换。

3. 如果双手容易发生疼痛或者疲劳，可以在拐杖手柄上加厚衬垫。

4. 避免在湿滑的地面行走。如果万不得已，请尽量放慢脚步。

5. 平铺在地板上的地毯或者垫子容易滑倒，尽量移开，不要在其上面活动。

6. 拄拐活动时，请穿着有保护支持的鞋，宁可赤脚也不要穿拖鞋。

7. 使用拐杖时，拐杖柄可能会擦伤手臂和胸壁间的皮肤，可以使用润肤水或者爽身粉，防止皮肤磨损发炎。

8. 没有医生的允许，不要用患腿站立支撑。医生或治疗师会告诉患者什么时候可以负重，可以不用拐杖。

9. 患者在住院期间使用助行器进行功能锻炼时，护理人员必须评估病情，保证安全环境，进行有效的指导和监督，以确保患者的安全和有效锻炼。

【思考题】

1. 简述助行器使用时的注意事项。

2. 简述使用拐杖步行时的步态形式及方法。

（孙　航）

实训八　自助具的制作

【实训目标】

能够为功能患者制作日常生活的简单自助具，促进其日常生活自理能力。

【实训时间】

2 课时。

【材料及设备】

材料：普通的不锈钢汤勺或叉、铆钉、3mm 厚的聚丙烯（PP）或聚乙烯（PE）塑料板材。

仪器设备：砂纸（打磨机）、电吹风、钳工工具系列、铆钉枪等。

【实训方式】（以下为参照形式）

1. 由教师做示范性演示，指出检查要点和操作技巧。

2. 学生分组，每两名学生为一小组，相互配合进行操作，教师巡回查看，随时纠正互相检查过程中出现的各种错误。

【实训内容与方法】

一般操作程序如下：

1. 患者的评定　包括患者的技能和功能、经济情况、喜欢的活动、活动完成的场景等，确定患者是否需要自助具。

2. 确定自助具　确定患者使用的自助具，并向患者及家属示范和解释如何使用（必要时写下书面指导）。

3. 制作步骤和方法　①切割塑料板材（宽 25mm、长 180~190mm）；②打磨塑料板材的边缘，使之光滑，边角成圆角；③将不锈钢汤勺或叉与塑料板材相连接的手柄部分在钳台上敲打平；④将汤勺或叉手柄末端部分每隔 2cm 处钻 2 个直径 6 ㎜的小孔，再用 8mm 的钻头沉孔；⑤将不锈钢汤勺或叉的手柄末端 6cm 处在钳台上弯成直角；⑥用铆钉将汤勺或叉的手柄与塑料板材固定在一起；⑦塑料板材的两端用电吹风加热变弯；⑧戴上手套试样；⑨最后交付使用（实训图 5）。

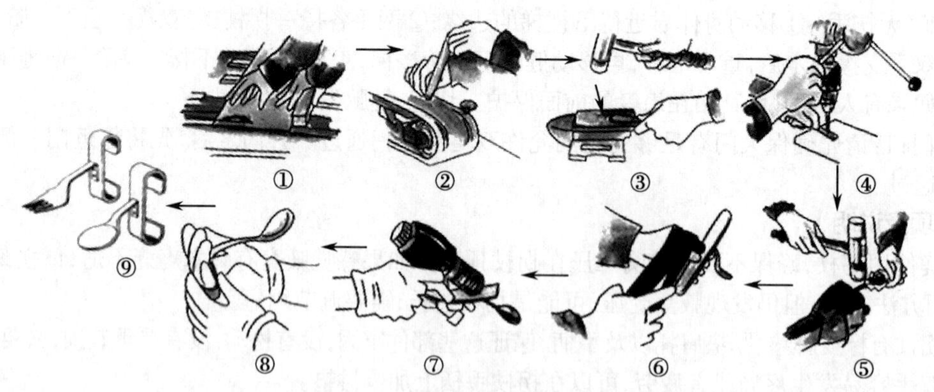

实训图 5　自助具的制作方法

4. 观察患者用自助具进行功能性活动的情况。

5. 追踪随访　包括再评定、自助具保养和必要的维修。

【注意事项及说明】

注意劳动保护和操作安全。

【思考题】

根据附近的养老院 / 康复医院等患者的需要，课后利用业余时间为其制作一款自助具。

（肖晓鸿）

参考文献

1. 肖晓鸿 . 假肢与矫形器技术 . 上海:复旦大学出版社,2009.
2. 肖晓鸿,方新 . 康复工程技术 . 武汉:华中科技大学出版社,2011.
3. 肖晓鸿 . 康复工程技术 . 北京:人民卫生出版社,2015.
4. 泽村诚志著 . 孙国凤译 . 截肢与假肢 . 北京:中国社会出版社,2010.
5. 赵辉三 . 假肢与矫形器学 . 北京:华夏出版社,2005.
6. 方新 . 假肢师 . 北京:中国社会出版社,2006.
7. 方新 . 矫形器师 . 北京:中国社会出版社,2006.
8. 劳动和社会保障部,民政部 . 假肢师国家职业标准 . 北京:中国社会出版社,2006.

中英文名词对照索引